U0803860

新入职护士规范化培训

基础理论与护理专业知识

总主编　付阿丹　燕菊萍

主　编　付阿丹　许琍文

副主编　朱　聚　黄　娟　张　力

编　者（以姓氏笔画为序）

丁　婷　王　莉　付阿丹　代彩霞
朱　聚　刘　芹　刘　迪　许琍文
杜薇娜　李　萍　张　力　张　静
张丽萍　易　兰　周艳兰　胡　苏
夏　茜　倪　芳　唐　莎　黄　卉
黄　娟　黄贤娜　喻慧岭　曾　娟
廖映红

人民卫生出版社

图书在版编目（CIP）数据

新入职护士规范化培训．基础理论与护理专业知识／付阿丹，许琍文主编．—北京：人民卫生出版社，2018
ISBN 978-7-117-26949-0

Ⅰ.①新…　Ⅱ.①付…　②许…　Ⅲ.①护士－技术培训－规范化－教材　Ⅳ.①R192.6-65

中国版本图书馆 CIP 数据核字（2018）第 191516 号

新入职护士规范化培训
基础理论与护理专业知识

主　　编：付阿丹　许琍文
出版发行：人民卫生出版社（中继线 010-59780011）
地　　址：北京市朝阳区潘家园南里 19 号
邮　　编：100021
E - mail：pmph @ pmph.com
购书热线：010-59787592　010-59787584　010-65264830
印　　刷：北京盛通商印快线网络科技有限公司
经　　销：新华书店
开　　本：787 × 1092　1/16　　印张：48
字　　数：1168 千字
版　　次：2018 年 10 月第 1 版　2021 年 8 月第 1 版第 2 次印刷
标准书号：ISBN 978-7-117-26949-0
定　　价：118.00 元

总前言

不断深入的医疗卫生体制改革和不断提高的人民群众多样化、多层次健康服务需求，对护理工作的服务内涵和外延及护士队伍的服务能力提出了更高要求，护理专业需要建立并完善以岗位胜任力为核心的护士规范化培训。开展新入职护士培训是培养合格临床护士的重要途径，是提高临床护理质量、保障医疗安全的有力举措，对于提高护士队伍整体素质和服务能力水平具有重要意义。

目前，针对新入职护士规范化培训的书籍和教材较少，覆盖全科且能指导新入职护士开展临床实践工作的更是凤毛麟角。为了加强医疗机构新入职护士规范化培训工作，迅速提高新入职护士发现和解决问题的能力，帮助她们尽快成为能独当一面的合格护士，满足临床护理工作的需要，我们根据国家卫生健康委员会（原国家卫计委）2016年颁布的《新入职护士培训大纲（试行）》的内容及要求，组织临床护理专家编写了一套新入职护士规范化培训系列丛书，共分《基础理论与护理专业知识》《常见护理操作与专业技术规范》《临床护理标准化病案分析》三册。

本套丛书结构清晰、重点突出、体例新颖，适合作为各地各级医疗机构新入职护士规范化培训阶段的教材，也可作为新入职护士自学教程。

《基础理论与护理专业知识》涉及内、外、妇、儿、急危重症、肿瘤、五官等专科的理论知识。以病例介绍为导向，围绕发病原因、临床表现、实验室检查、处理原则、护理评估、护理诊断、护理措施及健康指导等方面进行阐述。特别是每个专科系统之前配有专科思维导图，帮助新入职护士对各专科有一个整体的把握，快速掌握专科护理思维方式。

《常见护理操作与专业技术规范》包括27项常见临床护理操作技术和92项专业操作技术，全面系统的展示了《新入职护士培训大纲（试行）》所规定的临床护理操作技术及各专业实践能力方面的内容。特别是关键环节图解部分，将每项操作的关键步骤和关键环节用图谱解说，使操作关键环节更清晰、直观，便于新入职护士学习和掌握，对提高新入职护士操作能力有较大的帮助。

《临床护理标准化病案分析》涉及内、外、妇、儿、急危重症、肿瘤、五官等专科的典型病例。选取临床上的典型病例，对患者的一般资料、体检、实验室及其他检查进行分析，针对该患者病情提出护理问题、护理目标，并拟定相应的护理措施。特别是重难点解答部分，根据疾病特点结合临床护理经验，提出重难点并加以解答，既突出重点，又进一步加深对疾病理论知识的理解，对新入职护士掌握该疾病的护理重点有较大的帮助。

临床护理所涉及的理论和方法较广，加之作者能力有限，书中疏漏之处恳请广大读者批评指正，以便再版时加以修订。

编　者
华中科技大学同济医学院附属武汉中心医院
2017 年 7 月

前言

2016年国家卫生健康委员会（原国家卫计委）颁发了《新入职护士培训大纲（试行）》，标志着国家和社会对护理人才的知识结构和临床技能提出了更高要求。为了能对新入职护士规范化培训做出贡献，切实提高护理队伍整体素质和临床护理服务能力，我们组织编写了《基础理论与护理专业知识》一书，可作为各医疗机构新入职护士规范化培训指导用书。

本书包含内、外、妇、儿、急危重症、肿瘤及五官等专科的基础理论知识及专业护理知识。结合2016年国家卫生健康委员会颁发的大纲要求制定重点及难点内容，让规培学员有的放矢。为了让规培学员能更直观地认识疾病，本书以基础病例为导向，不仅阐述了基础病因及诊疗过程，还讲解了专科整体护理知识。同时，为了使规培学员对相应专科系统做到整体把握并养成良好的临床护理思维，编者还设计了专科护理思维导图，在护理理论框架下，运用护理手段观察和处理患者的健康问题，全面系统的掌握各个专科患者常见疾病的临床护理，尽快胜任临床护理工作。

本书聚集了多位护理专家及专科护士的劳动成果，但难免仍有不足之处，恳请广大读者给予指正。

付阿丹　许琍文

2018年3月

前言

目录

第一篇　内科护理专业理论

第二篇　外科护理专业理论

第三篇 妇产科护理专业理论

第四篇 儿科护理专业理论

第五篇　急诊科护理专业理论

第六篇　重症科护理理论及专业知识

第七篇　肿瘤科护理专业理论

第八篇　手术室护理

第九篇 五官科疾病

第一篇　内科护理专业理论

第一章　心血管内科常见疾病

心血管内科专科护理思维导图

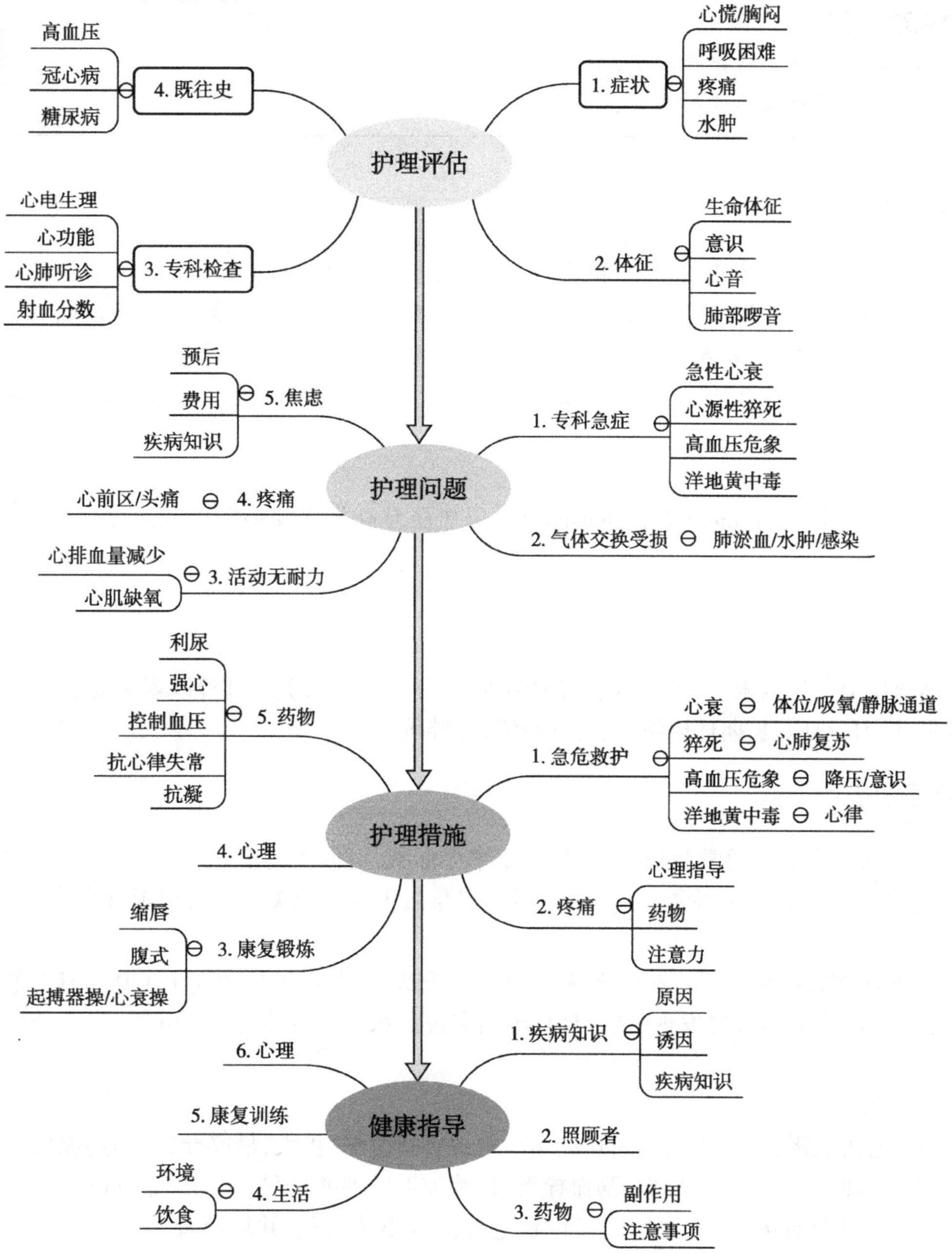

第一节　高 血 压 病

【学习目标】

1. 掌握高血压患者的病因、临床表现、处理原则、护理评估；
2. 掌握高血压患者的护理诊断、措施、健康指导；
3. 熟悉高血压患者的发病机制、实验室及其他检查。

【重点难点】

1. 高血压患者的护理诊断，措施；
2. 高血压症状的观察及处理。

【案例介绍】

患者，女，78岁，于两年前发现血压升高，最高达220/90mmHg，平时常感头昏不适，呈阵发性，与体位变化无明显关系，偶有心前区不适，伴心慌、心悸，持续时间较短，性质描述不清，无头痛，无晕厥、黑矇，无视物旋转感及耳鸣，伴双下肢乏力，患者一直未行规范降压治疗，今晨测血压达190/100mmHg，为求诊治，遂来我院就诊，门诊以“高血压”收入院。

原发性高血压（primary hypertension）是以血压升高为主要临床表现的综合征，简称为高血压。

【病因】

高血压至今病因未明，发病可能与遗传因素、环境因素有关。环境因素主要包括长期精神紧张、压力、焦虑，长期环境噪音、视觉刺激，肥胖等。

【临床表现】

1. 症状　高血压通常起病缓慢，早期基本无症状，可偶然间发现血压升高。可有头痛、眩晕、颈项板紧、疲劳、心悸等症状，但并不一定与血压水平相关。也可出现视力模糊、鼻出血等较重症状。

2. 恶性或急性高血压　发病急骤，血压显著升高，舒张压可持续高于130mmHg，伴有头痛、视力模糊、眼底检查可发现眼底出血、渗出和视盘水肿。持续会累及脏器，如心、脑、肾等受损。

3. 并发症

（1）心力衰竭：左心室后负荷长期增高可致心室肥厚、扩大，最终导致心力衰竭。

（2）脑血管病：包括脑出血、脑血栓形成，腔隙性脑梗死、短暂性脑缺血发作。

（3）慢性肾衰竭：长期血压升高可致进行性肾小球硬化，并加速肾动脉粥样硬化的发生，可出现蛋白尿、肾损害，晚期出现肾衰竭。

（4）高血压脑病：表现为严重头痛、恶心、呕吐及不同程度的意识障碍、昏迷或惊厥。

（5）主动脉夹层：为严重的血管急症，常可致死。

4. 高血压危象　由于紧张、劳累、寒冷、突然停服降压药物等引起血压急剧升高。表现为头痛、眩晕、恶心、呕吐、烦躁、心悸、胸闷、视力模糊等严重症状，以及动脉痉挛累及的靶器官缺血症状。

【实验室及其他检查】

检查血常规、尿常规、肾功能、血糖、血脂全套、血尿酸等，可发现高血压对靶器官损害情况。心电图可见左心室肥大、劳损。24h 动态血压监测有助于判断高血压的严重程度，了解其血压变异性和血压昼夜节律。

【处理原则】

（一）急性期处理

迅速降低血压，硝普钠为首选，可同时扩张动静脉。其次运用脱水剂如甘露醇或呋塞米预防高血压脑病。

（二）一般处理

1. 非药物治疗　主要指生活方式干预包括控制体重、减少食物中饱和脂肪酸的含量和脂肪总量、减少食物中钠盐的摄入量，并增加钾盐的摄入量、适当运动、戒烟、限酒、减少精神压力，保持心理平衡。

2. 药物治疗

（1）利尿剂：适用于轻、中度高血压患者。起效较平稳，持续时间较长。例如：呋塞米 20mg，1~2 次 / 天。注意电解质紊乱的监测与预防。

（2）β 受体阻滞剂：适用于不同程度的高血压患者，降压起效较迅速、强力，常用阿替洛尔。需要注意心率变化。

（3）钙通道阻滞剂：降压起效迅速，疗效和幅度相对较强，常用硝苯地平。主要不良反应有头痛、颜面潮红。

（4）血管紧张素转换酶抑制剂：降压起效缓慢，逐渐增强，在 3~4 周时达最大作用。常用卡托普利。大量循证医学证据证明该药可减少尿白蛋白排泄，延缓肾病的发生。注意患者有无干咳、皮疹等不良反应。

3. 高血压急症常用降压药物

（1）硝普钠：为首选药物，能同时直接扩张动脉和静脉，降低心脏前、后负荷。适用于各种高血压急症。注意现配现用、避光。

（2）硝酸甘油：扩张静脉和选择性扩张冠状动脉与大动脉。主要用于急性心力衰竭和急性冠脉综合征（ACS）急症。注意血压变化。警惕头痛、呕吐。

（3）尼卡地平：降压同时改善脑血流量，作用快、持续时间短。用于高血压危象。注意心动过速。

（4）地尔硫䓬：降压同时有改善冠状动脉血流量和控制快速室上性心律失常的作用。用于高血压危象及 ACS。注意心率变化。

【护理评估】

1. 评估患者的起病时间、诱因、主要症状；
2. 评估患者一般情况，饮食、睡眠、大便等；
3. 评估家族史；
4. 评估患者心理－社会状况；
5. 评估高血压分级（表 1-1-1）。

表 1-1-1　高血压分级

类别	收缩压（mmHg）		舒张压（mmHg）
正常高血压	<130	和	<85
轻度（Ⅰ级）	140~159	和（或）	85~89
中度（Ⅱ级）	160~179	和（或）	100~109
重度（Ⅲ级）	≥180	和（或）	110

【护理诊断】

1. 疼痛　与血压升高有关。
2. 有受伤的危险　与头晕、视力模糊、意识改变有关。
3. 活动无耐力　与并发心力衰竭有关。
4. 潜在并发症　高血压急症。
5. 知识缺乏　缺乏疾病预防、保健知识和高血压用药知识。

【护理措施】

1. 一般护理　初期可不限制一般体力活动，急性期卧床休息，头痛可抬高床头取半卧位，改变体位时要慢。需为患者提供安静、舒适的环境，尽量减少探视、避免劳累、情绪激动等不良因素。

2. 病情观察　定期监测血压，一旦发现血压急剧升高、剧烈头痛、恶心、大汗、视力模糊、面色及神志改变，肢体运动障碍等症状立即通知医生。急症期做好心电、血压、呼吸监护，迅速建立静脉通道。

3. 用药护理　从小剂量开始优先选择长效制剂，注重联合用药。用药过程应监测血压变化，避免出现血压骤降。指导患者遵循“三个一”原则：起床躺一会儿，床边坐一会儿，起来站一会儿。尤其应用硝普钠和硝酸甘油时，应严格遵医嘱控制滴速，密切观察药物的不良反应。

4. 饮食护理　饮食因素是高血压患者一个可以纠正的危险因素，是临床治疗最基本步骤。提倡低盐低脂饮食，每日钠摄入 <6g。控制能量摄入，7 分饱为宜，适量补充蛋白质，多吃蔬菜，戒烟戒酒。

5. 高血压急症的护理　绝对卧床休息、抬高床头，避免一切不良刺激或不必要的活动，避免情绪激动，协助生活护理，保持呼吸道通畅、吸氧，床边心电监护。建立静脉通路，遵医嘱尽早应用降压药物，密切监测血压，避免出现血压骤降。

【健康指导】

向患者及家属讲解高血压病因、发病机制、并发症，引起重视。针对性的健康指导可显著提高其血压控制效果，有利于维持良好护患关系。注意劳逸结合，保证睡眠的充足。指导患者根据年龄和血压水平选择适宜的运动方式如：散步、慢跑、游泳、太极拳、气功等。嘱患者必须遵医嘱按时按量服药，不能擅自突然停药，经治疗血压得到满意控制后，可以逐渐减少剂量。教会患者和家属正确的家庭血压检测方法可有效监测血压情况。指导患者定期随访。

第二节　冠状动脉粥样硬化性心脏病

【学习目标】

1. 掌握冠状动脉粥样硬化性心脏病患者的护理诊断，措施；
2. 掌握冠状动脉粥样硬化性心脏病患者的病因、临床表现、处理原则、护理评估、健康指导；
3. 熟悉冠状动脉粥样硬化性心脏病的病因、实验室检查；
4. 了解冠状动脉粥样硬化性心脏病发病机制。

【重点难点】

1. 冠状动脉粥样硬化性心脏病患者的护理诊断，措施；
2. 心绞痛的处理。

【案例介绍】

患者4天来无明显诱因反复出现胸痛不适，呈阵发性，向左肩放射，无明显大汗、恶心、呕吐，无明显黑矇、晕厥等，症状持续数分钟后可自行缓解。未予以特殊治疗，8h前患者突发胸痛加重，部位位于胸前区，伴出汗、由家人送入我院急诊科，急诊以“胸痛待查”收入院。起病以来，患者精神、饮食、睡眠可，大小便少，体力下降、体重无明显变化。

冠状动脉粥样硬化性心脏病指冠状动脉粥样硬化使血管腔狭窄或阻塞，和（或）因冠状动脉功能性改变（痉挛）导致心肌缺血缺氧或坏死而引起的心脏病，简称冠心病，亦称缺血性心脏病。临床上一般分为心绞痛与心肌梗死。

一、心绞痛

心绞痛是在冠状动脉供血不足，心肌急剧的暂时的缺血与缺氧引起的发作性胸痛为主要表现的临床综合征。分为稳定型心绞痛和不稳定型心绞痛。

【病因】

心绞痛的主要原因是心肌供血不足。因此只要是能导致心肌供血不足的因素都可能导致心绞痛，如心血管内血栓、血管痉挛、运动、心率增快等，其他类型的心脏病也可以引起心绞痛。

【临床表现】

1. 症状　主要症状为疼痛，疼痛的部位主要位于胸骨体中段或上段之后，可波及心前区，常放射至左肩、左臂内侧达环指和小指，或至颈、咽或下颌部。性质为压迫、发闷、紧缩、烧灼感，不像针刺和刀割样痛，偶伴濒死感。3~5min 内逐渐消失，可 1 天多次发作也可数天或数周发作 1 次。常在体力劳动、情绪激动、饱餐、寒冷、吸烟后发生，休息或含硝酸甘油后可缓解。

2. 体征　心绞痛发作时患者面色苍白，出冷汗，心率增快，血压升高，心尖部听诊时可出现第四心音奔马律，可有暂时性心尖部收缩期杂音。

不稳定型心绞痛的疼痛部位与稳定型心绞痛相似，但较稳定型心绞痛疼痛感更强，持续时间更长，较轻度的活动即可发作，性质呈进行性。

【实验室及其他检查】

1. 心电图　约有半数患者静息心电图为正常，发作期 ST 段压低（$\geq$0.1mV），有时可出现 T 波倒置。

2. 冠状动脉造影　诊断冠心病的金标准。

【处理原则】

1. 发作时的处理

（1）休息：发作时应立即休息。

（2）药物治疗：宜选用作用较快的硝酸酯制剂，扩张外周血管，减轻心脏负荷，缓解心绞痛。一般常用药物有：①硝酸甘油 0.3~0.6mg，舌下含服 1~2min 内显效，约 30min 后作用消失，一般连用不超过 3 次，每次相隔 5min；②硝酸异山梨酯可用 5~10mg，舌下含化，2~5min 见效，作用维持 2~3h。

2. 缓解期的处理

缓解期主要以药物处理为主，尽量避免各种已知的诱因，适当的运动，必要时可行经皮冠状动脉介入治疗和冠状动脉旁路移植术等。主要的药物有：

（1）硝酸酯制剂。

（2）β 受体阻滞剂：美托洛尔、阿替洛尔、普萘洛尔。

（3）钙通道阻滞剂：维拉帕米、硝苯地平缓释制剂、地尔硫䓬。

（4）抗血小板药物：阿司匹林。

（5）调节血脂药物：阿托伐他汀辅助治疗冠心病能有效降低患者血脂，并减轻患者炎症反应，安全性高。

（6）曲美他嗪：可提高冠心病合并心功能不全患者的临床疗效，显著减少心绞痛发作频次及硝酸甘油的用量，改善心功能，提高运动耐量。

【护理评估】

1. 评估一般状态　观察患者的生命体征、精神意识状态有无神志模糊、反应迟钝，注意心率、心律、心音的变化。

2. 重点评估发病有无明显的诱因　胸痛发作的时间、程度，有无进行性加重、有无恶心、呕吐，心律失常、休克、心力衰竭的表现。

3. 评估患者的年龄、性别、职业、有无家族史、吸烟史等不良生活习惯；既往有无高血压、糖尿病等危险因素；有无摄入高脂饮食，是否有充足的睡眠，排便情况是否良好，生活压力及性格特征等。

4. 评估患者心理－社会状况　包括家庭工作方面的支持。

【护理诊断】

1. 疼痛　胸痛与心肌缺血、缺氧有关。

2. 活动无耐力　与心肌氧的供需失调有关。

3. 潜在并发症　心肌梗死。

4. 知识缺乏　缺乏控制诱发因素及预防心绞痛发作的知识。

【护理措施】

1. 一般护理　心绞痛发作时应立即停止正在进行的活动，就地休息。取舒适卧位，适当抬高床头，可给予氧气吸入，建立静脉通道。一般患者在停止活动后症状即可缓解。

2. 疼痛观察　评估患者疼痛的部位、性质、程度、持续时间，给予心电监测，描记疼痛发作时心电图。

3. 心理护理　安慰患者，解除紧张不安情绪。

4. 用药护理　心绞痛发作时给予患者舌下含服硝酸甘油，用药后注意观察患者胸痛变化情况，若服药后 3~5min 仍不能缓解可重复使用，每隔 5min 一次，连续 3 次仍未能缓解者，应考虑急性冠脉综合征的可能，要及时报告医生。对于心绞痛发作频繁者，可遵医嘱给予硝酸甘油静滴，注意控制滴速，并告知患者及家属不可擅自调节滴速，以防低血压发生。部分患者用药后出现面部潮红、头部胀痛、头晕、心动过速、心悸等不适，应告知患者是由于药物所产生的血管扩张作用导致，以解除顾虑。

5. 饮食护理　调节饮食，禁烟酒，宜低热量、低胆固醇，保持排便通畅，切忌用力排便。

【健康指导】

1. 指导患者摄入低热量、低脂、低胆固醇、低盐饮食，多食蔬菜、水果和粗纤维食物如芹菜、糙米等，避免暴饮暴食，注意少量多餐。戒烟、限酒。适当运动。

2. 指导患者出院后遵医嘱服药，自我监测药物的不良反应。

3. 教会患者及家属心绞痛发作时的缓解方法，胸痛发作时应立即停止活动或舌下含服硝酸甘油。如连续含服硝酸甘油 3 次仍不能缓解，或心绞痛发作比以往频繁、程度加重、疼痛时间延长，应及时就医，警惕心肌梗死的发生。

4. 告知患者应定期复查心电图、血压、血糖、血脂、肝功能等。

二、心肌梗死

心肌梗死是在冠状动脉病变的基础上发生冠状动脉血供急剧减少或中断，使相应的心肌严重而持久地急性缺血导致的心肌坏死。

【病因】

在冠状动脉病变的基础上发生冠状动脉血供急剧减少或中断，使相应的心肌严重而持久地急性缺血导致心肌坏死。

【临床表现】

1. 先兆　发病前数天有乏力，胸部不适，活动时心悸、气急、烦躁、心绞痛等前驱症状。

2. 症状　最早出现的最突出的症状为疼痛。性质和部位与心绞痛相似，但程度更剧烈，多伴烦躁不安，恐惧及濒死感，持续时间可达数小时或数天，休息和服硝酸甘油无效。由坏死物质吸收引起的全身症出现在疼痛发生后 24~48h，表现为发热，心动过速，白细胞增多和血沉增快等。体温可升高至 38℃左右，很少超过 39℃，1 周内大多数可恢复。疼痛加剧时常伴恶心、呕吐。在起病 1~2 天内，大部分患者有心律失常的发生，可出现低血压、休克和急性左心衰竭。

【实验室及其他检查】

1. 心电图特征性改变　①在面向透壁心肌坏死区的导联 ST 段明显抬高呈弓背向上，宽而深的 Q 波，T 波倒置；②在背向心肌坏死区的导联则出现相反的改变，即 ST 段压低、T 波直立并增高、R 波抬高。

2. 非 ST 段抬高的心肌梗死心电图特点　①无病理性 Q 波，有 ST 段压低，aVR 导联 ST 段抬高，或有对称性 T 波倒置；②无病理性 Q 波，无 ST 段改变，仅有 T 波倒置变化。

3. 血液检查和血清心肌坏死标记物增高。

4. 超声心电图。

5. 放射性核素检查。

【处理原则】

（一）急性期处理

急性期绝对卧床休息，进行心电、血压、呼吸监测 3~5 天，除颤仪处于随时备用状态。吸氧 4~6L/min。但大多数患者心肌梗死急性期在被送到医院前就已经死亡，所以关键点是做好心肺复苏。

（二）一般处理

1. 患者未行再灌注治疗前　应绝对卧床休息、给氧，进行心电监测，无禁忌证者立即口服阿司匹林。

2. 缓解疼痛　哌替啶 50~100mg 肌注或吗啡 5~10mg 皮下注射，必要时 1~2 小时后再注射 1 次，以后每 4~6 小时可重复使用，注意呼吸功能抑制。

3. 心肌再灌注　起病3~6小时内进行闭塞冠状动脉再通的疗效最佳。

（1）经皮冠状动脉造影术（PCI）：具备适应证的患者应尽快实施直接PCI，但发病12h以上的患者不适宜。其次采取有效措施减少PCI围手术期出血，以期改善冠心病患者术后生存率。

（2）溶栓：无条件进行介入治疗或延误再灌注时机者，无禁忌证立即溶栓治疗。发病3h内，心肌梗死溶栓治疗血流完全灌注率高，获益最大。年龄≥75岁者选择溶栓治疗时应慎重，并酌情减少溶栓药物剂量。目前临床上使用较为普遍的为阿替普酶，需要注意观察患者有无出血的并发症。

4. 心律失常的处理　发现室性期前收缩或室性心动过速，立即用利多卡因50~100mg静注。发生心室颤动，尽快采用电除颤。发生缓慢性心律失常，可用阿托品0.5~1mg肌注或静推。

5. 控制休克。

6. 治疗心力衰竭。

【护理评估】

同心绞痛护理评估。

【护理诊断】

1. 疼痛　胸痛。
2. 活动无耐力　与心肌氧的供需失调有关。
3. 有便秘的危险　与排便方式改变有关。
4. 潜在并发症　猝死、心力衰竭。

【护理措施】

1. 一般护理　发病12h内绝对卧床休息，保持环境安静，限制探视。告知患者和家属休息可以降低心肌耗氧量和交感神经兴奋性，有利于缓解疼痛，取得合作。起病后4~12h内给予流质饮食，以减轻胃扩张。随后过渡到低脂、低胆固醇清淡饮食，提倡少量多餐。同时适当腹部按摩以促进肠蠕动，避免便秘。必要时给予鼻导管给氧，氧流量2~5L/min，以增加心肌氧的供应，减轻缺血和疼痛。

2. 病情观察　急性期严密心电监测，及时发现心率及心律的变化。在心肌梗死溶栓后24h内易发生再灌注性心律失常，特别是在溶栓治疗后即刻至溶栓后2h内应设专人陪护及床边心电监护。发现频发室性期前收缩成对出现或呈非持续性室性心动过速、严重的房室传导阻滞时应立即通知医生。

3. 心理护理　疼痛发作时应有专人陪伴，允许患者表达内心感受，给予心理支持，鼓励患者战胜疾病。向患者讲明在医护人员的严密监护下任何变化都能得到及时治疗，最终会转危为安，以缓解患者的恐惧心理。简明扼要地解释疾病过程与治疗配合，说明不良情绪会增加心肌耗氧量而不利于病情的控制。医护人员工作应紧张有序，避免忙乱而带给患者不信任感和不安全感，将监护仪的报警声尽量调低，以免影响患者休息，增加患者的心理负担。烦躁不安者可肌注地西泮使患者镇静。

4. 溶栓治疗的护理 注意溶栓禁忌证，询问患者是否有脑血管病史、活动性出血、未控制的高血压。准备血常规、凝血常规和血型等检查。迅速建立静脉通路，遵医嘱正确应用溶栓药物，注意不良反应的发生，观察溶栓疗效，冠状动脉造影可以直接判断冠状动脉是否再通。

5. 康复护理 主张早期运动，实现早日康复。结合患者的年龄、心肌梗死进展、心肺功能、运动习惯及心理、社会、经济等因素制订安全可行的个体化运动处方。

【健康指导】

参见心绞痛患者的健康指导外，还应注意：指导患者积极做到全面综合的二级预防，预防再次梗死和其他心血管事件；应予以充分解释并指导患者保持乐观、平和的心情，正确对待自己的病情；告知家属对治疗要积极配合和支持；心肌梗死是心源性猝死的高危因素，应教会家属心肺复苏的基本技术以备急用。

第三节 心 力 衰 竭

【学习目标】

1. 掌握心力衰竭患者的护理诊断，护理评估、护理措施；
2. 掌握心力衰竭患者的病因与临床表现、处理原则、健康指导；
3. 了解心力衰竭患者的发病机制、实验室及其他检查。

【重点难点】

1. 心力衰竭患者的护理诊断、措施；
2. 洋地黄中毒的表现及处理原则。

【案例介绍】

患者，男性，32 岁，半年前“感冒”后出现逐渐加重的胸闷、心悸、气急，近 1 个月出现夜间阵发性呼吸困难，今晨大便后症状加重，不能平卧，急诊送入院。查体：T 36.5℃，P 110 次 /min，BP 120/70mmHg，R 22 次 /min，大汗，端坐呼吸，颈静脉怒张，第一心音降低，心尖区可闻及收缩期杂音及舒张期奔马律；双肺布满中小水泡及哮鸣音；双下肢轻度水肿。

心力衰竭（heart failure）是由于心脏器质性或功能性疾病损害心室充盈和射血能力而引起的一组临床综合征。按发展速度分为慢性心力衰竭和急性心力衰竭。

【病因】

1. 病因

（1）原发性心肌损害：如冠心病心肌缺血或心肌梗死。

（2）心脏负荷增加

1）压力负荷（后负荷）增加：左室压力负荷增加常见于高血压、主动脉瓣狭窄；右室压力负荷增加常见于肺动脉高压、肺动脉瓣狭窄、肺栓塞等。

2）容量负荷（前负荷）增加：如二尖瓣关闭不全、主动脉瓣关闭不全、房 / 室间隔缺损、动脉导管未闭等。

2. 诱因　最常见是呼吸道感染。

【临床表现】

1. 症状

（1）左心衰竭：最主要的症状是呼吸困难主要表现为劳力性呼吸困难，典型的是夜间阵发性呼吸困难或端坐呼吸。咳白色浆液性泡沫状痰为其特点，急性肺水肿时为粉红色泡沫痰，常于夜间发作，坐位或立位时可减轻。患者可出现疲倦、乏力、头晕、心悸及尿量变化和肾功能损害。

（2）右心衰：最常见的症状是胃肠道及肝淤血引起腹胀、纳差、恶心、呕吐等。除原发病的原因外，淤血性肝硬化、腹水等导致腹压增加，均可导致或加重患者的呼吸困难。

（3）急性左心衰竭：表现为突发严重的呼吸困难、咳粉红色泡沫痰、乏力、血压下降，患者面色苍白，烦躁不安。

2. 体征

（1）慢性左心衰：心率加快，第一心音减弱，舒张期奔马律；肺动脉瓣听诊区第二心音亢进等。肺部湿啰音以双肺底部多见。有些患者可出现交替脉。

（2）右心衰：出现对称性、下垂性、凹陷性水肿，颈静脉充盈、怒张。典型特征为肝 – 颈静脉反流征阳性，可有肝脏肿大，伴压痛。

（3）急性心衰：双肺布满湿啰音，可闻及舒张期奔马律。

【实验室及其他检查】

1. X 线检查　①心影大小及外形可为心脏病的病因诊断提供重要依据；②肺淤血的有无及其程度直接反映心功能状态。

2. 超声心动图　更准确地提供各心房心室大小变化及心瓣膜结构功能情况。

3. 射血分数（EF 值）测定。

【处理原则】

（一）急性期处理原则

病因治疗、消除诱因、减轻心脏负担，限制体力活动，低盐饮食，少食多餐。持续氧气吸入，2~4L/min。

（二）一般处理

高龄老人具有较高的心血管疾病发生率，而且危险因素和并发症也较多，临床用药情况也更加复杂，此外高龄患者因为各脏器功能逐渐衰退，所以对药物的耐受性也在不断下降。

1. 利尿剂　心衰治疗中最常用的药物。包括排钾和保钾两大类，排钾利尿剂主要有氢氯噻嗪、呋塞米；保钾利尿剂有螺内酯等。

2. 肾素－血管紧张素－醛固酮系统抑制剂

（1）血管紧张素转换酶抑制剂（ACEI）：是目前治疗慢性心衰的首选药物。如卡托普利、培哚普利，治疗应从小剂量开始，耐受后逐渐加量。

（2）血管紧张素受体拮抗剂（ARB）：常用药物有缬沙坦、坎地沙坦、厄贝沙坦等。

3. 正性肌力药物　治疗心力衰竭的主要药物。

（1）洋地黄类药物：最常用的强心药物。如地高辛、毛花苷丙（西地兰）等。地高辛适用于中度心衰的维持治疗。毛花苷丙适用于急性心衰或慢性心衰加重时，特别适用于心衰伴快速心房颤动者。

（2）非洋地黄类正性肌力药：如多巴胺小剂量使用能增强心肌收缩力。

【护理评估】

1. 生命体征，如呼吸状况、脉搏节律、意识、精神状况和体位情况。

2. 有无冠心病病史、呼吸道感染、心律失常等诱发因素；有无咳嗽咳痰；有无疲乏、头晕、失眠；有无恶心、呕吐、食欲不振、腹胀等。

3. 发病的时间、趋势、睡眠状况；尿量，有无便秘。

4. 心理－社会状况包括家庭工作方面的支持。

5. 心功能分级（表 1-1-2）。

表 1-1-2　心功能分级

分级	临床表现
Ⅰ	体力活动不受限
Ⅱ	体力活动轻度受限，日常活动可引起气急、心悸
Ⅲ	体力活动明显受限，稍活动可引起气急、心悸，有轻度脏器淤血体征
Ⅳ	体力活动重度受限，休息状态可引起气急、心悸，有重度脏器淤血体征

【护理诊断】

1. 气体交换受损　与左心衰竭致肺淤血有关。

2. 体液过多　与右心衰竭自体静脉淤血、水钠潴留、低蛋白血症有关。

3. 活动无耐力　心排血量下降有关。

4. 潜在并发症　洋地黄中毒。

【护理措施】

1. 一般护理　根据患者心功能等级制订适合患者的活动强度；加强患者皮肤护理，预防压疮及皮肤感染的发生，重度水肿的患者，翻身及改变体位时注意避免皮肤摩擦。对于阴囊水肿的男性患者可用阴囊托。给予低盐清淡易消化饮食，尽可能选择无机盐，少量多餐，伴低蛋白血症者可静脉补充白蛋白，限制钠盐摄入，每天食盐摄入量 <5g 为宜。急性心衰应

摄取高营养、高热量、低盐饮食。

2. 病情观察　①密切观察呼吸困难有无改善，发绀是否减轻，肺部湿啰音是否减小，监测 SaO_2、血气分析结果是否正常等。若病情加重或 SaO_2 降低到 94% 以下，立即报告医生。准确记录 24h 液体出入量，若患者尿量小于 30ml/h，应报告医生。有腹水者应每天测量腹围；②活动过程中观察患者有呼吸困难、胸痛、心悸、头晕、疲劳、大汗、面色苍白、低血压等情况时，应停止活动。如患者经休息后症状仍持续不缓解，应及时通知医生。

3. 用药护理　控制输液速度和总量，心衰患者补液以“量出为入”为原则，患者 24h 内输液总量控制在 1500ml 内为宜，输液速度 20~30 滴 /min。

（1）利尿剂：遵医嘱正确使用利尿剂，监测低钾血症，注意对药物不良反应的观察和预防。服用排钾利尿剂时，多补充含钾丰富的食物，如鲜橙汁、香蕉、深色蔬菜等，必要时遵医嘱补充钾盐。口服补钾宜在饭后，以减轻胃肠道不适，外周补钾时 500ml 液体中氯化钾含量不宜超过 1.5g。

（2）血管紧张素转换酶抑制剂：其不良反应包括干咳、头晕、肾损害、高钾血症、血管神经性水肿等。在用药期间需监测血压，避免体位的突然改变。

（3）β 受体阻滞剂：主要不良反应有液体潴留、心衰恶化、心动过缓和低血压等，应注意监测心率和血压，患者心率低于 50 次 /min 或低血压时应停止用药，并及时报告医生。

（4）洋地黄类药物：使用时应严密观察患者用药后反应。必要时监测血清地高辛浓度。口服地高辛期间若患者脉搏低于 60 次 /min，或节律不规则应暂停给药，报告医生。用毛花苷丙时，务必稀释后缓慢静注，并同时监测心率，心律及心电图变化。

4. 洋地黄中毒的处理

（1）洋地黄中毒表现：①洋地黄中毒最重要的反应是各类心律失常，最常见的为室性期前收缩，多呈二联律或三联律，其他如房性期前收缩、心房颤动、房室传导阻滞等；②胃肠道反应如食欲下降、恶心、呕吐；③头痛、视力模糊、黄视、绿视等神经系统症状，神经系统和全身应激系统反应越来越迟钝，所以会让疼痛阈值增加，发病时的隐匿性比较强。

（2）洋地黄中毒的处理：①立即停用洋地黄；②低血钾者可口服或静脉补钾，停用排钾利尿剂；③纠正心律失常：快速性心律失常可用利多卡因或苯妥英钠，一般禁用电复律，因易致心室颤动；有传导阻滞及缓慢性心率失常者可用阿托品静注和安置临时心脏起搏器。

5. 心理护理　患者因病情影响日常生活及睡眠易出现心情烦躁、痛苦、焦虑，应与家属一起安慰鼓励患者，帮助树立战胜疾病的信心。

【健康指导】

指导患者自我护理。避免可增加心力衰竭的行为，如吸烟、饮酒。避免各种诱发因素，如感染（尤其呼吸道感染）、过度劳累，情绪激动、输液过快过多等。指导患者饮食宜清淡、低盐易消化、富营养，每餐不易过饱。指导患者根据心功能状态进行体力活动锻炼。告知患者及家属药物的名称、剂量、用法与不良反应。指导患者每天测量体重，定期随访。学会自测脉率，脉率小于 60 次 /min，并伴有恶心、呕吐应及时就医。

第四节　常见心律失常

【学习目标】

1. 掌握心房颤动临床表现、护理诊断、问题及措施，相应心电图特征；
2. 掌握心律失常患者的护理评估、处理原则及健康指导。

【重点难点】

1. 心律失常患者的常见护理诊断、问题及措施；
2. 心律失常患者心电图特征。

心律失常（cardiac dysrhythmia）指心脏冲动的频率、节律、起源部位、传导速度或激动次序的异常。本节将重点学习心房颤动、室性期前收缩及室性心动过速。

一、心房颤动

心房颤动（atrial fibrillation）简称房颤，是临床上最常见的心律失常之一，随年龄增长而发生率增加。

【病因】

房颤常发生于原有心血管疾病者，如冠心病、高血压性心脏病、风湿性心脏瓣膜病、甲状腺功能亢进性心脏病、缩窄性心包炎、心肌炎、感染性心内膜炎、慢性肺源性心脏病等。

【临床表现】

1. 症状　房颤症状轻重受心室率快慢的影响。心室率 <150 次 /min，多数患者有心悸、胸闷，心室率超过 150 次 /min 可诱发心绞痛或心衰。

2. 体征　心脏听诊第一心音强弱不等，心律极不规则，当心室率快时可有脉搏短绌。

【心电图特征】

窦性 P 波消失，代之以大小不等、形态不一、间隔不匀的颤动波，称 f 波，频率 350~600 次 /min。RR 间隔极不规则，而通常在 100~160 次 /min。QRS 波群形态一般正常。

【处理原则】

1. 急性期处理　同步电复律治疗。

2. 一般处理

（1）积极寻找和治疗基础心脏病，控制诱发因素。

（2）心室率不快，发作时间较短的患者无特殊治疗，心室率快的选用 β 受体阻滞剂或钙通道阻滞剂、洋地黄等控制心室率。目前尚无心室率控制评估的标准，但一般认为心室率控制的目标为静息时心率 60~80 次 /min，轻微活动后控制到 100 次 /min 以内。

（3）阵发性房颤患者若发作频繁或症状明显，可选用胺碘酮、普拉帕酮、索他洛尔等进行复律。同时适用于持续性房颤不能自行转为窦性心律者。持续房颤发作有转归指征者首选同步直流电复律。

（4）抗凝治疗：慢性房颤极重要的并发症是体循环栓塞，有效的抗凝治疗是极为重要的。目前认为华法林是房颤时预防脑卒中和外周血管栓塞的一线用药，阿司匹林仅适用于无危险因素的患者。

二、室性期前收缩

室性期前收缩，又称室性早搏，简称室早。是窦房结以外的异位起搏点兴奋性增高，过早的发出了冲动。

【病因】

常见于冠心病、心肌病、心肌炎、风湿性心脏病与二尖瓣脱垂患者，药物中毒、情绪、过度劳累、过量烟酒，进食咖啡因等也可以诱发，正常人也可发生。

【临床表现】

1. 症状　患者多数无相关的症状，偶可感到心悸或感觉到类似于电梯快速升降的失重感。
2. 体征　听诊时，第二心音强度减弱，仅能听到第一心音，有较长的停歇。

【心电图特征】

提前发生宽大畸形的QRS波群，时限>0.12s，与前面的P波可无关联。二联律指每个窦性搏动后跟随一个室性期前收缩，三联律指每两个窦性搏动后出现一个室性期前收缩。

【处理原则】

对于无原发心脏病的患者，无明显症状，不需特殊治疗。如有明显症状，宜选用β受体阻滞剂、美西律、胺碘酮等。

1. 急性心肌梗死并发室性期前收缩者，早期应用β受体阻滞剂。
2. 心梗伴室性期前收缩，目前主张用胺碘酮治疗。
3. 可根据情况选择射频消融。

三、室性心动过速

室性心动过速（ventricular tachycardia）简称室速。是由心室异位激动引起的心动过速。

【病因】

主要由于心室内折返激动，心室内异位起搏点自律性增高，最常见为冠心病，尤其是心肌梗死者。其次是心肌病、心力衰竭、二尖瓣脱垂、心瓣膜病等。

【临床表现】

1. 症状　发作持续时间短的患者通常无症状，有器质性心脏病的患者可出现气促、少尿、低血压、晕厥、心绞痛等。

2. 体征　临床上听诊心律可轻度不规则，心率快。若听诊第一心音强度经常变化，警惕完全性室房分离。

【心电图特征】

3个或3个以上的室性期前收缩连续出现，宽大畸形的QRS波群，时限超过0.12s，ST-T波方向与QRS波群主波方向相反，P波与QRS波群无固定关系，心室率一般为100~250次/min，心律规则或略不规则。

【处理原则】

（一）急性期处理

同步直流电复律，当患者发生低血压、休克、心绞痛、脑部血流灌注不足等症状，应迅速实行。

（二）一般处理

1. 药物治疗

（1）利多卡因：为首选药物，但不可大剂量使用，可引起心脏传导阻滞。

（2）胺碘酮：警惕心动过缓。

（3）普罗帕酮：不可用于心肌梗死或心力衰竭的患者。

2. 药物预防效果大致相同的情况下，应选择潜在毒副反应较少的抗心律失常药。

3. 单一药物治疗效果不明显时，可选择联合应用药物。

【护理评估】

1. 生命体征　如呼吸状况，脉搏节律，意识与精神状况和体位情况。

2. 有无冠心病病史、心律失常等诱发因素，有无咳嗽咳痰，晕厥发作前有无诱因及先兆，晕厥发作时的体位、持续时间。

3. 发病的时间、趋势，睡眠状况、尿量，有无便秘。

4. 心电图特点及其他临床检查。

5. 心理－社会状况包括家庭、工作方面的支持。

【护理诊断】

1. 活动无耐力　与心律失常导致心悸或心排血量减少有关。

2. 焦虑　与心律失常导致的心理不适有关。

3. 潜在并发症　猝死。

4. 有受伤的危险　与心律失常引起的头晕、晕厥有关。

【护理措施】

1. 一般护理　避免诱发因素，保持平和的心态，嘱患者心律失常发作时绝对卧床休息，宜取半卧位或其他舒适卧位，避免左侧卧位。急性期伴呼吸困难、发绀时，给予氧气吸入2~4L/min。做好心理护理，保持情绪稳定，必要时遵医嘱给予镇静剂，保证患者充分的休息与睡眠。

2. 病情观察　一般情况较好的患者注意观察患者意识和生命体征，必要时监测心电图，注意用药前、中、后的心率、心律的变化。严重心律失常者，持续心电监护，严密监测生命体征变化。发现频发（每分钟5次以上）、多源性、成对的室性期前收缩，室速等异常，立即报告医生。

3. 用药护理　应用抗心律失常药物时，应严格遵医嘱给药，定时定量。尽量用输液泵静滴药物，保证剂量的准确。静脉用胺碘酮易引起静脉炎，应选择大血管穿刺，局部血管可用多磺酸粘多糖乳膏涂擦，预防静脉炎。

4. 运动护理　正确评估患者情况，针对性的制订运动计划，对一般心律失常患者，鼓励其正常工作和生活，对存在停搏、传导阻滞、持续性室速的患者应以卧床休息为主。

5. 猝死抢救　高危患者绝对卧床休息，避免单独外出，气喘的患者给予氧气吸入，建立静脉通道，备好抢救药品、除颤器、临时起搏器等。

【健康指导】

指导患者生活规律，注意劳逸结合，保证充足睡眠；情绪稳定，避免烟酒、咖啡、浓茶等。饮食方面选择低盐低脂、易消化、富含纤维素的饮食，少食多餐，保持大便的通畅。向患者及家属讲解心律失常的病因、诱因及防治知识。指导患者按医嘱服药，不可自行减量、停药或擅自改用其他药物。教会患者自测脉搏，若有不适立即就医，教会家属心肺复苏术以备应急。

第五节　心　肌　病

【学习目标】

1. 掌握心肌病的病因、临床表现、处理原则；
2. 掌握心肌病患者的护理评估、护理措施、健康指导；
3. 熟悉心肌病患者的实验室及其他检查。

【重点难点】

1. 心肌病患者的护理诊断、措施；
2. 心肌病症状的观察及处理。

【案例介绍】

患者，男，64岁。因1天前感四肢乏力，伴喘息、胸闷心慌不适，步行十余米即气喘，休息数分钟可缓解，伴双下肢水肿。患者神志清楚，右肺呼吸音清，未闻及干湿啰音，左肺满肺湿啰音，心律齐，各瓣膜听诊无明显杂音，心彩超示：左心房增大，左室收缩功能降低，二尖瓣轻度反流，主动脉瓣肺动脉瓣轻度反流，主动脉硬化，EF35%。门诊以“扩张型心肌病”收入院。入院后给予利尿、强心、控制心率的相关药物治疗及控制血栓形成的相关药物治疗。

心肌病是指由心脏或其他系统疾病导致的心肌疾病，主要分为原发性心肌病和继发性心肌病。按照病因及病理原发性心肌病被分为三型：扩张型心肌病、肥厚型心肌病及限制性心肌病，而继发性心肌病又称特异性心肌病，是指已知原因或者是在发生其他疾病后的心肌改变。临床上以扩张型心肌病及肥厚型心肌病最常见。

一、扩张型心肌病

扩张型心肌病（dilated cardiomyopathy，DCM）是以左心室（多数）或右心室有明显扩大，且均伴有不同程度的心肌肥厚，心室收缩功能减退，以心脏扩大、心力衰竭、心律失常、栓塞为基本特征。以往曾被称为充血性心肌病。本病常伴有心律失常，病死率较高。约 20% 的 DCM 患者有心肌病的家族史。

【病因】

病因未明。扩张型心肌病中 30%~50% 有基因突变和家族遗传背景。针对继发性的扩张型心肌病，持续病毒感染是其重要的原因，最常见的病原柯萨奇、流感病毒、腺病毒，巨细胞病毒、人类免疫缺陷病毒等。

【临床表现】

1. 症状　主要为气急和水肿，最初在劳动或劳累后，后在轻度活动或休息时，夜间阵发性气急甚至出现端坐卧位，部分患者可猝死。

2. 体征　心脏扩大，可听见第三、第四心音奔马律。

【实验室检测及其他检查】

1. X 线检查　心影扩大，心胸比大于 0.5，肺淤血症。

2. 心电图　R 波振幅异常，少数有病理性 Q 波、ST 段降低及 T 波倒置。心律失常以室性心律失常、心房颤动、房室传导阻滞、左束支传导阻滞多见。

3. 超声心动图　心脏各腔均增大，以左心室扩大早且显著，室壁运动减弱，提示心室收缩功能减弱，射血分数小于正常值。

4. 心导管检查和心血管造影有助于诊断。

【处理原则】

控制心力衰竭和心律失常，缓解免疫介导心肌损害，提高扩张型心肌病患者的生活质量和生存率。晚期可进行心脏移植。

1. 控制诱因　注意休息、戒烟忌酒、限制钠盐的摄入。减少不良生活习惯。卧床休息可降低心率，缩小心界范围，增加每搏输出量及血压，进而使患者的心肌张力降低。

2. 药物使用 使用利尿剂、强心剂、血管扩张剂、血管紧张素转换酶抑制剂（ACEI）以及β受体阻滞剂。

3. 预防栓塞 栓塞是扩张型心肌病常见并发症，对心脏明显扩大、有心房颤动或深静脉血栓形成等栓塞发生风险且没有禁忌证的患者，口服拜阿司匹林预防附壁血栓形成，已有附壁血栓形成者使用华法林治疗。

4. 预防猝死 有针对性的使用抗心律失常药物。

（1）纠正低钾低镁。

（2）改善神经、激素功能紊乱，选用ACEI类以及β受体阻滞剂。

（3）改善心肌代谢，可选用辅酶Q_{10}。严重心律失常的患者药物不能控制，可植入心脏复律除颤器，预防猝死的发生。

5. 外科手术治疗 内科治疗无效，可考虑心脏移植。

【护理评估】

1. 评估一般状态 观察患者的生命体征、精神意识状态有无神志模糊、反应迟钝，注意心率、心律、心音的变化。

2. 评估患者有无水肿的发生，既往治疗经过及效果，睡眠、大小便情况。

3. 评估患者心理－社会状况 包括家庭工作方面的支持。

【护理诊断】

1. 潜在的并发症 心力衰竭与心腔扩大、心肌收缩能力减退有关。

2. 气体交换受损 与心力衰竭有关。

3. 疼痛 胸痛与冠状动脉供血不足有关。

4. 活动无耐力 与心肌收缩力减弱有关。

5. 心输出量减少 与扩张型心肌病心肌收缩减弱，瓣膜相对性关闭不全有关。

【护理措施】

1. 一般护理 心肌病患者限制体力活动尤为重要，可使心率减慢，减轻心脏负荷，增加心肌收缩力，改善心功能。有心衰症状者绝对卧床休息，以减轻心脏负担，当心衰控制后仍应限制活动量，促使扩大的心脏得到恢复。给予低盐、高蛋白、高维生素的清淡饮食，以促进心脏代谢，增加机体抵抗力，限制水分摄入。保持排便通畅，避免大便用力，以免加重心力衰竭或引起心脏骤停及脑血管意外。根据缺氧程度调节氧流量。

2. 病情观察 密切观察患者生命体征变化，必要时行心电监护，观察有无乏力、颈静脉怒张、肝脏肿大、水肿等心力衰竭表现，及时发现心律失常的先兆，防止发生猝死。准确记录出入量，定期测量体征，心脏附壁血栓脱落则致动脉栓塞，需随时观察有无偏瘫、失语、血尿、胸痛等症状，备好抢救物品。

3. 用药护理 以控制心衰为主，同时改善心肌代谢，观察药物疗效与副作用，严格控制输液滴数。扩张性心肌病患者对洋地黄耐受力差，故警惕洋地黄中毒。

4. 心理护理 调整情绪，减轻不良情绪引起的交感神经兴奋，心肌耗氧增加，护理人员多与患者沟通，安慰鼓励患者，加强心理支持。

【健康指导】

症状轻者可参加轻体力工作，避免劳累。保持室内空气流通、阳光充足，预防上呼吸道感染。给予高蛋白、富含维生素的清淡饮食，增加机体抵抗力以促进心肌代谢。心衰患者应低盐饮食，保持大便通畅，防止便秘。保持情绪稳定，避免情绪紧张。坚持服用抗心律失常药物，了解药物不良反应及药物疗效，定期复查。

二、肥厚性心肌病

肥厚性心肌病是指以心肌肥厚为特征，根据左心室流出道有无梗阻可分为梗阻性和非梗阻性肥厚型心肌病，不对称性室间隔肥厚致主动脉瓣下狭窄者称特发性肥厚型主动脉瓣下狭窄。

【病因】

本病多与染色体显性遗传有关。男性发病率高于女性。目前认为主要由编码心肌肌小节收缩体系相关蛋白的基因突变所致。还有研究认为，儿茶酚胺代谢异常、细胞内钙调节机制异常、高血压、高强度运动等均为本病发生的促进因子。

【临床表现】

1. 症状 呼吸困难，劳力性呼吸困难，严重呈端坐呼吸或阵发性夜间呼吸困难。常有典型心绞痛，劳力后发作，气短、乏力及心绞痛，晕厥与头晕都为常见症状。

2. 体征 主要有心脏轻度增大，可闻及第四心音。梗阻型患者胸骨第 3、4 肋间可听见收缩期喷射性杂音，心尖部也常可闻及收缩期吹风样杂音。

【实验室检查】

1. X 线检查 心脏大小正常或增大，心脏大小与心脏及左心室流出道之间的压力阶差呈正比，压力阶差越大，心脏亦越大。

2. 心电图 由于心脏缺血，心肌复极异常，ST-T 改变常见，左心室肥厚及左束支传导阻滞也较多见，可能由于室间隔肥厚与心肌纤维化而出现 Q 波。

3. 超声心动图 一项重要的非侵入性诊断方法。

4. 心导管检查及心血管造影 对确诊有意义。

【处理原则】

1. 肥厚型心肌病发展缓慢，预后较好。但由于心律失常可致猝死，生活上应注意避免过劳，过度精神紧张。β 受体阻滞剂、普萘洛尔可降低心肌收缩力，减轻左心室流出道梗阻改善左心室壁顺应性及左心室充盈。

2. 解除症状和控制心律失常。

3. 外科手术治疗 压力阶差 >60mmHg，药物治疗无效者可手术治疗，可行肥厚肌肉切除术。合并严重二尖瓣关闭不全者，可做二尖瓣置换术。

【护理诊断、措施及健康指导】

参照扩张型心肌病。

第六节　心源性猝死

【学习目标】

1. 掌握心源性猝死的病因、临床表现、处理原则；
2. 掌握心源性猝死护理诊断，护理措施，复苏用药；
3. 了解心源性猝死的概念。

【重点难点】

1. 心源性猝死的临床表现、处理原则、护理措施；
2. 心脏骤停的处理原则。

心源性猝死是指急性症状发作后 1h 内发生的以意识丧失为特征的，由心脏原因引起的自然死亡。

【病因】

绝大多数心源性猝死发生在有器质性心脏病的患者，心源性猝死中约 80% 由冠心病及其并发症引起，而这些冠心病患者中约 75% 有心肌梗死病史。各种心肌病引起的心源性猝死约占 5%~15%。

【临床表现】

1. 前驱期　在猝死前数天至数月，有些患者可出现胸痛、气促、疲乏、心悸等非特异性症状，亦可无前驱表现。

2. 终末事件期　指心血管状态出现急剧变化到心脏骤停发生前的一段时间，自瞬间至持续 1h 不等。典型表现包括严重胸痛、急性呼吸困难、突发心悸或眩晕等。

3. 心脏骤停　患者突发意识丧失，伴有局部或全身性抽搐。呼吸断续，呈叹息样或短促痉挛性呼吸，随后呼吸停止。皮肤苍白或发绀，瞳孔散大。由于尿道括约肌和肛门括约肌松弛，可出现二便失禁。

4. 生物学死亡期　从心脏骤停至发生生物学死亡时间的长短，取决于原发病的性质以及心脏骤停至复苏开始的时间。心脏骤停发生后，大部分患者将在 4~6min 内开始发生不可逆脑损害，随后经数分钟过渡到生物学死亡期。

5. 心电图表现　心室颤动或扑动最为常见，其次是心电 – 机械分离。

【处理原则】

大部分患者在 4~6min 内开始发生不可逆脑损害，一旦确定心脏骤停，尽早进行心肺复苏、复律治疗等基础生命支持。并对复苏成功的患者尽快进行高级生命支持并与基础生命支持结合，进行包括呼吸、循环支持、心电监护、电除颤及复苏药物的应用。

目前心肺复苏常用的药物有：

1. 肾上腺素 为救治心脏骤停的首选药物。主要效力为增加全身循环阻力，升高收缩压和舒张压。

2. 利多卡因 是治疗和预防心室颤动的首选药物。

3. 碳酸氢钠 纠正酸碱失衡。

【复苏后处理】

心肺复苏后的处理原则和措施包括维持有效的循环和呼吸功能，预防再次心脏骤停，维持水电解质酸碱平衡，防治缺氧、脑水肿、急性肾衰竭和继发感染。同时做好心理护理，减轻患者恐惧，以便更好的配合治疗。其中脑复苏是心肺复苏最后成功的关键。

【护理措施】

1. 饮食 给予低脂、低胆固醇、清淡易消化饮食，避免刺激性食物，少量多餐。

2. 绝对卧床 禁搬动，保持呼吸道通畅，这是复苏成功的重要步骤。

3. 持续氧气吸入 改善心肌缺氧，降低心肌耗氧量，缓解胸闷、气促等症状。

4. 避免用力排便 训练患者在床上排便，保持大便通畅，解释用力排便可使心脏负荷加重心肌缺血血氧，诱发心律失常，因此要避免过度用力或屏气，必要时给予缓泻剂。

5. 心理护理 由于心源性猝死发病急，抢救过程中可有多处损伤，患者会处于极度紧张、恐惧甚至濒死状态，在护理过程中护士应耐心细致的观察，主动与患者沟通、交流，使其正确认识疾病，消除恐惧，避免外界刺激，增强治疗信心，并告知家属保持愉悦的必要性。

第七节 专科诊疗技术及护理要点

【学习目标】

1. 掌握经皮冠状动脉介入、心脏起搏器植入术、射频消融术、冠状动脉造影术的护理要点；

2. 熟悉经皮冠状动脉介入、心脏起搏器植入术、射频消融术、冠状动脉造影的适应证及禁忌证。

一、经皮冠状动脉介入治疗

【目的】

经皮冠状动脉介入治疗（PCI）是用心导管疏通狭窄甚至闭塞的冠状动脉管腔，从而改善心肌血流灌注的一组治疗技术，包括经皮冠状动脉腔内成形术（PTCA）、冠状动脉内支架植入术、冠状动脉内旋切术、旋磨术和激光成形术等。其中，PTCA 和支架植入术是目前冠心病治疗的重要手段。

【适应证】

1. 稳定型心绞痛经药物治疗后仍有症状，狭窄的血管供应中到大面积处于危险中的存活心肌的患者。

2. 有轻度心绞痛症状或无症状但心肌缺血的客观证据明确，狭窄病变显著，病变血管供应中到大面积存活心肌的患者。

3. 介入治疗后心绞痛复发、管腔再狭窄的患者。

4. 急性心肌梗死

（1）急诊 PCI：发病 12h 以内属下列情况者：①ST 段抬高和新出现的左束支传导阻滞（影响 ST 段的分析）的心肌梗死；②ST 段抬高的心肌梗死并发心源性休克；③适合再灌注治疗而有溶栓治疗禁忌证者；④无 ST 段抬高的心肌梗死，但梗死相关动脉严重狭窄，血流≤TIMI Ⅱ级。

（2）补救性 PCI：溶栓治疗后仍有明显胸痛，抬高的 ST 段无明显降低，冠状动脉造影显示 TIMI0~ Ⅱ级血流者。

（3）溶栓治疗再通者的 PCI：溶栓治疗成功的患者，如无缺血复发表现，7~10d 后根据冠状动脉造影结果，对适宜的残留狭窄病变行 PCI 治疗。

5. 主动脉冠状动脉旁路移植术后复发心绞痛的患者。

6. 不稳定型心绞痛经积极药物治疗，病情未能稳定；心绞痛发作时心电图 ST 段压低 >1mm，持续时间 >20min，或血清肌钙蛋白升高的患者。

【禁忌证】

1. 患者有出血性疾病而不适宜抗凝治疗者。
2. 对抗血小板类药物和（或）支架的材料过敏者。
3. 单纯的冠状动脉痉挛。
4. 靶血管直径 <2.5mm。
5. 严重钙化病变预扩张不充分。
6. 其他不适合置入冠状动脉支架的情况。

【护理要点】

（一）术前护理

（1）术前护理：术前指导进行呼吸、闭气、咳嗽训练以便于术中顺利配合手术。

（2）术前口服抗血小板聚集药物：①择期者术前晚饭后开始口服阿司匹林肠溶片和氯吡格雷；②对于行急诊 PCl 或术前 6h 内给药者，遵医嘱服用适量的氯吡格雷。

（3）对于已经服用华法林的患者：术前应停用 3 天，并使国际标准化比值（INR）<1.8。

（二）术后护理

1. 心电、血压监护 24h 严密观察有无心律失常、心肌缺血、心肌梗死等急性期并发症。对血压不稳定者应每 15~30min 测量一次，直至血压稳定后改为每 1h 测量 1 次。

2. 即刻做12导联心电图　与术前对比，有症状时再复查。

3. 桡动脉穿刺者　于术后0.5h、1h、2h、3h、4h、5h测量手腕围并记录。督促医生定时松气，每1~2h松气2ml。

4. 出现以下情况应立即通知医生给予处理

（1）介入术后数小时穿刺处出血：一般来自皮下毛血管渗血经伤口外流所致，适当压迫即可，如出血不止或者较大时，应告知医生处理。

（2）术后患者出现前臂肿胀和疼痛感：皮肤温度、张力升高，提示前臂血肿，出血时间长者局部皮肤可出现青紫、淤血、水疱。患者前臂掌侧肿胀、激烈疼痛，继而手指感觉减退，屈指力量减弱，被动伸腕、伸指加剧疼痛，提示骨筋膜室综合征，早期脉搏可存在。

5. 术侧肢体局部持续高压力　压迫可使组织液体溢于皮内，引起张力性水疱，轻型可表现为受压皮肤出现单个或多个透明疱疹，皮肤较薄，浸润较浅。重型表现为局部肿胀明显，患肢疼痛难忍，出现大面积的张力性水疱，周围红晕，表面透明饱满，破溃后有大量黄色液体渗出。小的不再发展的水疱可不处理，自行吸收。较大的水疱严格消毒皮肤后，从水疱边缘最低处，用注射器抽出液体，暴露皮肤创面。

二、心脏起搏器植入术

心脏起搏器是一种医用电子仪器，它通过发放一定形式的电脉冲，刺激心脏，使之激动和收缩，即模拟正常心脏的冲动形成和传导，以治疗某些心律失常所致的心脏功能障碍。

【目的】

模拟正常心脏的冲动形成和传导，以治疗由于某些心律失常所致的心脏功能障碍。

【适应证】

1. 伴有临床症状的任何水平的完全或高度房室传导阻滞。

2. 伴有症状的束支－分支水平阻滞，间歇性第二度Ⅱ型房室传导阻滞。

3. 病态窦房结综合征或房室传导阻滞，有明显临床症状或虽无症状，但逸搏心律<40次/min，或心脏停搏时间>3s。

4. 窦房结功能障碍或房室传导阻滞的患者，必须采用具有减慢心率作用的药物治疗时，应植入起搏器。

5. 颈动脉窦过敏综合征及神经介导性晕厥，反复发作的由颈动脉窦刺激或压迫导致的心室停搏>3s所致的晕厥。

6. 药物治疗效果不满意的顽固性心力衰竭。

【禁忌证】

顽固性快速心律、室上性心动过速、预激综合征、快速房扑。

【护理要点】

（一）术前护理

1. 心理护理　向患者及家属介绍手术的必要性和安全性、手术的过程、方法和注意事项，以解除患者思想顾虑和精神紧张。必要时手术前应用镇静剂，保证充足的睡眠。

2. 协助检查　指导患者完成必要的实验室及其他检查，如血常规、尿常规、血型、出血时间、凝血时间、胸部X线、心电图、动态心电图等。

3. 皮肤准备　通常经股静脉置入临时起搏器，备皮范围是会阴部及双侧腹股沟；永久起搏器置入备皮范围是左上胸部，包括颈部和腋下，备皮后注意局部皮肤清洁。如有床边心电监护的患者应观察手术部位皮肤完整性，该部位避免粘贴电极。

4. 了解患者用药及一般情况　避免患者饮用浓茶、咖啡等，对吸烟者，应劝其戒烟。训练患者平卧位床上排尿，以免术后由于卧床体位而出现排尿困难。

5. 术前应用抗凝剂者　需停用至凝血酶原时间恢复在正常范围内。如不停用药物者，术前应准备止血药，以备术中使用。

6. 术前建立静脉通道，使用抗生素1次。

（二）术后护理

1. 休息与活动　术后将患者平移至床上，植入式起搏者需保持平卧位或向左侧卧位8~12h，避免右侧卧位。如患者平卧不适，可抬高床30°~60°，术侧肢体可做握拳、屈臂运动，避免抬高、外展、上举、旋转或摆动，以免电极脱落，对自控力差者注意约束。注意保暖，预防感冒受凉引起咳嗽，如出现咳嗽症状，尽早应用镇咳药，避免对起搏器植入位置的胸背部拍打。术后第1次活动应动作缓慢，防止跌倒。

2. 术后描记12导联心电图，进行心电监护　监测脉搏、心率、心律、心电变化及患者自觉症状，及时发现有无电极导线移位或起搏器感知障碍。观察有无腹壁肌肉抽动、心脏穿孔等表现，及时报告医生并协助处理。出院前常规行胸部X线检查和起搏器功能测试。

3. 伤口护理与观察　植入式起搏者伤口局部以沙袋加压6h，每间隔2h解除压迫5min。保持切口处皮肤清洁干燥，严格无菌换药，术后24h换药1次，伤口无异常可2~3天换药1次。观察起搏器囊袋有无肿胀，观察伤口有无渗血、红、肿，患者有无局部疼痛、皮肤变暗发紫、波动感等，及时发现出血、感染等并发症。如切口愈合良好，一般术后第7天拆线。临时起搏者每天换药，防止感染。

4. 监测体温变化　常规应用抗生素2~3d，预防感染。禁用活血药物，防止皮下淤血。

三、射频消融术

射频消融术指通过静脉或动脉血管进入心脏的电极导管，输入一定的物理能量，以破坏心动过速的病灶及折返途径，达到根治或控制心律失常发作的一种介入性治疗。

【目的】

1. 阻断快速心律失常传导术和起源点。
2. 治疗各种心动过速。
3. 提高患者生活质量，减少猝死、心衰及脑卒中的发生。

【适应证】

1. 预激综合征合并阵发性心房颤动和快速心室率。
2. 房室折返性心动过速、房室结折返性心动过速、房速和无器质性心脏病证据的室性期前收缩和室性心动过速呈反复发作性，或合并心动过速心肌病，或者血流动力学不稳定者。

3. 发作频繁、症状重、药物治疗不能满意控制的心肌梗死后室速。

4. 发作频繁、心室率不易控制的房扑。

5. 发作频繁、症状明显的心房颤动。

6. 不适当窦速合并心动过速心肌病。

【禁忌证】

1. 房颤患者左心房有血栓者。

2. 其他心律失常患者如心腔内有血栓者。

3. 有严重的出血倾向者。

4. 外周血管走行异常、迂曲或有较严重的动脉粥样硬化斑块。

【护理要点】

（一）术前护理

1. 向患者及家属介绍疾病的相关知识及手术的方法、意义、必要性和安全性，以解除思想顾虑和精神紧张，保证充足的睡眠。

2. 术前完成各项常规化验（如凝血时间、肝肾功能）、心电图、甲状腺功能等，必要时进行食管超声检查。

3. 术前禁食、禁水 6~8h。

4. 术前停用抗心律失常药物 5 个半衰期以上。

5. 房颤消融者术前服用华法林维持 INR 在 2.0~3.0 之间，行食管超声检查，确认心房内无血栓方可手术。术前 3 天停用华法林，改用低分子肝素皮下注射。

6. 皮肤准备 备皮范围上颌以下至两乳头连线以上，两侧至腋中线；脐以下至大腿上 1/3（包括腹股沟及会阴）。

7. 急救器械和药品准备。

（二）术后护理

1. 患者常因术前禁食，手术时间过长，术中心动过速、精神紧张引起出汗，体力精力消耗过大，在术后拔管时出现低血容量状态或严重的疼痛性迷走神经反射。护理人员不仅要观察输液速度，还要严密监测心率、血压变化，准备好多巴胺、阿托品等药品。

2. 描记全导联心电图，观察有无各种心律失常及房室传导阻滞。必要时行 24h 动态心电图检查。

3. 密切观察有无心脏压塞、心脏穿孔、血栓与栓塞、气胸、房室传导阻滞或其他严重心律失常等并发症，并积极协助医生进行处理。

4. 穿刺部位予以绷带加压包扎，观察皮肤有无血肿、渗血、敷料是否干燥，足背动脉搏动情况，末梢血液循环情况。

5. 平卧 6~12h 后，可下床活动，预防静脉血栓的形成。如果术中穿刺动脉，术后穿刺侧肢体保持伸直状、制动 12h，卧床 24h，卧床期间避免咳嗽、大笑、抬头、收腹等增加腹压动作，以防止穿刺部位出血。观察足背动脉搏动、远端肢体颜色、温度和感觉。

6. 行抗凝药物治疗，注意观察有无出血倾向如：牙龈、皮下出血、消化道出血。房颤消融者因抗凝治疗，需适当延长卧床时间，防止出血。低分子肝素应用 4 天后改用华法林继续抗凝，以防止血栓形成。必要时遵医嘱使用胺碘酮、美托洛尔等药物。

7. 术后保持穿刺部位清洁、干燥，术后一周不做剧烈活动。

8. 告知患者要监测心律的变化，定期来医院复查，如有不适及时就诊。

四、心导管检查术

冠状动脉造影是冠状动脉在 X 线下显影的方法，即用特制的心导管经桡动脉送到主动脉根部的左、右冠状动脉开口处，注入少量造影剂充盈全部冠状动脉血管及其各级分支血管，可以清楚观察到 0.2mm 的微细小分支，同时以光盘记录造影检查资料，是诊断冠心病的金标准。

【目的】

1. 用于诊断不典型胸痛、心脏扩大、心律失常、心电图异常、运动实验有问题，但普通检查不能确诊的疾病。

2. 了解血管有无狭窄病灶存在，对病变部位、范围、严重程度、血管壁情况进行判断。

【适应证】

1. 对药物治疗中心绞痛仍较重者，明确动脉病变情况以及考虑介入性治疗或旁路移植手术。

2. 胸痛似心绞痛而不能确诊者。

3. 中老年患者心脏增大、心力衰竭、心律失常，疑有冠心病而无创性检查未能确诊者。

4. 心肌梗死后再发心绞痛或运动试验阳性者。

5. 急性冠脉综合征拟行急诊手术者。

【禁忌证】

1. 对碘或造影剂过敏。

2. 有严重的心肺功能不全，不能耐受手术者。

3. 未控制的严重心律失常如室性心律失常。

4. 电解质紊乱。

5. 严重的肝、肾功能不全者。

【护理要点】

（一）术前护理

1. 心理护理　向患者及家属讲解冠脉造影的必要性和作用，桡动脉穿刺的优缺点，手术步骤及注意事项，消除患者紧张、恐惧的心理，使患者和家属减少顾虑。

2. 术前行备皮、碘实验等准备　备皮范围包括右手腕、会阴部及两侧腹股沟区，以备上肢穿刺不成功时改为股动脉穿刺，认真做好碘过敏实验并记录，结果为阳性者，立即通知医师。

3. 病情允许时沐浴,更换病号服,女患者不能穿内衣,不准戴金属的首饰和物品。

4. 术前遵医嘱口服抗血小板聚集药物,停用抗凝剂。于患者左手臂建立静脉通道,测量生命体征,尤其是体温,如有异常,立即通知医生。

(二)术后护理

1. 桡动脉穿刺者　于术后0.5h、1h、2h、3h、4h、5h测量手腕围并记录。督促医生定时松气,每1~2h松气2ml。

2. 检查桡动脉是否减弱或消失,肢体皮肤颜色与温度、感觉与运动功能有无变化等。询问患者自觉症状,如患者诉手部发麻、手指颜色发紫,提示压迫过紧,应通知医生配合处理。

3. 为预防造影剂肾病,应鼓励患者在无不良反应的情况下多饮水,术后3h每小时饮水400~500ml;饮食应清淡易消化,24h内避免高蛋白饮食,减轻肾脏负担。

4. 观察造影剂的不良反应,术前要严格进行碘过敏试验,轻度的碘过敏无异常,一般患者皮肤会有皮疹、红斑、荨麻疹和瘙痒感,严重的时候可出现气管痉挛、全身血管扩张甚至过敏性休克,所以要严格观察病情的变化。

第二章　呼吸内科常见疾病

呼吸内科专科护理思维导图

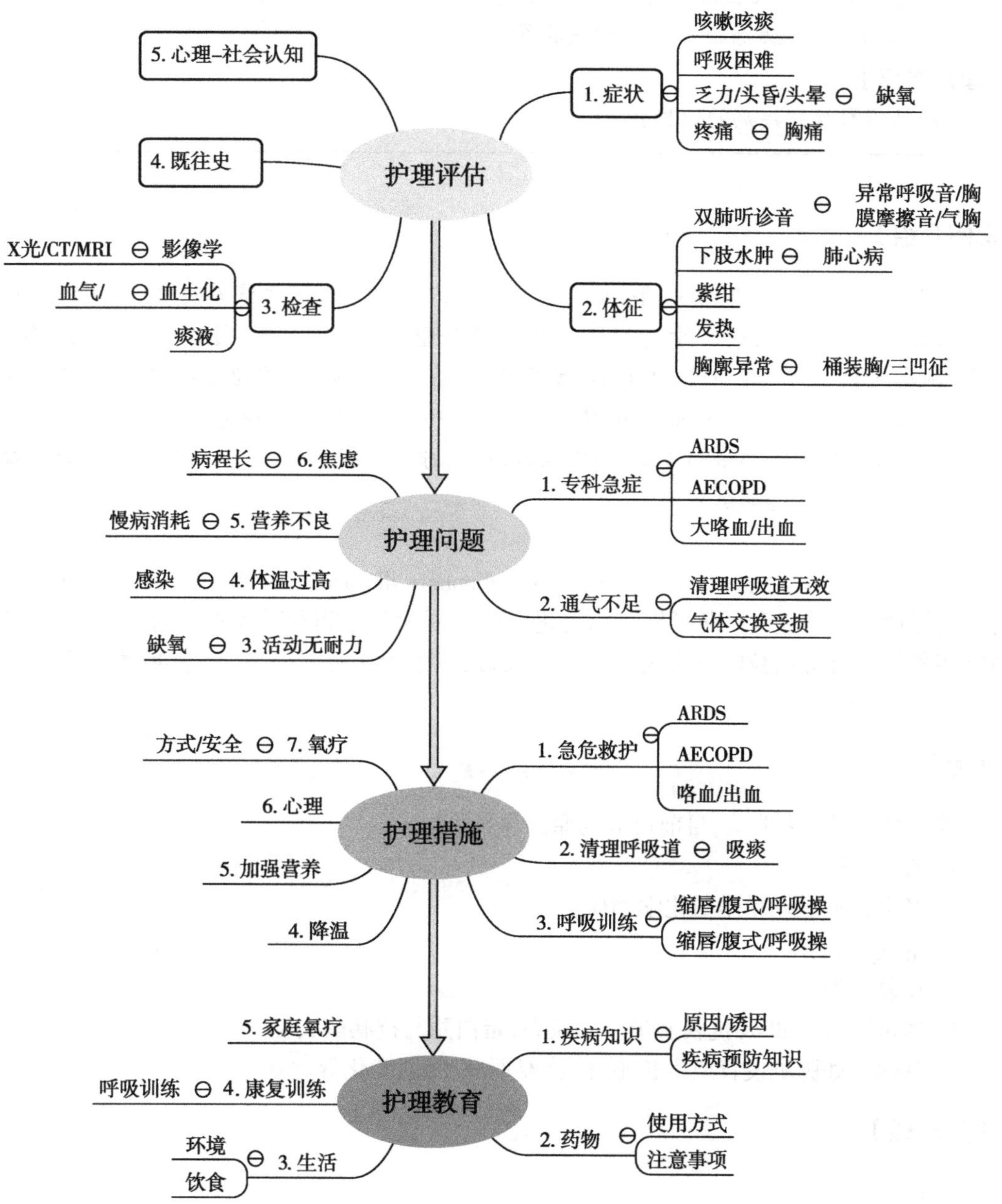

第一节　慢性阻塞性肺疾病

【学习目标】

1. 掌握慢性阻塞性肺疾病的临床表现、处理原则；
2. 掌握慢性阻塞性肺疾病的护理评估、护理诊断、护理措施；
3. 掌握慢性阻塞性肺疾病的健康指导。

【重点难点】

慢性阻塞性肺疾病的健康指导。

【案例介绍】

患者，男性，78 岁，吸烟 30 年，每天 2 包左右，有慢性咳嗽、咳痰病史 20 余年，近 10 年来呼吸困难逐渐加重，通常于受寒感冒后症状加重，并出现发热、剧咳、咳黄黏痰、气促、喘息，肺部可闻及干、湿啰音，否认高血压、冠心病、高脂血症、脑梗死病史。入院查体示 T 37.2℃，P 84 次 /min，R 18 次 /min，BP 120/75mmHg，SpO_2 90%。神志清楚，口唇轻度发绀，咽无充血。桶状胸，两肺语颤减弱，叩诊呈过清音，呼吸音减弱，左下肺可闻及湿啰音。心脏浊音界偏小，剑突下搏动明显。

慢性阻塞性肺疾病（chronic obstructive pulmonary disease，COPD）是一种具有气流阻塞特征的慢性支气管炎和（或）肺气肿，可进一步发展为肺心病和呼吸衰竭的常见慢性疾病。与有害气体及有害颗粒的异常炎症反应有关，致残率和病死率很高，全球 40 岁以上发病率已高达 9%~10%。

【病因】

确切的病因尚未明确，目前可能的原因包括

1. 长期吸烟
2. 经常接触职业粉尘与化学物质
3. 空气污染
4. 反复感染
5. 遗传因素　如 α_2 抗胰酶蛋白酶缺失，蛋白酶与抗胰酶失衡。
6. 其他　如肺脏发育或生长不良、营养不良、气温变化等。

【临床表现】

（一）症状

1. 慢性咳嗽、咳痰　患者往往表现为慢性咳嗽并伴有痰液，一般以晨起表现为重，分泌物积聚在支气管腔内，引起反射性咳嗽。支气管黏膜充血，水肿，异物刺激也可引起咳嗽。

痰量以清晨较多，夜间睡眠后管腔内蓄积痰液，加以副交感神经兴奋，支气管分泌物增多，因而在起床或改变体位时引起刺激排痰。

2. 气短或呼吸困难 这是COPD的标志性症状，是使患者焦虑不安的主要原因，早期仅于劳力时出现，后逐渐加重，以致日常活动甚至休息时也感气短。部分患者特别是重度患者有喘息；胸部紧闷感通常于劳力后发生，与呼吸费力、肋间肌等容性收缩有关。

3. 全身性症状 在疾病的临床过程中，特别在较重患者，可能会发生全身性症状，如体重下降、食欲减退、外周肌肉萎缩和功能障碍、精神抑郁和（或）焦虑等。

（二）体征

早期没有明显体征，随着疾病进展体征如下：①视诊有桶状胸，呼吸变浅，频率增快，严重者可有缩唇呼吸等；②触诊语颤减弱；③叩诊为过清音，心浊音界缩小，肺下界和肝浊音界下降；④听诊两肺呼吸音减弱、呼气延长，部分患者可闻及湿性啰音和（或）干性啰音。

【实验室及其他检查】

1. 肺功能 是判断气流受限的主要客观指标，对COPD诊断、严重程度评价、疾病进展、预后及治疗反应等有重要意义。

2. X线检查 早期胸片可无变化。

3. 动脉血气 判断有无呼吸衰竭。

4. 痰液检查 检出病原菌，指导抗生素的应用。

5. 血液检查 判断有无感染。

【处理原则】

对于COPD患者，一般分为急性期处理以及稳定期处理，具体如下：

（一）患者稳定期处理

1. 药物治疗 短期按需应用支气管舒张药物以缓解症状，长期规律应用以减轻症状，如沙丁胺醇气雾剂，定量吸入，疗效持续4~5小时，长效制剂如沙美特罗等，每天仅需吸入2次。

2. 家庭氧疗 一般用鼻导管吸氧，氧流量1~2L/min，吸氧持续时间>15小时/天。

3. 劝导吸烟患者戒烟 是减慢肺功能损害最有效的措施，因职业或环境粉尘、刺激性气体所致者，应脱离污染环境。

（二）急性加重期处理

1. 药物治疗 同稳定期，有严重喘息症状者可通过小型雾化器给予较大剂量雾化吸入治疗，急性感染期给予抗生素及糖皮质激素治疗。

2. 低流量吸氧 发生低氧血症者可用鼻导管吸氧，或通过文丘里面罩吸氧。鼻导管吸氧时，吸入的氧浓度与给氧流量有关，估算公式为吸入氧浓度=21+4×氧流量（L/min）。一般吸入氧浓度为25%~29%，避免吸入氧浓度过高而引起二氧化碳麻醉现象，加重呼吸衰竭。

【护理评估】

1. 评估患者既往基础疾病的情况，发病前有无明显的诱因，有无吸烟史、家族类似病例；

2. 评估患者生命体征、意识状态、营养状况、皮肤和黏膜情况，判断呼吸形态和脱水程度；

3. 评估咳嗽、咳痰、气促的程度，观察痰的量及性状；

4. 评估患者的心理状况，有无紧张、焦虑、烦躁不安等。

【护理诊断】

1. 气体交换受损　与肺组织弹性降低、通气功能障碍，残气量增加有关。

2. 清理呼吸道无效　与痰液黏稠，咳嗽无力，支气管痉挛有关。

3. 营养失调低于机体需要量　与摄入减少、呼吸困难有关。

【护理措施】

1. 一般护理

（1）急性发作期：患者宜卧床休息，必要时给予半坐卧位。

（2）缓解期：进行呼吸肌功能锻炼，如腹式呼吸、缩唇呼吸等。

（3）全身锻炼：指导行呼吸操、定量行走等练习。

（4）饮食护理：补充营养，给予高蛋白、高热量、高维生素易消化饮食，避免吃过冷、过热及产气食物，以防腹胀影响膈肌运动。鼓励患者多饮水，每天 1500ml。

2. 心理护理

向患者和家属解释疾病的病因及疾病预防、治疗的相关知识，给予精神安慰，鼓励患者树立战胜疾病的信心。

3. 病情观察

（1）密切观察生命体征和神志的变化。

（2）观察患者咳嗽、咳痰的性质和量，以及呼吸困难的程度和全身症状。

（3）监测动脉血气分析、电解质以及酸碱平衡情况。

4. 药物观察

（1）使用抗生素时应观察有无二重感染的发生。

（2）茶碱类药物静脉注射速度不可过快，观察有无消化系统不良反应。

5. 重症护理

（1）对呼吸困难伴低氧血症者采用持续低流量给氧。

（2）指导有效咳嗽，促进排痰，必要时雾化吸入；长期卧床、体弱无力者协助翻身、拍背。

（3）正确留取痰标本，清晨清水漱口后，留取痰标本 1~2ml，立即盖上培养瓶的盖子，2 小时内送检。

【健康指导】

改善环境卫生，做好个人劳动保护，消除烟雾、粉尘、刺激性气体对呼吸道的影响；注意保暖，避免受凉，加强防寒锻炼。在不引起呼吸困难的情况下进行适当锻炼。注意营养平衡，限制产气食物的摄入，劝其戒烟。指导患者遵医嘱用药，正确掌握手持定量雾化吸入器的使用方法。教会家属给患者做胸部物理治疗的方法，以及如何在家里正确使用氧气。总的来说防范上呼吸道感染，尽可能在机体耐受的情况下坚持运动，进行呼吸锻炼、定量行走、戒烟、戒酒，提倡家庭氧疗，增加机体的营养状况。

第二节 支气管扩张

【学习目标】

1. 掌握支气管扩张的病因、临床表现、处理原因；
2. 掌握支气管扩张的护理评估、护理诊断、护理措施；
3. 掌握支气管扩张的健康指导。

【重点难点】

1. 体位引流的护理。
2. 大咯血的抢救。

【案例介绍】

患者，男，55岁，咳嗽、咳痰10余年，咯血1天为主诉入院，缘于10年前因受凉后出现咳嗽、咳黄色黏痰，未予重视，此后上述症状反复发作，受凉感冒后及冬季发作为主。5年前，出现痰中带血丝，明确诊断为“支气管扩张”，具体治疗不详，半月前再次出现咳嗽、咳黄脓痰，伴右侧胸痛，行抗炎治疗7天后，症状减轻，今日出现咯血，量约150ml，给予血凝酶、二乙酰氨乙酸乙二胺氯化钠注射液止血治疗。

支气管扩张是由于急、慢性呼吸道感染和支气管阻塞后，反复发生支气管炎症、致使支气管壁结构破坏，引起的支气管异常和持久性扩张。临床特点为慢性咳嗽，咳大量脓性痰和(或)反复咯血。多见于儿童和青年。近年来由于急慢性呼吸道感染得到恰当治疗，其发病率有减少的趋势。

【病因】

本病主要的原因为支气管－肺组织的感染和支气管阻塞，少数患者可能是心脏发育不良和遗传因素导致。

【临床表现】

（一）症状

1. 慢性咳嗽、大量脓痰，并与体位相关。急性期可表现为咳大量黄色浓痰。
2. 反复咯血　可表现为痰中带血或直接咯血。大咯血可危及患者的生命。

3. 肺部反复感染　久治不愈,并伴随发热、乏力、食欲不振、消瘦、贫血等全身症状。如果患者为儿童,还可能影响其生长发育。

(二)体征

早期和干性咳嗽一般无异常体征,长期患者可能会出现杵状指。

【实验室及其他检查】

1. 血生化　支气管扩张症早期血液常规变化不大,当合并感染时可有白细胞总数增多,分类以中性粒细胞增高为主,淋巴细胞减少,严重时出现中性粒细胞核左移和中毒性改变,而当机体抵抗力下降时,外周血中的白细胞总数可不增高甚至下降。

2. 痰液常规检验　正常一般无痰,偶有少量的白色或灰色黏液痰,痰涂片镜检可见少量白细胞(中性粒细胞为主),不见红细胞,可见少量来自口腔、咽喉部的鳞状上皮细胞。

3. 影像学检查　胸部X线:囊性支气管扩张的气道表现为显著地囊腔,腔内可存在气液平面,纵切面可显示"双轨征",横切面显示"环形阴影",并可见气道壁厚。胸部CT检查:可在横断面上清楚地显示扩张的支气管。高分辨CT进一步提高诊断敏感性,已成为支气管扩张的主要诊断方法。

4. 纤维支气管镜检查　有助于发现患者的出血部位或阻塞原因。还可局部灌洗,取灌洗液进行细菌学和细胞学检查。

【处理原则】

1. 控制感染缓解症状　需根据患者实际情况合理使用抗生素,注意药物过敏反应的发生。

2. 体位引流　支气管扩张多发生在肺下垂部位,引流不畅。正常人排痰靠咳嗽,支气管扩张患者支气管壁软骨及黏液清除机制已破坏,咳嗽并不能把痰全咳出,X线检查见咳嗽时近端支气管完全萎陷,痰排不出,因此最好利用重力行体位引流,使周围的痰流至肺门处较大支气管再咳出。根据各支气管不同走向,摆好体位后,深呼吸,10~15min后咳出痰来,1天施行数次,同时加胸部叩击等理疗方法。每日咳痰在30ml以上的,早晚给予引流。

保持呼吸通畅,排出气管内分泌物,减少痰液在气道及肺支气管内的积聚,除去细菌生长繁殖的场所,是控制感染的主要环节。

3. 咯血处理原则　大咯血时需保持呼吸道通畅,建立静脉通道,小量咯血对症治疗。①注意观察咯血的先兆症状,如胸闷、心前区灼热感、心悸、头晕、喉部发痒、口有腥味或痰中带血丝,出现上述症状要通知医师。及时处理,防止大咯血。②保持患者安静,并给予精神安慰,消除恐惧与顾虑,防止情绪波动再度引起咯血。③给予一级护理并作好护理记录。患者平卧或卧向患侧,平卧时头宜偏向一侧,冰袋置患侧。④嘱患者将痰或血块尽量咳(咯)出,轻轻呼吸,不可屏气。保持呼吸道通畅,防止窒息。⑤备好抢救车、药品、氧气、气管切开包、纤维支气管镜、吸引器、输血用物及备血。⑥遵医嘱使用止血药物。静脉点滴垂体后叶素须缓慢注入(10U溶于10~20ml的生理盐水),至少10min推完,观察有无恶心、便意、腹痛及血压升高等副作用,有心绞痛、高血压及妊娠者禁用。⑦注意观察意识状态、血压、脉搏、呼吸、体温。密切注意失血性休克的出现，及时通知医师，并按休克护理。⑧患者突然出现胸闷、躁动、呼吸困难、咯血不畅时，应立即将患者臀部垫高，头低位。轻拍健侧背部，排出血块，保持呼吸道通畅。⑨适当给予镇静剂，慎用镇咳药，禁用吗啡及可待因，以免抑制呼吸中枢和咳嗽反射，使血块不易排出，引起窒息。

4. 其他疗法　在急性感染时，应注意休息，营养、支持疗法是不可缺少的。支气管扩张剂可能有用，如肺功能检查发现有气道堵塞，用药后 FEV_1 有改善的，可继续用药，无效的可试用醋酸泼尼松，用后如主观症状无改善，就不要再用。一些罕见的情况下如存在免疫抑制，可用人体球蛋白。

【护理评估】

1. 评估与支气管扩张症有关的病因与发病机制；
2. 肺部感染症状及慢性感染全身中毒症状；
3. 评估患者的生命体征，呼吸状况、咳嗽咳痰咯血症状；
4. 评估患者对疾病的发生、病程、预后及健康保健知识的了解程度；
5. 评估生活史、生活方式、不良嗜好（如吸烟）；
6. 心理、社会支持状况。

【护理诊断】

对于支气管扩张的患者一般可能会存在以下护理问题及护理诊断。

1. 清理呼吸道无效　与痰液黏稠和无效咳嗽有关。

2. 气体交换受损　与肺部及支气管感染致分泌物潴留，引流不畅，引起通气障碍有关。

3. 恐惧　对进一步检查及其结果感到不安有关。

4. 潜在并发症　咯血或再咯血与支气管及肺血管受损、肺静脉高压肺部感染有关。

5. 有窒息的危险　与身体虚弱无力咳痰、急性大咯血有关。

【护理措施】

（一）一般护理

1. 小咯血以静卧休息为主，大咯血绝对卧床，患侧卧位利于健侧肺的通气功能同时防止病灶向健侧扩散。

2. 高热量、高蛋白、高维生素饮食，避免冰冷食物诱发咳嗽。咳痰及进食后漱口，保持口腔清洁。每天饮水 1500ml 以上，利于排痰。合并充血性心力衰竭和肾脏疾病者应指导患者低盐饮食。

（二）病情观察

1. 咳痰、咯血的颜色、性质、量。

2. 生命体征。

3. 窒息的先兆表现　①咯血突然中断，出现胸闷、精神紧张；②烦躁不安，患者急需坐起呼吸；③咽部作响，突然呼吸急促，牙关紧闭；④喷射性大咯血过程突然中断，呼吸困难，或从口鼻腔中喷射出少量血液后患者张口瞪目；⑤呼吸骤停，面色青紫，两手乱抓，神志不清，大小便失禁。

4. 发现窒息先兆立即报告医生，配合抢救。

（三）促进排痰的护理

1. 指导有效咳嗽和多饮水。

2. 遵医嘱用祛痰剂或 β_2 受体激动剂。

3. 体位引流

（1）引流宜在饭前进行；

（2）依病变部位不同而采取不同的体位；

（3）引流时间可从每次 5~10min 增加到每次 15~30min；

（4）引流完毕予漱口并记录引流出痰液的量及性质；

（5）引流过程中注意观察病情：①若患者出现咯血、发绀、头晕、出汗、疲劳等情况，应及时终止引流；②痰量较多的患者引流时，应注意将痰液逐渐咳出，以防发生痰量涌出过多而窒息；③患有高血压、心力衰竭及高龄患者禁止体位引流。

（四）咯血的护理

（1）休息：大咯血患者应绝对卧床休息，不宜搬动，以免因活动而加重咯血。取患侧卧位，有利于止血且可避免血液流入或堵塞健侧气管，有利于健侧肺的通气，防止吸入性肺炎或肺不张的发生。也可取半卧位，减少下肢与腹腔血液回流，降低肺循环压力，有利于肺血管收缩。

（2）饮食护理：①大咯血时应禁食、水，以防呛咳而发生窒息的危险；②病情稳定后，可给予营养丰富、易消化、高热量、高维生素、温凉半流质饮食，如鸡蛋糕、馄饨、蔬菜粥等；③患者长期卧床易引起大便干燥，可诱发咯血，应食用含纤维素高的蔬菜，如韭菜、芹菜和蜂蜜水、香蕉等，保持大便通畅；④禁止食用刺激性食物，以免诱发咳嗽致血管扩张，造成咯血。如辛辣、浓茶、咖啡和过热的食物。

（3）口腔护理：晨起、睡前、进食后漱口或刷牙等，减少细菌下延至呼吸道引起感染。

（4）镇静镇咳：对无呼吸功能不全、全身衰竭的患者，特别是精神紧张、躁动不安者，要给镇静药。但避免过度用镇咳药，以防抑制咳嗽反射。对咳嗽剧烈者给小量镇咳药，以免剧烈咳嗽加重出血。

（五）心理护理

关心安慰患者，及时清理患者咯出的血块及污染的衣物被褥，以稳定情绪，增加安全感，对精神极度紧张者可遵医嘱给予小剂量的镇静剂或镇咳剂。

【健康指导】

帮助患者及家属了解疾病发生、发展与治疗、护理过程。与患者及家属共同制订长期防治计划。指导患者自我检测病情，患者和家属应学会识别病情变化的征象，一旦症状加重，及时就医。预防呼吸道感染，避免受凉，预防感冒、积极治疗上呼吸道疾病、积极预防百日咳、麻疹、支气管肺炎、肺结核等呼吸道感染疾病。劝其戒烟、避免烟雾和灰尘刺激。指导患者及家属掌握有效咳嗽、胸部叩击、雾化及体位引流的排痰方法。加强营养，增强机体抵抗力，适当体育锻炼，劳逸结合以维护心、肺功能状态。

第三节　慢性肺源性心脏病

【学习目标】

1. 掌握肺心脏病的病因、临床表现、处理原则；
2. 掌握肺心脏病的护理评估、病情观察、护理措施；
3. 掌握肺心脏病的健康指导。

【重点难点】

肺心脏病患者的健康指导。

【案例介绍】

患者，男，79 岁，因“间断发作咳嗽喘息胸闷 5 年余，加重 3 天”入院。患者于 5 年前无明显诱因出现胸闷、喘息、咳嗽不适，天气变化时候症状明显加重，3 天前症状再次加重，伴随喘息不适，活动之后明显加重。CT 示：①慢支、泡性肺气肿；②主动脉及冠脉硬化表现；③双侧后壁胸膜增厚粘连。

慢性肺源性心脏病（chronic pulmonary heart disease，简称肺心病）是由于支气管 – 肺组织、胸廓疾病、肺血管病变或呼吸调节功能障碍导致肺组织结构和功能异常，引起心脏损害的一种心脏病。各种病因最终均导致肺动脉高压，右心室负荷增加，右心室扩张和肥厚，可伴或不伴右心功能不全。研究报道显示肺心病的发病率占所有心脏病的 7%~20%。

【病因】

引起慢性肺心病的原发疾病可归纳为以下几种：

1. 支气管、肺疾病　慢性阻塞性肺疾病（COPD）是我国肺心病主要病因，其次为支气管哮喘、支气管扩张、肺结核、肺尘埃沉着病（尘肺）、放射病等。

2. 胸廓疾病　广泛胸膜粘连、类风湿脊柱炎、胸廓和脊柱畸形等使胸廓活动受限，肺脏受压，支气管扭曲变形，肺泡通气不足，动脉血氧分压降低，肺血管收缩，最终导致肺循环高压和慢性肺心病。

3. 肺血管疾病　广泛或反复发生的结节性肺动脉炎及多发性肺小动脉栓塞，其他原因所致肺动脉炎，原发性肺动脉高压等，致肺动脉高压，右心负荷加重，发展为慢性肺心病。

4. 神经肌肉疾病　如重症肌无力、急性炎症性脱髓鞘性多发性神经病、脊髓灰质炎等。由于呼吸中枢兴奋性降低或神经肌肉传递功能障碍或呼吸肌麻痹，呼吸活动减弱，肺泡通气不足。通气驱动力失常性疾病：包括肥胖 – 低通气综合征、原发性肺泡低通气、睡眠呼吸暂停综合征等，由于肺泡通气不足致低氧血症。

【临床表现】

1. 肺、心功能代偿期　常见症状包括慢性咳嗽、咳痰和喘息，活动后心悸、气促、乏力明显，劳动耐力下降，有不同程度的发绀等缺氧表现。胸痛可能与右心缺血有关，或因胸壁胸膜或纵隔纤维化及粘连所致。可有咯血，多为支气管黏膜表面的毛细血管或肺小动脉破裂所致。

2. 肺、心功能失代偿期

（1）呼吸衰竭：急性呼吸道感染为最常见诱因。主要表现为缺氧和二氧化碳潴留所致的一系列症状。患者发绀明显，呼吸困难加重，被迫坐位，患者呼吸节律、频率和强度均表现异常。常有头痛，夜间为著。当有中、重度呼吸衰竭时可出现轻重不等的肺性脑病表现。

（2）心力衰竭：主要表现为右心衰竭。患者心悸、气短、发绀更明显，腹胀、食欲不振、尿少，可出现腹腔积液及下肢水肿。心率增快或可出现心律失常。

3. 并发症

肺性脑病、水电解质及酸碱平衡紊乱、心律失常、休克、消化道出血和DIC等。其中，肺性脑病是肺心病死亡的首要原因。

【实验室及其他检查】

1. X线、CT检查　除原有的胸、肺基础疾病及急性肺部感染的典型特征外，尚有肺动脉高压、右心室增大表现，皆为诊断肺心病重要依据。

2. 心电图检查　右心室肥大和右心房扩大。诊断依据：电轴右偏，额面平均电轴≥90°；肺性P波。

3. 血气分析　失代偿期可出现低氧血症合并高碳酸血症，当PaO_2<60mmHg、$PaCO_2$>50mmHg时，提示呼吸衰竭。

4. 专科检查　肺功能检查对早期或缓解期肺心病患者的治疗有意义。

【处理原则】

（一）急性加重期

1. 控制感染　根据痰培养及药敏结果合理使用抗生素，注意继发真菌感染的可能。

2. 氧疗　保持呼吸道通畅，给予鼻导管或面罩给氧，以纠正缺氧或二氧化碳潴留，呼吸衰竭的患者给予机械通气。

3. 控制心力衰竭

（1）利尿剂：具有减少血容量、减轻右心负荷、消除水肿的作用。原则上选用作用轻、短期、小剂量的药物，如氢氯噻嗪25mg，每天3次口服。

（2）正性肌力药物的使用：由于慢性缺氧或感染，患者对洋地黄类药物耐受性降低，易发生毒性反应。应选用作用快、排泄快的洋地黄类药物。

（3）血管扩张药：可使肺动脉扩张，减低肺动脉高压，减轻右心负荷，如钙离子拮抗剂和前列环素等。

（4）控制心律失常：一般经抗感染、纠正缺氧治疗后，心律失常可自行消失。

（5）抗凝治疗：应用普通肝素或低分子肝素，防止微血栓形成。

（二）缓解期

应用中西医结合治疗，提高患者免疫力，去除诱发因素，减少或避免急性加重的发生，使心肺功能得到部分或全部恢复。如长期家庭氧疗、营养疗法。

【护理评估】

1. 评估患者活动能力、生活自理能力及心理状况；
2. 评估患者心肺功能，皮肤完整性及出入量；
3. 评估患者有无COPD，支气管哮喘，支气管扩张等病史，有无急性呼吸道感染吸烟史，是否冬春寒冷季节发作；
4. 实验室相关检查。

【护理诊断】

1. 气体交换受损 与肺血管阻力增高引起肺淤血、肺血管收缩导致肺血流量减少有关。
2. 清理呼吸道无效 与呼吸道感染、痰多而黏稠有关。
3. 活动无耐力 与心、肺功能减退有关。
4. 体液过多 心输出量减少、肾血流灌注量减少有关。
5. 潜在并发症 肺性脑病。

【护理措施】

1. 一般护理

（1）保持病室内空气新鲜：每日早晚各通风1次，每次15~30min，温度控制在20~22℃，湿度为50%~70%。

（2）给予舒适的体位：如抬高床头、半坐位。

（3）指导患者饮食：进易消化，高蛋白，高热量，高维生素的低盐饮食。给予易消化、易咀嚼食物，鼓励少量多餐。

（4）持续低流量吸氧：流量1~3L/min，氧浓度一般25%~35%持续吸入，经鼻导管吸氧或面罩给氧，吸入的氧必须湿化。

（5）及时清除痰液：改善肺泡通气，鼓励患者多饮水，每日1000~1500ml，积极咳出痰液，必要时给予雾化吸入和机械吸痰，保持呼吸道通畅。

2. 病情观察 定时监测动脉血气分析值的变化，密切观察病情变化，如有无烦躁不安、神志改变等肺性脑病症状。准确记录24h出入水量，抬高下肢，减轻水肿，根据病情限制输液速度和每天液体摄入量，根据病情及检查结果调整饮食，及时纠正电解质紊乱和酸碱失衡。

3. 用药护理 必要时遵医嘱应用呼吸兴奋剂及支气管扩张剂，并密切观察药物的副作用，遵医嘱使用强心、利尿剂，并密切观察用药后反应。

4. 康复护理 提供安静舒适环境，保证患者充足的休息和睡眠时间，劝其戒烟，指导呼吸技巧，如腹式呼吸及缩唇呼吸。

5. 心理护理 做好患者与家属之间的沟通，亲近患者、理解其反应、调动其各方面潜能、促进其有效应对，提高患者的生活质量。

【健康指导】

指导患者注意保暖，避免到人多，空气污染的公共场合；增强体质，进行呼吸功能训练。适当的室外活动，注意劳逸结合，坚持全身锻炼，呼吸训练（腹式呼吸和缩唇呼气）及御寒训练；合理饮食，有心功能不全时应限制水、盐的摄入，可以少食多餐，进食高蛋白、高维生素、易消化的饮食；补充营养，鼓励患者戒烟以减少对呼吸道黏膜的刺激；保持室内空气流通，生活要有规律，自我监测心、肺功能的变化；按医嘱用药，吸氧，预防感冒，出现呼吸道感染及时到医院就诊。

第四节 肺 炎

【学习目标】

1. 掌握肺炎的病因、临床表现、处理原则；
2. 掌握肺炎的护理措施及健康指导。

【重点难点】

感染性休克的抢救配合。

【案例介绍】

患者，女，32 岁，工人，发热、咳嗽，胸痛 1 天。受凉后出现寒战，继之持续高热，诉头痛，全身肌肉酸痛，咳嗽，痰液黏稠不易咳出，咳嗽和深呼吸时右胸部疼痛，活动后轻度气急。查体示 T 38.8℃，P 120 次 /min，R 26 次 /min，BP 100/50mmHg；患者呼吸急促，鼻翼扇动，血生化示白细胞计数及中性粒细胞显著升高；胸部 X 线示大片均匀致密阴影。患者食欲不振，全身乏力，担心自己的病情。

肺炎是指终末气道，肺泡和肺间质的炎症，可由疾病微生物、理化因素，免疫损伤、过敏及药物所致。细菌性肺炎是最常见的肺炎，也是最常见的感染性疾病之一。日常所讲的肺炎主要是指细菌性感染引起的肺炎。

【病因】

肺部感染病原菌而导致的肺部炎症。感染途径主要有：

1. 空气吸入；
2. 血行播散；
3. 邻近感染部位蔓延；
4. 上呼吸道定植菌误吸。

【临床表现】

多数起病急骤，常有受凉淋雨、劳累、病毒感染等诱因，约1/3患病前有上呼吸道感染。病程7~10天。

（一）症状

1. 寒战与高热　典型病例以突然寒战起病，继之高热，体温可高达39~40℃，呈稽留热型，常伴有头痛、全身肌肉酸痛，食量减少。抗生素使用后热型可不典型，年老体弱者可仅有低热或不发热。

2. 咳嗽与咳痰　初期为刺激性干咳，继而咳出白色黏液痰或带血丝痰，经1~2天后，可咳出黏液血性痰或铁锈色痰，也可呈脓性痰，进入消散期痰量增多，痰黄而稀薄。

3. 胸痛　多有剧烈患侧胸痛，常呈针刺样，随咳嗽或深呼吸而加剧，可放射至肩或腹部。如为下叶肺炎可刺激横膈胸膜引起剧烈腹痛，易被误诊为急腹症。

4. 呼吸困难　由于肺实变通气不足、胸痛以及毒血症而引起呼吸困难、呼吸快而浅。病情严重时影响气体交换，使动脉血氧饱和度下降而出现紫绀。

5. 其他症状　少数有恶心、呕吐、腹胀或腹泻等胃肠道症状。严重感染者可出现神志模糊、烦躁、嗜睡、昏迷等。

（二）体征

肺炎球菌肺炎患者多呈急性面容，双颊绯红，皮肤干燥，口角和鼻周可出现单纯性疱疹。有败血症者，皮肤黏膜可有出血点，巩膜黄染，心率增快或心律不齐。革兰阴性杆菌肺炎病变范围大者，可有肺实变体征，双肺下野及背部可闻及湿性啰音。肺炎支原体肺炎患者体征多不明显，可有咽部中度充血，肺部干、湿啰音，耳镜可见鼓膜充血、甚至出血，呈炎症性改变。病毒性肺炎胸部体征亦不突出，有时偶尔可在下肺闻及湿啰音。

【实验室及其他检查】

1. X线检查　见肺纹理增多、紊乱，肺部透亮度降低或增强，可见小片状、斑片状阴影，也可出现不均匀的大片状阴影。

2. 细菌引起的肺炎，白细胞总数较高，中性粒细胞增多，若由病毒引起，白细胞总数减少、稍增加或正常。

【处理原则】

1. 抗感染治疗　是肺炎治疗的最主要环节。肺炎的抗菌药物治疗应尽早进行，一旦怀疑为肺炎即刻给予首剂抗菌药物。病情稳定后可从静脉途径转为口服治疗。

2. 对症治疗。

【护理评估】

1. 评估患者既往基础疾病的情况，发病前有无明显的诱因，有无吸烟史、家族类似病例；

2. 评估患者生命体征、意识状态、营养状况、皮肤、黏膜，胸痛、体温变化情况，判断呼吸型态；

3. 评估咳嗽、咳痰、气促的程度，观察痰的量及性状；

4. 评估患者的心理状况，有无紧张、焦虑、烦躁不安等。

【护理诊断】

1. 体温过高　与致病菌引起的肺部感染有关。

2. 清理呼吸道无效　与气道分泌物多、痰液黏稠、胸痛、咳嗽无力等有关。

3. 潜在并发症　感染性休克。

【护理措施】

1. 一般护理、呼吸道护理见本章第二节。

2. 病情观察　密切观察患者的生命体征、呼吸道情况以及患者的意识、神志的变化。准确计算患者的出入量的变化，疑似休克应每小时测定尿量；观察患者的血清分析指标的变化，及时发现休克的早期表现，早期配合抢救。

3. 感染性休克抢救　发现异常情况，立即通知医生，并备好物品，积极配合抢救。

（1）体位：患者取仰卧中凹位，头胸部抬高约 20°，下肢抬高约 30° 以利于呼吸和静脉血回流。

（2）吸氧：给予中、高流量吸氧，维持 PaO_2>60mmHg，改善缺氧状况。

（3）补充血容量：快速建立两条静脉通道，遵医嘱补液，纠正水、电解质和酸碱平衡紊乱，以维持有效血容量，降低血液粘滞度，防止弥散性血管内凝血。

（4）心电监护：随时监测患者的生命体征、意识状态及尿量的变化。必要时留置导尿管以监测每小时尿量，发现异常及时通知医生。

（5）用药护理：遵医嘱输入多巴胺、阿拉明等血管活性药物。根据血压调整泵速，维持收缩压在 90~100mmHg 为宜，以保证重要器官的血液供应，改善微循环。输注过程中注意防止药物溢出血管外引起局部组织坏死。同时观察药物疗效，及时向医生反映患者情况。

【健康指导】

儿童、年老体弱、身体抵抗能力下降易患本病，尽量远离人群聚集地、污染源等，加强体育锻炼，加强营养保证身体抵抗力。肺炎患者往往发病时出现发热、胸痛、咳嗽、咳痰等不适感，导致因疼痛而害怕咳嗽，从而影响预后，因而应积极鼓励并给予帮助，并告诉患者肺炎经积极治疗后一般可彻底治愈，以减轻患者的焦虑，取得配合。指导患者进食高热量、高蛋白、富含维生素、易消化饮食，一般取半流饮食，如牛奶、蛋羹类，细软面条、鱼粥、肉粥等，多进食及多饮水。忌食温热生痰食物，如蛇肉、白果、柑、胡椒、龙眼肉，其他禁忌同慢性支气管炎、肺气肿。常见治疗药物有抗生素如青霉素，祛痰药如盐酸氨溴索，应在医生或护士指导下遵医嘱用药。用药过程中如出现皮肤瘙痒或皮疹、腹泻、胃部不适、血痰，应立即告诉医护人员。

第五节　呼吸衰竭

【学习目标】

1. 掌握呼吸衰竭的病因、临床表现、处理原则、护理评估及护理措施；
2. 掌握呼吸衰竭的健康指导。

【重点难点】

1. 呼吸衰竭的分型；
2. 呼吸衰竭急性期处理原则。

【案例介绍】

患者，女，87岁，患者既往有可疑冠心病病史，无胸痛及胸闷等表现，有慢性支气管炎病史，冬春好发。因反复咳嗽咳痰伴呼吸困难1周入院。查血气分析提示呼吸衰竭，二氧化碳重度潴留，医嘱立即予以无创和鼻导管吸氧交替使用通气，FiO_2为45%情况下，SpO_2维持在96%以上，生命体征较平稳。

呼吸衰竭指各种原因引起的肺通气和（或）换气功能严重障碍，以至在静息状态下也不能维持足够的气体交换，导致缺氧和（或）二氧化碳潴留，从而引起一系列病理生理改变和相应临床表现的综合征。分为Ⅰ型呼吸衰竭和Ⅱ型呼吸衰竭。

【病因】

1. 支气管、肺疾病　包括慢性阻塞性肺疾病（慢性支气管炎、阻塞性肺气肿、支气管哮喘）、慢性肺心病、重症肺结核、广泛肺纤维化和尘肺等。

2. 神经及肌肉疾病　常见的有脑部疾病（炎症、肿瘤、外伤、药物麻醉或中毒等）损及延髓呼吸调节中枢；颈胸段脊髓炎、脊髓灰质炎、急性多发性神经根炎、肌萎缩侧索硬化症、重症肌无力等，影响呼吸运动。

3. 胸廓病变　胸部手术、外伤、广泛胸膜增厚和脊柱严重后、侧凸等。

4. 其他原因　如急性心源性肺水肿等。

【临床表现】

（一）症状

1. 呼吸功能紊乱

（1）呼吸困难和呼吸频率增快：最早出现；

（2）呼吸节律紊乱：潮式呼吸，间停呼吸或抽泣样呼吸；

（3）呼吸抑制（严重时）。

2. CO_2潴留　常表现为先兴奋后抑制，失眠、烦躁不安、甚至谵语。肺性脑病表现为表情淡漠、肌肉震颤、间歇抽搐、嗜睡、甚至昏迷等。

3. 心血管功能障碍　主要原因为缺氧导致的慢性心功能衰竭。

4. 消化和泌尿系统症状　主要为慢性缺氧而导致的消化道及泌尿系统的应激。

5. 酸碱失衡和电解质紊乱　呼酸、代酸、代碱、呼酸合并代酸、呼酸合并代碱、呼碱、三重性酸碱失衡。

（二）体征

可有紫绀、意识障碍、球结膜充血、水肿、扑翼样震颤、视神经乳头水肿等。

【实验室及其他检查】

1. X线胸片　早期可无异常，或呈轻度间质改变，表现为边缘模糊的肺纹理增多。继之出现斑片状，以至融合成大片状浸润阴影，大片阴影中可见支气管充气征。后期可出现肺间质纤维化的改变。

2. 动脉血气分析　典型的改变为 PaO_2 降低，$PaCO_2$ 升高，pH 升高。

【处理原则】

（一）保持气道通畅、增加通气量

1. 祛痰　用祛痰剂、翻身叩背，吸痰；

2. 缓解支气管痉挛　支气管解痉剂、糖皮质激素；

3. 呼吸道湿化和雾化治疗；

4. 机械通气。

（二）抗感染治疗

分泌物潴留、人工气道、免疫功能低下等均需要抗感染治疗。

（三）氧疗

鼻氧管吸氧或面罩吸氧。

（四）纠正酸碱平衡及电解质紊乱

（五）消化道出血的防治

1. 尽快纠正缺氧和二氧化碳潴留；

2. 慎用对胃肠道有刺激的药物。

【护理评估】

1. 评估患者既往疾病情况，发病有无明显诱因；

2. 评估咳嗽、咳痰、气促的程度，观察痰的量及性状；

3. 评估患者生命体征、意识及营养状况、皮肤和黏膜情况，判断呼吸形态；

4. 评估患者的心理状况，有无紧张、焦虑、烦躁不安等。

【护理诊断】

1. 气体交换受损　与通气和换气功能障碍有关。

2. 清理呼吸道无效　与呼吸道分泌物多而黏稠、咳嗽无力有关。

3. 营养失调　与食欲下降、胃肠道淤血有关。

4. 焦虑 与环境改变、疾病预后不佳有关。

5. 知识缺乏 与对疾病的病程和治疗不了解、文化层次低有关。

6. 活动无耐力 与长期卧床、营养不良有关。

【护理措施】

1. 一般护理

（1）嘱患者绝对卧床休息，并保持舒适体位，以利呼吸。

（2）遵医嘱吸氧，给氧过程中观察氧疗效果。

（3）严密监测呼吸的频率、节律、深度等。

2. 饮食护理 给予高热量、高蛋白（优质蛋白）、高维生素饮食，补充适宜的水分、防止便秘、腹泻；少食多餐。

3. 心理护理

医护人员应给患者关心体贴，向患者及家属讲解呼吸衰竭的特点，鼓励患者积极配合治疗护理，提高生活质量。

4. 病情观察

（1）密切观察生命体征和神志的变化。

（2）观察患者咳嗽、咳痰的性质和量，以及呼吸困难的程度和全身症状。

（3）监测动脉血气分析、电解质以及酸碱平衡情况。

5. 药物观察

（1）使用抗生素时应观察有无二重感染的发生。

（2）茶碱类药物静脉注射速度不可过快，观察有无消化系统不良反应。

6. 重症护理

（1）对呼吸困难伴低氧血症者采用持续低流量给氧。

（2）指导有效咳嗽，促进排痰，必要时雾化吸入；长期卧床、体弱无力者协助翻身、拍背。

（3）正确留取痰标本，清晨清水漱口后，留取痰标本 1~2ml，立即盖上培养瓶的盖子，2 小时内送检。

【健康指导】

1. 指导患者腹式和缩唇呼吸训练及家庭氧疗，改善通气。指导患者咳嗽及呼吸功能的锻炼。出院后若有咳嗽加剧，痰液增多和变黄，气急加重等变化，应尽早就医。

2. 注意防寒保暖，戒烟，尽量少去公共场所，积极预防和治疗上呼吸道感染。

3. 鼓励家属多给予关心和照顾。

4. 对于无创通气患者的指导

（1）半卧位，头抬高 30° 以上，注意上气道通畅。

（2）将鼻 / 面罩正确置于患者面部，指导患者扶持面罩，用头带固定好，松紧度适宜，可插入 1~2 指。

（3）人 – 机协调性 观察胸廓运动是否与呼吸机送气相协调；患者呼吸动作是否与呼吸装置的呼气 – 吸气声一致。

（4）观察通气效果。

（5）与患者交流，予以指导和鼓励。

第六节 支气管哮喘

【学习目标】

1. 掌握支气管哮喘的病因、临床表现、处理原则；
2. 掌握支气管哮喘患者的护理评估、护理诊断、护理措施；
3. 掌握支气管哮喘患者的健康指导。

【重点难点】

支气管哮喘患者急性期的健康指导。

【案例介绍】

患者，女，75岁，反复气喘五十余年，加重1个月，于季节交换时反复出现气喘，伴有咳嗽，咳白或黄痰、量较多，偶痰中带血丝。因症状反复，曾多次住院治疗。本次入院前1个月，患者出现气喘伴咳嗽、咳黄痰，无胸闷、紫绀、咯血，无发热，无恶心、呕吐，无黑矇、晕厥，当地医院予以平喘及抗炎治疗后，病情无好转，现为进一步诊治，拟“支气管哮喘”收治入院。

支气管哮喘（bronchial asthma）是由多种细胞特别是肥大细胞、嗜酸性粒细胞和T淋巴细胞参与的慢性气道炎症，在易感者中此种炎症可引起反复发作性的喘息，气促、胸闷和（或）咳嗽等症状，多在夜间和（或）凌晨发生，气道对多种刺激因子反应性增高。

【病因】

本病的病因尚未完全明了。目前认为遗传因素和环境因素（空气中的粉尘、食物中的常见过敏物质如鱼、虾等）均起重要作用。

【临床表现】

（一）症状

1. 先兆表现　干咳或咯大量白色泡沫痰，呼吸紧迫感，连打喷嚏，流泪等

2. 典型表现　为发作性伴有哮鸣音的呼气性呼吸困难，严重者被迫端坐位、发绀。哮喘症状可在数分钟内发作，经数小时至数天，用支气管舒张剂或自行缓解。某些患者在缓解数小时后可再次发作。

3. 主要特征　夜间及凌晨发作和加重常是哮喘的特点之一。

（1）哮喘患者以发作性咳嗽为其唯一的临床表现而无喘息，称咳嗽变异性哮喘

（2）有些青少年以运动后出现胸闷、咳嗽和呼吸困难为特征，称运动性哮喘

（二）体征

典型体征是呼气相延长伴广泛的哮鸣音，但重症哮喘患者哮鸣音可能消失。发作时有

肺部过度充气的体征，严重时可有发绀、大汗、颈静脉怒张，奇脉等。

【实验室及其他检查】

1. 痰液检查　涂片可见较多的嗜酸性粒细胞。

2. 呼吸功能检查　支气管激发实验阳性；支气管舒张实验阳性。

3. 动脉血气检查。

4. CT　合并感染时可见肺纹理增粗或炎性阴影。

5. 特异性变异源的检测　测定变异源指标结合病史有助于对病因诊断和避免或减少对该致病因素的接触。

【处理原则】

1. 除去病因　避免接触过敏原，治疗和清除感染灶及各种诱发因素（如吸烟、油漆味、冰冷饮料、气候突变等）。

2. 药物治疗

（1）支气管舒张剂：是目前最常见的平喘药；茶碱类；抗胆碱药物。

（2）抗炎药：糖皮质激素是当前防治最有效的药，尤其吸入疗法安全有效的药，为首选给药方式。

3. 急性发作期治疗　目的是尽快解除气道痉挛，纠正低氧血症，恢复肺功能，预防进一步恶化或再次发作。

（1）轻度发作：按需吸入短效 β_2 受体激动剂，可间断吸入；

（2）中度发作：规律吸入 β_2 受体激动剂或口服长效 β_2 受体激动剂；

（3）重度及危重度发作：持续雾化吸入 β_2 受体激动剂，或雾化吸入抗胆碱药，预防呼吸道感染，维持水电解质和酸碱平衡，病情恶化缺氧不能纠正，进行机械通气。

【护理评估】

1. 评估患者的病史　患者患病及治疗经过，与哮喘有关的病因和诱因。

2. 评估患者的身体　包括患者意识状态，皮肤和黏膜以及胸部体征。

3. 评估患者的发病规律、用药是否规范、用药后的效果。

【护理诊断】

1. 气体交换受损　与哮喘发作时气道痉挛有关。

2. 活动无耐力　与肺功能减退有关。

3. 睡眠形态紊乱　与夜晚气喘加剧、咳嗽和大量出汗有关。

4. 情绪焦虑　与哮喘是慢性疾病且反复急性发作有关。

5. 知识缺乏　与患者对疾病相关知识的缺乏有关。

【护理措施】

1. 一般护理　有明确过敏原者，应尽快脱离，保持室内清洁，空气流通，避免放置花草、地毯、皮毛，整理床铺时避免尘埃飞扬。卧床休息，发作时取强迫体位，并给予支持物，使之舒适省力。

2. 饮食护理 提供清淡、易消化、足够热量的饮食。已证实对某种食物如鱼、虾、蟹、蛋类、牛奶等过敏者，应忌食上述食物，不宜进食或饮用刺激性的食物或饮料。

3. 心理护理 安慰患者，避免精神紧张和情绪激动，消除不良情绪。

4. 病情观察 加强对急性期患者的监护，尤其是夜间和凌晨。动态观察患者呼吸困难、呼吸音、哮鸣音及动脉血气分析等变化，警惕气胸、呼吸衰竭等并发症，如发现患者有胸闷、喷嚏、咳嗽、流涕等不适，应及时通知医生以便采取预防措施。

5. 保持呼吸道通畅 哮喘发作时，应鼓励患者每天饮水2500~3000ml，以补充丢失的水分，稀释痰液。重症者应建立静脉通道，遵医嘱及时、充分补液，纠正水、电解质和酸碱平衡紊乱。

6. 氧疗护理 急性哮喘患者发作时常伴有不同程度的低氧血症，遵医嘱给予鼻导管或面罩吸氧，改善呼吸功能。一般给予高浓度氧（4~6L/min），若出现CO_2潴留，按Ⅱ型呼吸衰竭原则，给予持续低流量（1~3L/min）吸氧。吸入的氧气应加温加湿，避免呼吸道干燥和寒冷气流的刺激而加重呼吸道痉挛。

7. 用药护理

（1）应用雾化吸入剂，注意有无心悸、兴奋、恶心、呕吐等不良反应。

（2）冠心病和高血压患者慎用茶碱类药物。

【健康指导】

加强对患者的疾病知识的指导，让患者了解哮喘虽不能根治但通过适当、长期的治疗是可以控制的，让患者树立信心，积极参与预防与治疗中。充分休息，合理饮食，定期运动，情绪放松，预防感冒。帮助患者识别过敏因素：①对花粉过敏者，避免接触；②避免香水，化妆品及发胶等可能的过敏原；③保持居住环境干净、无尘、无烟，定期清洗空调，窗帘、床单、枕头应及时清洁更换；④回避宠物，过敏原可能存在于猫、狗和鸟等宠物的唾液、皮屑、羽毛和尿中，应回避。告知患者随身携带止喘气雾剂，强调出现哮喘征兆时，及时吸入气雾剂，同时让患者保持平静，以迅速控制症状，防止严重哮喘发作。合理用药，正确使用定量吸入器。哮喘患者应了解自己所用的每一种药品的药名、用法及使用时的注意事项，制订简明的用药表，使定期用药成为日常生活的常规。了解所用药物的主要副作用、出现时的处理原则以及何种情况需要及时看医生。

第七节 专科诊疗技术及护理要点

【学习目标】

掌握气管切开、胸腔穿刺、肺功能检查及纤维支气管镜检查的护理要点。

一、气管切开术

气管切开术系切开颈段气管，放入气管套管，气管切开术以解除喉源性呼吸困难、呼吸功能失常或下呼吸道分泌物潴留所致呼吸困难的一种常见手术。

是一种抢救危重患者的急救手术。在颈部切开气管 3~5 软骨环，置入套管，使患者经过新建立的通道进行呼吸的一种手术。

【适应证】

1. 上呼吸道机械性阻塞　喉部炎症、肿瘤、外伤、异物等各种原因引起喉阻塞或呼吸道狭窄，喉旁组织的病变，使咽腔、喉腔变窄致发生呼吸困难者，可考虑行气管切开。

2. 下呼吸道分泌物阻塞　颅脑病变、神经瘫痪、严重胸腹部外伤、昏迷、吞咽与咳嗽反射消失等，致使分泌物潴留于下呼吸道者。为吸出潴留液，保持下呼吸道通畅，可考虑行气管切开。

3. 需用全身麻醉手术，而又不能经鼻腔或口腔做气管内插管者。

4. 颈部外伤，为了减少感染，促进伤口愈合；有些头颈部大手术，为防止血液流入下呼吸道，保持下呼吸道通畅，需作预防性气管切开。

【禁忌证】

1. 绝对禁忌证

（1）气管切开部位存在感染。

（2）气管切开部位存在恶性肿瘤。

（3）解剖标志难以辨别。

2. 相对禁忌证

（1）甲状腺增生肥大。

（2）气管切开部位曾行手术（如甲状腺切除术等）。

（3）凝血功能障碍。

【护理要点】

1. 体位　一般采取平卧或半卧位，翻身或改变体位时，头颈及上身应在同一直线。成轴线翻身，约 3~7 天。

2. 床边备吸引器、氧气、气管切开手术器械包，气管切开护理盘（气管内滴药、10ml 注射器、无菌缸、气管垫、无菌镊 2 把、安尔碘、棉签、无菌换药碗、无菌薄膜手套，吸痰管、无菌生理盐水。）

3. 保持呼吸道通畅

（1）患者回病区后，应将气管套管的内芯放在床柜抽屉内随手可取之处，以备急用。

（2）保证气管内套管通畅：成人一般每 4~6 小时清洗套管内管一次，清洗消毒后立即放回，内套管不宜离外套管时间过久，以防外套管被分泌物阻塞。如分泌物较多或小儿气管切开患者，要增加清洗次数，以防分泌物干涸于管内壁阻塞呼吸。

（3）维持下呼吸道通畅：①吸除气管内分泌物；②分泌物黏稠者可用雾化吸入或蒸气吸入，一般使用生理盐水、抗生素及糜蛋白酶或盐酸氨溴索。定时通气气管套管滴入抗生素液体如 0.5% 新霉素溶液；③室内保持适宜的温度和湿度，温度宜在 20~25℃，湿度在 60%~70%，要注意气道湿化，避免产生气管干燥、纤毛运动障碍、痰痂形成，阻碍气道；④平卧或半卧位，鼓励患者有效地咳痰。术后第一天鼓励患者起床活动；⑤鼓励患者多饮水，补充体内水分。

4. 防止切口感染　①保持颈部切口清洁，每日清洁消毒切口，更换套管垫。注意无菌操作，减少切口及肺部感染的机会；②进食营养丰富的半流质或鼻饲饮食，增加蛋白质、维生素的摄入，增强机体抵抗力。如进食时有呛咳，有食物自套管喷出，应查明原因，必要时行鼻饲，按鼻饲护理常规进行。保持口腔清洁，行口腔护理每日至少3次以上，对能自理者嘱漱口刷牙；③按医嘱使用抗生素；④密切观察体温变化、切口渗出、敷料渗透情况，气管内分泌物的量及性质，如发现发热、分泌物增多、性质异常及时报告医生。

5. 防止再次发生呼吸困难　气管切开后患者再次发生呼吸困难，应考虑如下三种原因：①套管内阻塞：迅速拔出套管内管，呼吸即可改善，说明内套管阻塞，清洁后再放入；②套管外管或下呼吸道阻塞：拔出内套管后呼吸仍无改善，滴入抗生素药液，并进行深部吸痰后，呼吸困难即可缓解；③套管脱出：脱管的原因多见于套管缚带太松，或为活结易解开；套管太短或颈部粗肿；气管切口过低；皮下气肿及剧烈咳嗽、挣扎等。如脱管，应通知医生并协助重新插入套管。

6. 预防脱管　①气管套管系带应打三个外科结，松紧以能容纳1个手指为宜。太松时套管可于咳嗽时脱出切口，太紧患者不舒适；②经常检查系带松紧度和牢固性，告诉患者和家属不得随意解开或调整系带；③注意调整系带松紧，手术后1~2天可能有皮下气肿，消退后系带会变松，必须重新系紧；④吸痰时动作要轻；⑤告知患者勿用力剧咳。

7. 并发症的观察和护理　气管切开术后常见并发症包括皮下气肿、纵隔气肿、气胸、出血等。故术后应观察患者的呼吸、血压、脉搏、心率以及缺氧症状有无明显改善，如不见改善反而恶化，应警惕是否有纵隔气肿或气胸发生，并立即报告医生。注意创口及套管内有无出血，皮下有无气肿或血肿，范围大小，颈部肿胀程度；气肿多发生在术后数小时，触诊有捻发感；观察皮下气肿的消退情况，正常情况下一周左右可自然吸收。

二、胸腔穿刺

自胸腔内抽取胸腔积液和（或）积气的有创操作。

【目的】

1. 抽取胸腔积液送检　明确其性质，以协助诊断；

2. 排除胸腔内的积液或积气　以缓解压迫症状，避免胸膜粘连增厚；

3. 胸腔内注射药物，辅助治疗　穿刺选在胸部叩诊实音最明显部位进行，一般常取肩胛线或腋后线第7~8肋间；有时也选腋中线第6~7肋间或腋前线第5肋间为穿刺点。包裹性积液可结合X线或超声波检查确定。

【适应证】

1. 诊断性　原因未明的胸腔积液，可作诊断性穿刺，作胸水涂片、培养、细胞学和生化学检查以明确病因，并可检查肺部情况。

2. 治疗性　通过抽液、抽气或胸腔减压治疗单侧或双侧胸腔大量积液、积气产生的压迫、呼吸困难等症状；向胸腔内注射药物（抗肿瘤药或促进胸膜粘连药物等）。

【禁忌证】

1. 体质衰弱、病情危重难以耐受穿刺术者。

2. 对麻醉药过敏。

3. 凝血功能障碍，严重出血倾向，患者在未纠正前不宜穿刺。

4. 有精神疾病或不合作者。

5. 疑为胸腔包虫病患者，穿刺可引起感染扩散，不宜穿刺。

6. 穿刺部位或附近有感染。

【护理要点】

（一）术后护理要点

1. 术后嘱患者卧位或半卧位休息半小时，测血压并观察有无病情变化。

2. 根据临床需要填写检验单，分送标本。

3. 清洁器械及操作场所。

4. 做好穿刺记录。

5. 做好患者的宣教工作。

（二）健康指导

1. 告知患者取平卧位或半卧位休息，如有胸闷、心悸等症状及时通知医务人员。

2. 指导患者及家属注意观察穿刺点有无渗血或液体漏出。

3. 告知胸腔内注药患者注药后稍活动，以便药物在胸腔内混匀，并告知患者如出现发热、胸痛等症状及时通知医务人员。

（三）常见并发症和处理原则

1. 气胸　胸腔穿刺抽液时气胸发生率 3%~20%。产生原因：①气体从外界进入，如接头漏气、更换穿刺针或三通活栓使用不当。这种情况一般不需处理，预后良好；②穿刺过程中误伤脏层胸膜和肺脏所致。无症状者应严密观察，行 X 线片随访。如有症状，则需行胸腔闭式引流术。

2. 出血，血胸　穿刺针刺伤可引起肺内、胸腔内或胸壁出血。少量出血多见于胸壁皮下出血，一般无需处理。如损伤肋间动脉可引起较大量出血，形成胸膜腔积血，需立即止血，抽出胸腔内积血。肺损伤可引起咯血，小量咯血可自止，较严重者按咯血常规处理。

3. 胸膜反应　部分患者穿刺过程中出现头昏、面色苍白、出汗、心悸、胸部压迫感或剧痛、昏厥等症状，称为胸膜反应。多见于精神紧张患者，为血管迷走神经反射增强所致。此时应停止穿刺，嘱患者平卧、吸氧，必要时皮下注射肾上腺素 0.5mg。

4. 胸腔内感染　是一种严重的并发症，主要见于反复多次胸腔穿刺者。为操作者无菌观念不强，操作过程中引起胸膜腔感染所致。一旦发生应全身使用抗菌药物，并进行胸腔局部处理，形成脓胸者应行胸腔闭式引流术，必要时外科处理。

5. 复张性肺水肿　多见于较长时间胸腔积液者经大量抽液或气胸患者由于抽气过快，肺组织快速复张引起单侧肺水肿，患者出现不同程度的低氧血症和低血压。大多发生于肺复张后即刻或 1 小时内，一般不超过 24 小时。患者表现为剧烈咳嗽、呼吸困难、胸痛、烦躁、心悸等，继而出现咳大量白色或粉红色泡沫痰，有时伴发热、恶心及呕吐，甚至出现休克及昏迷。处理措施包括纠正低氧血症，稳定血流动力学，必要时给予机械通气。

三、肺功能检查

肺功能检查是呼吸系统疾病的必要检查之一，对于早期检出肺、气道病变，评估疾病的病情严重程度及预后，评定药物或其他治疗方法的疗效，鉴别呼吸困难的原因，诊断病变部位、评估肺功能对手术的耐受力或劳动强度耐受力及对危重患者的监护等方面有重要的指导意义。

【目的】

1. 早期检出肺、呼吸道病变。
2. 鉴别呼吸困难的原因，判断气道阻塞的部位。
3. 评估肺部疾病的病情严重程度。
4. 评估外科手术耐受力及术后发生并发症的可能性。
5. 健康体检、劳动强度和耐受力的评估。
6. 危重患者的监护等。

【适应证】

1. 反复上呼吸道感染者　观察肺功能是否有损伤。
2. 有吸烟史及长期咳嗽　观察小气道功能是否改变。
3. 季节性咳喘发作　观察是否患有哮喘。
4. 慢性支气管炎定期复查　监控病程发展。
5. 胸片异常　判断肺功能损害程度。
6. 麻醉、外科手术的危险评估，以及术后恢复的预测。

【禁忌证】

1. 气胸及气胸愈合后1个月内患者，严重肺大泡者，严重低氧血症及严重呼吸衰竭患者；
2. 不稳定性心绞痛患者、近期有心梗的患者，严重心功能不全患者，严重高血压及高血压危象患者，严重的胸腹主动脉瘤患者；
3. 消化道出血活动期患者，插胃管患者；
4. 气管切开患者；
5. 二周内咯血患者；
6. 肺功能检查当天，内窥镜检查及活检后患者；开放性肺结核患者以及所有传染病患者；
7. 高热患者，剧咳患者；
8. 慢性肝炎活动期患者；
9. 胸廓、脊柱畸形伴习惯性流产孕妇；
10. 体弱无力或重症肌无力患者；
11. 无法配合患者如偏瘫、面瘫、脑血管意外、脑瘫、以及智障患者、失聪患者。

【护理要点】

（一）配合要点

1. 患者因鼻子被夹住，所以应保持用嘴呼吸；

2. 尽可能含紧肺功能仪咬嘴，保证测试过程中不漏气；

3. 尽可能配合操作者的口令，及时做呼气和吸气动作；

4. 尽最大可能吸气，然后以最大力量、最快速度呼出。

（二）健康指导

1. 告知患者检查后取坐位休息，调整呼吸，呼吸平稳后方可离开。

2. 告知患者如出现胸闷、胸痛，呼吸困难等症状及时通知医务人员，予以氧气吸入及平喘药物。

四、支气管镜检查

支气管镜检查是将细长的支气管镜经口或鼻置入患者的下呼吸道，即经过声门进入气管和支气管以及更远端，直接观察气管和支气管的病变，并根据病变进行相应的检查和治疗。

【目的】

1. 支气管镜适用于做肺叶、段及亚段支气管病变的观察、活检采样、细菌学、细胞学检查，配合屏幕成像系统可进行摄影、示教和动态记录。

2. 支气管镜附有活检取样结构，能帮助发现早期病变，能开展息肉摘除等体内外科手术。

【适应证】

1. 诊断上的适应证

（1）不明原因咯血，无法解释的慢性咳嗽患者，不明原因声音沙哑者，不明原因横膈上升者。

（2）肺癌患者诊断及分期的依据，利用支气管镜做切片以得到组织诊断。

（3）良性支气管病变诊断：急性或慢性支气管炎，支气管结核，呼吸道吸入性伤害，气管或支气管狭窄，怀疑支气管食道瘘管。

（4）诊断弥漫性肺部疾病。

2. 治疗上的适应证

（1）拿取气管内异物。

（2）抽取气管内分泌物及血块。

（3）配合雷射装置切除支气管内肿瘤或肉芽组织。

（4）气管狭窄病患可施行扩张术或放置气管内支架。

3. 研究上的适应证

检查报告所需时间：切片及细胞学检查，为5~7天，细菌和真菌培养结果需1周，结核菌培养需8周才会有结果。

【禁忌证】

1. 绝对禁忌　神志混乱而无法控制的病患，有出血倾向者，低血氧患者，急性呼吸性酸中毒者，严重心律不整或高血压控制不佳者，未曾治疗的开放性肺结核患者。

2. 相对禁忌　各种疾病末期患者，心肺功能不良者，肺动脉高血压者，气喘发作或控制不良者，大量咯血者。

【护理要点】

（一）配合要点

1. 术前配合

（1）咽喉麻醉：用2%利多卡因喷洒喉咙进行局部麻醉，喷洒时用鼻深吸气并缓慢呼气，待受检者咽反射基本消失后方能进行检查。

（2）物品准备：药物、氧气、心电监护仪，检查活检钳、细胞刷性能，连接气管镜，准备负压吸引器。

（3）镜子处理：术前用酒精和石蜡油依次润滑气管镜弯曲部分15~20cm处。

2. 术中配合

（1）患者取仰卧位，因大部分患者检查时均有不同程度氧分压下降，所以常规氧气吸入。所有受检者术中均应密切监测。

（2）选择经鼻插入途径，过声门时嘱患者深吸气，进入总支气管腔内注入2%利多卡因5ml，停留休息，安慰患者，依次检查健侧、患侧支气管及段支气管。嘱患者尽量控制咳嗽，一旦出现剧烈咳嗽，应暂停操作。

（3）病情观察：密切观察患者神志、脉搏、呼吸情况，一般患者在检查中心率略有增加可不必特殊处理。出血较多时，立即予患侧卧位，鼓励患者把血咯出，同时迅速建立静脉通路、高流量吸氧、监测生命体征，配合医生做好抢救工作。

3. 术后护理要点

（1）患者护理：术后患者卧床或静坐休息30min，禁食禁水2h，因为局部麻醉药效未退，应避免进食（包括喝水），以免造成误呛，如两小时后喝水不会呛到才可进食，住院患者要与病房护士做好交班记录：术中有无出血、低氧、麻醉药物过敏等情况的发生。告诫患者少讲话，多休息，不可用力咳嗽咳痰，有可能出现咽喉部不适、疼痛、声嘶、头晕、胸闷、吞咽不畅等，休息后可逐渐缓解。有痰中带血或少量血痰属正常现象，1~3天可自行痊愈，如有下列情形：①咯血量较大，持续不停；②有剧烈胸痛；③呼吸困难，请立即告知医生或护理人员。

（2）电子镜的清洁与消毒：电子镜使用后立即用湿纱布擦去外表面污物，并反复送气送水10s，送清洗消毒室清洗。先在流动水下彻底清洗，用纱布反复擦洗镜身，卸下各阀门进行终末消毒，再使用多酶清洗剂进行酶洗，将水擦干后的内镜置于酶洗槽中，冲洗送气送水管道及活检孔道，操作部擦拭。用清水把内镜各管道、外表面冲洗干净，然后用2%的戊二醛浸泡，将各管道灌满消毒液。浸泡时间不少于20min。对于确诊或怀疑有分枝杆菌感染或HIV阳性的患者，浸泡时间延长至60min。最后将电子镜置入无菌水槽中彻底冲洗，冲洗好后用气枪吹至干燥为止。将电子镜及各附件悬挂放置在储镜柜中干燥备用。

（二）健康指导

1. 术后指导患者卧床或静坐休息30min，禁食禁水2h，因为局部麻醉药效未退，应避免进食（包括喝水），以免造成误呛，如两小时后喝水不会呛到才可进食。

2. 指导患者少讲话，多休息，不可用力咳嗽咳痰，有可能出现咽喉部不适、疼痛、声嘶、头晕、胸闷、吞咽不畅等，休息后可逐渐缓解。

3. 告知患者如有痰中带血或少量血痰属正常现象，1~3天可自行痊愈，若出现咯血量较大，持续不停，或有剧烈胸痛，呼吸困难，请立即告知医生或护理人员。

第三章　消化内科常见疾病

消化内科专科护理思维导图

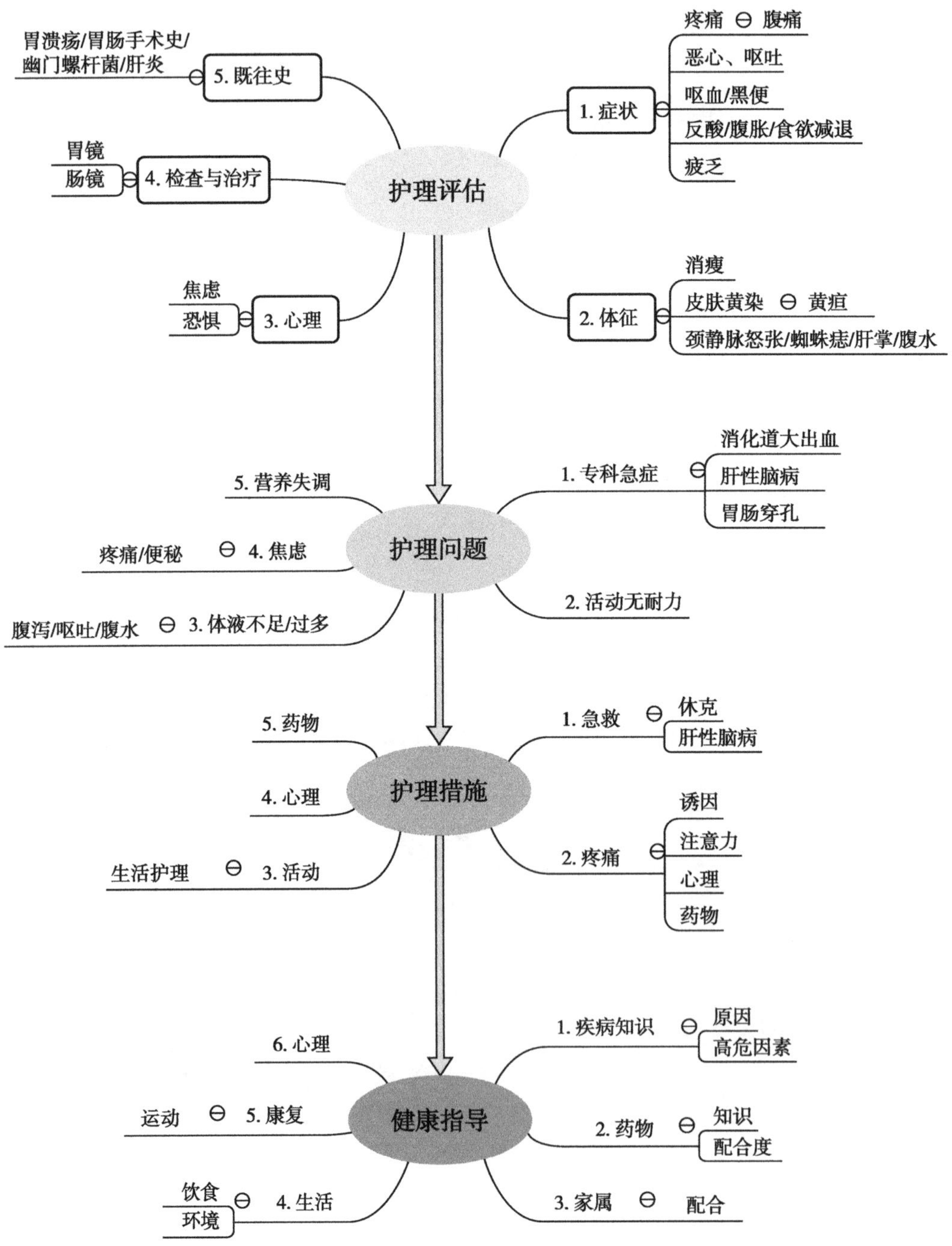

第一节 慢性胃炎

【学习目标】

1. 掌握慢性胃炎的护理评估、护理措施、健康指导；
2. 掌握慢性胃炎的病因、临床表现及处理原则；
3. 熟悉慢性胃炎的实验室及其他检查。

【重点难点】

1. 慢性胃炎的护理措施；
2. 慢性胃炎的病因及健康指导。

【案例介绍】

患者，男，47岁。因“上腹部疼痛，腹痛不规律”入院。患者十年前反复出现上腹部疼痛，腹痛不规律，以剑突下为主，呈阵发性隐痛，伴有嗳气、反酸。1个月前上述症状再发加重，同时偶有恶心感。今入院。入院查体示T 37℃，P 110次/min，BP 90/60mmHg，R 22次/min。

慢性胃炎是由多种病因引起的胃黏膜慢性炎症。其发病率随年龄增加而升高，在各种胃病中居首位。新悉尼系统分类法分为：浅表性、萎缩性和特殊类型。慢性萎缩性胃炎分为多灶萎缩性胃炎和自身免疫性胃炎。特殊类型胃炎种类很多，临床较少见。

【病因】

1. 幽门螺杆菌感染　慢性浅表性胃炎最主要的原因。
2. 十二指肠－胃反流　胃肠慢性炎症、消化吸收不良及动力异常所致。
3. 自身免疫　患者血液中存在自身抗体如壁细胞抗体和内因子抗体，可破坏壁细胞，使胃酸分泌减少乃至缺失，还可影响维生素 B_{12} 的吸收。
4. 年龄及胃黏膜营养因子缺乏　老年人胃黏膜小血管及黏膜扭曲，管腔狭窄。长期饮浓茶、酒、咖啡，食用过热、过冷、过于粗糙的食物，服用大量非甾体抗炎药以及各种原因引起的十二指肠液反流削弱胃黏膜的屏障。

【临床表现】

1. 部分有上腹痛或不适、食欲不振、饱胀、嗳气、反酸、恶心和呕吐等消化不良的表现，与进食或食物种类有关。
2. 少数患者可有少量上消化道出血。
3. 自身免疫性胃炎明显厌食、贫血和体重减轻。
4. 体征可有上腹轻压痛。

【实验室及其他检查】

1. 胃镜及胃黏膜活组织检查　诊断慢性胃炎最可靠的方法。内镜下慢性浅表性胃炎的诊断依据是红斑(点、片状或条状),黏膜粗糙不平,出血点;慢性萎缩性胃炎的诊断依据是黏膜呈颗粒状,黏膜血管显露,色泽灰暗,皱襞细小。

2. 幽门螺杆菌检测

3. 血清学检查　自身免疫性胃炎时,抗壁细胞抗体和抗内因子抗体可呈阳性,血清促胃液素水平明显升高。多灶萎缩性胃炎时,血清促胃液素水平正常或偏低。

4. 胃液分析　自身免疫性胃炎时,胃酸缺乏;多灶萎缩性胃炎时,胃酸分泌正常或偏低。

【处理原则】

1. 根除幽门螺杆菌感染　目前推荐质子泵抑制剂(PPI)或胶体铋剂为基础加上两种抗生素的三联疗法。每天分两次服,疗程7~14天。

2. 对因治疗　非甾体类抗炎药引起者,停药并给予抗酸药。有十二指肠液反流者,可用氢氧化铝凝胶来吸附,或予以硫糖铝及胃动力药以中和胆盐,防止反流;自身免疫性胃炎伴有恶性贫血者,可注射维生素 B_{12} 纠正。

3. 对症处理　胃动力学改变者,应用促胃动力药;胃酸缺乏者,应用胃蛋白酶合剂;胃酸高者,应用抑酸剂或抗酸剂。

【护理评估】

1. 评估患者疼痛的性质、部位及持续时间。

2. 评估患者的营养状况,如体征,骨骼肌、血红蛋白浓度等指标。

3. 评估记录患者进食的次数、量是否满足营养需求。

【护理诊断】

1. 疼痛　腹痛与胃黏膜炎性病变有关。

2. 营养失调　低于机体需要量,与厌食、消化吸收不良等有关。

3. 焦虑　与病情反复、病程迁延有关。

【护理措施】

(一)一般护理

1. 休息与活动　急性发作或伴有消化道出血患者,应卧床休息,病情缓解,可适当锻炼,避免过度劳累。

2. 饮食护理　①饮食原则:定时定量,少量多餐,细嚼慢咽,给予高热量、高蛋白、高维生素及易消化的饮食,避免摄入过冷、过热、粗糙及辛辣的刺激性食物。②食物选择:选择易于消化的食物,胃酸低者可酌情食用浓肉汤、鸡汤、山楂及食醋等刺激胃酸分泌。高胃酸者应避免进浓肉汤及酸性食品,可用牛奶、面包及菜泥等。改善烹饪技巧,增强患者食欲。③进餐环境:舒适的进餐环境(清洁、空气新鲜、温度适宜);晨起、睡前、进餐前后刷牙或漱口，保持口腔清洁舒适，促进食欲。

（二）腹痛护理

避免精神紧张，转移注意力，深呼吸等；热水袋热敷胃部，解除痉挛，减轻腹痛。

（三）用药护理

遵医嘱进行根除幽门螺杆菌感染治疗及应用抑酸剂、胃黏膜保护剂，应注意观察药物疗效及不良反应。多潘立酮及西沙必利具有刺激胃窦蠕动、促进胃排空的作用，应在饭前服用。

（四）心理护理

患者因病情反复，病程迁延表现出烦躁、焦虑等负性情绪，而有异型增生的患者，常因担心癌变而恐惧。护理人员应主动安慰患者，说明本病经过正规治疗是可以逆转的。

【健康指导】

指导患者按时服药，向患者介绍药物的不良反应，如有异常及时复诊。讲解有关病因及预后，指导患者避免诱发因素，生活规律，保持良好的心理状态，合理安排作息时间，保证充足睡眠，避免过劳。向家属说明饮食治疗的意义，切实遵循饮食治疗的计划和原则。

第二节　消化性溃疡

【学习目标】

1. 掌握消化性溃疡患者的护理措施、护理评估、健康指导；
2. 掌握消化性溃疡的病因、临床表现及处理原则；
3. 熟悉消化性溃疡的实验室及其他检查。

【重点难点】

消化性溃疡患者的护理措施。

【案例介绍】

男，53 岁，反复上腹痛 8 年，复发半月，黑便 1 天，十年前季节变化出现上腹部疼痛，以夜间痛为主，向腰背部放射，伴反酸、嗳气，进食后缓解。半月前受凉后再次出现。一日前开始反复排黑色不成形便 4 次，总量约 1000ml，感头晕、心悸，全身无力。入院查体 T 36.7℃，P 108 次 /min，BP 95/60mmHg，R 22 次 /min。

消化性溃疡主要是指发生在胃和十二指肠的慢性溃疡，一般分为胃溃疡和十二指肠球部溃疡。

【病因】

1. 幽门螺旋杆菌感染。
2. 非甾体类抗炎药。

3. 胃酸和胃蛋白酶。

4. 其他因素　如吸烟、遗传、胃十二指肠运动异常或应激等。

【临床表现】

1. 症状

（1）腹痛：上腹部疼痛是本病的主要症状，可为钝痛、灼痛、胀痛甚至剧痛，或呈饥饿样不适感。

（2）其他：除上腹痛外，尚可有反酸、嗳气、恶心、呕吐、食欲减退等消化不良症状。

2. 体征

溃疡活动期可有上腹部固定而局限性的轻压痛，十二指肠溃疡（DU）压痛点常偏右。缓解期则无明显体征。

【实验室及其他检查】

1. 胃镜和胃黏膜活组织检查　是确诊消化性溃疡的首选检查方法。

2. X线钡餐检查　适用于对胃镜检查有禁忌或不愿接受胃镜检查者。

3. 幽门螺旋杆菌检测　是消化性溃疡的常规检测项目，其结果可作为选择根除幽门螺杆菌治疗方案的依据。

4. 粪便隐血试验　阳性提示溃疡有活动，如胃溃疡（GU）患者持续阳性，应怀疑有癌变的可能。

【处理原则】

1. 对症治疗

（1）帮助患者去除病因，指导其减少或去除加重和诱发腹痛的因素。

（2）戒酒及戒烟亦为治疗的一部分。

（3）应禁用能损伤胃黏膜的非甾体药。

（4）稳定情绪，解除焦虑。

2. 药物治疗

（1）抗酸剂：如氢氯化铝凝胶等，应在饭后1h和睡前服用。

（2）胃酸分泌抑制剂：常有H_2受体拮抗剂和质子泵抑制剂（PPI）两大类。主要通过选择性竞争结合H_2受体，使壁细胞分泌胃酸减少。

（3）加强保护因素。

（4）抗菌治疗：目前推荐质子泵抑制剂（PPI）或胶体铋剂为基础加上两种抗生素的三联疗法。每天分两次服，疗程7~14天。

3. 手术治疗

对于大量出血经内科治疗无效、急诊穿孔、瘢痕性幽门梗阻、胃溃疡疑有癌变及正规治疗无效的顽固性溃疡可选择手术治疗。

【护理评估】

1. 评估患者的生命体征、营养状况、心理情况、生活饮食习惯等一般情况。

2. 评估患者的疼痛性质，包括部位、等级。

3. 评估患者的一般检查。

【护理诊断】

1. 疼痛 与上腹痛、消化道黏膜溃疡有关。

2. 营养不良 疼痛导致摄入量减少，消化吸收障碍有关。

3. 知识缺乏 缺乏溃疡病防治的知识。

4. 焦虑 与疼痛症状反复出现、病程迁延不愈有关。

5. 潜在并发症 上消化道出血、胃穿孔等。

【护理措施】

（一）一般护理

1. 休息与活动 溃疡活动期合并上消化道出血者应卧床休息，症状较轻者注意劳逸结合，避免过度劳累。

2. 心理指导 鼓励患者保持乐观情绪，积极配合治疗和护理，树立战胜疾病的信心，指导患者缓解疼痛的方法，缓解紧张心理。

3. 观察腹痛的性质、部位、时间并做好记录 发现突发腹部剧烈疼痛者，应注意有无穿孔等并发症，积极告知医生，配合抢救，需转外科急诊手术者，做好术前准备和解释工作。

（二）病情观察

1. 观察呕吐及排泄物的性质、量及颜色的变化做好记录。

2. 观察有无穿孔、幽门梗阻等并发症的发生，及时通知医生进行处理。

（三）药物护理

遵医嘱给予抑制胃酸分泌、保护胃黏膜、促进胃动力的药物治疗，观察药物的疗效和副作用。碱性抗酸药在饭后 1h 或节律性疼痛前半小时服用，胃黏膜保护剂在餐前 1h 单独服用，促进胃动力药物在餐前 30min 或睡前服用。

（四）特殊护理

必要时配合医疗做好术前准备。

【健康指导】

指导患者进食高营养、高热量、易消化食物，进餐规律，细嚼慢咽，避免暴饮暴食，忌烟酒及刺激性粗糙食物。嘱咐患者避免应用对胃十二指肠黏膜有损害的药物，遵医嘱按时服药，学会观察药物的不良反应，不要随意停药，避免复发。辅助患者定期门诊复查，如有疼痛持续不缓解、规律性消失，排黑便等，立即到门诊检查。

第三节　肝　硬　化

【学习目标】

1. 掌握肝硬化患者的护理措施、护理评估、健康指导；
2. 熟悉肝硬化的病因、临床表现及处理原则；
3. 熟悉肝硬化的实验室及相关检查。

【重点难点】

1. 肝硬化患者的护理措施；
2. 肝硬化的临床表现及健康指导。

【案例介绍】

患者，男，38 岁，因“右上腹痛 1 周”就诊。患者 1 周前腹部不适，腹胀，右上腹明显，并有加重的趋势。食欲减退。入院查体：T 36.2℃，P 78 次 /min，BP 120/65mmHg，R 22 次 /min，肋下可触及肝缘，血生化示谷草转氨酶 120U/L。

肝硬化是一种由不同的病因引起的慢性进行性弥漫性肝病，病理特点为广泛的肝细胞变性坏死、再生结节生成、结缔组织增生，正常肝小叶结构破坏和假小叶形成，致使肝内血循环紊乱，加重肝细胞营养障碍。

【病因】

本病病因复杂，在我国最常见的是病毒性肝炎，主要为乙型、丙型和丁型肝炎病毒感染，约占 60%~80%。其次为慢性酒精中毒、药物或化学毒物、胆汁淤积、循环障碍、遗传和代谢性疾病、先天性酶缺陷疾病、营养失调、免疫紊乱、血吸虫病等原因损伤肝细胞，广泛的肝细胞变性坏死，正常的肝小叶结构破坏，残存的肝细胞形成再生结节，纤维组织弥散性增生，汇管区之间以及汇管区肝小叶中央静脉之间由纤维间隔相互连接，形成假小叶。

【临床表现】

（一）代偿期

早期症状轻，以乏力、食欲不振、低热为主要表现，可伴有恶心、厌油、腹胀、上腹隐痛等。症状常因劳累或伴发病而出现，经休息或治疗可缓解。

（二）失代偿期

1. 症状

（1）一般状况较差：疲倦、乏力、精神不振；消瘦、面色黝黑（肝病面容）、皮肤干燥粗糙、夜盲、舌炎、水肿、口角炎等。

（2）消化系统症状：食欲减退为最常见症状，甚者畏食，有时伴恶心、呕吐，进油腻食物易引发腹泻。常见腹胀不适，可能与低钾有关。可有腹痛，肝细胞有进行性或广发性坏死时可出现黄疸。

（3）出血倾向和贫血：由于肝合成凝血因子减少、脾功能亢进和毛细血管脆性增加，导致凝血功能障碍。可有牙龈、鼻腔出血、皮肤紫癜，女性月经过多等。由于营养不良肠道吸收障碍、脂肪代谢紊乱、胃肠道失血和脾功能亢进等因素，患者可有不同程度贫血。

（4）内分泌失调：雌激素增多及雄激素减少。男性患者常有性功能减退。不育、男性乳房发育。毛发脱落等。女性患者可有月经失调、闭经等。部分患者可出现蜘蛛痣、肝掌、皮肤色素沉着。

2. 体征

（1）脾大：门静脉高压致脾静脉压力增高，脾淤血而肿胀，一般为轻、中度大，有时可为巨脾。出现脾功能亢进时，外周血中白细胞、红细胞和血小板减少。

（2）侧支循环的建立和开放：正常情况下，门静脉系与腔静脉系之间的交通支很小，血流量少，门静脉高压时，来自消化器官和脾脏的回心血液流经肝脏受阻，使门腔静脉交通支开放并扩张，血流量增加，建立起侧支循环。

（3）腹水：是失代偿期最为显著的表现。腹水出现前常有腹胀，以饭后明显。大量腹水时腹部隆起，腹壁绷紧发亮，患者行动困难，可发生脐疝，膈肌抬高。出现呼吸困难、心悸。部分患者伴有胸水。

（4）肝脏情况：早期肝脏增大，表面尚平滑，中等硬度；晚期肝脏缩小，表面可呈结节状，质地坚硬。

【实验室及其他检查】

1. 化验检查

（1）血常规：代偿期多正常，失代偿期常有不同程度的贫血。脾功能亢进时白细胞和血小板计数亦减少。

（2）尿液检查：代偿期正常，失代偿期可有尿蛋白、血尿和管型尿。有黄疸时尿中可出现胆红素。

（3）肝功能试验：代偿期正常或轻度异常，失代偿期多有异常。转氨酶轻、中度增高，肝细胞受损时多以谷丙转氨酶（ALT）增高较显著。

（4）免疫功能检查：血清 IgG 显著增高，IgA、IgM 也可升高；T 淋巴细胞数常低于正常；可出现结核抗体、抗平滑肌抗体等非特异性自身抗体；病毒性肝炎肝硬化者，乙型、丙型和丁型肝炎病毒标记可呈阳性反应。

（5）腹水检查：腹水一般为漏出液，提示门脉高压，并发自发性细菌性腹膜炎、结核性腹膜炎或癌变时腹水性质发生相应变化。

2. 影像学检查　肝早期增大，晚期萎缩。门脉高压时可见脾大、门静脉直径增宽、侧支血管形态改变、腹水。

3. 内镜检查　可直接观察肝脾情况。

4. 肝活组织检查　B 超引导下肝穿刺活组织检查可作为代偿性肝硬化诊断的金标准。

【处理原则】

1. 对症处理

（1）休息：代偿期患者宜适当减少活动、避免劳累、保证休息，失代偿期尤其当出现并发症时患者需卧床休息。

（2）饮食：以高热量、高蛋白（肝性脑病时饮食限制蛋白摄入）和维生素丰富而易消化的食物为原则。盐和水的摄入根据病情调整。禁酒，忌用对肝有损害药物。有食管静脉曲张者避免进食粗糙、坚硬食物。

（3）支持疗法：病情重、进食少、营养状况差的患者，可通过静脉纠正水电解质平衡，适当补充营养，视情况输注白蛋白或血浆。

2. 病因治疗　明确病因后，针对病因治疗

（1）限制钠和水的摄入：钠摄入量限制在60~90mmol/d（相当于食盐1.5~2g/d）。限钠饮食和卧床休息是腹水的基础治疗。

（2）利尿剂：是目前临床应用最广泛的治疗腹水的方法，常用的利尿剂为螺内酯和呋塞米。过度利尿会导致水电解质紊乱，严重者诱发肝性脑病和肝肾综合征。因此，使用利尿剂时应监测体重变化及血生化。

（3）提高血浆胶体渗透压：对低蛋白血症患者，每周定期输注白蛋白或血浆，可通过提高胶体渗透压促进腹水消退。

（4）大量排放腹水加输注白蛋白：患者如无感染、上消化道出血、肝性脑病等并发症，肝代偿功能尚可、凝血功能正常，可选用此法，对部分难治性腹水患者有效。

3. 并发症治疗

（1）自发性细菌性腹膜炎：选择对肠道革兰阴性菌有效、腹水浓度高、肾毒性小的广谱抗生素，首选三代头孢菌素。

（2）肝肾综合征：积极预防或消除肝肾综合征的诱发因素，如感染、上消化道出血、电解质紊乱等。

（3）其他并发症：肝肺综合征目前无有效内科治疗。

4. 特殊治疗

经颈静脉肝内门体分流术（TIPS）：是一种以血管介入的方法在肝内的门静脉分支与肝静脉分支间建立分流通道。该法能有效降低门静脉压，可用于治疗门静脉压增高明显的难治性腹水。

门静高压症的手术治疗包括各种分流、断流术和脾切除等。

【护理评估】

1. 询问与本病有关的病因　例如有无肝炎或输血史，有无长期接触或使用损伤肝脏的药物或嗜酒，有无慢性肠道感染等；询问目前病情与一般状况，例如饮食及消化情况。

2. 身体评估　意识状态、营养状况、皮肤和黏膜、呼吸情况、腹部体征、尿量和颜色。

3. 评估心理－精神－社会状况。

【护理诊断】

1. 营养失调,低于机体需要量　与肝功能减退、门静脉高压引起食欲减退,消化和吸收障碍有关。

2. 体液较多　与肝功能减退、门静脉高压引起钠水潴留有关。

3. 潜在并发症　上消化道出血、肝性脑病。

4. 感染的危险　与机体抵抗力低下、门静脉侧支循环开放等因素有关。

5. 皮肤完整性受损的危险　与营养不良、水肿、皮肤干燥、瘙痒、长期卧床有关。

6. 活动无耐力　与肝功能减退、大量腹水有关。

【护理措施】

1. 一般护理

(1) 饮食护理及饮食治疗原则:高热量、高蛋白、高维生素、易消化饮食,并根据病情变化及时调整。限制水钠:有腹水者应低盐或无盐饮食,钠限制在每天 1.5~2.0g,进水量限制在每天 1000ml 左右;食管胃底静脉曲张者应进软食,进餐时细嚼慢咽,切勿混入坚硬物品,以防损伤曲张静脉致出血。

(2) 体位:应多卧床休息,可抬高下肢,减轻水肿。大量腹水者卧床休息时可取半卧位。

(3) 大量放腹水时:应避免使腹内压突然剧增的因素,例如剧烈咳嗽、打喷嚏、用力排便等。

(4) 皮肤护理:肝硬化腹水患者由于腹部肿胀,导致腹壁紧绷、皮肤较薄,易因摩擦而发生皮肤破损,避免用力过度使患者皮肤损伤。同时为防止患者发生压力性损伤,应使患者的病床保持干净、整洁及干燥,并帮助患者有规律的翻身,并对受压部位用轻柔的手法进行按摩,促进患者身体的血液循环。当肝硬化腹水患者皮肤瘙痒时,可使用外涂类的止痒药物,告诫患者不要对瘙痒部位的皮肤进行抓挠,患者的皮肤发生溃破时,应采取及时的处理,避免皮肤进一步损伤导致感染。

2. 病情观察

观察腹水和下肢水肿的消长,准确记录出入量、腹围和体重。并教会患者正确的测量和记录方法。进食量不足、呕吐、腹泻者,或遵医嘱应用利尿剂、放腹水后更应密切观察。监测血清电解质和酸碱度的变化,以及时发现纠正水电解质、酸碱平衡紊乱,防止肝性脑病、肝肾综合征发生。

3. 药物护理

使用利尿剂时应特别注意维持水电解质和酸碱度平衡,利尿速度不宜过快,以每天体重减轻不超过 0.5kg 为宜。

【健康指导】

指导患者注意情绪的调节和稳定,树立治病信心,保持愉悦心情;切实遵循饮食治疗原则和计划,禁酒。注意保暖和个人卫生。代偿期患者无明显的精神、体力减退,可参加轻工作,避免过度疲劳;失代偿期患者以卧床休息为主,视病情适量活动,活动量以不加重疲劳感和其他症状为度。按医师处方用药,加用药物需征得医师同意,以免服药不当而加重肝脏负担和肝功能损害。定期门诊随诊。

指导家属理解和关心患者，给予精神支持和生活照顾。当患者出现性格改变或行为异常，及时就医。指导测量腹围的方法（腹围指经髂嵴点的腹部水平围长）。测量腹部最突出的部分，参考标准位置为肚脐以下3指的地方。测量时使软尺的下部分完全贴紧身体，但不要勒紧腹部。

第四节　上消化道出血

【学习目标】

1. 掌握上消化道出血的临床表现、出血量的评估、处理原则；
2. 掌握上消化道出血的护理评估、护理诊断、护理措施；
3. 掌握上消化道出血的健康指导及病因。

【重点难点】

上消化道出血患者的紧急处理。

上消化道出血是指屈氏韧带以上的消化道，包括食管、胃、十二指肠或胰胆等病变引起的出血，胃空肠吻合术后的空肠病变出血亦属这一范围。

【案例介绍】

患者，男，54岁。因“呕血2小时”入院。患者于中午进食腊肉后呕吐暗红色血液1次，量约300ml。由家属送入我院，患者既往有肝硬化病史，行抑酸补液处理后急诊以“消化道出血”收入。入院查体：T 37℃，P 110次/min，BP 90/60mmHg，R 22次/min。表情淡漠，呼吸急促，面色苍白，巩膜无黄染，面部和颈部可见3个蜘蛛痣。颈软，无颈静脉曲张，两肺未闻及啰音，律齐，未闻及杂音，腹软隆起，移动性浊音（+）。

【病因】

1. 上消化道疾病

（1）食管疾病：食管癌、食管消化性溃疡、食管损伤等。

（2）胃十二指肠疾病：消化性溃疡、胃癌、胃手术后病变等。

（3）空肠疾病：空肠克罗恩病，胃肠吻合术后空肠溃疡。

2. 门静脉高压引起食管胃底静脉曲张破裂出血

3. 上消化道邻近器官或组织的疾病　胰腺疾病，动脉瘤破入食管，胃或十二指肠、纵隔肿瘤或脓肿破入食管。

4. 全身性疾病　血液病、尿毒症、脑血管意外或其他颅脑病变。

【临床表现】

1. 呕血和（或）黑便。
2. 失血性周围循环衰竭。

3. 氮质血症 大量血液进入肠道后，其蛋白质产物被吸收引起氮质血症。

4. 贫血和血象变化。

5. 发热。

【实验室及其他检查】

1. 生化检查 血常规、肝、肾功能，粪便隐血试验等。

2. 内镜检查 多在出血后 24~48 小时内做急诊胃镜检查，明确诊断及对出血灶进行止血治疗，是目前诊断上消化道出血病因的首选检查方法。

3. X 线钡剂造影 在出血停止数天和病情基本稳定后进行检查，对明确病因亦有价值。

4. 小肠镜检查 对虽经全面检查仍找不到出血灶者，可考虑小肠镜检查。

【处理原则】

1. 紧急处理 ①严密监测出血征象，定期复查血细胞比容、血红蛋白、红细胞计数、血尿素氮等。观察意识状态、血压、脉搏、肢体温度、皮肤和甲床色泽、周围静脉充盈情况、尿量等；②备血、建立静脉通道，危重大出血和老年患者应建立中心静脉通道，便于快速补液输血；③快速补液、输血纠正休克，紧急时，输液、输血同时进行。

2. 一般处理 卧床休息，大出血者应吸氧，食管胃底静脉曲张破裂出血者，应禁食 2~3 天。其他呕血者禁食 4 小时，如无呕血或单纯黑便者，可进温凉流质，逐步过渡到半流质饮食。

3. 输血、补液 可用全血、血浆或生理盐水等以迅速补充容量。输液速度和种类最好根据中心静脉压和每小时尿量来调节。

4. 止血措施

（1）药物止血：在明确病因诊断前推荐经验性使用质子泵抑制剂（PPI）+ 生长抑素 + 抗菌药物 + 血管活性药物联合用药，以迅速控制不同病因引起的上消化道出血，尽可能降低严重并发症发生率及病死率。

（2）三腔二囊管压迫止血：适用于食管胃底静脉曲张出血。

（3）内镜下止血：内镜下药物注射止血，内镜下激光、微波、电凝止血。内镜下食管静脉曲张注射硬化剂及曲张静脉套扎治疗。

5. 手术治疗 在内科保守治疗无效，但出血部位明确时，可考虑手术治疗止血。

【护理诊断】

1. 体液不足 与呕血、黑便引起体液丢失过多，液体摄入量不足有关。

2. 活动无耐力 与失血引起周围循环衰竭有关。

3. 恐惧 与生命或健康受到威胁有关。

4. 知识缺乏 与本病有关的知识。

5. 有受伤的危险 创伤、窒息、误吸。

【护理措施】

1. 体位与保持呼吸道通畅 大出血时患者取平卧位并将下肢略抬高，以保证脑部供血。呕吐时头偏向一侧，防止窒息或误吸；必要时用负压吸引器清除气道内的分泌物、血液或呕吐物，保持呼吸道通畅。给予吸氧。

2. 治疗护理　立即建立静脉通道。配合医生迅速、准确地实施输血、输液、各种止血治疗及用药等抢救措施，并观察治疗效果及不良反应。输液开始宜快，必要时测定中心静脉压作为调整输液量和速度的依据。避免因输液、输血过多、过快引起肺水肿。肝病患者忌用吗啡、巴比妥类药物。准备好急救用品、药品。

3. 饮食护理　急性大出血伴恶心、呕吐者应禁食。少量出血无呕吐者，可进温凉、清淡流质，因进食可减少胃收缩运动并可中和胃酸，促进溃疡愈合。出血停止后改为营养丰富、易消化、无刺激性半流质、软食，少量多餐，逐步过渡到正常饮食。

4. 心理护理　关心、安慰患者，观察患者有无紧张、恐惧或悲观、沮丧等心理反应，有无对治疗失去信心，不合作。解释安静休息有利于止血。经常巡视，大出血时陪伴患者，使其有安全感。呕血或黑便后及时清除血迹、污物，以减少对患者的不良刺激。

5. 病情监测

（1）监测指标：①生命体征；②精神和意识状态；③观察皮肤和甲床色泽，肢体温暖或是湿冷；④准确记录出入量；⑤观察呕吐物和粪便的性质、颜色和量；⑥定期复查血常规、大便隐血等，以了解贫血程度、出血是否停止；⑦监测血清电解质和血气分析的变化，注意维持水电解质、酸碱平衡。

（2）周围循环状况的观察：关键是动态观察患者的心率、血压。如患者由平卧位改为半卧位时出现心率增快 10 次 /min 以上、血压下降幅度 >15~20mmHg、头晕、出汗甚至晕厥，则提示出血量大，血容量已明显不足。如患者烦躁不安、面色苍白、四肢湿冷提示微循环血液灌注不足；而皮肤逐渐转暖、出汗停止则提示血液灌注好转。

（3）继续或再次出血的判断：观察中出现下列迹象，提示有活动性出血或再次出血。①呕血或黑便次数增多，呕吐物呈鲜红色或排出暗红血便，或伴有肠鸣音活跃；②经快速输液输血，周围循环衰竭的表现未见明显改善，或虽暂时好转而又再恶化，中心静脉压仍有波动，稍稳定又再下降；③红细胞计数、血红蛋白浓度与血细胞比容继续下降，网织红细胞计数持续增高；④补液与尿量足够的情况下，血尿素氮持续或再次增高；⑤门静脉高压的患者原有脾大，在出血后常暂时缩小，如不见脾恢复肿大亦提示出血未止。

6. 三腔二囊管的护理要点

（1）适应证：食管、胃底静脉曲张破裂大出血者。

（2）禁忌证：冠心病、高血压及心功能不全者慎用。留置管道期间：①定时做好鼻腔、口腔的清洁，用液状石蜡润滑鼻腔、口唇。床旁备用三腔二囊管、血管钳及换管所需用品，以便紧急换管时用；②定时测量气囊压力；③定时放气；④注意保持三腔管的通畅，定时抽吸胃内容物。

7. 休息与活动　精神上的安静及减少身体活动有利于出血停止。少量出血者应卧床休息。大出血绝对卧床休息，协助患者取舒适体位并定时变换体位，注意保暖，治疗和护理工作应有计划集中进行，以保证患者的休息和睡眠。病情稳定后逐渐增加活动量。

【健康指导】

应在医生指导下积极治疗原发病，如消化性溃疡及肝硬化等。生活要有规律。饮食要定时有节，切忌暴饮暴食，忌烟忌酒，不要饮用浓茶和咖啡。注意药物的使用，尽量少用或不用对胃有刺激性的药物，必需使用时应加用胃黏膜药物。定期体检，以发现早期病变。

第五节 急性胰腺炎

【学习目标】

1. 掌握急性胰腺炎的护理措施、护理评估及健康指导；
2. 掌握急性胰腺炎的病因、临床表现、处理原则；
3. 熟悉急性胰腺炎的实验室及其他检查。

【重点难点】

1. 急性胰腺炎患者的护理措施；
2. 急性胰腺炎的临床表现及健康指导。

【案例介绍】

患者，女，55 岁，诉腹痛伴恶心、呕吐 1 天。以“急性胰腺炎”收入我院。患者 1 天前晚餐后 2h 出现剧烈腹痛，为全腹痛，放射至背部，并伴有恶心、呕吐，呕吐物为胃内容物，呕吐后无缓解，无呕血黑便、便血，无腹泻及便秘。入院查体示：T 37℃，P 68 次 /min，BP 139/91mmHg，R 20 次 /min；神志清楚，全身浅表淋巴结无肿大，皮肤及巩膜无黄染，双肺呼吸音清，未闻及干湿性啰音，心律齐，腹平软，剑突下压痛（+），无反跳痛，墨菲征阴性，肝、脾肋下未及。

急性胰腺炎指多种病因导致胰酶在胰腺内被激活引起胰腺组织自身消化、水肿、出血甚至坏死的炎症反应。

【病因】

引起胰腺炎的原因很多，我国以胆道疾病为常见病因，西方国家则以大量饮酒引起者多见。

【临床表现】

1. 主要症状 为腹痛、恶心、呕吐、发热。出血坏死型胰腺炎可出现休克、高热、黄疸、腹胀以至肠麻痹、腹膜刺激征以及皮下出现淤血斑等。

2. 局部并发症

（1）胰腺脓肿：常于起病 2~3 周后出现。此时患者高热伴中毒症状，腹痛加重，可扪及上腹部包块，白细胞计数明显升高。穿刺液为脓性，培养有细菌生长。

（2）胰腺假性囊肿：多在起病 3~4 周后形成。体检常可扪及上腹部包块，大的囊肿可压迫邻近组织产生相应症状。

3. 全身并发症　常有急性呼吸衰竭、急性肾衰竭、心力衰竭、消化道出血、胰性脑病、败血症及真菌感染、高血糖等。

【实验室及其他检查】

1. 白细胞计数　多有白细胞增多及中性粒细胞核左移。

2. 淀粉酶测定　血清淀粉酶一般在起病后 6~12 小时开始升高，48 小时后开始下降，持续 3~5 天。血清淀粉酶超过正常值 3 倍即可诊断本病。

3. 血清脂肪酶测定　一般在病后 24~72 小时升高，持续 7~10 天，对病后就诊较晚的急性胰腺炎患者有诊断价值。

4. C 反应蛋白（CPR）　CPR 是组织损伤和炎症的非特异性标志物，有助于评估与监测急性胰腺炎的严重性，在胰腺坏死时 CPR 明显升高。

5. 其他生化检查　暂时性血糖升高常见，持久的空腹血糖高于 10mmol/L 反映胰腺坏死，提示预后不良。

6. 影像学检查　腹部 X 线可见“哨兵样”和“结肠切割征”为胰腺炎的间接指征，并可发现肠麻痹或麻痹性肠梗阻征象；腹部 CT、B 超、MRI 显像可见胰腺弥漫增大，其轮廓与周围边界模糊不清，坏死区呈低回声或低密度图像，对并发胰腺脓肿或假性囊肿的诊断有帮助。

【处理原则】

治疗原则为减轻腹痛、减少胰腺分泌、防止并发症。

1. 轻症急性胰腺炎治疗　①禁食及胃肠减压，减少胃酸分泌，进而减少胰液分泌，减轻腹痛和腹胀；②静脉输液，补充血容量，维持水电解质和酸碱平衡；③止痛，疼痛剧烈者可给予哌替啶；④抗感染及抑酸治疗。

2. 重症急性胰腺炎治疗　除以上措施外，还应采取以下治疗措施：①监护；②补充血容量，维持水电解质和酸碱平衡。伴有休克者应给予白蛋白、鲜血或血浆代用品；③营养支持，早期一般采用胃肠外营养，如无肠梗阻，应尽早过渡到肠内营养；④抗感染，重症患者常规使用抗生素，预防胰腺坏死并发感染；⑤减少胰液分泌：以生长抑素治疗为首选。

3. 并发症治疗　对于急性出血坏死型胰腺炎伴腹腔大量渗液者，或伴急性肾衰竭者，可采用腹膜透析治疗。

4. 手术治疗　虽有局限性区域性胰腺坏死、渗出，若无感染而全身中毒症状不十分严重的患者，不需急于手术。若有感染则应予以相应的手术治疗。

【护理诊断】

1. 疼痛　与胰腺及其周围组织炎症、水肿或出血坏死有关。

2. 营养失调　与大量呕吐导致失水有关。

3. 活动无耐力　与频繁呕吐导致失水，电解质丢失有关。

4. 体温过高　与胰腺自身炎症有关。

5. 恐惧　与腹痛剧烈病情进展急骤有关。

【护理措施】

（一）一般护理

1. 监护 密切监测患者生命体征和血氧，准确记录出入量，观察尿量变化，观察腹部情况，以尽早发现并发症。对于重症胰腺炎患者如有条件应转入重症监护病房。

2. 休息 给患者提供安静的修养环境，协助患者采取舒适卧位，以减轻疼痛，如屈膝侧卧位。对于疼痛剧烈在床上辗转不安的患者，应注意防止坠床。保证睡眠充分休息，有利减轻胰腺负担和增加脏器血流量，增进组织修复和体力恢复，以改善病情。

3. 饮食护理 禁食并给予胃肠减压，是为防止食物及胃液进入十二指肠，刺激胰腺分泌消化酶。腹痛和呕吐基本消失后，可进食少量糖类流食，而后逐步恢复饮食，但仍忌油脂食品，以便使胰腺分泌减少。可进食少量优质蛋白质，每日供25g左右，以利于胰腺的恢复。

4. 口腔护理 禁食期间应每天做口腔护理，以保证患者口腔清洁、舒适。患者如口渴可含漱或水湿润口唇，以减轻不适及口腔干燥。

（二）病情观察

严密观察生命体征。观察有无脉搏细速、呼吸急促、尿量减少等低血容量表现。注意观察呕吐物的性质、量。行胃肠减压者，观察和记录引流量及性质。判断失水程度。准确记录24小时出入量。作为补液依据。监测维持水电解质和酸碱平衡，做好动脉血气分析测定。

（三）药物护理

注意观察疼痛的性质和特点，有无伴随症状。指导和协助患者采用非药物止痛法，如松弛疗法，皮肤刺激法。疼痛较重时遵医嘱给予镇痛药。注意用药后疼痛有无减轻和药物不良反应的发生。严格控制生长抑素使用量及输注速度。观察疗效。

（四）特殊护理

必要时通过鼻空肠管予以营养补充。鼻空肠管护理要点如下：

（1）心理护理：耐心解释肠内营养支持的必要性、临床意义和可能出现的并发症，取得患者及家属理解、支持和配合。

（2）喂养管护理：妥善固定，在喂养管进入鼻腔或腹壁处做好标记，防止喂养管移位而导致误吸；保持通畅，患者卧床、翻身时应避免折叠、压迫或牵拉空肠管；每天输注前、后及给药前后须冲洗空肠管，连续输注肠内营养液者每4~8小时用开水冲管1次，避免管腔堵塞。

（3）基础护理：留置鼻肠管者，每天用油膏涂拭鼻腔黏膜，口腔护理每天2次；胃、空肠造瘘者，应保持瘘口周围皮肤干燥、清洁。

（4）并发症预防与护理

1）预防误吸：合适的体位；估计胃内残留量；严密观察有无呛咳、呼吸急促等症状。

2）减少胃肠道不适：避免污染，温度适宜，控制输注量和速度。

3）代谢性并发症：水、糖代谢异常，及时发现、及时处理。

【健康指导】

应向患者及家属讲解本病主要诱发因素，帮助患者养成良好的生活方式，如避免酗酒，暴饮暴食。多食低脂、无刺激的食物等，以防本病复发。有胆道疾病、十二指肠疾病者应积极治疗，避免此病发生。

第六节　专科诊疗技术及护理要点

【学习目标】

掌握肠胃镜的适应证、禁忌证及检查前的准备。

【重点难点】

胃肠镜检查前后护理措施，健康指导的方式。

一、肠镜

结肠镜检查是经肛门将肠镜循腔插至回盲部，从黏膜侧观察结肠病变的检查方法，是目前诊断大肠黏膜病变的最佳选择。它是通过安装于肠镜前端的电子摄像探头将肠镜黏膜的图像传输于电子计算机处理中心，后显示于监视器屏幕上，可观察到大肠黏膜的微小变化。进行肠道的直视检查，不但可以清楚地发现肠道病变，还可对部分肠道病变进行治疗，是诊断和治疗大肠疾病安全有效的方法之一。肠镜一般分为无痛肠镜以及一般肠镜。

（一）一般肠镜

【适应证】

1. 原因不明的慢性腹泻、便血及下腹疼痛，疑有结肠、直肠、末端回肠病变者。
2. 钡剂灌肠有可疑病变需进一步明确诊断者。
3. 炎症性肠病的诊断与随访。
4. 需做止血及结肠息肉摘除等治疗者。
5. 结肠癌术前诊断、术后随访，息肉摘除术后随访。
6. 大肠肿瘤的普查。

【禁忌证】

1. 严重心、肺功能不全、休克及精神病患者。
2. 急性弥漫性腹膜炎、腹腔脏器穿孔、多次腹腔手术、腹内广泛粘连及大量腹水者。
3. 肛门、直肠严重狭窄者。
4. 急性重度结肠炎，如急性细菌性痢疾、急性重度溃疡性结肠炎及憩室炎等。
5. 妊娠妇女。
6. 极度虚弱，不能支持术前肠道准备者。

【术前护理】

1. 向患者仔细介绍检查的目的、方法、配合方法及可能出现的不适，使患者消除紧张情绪，检查时放松并主动配合。

2. 嘱患者检查前3天进食无渣或少渣半流质饮食，检查前1天进流质饮食，若疑为肠息肉，准备做电切术者禁食牛奶及乳制品。

3. 作好肠道准备。肠道清洁有多种方法，现多用复方聚乙二醇电解质散每袋内容物溶于1L水中，搅拌直至粉末完全溶解，于检查前日晚和检查当天早晨各服2L。

4. 术前半小时遵医嘱给予山莨菪碱10mg或阿托品0.5mg静注。

【术后护理】

1. 检查结束后，患者需观察15~30min再离去 嘱患者注意卧床休息，作好肛门清洁。3天内进无刺激、少渣易消化软食。如行息肉摘除、止血治疗者，6小时后可进温冷流质饮食。避免剧烈运动。

2. 注意观察患者腹胀、腹痛及排便情况 腹胀明显者，可行内镜下排气；观察粪便颜色，必要时行粪便隐血试验，腹痛明显或排血便者应留院继续观察。如发现剧烈腹痛、腹胀、面色苍白、心率增快、血压下降、大便次数增多呈黑色，提示并发肠出血、肠穿孔，应及时报告医生，协助处理。

3. 彻底清洁 消毒内镜及有关器械，妥善保管，避免交叉感染。

（二）无痛肠镜检查术

无痛肠镜检查相对于一般肠镜而言，指在做肠镜检查前，先由医生对患者实施麻醉，减轻患者检查的痛苦，缩短检查时间。

【适应证】

1. 有肠镜检查适应证但恐惧常规肠镜检查者。

2. 其他原因难以完成常规肠镜检查者。

3. 伴有其他疾病而急需做肠镜检查者。如伴有高血压、轻度冠心病、陈旧性心肌梗死、有癫痫病史者及小儿患者或精神病等不能合作者。

【禁忌证】

1. 原则上同常规肠镜检查禁忌证。

2. 有药物过敏史，特别是有镇静药物过敏史。

3. 孕妇及哺乳期妇女。

4. 严重鼾症及过度肥胖者慎重。

5. 心动过缓者慎重。

【术前护理】

1. 同常规肠镜检查。

2. 详细询问是否有镇静药物过敏史。

3. 准备用物增加 仪器用物，如麻醉机、监护仪、吸引器、吸氧装置、电子肠镜、活检钳。麻醉药品，如异丙酚。备用盐酸肾上腺素、阿托品、0.9%氯化钠注射液、地塞米松等抢救药品。

【术后护理】

1. 常规同肠镜检查。

2. 术后应在医院观察 30min，并监测血压、心率、血氧饱和度、意识情况。患者坐起时需观察有无头晕、四肢无力的症状，防止跌倒等意外发生。

3. 向患者或陪护人员交代清楚术后注意事项，如术后 3 小时需有人陪护，术后 24 小时不骑车、驾车，不从事高空作业或操作重型机器等危险工作，以防意外。

二、胃镜

上消化道内镜检查包括食管、胃、十二指肠的检查，是应用最广、进展最快的内镜检查，亦称胃镜检查。通过此检查可直接观察食管、胃、十二指肠炎症、溃疡或肿瘤等的性质、大小、部位及范围，并可行组织学或细胞学的病理检查。一般分为一般胃镜与无痛胃镜。

（一）一般胃镜

【适应证】

适应证比较广泛，一般来说所有诊断不明的食管、胃、十二指肠疾病，上消化道术后有无法解释的症状者，均可行此项检查。主要适应证如下。

1. 有明显消化道出血症状，但不明原因者。

2. 上消化道出血需查明原因者。

3. 疑有上消化道肿瘤，但 X 线钡餐检查不能确诊者。

4. 需要随访观察的病变，如溃疡病、萎缩性胃炎、胃手术后及药物治疗前后对比观察等。

5. 需作内镜治疗者，如摘取异物、急性上消化道出血的止血、食管静脉曲张的硬化剂注射与结扎、食管狭窄的扩张治疗等。

【禁忌证】

1. 严重心、肺疾病，如严重心律失常、心力衰竭、严重呼吸衰竭及支气管哮发作等。

2. 各种原因所致休克、昏迷等危重状态。

3. 急性食管、胃、十二指肠穿孔，腐蚀性食管炎的急性期。

4. 神志不清，精神失常不能配合检查者。

5. 严重咽喉部疾病、主动脉瘤及严重的颈胸段脊柱畸形等。

【术前护理】

1. 向患者仔细介绍检查的目的、方法、如何配合及可能出现的不适，使患者消除紧张情绪，检查时放松并主动配合。

2. 仔细询问病史，如有无青光眼、高血压、是否装有心脏起搏器、有无胃肠道传染病等，进行体格检查，以排除检查禁忌证。检测乙、丙型肝炎病毒标志，对阳性者用专门胃镜检查。

3. 检查前禁食 8 小时，有幽门梗阻者，在检查前 2~3 天进食流质、检查前 1 晚应洗胃。曾做过 X 线胃肠钡餐造影者，3 天内不宜做胃镜检查。

4. 如患者过分紧张，可遵医嘱给予地西泮 5~10mg 肌注或静注；为减少胃蠕动和胃液分泌，可于术前半小时遵医嘱给予山莨菪碱 10mg 或阿托品 0.5mg 静注。

5. 用物准备。

【术后护理】

1. 术后因患者咽喉部麻醉作用尚未消退，嘱其不要吞咽唾液，以免呛咳。麻醉作用消失后，可先饮少量水，如无呛咳可进饮食。当天饮食以流质、半流质为宜，行活检的患者应进食温凉饮食。

2. 检查后少数患者出现咽痛、咽喉部异物感，嘱患者不要用力咳嗽，以免损伤咽喉部黏膜。若患者出现腹痛、腹胀，可进行按摩，促进排气。检查后数天内应密切观察患者有无消化道穿孔、出血、感染等并发症，一旦发现及时协助医生进行对症处理。

3. 彻底清洁、消毒内镜及有关器械，妥善保管，避免交叉感染。

（二）无痛胃镜

无痛胃镜检查相对于一般胃镜而言，指在做胃镜检查前，先由医生对患者实施麻醉，减轻患者检查的痛苦，缩短检查时间。

【适应证】

1. 有胃镜检查适应证但恐惧常规胃镜检查者。

2. 剧烈呕吐或其他原因难以完成常规胃镜检查者。

3. 伴有其他疾病而急需做胃镜检查者。如伴有高血压、轻度冠心病、陈旧性心肌梗死、有癫痫病史者及小儿患者或精神病等不能合作者。

【禁忌证】

1. 原则上同常规胃镜检查禁忌证。

2. 有药物过敏史，特别是有镇静药物过敏史。

3. 孕妇及哺乳期妇女。

4. 容易引起窒息的疾病，如支气管炎致多痰者、胃潴留者、急性上消化道大出血致胃内潴留较多血液者。

5. 严重鼾症及过度肥胖者慎重。

6. 心动过缓者慎重。

【术前护理】

1. 同常规胃镜检查。

2. 详细询问是否有镇静药物过敏史。

3. 准备用物增加　仪器用物，如麻醉机、监护仪、吸引器、吸氧装置、电子胃镜、活检钳。麻醉药品，如异丙酚。备用盐酸肾上腺素、阿托品、0.9% 氯化钠注射液、地塞米松等抢救药品。

【术后护理】

1. 同常规胃镜检查。

2. 术后应在医院观察30min，并监测血压、心率、血氧饱和度、意识情况。患者坐起时需观察有无头晕、四肢无力的症状，防止跌倒等意外发生。

3. 向患者或陪护人员交代清楚术后注意事项，如术后3小时需有人陪护，术后24小时不骑车、驾车，不从事高空作业或操作重型机器等危险工作，以防意外。

第四章　血液内科常见疾病

血液内科专科护理思维导图

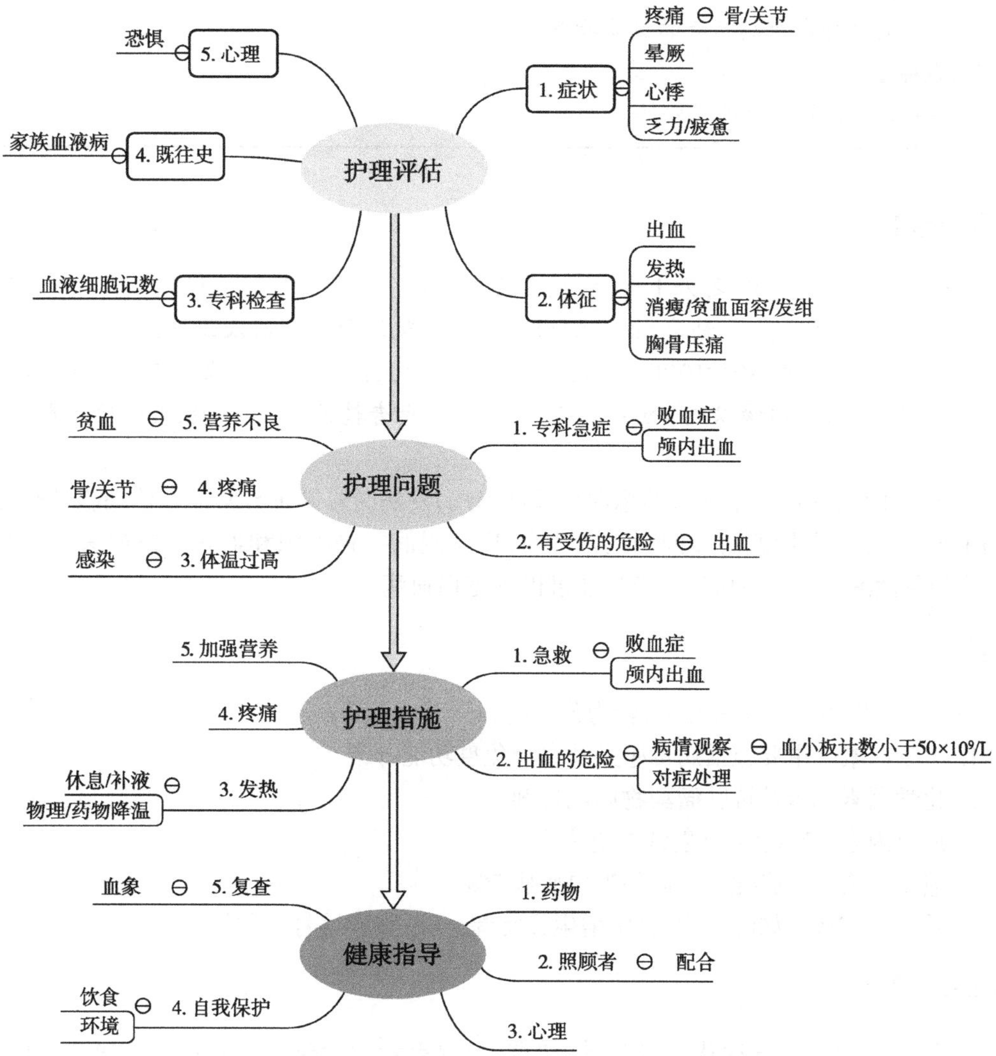

第一节　急性白血病

【学习目标】

1. 掌握急性白血病的分类、临床表现、治疗；
2. 掌握急性白血病患者的护理评估、护理诊断、护理措施；
3. 熟悉急性白血病患者的健康指导。

【重点难点】

急性白血病患者的护理评估。

【案例介绍】

患者，男，55岁。因“乏力1周，发热3天”入院。患者3天前出现发热，体温最高达39℃，发热前无畏寒、寒战，稍有咳嗽，咳白痰。于外院给予抗感染及退热治疗后效果不理想。查血常规：白细胞 $80\times10^9/L$、Hb52g/L、PLT32 $\times10^9/L$，血百分数涂片可见90%以上原幼细胞，来我院诊治，门诊以“急性白血病”收入院。患者精神、食欲一般，大小便正常。

急性白血病，是造血干细胞的恶性克隆性疾病，发病时骨髓中异常的原始细胞及幼稚细胞（白血病细胞）大量繁殖并抑制正常造血，广泛浸润各种组织和器官。根据法美英FAB分类分为急性淋巴细胞白血病和急性非淋巴细胞白血病。

【病因】

白血病的病因目前尚未明了，较为公认的因素有：

1. 生物因素　主要包括病毒感染及自身免疫功能异常。
2. 化学因素　苯及抗肿瘤药物如烷化剂。
3. 放射因素　X射线、γ射线及电离辐射。
4. 遗传因素　家族性白血病约占白血病7‰。
5. 其他血液病　如淋巴瘤、骨髓增生异常综合征、多发性骨髓瘤等。

【临床表现】

1. 贫血　常为首发症状，呈进行性加重，半数患者就诊时就已有重度贫血。苍白、乏力、头昏、心悸和气短等症状进行性加重。

2. 发热　发热是急性白血病患者最常见的症状和就诊原因之一，半数以上的患者以发热起病，体温在39℃以上，以呼吸道感染最常见。感染是导致急性白血病患者死亡最常见的原因之一。

3. 出血　主要原因为血小板减少，与血小板功能异常以及白血病细胞的浸润和感染细菌毒素对血管的黏膜损伤有关。出血可发生于全身任何部位，以皮肤瘀点、瘀斑、牙龈出血较常见。

4. 器官组织浸润 如肝、脾、淋巴结肿大,胸骨压痛等。

【实验室及其他检查】

1. 血常规 绝大部分患者白细胞明显升高,甚至达到 $100 \times 10^9/L$ 以上,也有白细胞正常或减少。HGB 及 PLT 常常降低。

2. 骨髓象 骨髓穿刺检查是急性白血病的必查项目和确诊的主要依据,对临床分型、治疗和疗效判断、预后估计意义重大。

3. 细胞学检查 主要用于急性淋巴细胞白血病、急性粒细胞白血病及急性单核细胞白血病的鉴别与诊断。

4. 免疫学检查 用于区分急性淋巴细胞白血病与急性非淋巴细胞白血病及其各自的亚型。

5. 染色体及基因的检查 急性白血病常伴有特异的染色体和基因异常改变,并与疾病的发生、发展、诊断、治疗和预后关系密切。

【处理原则】

总的治疗原则是尽可能多的消灭白血病细胞群体和控制白血病细胞的大量增生,解除因白血病细胞浸润而引起的各种临床表现,以期获得完全缓解。

1. 支持治疗

(1)休息和加强营养以减少高热对身体的消耗。

(2)严格防治感染 严重感染是主要死亡原因,因此防治感染甚为重要。设置无菌病室或区域,以便将中性粒细胞计数低或进行化疗者隔离。注意口腔、鼻咽部、肛门周围皮肤卫生,防止黏膜溃疡、糜烂、出血,一旦出现要及时地对症处理。食物和食具应先灭菌。应用口服不吸收的抗生素如庆大毒素、多黏菌素和抗真菌药如制霉菌素、万古霉素等以杀灭或减少肠道的细菌和真菌。对已存在感染的患者,治疗前作细菌培养及药敏试验,以便选择有效抗生素治疗。

(3)纠正贫血,给予中心给氧,必要时输注红细胞。

(4)防治出血,血小板低者可输注单采血小板,保持血小板 $>20 \times 10^9/L$。

(5)预防并发症,尤其是高白细胞血症的预防。

2. 化疗

化疗是治疗急性白血病的主要手段。化疗可分为诱导缓解治疗和缓解后治疗两个阶段,其间可增加强化治疗、巩固治疗和中枢神经预防治疗等。常见化疗药物及治疗方案见表 1–4–1、表 1–4–2。

3. 骨髓移植

(1)同基因骨髓移植供者为同卵孪生子。

(2)同种异基因骨髓移植供者为患者的兄弟姐妹或无关供者。

(3)自体骨髓移植不需选择供者,易推广。

(4)外周血造血干细胞和脐血移植可有自体和异基因两种供者来源。

表 1-4-1　白血病常见化疗药物

药名	缩写	药理作用	主要不良反应
阿糖胞苷	Ara~C	阻碍 DNA 合成	消化道反应，肝功能异常，骨髓抑制
长春新碱	VCH	抑制有丝分裂	末梢神经炎，腹痛，脱发
柔红霉素	DNR	抑制 DNA、RNA 合成	骨髓抑制，心脏损害，消化道反应
左旋门冬酰胺酶	L~ASP	影响瘤细胞蛋白质合成	肝损害，过敏反应，高尿酸血症，高血糖
泼尼松	P	破坏淋巴细胞	类库欣综合征

表 1-4-2　白血病常用联合化疗方案

ALL 诱导缓解治疗方案	DVLP 方案　DNR+VCR+L~ASP+P
AML 诱导缓解	D 方案 A　DNR+Ara~C
	HA 方案　HAra~C
	DAE 方案　DNR+Ara~C+VP~16
缓解后治疗方案	HD Ara~C

【护理评估】

1. 评估患者的生命体征，有无发热；有无意识状态、头痛、呕吐、意识改变等颅内出血的症状。

2. 评估患者的首发表现、特点及目前的主要症状及体征，包括观察患者皮肤、黏膜，评估有无贫血、出血、感染及皮肤黏膜浸润的体征；触诊患者肝、脾、淋巴结，有无肿大、压痛。

3. 评估患者的起病缓急及目前的用药及治疗情况。

4. 评估患者所做的相关检查及结果。

【护理诊断】

1. 有出血的危险　与血小板减少、白血病细胞浸润等有关。
2. 有感染的危险　与粒细胞缺乏有关。
3. 活动无耐力　与白血病引起代谢增高及贫血有关。
4. 焦虑或抑郁　与治疗效果差、死亡率高有关。
5. 潜在并发症　与化疗药物的不良反应有关。

【护理措施】

1. 一般护理　有活动无耐力者需卧床休息，但一般不需绝对卧床，根据病情适当活动，以不感到疲劳为主。给予高蛋白、高热量、高维生素饮食，以补充机体消耗，提高化疗的耐受性。保持口腔、皮肤、肛周及外阴的清洁，预防感染。

2. 病情观察 观察患者体温，注意各系统可能出现的感染症状。观察患者有无出血倾向，如颅内出血、消化道出血、泌尿系出血等。

3. 用药护理 了解患者使用的各类药物的作用、不良反应及注意事项。化疗药物刺激性大、毒性强，多次注射常会引起静脉周围组织炎症（静脉炎分级标准见表 1–4–3），发生静脉炎的局部血管禁止静脉注射，避免患侧部位受压，局部使用多磺酸黏多糖乳膏等药物涂擦，鼓励患者多做肢体活动，促进血液循环。反复接触化疗静脉给药的患者应首选中心静脉置管。

表 1–4–3 静脉炎分级标准

分级	临床症状
0 级	无临床症状
1 级	输液部位发红和（或）不伴疼痛。
2 级	输液部位疼痛伴有发红和（或）水肿。
3 级	输液部位疼痛伴有发红和（或）水肿，条索样物形成，可触摸到条索状静脉。
4 级	输液部位疼痛伴有发红和（或）水肿，条索样物形成，可触摸到条索状静脉 >2.5cm，有脓液渗出。

4. 骨髓抑制期护理

多数化疗药物骨髓抑制作用最强的时间为化疗后第 7~14 天（骨髓抑制分级见表 1–4–4），恢复时间多为之后的 5~10 天，但存在个体差异。

表 1–4–4 骨髓抑制分级

	0 级	1 级	2 级	3 级	4 级
血红蛋白（g/L）	≥110	109~95	91~80	79~65	<65
白细胞（$\times 10^9$/L）	≥4.0	3.9~3.0	2.9~2.0	1.9~1.0	<1.0
粒细胞（$\times 10^9$/L）	≥2.0	1.9~1.5	1.4~1.0	0.9~0.5	<0.5
血小板（$\times 10^9$/L）	≥100	99~75	74~50	49~25	<25

（1）白细胞、粒细胞低的护理：化疗后骨髓细胞会降到最低值，此时应做好相应的护理，以预防感染为主，条件允许宜住无菌层流病房，指导患者佩戴口罩，尽量减少探视以避免交叉感染。督促患者注意卫生，饭前饭后勤漱口，便后及睡前清洗肛周。严密观察患者体温变化，预防感染。

（2）血小板低的护理：血小板低有出血的危险，当血小板低于 20×10^9/L 时或有明显出血迹象时，指导患者绝对卧床休息，密切观察患者有无头痛、喷射性呕吐、视物模糊等颅内出血的现象，以及大小便、有无消化道出血等症状。

（3）红细胞低的护理：红细胞低时会出现头晕、乏力、面色苍白、活动无耐力等贫血症状，指导患者卧床休息，减少活动，预防跌倒。

5. 心理护理 针对患者的性格、社会背景及心理需要，有针对地进行心理疏导。同时叮嘱家属给予患者物质和精神上的支持，鼓励或组织病友间交流经验，增强战胜疾病的信心。

【健康指导】

1. 疾病预防指导　避免接触对造血系统有损害的理化因素，如电离辐射、亚硝酸类物质、染发剂、油漆等含苯物质。

2. 用药指导　向患者讲解急性白血病缓解后仍应定期巩固强化治疗，按医嘱服药，定期复查。

3. 疾病相关知识指导　指导患者保持良好的生活方式，生活规律，保证充足的休息与营养，保持乐观的情绪；指导患者预防感染与出血，注意个人卫生及保暖，经常检查口腔及咽部有无感染，要求患者学会自测体温，勿用牙签剔牙、手挖鼻孔，避免出血等。

4. 心理指导　向患者及家属说明白血病虽然难治，但目前疗效进展快、效果好，应树立信心，保持良好的情绪状态，有利于疾病的康复。

第二节　慢性白血病

【学习目标】

1. 掌握慢性白血病的发病机制、临床表现、处理原则；
2. 掌握慢性白血病形成患者的护理评估、病情观察、护理诊断、治疗要点、护理措施；
3. 掌握慢性白血病患者的健康指导。

【重点难点】

1. 慢性白血病患者的护理措施。
2. 慢性白血病的观察及处理。

【案例介绍】

患者，男，59岁，因“上腹饱胀1个月余”入院。患者1个月前无明显诱因出现左上腹饱胀不适，食欲差，伴头晕、乏力，无头痛，无恶心、呕吐症状。急诊查血常规示WBC 162.51×10^9/L，HGB 102g/L，PLT 595×10^9/L，腹部B超示巨脾，门诊考虑“慢性粒细胞白血病”收入院。

慢性粒细胞白血病（chronic myeloid leukemia，CML，简称慢粒）是一种发生在早期多功能造血干细胞上的恶性骨髓增殖性疾病（获得性造血干细胞恶性克隆性疾病）。

【病因】

慢性粒细胞白血病的病因仍未明确，但某些诱因可能与白血病的发生有关：①病毒；②放射线；③化学物质；④遗传和先天性易患因素。

【临床表现】

1. 慢性期 一般持续时间1~4年，起病缓慢，早期无自觉症状，随着疾病进展可出现乏力、头晕、腹部不适；也可出现全身不适、耐力减低，恶心症状；也可表现为基础代谢增高的特点，如怕热、盗汗、多汗、体重减轻、低热、心悸和精神紧张等。脾大为最突出的体征。约30%患者因偶然查血发现白细胞增高而就诊（白细胞 $>25\times10^9/L$）。白细胞计数 $>100\times10^9/L$ 时，有白细胞瘀滞综合征发生的可能。

2. 加速期 表现为不明原因的发热、虚弱、体重下降，骨及关节疼痛。逐渐出现贫血、出血。脾脏持续或进行性肿大。

3. 急变期 经过几个月至1~2年进入急变期，表现出与急性白血病类似的症状与体征。

【实验室及其他检查】

1. 慢性期

（1）血常规：白细胞 $>25\times10^9/L$；可达 $100\times10^9/L$；各阶段粒细胞显著增多，原始及早幼粒细胞<10%。

（2）骨髓象：骨髓增生极度活跃，以中性粒细胞为主，可见各个阶段的粒细胞，以晚幼粒细胞和杆状核为主；嗜酸、嗜碱性粒细胞增多；红系比例常减少。

（3）染色体和基因 90%以上Ph染色体和（或）BCR~ABL融合基因阳性 。

（4）生化 血清及尿中的尿酸增高，血清中乳酸脱氢酶增高。

2. 加速期 ①WBC计数增高：进行性白细胞增多和（或）进行性脾肿大。②与治疗不相关的持续血小板减少（$<100\times10^9/L$）或增高（$>100\times10^9/L$）。③外周血中嗜碱性粒细胞≥20%。④外周血或骨髓中原始细胞10%~19%。

3. 急变期 ①外周血或骨髓中原始细胞≥20%；②骨髓活检原始细胞聚集；③髓外原始细胞浸润。

【处理原则】

1. 络氨酸激酶抑制剂 是CML首选治疗药物，慢性期患者可首选第一代络氨酸酶抑制剂伊马替尼，对伊马替尼不耐受、反应欠佳或失败的患者可更换第二代络氨酸酶抑制剂如尼洛替尼或达沙替尼。

2. 化学治疗

（1）羟基脲：是目前治疗CML的常用化疗药物，其与马利兰相比，作用较快，但缓解时间短，无马利兰之副作用；马利兰为烷化剂的一种，起效慢，但控制疾病较持久，用药过量或敏感者小剂量应用会造成严重骨髓抑制，且恢复慢。

（2）联合用药：干扰素、小剂量阿糖胞苷、高三尖杉酯碱、伊马替尼等联合治疗，是治疗CML的趋势。

3. α干扰素 具有抗肿瘤细胞增殖、抗血管新生及细胞毒等作用，与小剂量阿糖胞苷联合应用可提高疗效。

4. 异基因造血干细胞移植（Allo~HSCT） 是唯一有望治愈CML的方法，宜在慢性期待血象和体征控制后尽早进行。HLA 相和同胞间移植后，患者 3~5 年无病存活率为 60%~80%。

5. 其他　白细胞瘀滞症可使用血细胞分离机，单采清除过高的白细胞，同时给予羟基脲化疗和水化、碱化尿液，保证足够尿液，并口服别嘌醇，以预防尿酸性肾病。

【护理评估】

1. 评估患者的起病急缓、首发表现、特点及目前的主要症状及体征。

2. 评估患者的职业、生活工作环境、家族史等。

3. 评估患者既往辅助检查、用药及治疗情况，特别是血象及骨髓象的检查结果、治疗用药及化疗方案等。

4. 评估患者的心理状况，对疾病的认知程度，家庭经济情况。

【护理诊断】

1. 疼痛　与脾大引起的疼痛，淋巴结肿大压迫等因素有关。

2. 活动无耐力　与大量、长期化疗，白血病引起代谢增高及贫血有关。

3. 有感染的危险　与化疗后骨髓抑制、疾病的进展或合并感染有关。

4. 有损伤的危险　与血小板减少、白血病细胞浸润有关。

5. 知识缺乏　缺乏疾病的相关知识。

【护理措施】

1. 一般护理　一般患者应适当卧床休息以减少机体消耗，活动以不感到疲劳为主，严重进行性贫血（血红蛋白低于 50g/L）、急性出血或感染患者应绝对卧床休息。饮食给予高热量、高蛋白、富含维生素、易消化的饮食，多食蔬菜水果，忌食油腻、辛辣刺激及产气食物。如有消化道出血，根据病情给予流质饮食、冷流质饮食、暂禁食。如有口腔溃疡，给予温流质饮食。

2. 病情观察

（1）监测患者生命体征：特别是体温与血压的变化，发热时及时给与物理或药物降温，并观察降温效果，血压下降时，密切监测患者神志变化，留置静脉通道，记录尿量。定期监测血常规情况，以了解药物治疗效果及病情发展情况。

（2）脾大患者：每日测量腹围并做好记录。注意脾区有无压痛，有无脾栓塞或脾破裂的表现。置患者于安静舒适的环境中，减少活动，尽量卧床休息，并取左侧卧位，以减轻不适感，指导患者进食少量多餐以减轻腹胀，尽量避免弯腰和碰撞腹部，以避免脾破裂。

（3）白细胞瘀滞患者：化疗期间定期查白细胞计数、血尿酸和尿酸含量以及尿沉渣等。记录 24 小时出入量，注意有无血尿或腰痛发生，一旦发生血尿，应立即通知医生停药并监测肾功能。鼓励患者多饮水，遵医嘱口服别嘌醇，以抑制尿酸的形成。化疗期间每天饮水量 3000ml 以上，以利于尿酸和化疗药降解产物的稀释和排泄。

3. 药物护理　向患者讲解药物不良反应及注意事项，化疗期间注意监测患者血常规、肝肾功能、小便常规等；指导患者多饮水促进尿酸排泄；易过敏药物使用前遵医嘱予以抗过敏对症治疗。伊马替尼用药后可出现腹泻、恶心、呕吐、皮疹、肌肉及骨关节疼痛、水肿等，注意监测病情，使用利尿剂后注意监测有无电解质紊乱；干扰素主要毒副作用表现为畏寒、发热、疲劳、厌食、恶心等症状，使用前半小时可口服泰诺，监测体温变化。

4. 化疗的护理　化疗期间指导患者每日用高锰酸钾坐浴预防肛周感染，每日餐后及睡前盐水漱口预防口腔感染；胃肠道反应强的患者遵医嘱必要时予以止吐对症治疗；定期监测血常规，骨髓抑制期需加强贫血、感染和出血的预防、观察和护理，协助医生正确用药；发生静脉炎局部血管禁止注射，使用多磺酸黏多糖乳膏涂擦。

5. 心理护理　医务人员应及时了解患者的心理活动，关心体贴患者，多与患者及家属沟通，向患者及家属介绍本病的相关知识、国内外治疗此病的最新进展及成功病例，树立患者战胜疾病的信心，使患者安心配合治疗和护理。

【健康指导】

向家属和患者讲解疾病的相关知识，使其了解疾病的过程，使患者做好自我护理，延长慢性期。指导患者保持积极的心态，适当活动与锻炼，以不感到疲劳为主。按医嘱服药，定期门诊复查，如出现发热、出血、肿块、脾大等不适及时就诊。

第三节　再生障碍性贫血

【学习目标】

1. 掌握贫血的分级，再生障碍性贫血患者的病因、临床表现、处理原则；
2. 掌握再生障碍性贫血的护理评估、病情观察、护理诊断、治疗要点、护理措施；
3. 掌握再生障碍性贫血患者的健康指导。

【重点难点】

1. 再生障碍性贫血患者的护理措施；
2. 再生障碍性贫血的观察及处理。

【案例介绍】

患者，女，58岁，因“头晕、乏力伴出血倾向1个月，加重1周”入院。患者1个月前无诱因开始头晕、乏力，间断下肢皮肤出血点，刷牙出血，无鼻出血和黑便，大小便正常，食欲好，无挑食和偏食，无酱油色尿，睡眠可，体重无变化。既往体健，无放射线和毒物接触史，无药敏史。经骨髓穿刺术等相关检查确诊为“再生障碍性贫血”。入院查体：T 38.6℃，P 100次/min，R 20次/min，BP 120/70mmHg，贫血貌，双下肢散在出血点，牙龈出血，化验：Hb 45g/L，RBC 1.5×10^{12}/L，网织红细胞0.1%，WBC 1.0×10^{9}/L，分类：中性分叶30%，淋巴65%，单核5%，PLT 35×10^{9}/L，中性粒细胞碱性磷酸酶（NAP）阳性率80%，血清铁蛋白210μg/L，血清铁170μg/dl，总铁结合力280μg/dl。

再生障碍性贫血（aplastic anemia，AA，简称再障）是由多种原因导致造血干细胞数量减少、功能障碍所引起的一类贫血，又称骨髓造血功能衰竭症。

【病因】

50% 以上的患者无法找到明确的病因，调查结果发现，再障的发生与下列因素有关：

1. 药物及化学物质　为再障最常见的致病因素。

2. 物理因素　长期接触各种电离辐射如 X 射线及其他放射性物质可致。

3. 病毒感染　以病毒性肝炎与再障的关系较明确，主要与丙型肝炎有关，其次是乙型肝炎。

4. 遗传因素　临床资料显示具有某些 HLA-Ⅱ型抗原的再障患者对免疫抑制剂治疗的反应较好，部分患者对氯霉素及某些病毒具有易感性，说明再障的发病可能与遗传因素有关。

5. 其他因素　少数阵发性睡眠性血红蛋白尿、系统性红斑狼疮、慢性肾衰竭等疾病可演变成再障。

【临床表现】

再障的临床表现与全血细胞减少有关，主要为进行性贫血、出血、感染，但多无肝、脾、淋巴结肿大。

1. 重型再障（SAA）　起病急，进展快，病情重。

（1）贫血：苍白、乏力、头昏、心悸和气短等症状进行性加重。

（2）出血：60% 以上有内脏出血，主要表现为消化道出血、血尿、眼底出血和颅内出血。

（3）感染：多数患者有发热，体温在 39℃以上，以呼吸道感染最常见，其次有消化道、泌尿生殖道及皮肤、黏膜感染等。感染菌种以革兰阴性杆菌、金黄色葡萄球菌和真菌为主，常合并败血症。

2. 非重型再障（NSAA）　起病和进展较缓慢，贫血、感染和出血的程度较重型轻，也较易控制。久治无效者可发生颅内出血。

【实验室及其他检查】

1. 生化检查　血、尿常规检查，肝肾功能是否异常。

2. 专科检查　全血细胞减少，但三系细胞减少的程度不同，少数病例可呈双系或单系细胞减少；淋巴细胞比例相对性增高；网织红细胞绝对值低于正常。再障诊断指标应符合下列三项中的两项：①血红蛋白 $<100g/L$；②中性粒细胞绝对值 $<1.5\times10^9/L$；③血小板 $<50\times10^9/L$。若三系细胞减少未达上述标准时不能诊断为再障。

3. 骨髓象　为确诊再障的主要依据。骨髓涂片肉眼观察有较多脂肪滴。骨髓活检显示造血组织均匀减少，脂肪组织增加。

【处理原则】

1. 支持疗法

（1）加强保护措施：必要时行保护性隔离，可安排入住层流病室，注意饮食及环境卫生，停用或禁用有骨髓抑制作用的药物。

（2）对症治疗

1）控制感染：主张早期、足量、联合用药。对于感染性高热的患者，可根据细菌培养及药物敏感试验选择抗生素。若发生真菌感染需进行抗真菌治疗，常用药物伊曲康唑注射液，氟康唑注射液等，不良反应有消化不良、恶心、腹痛和便秘等，应监测肝肾功能情况。

2）控制出血：根据患者的具体情况选用不同的止血方法或药物。常用药物为氨甲苯酸注射液，蛇毒血凝酶注射液，肾上腺素注射液或输血小板对症治疗。氨甲苯酸副作用一般表现为头痛、头晕、恶心、呕吐等反应；若输血治疗，应密切观察有无输血反应等。

3）纠正贫血：血红蛋白低于 60g/L 伴明显缺氧症状者，可输注红细胞及指导吸氧。

2. 针对不同发病机制的治疗

（1）免疫抑制疗法：主要包括合理应用抗胸腺细胞球蛋白（ATG）或抗淋巴细胞球蛋白（ALG）和环孢素（CsA）。ATG/ALG 具有抑制 T 淋巴细胞或非特异性自身免疫反应的作用，主要用于 SAA 的治疗。副作用：超敏反应（寒战、发热、多型性皮疹、高血压或低血压）、血清病（如猩红热样皮疹、发热、关节痛、肌肉痛）、出血加重以及继发感染等，用药前需做皮试；环孢素（CsA）可选择作用于异常 T 淋巴细胞，解除骨髓抑制，适用于任何类型的再障。副作用：肝肾功能损害、牙龈增生、消化道反应。

（2）促进骨髓造血

1）雄激素：为目前治疗再障的首选药物，适用于全部再障。主要是刺激肾脏产生促红细胞生成素，并直接作用于骨髓，促进红细胞生成，还可促进粒细胞系统和巨核细胞系统细胞的增生。副作用：肝功能损害，女性男性化。常用药物有达那唑、十一酸睾酮、丙酸睾酮。

2）造血生长因子：主要用于重型再障。在免疫抑制治疗时或之后应用，有促进骨髓恢复的作用。常用药物主要有：粒细胞－巨噬细胞集落刺激因子或粒细胞集落刺激因子。

3）造血干细胞移植：主要用于重型再障。最佳移植对象是年龄 40 岁以下，无感染及其他并发症。

【护理评估】

1. 评估患者患病情况及治疗经过、了解患者及其家属的心理反应、对疾病的认识与理解程度以及治疗与护理上的配合等。

2. 评估患者生命体征、意识状态、营养状况、皮肤和黏膜情况，判断贫血（表 1-4-5）、出血、感染的程度。

表 1-4-5　贫血的实验诊断标准

性别	HB	RBC	HTC
男	<120g/L	$<4.5\times10^{12}$/L	0.42
女	<110g/L	$<4.0\times10^{12}$/L	0.37
妊娠期女性	<100g/L	$<3.5\times10^{12}$/L	0.30

3. 评估患者治疗方式，使用免疫抑制剂药物要注意药物过敏等症状，雄激素类药物对肝脏造成的影响。

4. 评估患者所做的相关检查及结果，特别是外周血象和骨髓检查。

【护理诊断】

1. 有受伤的危险　出血与血小板减少有关。
2. 有感染的危险　与粒细胞减少有关。
3. 活动无耐力　与贫血所致机体组织的缺氧有关。
4. 身体意象紊乱　与雄激素的不良反应有关。
5. 过敏反应　与 ATG/ALG 或输血不良反应有关。
6. 悲伤　与治疗效果差、反复住院有关。
7. 知识缺乏　缺乏有关再障治疗及预防感染和出血的知识。

【护理措施】

1. 一般护理　保持病房内空气新鲜，限制探视，避免到人群密集的地方。注意口腔、皮肤、肛周清洁卫生。睡前使用 1∶5000 的高锰酸钾溶液坐浴，每次 15~20min。高热患者禁用酒精擦拭。为避免增加出血危险或加重出血，应做好患者的休息与饮食指导。若口腔、鼻腔出血遵医嘱给予 1% 肾上腺素棉球填塞等局部处理。鼓励患者进食高蛋白、高维生素、易消化的软食或半流质，禁食过硬、粗糙的食物。保持排便通畅，排便时不可用力，以免腹压骤增而诱发内脏出血，尤其颅内出血。便秘者可使用开塞露或缓泻剂。

2. 病情观察　密切观察患者神志、瞳孔、生命体征、临床表现，感染部位的症状和体征。注意观察患者出血的发生部位、主要表现形式、发展或消退情况，警惕颅内出血的发生。

3. 颅内出血的护理　①严密观察病情变化，如剧烈头痛、呕吐、大小便失禁、偏瘫或意识障碍，应及时报告医生并监测患者生命体征变化；②建立两条静脉通路；③遵医嘱给予止血剂，快速静滴甘露醇；④如患者出现惊厥，应防止患者碰伤或摔伤，加用床档，用缠有纱布的压舌板放于上下臼齿之间，以防舌咬伤；⑤昏迷患者，要保持呼吸道通畅，及时清除呼吸道分泌物，并给予氧气吸入，遵医嘱给予呼吸兴奋剂，尼可刹米；⑥必要时给予输血治疗；⑦患者病情稳定后，及时准确书写护理记录，认真交班。

4. 用药护理　了解患者使用各类药物的作用、不良反应和注意事项，指导患者合理使用口服药，必要时监测血药浓度、血常规，肝肾功能等。当患者输血时，要认真核对，密切观察患者输血不良反应，并给予相应的处理。

5. 康复护理　告知患者本病的相关知识及高危因素。血小板 $<20\times10^9/L$ 时应绝对卧床休息，预防跌倒，防止出血。告知患者及家属必须在医生指导下用药，定期复查血象。指导患者对贫血、出血、感染症状体征和药物不良反应的自我监测。

6. 心理护理　与患者及家属建立良好的关系，注意观察患者的情绪反应及行为表现，鼓励患者讲出自己所关注的问题并及时给予有效的心理疏导。向患者及家属解释雄激素类药物应用的目的、不良反应，说明待病情好转后，随着药物剂量的减少，不良反应会逐渐消失，鼓励患者与亲友、病友多交谈，保持心情愉悦，减少孤独感，增强信心，积极配合治疗。

【健康指导】

指导患者保证充足的睡眠和休息，适当的活动可调节身心状况，提高患者的活动耐力，学会自我监测，是否有头晕、心慌、气促，皮肤黏膜出血，便血、血尿等，若出现上述症状或者呈进行性加重，应及时告知医生及护士。饮食方面注意加强营养，增进食欲，避免对消化道黏膜有刺激性的食物。避免服用对造血系统有害的药物。

第四节　特发性血小板减少性紫癜

【学习目标】

1. 掌握特发性血小板减少性紫癜的病因、临床表现、处理原则；
2. 掌握特发性血小板减少性紫癜的护理评估、护理诊断、护理措施；
3. 掌握特发性血小板减少性紫癜的健康指导。

【重点难点】

1. 特发性血小板减少性紫癜患者的护理评估；
2. 症状的观察及处理。

【案例介绍】

患者，女，28 岁。因月经量增多、反复皮肤瘀点、瘀斑 8 个月余，发热 3 天伴鼻腔、牙龈出血来我院就诊，入院查血常规结果示　WBC 10×10^9/L，HB 110g/L，PLT 10×10^9/L，血凝常规示：出血时间（TT）延长，拟诊“特发性血小板减少性紫癜”收入院。

特发性血小板减少性紫癜（idiopathic thrombocytopenic purpura，ITP）又称自身免疫性血小板减少性紫癜，是一种与免疫反应相关的出血性疾病，是患者对自身血小板抗原的免疫失耐受，造成血小板过度破坏和血小板生成受抑，出现血小板减少。临床主要表现为自发性皮肤黏膜出血或内脏出血。根据其表现可分为急性型和慢性型两类，急性型多见于儿童，慢性型以青年女性多见。

【病因】

ITP 的病因迄今未明，发病机制可能与以下因素有关

1. 感染因素　起病前 2 周左右约 80% 急性型患者有上呼吸道感染症状，慢性型患者会因感染而导致病情加重，因此细菌和病毒感染与 ITP 密切相关。

2. 免疫因素　可能是 ITP 发病的重要因素，实验证明，正常人血小板输入 ITP 患者体内，其寿命明显缩短（仅为正常的 1/8~1/6），而 ITP 患者血小板在正常血浆或血清中存活时间正常。大部分 ITP 患者血小板表面可检测出血小板相关抗体。临床上使用糖皮质激素、免疫球蛋白、血浆置换治疗效果确切。

3. 肝、脾因素　体外培养证实 ITP 患者脾脏可产生血小板相关抗体 IgG，与抗体结合的血小板容易在脾脏被破坏，而肝脏对血小板的破坏作用与脾脏类同，多数患者脾切除后血小板可明显上升。

4. 其他因素　慢性型 ITP 患者多见于成年女性，可能与雌激素水平增高抑制血小板生成及促进单核－巨噬细胞对抗体结合血小板的破坏有关。

【临床表现】

1. 急性型　多见于儿童，起病前 1~2 周可出现上呼吸道感染或病毒感染史。起病急，可有发热、畏寒、全身皮肤广泛出血。四肢可见瘀点和瘀斑，尤以下肢为多见。鼻腔、牙龈、口腔黏膜出血也很常见。严重者可突然发生广泛的皮肤黏膜出血致皮肤大片瘀斑、血肿或消化道、泌尿道出血，甚至因颅内出血而危及生命。急性型病程多为自限性，一般数周内恢复，痊愈后很少复发。

2. 慢性型　以青年女性多见，一般起病缓慢或隐袭，出血症状相对较轻，常呈持续性或反复发作，主要表现为皮肤、黏膜大小不等的瘀点、瘀斑，可伴有轻度脾肿大。女性患者以月经过多较为常见，甚至是唯一症状。每次发作持续数周或数月，甚至迁延数年。

【实验室及其他检查】

1. 外周血象　血小板计数减少，急性型常低于 $20 \times 10^9/L$，慢性型波动在（30~80）$\times 10^9/L$。出血过多者可出现红细胞、血红蛋白计数减少，白细胞计数一般正常。

2. 骨髓象　骨髓巨核细胞一般明显增多，有时正常，急性型幼稚巨核细胞比例增多，胞体大小不一，以小型多见；慢性型颗粒型巨核细胞增多，胞体大小基本正常。有血小板形成的巨核细胞明显减少（<30%），巨核细胞出现成熟障碍。

3. 其他　凝血时间正常，血块退缩不佳，血清凝血酶原消耗不良，血管脆性试验阳性。血小板相关免疫球蛋白（APIgG）增高。

【处理原则】

1. 糖皮质激素　为本病治疗首选药物，有效率可达 80%。一般口服泼尼松 1mg/（kg·d），分次或顿服，待血小板接近正常后，可逐渐减至最小维持量治疗 3~6 个月。病情严重者可静脉滴注地塞米松或甲泼尼龙。大量使用激素会出现糖尿病、高血压、满月脸、向心性肥胖、骨骼异常等，用药期间应注意监测血糖、血压变化。停药后不良反应可逐渐好转。

2. 脾切除　使用糖皮质激素治疗无效，病程达 6 个月以上，或糖皮质激素的维持量大于 30mg/d，可通过脾切除减少血小板的破坏及抗体的生成。

3. 免疫抑制剂　使用以上方法治疗无效者，可联合使用免疫抑制剂，或单独使用免疫抑制剂。常用药物有长春新碱、环孢素、环磷酰胺等。

4. 输注血小板　血小板低于 $20 \times 10^9/L$、出血严重者、脾切除术前准备，可输注新鲜血小板。但多次输血易产生同种抗体，使血小板遭到破坏，导致治疗效果下降。

5. 血小板生成药物　用于糖皮质激素治疗无效或难治的 ITP 患者，常用药物有艾曲波帕、重组人血小板生成素和罗米司亭等。

【护理评估】

1. 评估患者的生命体征、意识状态，有无头痛、呕吐、视物模糊、意识障碍等颅内出血症状。

2. 评估患者全身皮肤、黏膜有无出血点及瘀斑，口腔、鼻腔、牙龈有无出血症状，了解患者有无血尿、黑便等消化道出血症状。

3. 了解患者的发病时间及目前的治疗方案。

4. 了解患者所做的相关检查及结果。

【护理诊断】

1. 皮肤完整性受损　与血小板减少有关。

2. 有感染的危险　与糖皮质激素及免疫抑制剂治疗有关。

3. 焦虑或抑郁　与反复发生出血有关。

4. 潜在并发症　颅内出血。

【护理措施】

1. 一般护理　血小板低于 $20\times10^9/L$ 时应绝对卧床休息，减少活动，避免创伤加重出血症状。可进食高蛋白、高维生素软食，避免吃油炸、坚硬的食物，用软毛牙刷刷牙，勿用牙签剔牙，防止损伤口腔黏膜，引起出血。保持皮肤清洁、干燥，穿棉质衣服。指导患者排便时勿用力，防止颅内压增高引起颅内出血。

2. 病情观察　密切观察神志、瞳孔、生命体征、临床表现。观察全身皮肤黏膜出血情况，如出血部位、范围、有无新增出血点及瘀斑等。内脏出血时，应注意观察出血量，出血是否停止。当血小板低于 $20\times10^9/L$ 时，要注意观察患者有无头痛、呕吐、意识障碍等颅内出血表现。

3. 用药护理　本病首选药物为糖皮质激素，长期服用大剂量药物时，可并发库欣综合征，应注意监测血压、血糖、白细胞计数的变化，发现异常及时告知医生。

4. 康复护理　慢性型患者适当限制活动，当血小板低于 $50\times10^9/L$ 时，避免较强的体力活动，避免外伤，血小板低于 $20\times10^9/L$ 时，应绝对卧床休息。遵医嘱坚持用药，避免使用影响血小板功能的药物，如阿司匹林、右旋糖酐、双嘧达莫、吲哚美辛、保泰松等。

5. 心理护理　告知患者及家属本病为慢性病，易反复发病，应多鼓励患者，树立其战胜疾病的信心。在使用糖皮质激素治疗过程中，患者可出现满月脸、多血质外貌、向心性肥胖，痤疮，紫纹、高血压，继发性糖尿病和骨质疏松等症状，告知其停药后症状可逐渐消失，避免患者出现紧张、不安等情绪。

【健康指导】

给患者讲解疾病相关知识，避免情绪紧张、波动，保持良好的心态，积极配合治疗。不滥用药物，特别是对血小板有损伤作用的药物。避免强体力活动，可适当散步、打太极、下棋等，预防各种外伤。长期服用糖皮质激素者应按时按量服药，不可自行减量或突然停药，服药期间应注意个人卫生，预防各种感染。注意自我监测，如出现皮肤黏膜出血加重、呕血、便血、血尿、月经量增多、鼻腔出血不止、头痛等，应立即来医院就诊。定期复查血象、血压、血糖等。

第五节　淋　巴　瘤

【学习目标】

1. 掌握淋巴瘤的病因、临床表现、处理原则；
2. 掌握淋巴瘤的护理评估、护理诊断、护理措施；
3. 熟悉淋巴瘤的健康指导。

【重点难点】

1. 淋巴瘤患者的护理措施；
2. 淋巴瘤的观察及处理、化疗方案。

淋巴瘤（lymphoma）起源于淋巴结和淋巴组织，其发生大多与免疫应答过程中淋巴细胞增殖分化产生的某种免疫细胞恶变有关，是免疫系统的恶性肿瘤。分为霍奇金淋巴瘤（Hodgkin lymphoma，HL）和非霍奇金淋巴瘤（non-Hodgkin lymphoma，NHL）。

【案例介绍】

患者，女，60岁，10天前因无明显诱因下发现右侧腋窝淋巴结肿大，无红肿、疼痛、破溃及流脓，无发热，未经治疗，10天来肿块无明显变化，不随月经周期而改变，门诊彩超示“右侧腋窝多发低回声结节占位”，门诊以“右腋下肿物”收治入院，患者起病以来，精神、食欲可，大小便正常。查体示右侧腋窝可及约4cm×2.0cm肿块，质硬，无压痛，活动度可。拟于静脉复合麻醉下行右腋淋巴结活检术，病检结果回报示（右侧腋下）淋巴结非霍奇金淋巴瘤。

【病因】

病因不清。一般认为，可能和基因突变以及病毒及其他病原体感染、物理化学因素、合并自身免疫病、遗传、不良的生活方式等有关。

【临床表现】

无痛性进行性淋巴结肿大或局部肿块是淋巴瘤共同的临床表现（表1-4-6）。

1. 霍奇金淋巴瘤（HL）　主要侵犯淋巴系统，一般发生浅表淋巴结肿大，多见于青少年。多以无痛性、进行性的颈部或锁骨上淋巴结肿大为首发表现，以原因不明的持续发热为首发症状，约占60%~80%是腋下、腹股沟等处的淋巴结肿大。肿大的淋巴结可以活动，也可相互粘连，融合成团块，触诊有软骨样的感觉，有发热，盗汗，瘙痒及消瘦等全身症状。瘙痒可为HL的唯一全身症状。

2. 非霍奇金淋巴瘤（NHL）　随着年龄的增长发病增多，男性较女性患者为多，相对于HL而言，NHL结外侵犯及远处扩散较常见，常以高热或各器官、系统症状为主要临床表现。

表 1-4-6　NHL 与 HL 临床表现比较

临床表现	NHL	HL
发生部位	结外淋巴组织发生常见	通常发生于淋巴结
首发症状	淋巴结肿大及压迫	淋巴结肿大，持续发热伴盗汗
病变范围	广泛、多有结外组织受累	局限、局部淋巴结为主
骨髓侵犯	常见	少见
肝侵犯	常见	少见
肠系膜病变	常见	少见
咽淋巴环受累	可见	罕见
中枢神经受累	偶见	罕见
腹块	常见	少见
咽环	可见	罕见
皮肤浸润	偶见，T 细胞型多见	罕见
消化道侵犯	常见	罕见

【实验室及其他检查】

1. 血象检查　HL 血象变化较早，常有轻或中度贫血，少数有白细胞计数轻度或明显增加，中性粒细胞增多。NHL 白细胞数多正常，伴有淋巴细胞绝对和相对增多。

2. 影像学检查　胸部 X 线、腹部超声、胸（腹）部 CT 或 PET-CT 等有助于确定病变的部位及其范围。

3. 专科检查　骨髓穿刺术可协助诊断血液病，了解骨髓造血情况，作为化疗和应用免疫抑制剂的参考。淋巴结活检是淋巴瘤确诊和分型的主要依据。

【治疗原则】

以化疗为主、化疗与放疗相结合，联合应用相关生物制剂的综合治疗，是目前淋巴瘤治疗的基本策略。

1. 化学治疗　多采用联合化疗，争取首次治疗获得缓解，有利于患者长期存活。常用联合化疗方案见表 1-4-7。其中 ABVD 为 HL 的首选方案；CHOP 则为侵袭性 NHL 的标准治疗方案，本方案的 5 年生存率达 41%~80%。有条件者化疗前加用利妥昔单抗，即 R-CHOP 方案。

表 1-4-7　淋巴瘤常用联合化疗方案

	方案	药物
霍奇金淋巴瘤	MOPP	氮芥、长春新碱、甲基苄肼、强的松
	ABVD	阿霉素、博来霉素、长春新碱、氮烯唑胺

续表

	方案	药物
霍奇金淋巴瘤	ICE	异环磷酰胺、卡铂、依托泊苷
	DHAP	地塞米松、顺铂、阿糖胞苷
	ESHAP	依托泊苷、甲泼尼龙、阿糖胞苷、顺铂
非霍奇金淋巴瘤	COP	环磷酰胺、长春新碱、强的松
	COPP	环磷酰胺、长春新碱、甲基苄肼、强的松
	EPOCH	依托泊苷、多柔比星、环磷酰胺、长春新碱、泼尼松
	R-HyperCVAD	利妥昔单抗、环磷酰胺、长春新碱、多柔比星、地塞米松、甲氨蝶呤、阿糖胞苷
	CHOP	环磷酰胺、多柔比星、长春新碱、泼尼松

2. 放射治疗　放射治疗有扩大及全身淋巴结照射两种。

3. 生物治疗

（1）单克隆抗体：凡细胞免疫表型为 CD20+ 的 B 细胞淋巴瘤患者，主要是 NHL 患者，均可用 CD20 单抗（利妥昔单抗）治疗。该药不良反应主要见于第一次输注中，包括发热、寒战、血压降低和强直。其他症状包括潮红、血管性水肿、皮疹、瘙痒等，最为严重会导致多脏器功能衰竭、呼吸功能衰竭和肾衰竭。使用时应密切观察患者生命体征和神志的变化。联合多种化疗方案均可显著提高患者的完全缓解率及延长无病生存时间，且在造血干细胞移植前用利妥昔单抗做体内净化，可提高移植治疗的疗效。

（2）干扰素：是一种能抑制多种血液肿瘤增殖的生物制剂。其作用机制主要是与肿瘤细胞直接结合而抑制肿瘤增殖和间接的免疫调节作用。常见的干扰素药物有注射用重组人干扰素 α2a 等，一般选择皮下或肌注使用干扰素，多数患者使用后可出现发热、寒战、恶心、腹泻、疲乏等不良反应。

（3）抗幽门螺杆菌的药物：胃 MALT 淋巴瘤经抗幽门螺杆菌治疗后，部分患者症状改善，甚至临床治愈。

4. 造血干细胞移植　对 55 岁以下，重要脏器功能正常，缓解期短、难治易复发的侵袭性淋巴瘤，4 个疗程 CHOP 方案能使淋巴结缩小超过 3/4 者，可考虑行异基因或自体造血干细胞移植。

5. 手术治疗　包括剖腹探查及脾切除。

【护理评估】

1. 评估患者有无浅表淋巴结的肿大，有无局部或全身感染的症状和体征，了解患者的外周血象及骨髓象检查。

2. 评估患者的生命体征、意识状态、营养状况及有无皮肤瘙痒情况。

3. 评估患者的心理状况，有无紧张、焦虑、烦躁不安等。

4. 评估各项检查及化验结果，包括三大常规、凝血功能、肝肾功能、淋巴活检以及影像学检查等。

【护理诊断】

1. 体温过高　与 HL 本身或感染有关。
2. 有皮肤完整性受损的危险　与放疗引起局部皮肤烧伤有关。
3. 潜在并发症　化疗药物不良反应。
4. 营养失调　低于机体需要量，与肿瘤对机体的消耗或放、化疗有关。
5. 悲伤　与治疗效果差或淋巴瘤复发有关。

【护理措施】

1. 一般护理　早期患者可适当活动，有发热、明显浸润症状时应卧床休息，以减少消耗，保护机体。缓解期或全部疗程结束后，患者仍应保证充分休息、睡眠，适当参与室外锻炼，如散步、打太极拳、体操、慢跑等，以提高机体免疫力。鼓励患者进食高热量、高维生素、高蛋白饮食，多吃新鲜蔬菜水果，食谱应多样化，避免进食油腻、生冷辛辣和容易产气的食物。有口腔及咽喉部溃疡者可进牛奶、麦片粥及淡味食物。

2. 病情观察　观察浅表淋巴结肿大的部位及程度，有无进行性增大；观察深部淋巴结肿大所引起的相应症状如腹腔淋巴结肿大或肠道受累时观察患者腹胀、腹痛、腹部肿大的程度，定期测量腹围，防止发生肠梗阻等；观察全身症状，注意观察体温变化，有无盗汗、体重下降等。

3. 用药护理　无论使用化疗还是生物疗法，严密观察药物的不良反应，尤其是生物疗法，严格按照医嘱为患者谨慎使用。若出现药物过敏反应或者相应的毒副作用，及时报告医生并处理。

4. 放疗、化疗的护理　在放疗、化疗期间应定时查白细胞总数，若白细胞低于 $3\times10^9/L$，应报告医生，并注意患者的口腔、泌尿道、外生殖器的卫生。指导患者每日用高锰酸钾坐浴防止肛周感染；每日饭后用浓盐水漱口防止口腔感染。若患者出现恶心、呕吐、乏力等副作用时，应遵医嘱予以对症处理，放疗患者注意保暖，防止感冒，保护照射野皮肤，局部皮肤若有轻微烧伤，要及早涂烫伤油膏保护皮肤。

5. 心理护理　医务人员应及时了解患者的心理活动，关心体贴患者，多与患者家属沟通，耐心向患者解释，抓住时机给患者进行疏导，尽量排除悲观情绪，并向其介绍国内外有关非霍奇金淋巴瘤的治疗信息及成功病例。激发患者以乐观、自信心态正确对待疾病，增强患者战胜疾病的信心。

【健康指导】

保持病室安静、安全、舒适、整洁，注意个人卫生，皮肤瘙痒者避免抓搔，以免皮肤破溃，沐浴时避免水温过高，宜选用温和的沐浴液。教会患者自查淋巴结的方法；加强营养，少食多餐，戒烟酒及刺激性食物，每周测量体重，注意观察大便颜色，保持大便通畅；遵医嘱坚持用药，不能擅自停药、换药或者擅自增减药物剂量，定期复诊，不适随诊。

第六节　血　友　病

【学习目标】

1. 掌握血友病的病因、临床表现、处理原则；
2. 掌握血友病的护理评估、护理诊断、护理措施；
3. 熟悉血友病形成的健康指导。

【重点难点】

1. 血友病患者的护理措施；
2. 血友病的观察及处理。

【案例介绍】

患者，男，20岁。因“运动后右膝关节肿胀疼痛1天”入院。神志清楚，情绪紧张，痛苦面容，轻度贫血貌，左大腿根部有1个6cm×8cm陈旧性瘀斑，右膝关节局部肿胀疼痛明显，伴有压痛，皮温增高，活动受限，关节无畸形。实验室检查　WBC 9.9×10^9/L，Hb 94g/L，PLT 220×10^9/L。活化的部分凝血活酶时间（APTT）90.8s（对照25~35s），凝血酶原时间（PT）12.8s（对照12.0s），血浆凝血因子Ⅷ活性5%（对照133%±35%），门诊以“血友病A伴右膝关节出血”收入。患者既往有关节疼痛及拔牙后出血不止病史，自幼碰撞后皮肤易瘀斑，家族遗传史不详，入院后查体示T 36.2℃，P 80次/min，BP 110/65mmHg，R 20次/min。患者精神、食欲可，大小便正常。

血友病（hemophilia），是一组因遗传性凝血活酶生成障碍引起的出血性疾病，包括血友病A、血友病B及遗传性F Ⅺ缺乏症，其中以血友病A最为常见。血友病以阳性家族史、幼年发病、自发或轻度外伤后出血不止、血肿形成及关节出血为特征。

【病因】

血友病病因较为明确与单一，血友病A、B均为X连锁隐性遗传性疾病，遗传性因子Ⅺ缺乏症为常染色体隐性遗传。

【临床表现】

1. 出血　是血友病患者的主要临床表现，其特点是反复发生的异常出血，以肌肉和关节腔出血为特征。自发性、轻微外伤后出血难止或手术后出血常见。

（1）小手术后（如拔牙、扁桃体切除）、轻微损伤后（如碰撞、切割、针刺）出血不止。

（2）自发性关节腔出血：表现为局部肿胀、压痛、皮温增高、活动障碍，出血停止后可恢复正常。

（3）皮下或肌肉内血肿：多位于筋膜腔隙和深部肌肉组织。大的血肿可压迫神经，喉部、颈部血肿可导致呼吸困难或窒息，可伴有全身反应，如发热、疼痛、高胆红素血症。

（4）腰部和腹膜后血肿：可出现剧烈腰痛、腹痛。

（5）严重者：可有鼻出血、胃肠道出血和泌尿生殖道出血。

2. 出血所致的压迫症状及并发症　血肿形成压迫周围神经，可出现局部肿痛、麻木及肌肉萎缩；深部组织血肿可引起组织坏死；口腔、颈部、咽部软组织血肿可引起呼吸困难或窒息。

【实验室及其他检查】

1. 筛查试验　部分活化凝血活酶时间（APTT）通常延长，血小板计数与聚集功能正常。

2. 临床确诊试验　通过凝血活酶生成试验及纠正试验，可以确诊血友病。

【处理原则】

根据患者发病的轻重缓急，一般分为急性期治疗和恢复期治疗。

1. 急性期治疗

（1）替代治疗：补充凝血因子是防治血友病患者出血的主要治疗方法。主要制剂有：新鲜冰冻血浆、冷沉淀物、人凝血因子Ⅷ浓缩剂、重组人凝血因子Ⅷ及凝血酶原复合物等。

（2）药物治疗

1）去氨加压素：是一种合成的血管加压素同系物，可促进内皮细胞释放因子Ⅷ，用于治疗轻型的血友病 A，对血友病 B 无效。

2）抗纤溶药物：可保护以形成的纤维蛋白凝块不被溶解，达到止血的作用，常见药物有氨基乙酸、氨甲苯酸等。

3）合成雄激素：达那唑适用于轻中型患者的治疗。

（3）其他措施：关节出血的患者在补充凝血因子的同时，应进行固定或理疗，严重者（如关节强直、畸形）可在补足凝血因子后行外科手术治疗。

2. 恢复期治疗

主要以康复治疗为主，早期干预，早期进行，尽早的进行康复训练能减少并发症的发生。

【护理评估】

1. 评估患者的生命体征、意识状态。
2. 评估患者的肢体运动状态，注意评估患者的皮肤的出血情况。
3. 评估患者的发病时间及目前的治疗方式。
4. 评估患者所做的相关检查及结果。

【护理诊断】

1. 有损伤的危险：出血　与凝血因子缺乏有关。
2. 疼痛　肌肉、关节疼痛，与深部组织血肿或肌肉关节腔积血有关。
3. 恐惧　害怕出血不止、危及生命有关。
4. 焦虑　与终身性出血倾向、担心丧失劳动能力有关。

【护理措施】

1. 一般护理　急性出血期应严格卧床休息，及时补充缺乏的凝血因子，针对不同类型的血友病可选用不同的血液制品。治疗药物根据患者所缺乏凝血因子种类进行选择，每天1~2次，避免活动，轻症者应掌握活动强度，避免碰撞。若为关节腔出血，则应抬高患肢，出血早期可用毛巾包裹冰袋，间断冷敷，减轻出血症状，尿血者嘱其多饮水。尽量避免肌内注射、深部组织穿刺。必须肌内注射时，应采用细小针头、注射后延长按压时间，保持皮肤清洁干燥。告知患者排便时勿用力，便秘时可遵医嘱给予缓泻剂。给予高蛋白、高热量、高维生素营养丰富的饮食（如动物肝脏、蛋类、瘦肉、水果），少食带骨、刺等易损伤黏膜的食物。

2. 病情观察　注意观察患者可能出现的一些出血特征，观察容易出血部位的皮肤黏膜瘀斑、瘀点增减以及血肿消退情况，观察患者的神志，及早发现内脏、关节腔出血及颅内出血表现并采取措施，及时记录。

3. 用药护理　本病治疗期间以输注凝血因子为主，需严格执行操作规范，冰冻血浆、冷沉淀应在患者耐受的情况下快速输注，凝血因子取回后需立即输注，并注意观察患者有无输血反应。勿服用阿司匹林、双嘧达莫等抑制凝血机制的药物。

4. 康复护理　出血症状好转后可适当进行肢体功能锻炼，改善关节活动范围，以不感到疼痛为原则，避免剧烈运动。

5. 心理护理　血友病是一种终生性出血性疾病，病情反复，家属及患者容易产生悲观、绝望的情绪，从而放弃治疗。护士应加强的沟通，缓解患者焦虑、不安的情绪，鼓励患者及家属多参与疾病知识的学习，可与病友相互交流治疗经验，制订合适的护理计划，以便提供持续性的护理，树立治疗疾病的信心。

【健康指导】

指导患者饮食应做到高蛋白，高维生素，合理搭配，避免食用有骨刺、坚硬、粗糙的食物，减少和避免出血的发生。避免过度劳累，注意休息。养成良好的卫生习惯，保持居住环境的干净整洁。注意口腔清洁，避免感染，衣服及盖被薄厚适中，防止过冷过热引起感冒。注意用软毛牙刷刷牙。定期复查，不适随诊。

第七节　专科诊疗技术及护理要点

【学习目标】

1. 掌握骨髓穿刺术及成分输血的定义和护理要点；
2. 熟悉骨髓穿刺术及成分输血适应证和禁忌证；
3. 了解骨髓穿刺术的目的和成分输血的目的。

【重点难点】

骨髓穿刺术及成分输血的护理要点。

一、骨髓穿刺术

骨髓穿刺术（bone marrow puncture）是一种通过穿刺针抽吸骨髓液的一种较常用的诊断技术。

【目的】

用于细胞学、细菌学及寄生虫学等方面的诊断性检查。可了解骨髓造血情况，作为化疗和应用免疫抑制剂的参考。

【适应证】

1. 有助于各种原因引起的贫血、各种类型的白血病、血小板减少性紫癜、多发性骨髓瘤、骨髓增生异常综合征、和骨髓纤维化等血液病的诊断；

2. 某些寄生虫病的检查；

3. 长期发热以及肝、脾、淋巴结肿大均可行骨髓穿刺检查，以明确疾病诊断；

4. 骨髓穿刺术还可以观察某些血液疾病的治疗的效果。

【禁忌证】

严重出血的血友病禁忌做骨髓穿刺。有出血倾向或凝血时间明显延长者不宜做骨髓穿刺。

【护理要点】

（一）患者术前准备

1. 了解、熟悉患者病情　向患者和家属详细说明检查目的、检查方法以及操作过程中可能发生情况，以取得家属和患者的配合。

2. 器械准备　骨髓穿刺包、消毒剂、麻醉剂、无菌棉签、手套、洞巾，注射器、纱布以及胶布。

3. 协助医师给患者做出血及凝血时间测定。

（二）术中配合

1. 协助患者采取适宜的穿刺体位。

2. 在穿刺过程中密切观察患者面色、脉搏及血压情况，如患者出现大汗淋漓，脉搏加快等休克症状，应立即停止穿刺，并配合医生进行处理。

（三）术后护理

1. 术后指导患者平卧止血　一般平卧 30min，无任何变化可照常活动，但应避免剧烈活动，若有渗血，立即更换无菌纱布压迫止血。

2. 防止感染　穿刺点 48~72 小时内不要打湿，保持穿刺局部皮肤的清洁、干燥，覆盖的纱布被血或汗打湿后，要及时更换。针孔出现红、肿、热、痛时，可用 2% 碘酊或 0.5% 活力碘局部涂擦，每日 3~4 次。若伴有全身发热，应及时告知医生，根据病情适当选用抗生素。

二、成分输血

成分输血(transfusion of blood components)将血液的各种成分加以分离提纯,根据患者病情需要,通过静脉输入体内的治疗方法。

【目的】

针对患者所需,为患者输注特定成分,可减少副作用少,提高疗效,也便于保存和运输。成分输血是目前临床常用的输血类型。

【适应证】

(一)红细胞输注

红细胞制品有少浆血,浓缩红细胞,代浆血晶体盐红细胞悬液,洗涤红细胞以及少白细胞的红细胞等。

1. 贫血的患者可输注浓缩的红细胞,既能恢复血液携带氧的活力也不会对血容量产生很大影响;

2. 急性失血而当全血缺乏时可输入代浆血;

3. 洗涤红细胞适用于会发生严重输血过敏反应的患者;

4. 如果患者输血有反复发热的非溶血性输血反应时,少白细胞的红细胞是较佳的选择。

(二)粒细胞输注

临床上输注白细胞主要指粒细胞,浓缩白细胞现在多用血细胞单采机分离而获得。

1. 用于治疗疾病　当患者白细胞少于 $0.5 \times 10^9/L$ 而经抗生素治疗24~48小时无效时的严重细菌感染患者,输注大剂量的白细胞且至少连续输数天,才可能有一定的效果;

2. 用于预防疾病　白血病患者化疗后或骨髓移植后引起粒细胞缺乏症时,输白细胞可降低合并严重感染的危险,但其副作用更大,一般不宜采取这种预防措施;

3. 新生儿败血病　给予粒细胞输注,可明显降低新生儿死亡率。

(三)血小板输注

血小板制品:富含血小板血浆,浓缩血小板以及少白细胞血小板。

1. 血小板减少　血小板数 $<20 \times 10^9/L$ 并合并出血时应输血小板;

2. 血小板功能异常。

(四)血浆输注

适应证:导致凝血因子缺乏的疾病,如DIC等;肝功能衰竭而伴有出血倾向时;应用华法林等抗凝药物过量等。

(五)凝血因子输注

适应证:血友病患者出血的治疗。

【禁忌证】

急性肺水肿,充血性心力衰竭,肺栓塞,真性红细胞增多症,以及对输血产生严重过敏反应的患者。

【护理要点】

输注各种血制品时均应遵医嘱给予相应的抗过敏药物。

（一）红细胞的输注和护理

1. 输注前需将血袋颠倒数次，动作宜缓慢，使红细胞与添加剂充分混合。

2. 严格掌握红细胞输注时间，速度宜先慢，以确定患者无输血不良反应，然后再加快速度，输注时间一般不超过 4 小时；洗涤红细胞应尽快输注，在 2 小时内输完较好，如因故未能及时输注，需保存在 4℃冰箱内。

3. 红细胞内不能加任何药品，两袋血之间心须用 0.9% 氯化钠注射液冲洗管路，并更换输血器。

（二）白细胞的输注和护理

1. 白细胞常温不振荡保存一般不超过 8 小时。

2. 护士在领取和输注过程中动作要轻，避免振荡激活白细胞。

（三）血小板的输注和护理

1. 20~24℃震荡保存，严禁置于 4℃冰箱内，严禁静置或剧烈振摇，以免血小板聚集、破坏。

2. 血小板从输血科取回，双人核对无误后必须立即输注。输注的速度越快越好（但要以患者可以耐受为准），一般 80~100 滴 / 分。一个治疗量的血小板在 20~30min 内输完。

（四）血浆的输注和护理

1. 保存条件为 –20℃以下，融化后应尽快取回。

2. 血浆外观正常应为淡黄色半透明液体，输注前如发现颜色异常或有絮状物则不能输注。

3. 新鲜冰冻血浆应尽快输注，长时间放置会使血浆蛋白变性和不稳定的凝血因子丧失活性。

4. 血浆输注速度一般要求为 5~10ml/min；新鲜冰冻血浆一经融化不可再冰冻保存，如在融化后，因其他原因血浆未能及时输注，可在 4℃冰箱暂时保存，但不能超过 24h。

（五）冷沉淀的输注和护理

1. 冷沉淀在输注以患者可以耐受的最快速度输注，一般应在 30min 内输注完毕。

2. 未能及时输注的冷沉淀不宜在室温放置过久，不宜放于 4℃冰箱，也不宜再冰冻保存。

第五章　肾脏内科常见疾病

肾内科专科护理思维导图

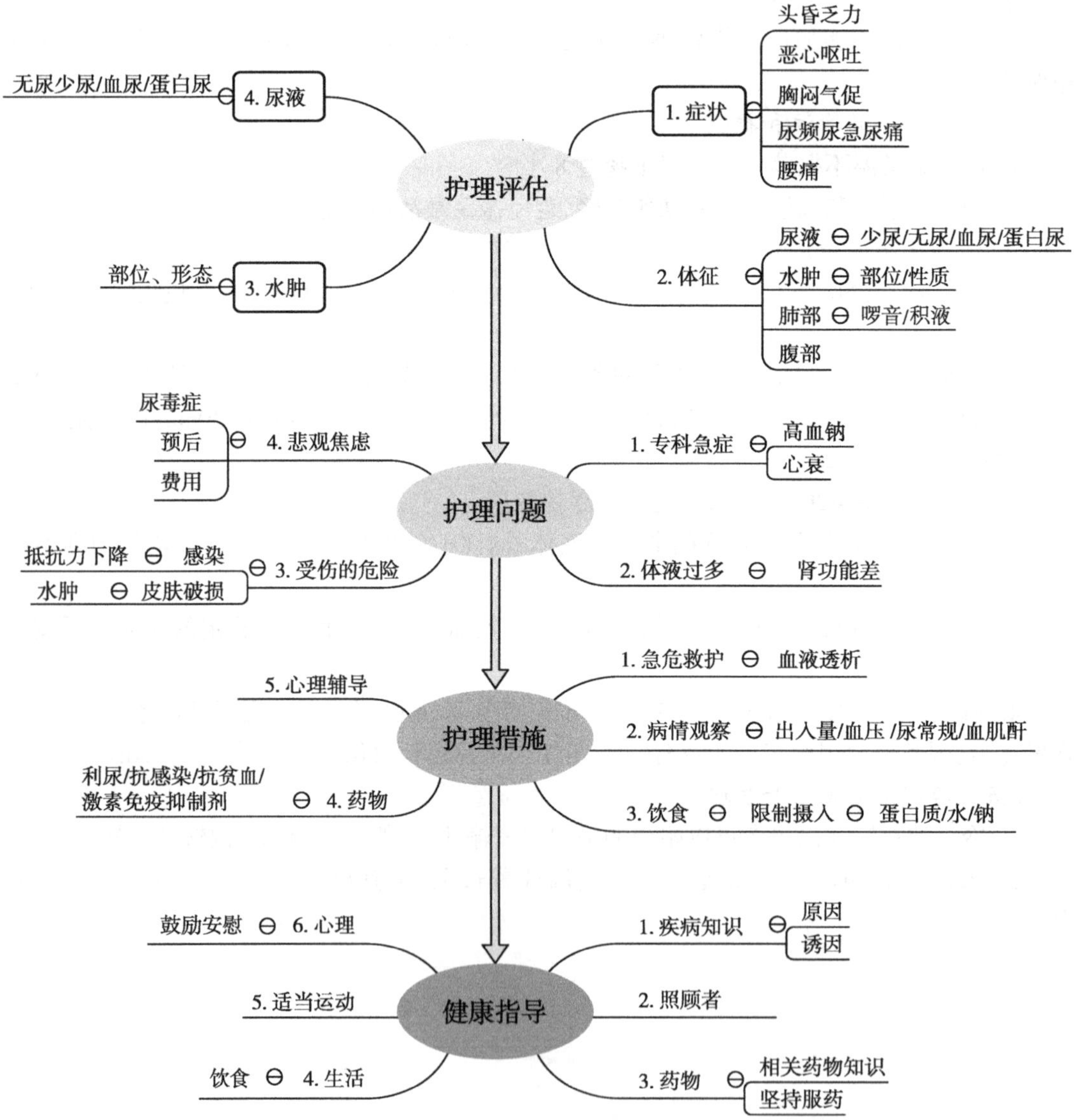

第一节　肾病综合征

【学习目标】

1. 掌握肾病综合征的病因、临床表现、处理原则；
2. 掌握肾病综合征的护理评估、护理诊断、护理措施；
3. 熟悉肾病综合征药物相关知识。

【重点难点】

1. 肾病综合征临床表现、护理措施；
2. 肾病综合征的处理原则。

【案例介绍】

患者，男，54 岁。因"眼睑及双下肢水肿半月余"入院。患者在半月前无明显诱因出现眼睑水肿，并逐渐加重，发展至双下肢水肿，伴上腹部饱胀感，食欲明显降低。近一周出现发热、咽部疼痛、咳嗽，水肿加重，尿量减少，24 小时尿量 700ml 左右。无肉眼血尿，腰痛。今来我院就诊，尿蛋白（++++），门诊以"水肿待查"收治入院。患者精神、饮食差，体力明显下降，体重较以前有所加重。入院查体示颜面部水肿，腹膨隆，无压痛，反跳痛，叩诊可及移动性浊音（+），肝脾肋下未及肿大，双下肢重度凹陷性水肿。

肾病综合征（nephrotic syndrome，NS）是指由各种肾脏疾病所致的，以大量蛋白尿（尿蛋白 >3.5g/d）、低蛋白血症（血浆清蛋白 <30g/L）、水肿、高脂血症为临床表现的一组综合征。

【病因】

肾病综合征可分为原发性和继发性两大类。本节仅讨论原发性 NS 的病因。原发性 NS 主要为免疫介导性炎症所致的肾脏损害。引发原发性 NS 的主要病理类型有微小病变型肾病、系膜增生性肾小球肾炎、系膜毛细血管性肾小球肾炎、膜性肾病及局灶性节段性肾小球硬化。

【临床表现】

原发性肾病综合征的发病年龄、起病缓急与病理类型有关。典型原发性肾病综合征的临床表现如下：

1. 大量蛋白尿　典型病例可有大量蛋白尿（尿蛋白 >3.5g/d）。其发生机制为肾小球滤过膜对血浆蛋白（多以清蛋白为主）的通透性增高，致使原尿中蛋白含量增多。

2. 低蛋白血症　血浆清蛋白低于 30g/L，主要为大量清蛋白自尿中丢失所致。

3. 水肿　水肿是 NS 最突出的体征，严重水肿者可出现胸腔、腹腔和心包积液。

4. 高脂血症　其中以高胆固醇血症最为常见，三酰甘油、低密度脂蛋白、极低密度脂蛋白也常可增加。

5. 并发症

（1）感染　为肾病综合征常见的并发症，感染部位以呼吸道、泌尿道、皮肤感染最多见。

（2）血栓、栓塞　血栓和栓塞是直接影响肾病综合征治疗效果和预后的重要因素。

（3）急性肾衰竭　少数可发展为肾实质性急性肾衰竭，表现为无明显诱因出现少尿、无尿，经扩容、利尿无效。

（4）其他　长期高脂血症易引起动脉硬化、冠心病等心血管并发症。

【实验室及其他检查】

1. 尿液检查　尿蛋白定性一般为 +++~++++，24h 尿蛋白定量超过 3.5g。尿中可有红细胞、颗粒管型等。

2. 血液检查　血浆清蛋白低于 30g/L，血中胆固醇、三酰甘油、低密度及极低密度脂蛋白均可增高，血 IgG 可降低。

3. 肾功能检查　内生肌酐清除率正常或降低，血肌酐、尿素氮可正常或升高。

4. 肾 B 超检查　双肾正常或缩小。

5. 肾活组织病理检查　可明确肾小球病变的病理类型，指导治疗及判断预后。

【处理原则】

1. 一般治疗　卧床休息至水肿消退后，可逐步增加活动量。给予高热量、低脂、高维生素、低盐饮食。

2. 对症治疗

（1）利尿消肿：水肿不能消退者可用利尿剂，应严格掌握用药适应证。注意利尿不能过频过多，以免血容量不足，诱发血栓形成和肾损害。

（2）减少尿蛋白：应用 ACE 抑制剂和其他降压药，通过有效控制高血压达到不同程度的减少尿蛋白的作用。

（3）降脂治疗：需用降脂药物，常用羟甲戊二酰辅酶 A 还原酶抑制（他汀类）为首选的降脂药。

3. 抑制免疫与炎症反应　为肾病综合征的主要治疗。

（1）糖皮质激素：可抑制免疫反应，减轻、修复滤过膜损害，并有抗炎、抑制醛固酮和抗利尿激素等作用。激素的使用原则为起始足量、缓慢减药和长期维持。

（2）细胞毒药物：用于“激素依赖型”或“激素抵抗型”肾病综合征，常与激素合用。环磷酰胺为最常用的细胞毒药物。

（3）环孢素：用于激素抵抗和细胞毒药物无效的难治性肾病综合征。

4. 并发症防治

（1）感染：一旦发生感染，应选择敏感强效及无肾毒性的抗生素进行治疗。

（2）血栓及栓塞：一旦出现血栓或栓塞时，应及早予尿激酶或链激酶溶栓，并配合应用抗凝剂。

（3）急性肾衰竭：利尿无效且达到透析指征时应进行透析治疗。

5. 中医中药治疗　如雷公藤，可与激素及细胞毒类药物联合应用。

【护理评估】

1. 病史

（1）评估患者发病的主要症状：如大量尿蛋白、低蛋白血症、水肿、血脂升高，主要症状出现的起始时间、持续时间及程度，有无其他伴随症状。

（2）评估诱因：如感冒、受凉、劳累、上呼吸道感染等。

（3）评估患者对药物知识的掌握程度，对医嘱的依从性。

（4）评估疾病对患者的心理影响。

2. 身体评估

（1）一般状态：患者的精神状态、营养状况、生命体征和体重有无异常。

（2）水肿：水肿的范围、特点以及有无胸腔、腹腔、心包积液和阴囊水肿。

3. 评估患者目前所做的检查

【护理诊断】

1. 体液过多　与低蛋白血症致血浆胶体渗透压下降等有关。

2. 营养失调　低于机体需要量与大量蛋白尿、摄入减少及吸收障碍有关。

3. 有感染的危险　与机体抵抗力下降、使用激素和（或）免疫抑制剂有关。

4. 有皮肤完整性受损的危险　与水肿、营养不良有关。

5. 焦虑　与疾病复发影响工作学习有关。

6. 知识缺乏　缺乏疾病自我管理知识。

【护理措施】

1. 一般护理

（1）休息：严重水肿的患者应卧床休息，以增加肾血流量和尿量，缓解水钠潴留。下肢明显水肿者，卧床休息时可抬高下肢，以增加静脉回流，减轻水肿。阴囊水肿者可用吊带托起。

（2）饮食护理：①予以少盐饮食，每天以 2~3g 为宜；②液体：每天液体入量不应超过前一天 24h 尿量加上不显性失水量（约 500ml），液体量包括饮食、饮水、服药、输液等各种形式或途径进入体内的水分；③蛋白质：给予 0.8~1.0g/（kg · d）的优质蛋白质；④补充各种维生素。

（3）保持环境清洁：限制上呼吸道感染者探访。

（4）预防感染：指导加强营养和休息，增强机体抵抗力，寒冷季节注意保暖。

2. 病情观察　记录 24h 出入液量，观察水肿的消退情况，观察有无胸腔、腹腔和心包积液，监测患者的生命体征，密切监测实验室检查结果。

3. 药物护理　观察药物的疗效及不良反应。长期使用利尿剂应观察有无低钾血症、低钠血症、低氯性碱中毒。

4. 皮肤护理

（1）衣着：柔软、宽松长期卧床者应经常变换体位，做好全身皮肤清洁，防止压疮发生。为水肿患者肌注时，应先将水肿皮肤推向一侧后进针，拔针后用无菌干棉球按压穿刺部位，防止针眼渗液而发生感染。严重水肿者可采用静脉途径输入药物。

（2）皮肤观察：观察有无红肿、破损和化脓等情况发生。

5. 心理护理　告知肾脏生理功能、血生化检查目的及正常值，相关药物使用知识，注意休息避免劳累，防止复发。加强心理护理，缓解焦虑。

【健康指导】

指导患者加强营养，增强机体抵抗力，给予优质蛋白、高热量、低脂、高纤维素、低盐饮食，注意休息，避免劳累和受凉。按时用药，定期随访。

第二节　慢性肾功能衰竭

【学习目标】

1. 掌握慢性肾功能衰竭的病因、临床表现、处理原则；
2. 掌握慢性肾功能衰竭的护理评估、护理诊断、护理措施；
3. 熟悉慢性肾功能衰竭药物相关知识。

【重点难点】

1. 慢性肾功能衰竭的临床表现、护理措施；
2. 慢性肾功能衰竭的处理原则。

【案例介绍】

患者，男，58岁。因"小便泡沫增多15年，恶心、呕吐伴少尿10天，气促2天"入院。近2天出现恶心呕吐，食欲不振，伴尿量减少，下肢水肿明显，并伴胸闷、喘息，活动后加重，夜间不能平卧入睡。今来我院门诊，查肾功能提示尿素氮23.6mmol/L，血肌酐（Scr）1108μmol/L，钾7.8mmol/L，以"慢性肾功衰、高钾血症"收入院。既往有高血压、慢性肾脏病病史。查体示，BP 195/105mmHg，慢性病容，贫血貌，皮肤黏膜苍白。双肺呼吸音粗，两肺可闻及明显湿啰音及少量哮鸣音，心尖搏动位于左第五肋间锁骨中线外侧0.5cm处、心尖搏动弥散，心浊音界向左扩大，第一心音稍弱，心尖区闻及Ⅱ级收缩期杂音；双肾区无叩痛，双下肢凹陷性水肿，腰骶部中度水肿。

慢性肾功能衰竭（chronic renal failure，CRF），是指慢性肾脏疾病引起的肾小球滤过率（GFR）下降及与此相关的代谢紊乱和临床症状组成的综合征。

【病因】

可分为原发性和继发性。其中常见病因有糖尿病肾病、高血压肾小动脉硬化、原发性和继发性肾小球肾炎、梗阻性肾病、慢性间质性肾炎、肾血管疾病、先天性和遗传性肾病等。我国常见的病因为原发性肾小球肾炎。

【临床表现】

1. 水、电解质和酸碱平衡紊乱　可出现高钾或低钾血症、高钠或低钠血症、水肿或脱水、低钙血症、高磷血症、代谢性酸中毒等。

2. 蛋白质、糖类、脂类和维生素代谢紊乱。

3. 各系统体征

（1）消化系统表现：食欲不振是最常见和最早期表现，还可以表现为恶心、呕吐、腹胀、腹泻，晚期患者呼出气体中有尿味。

（2）心血管系统表现

1）高血压和左心室肥大：高血压可引起左心室肥大、心力衰竭等。

2）心力衰竭：是尿毒症最常见的死亡原因。

3）心包炎：主要与尿毒症毒素、水电解质紊乱、感染、出血有关。

4）动脉粥样硬化：与高血压、脂质代谢紊乱、钙磷代谢紊乱引起血管钙化等因素有关。

（3）呼吸系统症状：常表现为气促，严重酸中毒可致呼吸深而长。

（4）血液系统表现：主要表现为肾性贫血和出血倾向。

（5）皮肤表现：皮肤瘙痒是慢性肾功能衰竭最常见症状之一。

（6）肾性骨营养不良症：简称肾性骨病，可出现纤维囊性骨炎、骨软化症、骨质疏松症等。

（7）内分泌失调：可出现多种内分泌功能紊乱。如空腹血胰岛素、肾素、泌乳素及促胃液素水平升高，促甲状腺素、皮质醇偏低，甲状腺和性腺功能低下。

【实验室及其他检查】

1. 血常规　红细胞数目降低，血红蛋白含量下降。

2. 肾功能及电解质　内生肌酐清除率下降，血肌酐升高，血清电解质升高或降低，有代谢性酸中毒。

3. 尿液检查　夜尿增多，尿渗透压下降，尿沉渣中有红、白细胞、蜡样管型等。

4. B 超或 X 线平片　提示双肾萎缩。

【处理原则】

1. 治疗原发病和纠正加重慢性肾功能衰竭的因素　积极治疗引起慢性肾功能衰竭进展的疾病，如高血压、糖尿病肾病等，纠正某些可逆因素，保存健存肾单位。

2. 营养治疗

（1）饮食治疗：给予优质蛋白、低磷饮食，促进食欲，增强机体抵抗力，延缓病情进展。

（2）应用必需氨基酸：适当地应用必需氨基酸可补充机体对必需氨基酸的需求，避免负氮平衡。

3. 控制高血压　严格有效控制血压是延缓慢性肾功能衰竭进展的重要措施之一。首选药物血管紧张素转化酶抑制剂和血管紧张素Ⅱ受体拮抗剂（ARB）。使用过程中注意观察血清钾及肌酐水平的变化。

4. 贫血的治疗　肾性贫血常给予重组人红细胞生成素（EPO）。

5. 纠正水、电解质和酸碱平衡紊乱

（1）水、钠紊乱的防治：水肿者应限制盐和水的摄入，盐摄入量不超过 6~8g/d；有明显水肿、高血压时，可使用利尿剂。

（2）高钾血症：应用葡萄糖－胰岛素溶液静脉输入，对严重高钾血症者应立即行血液透析治疗。

（3）代谢性酸中毒：可口服碳酸氢钠纠正，严重者静脉输入碳酸氢钠。

（4）钙、磷代谢失调：应限制磷的摄入，并口服磷结合剂。

6. 防治感染　平时注意预防各种病原体感染。

7. 替代治疗

（1）透析疗法：当慢性肾功能衰竭患者 GRF6~10ml/min（Scr>707μmol/L）且有明显尿毒症的临床表现时，则应进行透析治疗。

（2）肾移植：亲属供肾效果更好。

【护理评估】

1. 病史

（1）患者的贫血状况、血红蛋白、血浆清蛋白是否在正常范围。

（2）水、电解质、酸碱失衡。

（3）眼睑、颜面及双下肢水肿。

（4）评估疾病对患者的心理影响。

2. 身体评估

（1）一般状态：患者的意识状态、营养状况、生命体征、有无心力衰竭心包积液等。

（2）其他：呼吸有尿素味。

【护理诊断】

1. 体液过多　与肾小球的滤过功能降低有关。

2. 营养失调　与长期限制蛋白质摄入有关。

3. 有皮肤完整性受损的危险　与皮肤水肿、机体抵抗力下降有关。

4. 活动无耐力　与心血管并发症、贫血、水、电解质和酸碱平衡紊乱等有关。

5. 知识缺乏　缺乏疾病自我管理知识。

6. 潜在并发症　水、电解质、酸碱平衡失调。

【护理措施】

1. 一般护理

（1）休息：卧床休息，抬高双下肢。

（2）饮食护理：①给予低盐、优质蛋白、低磷、低钾饮食。少盐饮食，以每天 2~3g 为宜。优质蛋白饮食如鸡蛋、牛奶、瘦肉等。尽量不进含磷高的饮食如葵花子、啤酒、巧克力等；②液体：每天液体入量不应超过前一天 24h 尿量加上不显性失水量（约 500ml），液体量包括饮食、饮水、服药、输液等各种形式或途径进入体内的水分。

（3）预防感染：指导加强营养和休息，增强机体抵抗力。

2. 病情观察　记录 24h 出入液量，观察水肿的消退情况，观察有无胸腔、腹腔和心包积液。

3. 药物护理　注意观察药物疗效和副作用，如降压药、利尿剂、EPO、钙剂等。避免应用有肾脏毒性的药物。

4. 皮肤护理　见本章第一节。

5. 心理护理　向患者及家属讲解慢性肾功能衰竭的基本知识，鼓励积极配合治疗。定时复查肾功能、血常规、电解质等。已行血液透析者应指导其保护好血管通路，腹膜透析者保护好腹膜透析管道。血液透析护理见本章第六节，腹膜透析护理见本章第六节。

【健康指导】

指导患者加强营养，增强机体抵抗力。控制饮水量，保持理想的干体重，防止心力衰竭等并发症的发生。遵医嘱按时行血液透析或腹膜透析，定时复查肾功能、血常规、电解质等。不适随诊。

第三节　急性肾衰竭

【学习目标】

1. 掌握急性肾衰竭的病因、临床表现、处理原则；
2. 掌握急性肾衰竭的护理评估、护理诊断、护理措施；
3. 熟悉急性肾衰竭药物相关知识。

【重点难点】

1. 急性肾衰竭的临床表现、护理措施；
2. 急性肾衰竭的处理原则。

【案例介绍】

患者，男，64 岁。因“咳嗽咳痰 3 天，无尿 1 天”入院。3 天前无明显诱因出现咳嗽咳痰，为白色黏痰，偶有气喘不适，无畏寒发热，遂来我院呼吸科行抗感染治疗，出现一过性血尿，渐无尿，感腹部胀痛，遂就诊，肾功能示肌酐 265.0μmol/L，尿素氮 11.78mmol/L，门诊以“肾功能不全”收入院。患者精神饮食睡眠可，小便如上述。既往有高血压病史。入院查体：T 36.5℃，P80 次 /min，R 18 次 /min，BP 130/80mmHg。神清，双肺呼吸音粗，双肺未闻及明显干湿性啰音，各瓣膜区未闻及病理性杂音。腹平软，有压痛，双下肢不肿。

急性肾衰竭（acute renal failure，ARF）是由于多种病因引起的肾功能快速下降而出现的临床综合征。ARF 主要表现为血肌酐（Cr）和尿素氮（BUN）升高，水、电解质和酸碱平衡失调及全身各系统并发症。死亡率高，是肾脏病中的急危重症。

【病因】

急性肾衰竭可分为肾前性、肾性、肾后性三类。肾前性 ARF 是肾灌注减少引起肾小球滤过率降低，无明显的肾实质损伤。肾性 ARF 有肾实质损伤，包括肾小管、肾间质疾病的损伤。肾后性 ARF 与急性尿路梗阻有关。

【临床表现】

典型病程可分为 3 期：起始期、维持期、恢复期。

1. 起始期　此期患者常遭受低血压、缺血、肾毒素等因素影响，但无明显肾实质损伤，此阶段 ARF 是可预防的。

2. 维持期　又称少尿期。典型为 7~14 天，长至 4~6 周。多数患者可出现少尿（<400ml/d）或无尿（<100ml/d）。无论尿量是否减少，随着肾功能减退，临床上均可出现一系列临床表现。

（1）急性肾衰竭的全身并发症

1）消化系统症状：为最早出现的系统症状，可有食欲减退、恶心、呕吐、腹胀、腹泻等，严重者可发生消化道出血。

2）呼吸系统症状：除感染外，因容量负荷过多导致的急性肺水肿，可出现呼吸困难、咳嗽、憋气等症状。

3）循环系统症状：多因尿少和未控制饮水量，以致体液过多，出现高血压、心力衰竭表现。

4）神经系统症状：可出现意识障碍、躁动、谵妄、抽搐、昏迷等尿毒症脑病症状。

5）血液系统症状：可有出血倾向和轻度贫血表现。

需要指出的是感染是 ARF 常见的并发症，在疾病发展过程中还可合并多脏器功能衰竭，死亡率很高。

（2）水、电解质和酸碱平衡失调可表现为：①水过多；②高钾血症；③低钠血症；④代谢性酸中毒；⑤其他：可有低钙、高磷血症等。

3. 恢复期　又称多尿期，每天尿量可达 3000~5000ml，甚至更多。通常持续约 1~3 周，继而再恢复正常。部分病例肾小管浓缩功能不全可持续 1 年以上，若肾功能持久不恢复，提示肾脏遗留有永久性损害。

【实验室及其他检查】

1. 血液检查　可有轻、中度贫血。血肌酐和尿素氮进行性上升，血清钾浓度常高于 5.5mmol/L。血 pH 和碳酸氢根离子浓度降低。可有低钠、低钙、高磷血症。

2. 尿液检查　尿液外观多混浊，尿蛋白多为 ±~+，以小分子蛋白质为主，尿比重降低且固定，多在 1.015 以下。注意尿液指标检查必须在输液、使用利尿剂和高渗药物前进行，否则会影响结果。

3. 影像学检查　尿路超声显像对排除尿路梗阻很有帮助。

4. 肾活组织检查　是重要的诊断手段。

【处理原则】

1. 纠正可逆病因　对各种严重外伤、心力衰竭、急性失血等积极治疗，处理休克和感染等。停用影响肾灌注或具有肾毒性的药物。

2. 维持体液平衡　每天补液量应为显性失液量加上非显性失液量减去内生水量。因此每日大致的进液量，可按前一日尿量加 500ml 计算。

3. 饮食和营养　补充营养以维持机体的营养状况和正常代谢，有助于损伤细胞的修复和再生，提高存活率。

4. 高钾血症　当血钾超过 6.5mmol/L，心电图表现为 T 波高尖，QRS 波增宽时，应予紧急处理。①予 10% 葡萄糖酸钙 10~20ml，稀释后缓慢静脉滴注（不少于 5min）；②5% 碳酸氢钠 100~200ml 静脉滴注；③50% 葡萄糖液 50~100ml 加普通胰岛素 6~12U 缓解静注；④以上措施无效时，血液透析是最有效的治疗。

5. 代谢性酸中毒　应及时治疗，可选用 5% 碳酸氢钠 100~250ml 静滴。对严重酸中毒者应立即开始透析。

6. 感染　是常见的并发症。又是死亡主要原因，应尽早使用抗生素。

7. 肾脏替代疗法　血液透析护理见本章第六节。

8. 多尿期的治疗　此期治疗重点仍为维持水、电解质和酸碱平衡，控制治疗原发病和防治各种并发症。故对已进行透析者，当一般情况明显改善，可暂停透析加以观察，病情稳定后方可停止透析。

9. 恢复期　治疗一般无需特殊处理，定期随访肾功能。避免肾毒性药物的使用。

【护理评估】

1. 病史

（1）本次发作的主要症状。

（2）本次发病的诱因。

2. 身体评估

（1）一般状态：有无急性病容，生命体征有无异常。

（2）尿液检查。

（3）影像学检查、肾活检。

【护理诊断】

1. 营养失调：低于机体需要量　与患者食欲减退、限制蛋白质摄入、透析和原发疾病等因素有关。

2. 有感染的危险　与机体抵抗力降低有关。

3. 潜在并发症　水、电解质、酸碱平衡失调。

4. 有皮肤完整性受损的危险　与体液过多、机体抵抗力下降有关。

5. 恐惧　与肾功能急骤恶化、病情危重有关。

【护理措施】

1. 一般护理

（1）休息与体位：绝对卧床休息，减轻肾脏负担。

（2）饮食护理：给予优质蛋白、高碳水化合物和高脂饮食，以供给足够的热量，尽可能减少钠、钾、氯的摄入量。

（3）保持环境清洁：限制上呼吸道感染者探访。

（4）预防感染：指导加强营养和休息，增强机体抵抗力。加强生活护理，尤其是口腔及会阴部皮肤的卫生。

2. 病情观察

（1）监测感染征象：注意患者有无体温升高、寒战、疲乏无力、食欲下降、咳嗽、咳脓性痰、白细胞计数增高等。

（2）密切观察有无高钾血症的征象：如脉率不齐、肌无力、心电图改变等。血钾高者应限制钾的摄入、及时纠正酸中毒、禁止输库存血等。

（3）密切观察有无低钙血症征象：如发生低钙血症，遵医嘱使用活性维生素 D 及钙剂等。

3. 药物护理　遵医嘱合理使用对肾无毒性或毒性低的抗菌药物，并观察药物的疗效和不良反应。

4. 皮肤护理　见本章第一节。

如患者有水肿，可抬高水肿部位，且每 2 小时改变体位 1 次。避免皮肤过于干燥瘙痒，皮肤清洁后涂上润肤剂。指导患者修剪指甲，以防皮肤瘙痒时抓破皮肤导致感染。

5. 心理护理　告知血生化检查目的及正常值，相关药物使用知识，注意休息避免劳累，防止复发。加强心理护理，缓解焦虑。

【健康指导】

指导患者加强劳动防护，慎用肾毒性药物。加强营养，增强体质，注意休息，避免劳累和受凉。对患者进行疾病相关知识指导，疏导紧张恐惧心理，积极配合治疗，定期随访，监测肾功能、尿量。

第四节　肾小球肾炎

【学习目标】

1. 掌握肾小球肾炎的病因、临床表现、处理原则。
2. 掌握肾小球肾炎的护理评估、护理诊断、护理措施。
3. 熟悉肾小球肾炎药物相关知识。

【重点难点】

1. 肾小球肾炎的临床表现、护理措施。
2. 肾小球肾炎的护理诊断、处理原则。

一、急性肾小球肾炎

【案例介绍】

患者，男，24 岁。因“眼睑水肿及双下肢凹陷性水肿 7 天，加重伴血尿 2 天”入院。患者 1 周前因患急性化脓性扁桃体炎，在外院输注抗生素治疗好转，2 天前发现小便呈鲜红色，尿量较前减少约 600~800ml/d，于门诊急查尿常规检查见大量红细胞，其中多形红细胞占 95%，蛋白（++），隐血（++++）。B 超双肾体积略增大。门诊以“急性肾小球肾炎”收入院。患者精神、食欲正常，小便如上述，睡眠欠佳。入院查体：T 36.8℃，P90 次 /min，R 16 次 /min，BP 150/90mmHg。颜面部水肿，咽充血，双侧扁桃体 2 度肿大，双肺呼吸音清，双肾区无叩痛，双下肢中度凹陷性水肿。

急性肾小球肾炎（acute glomerulonephritis，AGN），简称急性肾炎，是一组起病急，以血尿、蛋白尿、水肿和高血压为特征的肾脏疾病，可伴有一过性肾功能不全。多见于链球菌感染后。

【病因】

本病常因 β 溶血性链球菌等“致肾炎性菌株”（A 组 12 型）感染所致。常见于上呼吸道感染（多为扁桃体炎）、猩红热、皮肤感染（多为脓疱疮）等链球菌感染后。本病主要是由于感染所诱发的免疫反应引起。

【临床表现】

本病好发于儿童，男性多于女性。发病前常有前驱感染，潜伏期为 1~3 周，平均 10 天。起病多较急，病情轻重不一，轻者可无明显临床症状，仅表现为镜下血尿及血清补体异常，重者可发生急性肾衰竭。本病预后大多良好，常在数月内临床自愈。典型者呈急性肾炎综合征表现

1. 尿异常　约 30% 患者可见肉眼血尿，常为起病的首发症状和患者就诊原因，可伴有轻、中度蛋白尿，少数患者（<20% 患者）可呈肾病综合征范围的大量蛋白尿。

2. 水肿　80% 以上患者均有水肿，常为初发表现。典型者表现为晨起眼睑水肿或伴有下肢轻度凹陷性水肿，少数严重者可出现全身性水肿。

3. 高血压　约 80% 的患者出现一过性的轻、中度高血压。其发生主要与水钠潴留有关，少数严重者可发生高血压脑病。

4. 肾功能异常　因肾小球滤过率下降，肾功能一过性受损，表现为少尿、血肌酐轻度升高，常于 1~2 周后尿量增加、肾功能恢复至正常，仅极少数患者可出现急性肾衰竭。

5. 充血性心力衰竭　常发生在急性肾炎综合征期，严重水钠潴留和高血压为重要的诱发因素。表现为颈静脉怒张、奔马律和肺水肿症状，常需紧急处理。

【实验室及其他检查】

1. 尿液检查　所有患者均有镜下血尿，20% 患者可见大量蛋白尿（+++~++++）。
2. 免疫学检查　起病初期血清 C3 及总补体下降，6~8 周后大多恢复正常。
3. 肾小球滤过功能检查　可有肾小球滤过率下降、血尿素氮和血清肌酐升高。
4. B 型超声波检查　双肾形态饱满、体积增大。
5. 肾活检组织病理检查　是确诊肾炎最主要手段。

【处理原则】

本病为自限性疾病，以休息、对症治疗为主，不宜应用糖皮质激素及细胞毒药物。

1. 一般治疗 急性期应绝对卧床休息，给予低盐饮食。待肉眼血尿消失、水肿消退及血压恢复正常后可逐步增加活动量。

2. 对症治疗 有上呼吸道或皮肤感染者，遵医嘱应选用无肾毒性抗生素治疗，如青霉素。其他对症治疗包括利尿消肿、降血压、预防心脑并发症的发生。

3. 透析治疗 少数发生急性肾衰竭且有透析指征时，应及时给予短期透析治疗，以渡过危险期。本病有自愈倾向，一般无需长期透析。

【护理评估】

1. 病史评估

（1）主要症状：询问患者前两周有无上呼吸道和皮肤感染史，水肿部位和程度，每天尿量及活动量。

（2）尿液性质：观察尿量、尿色，准确记录24小时出入量，应用利尿剂时每日测体重。

（3）心理评估：患者对疾病预后不能理解，易产生焦虑、悲观情绪。护理人员应加强患者及家属对疾病预后的认识。

2. 身体评估 血压增高的程度；水肿的程度及部位；有无局部感染灶。

【护理诊断】

1. 体液过多 与肾小球滤过率下降导致水钠潴留有关。

2. 有皮肤完整性受损的危险 与皮肤水肿导致的皮肤抵抗力下降有关。

3. 活动无耐力 与水肿、低盐饮食和并发症有关。

4. 潜在并发症 急性左心衰竭、高血压脑病、急性肾衰竭。

【护理措施】

1. 一般护理

（1）休息与活动：急性期患者应绝对卧床休息，待肉眼血尿消失、水肿消退、血压恢复正常后，方可逐步增加活动量。

（2）饮食护理：急性期应严格限制水钠的摄入，应采取低盐饮食，1~3g/d。病情好转、水肿消退、血压下降后，可由低盐饮食逐渐转为正常饮食。一般不限制糖类和脂肪的摄入，以保证热量的供应。

2. 病情观察 观察有无剧烈头痛、呕吐、抽搐、惊厥、严重呼吸困难、咳大量粉红色泡沫样痰等高血压脑病、急性心衰并发症的发生。发现异常立即遵医嘱给予氧气吸入等相应对症紧急处理。

3. 药物护理 观察利尿剂、降压药的疗效和不良反应，发现异常及时报告医师。

4. 皮肤护理 见本章第一节。

5. 心理护理 指导患者定期随访，掌握自我监测要点，若出现血尿、水肿、血压升高等症状时，应立即就诊。注意休息，避免劳累，防止复发。加强心理护理，缓解焦虑。

【健康指导】

急性期应卧床休息，痊愈后可适当参加体育活动以增强体质，但应注意避免劳累。一旦发生感染及时就医治疗，勿使用损害肾脏的药物。本病完全康复可能需要 1~2 年。当临床症状消失后，蛋白尿、血尿等可能仍然存在，遵医嘱定期随访。

二、急进性肾小球肾炎

【案例介绍】

患者，男，42 岁。因"咳嗽 3 周，恶心 1 天"入院。患者 3 周前受凉后出现咳嗽不适，无发热、呕血等不适。门诊查肾功能：血肌酐 2070μmol/L，尿酸 897μmol/L，二氧化碳结合力 15.7mmol/L。血常规：血红蛋白浓度 71g/L，血小板计数 85g/L，中性粒细胞百分比 81.2%。门诊以"肾功能不全"收入院。患者精神、食欲差，睡眠一般，近日小便量少，体力明显下降。

急进性肾小球肾炎（rapidly progressive glomerulonephritis，RPGN），是以急性肾炎综合征（少尿、血尿、蛋白尿、水肿和高血压）、肾功能急剧恶化、早期出现少尿性急性肾衰竭为临床特征的综合征。病理类型为新月体性肾小球肾炎的一组疾病。

【病因】

急进性肾小球肾炎的基本发病机制为免疫反应，报据免疫病理表现不同可分为 3 型：①Ⅰ型为抗肾小球基膜型；②Ⅱ型为免疫复合物型；③Ⅲ型为非免疫复合物型。

RPGN 患者约半数以上有上呼吸道感染史，少数为典型的链球菌感染，其他多为病毒感染。RPGN 诱发因素包括吸烟、吸毒、接触碳氢化合物等。此外，遗传易感性在 RPGN 发病中也发挥着一定作用。

【临床表现】

Ⅰ型好发于青、中年，Ⅱ型及Ⅲ型常见于中、老年患者，男性略多，我国以Ⅱ型略为多见。本病可有前驱呼吸道感染史。起病多较急，病情急骤进展。临床表现以急性肾炎综合征（起病急、血尿、蛋白尿、水肿、高血压），迅速出现少尿或无尿，进行性肾功能恶化，多在数周至半年内发展成尿毒症为其临床特征。患者可出现乏力、精神萎靡、体重下降。可伴有发热、中度贫血等全身症状。

【实验室及其他检查】

1. 尿液检查　尿蛋白 +++~++++，血尿 ++~++++、24 小时尿蛋白定量 >3.5g。
2. 血常规　多有贫血，白细胞轻度增高。
3. 肾功能检查　血尿素氮、肌酐浓度进行性升高。
4. 免疫学检查　主要有抗 GBM 抗体阳性（Ⅰ型）和 ANCA 阳性（Ⅲ型）。
5. B 型超声波检查　双肾增大。

【处理原则】

本病的治疗关键在于早期诊断和及时的强化治疗。

1. 强化治疗

（1）血浆置换疗法：主要用于Ⅰ型急进性肾小球肾炎。每天或隔天1次，每次置换2~4L，直至血清抗体转阴或病情好转，一般需置换10次左右。此疗法需同时联合泼尼松及细胞毒药物口服治疗。

（2）甲泼尼龙冲击联合环磷酰胺治疗。

2. 替代疗法　急性肾衰竭符合透析指征的患者应及时行透析治疗。

3. 对症治疗　包括利尿、降压、抗感染和纠正水、电解质、酸碱平衡紊乱。

【护理评估】

1. 病史评估

（1）诱因：询问患者有无上呼吸道感染史，有无吸烟、吸毒、接触碳氢化合物等病史。

（2）尿液性质：观察尿量、尿色，准确记录24小时出入量。

（3）心理评估：本病起病急，病情发展迅速，产生的医疗费用高，患者可产生焦虑、悲观、恐惧情绪。

2. 身体评估　血压增高的程度；水肿的程度及部位；血肌酐、血尿素氮及内生肌酐清除率；血清电解质：重点观察有无高钾血症；有无食欲明显减退、恶心、呕吐；有无气促、端坐呼吸等。

【护理诊断】

1. 体液过多　与肾小球滤过率下降、水钠潴留、血浆清蛋白降低有关。

2. 有皮肤完整性受损的危险　与水肿、营养失调、机体抵抗力下降有关。

3. 有感染的危险　与激素、细胞毒药物的应用，血浆置换，大量蛋白尿致机体抵抗力下降有关。

4. 潜在并发症　急性肾衰竭。

5. 恐惧　与病情进展快、预后差有关。

【护理措施】

1. 一般护理

（1）休息与活动：急性期卧床休息，症状缓解后可下床逐步增加活动量，不宜进行较重体力劳动。

（2）饮食护理：给予低盐、优质蛋白饮食，少尿者限制饮水量。

（3）预防感染：严格执行无菌技术操作原则，探视人员进入病室需戴口罩，加强口腔护理和皮肤护理。

2. 病情观察　及时识别急性肾衰竭的发生。若尿量迅速减少或出现无尿，往往提示发生了急性肾衰竭。急性肾衰竭常可出现血钾升高，可诱发各种心律失常，甚至心脏骤停。同时观察有无食欲明显减退、恶心、呕吐；有无气促、端坐呼吸等。

3. 药物护理　密切观察激素、免疫抑制剂、利尿剂的疗效和不良反应。如患者出现满月脸、水牛背、多毛、向心性肥胖等类皮质激素亢进的表现，及时通知医生。

4. 皮肤护理　见肾病综合征护理。

5. 血液透析护理　见本章第六节。

6. 心理护理　告知肾脏生理功能、血生化检查目的及正常值，相关药物使用知识，注意休息，避免劳累，防止复发。加强心理护理，缓解焦虑。

【健康指导】

指导患者加强营养，增强机体抵抗力，预防感染。注意休息，休息时间较急性肾小球肾炎更长。避免过重的体力劳动。严格遵医嘱服药，不可擅自更改用药和停止治疗。鼓励患者配合治疗，定期随访，防止疾病复发及恶化。

三、慢性肾小球肾炎

【案例介绍】

患者，男，47岁。因“发现血尿、蛋白尿3个月余”入院。于3个月前体检发现尿常规尿蛋白（+++），隐血（+++），尿为茶色，尿中无泡沫，量无明显改变，无水肿，无腹痛，未予特殊处理。1天前在我院门诊查尿常规示：尿蛋白（+++），隐血（+++），为求进一步诊治，门诊以“蛋白尿待查”收治入院。既往有高血压史。入院查体：T 36.4℃，P 76次/min，R 18次/min，BP 160/80mmHg，神志清楚，双眼睑不肿，双肾区叩痛（–），双下肢轻度水肿。

慢性肾小球肾炎（chronic glomerulonephritis）简称慢性肾炎，是指以血尿、蛋白尿、高血压和水肿为临床表现，起病方式各有不同，病情迁延，病程进展缓慢，可有不同程度的肾功能减退，最终将发展为慢性肾衰竭的一组肾小球病。

【病因】

仅有少数慢性肾炎是由急性肾炎发展所致。慢性肾炎的病因、发病机制和病理类型各不相同，但起始因素多为免疫介导炎症。

【临床表现】

本病以青中年男性多见，起病隐匿，临床表现多样性，蛋白尿、血尿、水肿、高血压为其基本临床表现，最后发展为慢性肾衰竭而出现相应的临床表现。

1. 水肿　早期水肿时有时无，晚期持续存在。

2. 高血压　为首发症状，以舒张压增高为主。

3. 蛋白尿、血尿　是本病必有表现。

【实验室及其他检查】

1. 尿液检查　尿蛋白+~+++，24小时尿蛋白定量多在1~3g，晚期可见宽大粗糙的肾衰管型。

2. 血常规　多有贫血，部分患者可有血脂升高。

3. 肾功能检查　血尿素氮、肌酐可有升高。

4. B型超声波检查　可见肾脏萎缩。

5. 肾活检　可以确定慢性肾小球肾炎病理改变类型，对诊断、指导治疗和评估预后有着积极意义。

【处理原则】

本病治疗原则为防止和延缓肾功能进行性恶化、改善或缓解临床症状及防治严重并发症为主要目的。

1. 饮食调整　给予优质低蛋白、低磷饮食。有明显水肿和高血压时需低盐饮食。

2. 降压治疗　首选药为血管紧张素转换酶抑制剂（ACEI）和血管紧张素Ⅱ，研究证实两种药物不仅具有降压作用，还有减少尿蛋白和延缓肾功能恶化的肾脏保护作用。

3. 血小板解聚药　阿司匹林对系膜毛细血管性肾小球肾炎有一定降尿蛋白的作用。

4. 糖皮质激素和细胞毒药物　可根据疾病的情况选择激素和细胞毒性药物。

5. 避免加重肾脏损害的因素　如感染、劳累及应用肾毒性药物。

【护理评估】

1. 病史评估

（1）起病方式、发病缓急、病程长短。

（2）有无反复发作病史。

（3）曾用过何种治疗方法。

（4）询问尿量如何。

（5）患者对疾病认知状况。

2. 身体评估　询问患者饮食情况，评估患者营养状况，有无贫血貌；评估水肿部位及程度，评估血压情况，评估实验室检查结果。

【护理诊断】

1. 体液过多　与肾小球滤过率下降导致水钠潴留等因素有关。

2. 营养失调　与低蛋白饮食，长期蛋白尿致蛋白丢失过多有关。

3. 焦虑　与疾病反复发作、治疗效果不显著有关。

4. 潜在并发症　慢性肾衰竭。

【护理措施】

1. 一般护理

（1）休息：急性期应绝对卧床休息，病情好转后可逐步增加活动量。

（2）饮食护理：给予低盐、低脂、优质低蛋白、低磷、丰富维生素饮食。

（3）预防感染：严格遵守无菌技术操作原则，减少探视人数，加强口腔护理和皮肤护理，保护好水肿部位皮肤，防止感染发生。

2. 病情观察 密切观察水肿情况，有无胸腔积液、腹腔积液等全身水肿征象，定期测体重，严格记录24小时出入量。如出现头痛、意识恍惚、恶心呕吐、尿量减少时，应考虑尿毒症脑病的可能性，需及时报告医师处理。

3. 药物护理 注意观察利尿剂、氮芥、环磷酰胺等药物的疗效和不良反应。静脉滴注药物时避免外渗，防止静脉炎及组织坏死。

4. 皮肤护理 见肾病综合征护理。

5. 心理护理 加强与患者沟通交流，鼓励患者正确对待疾病和树立战胜疾病的信心。

【健康指导】

指导患者加强营养，增强机体抵抗力，给予优质蛋白、高热量、高纤维素、低磷、低脂、低盐饮食，注意休息，避免劳累和受凉，以延缓肾功能减退。按时用药，避免妊娠和应用肾毒性药物等，定期随访。

第五节 尿路感染

【学习目标】

1. 掌握尿路感染的病因、临床表现、处理原则；
2. 掌握尿路感染的护理评估、护理诊断、护理措施；
3. 熟悉尿路感染患者药物相关知识。

【重点难点】

1. 尿路感染临床表现、健康指导；
2. 尿路感染的处理原则。

【案例介绍】

患者，女，36岁。因“发热伴腰酸6天，加重3天”入院。3天前无明显诱因出现畏寒，发热伴双侧腰酸症状，诉尿痛、尿频、尿急，腰酸加剧，无咽痛、流涕、咳嗽。体温最高可达40.3℃。今来我院诊治。查尿常规：白细胞（++++）、红细胞（+++）。血常规白细胞19.3×10^9/L，中性粒细胞百分比89%。以“泌尿道感染”收入院。入院查体：T 38.8℃，P 100次/min，R 20次/min，BP 130/80mmHg。双侧肾区轻度叩击痛，两侧中输尿管点压痛阳性，下输尿管点及膀胱区无明显压痛，腰肋角压痛不明显。

尿路感染（urinary tract infection，UTI）简称尿感，是由各种病原微生物在尿路中生长、繁殖而引起的炎症性疾病。多见于育龄妇女、老年人、免疫功能低下及尿路畸形者。根据感染部位可分为上尿路感染（主要指肾盂肾炎）和下尿路感染（主要指膀胱炎）。

【病因】

主要为细菌感染所致,致病菌以革兰阴性杆菌为主,其中以大肠埃希菌最常见,占 80% 以上。铜绿假单胞菌感染常发生于尿路器械检查或长期留置导尿的患者,尿路结石者以变形杆菌、克雷伯杆菌感染多见,糖尿病及免疫功能低下者可发生真菌感染。

【临床表现】

1. 膀胱炎 约占尿路感染的 60% 以上,主要表现为尿频、尿急、尿痛、排尿不适等症状。少数患者可出现腰痛、发热,体温不超过 38℃。

2. 肾盂肾炎

(1)急性肾盂肾炎:患者起病较急,育龄女性最多见,临床表现与感染程度有关。

1)全身表现:寒战、发热、头痛、全身酸痛、恶心呕吐等。体温超过 38℃。

2)泌尿系症状:尿频、尿急、尿痛、排尿困难、腰痛、下腹部疼痛等。

3)体征:患者可出现一侧或两侧肋脊角或输尿管点压痛或肾区叩击痛。

(2)慢性肾盂肾炎:临床表现复杂,全身及泌尿系统局部表现均可不典型。50% 以上患者可有急性肾盂肾炎病史,后出现程度不同的低热、间歇性尿频、腰部酸痛、排尿不适及肾小管功能受损表现,如夜尿增多、尿比重低等。

3. 无症状性菌尿 指患者有真性菌尿但无尿路感染的症状。

4. 导管相关性尿路感染 是指留置导尿管或先前 48 小时内留置导尿管者发生的感染。

【实验室及其他检查】

1. 尿常规 尿中白细胞显著增加,提示肾盂肾炎,少数可有镜下血尿。

2. 尿细菌学检查 新鲜清洁中段尿细菌定量培养菌落计数 $\geq 10^5$/ml,2 次清洁中段尿定量培养均 $\geq 10^5$/ml,且为同一菌种,则为真性菌尿。

3. 影像学检查 对于慢性、反复发作或经久不愈的肾盂肾炎,可行腹部平片,静脉肾盂造影检查以确定有无结石、梗阻、泌尿系统先天性畸形和膀胱输尿管反流等。

【处理原则】

本病根据不同病因采用不同的处理方式。

1. 急性膀胱炎 一般采用单剂量或短程疗法的抗菌药物治疗。

(1)单剂量疗法:可选用磺胺类,但单剂量疗法易复发。

(2)短程疗法:目前更推荐此法,疗效更佳。多连用 3 天,可给予磺胺类或喹诺酮类等抗生素,约 90% 的患者可治愈。

对于妊娠妇女、老年患者、糖尿病患者、机体免疫力低下及男性患者不宜使用单剂量和短程疗法,应采用较长疗程。

2. 急性肾盂肾炎

首选对革兰阴性杆菌有效的药物,在留取尿细菌检查标本后方可开始治疗。用药 72 小时后无效者,应按药敏结果更换抗生素。

（1）病情较轻者：可口服药物治疗，疗程 10~14 天。常用药物有喹诺酮类、半合成青霉素类等。治疗 14 天后，90% 患者可治愈。若尿菌仍阳性应参考药物敏感试验选用有效抗生素，继续治疗 4~6 周。

（2）严重感染全身中毒症状明显者：需住院治疗，并静脉给药。常用药物如氨苄西林、左氧氟沙星等。必要时联合用药，疗程不少于 2 周。应慎用氨基糖苷类肾毒性大的抗生素。

3. 无症状性菌尿　是否治疗目前有争议。一般认为有下述情况者应予以治疗：①妊娠期无症状性菌尿；②曾出现有症状感染者；③学龄前儿童；④肾移植、尿路梗阻及其他尿路有复杂情况者。根据药敏结果选择有效抗生素。

4. 再发性尿路感染　再发性尿路感染可分为复发和重新感染。

（1）重新感染；菌株与上次不同，是另外一种新的致病菌侵入尿路引起的感染，治疗方法与首次发作相同。半年内发生两次以上者，可用长程低剂量抑菌治疗，即每晚临睡前排尿后口服复方磺胺甲噁唑片，疗程半年。

（2）复发：反复发作者给予长程低剂量抑菌疗法。

【护理评估】

1. 病史

（1）本次尿路感染发作的主要症状：如尿频、尿急、尿痛、排尿不适、高热、寒战；症状出现时间、程度、有无其他伴随症状。

（2）发病诱因：如劳累、长时间饮水量小、机体抵抗力下降、妊娠、尿路伴有结石、尿路异常等。

（3）继往有无尿感发病史、对本病知识掌握程度。

2. 身体评估

（1）一般状态：有无急性病容、高热等。

（2）泌尿系统检查：有无腰痛或肾区叩击痛。

【护理诊断】

1. 排尿异常　尿频、尿急、尿痛与泌尿系统感染有关。

2. 体温过高　与急性肾盂肾炎有关。

3. 疼痛　与急性肾盂肾炎有关。

4. 潜在并发症　肾乳头坏死、肾周脓肿等。

5. 知识缺乏　缺乏预防尿路感染的知识。

【护理措施】

1. 一般护理

（1）休息和睡眠：为患者提供安静、舒适的休息环境，对疼痛难忍无法入睡者，可遵医嘱应用止痛药。

（2）饮食护理：给予清淡、营养丰富、易消化的食物。并嘱患者多饮水，高热者做好口腔护理。

2. 病情观察　监测体温、尿液性状的变化，有无腰痛加剧。如高热持续不退或体温升高，且出现腰痛加剧等，应考虑可能出现肾周脓肿、肾乳头坏死等并发症，需及时通知医师。

3. 药物护理　口服磺胺类药物期间要注意多饮水，并同时服用碳酸氢钠碱化尿液、避免尿路结晶形成。

4. 心理护理　告知肾脏生理功能、血生化检查目的及正常值，相关药物使用知识，注意休息避免劳累，防止复发。加强心理护理，缓解焦虑。

【健康指导】

指导患者保持规律生活，避免劳累，增加机体免疫力。多饮水、勤排尿是预防尿路感染最简便而有效的措施。注意个人卫生，尤其是会阴部及肛周皮肤的清洁。嘱患者按时、按量、按疗程服药，定期随访。

第六节　专科诊疗技术及护理

一、肾穿刺活体检查术

【学习目标】

1. 掌握活检术的适应证与禁忌证；
2. 熟悉活检术患者的观察与护理。

【重点难点】

活检术患者的护理。

肾穿刺活体组织检查是诊断肾脏疾病尤其是肾小球疾病的必不可少的重要方法。对确定诊断、指导治疗及评估预后均有重要意义。

【适应证】

1. 原发性肾病综合征。
2. 肾小球肾炎导致的快速进展的肾衰竭。
3. 全身性免疫性疾病，如系统性红斑狼疮等。
4. 病因不明的肾小球性蛋白尿。
5. 持续性或复发性肾小球性血尿，伴或不伴蛋白尿。
6. 鉴别肾移植排斥反应、环孢素毒性、原有肾脏疾病复发或新的肾脏病变、原因不明的肾功能降低。
7. 原因不明的急性肾衰竭少尿期延迟，伴蛋白尿，肾脏大小正常且无梗阻因素时。

【禁忌证】

1. 肾脏缩小的终末期肾衰竭。

2. 孤立肾。
3. 重度高血压未控制者。
4. 精神病或不配合操作者。
5. 感染性急性肾小管间质疾病（急性肾盂肾炎、肾结核）。
6. 多囊肾。
7. 高度腹水、衰弱、妊娠等。
8. 出血倾向、凝血机制障碍时。

【并发症】

1. 血尿。
2. 肾周血肿。
3. 感染。
4. 腰痛腰酸。
5. 肾撕裂伤。

【护理要点】

（一）术前护理

1. 遵医嘱做好术前常规的检查：如肝肾功能、凝血功能、血常规、双肾B超检查等。
2. 指导患者做憋气训练，具体为深吸气后憋气，至少30s。
3. 指导患者床上练习排大小便，做好个人清洁卫生，保证足够睡眠。
4. 术前禁食2~3h，排空膀胱。
5. 术前遵医嘱建立静脉通道，预防性使用抗生素及止血药，备好物品送至B超室。

（二）术后护理

1. 术后用腹带加压包扎穿刺点，平车送回病房，绝对卧床6h，卧床24h，心电监护6~8h，生命体征平稳后停用。

2. 嘱患者多饮水，以少量多次为宜，促使尽早排尿，有利于出血情况的观察及尿路冲洗；有排尿困难者，要尽早采取措施，如诱导排尿法：热敷或按摩膀胱区听流水声，必要时留置尿管；同时动态观察尿液性质，将尿3杯分次尿液送检。

3. 注意肾穿术后并发症的观察

（1）血尿：肾穿刺后几乎每例患者皆有镜下血尿，一般在1~2d自行消失，若有肉眼血尿者应延长卧床时间至肉眼血尿消失。

（2）腰痛腰酸：由于术后严格平卧，腰部制动及腹带加压，长时间处于强迫伸直体位，嘱患者可适当活动双下肢，以不移动腰部为宜，6~8h后协助患者翻身，必要时遵医嘱使用止痛剂。

（3）运动指导：术后24h后，如无异常可轻微活动，但应避免做弯腰、扭腰及使用腹压等动作，1周内只可在病房活动，1个月内避免剧烈运动和提重物。

二、血液透析

【学习目标】

1. 掌握血液透析的适应证与相对禁忌证；
2. 熟悉血液透析患者的观察与护理；
3. 了解透析装置。

【重点难点】

1. 血液透析的护理要点与健康指导；
2. 血液透析患者常见并发症的预防及处理。

血液透析（hemodialysis，HD）简称血透，是最常用的肾脏替代疗法之一。主要利用弥散、对流作用来清除血液中的毒性物质和过多水分，达到纠正体内电解质紊乱、维持酸碱平衡的目的。也可用于治疗药物或毒物中毒。

【透析装置】

透析装置主要包括透析器、透析液、透析机与供水系统等。

1. 透析器　又称为“人工肾”，是血液透析溶质交换的场所，由半透膜和支撑材料组成。膜的面积、厚度、孔径大小及血流量和透析液流量等均会影响透析的疗效。

2. 透析液　透析液含 Na^+、Cl^-、K^+、Ca^{2+}、Mg^{2+}、碱基等，其渗透压与细胞外液相似。

3. 透析机与透析用水　目前最好的透析用水是反渗水，用于稀释浓缩透析液。透析机按一定比例稀释浓缩的透析液达到生理要求，用血泵维持血流量，用肝素泵调节肝素用量，透析机对以上各项功能的参数具有相应的监护功能。

【适应证与相对禁忌证】

1. 适应证

（1）急性肾衰竭：①血钾≥6.5mmol/L；②无尿48h以上；③严重性代谢性酸中毒；④有明显水肿、肺水肿、恶心、呕吐或意识障碍；⑤误输异型血或其他原因导致溶血；⑥血肌酐≥442μmol/L。

（2）慢性肾衰竭：①内生肌酐清除率<10ml/min；②血肌酐高于707μmol/L；③严重代谢性酸中毒；④口中有尿毒症气味，伴食欲不振和恶心、呕吐；⑤慢性充血性心力衰竭、肾性高血压或尿毒症性心包炎用一般治疗无效者；⑥肾移植前准备、肾移植后急性排异反应导致肾衰竭或慢性排异反应移植肾失去功能时。

2. 相对禁忌证　血透无绝对禁忌证，相对禁忌证有：严重休克或低血压、心肌梗死、心力衰竭、心律失常、严重出血或感染、恶性肿瘤晚期、极度衰竭患者，活动性出血及精神障碍不合作者。

【护理要点】

1. 透析前后的护理　透析前向患者介绍透析的有关知识，消除患者的恐惧心理；评估患者的总体健康状况。

2. 透析过程中严密观察患者生命体征及透析的各项监测指标是否在正常范围，发现异常及时处理。

3. 常见透析并发症的预防及处理

（1）低血压：是常见并发症之一，患者可出现恶心、呕吐、胸闷、面色苍白、出汗、甚至一过性意识丧失等。处理措施：①立即调整血流速度，协助患者平躺，摇高床尾，并给予吸氧；②静脉输注 50% 葡萄糖 40~60ml 或 10% 氯化钠溶液等；③监测血压变化，必要时使用升压药，若血压仍不能上升，应停止透析。

（2）失衡综合征：易发生于严重高尿素氮患者开始透析时，临床表现轻者为头痛、恶心呕吐、血压升高，重者抽搐、昏迷等。预防与处理措施：①诱导透析时间应短，不超过 4h，脱水速率不宜过快，静注 50% 葡萄糖溶液；②发生失衡综合征时，可提高透析液浓度。

（3）致热原反应：由于内毒素进入体内所致，表现为寒战、发热，多于透析开始 1h 左右发生。预防与处理措施包括：①严格的无菌操作，作好透析管道和透析器的消毒与冲洗、透析用水装置的定期处理等；②一旦发生致热原反应，应立即停止透析，地塞米松 2~5mg 静注，并注意保暖。

（4）出血：多由于肝素应用、高血压、血小板功能不良等所致。可表现为牙龈出血、鼻出血、消化道出血、甚至颅内出血。一旦明确有出血应立即协助医生处理，必要时停止透析。

（5）其他：如过敏反应、心绞痛、心律失常、栓塞（如空气栓塞、血栓栓塞）、失血、溶血等。

【健康指导】

1. 血液透析知识　指导患者逐步适应透析治疗方式，增强治疗依从性，适当参与社会活动和工作，提高生存质量。

2. 饮食指导　营养状况直接影响患者的长期存活及生存质量

（1）给予低盐、低脂、优质蛋白质、高热量清淡易消化饮食。

（2）控制液体摄入：每天饮水量一般以前 1 天尿量加 500ml 水为宜。

（3）限制钾、磷的摄入：慎食含钾高的食物，如蘑菇、海带、香蕉、柚子等，避免含磷高的食物，如全麦面包、动物内脏、奶粉、蛋黄、巧克力等。

3. 动静脉内瘘的护理

详见本章第六节。

4. 置管患者的护理

（1）每周常规换药 2~3 次，消毒剂直径 >10cm，覆盖透气性好的无菌敷料，妥善固定。

（2）观察置管部位有无感染或滑脱迹象，如有异常及时报告医师处理。

（3）告知患者应养成良好的卫生习惯，勤换内衣，伤口敷料保持清洁干燥。

（4）严格执行无菌操作原则。

（5）自我护理：①留置导管期间养成良好的个人卫生习惯，保持局部干燥、清洁。如需淋浴，需将留置导管及皮肤出口处用无菌敷料密封，如穿刺处出现红、肿、热、痛症状，应立即就诊；②除股静脉留置导管者不宜过多起床活动外，其余活动均不受限制，但也不宜剧烈活动，以防留置导管滑脱；③血透留置导管，一般不做其他用处，如抽血、输液等（抢救等特殊情况除外)。

三、腹膜透析

【学习目标】

1. 掌握腹膜透析的适应证与相对禁忌证;
2. 熟悉腹膜透析患者的观察与护理;
3. 了解透析装置。

【重点难点】

腹膜透析患者常见并发症的观察与护理。

腹膜透析(peritoneal dialysis, PD)简称腹透,是利用人体腹膜作为半透膜,将适量透析液引入腹腔中停留一段时间,使腹膜毛细血管内血液和腹膜透析液之间进行水和溶质交换的过程。以达到清除体内代谢废物或其他毒性物质,纠正水、电解质紊乱和代谢性酸中毒的治疗目的。

【适应证和禁忌证】

1. 适应证　同血液透析,如有下列情况更适合腹膜透析,年龄大于65岁的老年人,原有心血管疾病或心血管系统功能不稳定的患者;糖尿病患者;儿童;反复血管造瘘失败者;有明显出血倾向不适于肝素钠者。

2. 禁忌证

(1)绝对禁忌证　腹膜有缺陷者,各种腹部病变导致腹膜清除率降低。

(2)相对禁忌证　腹部手术3天内,腹腔置有外科引流管;腹腔有局限性炎性病灶;肠梗阻、腹部病未修补和椎间盘疾病;晚期妊娠及腹内巨大肿瘤;严重肺功能不全;长期蛋白质及热量摄入不足;高分解代谢;硬化性腹膜炎;不合作者或精神病患者;横隔有裂孔;过度肥胖等。

【护理要点】

1. 饮食护理　给以清淡易消化优质蛋白饮食,水的摄入应根据每天的尿量及超滤量而定,患者无明显高血压、水肿等,可正常饮水。

2. 操作注意事项　①分离和连接各种管道时要注意严格无菌操作;②掌握各种管道连接系统,腹透液输入腹腔前要加热至37℃;③准确记录透析液每次进出腹腔的时间和液量,定期送腹透透出液做各种检查,测量生命体征的变化;④观察透析管皮肤出口处有无渗血、漏液、红肿等;⑤患者淋浴前可将透析管用塑料布包扎好,淋浴后将其周围皮肤轻轻拭干,消毒后重新包扎。

3. 常见并发症的观察及护理

(1)透析液引流不畅或腹膜透析管堵塞:为常见并发症。常见原因有腹透透析管移位、受压、扭曲、纤维蛋白堵塞、大网膜的粘连等。处理方法:①改变患者的体位;②排空膀胱;③服用导泻剂或灌肠,促使患者的肠蠕动;④腹膜透析管内注入肝素、尿激酶、生理盐水、透析液等可使堵塞透析管的纤维块溶解；⑤可在X线透视下调整透析管的位置或重新手术置管。

（2）腹膜炎：是腹透的主要并发症。临床表现为腹痛、寒战、发热、腹部压痛、反跳痛、透出液混浊等。处理方法：①用1000ml透析液连续腹腔冲洗3~5次；②暂时改为间歇性腹膜透析；③全身应用抗生素；④若经过2~4周后感染仍无法控制，应考虑拔除透析管。

（3）腹痛：常见原因为透析液的温度或酸碱度不当、渗透压过高、透析液流入或流出的速度过快、腹膜炎。护理时应注意调节好透析液的温度、渗透压，控制透析液进出的速度，并积极治疗腹膜炎。

（4）其他并发症：如腹膜透析超滤过多引起的脱水、低血压、腹腔出血，慢性并发症如肠粘连、腹膜后硬化等。

四、动静脉内瘘

【学习目标】

1. 掌握动静脉内瘘患者的观察与护理；
2. 熟悉动静脉内瘘穿刺方法；
3. 了解手术策略。

【重点难点】

动静脉内瘘患者穿刺技术。

动静脉内瘘是指动、静脉在皮下吻合建立的血管通道，利用自身动、静脉血管直接吻合制成的内瘘。相对而言，动静脉内瘘是一种安全且能长久使用的永久性通路，适用于维持性血液透析患者。

【护理要点】

1. 术前评估

（1）应对患者心、肺、肝等重要脏器功能和循环血流动力学状态进行充分评估；

（2）检查血常规、出凝血指标：以便评估患者的凝血功能；

（3）血管条件评估：选择的静脉直径≥2.5mm，静脉通路无节段性狭窄或梗阻；选择的动脉直径≥2mm；

（4）如患者置有心脏起搏器、有胸部手术应避免选择同侧上肢部位。

2. 手术策略

（1）原则：先上肢后下肢；先非惯用侧手臂后惯用手侧手臂；先肢体远心端后近心端；先自体血管后移植血管。

（2）常见部位：①腕部：桡动脉－头静脉（首选）、桡动脉－贵要静脉等；②肘部：肱动脉－贵要静脉、肱动脉－头静脉、肱动脉－肘正中静脉（亦称高位动静脉内瘘）；③其他部位内瘘，如踝部、大腿部位内瘘等很少采用。

3. 术前护理及患者宣教

（1）术前心理护理：术前向患者说明造瘘的目的、意义，消除患者焦虑不安、紧张恐惧的心理。

（2）术前宣教及护理：①嘱咐患者勿在造瘘侧手臂进行动、静脉穿刺，以利于手术顺利进行；②保持造瘘侧手臂皮肤清洁，切勿抓伤、碰伤皮肤，以防术后感染；③术前不宜使用肝素等抗凝剂，以防术中或术后出血；④术前用肥皂水彻底清洗造瘘侧手臂，剪短指甲，剃去皮肤毛发。

4. 术后护理

（1）术后内瘘侧肢体抬高至水平以上 30°，以利于静脉血液回流，减少内瘘侧手臂的肿胀。

（2）术后 24h 内密切观察内瘘通畅及全身情况：①患者心率、心律、呼吸是否有改变；②内瘘侧手臂手指末梢血管充盈情况，注意手指有无麻木、发冷、疼痛、缺血等；③内瘘吻合口处有无血肿、渗血；④内瘘血管通畅情况，每天触摸内瘘静脉端血管有无震颤或用听诊器听诊有否血管杂音，如触摸不到或听不到杂音，应立即报告医师处理。

（3）严格执行无菌操作，包扎时敷料不宜过多、过紧，以能触摸到震颤为宜。

（4）禁止在造瘘侧手臂测血压、静脉注射、输液、抽血等。

5. 术后患者的宣教

（1）告知患者保持造瘘侧手臂清洁、敷料清洁、干燥，防止敷料潮湿，以免引起伤口感染。

（2）防止造瘘侧手臂受压，造瘘侧手臂的衣袖要宽松，睡眠时避免侧卧于造瘘一侧；造瘘侧手臂不持重物，不佩戴过紧饰物。

（3）教会患者自行判断内瘘是否通畅的方法，如扪及震颤表示内瘘通畅。反之，则应及时报告医护人员。

（4）术后 2~3 日伤口无渗血，可指导患者进行早期功能锻炼，如握拳、松拳、指端活动等。

（5）术后 2 周后即可指导患者进行正规功能锻炼，以促进内瘘早期成熟。内瘘侧手臂捏橡皮健身球 3~4 次 / 日，时间由短逐渐加长。

（6）内瘘成熟时间一般需要 6~8 周，最好在成形术后 3~4 个月再使用。

6. 穿刺技术要点　熟练、正确的穿刺技术是使内瘘能够长期使用的必要条件。

（1）穿刺点的选择：①动脉穿刺点距吻合口的距离至少 3cm 以上，穿刺方向可向心亦可离心；②静脉穿刺点距动脉穿刺点至少要间隔 8cm 以上，针尖朝上向心方向穿刺；③动脉与静脉避免穿刺于同一血管上，减少血液再循环。

（2）穿刺方法的选择：目前常用的穿刺方法有绳梯样穿刺法，这是最经典的穿刺方法。优点：血管粗细均匀。穿刺要点：穿刺部位轮流更换，忌定点穿刺。每个穿刺点需相距 0.5~1cm。绳梯样穿刺法可避免定点穿刺造成的血管壁受损、弹性减弱、硬结和瘢痕形成等缺点。

（3）扣眼穿刺法：可减少动静脉内瘘并发症的发生，有效减轻患者疼痛。扣眼穿刺法包括两个步骤：①建立扣眼隧道，然后使用钝针穿刺。要求由同一名护士、以相同的穿刺角度和深度行 6~10 次穿刺后形成扣眼隧道；②使用钝针进行穿刺。但此方法操作的专一化要求给护理人员排班带来不便。

（4）区域穿刺法：即在一个区域内反复穿刺，易造成血管壁受损，血管弹性减弱，局部出现硬结或瘢痕形成，容易渗血，形成动脉瘤，而未使用的血管则出现狭窄。因此不推荐使用。

7. 新瘘穿刺护理

（1）使用前由资深护士评估，确认内瘘成熟。

（2）首次穿刺由从事透析工作8年以上、穿刺技术过硬的资深护士执行，1个月内的新瘘由从事透析工作5年以上、穿刺技术佳的护士执行。

（3）第一次穿刺时，动脉穿刺点应选择远离吻合口，因距吻合口越近血流冲力越大，容易发生血肿。静脉则选择下肢静脉。

（4）跟踪记录：建立新瘘穿刺记录单，由每次穿刺的护士记录，连续跟踪3个月，6个月后做评估和总结。

第六章　内分泌科常见疾病

内分泌科专科护理思维导图

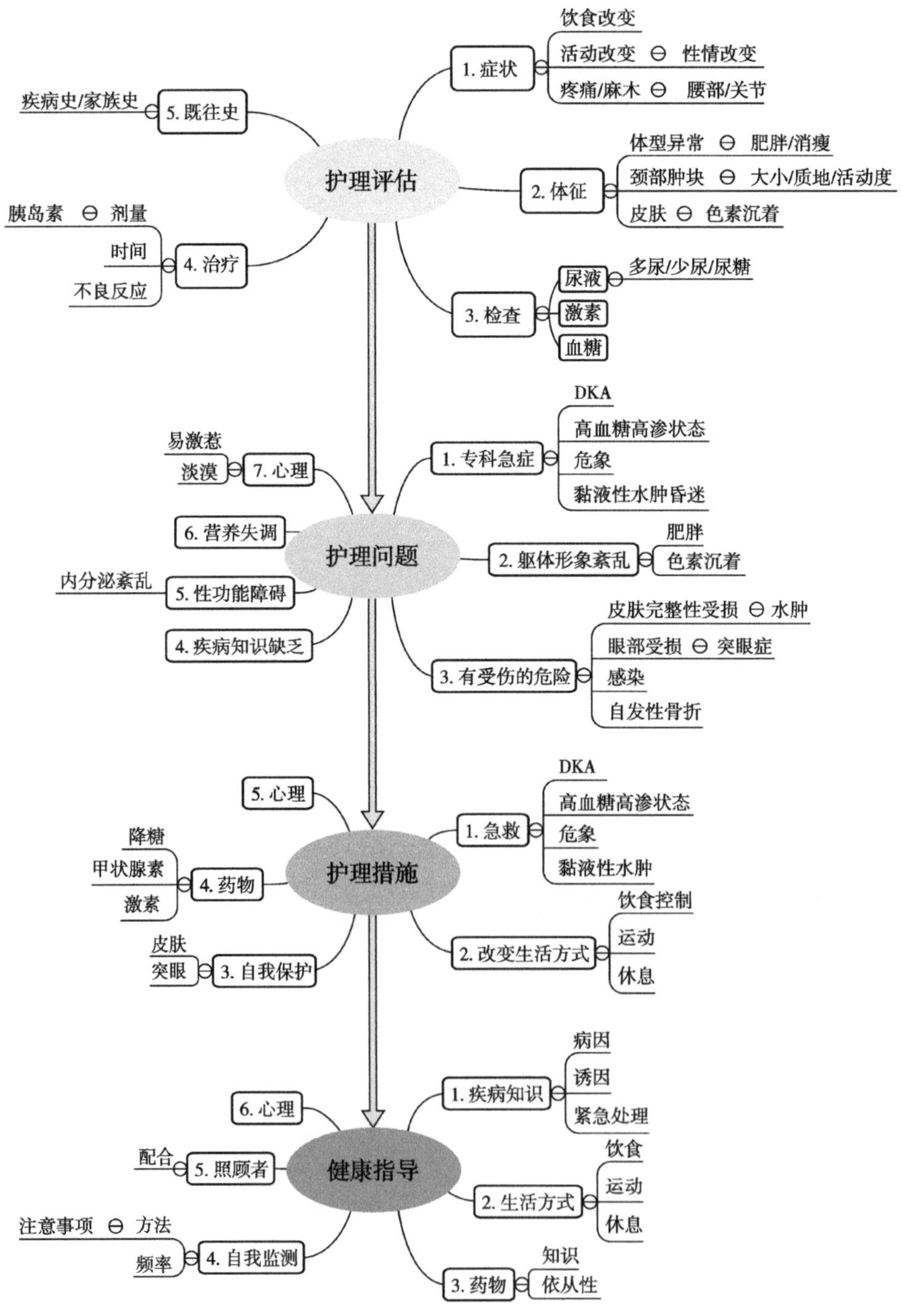

第一节　糖　尿　病

【学习目标】

1. 掌握　糖尿病的护理评估、护理措施及健康指导；
2. 掌握　糖尿病的病因、临床表现、处理原则；
3. 熟悉　糖尿病的实验室及其他检查。

【重点难点】

1. 糖尿病的护理措施；
2. 糖尿病的观察及处理。

【案例介绍】

患者，女，69岁。因“口干、多饮、多尿、体重减轻半年，头昏、胸闷、乏力3天”入院。患者半年前无明显诱因出现口干、多饮，体重减轻，小便量及次数增多。3天前，感头昏、胸闷、乏力，咳嗽、咳痰，到医院就诊，测空腹血糖为8.3mmol/L，餐后2小时血糖为12.8 mmol/L，门诊以“糖尿病”收入。入院查体：T 36.5℃，P 90次/min，律齐，BP 130/75mmHg，双下肢轻度凹陷性水肿，双足背动脉搏动减弱。心电图示窦性心动过速，左房扩大、左心室肥大。

糖尿病（diabetes mellitus，DM）是由遗传、环境等多种因素相互作用引起的以慢性高血糖为特征的代谢性疾病。因胰岛素分泌和（或）作用缺陷引起的碳水化合物以及蛋白质、脂肪、水、电解质等代谢紊乱。随着病程延长，可对眼、肾、心脏、血管、神经等多组织器官造成慢性损害，引起进行性功能障碍、缺陷及衰竭。重症或应激状态时可发生糖尿病酮症酸中毒、高血糖高渗状态等急性严重代谢紊乱。糖尿病患者数逐年增加，2型糖尿病发病率增长远高于1型糖尿病，儿童及青少年2型糖尿病患病率也显著增加。

糖尿病可分为4型：1型糖尿病（T1DM）、2型糖尿病（T2DM）、妊娠糖尿病（GDM）、其他特殊类型糖尿病。1型糖尿病又称胰岛素依赖型糖尿病，2型糖尿病又称非胰岛素依赖型糖尿病（NIDDM）。糖尿病患者中2型糖尿病患者约占95%。

【病因】

不同类型的糖尿病病因不尽相同，即便同一类型的糖尿病，病因也存在差异性。

1. 1型糖尿病

绝大多数是自身免疫性疾病，环境因素与遗传因素共同参与发病过程。多数1型糖尿病患者在发病多年后，胰岛β细胞完全破坏，胰岛素绝对缺乏，临床表现明显，需依赖胰岛素维持生命。

（1）多基因遗传因素：常依赖于多个易感基因的共同参与，其中*HLA*基因决定了1型糖尿病患者的遗传易感性。

（2）自身免疫系统缺陷：血液中可查出多种自身免疫抗体，损伤胰岛 β 细胞，使之不能正常分泌胰岛素。

（3）环境因素：病毒感染是最重要的环境因素之一，可直接损伤胰岛 β 细胞，引起糖尿病。如柯萨奇 B_4 病毒、腮腺炎病毒、巨细胞病毒、风疹病毒和脑炎心肌炎病毒等。

2. 2 型糖尿病

（1）遗传因素：2 型糖尿病发病有明显的家族遗传基础。

（2）环境因素：人口老龄化、高热量饮食、肥胖、体力活动不足是 2 型糖尿病最主要的环境因素，高血压和血脂异常也会增加 2 型糖尿病患病风险。

（3）胰岛素抵抗和 β 细胞功能缺陷：胰岛素抵抗时，β 细胞代偿性增加胰岛素分泌，维持正常血糖；β 细胞功能缺陷时，胰岛素抵抗无法代偿，就会发生 2 型糖尿病。

【临床表现】

1. 典型症状："三多一少"，即多饮、多食、多尿和体重减轻；皮肤瘙痒。

2. 不典型症状：部分 2 型糖尿病患者仅有头昏、乏力等，甚至无症状。有的发病早期或糖尿病发病前可出现餐前低血糖症状。

3. 慢性并发症

（1）糖尿病视网膜病变：多见于病程超过 10 年者，是糖尿病微血管病变中最重要的表现，是糖尿病患者失明的主要原因之一。依据散瞳后的眼底改变，可分为增殖性病变和非增殖性病变两种。增殖性可使视网膜剥离，导致严重的视力下降或失明。

（2）糖尿病性肾病：是糖尿病患者最重要的并发症之一，是 1 型糖尿病患者的主要死亡原因。根据肾脏损害的发生、发展可分为 5 期。与一般原发性肾小球疾病相比，水肿程度更明显，同时常伴有严重高血压。

（3）糖尿病神经病变：以周围神经病变为主，常为对称性，下肢较上肢严重。四肢皮肤感觉异常，肢端感觉异常最先出现，如麻木、灼烧、针刺感、足底踩棉花感，同时伴痛觉过敏，呈隐痛或（和）刺痛；自主神经损害时可出现腹泻、便秘，尿潴留，性功能障碍等。

（4）糖尿病足（DF）：是糖尿病最严重、治疗费用最高的并发症之一，可分为缺血性、神经性和混合性 3 种。以足部溃疡、坏疽为主要临床表现，是糖尿病患者非外伤性截肢致残的主要原因之一。多数患者自觉有冷感、酸麻、疼痛、间歇性跛行等。Wagner 分级法将糖尿病足按其严重程度分为 6 级。

4. 急性并发症

（1）糖尿病酮症酸中毒（DKA）：是糖尿病最常见的急性并发症，为严重的代谢紊乱综合征，主要表现为高血糖、酮症和酸中毒。机体代谢紊乱加重，产生大量乙酰乙酸、β 羟丁酸和丙酮，三者称为酮体。

DKA 可分为 3 个阶段：①仅血液或尿液中出现酮体，称为酮症；②酮体为酸性代谢产物，增多时会消耗体内大量储备碱，以维持机体酸碱平衡；代谢紊乱加剧，酮体积蓄过多，体内储备碱无法维持酸碱平衡，便会发生代谢性酸中毒，称为酮症酸中毒；③酮症酸中毒进一步加剧，出现神经精神症状时，称为糖尿病酮症酸中毒昏迷。

1 型糖尿病患者有自发 DKA 倾向；2 型糖尿病患者在降糖治疗不适当或治疗中断、感染、创伤、手术、妊娠等诱因下也可发生 DKA。主要临床表现有

1）代偿期患者表现为原有症状加重，明显乏力，体重减轻；随病情进展，出现恶心、呕吐、食欲减退，甚至不能进食进水。

2）呼吸深大，频率增快，称 Kussmaul 呼吸。pH<7.2 时可能出现，以利于排酸；pH<7.0 时，有可能发生呼吸中枢抑制、呼吸麻痹。重度 DKA 时，部分患者呼吸中可有类似烂苹果味的酮臭味。

3）脱水和（或）休克：中、重度 DKA 患者常有脱水的症状和体征。脱水量达体重的 5% 时，可有脱水征，如皮肤干燥、无弹性，眼球及两颊下陷，眼压低。严重失水，循环障碍、血容量减少导致低血容量性休克。尿量减少，出现少尿、无尿，甚至急性肾衰竭。

4）中枢神经功能障碍：早期表现为精神不振，头晕头痛，继而烦躁不安、嗜睡，逐渐进入昏睡，各种反射迟钝甚至消失，最终昏迷。

（2）高血糖高渗状态：以严重高血糖、高血浆渗透压、脱水为特点，无明显酮症酸中毒，常伴不同程度的意识障碍与昏迷。多见于中老年 2 型糖尿病患者，约 2/3 的患者发病前未知有糖尿病，病死率高。常在感染、外伤、手术等应激状态下诱发。与糖尿病酮症酸中毒相比，失水更严重，神经精神症状更为突出。早期表现为糖尿病原有症状加重，表情迟钝，嗜睡，数日后渐入昏迷状态。随病程进展失水加重，体重明显下降，皮肤黏膜极度干燥、无弹性，血压下降，晚期出现少尿甚至尿闭。部分患者可出现中枢性高热，体温达 40℃以上，伴心动过速、呼吸加速，但不会出现酸中毒样深大呼吸。

（3）感染：多见于疖、痈等皮肤化脓性感染；经久不愈的小腿和足部溃疡；反复发生泌尿系感染；肺结核。女性常有外阴瘙痒，并发真菌性阴道炎。

（4）低血糖：静脉血浆葡萄糖浓度≤2.8mmol/L 即可诊断，但糖尿病患者≤3.9mmol/L 即属于低血糖。低血糖可分为空腹低血糖和餐后（反应性）低血糖 2 种。以交感神经兴奋和脑细胞缺氧为主要特点，通常表现为出汗、饥饿、心慌、颤抖、面色苍白等，严重者还可出现精神不集中、躁动、易怒，甚至昏迷。

【实验室及其他检查】

1. 专科检查

（1）血糖测定：是诊断糖尿病的主要依据，有毛细血管血葡萄糖测定、24h 动态血糖测定和静脉血葡萄糖测定。三种方法均可作为判断糖尿病病情及控制情况的主要指标，但仅有静脉血葡萄糖测定方可作为诊断糖尿病的标准。

（2）尿糖测定：尿糖受肾糖阈影响，故不作为诊断标准。

（3）葡萄糖耐量试验：有口服葡萄糖耐量试验（OGTT）和静脉葡萄糖耐量试验（IVGTT）两种。当疑有糖尿病而血糖结果又未达到诊断标准时，需做葡萄糖耐量试验。

（4）糖化血红蛋白（HbA1c）：是葡萄糖与血红蛋白结合的产物，为不可逆反应，可反映取血前 8~12 周的平均血糖水平。是判断近期糖尿病控制情况最有价值的指标之一。

（5）血清胰岛素释放和 C 肽释放试验：反映胰岛 β 细胞的储备功能，用于胰岛 β 细胞功能的评价。胰岛素释放测定结果会受到外来胰岛素和血清中胰岛素抗体的影响，但 C 肽释放测定不受外来胰岛素和血清中胰岛素抗体的影响。

（6）血脂：糖尿病患者常见血脂异常，在血糖控制不良时尤为明显。

2. 影像学检查　糖尿病足患者行 X 线检查可见足的畸形。下肢多普勒超声检查可见足背搏动情况。

【处理原则】

1. 糖尿病教育　是糖尿病最重要的基本治疗措施之一，一旦确诊即应对患者进行糖尿病教育。

2. 饮食治疗　是各类糖尿病治疗的基础，是病程中各阶段预防和控制糖尿病最主要、必不可少的治疗措施。

3. 运动疗法　也是糖尿病的基本治疗措施之一。急性期应绝对卧床休息，康复期根据患者的实际情况，选择合适的运动。循序渐进，量力而行，贵在持之以恒。

4. 药物治疗

（1）口服降糖药：根据作用机制不同，分为磺脲类、格列奈类、双胍类、噻唑烷二酮类、α-糖苷酶抑制剂5类。药物选择应从胰岛素抵抗和胰岛素分泌受损等方面考虑。

1）磺脲类：促进胰岛素分泌，适用于胰岛β细胞功能在30%以上，且无严重肝、肾功能障碍者。本类药可导致体重增加，若使用不当可致低血糖，特别是老年患者和肝、肾功能不全者。常用的有格列齐特、格列吡嗪、格列美脲及一些缓释、控释剂型，如格列齐特缓释片、格列吡嗪控释片等。

2）格列奈类：为非磺脲类促分泌剂，包括瑞格列奈和那格列奈。主要降低餐后血糖，其特点为吸收快、起效快和作用时间短，在餐前或餐时服用。本类药常见副作用是低血糖和体重增加。

3）双胍类：改善胰岛素敏感性，减轻胰岛素抵抗。可降脂、减少尿酸，适用于2型糖尿病，肥胖者可做首选药物。临床上最为常用的是二甲双胍，副作用为胃肠道反应。本类药罕见的严重副作用是诱发乳酸性酸中毒。肝肾功能不全、严重感染、缺氧或接受大手术的患者禁用本药。造影检查时，应暂时停用二甲双胍，以避免诱发造影剂肾病。

4）噻唑烷二酮类（格列酮类）：减轻胰岛素抵抗。适用于以胰岛素抵抗为主的肥胖2型糖尿病。常用的是吡格列酮。常见副作用是体重增加和水肿，与胰岛素联用时更明显。此外，还会增加骨折、心衰风险，有心衰倾向和肝病者慎用。

5）α-糖苷酶抑制剂：延缓碳水化合物的消化，减少葡萄糖吸收，改善餐后高血糖。常用的是阿卡波糖和伏格列波糖，常见不良反应为腹胀、腹泻、食欲减退等。服用本类药时，饮食中应有一定量的碳水化合物，才能发挥作用。

（2）胰岛素治疗

1）种类按来源和化学结构分为：动物胰岛素、人胰岛素和胰岛素类似物。按起效快慢和维持时间分类，胰岛素和胰岛素类似物均可分为：

①短效胰岛素起效快，作用时间短。

②中效胰岛素起效时间、峰值和作用时间皆较短效长。常用的是低精蛋白胰岛素（NPH）。

③长效胰岛素常用的是精蛋白锌胰岛素注射液（PZI）。

④预混胰岛素 50R50%NPH 胰岛素和 50% 常规胰岛素的混合液；30R70%NPH 胰岛素和 30% 常规胰岛素的混合液。

⑤速效胰岛素类似物餐时注射，作用时间短。有赖脯胰岛素和门冬胰岛素。

⑥长效胰岛素类似物作用时间长，作为基础量胰岛素的补充。如甘精胰岛素和地特胰岛素。

2）起始治疗

①1 型糖尿病一经诊断就应使用胰岛素替代治疗。

②2 型糖尿病患者经生活方式干预、大剂量多种口服药物联合治疗后，血糖及 HbA1c 仍不达标时。

③特殊情况下胰岛素的应用：初诊的 2 型糖尿病患者、围手术期、感染、妊娠糖尿病，提倡早期使用胰岛素强化治疗，尽早控制血糖，保护 β 细胞。

3）用法：可用于静脉滴注和皮下注射。

4）不良反应：低血糖、过敏反应、注射部位皮下脂肪萎缩或增生。

（3）DPP-4 抑制剂：增加 GLP-1 在体内的水平，抑制胰高血糖素分泌。目前国内上市的制剂为西格列汀、沙格列汀和维格列汀。

（4）GLP-1 受体激动剂：胰升糖素样多肽 1（GLP-1）由肠黏膜 L 细胞分泌，作用于胰岛 α 和 β 细胞，抑制胰高血糖素分泌及释放，增加对胰岛素的敏感性。目前国内上市的制剂为利那鲁肽和艾塞那肽。

【护理评估】

1. 评估患者生活方式、饮食习惯、有无糖尿病家族史等。

2. 评估糖尿病的临床表现，有无“三多一少”、乏力、头晕、视力障碍，有无皮肤干燥、瘙痒、皮肤疖和溃疡等感染灶，有无糖尿病急、慢性并发症。

3. 评估患者对糖尿病知识的知晓程度，患者的心理状态。

【护理诊断】

1. 营养失调：低于或高于机体需要量　与胰岛素分泌或作用缺陷引起糖、蛋白质、脂肪代谢紊乱有关。

2. 有感染的危险　与血糖增高、营养不良、代谢紊乱有关。

3. 潜在并发症　低血糖、糖尿病酮症酸中毒、高血糖高渗状态、糖尿病足。

4. 有皮肤完整性受损的危险　与中枢神经障碍昏迷有关。

5. 知识缺乏　与信息来源有限有关。

【护理措施】

1. 饮食护理　热能要量化，搭配合理化，饮食均衡化。

（1）热能要量化

1）计算理想体重 = 身高（cm）-105：

根据实际体重估算体型：正常为理想体重 ±10% 之间；肥胖为 > 理想体重 20% 以上；消瘦为 < 理想体重 20% 以上。

2）根据体型和劳动强度计算每日所需总热量（表 1-6-1）：

每日所需要的总热量 = 理想体重 × 每公斤体重需要的热量

表 1-6-1　不同体型和劳动强度计算每日所需热量

劳动强度	举例	消瘦（千卡 / 公斤）	正常（千卡 / 公斤）	肥胖（千卡 / 公斤）
卧床休息		20~25	15~20	15
轻体力劳动	办公室职员、教师售货员、简单家务	35	25~30	20~25
中体力劳动	学生、司机、外科医生、体育、教师、一般农活	40	35	30
重体力劳动	建筑工、搬运工、冶炼工、重的农活、运动员、舞蹈者	40~45	40	35

3）国际上多用体重指数（BMI）来评估患者的体重是否合理。

$$BMI=体重（kg）/ 身高^2（m^2）$$

WHO 建议 BMI18.5~23.9 为正常，<18.5 属于消瘦，≥24 属于超重。

（2）搭配合理化：减少食物中脂肪（尤其是饱和脂肪酸）含量，增加食物纤维，其中碳水化合物占 50%~60%，脂肪占 25%~30%，蛋白质占 15%~20%，维生素、无机盐要充足。

（3）饮食均衡化：通过多种食物混合，均衡分配各类营养物质，全面获得营养。四大类食品（谷薯类、菜果类、肉蛋奶豆类、油脂类）缺一不可。粗细粮搭配，荤素食搭配，勿挑食偏食。

1）谷薯类：如米、面、玉米、薯类，成人 250~400g/d，注意粗细搭配，粗粮 50~100g/d。

2）菜果类：富含维生素、矿物质及膳食纤维，300~500g/d。

3）肉蛋类：为机体提供蛋白质、脂肪、矿物质和维生素，如肉、蛋、鱼、禽、奶、豆腐等，40~75g/d，肥肉及烟熏、腌制肉类不宜食用。

4）油脂类：为机体提供热能，如油脂、坚果类食物，不超过 25~30g/d，食盐不超过 6g/d。

2. 运动护理

（1）适应证：病情稳定的 1 型糖尿病、无严重并发症的 2 型糖尿病患者；体重超重的 2 型糖尿病患者；稳定期的妊娠糖尿病患者。

（2）运动方式：以有氧运动为主。轻度运动，如散步、太极拳等；中度运动，如快走，慢跑，骑自行车等；稍强运动，如球类运动，爬山，游泳等。

（3）运动注意事项：每周频率从 1 次逐渐增加到 5 次；运动时保持脉率（次 /min）= 170- 年龄；从每次 5min 逐渐增加到 30min，每周至少达到 150min　最佳运动时间为餐后 1h；空腹、寒冷的早晨、正午、浓雾未散去时避免运动。

3. 病情观察　密切观察患者各种潜在并发症，并给予积极预防和处理。

（1）潜在并发症：糖尿病酮症酸中毒、高血糖高渗状态

1）严密观察和记录患者的生命体征、神志、24h 出入量等，遵医嘱定时监测血糖、血钠和渗透压变化。合理用药，保证摄入充足的水分，特别是呕吐、腹泻、严重感染时。

2）观察患者的血糖、血酮、血气分析等结果，原有症状有无加重；

3）观察患者有无胃肠道症状，是否出现呼吸频率、节律、气味改变；

4）观察患者是否有尿量减少，皮肤干燥，眼球下陷等脱水症状。

5）若发生糖尿病酮症酸中毒时：应绝对卧床休息，迅速建立两条静脉通道，遵医嘱准确补充液体及胰岛素。补液原则为先快后慢，先盐后糖，先晶后胶，24h补液量达4000~5000ml。立即送检血糖、血酮、尿酮、动脉血气及血电解质，pH<7.1，CO_2CP<8.92mmol/L时，给予补充碳酸氢钠溶液以纠正酸中毒，低血钾者给予补钾，发生呕吐、腹泻、严重感染时，对症处理。胰岛素的使用多采用静脉注射，补充量为5~7U/h或0.1U/（kg·h），根据血糖调整胰岛素速度；加强皮肤护理，按时翻身，防止发生压力性损伤；每30min监测血糖一次，严密观察和记录患者的生命体征、神志、24h出入量等，遵医嘱定时监测血钠和渗透压的变化。

（2）潜在并发症：低血糖：观察患者有无肌肉颤抖、心悸、出汗、饥饿感、软弱无力、紧张、焦虑、性格改变、神志改变、认知障碍，严重时发生抽搐、昏迷。轻症患者给予口服葡萄糖水或含糖饮料，严重者给予静脉推注50%葡萄糖20~40ml，继以10%葡萄糖静脉滴注，15min后复测血糖，之后每小时监测血糖，以免再次发生低血糖情况；指导患者进食，观察患者是否出现出汗、嗜睡、意识朦胧等再度低血糖症状，以便及时处理；卧床休息，防止发生跌倒、坠床事件；讲解低血糖的危害及注意事项，指导患者随身携带糖果和糖尿病就诊卡，以便及时就医。

（3）有感染的危险：注意观察患者生命体征变化，注意保暖，预防上呼吸道感染，避免与上呼吸道感染、肺炎、肺结核等感染者接触；保持外阴清洁、干燥，用温水清洗并擦干，防止和减少瘙痒及湿疹发生；保持皮肤清洁、干燥，勤洗澡，勤换衣，勿搔抓皮肤。

（4）潜在并发症：糖尿病足：保持足部皮肤清洁、干燥，穿宽松、大小合适的鞋袜，避免挤压；保持皮肤润滑，避免出现皲裂甚至溃疡；每日检查双足，观察双足颜色、温度、动脉搏动，有无破损、麻木、刺痛感；每日温水泡足，水温不超过40℃，用软毛巾擦干，避免烫伤。定期进行糖尿病足筛查，筛查的方法包括观察足部皮肤颜色，检查皮肤有无破损，触诊足背动脉、胫后动脉搏动，神经系统检查，压力测定，周围血管检查。

4. 用药护理

（1）磺脲类药物：协助患者早餐前30min服用，注意观察有无低血糖症状，发生异常及时通知医生并配合处理。

（2）双胍类药物：协助患者餐中或餐后服药。注意观察病情变化，谨防发生乳酸性酸中毒。

（3）α-葡萄糖苷酶抑制剂：协助患者与第一口饭同时服用，服用后常有腹部胀气，排气增多或腹泻。本类药物与胰岛素联用时易发生低血糖，注意观察是否出现低血糖症状。若发生低血糖，进食含碳水化合物的食物并不能纠正低血糖，应立即给予葡萄糖口服或静脉注射。

（4）噻唑烷二酮类药物：密切观察有无水肿，体重增加等，定期复查肝功能，出现缺血性心血管疾病应立即停药。

（5）胰岛素

1）注射途径：静脉注射、皮下注射。

2）注射工具：专用注射器、胰岛素笔、胰岛素泵。

3）胰岛素的保存：未开封的胰岛素放于冰箱2~8℃冷藏，使用中胰岛素室温保存（不超过28℃），开启的胰岛素有效期为28d。

4）胰岛素注射部位吸收快慢顺序：腹部、上臂三角肌、大腿前侧、臀大肌。

5）胰岛素的不良反应：①低血糖多见于1型糖尿病患者。发生低血糖时，患者出现头昏、心悸、多汗、饥饿甚至昏迷。一旦发生，应及时检测血糖，并根据病情进食糖类食物或静脉推注 50% 葡萄糖；②胰岛素过敏分为局部反应和全身过敏反应，局部反应以注射部位局部瘙痒、荨麻疹为主，全身反应少见，症状为全身皮疹，呼吸急促，血压下降等；③皮下脂肪萎缩或增生，注射部位出现凹陷或硬结，为避免胰岛素吸收不良，应有计划地轮换注射部位，也可局部理疗。④体重增加患者可配合饮食、运动治疗控制体重。

5. 康复护理　有严重并发症者应绝对卧床休息，病情稳定者应坚持适当的体育锻炼，避免肥胖。严格按照饮食治疗原则进餐，三餐定时、定量。生活规律，戒烟酒。掌握自我监测的方法，三餐前后监测血糖变化，严格按照医嘱服用降糖药物及注射胰岛素。

6. 心理护理　护士应针对不同的人群及心理问题给予指导和沟通，帮助解决患者的实际困难，以减轻其心理负担。取得家属的配合，使患者调适不良心态，增强自我保护意识，克服厌世的心理现象，重新树立治疗信心。

【健康指导】

1. 采取讲解、视频、发放宣传资料等多种方法进行健康指导，让患者和家属了解糖尿病及其相关知识，提高患者的依从性。

2. 指导患者外出时随身携带食物和急救卡片，如糖果、饼干等，以备发生低血糖时急用，发生严重低血糖时能在最短时间得到诊断和治疗。

3. 教会患者掌握血糖、血压监测、体重指数计算的方法。如血糖的正常范围；餐前 30min 为餐前血糖，进食第一口计时餐后 2h 为餐后血糖，病情稳定时，每周监测 1 次空腹血糖，每月 1~2 次餐前、餐后及睡前血糖，遇特殊情况，随时增加血糖监测次数；血糖仪固定专用，定期校正；准备血糖记录本记录血糖值。

4. 教会患者掌握口服降糖药及胰岛素的名称、剂量、给药时间和方法，观察药物不良反应。教会使用胰岛素的患者或其家属掌握正确的注射方法，知晓低血糖的症状及紧急处理方法。

5. 指导患者及家属掌握饮食、运动治疗具体实施的方法及原则；糖尿病足的预防和护理知识；常见急性并发症的主要临床表现、观察方法及处理措施。

第二节　甲状腺功能亢进症

【学习目标】

1. 掌握　甲状腺功能亢进症的护理评估、护理措施、健康指导；
2. 掌握　甲状腺功能亢进症的病因、临床表现、处理原则；
3. 熟悉　甲状腺功能亢进症的实验室及其他检查。

【重点难点】

1. 甲状腺功能亢进症的护理措施；
2. 甲状腺功能亢进症及其并发症的观察及处理。

【案例介绍】

患者，女，40岁。因"心悸、多汗、手抖1年，再发1周"入院。患者于1年前无明显诱因出现心悸、多汗、手抖，伴怕热、消瘦，乏力，焦躁易怒。在我院经检查确诊为"甲状腺机能亢进症"，给予甲巯咪唑抗甲亢、控制心率及护肝等药物治疗。1个月前患者自觉症状有所好转，自行停药。1周前，患者自觉症状加重，颈部肿大，双眼肿胀，畏光、流泪，今为求进一步治疗，门诊以"甲状腺功能亢进症"收入。起病以来，精神、体力欠佳，大便次数增多，体重下降十余斤。入院查体：BP 130/78mmHg，HR 80次/min，律齐，未闻及杂音，突眼，双侧甲状腺Ⅲ度肿大，质中，无结节，可闻及血管杂音，手抖征（+）。

甲状腺毒症（thyrotoxicosis）是指血液循环中甲状腺激素过多，引起以神经、循环、消化等系统兴奋性增高和代谢亢进为主要表现的一组临床综合征。根据甲状腺的功能状态，甲状腺毒症可分为甲状腺功能亢进类型和非甲状腺功能亢进类型。甲状腺功能亢进症（hyperthyroidism）简称甲亢，指甲状腺腺体本身产生甲状腺素（TH）过多而引起的甲状腺毒症。甲亢的患病率为1%，其中80%以上是Graves病引起。Graves病（Gravesdisease，GD）又称弥漫性毒性甲状腺肿，是一种伴甲状腺素分泌增多的器官特异性自身免疫性疾病。我国的患病率为1.2%，女性较男性高发，高发年龄为20~50岁。

【病因】

1. 遗传因素　GD有显著的遗传倾向，目前发现他与组织相容性复合体（MHC）基因相关。

2. 免疫因素　以遗传易感为背景，在感染、精神创伤等因素作用下，诱发体内免疫功能紊乱。最主要的免疫异常表现为抑制性T淋巴细胞功能缺陷，辅助性T淋巴细胞功能相对增强，而后者具有合成甲状腺自身抗体的作用。其中合成的TSH受体抗体（TSAb）是与本病相关最重要的抗体。

3. 环境因素　对疾病的发生发展有重要影响，是疾病发生和病情恶化的重要诱因。

【临床表现】

1. 症状

典型症状多以TH分泌过多所致的高代谢症群为主，患者常有怕热多汗，消瘦、疲乏无力，食欲亢进；易激动、焦虑烦躁、失眠、多猜疑、多言多动、注意力不集中等，有时出现幻觉，甚至亚狂躁症；心悸、胸闷、气短；排便次数增多；女性月经稀少。少数老年患者症状不典型，相反表现为厌食、抑郁、嗜睡等，称之为"淡漠型甲亢"。

2. 体征

（1）甲状腺肿：多数患者有不同程度的甲状腺肿大，多呈弥漫性、对称性肿大，少数不对称或肿大不明显。可在甲状腺上下极外侧闻及血管杂音和扪及震颤，尤以腺体上部明显。此体征为本病重要的体征。

（2）眼部表现：分浸润性突眼和单纯性突眼。单纯性突眼为良性突眼，患者眼球突出，眼神凝视或呈现惊恐眼神。浸润性突眼称恶性突眼，可由良性突眼转变而成，常有怕光、流泪、视力减退，眼部肿痛、刺痛，由于眼球高度突出，使眼睛不能闭合，结膜、角膜外露而引起充血、水肿、角膜溃烂等甚至失明。也有甲亢患者没有眼部症状或症状不明。

（3）心血管系统：合并甲状腺毒症心脏病时，可出现心动过速、心律失常、心脏增大和心力衰竭，心律失常以心房颤动等房性心律失常最为多见。还可出现收缩压增高和（或）舒张压下降，脉压增大。

（4）神经系统：手、舌、眼睑震颤，腱反射亢进。

（5）消化系统：重者可出现肝大、肝功能异常，甚至黄疸。

（6）胫前黏液性水肿。

3. 甲状腺危象　也称甲亢危象，是甲状腺毒症急性加重的一个综合征。可因感染、手术、放射性碘治疗、严重躯体疾病、精神创伤、过度挤压甲状腺、服用过量碘剂等原因诱发。表现为原有症状加重，高热、大汗、心动过速（140 次 /min 以上）、烦躁不安、谵妄、恶心、呕吐、腹泻，严重者可出现心衰、休克及昏迷等。

【实验室及其他检查】

1. 血清促甲状腺素（TSH）　血清 TSH 浓度的变化是反映甲状腺功能最敏感的指标。

2. 甲状腺激素测定　血清游离 T_3（FT_3）和游离 T_4（FT_4）水平不受甲状腺素结合球蛋白（TBG）的影响，能直接反映甲状腺功能状态，是临床诊断甲亢的首选指标。

3. TSH 受体抗体（TRAb）　是鉴别甲亢病因、诊断 GD 的重要指标之一。也被作为判断 Graves 病预后和抗甲状腺药物停药的指标。

4. 甲状腺 ^{131}I 摄取率　诊断甲亢的传统方法，可作为甲状腺毒症病因的鉴别。

5. 甲状腺放射性核素扫描　主要用于对可触及的甲状腺结节性质的判定，对多结节性甲状腺肿伴甲亢和自主高功能腺瘤的诊断意义较大。

【处理原则】

1. 甲状腺药物治疗　用甲基硫氧嘧啶或丙基硫氧嘧啶，每次 100~150mg，每日 3 次，服药后 2~4 周病情无改善者应在医生指导下加量，持续用药 1~3 个月，症状改善且病情稳定后逐渐减药。

2. 放射碘治疗　利用 β 射线破坏甲状腺组织，使甲状腺恢复正常功能。可以取得长期疗效，但发生不可逆甲减的概率高，故常在药物治疗失效后选择。

3. 手术治疗　甲状腺Ⅲ肿大、压迫症状明显，抗甲状腺药物治疗中经常复发、结节性甲状腺肿伴甲亢、有癌变、服药有困难者均应进行手术治疗。

【护理评估】

1. 评估患者的身体状况，有无乏力、多食、消瘦、怕热、多汗；排便次数改变；眼部表现；肿大的甲状腺是否有血管杂音，能否触及震颤。评估该类患者是否存在高危因素，如甲亢危象、甲状腺毒症心脏病。

2. 评估患者的发病时间及治疗方式，使用抗甲状腺药物时有无药物不良反应。

3. 评估患者的心理状况，是否因甲状腺肿、突眼等外形改变，而产生自卑心理；有无焦躁易怒、抑郁、淡漠、甚至自杀倾向。

4. 评估患者所做的相关检查及结果，包括血液检查、影像学检查等。

【护理诊断】

1. 营养失调：低于机体需要量　与基础代谢率增高有关。
2. 活动无耐力　与蛋白质分解加速、甲状腺毒症性心脏病、肌无力等有关。
3. 自我形象紊乱　与甲亢所致突眼，甲状腺肿大等形体改变有关。
4. 个人应对无效　与甲亢所致精神神经系统兴奋性增高，性格与情绪改变有关。
5. 潜在并发症　甲亢危象。

【护理措施】

1. 一般护理　保持病室安静、整洁，室温保持在 20℃左右，避免强光和噪音刺激。轻者可适当活动，但不宜紧张和劳累，重者则应卧床休息。给予高热量，高蛋白，富于糖类和 B 族维生素饮食；鼓励患者多饮水，饮水量 2000~3000ml/d（有心脏病患者应避免大量饮水，以防止水肿和心力衰竭）；忌浓茶，咖啡等刺激性饮料，勿进食增加肠蠕动和易导致腹泻的高纤维素食物，如笋类、芹菜、玉米等。

2. 病情观察

（1）监测生命体征变化：甲亢在病情未得到控制的情况下，在应激状态下，会使甲亢病情加重，如高热（T>39℃），大汗淋漓，烦躁不安，继而脱水，使用一般降温措施无效。观察患者心率变化，如心率显著增快，超过 140 次 /min，患者易出现各种快速心律失常，如期前收缩，房性心动过速，阵发性及持续性心房颤动，其中以期前收缩及心房颤动为多见。另外心脏增大甚至发生心力衰竭也较常见。

（2）眼部护理：避免长时间暴露在外面，导致眼球干涩，防止感染、外伤；患者外出佩戴墨镜，以避免强光、风沙等外界刺激；取高枕卧位，限制食盐以减轻局部水肿，必要时遵医嘱使用利尿剂；眼部胀痛、眼压高时可用药物降低眼压。

（3）休息与活动：病情轻者可下床活动，以不感到疲劳为度。病情重、心力衰竭或合并严重感染者应绝对卧床休息。

3. 用药护理　遵医嘱用药，观察心悸、多汗、手抖症状有无改善，观察药物不良反应，出现高热、咽痛时要警惕粒细胞缺乏，定期复查血象。嘱需长期用药者不要间断、自行变更药物剂量或停药。外周白细胞 WBC<3×10^9/L，出现肝脏损害及药疹应停药。

4. 康复护理　注意保暖，避免受凉、感染等刺激，避免用手挤压甲状腺，严格按照饮食原则进餐，严格遵医嘱服药，勿自行停药或减量，生活规律，劳逸结合。

5. 心理护理　主动关心、开导患者，与患者共同探讨控制情绪和减轻压力的方法，使其提高对疾病的认知水平，减少不良刺激，合理安排生活，避免外来刺激，满足患者生理和安全需要。

【健康指导】

指导患者用眼卫生，加强自我防护，上衣领宽松，避免压迫甲状腺导致病情加重。保持身心愉快，避免精神刺激或过度劳累。严格遵医嘱服药，不可随意减量或停药，定期复查血常规、甲状腺功能。告知患者疾病发生诱因，避免感染、手术、放射性碘治疗及严重创伤等，定期复诊，如有不适，及时就诊。

第三节　甲状腺功能减退症

【学习目标】

1. 掌握甲状腺功能减退的护理评估、护理措施、健康指导；
2. 掌握甲状腺功能减退的病临床表现、处理原则；

【重点难点】

1. 甲状腺功能减退的护理措施；
2. 甲状腺功能减退的观察及处理。

【案例介绍】

患者，女，55岁。因“间断乏力、畏寒、四肢水肿11年，再发加重半个月余”入院。患者于1999年，无明显诱因开始乏力、畏寒、四肢水肿，晨起较重，伴颈部疼痛、吞咽困难。诊断为“甲状腺功能减退症”，予甲状腺素、左甲状腺素替代治疗。半个月前，患者再次感觉乏力、畏寒、四肢水肿、全身疼痛，偶伴四肢发抖、头痛，体重增加3kg，甲状腺功能提示降低，门诊以“甲状腺功能减退”收入。患者精神差，便秘。入院查体：血压150/90mmHg，上腹部压痛，未及反跳痛。TT_4 0.75ng/dl，FT_4 31.8pg/ml，TSH 56.825mIU/L。ALT 86U/L，AST 61U/L，r/GT 105U/L，TC 6.52mmol/L，TG 4.57mmol/L。心电图提示窦性心动过缓频发室早。

甲状腺功能减退症（hypothyroidism）简称甲减，是由于各种原因导致的低甲状腺素血症或甲状腺激素抵抗而引起的全身性低代谢综合征。起始于胎儿或新生儿的甲减称为呆小病（cretinism），又称克汀病，常伴有智力障碍或发育迟缓。起始于成人者称为成年型甲减。起病隐匿，发现缓慢，女性患病率高于男性，随年龄增长患病率升高。我国甲减年发病率为2.9‰。

【病因】

甲减病因复杂，以原发性甲减最多见，患者血清TSH均升高，占全部甲减的约99%，其中自身免疫损伤、甲状腺手术和甲亢^{131}I治疗三大原因占90%以上；其次是碘过量和抗甲状腺药物的使用等。

【临床表现】

1. 症状

（1）主要表现：以代谢率减低和交感神经兴奋性下降为主。早期患者可以没有特异症状。畏寒是甲减患者最常见的症状，其次为乏力、手足肿胀感、嗜睡、记忆力减退、关节疼痛、体重增加、便秘、女性月经紊乱或月经过多。

（2）特殊表现：病情严重者，可发生黏液性水肿昏迷或“甲减危象”，表现为低体温（T<35℃），呼吸减慢，心动过缓，血压下降，四肢肌力松弛，反射减弱或消失，甚至发生昏迷，休克，心、肾功能衰竭。

（3）其他：肌软弱无力，可有暂时性肌痉挛；性欲减退，女性可不育；贫血；因代谢减慢而引起血胆固醇、三酰甘油增高。

2. 体征　典型的黏液性水肿面容表现为表情呆滞、面色苍白、颜面和（或）眼睑水肿、唇厚舌大、皮肤干燥粗糙、毛发及眉毛稀疏。

【实验室及其他检查】

1. 甲状腺功能检查　血清 TT_3、TT_4、FT_3、FT_4 低于正常值。

2. 血清 TSH 值。

（1）原发性甲减症：明显升高同时伴有游离 T_4 下降。

（2）垂体性甲减症：水平低或正常或高于正常。

（3）下丘脑性甲减症：水平低或正常，对 TRH 兴奋试验反应良好。

（4）周围性甲减：中枢性抵抗者 TSH 升高，周围组织抵抗者 TSH 低下，全身抵抗者 TSH 有不同表现。

3. X 线检查　心脏扩大，心搏减慢，心包积液，颅骨平片示蝶鞍扩大。

4. 其他　心电图示低电压，Q–T 间期延长，ST–T 异常。超声心电图示心肌增厚，心包积液。血脂、肌酸磷酸激酶活性增高，葡萄糖耐量曲线低平。

【处理原则】

1. 甲状腺制剂终身替代治疗　早期轻者以口服甲状腺片或左甲状腺素为主。

2. 对症治疗　中晚期重型病例除口服甲状腺片或左甲状腺素外，需对症治疗。

3. 黏液性水肿昏迷治疗　静脉注射 L–T_3 或 L–T，患者清醒后改为口服。同时纠正水电解质紊乱。

【护理评估】

1. 评估既往健康状况，有无家族史、手术史，是否伴其他自身免疫性疾病。

2. 是否有怕冷、皮肤干燥、少汗、粗糙、贫血、食欲下降、智力低下、反应迟钝。

【护理诊断】

1. 体温过低　与机体基础代谢率降低有关。

2. 皮肤完整性受损　与皮肤组织粗糙脆弱及四肢水肿有关。

3. 活动无耐力　与疲倦、软弱无力、反应迟钝有关。

4. 社交障碍　与甲状腺功能低下致精神情绪改变有关。

5. 潜在并发症　黏液性水肿、昏迷。

【护理措施】

1. 一般护理　指导患者合理休息与合理饮食，以改善身体外形的改变。消瘦患者以高热量、高蛋白、易消化饮食为主，可少量多餐。肥胖症者每日进食总量低于消耗量，重度肥胖者以低糖、低盐、低脂，高纤维素饮食为宜，养成定时、定量、不吃零食的习惯，切忌暴饮暴食。

2. 病情观察

（1）监测生命体征变化：注意观察患者有无寒战、发冷、皮肤苍白等低体温现象，及心律不齐、心动过缓等甲减危象的早期表现。注意调节室温，适当保暖。

（2）全身黏液性水肿情况，每日记录体重。皮肤干燥、粗糙，可局部涂抹乳液、润肤油保护皮肤，避免使用肥皂。观察皮肤有无发红，起水泡或破损，避免压疮的发生。

（3）指导和鼓励患者适当活动，对于活动能力和反应能力低下者，注意保护，以防发生意外。

（4）观察排便次数、性质、量的改变，有无腹胀不适。指导患者多饮水，饮水量2000~3000ml/d，教会患者腹部按摩方法，必要时给予缓泻剂以保持大便通畅。

3. 用药护理　指导患者遵医嘱用药，评估药物对身体外形有无改善作用或加重倾向，并注意药物的不良反应，抗甲状腺药物主要不良反应是粒细胞减少，其次是皮疹。如外周白细胞计数 $<3\times10^9/L$ 和（或）中性粒细胞 $<1.5\times10^9/L$ 时，立即就医。

4. 康复护理　指导患者做好个人卫生，注意保暖；肥胖症者应鼓励其积极参加体力活动，保证足够的运动量及运动时间。

5. 心理护理　加强与患者、家属之间的沟通，主动关心患者，鼓励其表达自己内心的感受，努力提高患者的自信心，同时还要注意患者有无异常心理，防止意外事件发生。

【健康指导】

鼓励患者多参加社交活动，并与患相同疾病且病情稳定的病友交流，以降低社交障碍。保持心情愉快，每天进行适度的运动，如散步、慢跑。告知患者使疾病加重的常见诱发因素，避免受凉、感染、精神紧张等，慎用镇静药、麻醉药及镇痛药，以免诱发甲减危象。正确用药，需终身替代治疗者，向其解释终身坚持服药的必要性，不可随意停药或变更剂量。给患者讲解黏液性水肿昏迷发生的原因及表现，学会自我观察，出现不适及时就诊。

第四节　库欣综合征

【学习目标】

1. 掌握　库欣综合征的护理评估、护理措施、健康指导；
2. 掌握　库欣综合征的病因、临床表现、处理原则；

【重点难点】

1. 库欣综合征的护理措施；
2. 库欣综合征的观察及处理。

【案例介绍】

患者，女，39 岁。因“双下肢水肿 6 年，痤疮、多毛、面部变圆 3 年，加重伴头部胀痛 20 天”入院。患者 6 年前无明显诱因出现双下肢水肿，在当地医院就诊后诊断为“肾病、2 型糖尿病”，给予利尿、消肿、降糖对症治疗。3 年前患者颜面及上背部痤疮，两鬓及颌下毛发增粗，后面部逐渐变圆、变胖，四肢变细，体重增加。1 年前出现头部胀痛，血压升高，伴乏力，不喜活动。20 天前患者自诉双下肢水肿加重伴头部胀痛，到我院就诊，门诊以“库欣综合征”收入院。入院查体：血压 150/100mmHg，颜面略黑，皮肤变薄干燥，胸背部皮肤散发痤疮，满月脸，颈背部及锁骨上窝脂肪垫明显，腹隆起，立位悬垂，双下肢中度凹陷性水肿。实验室检查示促肾上腺皮质激素升高，血皮质醇 08:00 及 00:00 水平增高且昼夜节律消失。肾上腺 CT 示双侧肾上腺形态略饱满，密度未见明显异常。垂体 MRI 示鞍底略下凹，垂体柄略左移。

库欣综合征（Cushing syndrome，Cushing 综合征）是由各种原因引起的肾上腺分泌过多糖皮质激素（主要是皮质醇）所致病症的总称，其中垂体促肾上腺皮质激素（ACTH）分泌亢进所引起的临床类型最为多见，称为库欣病（Cushing disease，Cushing 病）。

【病因】

1. 依赖 ACTH 的库欣综合征

（1）库欣病：约占库欣综合征的 70%，多见于成人，20~40 岁居多，女性多于男性，儿童、青少年亦可患病。垂体大多数为微腺瘤，少数为大腺瘤，也有未发现肿瘤者。

（2）异位 ACTH 综合征。

2. 不依赖 ACTH 的综合征

（1）肾上腺皮质腺瘤：约占库欣综合征的 15%~20%，多见于成人，男性较女性多见。

（2）肾上腺皮质癌。

（3）不依赖 ACTH 的双侧肾上腺小结节性增生。

（4）不依赖 ACTH 的双侧肾上腺大结节性增生。

【临床表现】

1. 特征性外貌　满月脸，多血质，向心性肥胖，腹部膨出，四肢细小，锁骨上窝及颈背部脂肪堆积，形成“水牛背”。本病呈向心性肥胖患者约占 50%~60%，其余患者虽有不同程度肥胖，但不呈典型向心性。紫纹也是本病的特征性表现，其形状为中央宽、两端细，呈紫红或淡红色，为对称性分布，常见于下侧腹部、臀部、大腿部。

2. 心血管系统　约 75% 的患者伴有高血压，严重程度不一。50% 以上患者为舒张压超过 100mmHg。随着病程延长，高血压发生率增加，严重程度增加，当血管出现不可逆损害时，血压则不易降至正常。长期高血压可累及心脏，导致左心室肥大。由于凝血功能异常、脂代谢紊乱，易发生动静脉血栓，心血管并发症发生率增加。

3. 精神症状　轻者表现为情绪不稳定、烦躁易怒、焦虑、抑郁、偶尔出现躁狂。严重者可出现严重忧郁、幻觉，妄想狂，甚至自杀。

4. 性功能障碍 女性多有月经紊乱或停经，伴不孕，痤疮，多毛，严重者表现为女性男性化。男性阴茎缩小、睾丸变软，男性特征减少，性欲减退，阳痿。

5. 糖代谢紊乱 为本病重要表现之一，约 70% 患者有不同程度的糖代谢紊乱。部分患者仅空腹血糖高，其余患者葡萄糖耐量减低，出现类固醇性糖尿病。此类糖尿病的特点是，即使血糖很高，发生酮症者甚少，患者对胰岛素不敏感。库欣综合征被控制后，葡萄糖耐量可恢复正常。

6. 电解质紊乱 大量皮质醇可潴钠排钾，引起高血压、水肿、多尿、低血钾等，但明显的低血钾性碱中毒主要见于肾上腺皮质癌和异位 ACTH 综合征。

7. 骨质疏松 蛋白分解加速，骨基质减少，钙沉着受影响而导致骨质疏松。

8. 对感染抵抗力减弱 以肺部感染、皮肤真菌感染多见。

9. 皮肤色素沉着 多见于异位 ACTH 综合征的患者，皮肤色素明显加深。

【实验室及其他检查】

1. 一般实验室 检查红细胞计数和血红蛋白含量偏高，白细胞总数及中性粒细胞增多，淋巴细胞和嗜酸性粒细胞绝对值减少。

2. 专科检查 血皮质醇、尿 17- 羟皮质类固醇、地塞米松抑制试验、ACTH 兴奋试验。

3. 影像学检查 属于定位性检查，包括 B 型超声波检查，CT 扫描，肾上腺血管造影，磁共振检查，静脉导管分段采血测定皮质醇等。

【处理原则】

1. 治疗本病的首选方法是用显微外科手术经蝶窦切除垂体微腺瘤。

2. 如因某种原因不能做垂体手术或是经蝶窦手术未能发现并切除垂体微腺瘤，且病情严重者，宜作一侧肾上腺全切，另一侧肾上腺大部分或全切术，术后使用激素素替代治疗。术后作垂体放疗，以避免术后发生 Nelson 综合征。

3. 垂体大腺瘤者宜选择开颅手术治疗。

4. 使用血清素拮抗剂等影响神经递质的药物。

5. 经上述治疗后仍未取得满意疗效者，可用阻滞肾上腺皮质激素合成的药物，必要时行双侧肾上腺切除术，术后使用激素替代治疗。

【护理评估】

1. 是否处于肥胖状态、患有高血压，有无向心性肥胖。

2. 是否有满月脸、痤疮、创伤化脓、紫纹、水肿、肌力低下、骨质疏松与病理性骨折等。

3. 是否出现尿量异常，有无血尿、蛋白尿。

4. 是否有失眠、不安、抑郁、兴奋等精神症状。

5. 是否有感染症状。

6. 女性患者是否出现女性男性化等。

【护理诊断】

1. 自我形象紊乱 与库欣综合征引起身体外观改变有关。

2. 体液过多 与糖皮质激素增多导致水钠潴留有关。

3. 有受伤的危险 与蛋白质代谢异常和钙吸收障碍有关。

4. 有感染的危险 与吞噬细胞的生理功能改变有关。

5. 潜在并发症 骨折、心力衰竭、脑血管意外、类固醇性糖尿病。

6. 活动无耐力 与蛋白质代谢障碍引起肌肉萎缩有关。

【护理措施】

1. 一般护理

（1）饮食护理：给予高钾、高蛋白、低盐、低热量、低碳水化合物的食物，预防和控制水肿；可食用香蕉、南瓜、枇杷等含钾高的食物及含钙、维生素 D 丰富的食物。

（2）合理休息：平卧时将双下肢适当抬高，以利于静脉回流，避免加重水肿。

2. 病情观察 观察水肿情况，监测生命体征、血糖、血钾、电解质和心电图的变化。每天测量体重，记录 24h 出入量。定期监测血常规。保持病室环境清洁，温湿度适宜，减少或限制探视，减少感染的概率。严格执行无菌操作，尽量减少侵入性治疗，以降低感染及交叉感染风险。做好个人卫生，保持皮肤、口腔清洁，避免皮肤擦伤，长期卧床者预防压力性损伤发生。

观察有无关节痛或腰痛等，尽量减少安全隐患，为患者提供安全、舒适的环境，避免剧烈活动，变换体位时动作轻柔，防止跌倒或碰撞引起骨折，必要时使用助行器。

3. 用药护理

（1）水肿严重时，按医嘱给予利尿剂，观察疗效及不良反应。如出现恶心、呕吐、腹胀、心律失常等低钾的症状和体征时，及时处理。

（2）糖皮质激素替代治疗过程中，观察血压、电解质的情况。终生替代治疗者应坚持服药，不可随意中断药物，防止发生肾上腺危象。

（3）服用阻断皮质醇生成药物时，注意观察有无头昏、口干、低血压、嗜睡等不良反应，定期复查肝功能。

4. 康复护理 指导患者预防跌倒，避免从事重体力劳动，以免发生病理性骨折。遵医嘱坚持治疗和注意药物不良反应。定期复查，不适随诊。

5. 心理护理 鼓励患者说出自身的感受，对其进行心理指导，以减轻因疾病引起的焦虑等不良情绪。指导其家属为患者提供有效的心理安慰及情感支持，避免干扰患者情绪。教会患者自我护理，适当从事力所能及的活动，以增强患者的自信心和自尊感。

【健康指导】

指导患者在日常生活中预防感染，保持皮肤清洁，避免进出人多的公共场所。防止外伤、骨折等各种可能导致病情加重或诱发并发症的因素，定期复查。告知患者有关疾病的基本知识和治疗方法，指导患者正确用药并掌握药物不良反应的观察，了解激素替代治疗的有关注意事项，尤其是识别激素过量或不足的症状和体征，并告诫患者随意停用激素会引起致命的肾上腺危象。如有不适立即就诊。

第五节　专科诊疗技术及护理要点

【学习目标】

1. 掌握专科诊疗技术的目的、方法及护理要点；
2. 熟悉专科整理技术的适应证、禁忌证。

一、口服葡萄糖耐量试验（OGTT）

口服葡萄糖耐量试验是一种葡萄糖负荷试验，用以了解胰岛β细胞功能和机体对血糖的调节能力，是诊断糖尿病的金标准。

【目的】

了解胰岛β细胞功能和机体对血糖的调节能力。

【适应证】

临床疑有糖尿病，血糖结果未达到诊断标准时。

【禁忌证】

感染、创伤、急性心梗等应激状态时。

【方法】

1. 试验前8h内不摄入热量，清晨空腹进行，在前臂采静脉血。
2. 将75g无水葡萄糖粉（或1分子水葡萄糖82.5g）溶于250~300ml水内的，糖水在5min内服完。儿童1.75g/kg，总量不超过75g。
3. 从喝第一口开始计时，分别于服糖后30min、60min、120min、180min在前臂采静脉血测血糖。

【护理要点】

影响本试验的药物（如口服避孕药、糖皮质激素、甲状腺激素等）应停用。试验前3d，不用控制饮食，每天饮食中碳水化合物含量不低于150g，可正常活动。试验过程中，禁食，不喝茶及咖啡，不吸烟，不做剧烈运动，无须绝对卧床。准确记录采集标本时间。采集标本立即送检查。

二、胰岛素释放试验

胰岛素是促进合成的激素，主要作用是促进葡萄糖的转化和糖原的生成，抑制糖原异生，从而维持血糖的恒定。

【目的】

用于胰岛β细胞的分泌功能测定,确定糖尿病的分型。

【方法】

口服75g无水葡萄糖或食用含面粉100g的馒头来刺激胰岛β细胞释放胰岛素,通过测定空腹及进食后60min、120min、180min的血浆胰岛素水平,了解胰β细胞的储备功能,有助于糖尿病的分型及指导治疗。

【护理要点】

1. 停用含有咖啡因、利尿剂、避孕药、抗生素、水杨酸等药物,检查前一天晚餐停用胰岛素及口服降糖药物。

2. 检查前3d进食糖类不超过300g,可进行适当体力劳动。禁食8~10h、清晨空腹条件下进行。

3. 饮葡萄糖水或者馒头餐的时间不超过5min,时间过长,可造成有效的糖负荷减低而影响试验结果,检查期间不可剧烈活动。

4. 准确记录采集标本时间,标本于30min内送检。

三、C肽释放试验

C肽是胰岛β细胞的分泌产物,测定C肽水平能反映β细胞合成与释放胰岛素功能。C肽与胰岛素之间有相当稳定的比例关系,且不受胰岛素抗体的干扰,注射的外源性胰岛素不含C肽,故测定C肽水平更能反映β细胞合成与释放胰岛素功能。

【目的】

糖尿病的临床分型,判定胰岛素细胞的分泌功能。

【方法】

禁食8~10h,次晨空腹状态下采取静脉血。测定空腹、进食后30min、60min、120min、180min的血清胰岛素。

【护理要点】

1. 停用含有咖啡因、利尿剂、避孕药、抗生素、水杨酸等药物。

2. 检查前3d进食糖类不超过300g,可进行适当体力劳动。禁食8~10h、清晨空腹条件下进行。

3. 饮葡萄糖水或者馒头餐的时间不超过5min,时间过长,可造成有效的糖负荷减低而影响试验结果,检查期间不可剧烈活动。

4. 准确记录采集标本时间,标本于30min内送检。

四、^{131}I 功能试验

甲状腺 ^{131}I 摄取率不作为甲亢诊断的常规指标，但对甲状腺毒症的原因仍有鉴别意义。

【目的】

评价甲状腺功能。

【适应证】

甲状腺肿大Ⅱ度以上；抗甲状腺药物（ATD）过敏者；ATD 治疗或手术治疗后复发者；甲亢合并心脏病，甲亢伴白细胞减少、血小板减少或全血细胞减少；甲亢合并肝、肾等脏器功能损害；拒绝手术治疗或者有手术禁忌证。

【禁忌证】

心脏病患者，妊娠和哺乳期妇女。

【护理要点】

1. 试验前 10h 开始禁食，试验日空腹。
2. 并发症

（1）放射性甲状腺炎：发生在摄 ^{131}I 后的 7~10d，严重者可给予阿司匹林或糖皮质激素治疗。

（2）诱发甲状腺危象：发生在未控制的甲亢重症患者。

（3）加重活动性 GO。

五、醛固酮立卧位试验

通过改变血容量（如卧位与立位），使血管醛固酮水平增多。是明确原发性醛固酮增多症的主要诊断手段。

【目的】

主要用于鉴别醛固酮瘤与特发性原醛症。

【方法】

（1）试验前日晚餐后禁食，22:00 以后禁饮水，夜间静卧 6h 以上。

（2）06:00 到 08:00，在患者起床前采静脉血 5ml 分别注入普通试管 3ml 和抗凝管 2ml（抗凝管摇匀后立即置入冰壶）。立即送检醛固酮、肾素和血管紧张素Ⅱ。

（3）采血后患者起床站立 2~4h 再次静脉取血 5ml，分别放置（方法同上）送检。

【护理要点】

（一）试验前准备

1. 试验前需停用降压药、利尿剂、血管紧张素转换酶抑制剂、β 受体阻滞剂、甘草等

1~4周。

2. 试验前进食钠、钾含量正常的普食3d。试验前日晚禁食、禁水，采卧位血后可正常进食饮水。

3. 试验前停用降压药物，多数患者会担心血压升高等，护士及时向患者介绍试验的目的、方法及注意事项，并监测血压，观察患者的病情变化。

（二）试验中护理

1. 监测血压，观察病情。

2. 卧位时嘱患者安静卧床休息，严禁坐起或下床，立位时不得坐、躺，最好适当步行。在站立的过程中，若出现头晕等不适，应立即取血后协助患者坐下，结束试验。

3. 标本的采集一定要及时、准确，若延误了采集时机，可能导致试验结果的参考性降低。采血后在血标本试管上注明卧位与立位，以便区分。取血后将标本置在低温下（4℃以下），立即送检。

六、皮质醇昼夜节律试验

正常人血浆皮质醇的含量有明显的昼夜变化规律，男女无显著性差异。近年来多采用蛋白结合竞争法（简称PTF）测定血浆总皮质醇，较为敏感准确，一般常用药物不干扰结果。

【目的】

1. 辅助诊断库欣综合征。
2. 鉴别诊断单纯性肥胖症和继发性肥胖症。

【禁忌证】

感染、创伤、急性心梗等应激状态时；妊娠。

【方法】

试验当日可正常饮食，勿做剧烈运动，分别于8:00、16:00、次日00:00取静脉血2ml，不抗凝，立即送检血浆皮质醇。

【护理要点】

1. 告知患者实验目的、方法、注意事项及采血的时间，嘱患者尽量减少外出活动，以保证采集血标本时间准确。

2. 中枢性降压药、镇静药、兴奋药、抗癫痫药、肾上腺皮质激素等可使正常节律改变，应停药1周以上。

3. 饮食和运动　8:00抽血后，患者可正常饮食和运动，避免饮用饮料和做剧烈运动。

4. 标本放冰槽保存，及时送检。

七、地塞米松抑制试验

地塞米松是人工合成的糖皮质激素中生物作用最强的激素之一，仅需要很小的量即能达到与天然皮质醇相似的作用，因其量小，在血中浓度很低，难以用常规放射免疫定量测定法测出，故对测定自身皮质醇分泌量无影响。

【目的】

了解下丘脑－垂体－肾上腺轴功能是否高于正常。

【方法】

1. 过夜地塞米松抑制试验

试验日 8：00 取静脉血测定皮质醇，当晚 00：00 口服地塞米松 0.75mg（肥胖者可增至 1~1.5mg），次日 8：00 再取静脉血测定皮质醇。

2. 小剂量地塞米松抑制试验

口服地塞米松 0.5mg，1 次 /6h，共 2d，小于 10 岁儿童 5μg/kg。于服药前及服药第 2d、5d 留 24h 尿查尿游离皮质醇，于服药前及服药第 3d，8：00 取静脉血测定促肾上腺皮质激素和皮质醇，若怀疑肾上腺肿瘤时应加测 DHEAS、雄烯二酮和睾酮。

3. 中剂量地塞米松抑制试验

口服地塞米松 0.75mg，1 次 /6h，共 5d。分别于服药前一天及服药第三、五天留 24h 尿查 17－酮类固醇。

4. 大剂量地塞米松抑制试验

口服地塞米松 2mg，1 次 /6h，共 2d，小于 10 岁儿童 20μg/kg 或 1mg/ 次。留尿、查血方法同小剂量地塞米松抑制试验。

【护理要点】

1. 试验前准备　检查前停用类固醇药物，正常饮食，忌辛辣刺激性食物，避免劳累。及时向患者介绍试验的目的、方法及注意事项，解除不安感。

2. 试验中准备　观察病情变化，监测生命体征。留取尿液时，不要把非尿液成分带入尿内，如女性患者不要混入白带及月经血，男性患者不要混入前列腺液等。

3. 试验后护理　及时送检尿样，一般留取标本 5~10ml，测尿比重时尿量≥50ml。

八、24 小时尿蛋白试验

【目的】

明确糖尿病肾病的程度。

【方法】

晨 7 点前排空膀胱后，将晨 7 点至次日晨 7 点，共 24h 的尿液收集在带盖小桶内。次晨 7 点尿液留取完毕后，将小桶内的尿液摇匀，取尿液于标本瓶内，将剩余尿液分次倒入量杯，记录尿液总量。

【护理要点】

1. 准确收集 24h 尿量，必须是总尿量的混合液。

2. 本试验是计算尿蛋白的绝对值，与饮水量没关系，故测定当天不必限制饮水量，正常进食即可。

九、四肢多普勒检查

【目的】

确定是否有周围血管疾病及判断血管病变的部位和程度。

【方法】

平卧 10~15min，将袖带绑于上肢（袖带下缘应位于肘窝上方 2~3 横指处），探查肱动脉，测双上肢血压；将袖带绑于下肢（袖带下缘于踝上方 2~3 横指处），探查踝动脉，测双下肢血压。取踝动脉收缩压最大值与肱动脉收缩压最小值的比值。

【护理要点】

1. 多普勒超声探头成 45°~60°，轻放，压力不能过大。

2. 确保多普勒凝胶用量足够，使用合适的血压袖带。

3. 确保读数时探头在脉搏的中心区域，否则读数会偏低。

4. 确诊有动脉硬化的糖尿病患者踝指数会异常升高，部分患者踝部血压检测不到时，使用能检测到的结果进行计算。

十、经皮氧分压

经皮氧分压是无创性血管病变检查手段，可无创伤、实时、灵敏、连续测量出血氧分压数值，反映机体向组织的供氧能力。

【目的】

测定局部组织氧分压，了解组织灌注情况。

【护理措施】

1. 检查前　患者用肥皂洗净双脚，保持双脚皮肤的干燥，不涂任何润肤霜药物。

2. 检查中　患者平躺，在患者双脚拇指与示指中间贴上贴膜环，将接触液滴在贴膜环内，连接探头，分别测双下肢抬高、放低的氧分压。

3. 检查后　轻轻取下患者双足上的贴膜环，用卫生纸擦干剩余的接触液，协助患者慢慢坐起。

第七章　风湿免疫科常见疾病

风湿免疫科专科护理思维导图

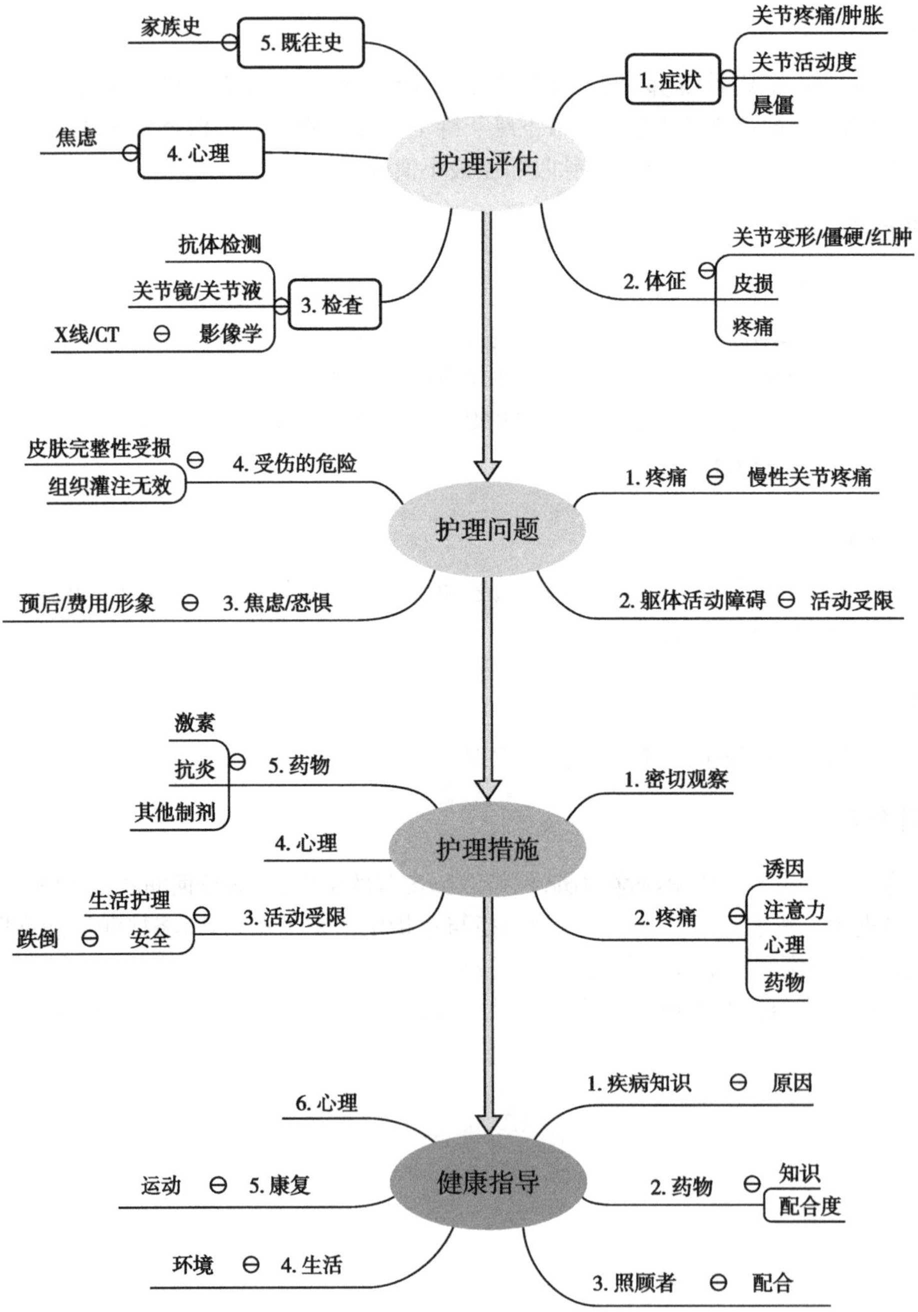

第一节　系统性红斑狼疮

【学习目标】

1. 掌握系统性红斑狼疮的病因、临床表现、处理原则；
2. 掌握系统性红斑狼疮的护理评估、护理诊断、护理措施；
3. 熟悉系统性红斑狼疮药物相关知识。

【重点难点】

1. 系统性红斑狼疮的临床表现、健康指导；
2. 系统性红斑狼疮的处理原则。

【案例介绍】

患者，女，28 岁。因“腹胀、腹泻 20 天余，腹痛伴呕吐 1 天”入院。1 天前出现腹痛，持续不能缓解伴有恶心呕吐，为水样胃内容物，感头晕不适。行腹部彩超示腹腔积液，血常规：WBC 3.1×10^9/L，N 68.5%，HB 90g/L，生化检查：肌酐 363μmol/L，白蛋白 15.1g/L，胆固醇 6.67mmol/L，甘油三酯 4.29mmol/L，钾 5.3mmol/L，为求进一步诊治收入院。患者精神、体力、食欲、睡眠欠佳，小便量少。入院查体示 T 36.5℃，P 75 次 /min，R 18 次 /min，BP 147/105mmHg。神清，上腹部压痛、下腹部反跳痛（±），肠鸣音活跃。

系统性红斑狼疮（systemic lupus erythematosus，SLE）是一种表现为多系统损害的慢性自身免疫性疾病。本病病程迁延，病情呈缓解和急性发作相交替。

【病因】

本病病因未明，可能与遗传、性激素、环境等有关。

（1）遗传因素：①流行病学及家系调查：有资料表明 SLE 患者第 1 代亲属中患 SLE 患者家庭，单卵双胞胎患 SLE 者 5~10 倍于异卵双胞胎；②易感基因：多年研究已证明 SLE 是多基因相关疾病。

（2）性激素：女性患者明显高于男性，绝经前期为 9∶1，儿童及老年为 3∶1。

（3）环境：①阳光：紫外线照射使皮肤上皮细胞出现凋亡，新抗原暴露而成为自身抗原；②药物、化学试剂、微生物病原体等也可诱发疾病。

【临床表现】

SLE 临床表现多种多样，早期症状不典型。

1. 全身症状　活动期患者大多数有全身症状。约 90% 患者在病程中可出现发热，以长期低、中度热多见。此外，疲倦、乏力、体重减轻等亦颇常见。

2. 皮肤与黏膜　约 80% 的患者可有皮疹。最具特征性的是颊部蝶形红斑，表现为鼻梁和双颧颊部呈蝶形分布的红斑。口腔和鼻黏膜痛性溃疡常提示疾病活动期。约40%患者有脱发，少数患者有雷诺现象。

3. 骨关节和肌肉　约90%以上患者有关节痛，最常见于指、腕、膝等关节，为首发症状。

4. 肾 SLE 患者的肾损害很常见　几乎所有患者的肾组织均有病理学异常，随着病程进展，患者可出现蛋白尿、血尿、各种管型尿，晚期发生尿毒症，是 SLE 死亡的常见原因。

5. 心血管表现　其中以心包炎最常见。约10%患者有心肌损害，可有气促、心前区不适、心律失常，严重者可发生心力衰竭而死亡。

6. 肺部表现　约10%发生狼疮性肺炎，表现为发热、干咳、胸痛及气促。约35%患者有胸膜炎。

7. 神经系统　又称狼疮脑病，患者可出现各种精神障碍、头痛、呕吐、癫痫样发作、偏瘫等，多提示病情危重、预后不佳。严重头痛可为首发症状。

8. 消化系统　约30%患者有食欲不振、腹痛、呕吐、腹泻、腹水等。其中部分患者以上述症状为首发。少数可发生急腹症，如胰腺炎、肠穿孔、肠梗阻等，往往是 SLE 发作的信号。SLE 的消化系统症状与肠壁和肠系膜的血管炎有关。

9. 血液系统　约60%活动性 SLE 有慢性贫血，仅10%属溶血性贫血，约40%患者可有白细胞减少。约20%患者有血小板减少，并可发生各系统出血。

10. 眼部表现　约15%患者有眼底变化，如眼底出血、视盘水肿、视网膜渗出等，可影响视力，其病因主要是视网膜血管炎。

11. 干燥综合征　约30%的 SLE 有继发性干燥综合征并存。

【实验室及其他检查】

1. 一般检查　不同系统受累可出现相应的血、尿常规、肝功能和肾功能异常。

2. 免疫学检查　可出现 SLE 特有的抗核抗体（ANA）、抗双链 DNA（dsDNA）抗体、抗可提取核抗原（ENA）抗体，还可出现抗磷脂抗体、抗组织细胞抗体。

3. 补体　补体低下，尤其是 C3 低下常提示有 SLE 活动。C4 低下除表示 SLE 活动性外，尚可能是 SLE 易感性（C4 缺乏）的表现。

4. 肾活检病理　对狼疮肾炎的诊断、治疗和预后均有价值。

5. 其他　CT、超声心动图检查分别有利于早期发现出血性脑病、肺部浸润及心血管病变。

【处理原则】

急性期积极用药诱导缓解，控制病情；病情缓解后调整用药，保护重要脏器功能，减少药物副作用。

1. 一般治疗　①进行心理治疗，树立战胜疾病的乐观情绪；②急性活动期卧床休息，病情稳定后可适当活动，避免过度劳累；③及早发现和治疗感染；④避免使用可能诱发狼疮的药物，如避孕药等；⑤避免阳光暴晒和紫外线照射；⑥缓解期才可进行防疫注射，但尽可能不用活疫苗。

2. 对症治疗　对发热及关节痛者，可辅以非甾体抗炎药，对有高血压、血脂异常、糖尿病、骨质疏松等应予相应治疗。

3. 药物治疗

（1）糖皮质激素：一般选用泼尼松或甲泼尼龙，仅鞘内注射时选用地塞米松。用药过程应密切观察药物的不良反应。

（2）免疫抑制剂：有利于更好地控制SLE活动，减少SLE暴发以及减少激素的剂量。临床常用的免疫抑制剂有环磷酰胺（CTX）、硫唑嘌呤、环孢素等。

（3）其他治疗：静脉输注大剂量免疫球蛋白、血浆置换、造血干细胞移植法等。

【护理评估】

1. 病史

（1）询问与本病有关的病因及诱因：如有无病毒感染、日光过敏、妊娠、药物、精神刺激等。亲属中是否有本病患者。

（2）了解起病的时间、病程及病情变化的情况：询问患者有无发热、乏力、体重下降等全身症状；有无食欲不振、呕吐、腹痛、腹泻、腹水、呕血、便血、尿少及肉眼血尿；有无头痛、意识障碍及神经系统疾病；有无咳嗽、胸痛及呼吸困难；有无气促、心前区疼痛或不适。重点了解患者皮疹出现的时间及变化情况，有无关节和肌肉疼痛及其部位、性质、特点等。

（3）患者心理状态评估：了解患者有无焦虑、悲观、恐惧等。同时了解患者及其家属对疾病的认识程度、家庭经济状况、医疗保险情况等。

2. 身体评估　患者的神志、生命体征有无改变。有无面部蝶形红斑、皮肤丘疹、口腔黏膜溃疡；有无末梢皮肤颜色改变和感觉异常；有无关节畸形及功能障碍；有无肌肉压痛；有无肾损害的相应体征如水肿、高血压，尿量有无减少等。

【护理诊断】

1. 皮肤完整性受损　与狼疮导致的皮疹及血管炎性反应等有关。
2. 疼痛：关节、肌肉疼痛　与自身免疫反应有关。
3. 口腔黏膜受损　与自身免疫反应、长期使用激素等有关。
4. 潜在并发症　感染、慢性肾衰竭。
5. 焦虑　与病情反复发作、迁延不愈、面容受损及多脏器功能损害等有关。

【护理措施】

1. 一般护理

（1）休息与体位：急性期卧床休息，保持关节功能位置。

（2）为患者创造舒适环境：以免患者因环境嘈杂而加重疼痛感。

（3）饮食护理：鼓励进食高热量、优质蛋白和高维生素软食，少食多餐。忌食芹菜、蘑菇、烟熏食物及辛辣等刺激性食物，以促进组织愈合。

（4）预防感染：指导加强营养和休息，增强机体抵抗力，寒冷季节注意保暖。

2. 病情观察　观察生命体征，注意保暖，避免受凉。慢性肾衰竭：观察水肿的程度、尿量、尿色、尿液检查结果的变化，监测血清电解质、血肌酐、血尿素氮的改变。

3. 药物护理　合理应用非药物性止痛措施：如松弛术、冷热敷等分散注意力。根据病情使用红外线等理疗方法缓解疼痛；

4. 皮肤护理

（1）衣着柔软、宽松，以全棉衣物为宜。

（2）观察皮肤有无红肿、破损和化脓等情况发生。

（3）保持皮肤清洁，避免抓挠，避免感染。

（4）保持口腔卫生，每天早晚清洁口腔，进餐前后漱口。

（5）保持会阴部清洁。

（6）注意防晒，避免日光照射。

5. 心理护理　鼓励患者说出自身感受，了解患者的心理需求，为其创造良好的生活氛围。指导患者进行适当修饰，增加心理舒适感和美感。

【健康指导】

指导患者避免一切可能诱发本病的因素，如阳光照射、药物及手术等。避免日晒和寒冷刺激，外出时可戴宽边帽子，穿长袖衣及长裤。给予优质蛋白、低脂、低糖、低盐的清淡易消化饮食，不食有增强光敏感作用的食物，如蘑菇、烟熏食物等。指导注意个人卫生，切忌挤压皮肤斑丘疹，预防皮损处感染。严格按医嘱用药可缓解病情，过正常生活，帮助其维持良好心理状态。

第二节　类风湿关节炎

【学习目标】

1. 掌握类风湿关节炎的病因、临床表现、处理原则；
2. 掌握类风湿关节炎的护理评估、护理诊断、护理措施；
3. 熟悉类风湿关节炎药物相关知识。

【重点难点】

1. 类风湿关节炎的临床表现、护理措施；
2. 类风湿关节炎的处理原则。

【案例介绍】

患者，女，52岁。因“全身多关节疼痛2周余”入院。患者2周前开始无明显诱因突然出现全身多处关节肿痛，以双侧手腕及双膝关节为著，双手手指活动困难，有晨僵，持续时间约10min，有双肩及颈椎酸胀疼痛不适。门诊检查，发现血沉及抗核抗体升高明显，以“关节痛查因”收入院。患者食欲、精神、饮食可，体力减轻。入院查体：T 36.5℃，P 80次/min，R 18次/min，BP 110/70mmHg，神清，双侧手腕肿胀疼痛明显，伴活动困难。左膝关节活动不利，下蹲及起立困难。

类风湿关节炎（rheumatoid arthritis，RA）是以侵蚀性、对称性多关节炎为主要临床表现的慢性、全身性自身免疫性疾病。本病呈慢性、进行性发展，出现关节畸形和功能障碍，是引起人类丧失劳动力和致残的主要疾病之一。

【病因】

病因尚无定论，可能与下列多种因素有关：

（1）环境因素：目前尚未证实导致本病的直接感染因子，但临床及实验研究资料均表明，某些细菌、支原体、病毒、原虫等感染与RA关系密切，致使组织对感染物产生免疫反应，可致某些易感或有遗传背景的人发病。

（2）遗传因素：目前研究证实，本病的发病有家族聚集趋向，同卵双胞胎中RA的发病约15%。

（3）免疫紊乱：RA的患病率存在性别差异，绝经期前妇女的发病率显著高于同龄男性，妊娠、口服避孕药可缓解病情，提示性激素在RA发病中的作用，而孕激素则可减轻病情或防止发生。

【临床表现】

60%~70%的RA患者隐匿起病，在出现明显的关节症状前可有乏力、全身不适、发热、纳差等症状。少数患者急性起病，数天内便出现多个关节的症状。

1. 关节　典型患者表现为对称性、多发性关节炎。主要侵犯小关节，以近端指间关节、腕关节、掌指关节及足趾关节最常见。其表现如下。

（1）晨僵：95%以上的患者可出现晨僵。表现为晨起后病变关节僵硬、疼痛，活动后减轻，持续时间在1h以上者意义较大。

（2）关节痛与压痛：关节痛往往是最早的症状。常见部位为腕、掌指、近端指间关节，多呈对称性、持续性，时轻时重，伴有压痛。受累关节皮肤可出现褐色色素沉着。

（3）关节肿胀：凡受累的关节均可肿胀，多呈对称性。

（4）关节畸形：见于晚期患者。关节周围肌肉萎缩、痉挛使畸形更为加重。常见的晚期关节畸形为腕关节、肘关节强直、掌指关节半脱位、手指向尺侧偏斜和呈“天鹅颈”样畸形或“纽扣花”样表现。

（5）关节功能障碍：美国风湿病学会将因本病而影响生活的程度分为4级：Ⅰ级可进行日常生活和各项工作；Ⅱ级能进行一般的日常生活和某种职业工作，但参与其他项目受限；Ⅲ级可进行一般的日常生活，但参与某种职业工作或其他项目受限；Ⅳ级日常生活自理和参与工作的能力均受限。

2. 关节外表现

（1）类风湿结节：是本病较常见的关节外表现。15%~25%的RA患者有类风湿结节。大多见于病程晚期，结节常发生在关节隆突部以及经常受压部位，如肘鹰嘴突附近、跟腱、坐骨结节和膝关节周围等部位。结节大小不一，呈圆形或卵圆形，质硬，按之无压痛。出现类风湿结节多提示RA病情活动。

（2）类风湿血管炎：可发生于任何部位，但系统性血管炎罕见。体格检查能观察到有指甲下或指端出现的小血管炎，少数引起局部组织的缺血坏死。

（3）其他：30%~40% 患者出现干燥综合征，部分患者可出现小细胞低色素性贫血。

【实验室及其他检查】

1. 血液检查　有轻至中度贫血。活动期血小板增高、血沉增快、C 反应蛋白增高。

2. 免疫学检查　可见类风湿因子，有 IgM、IgG、IgA 型。其中 IgM 型 RF 阳性可见于 70% 的患者，其数量与疾病的活动性和严重性呈正比。有抗核周因子（APF）抗体、抗角蛋白抗体（AKA）。

3. 免疫复合物　70% 的患者血清中出现各种类型的免疫复合物，尤其是活动期和 RF 阳性患者。

4. 关节滑液检查　RA 患者滑液黏度差，含葡萄糖量低。

5. 关节 X 线检查　对本病的诊断、关节病变分期、病变演变的监测很重要，其中以手指及腕关节的 X 线片最有价值。

6. 类风湿结节活检　其典型的病理改变有助于本病的诊断。

【处理原则】

治疗措施包括：一般治疗、药物治疗、外科手术治疗，其中以药物治疗最为重要。

1. 一般治疗　包括休息、关节制动（急性期）、关节功能锻炼（恢复期）、物理疗法等。卧床休息只适宜于急性期、发热以及内脏受累的患者。

2. 药物治疗

（1）非甾体类抗炎药（NSAID）：具有镇痛抗炎作用，达到控制关节肿痛、晨僵和发热的目的。常用药物有阿司匹林、布洛芬等。

（2）缓解病情抗风湿药（DMARD）：该类药物发挥作用慢，可作用于病程中的不同免疫成分，甲氨蝶呤为首选药。

（3）糖皮质激素：适用于活动期有关节外症状者，有强大的抗炎作用。常用药物有泼尼松。

（4）生物制剂靶向治疗：是目前治疗 RA 快速发展的治疗方法，疗效显著，目前使用最普遍的是 TNF-α 拮抗剂、IL-6 拮抗剂。

（5）植物药制剂：包括白芍总苷等。

3. 外科手术治疗　包括关节置换和滑膜切除术，前者适用于较晚期有畸形并失去功能的关节。

【护理评估】

1. 病史

（1）询问与本病有关的病因及诱因：如有无病毒感染、寒冷、潮湿、疲劳、外伤等。亲属中是否有本病患者。

（2）了解起病的情况、病程及病情变化的情况：询问患者有无发热、乏力、体重下降等全身症状；受累关节的部位、性质、活动受限程度，有无关节畸形、晨僵及生活自理情况等。

（3）患者心理状态评估：了解患者对疾病的认识程度，有无悲观、抑郁等不良情绪。

2. 身体评估　患者生命体征有无改变；有无贫血、类风湿结节、晨僵、关节畸形及其他系统损害的相应体征，如心包摩擦音、视力改变、肌力减弱等。

【护理诊断】

1. 有失用综合征的危险　与关节疼痛、畸形引起功能障碍有关。
2. 悲伤　与疾病久治不愈、关节可能致残、影响生活质量有关。
3. 疼痛　与关节炎性反应有关。
4. 躯体活动障碍　与关节疼痛、僵硬、功能障碍有关。
5. 生活自理缺陷　与关节功能障碍、疼痛、疲乏有关。

【护理措施】

1. 一般护理

（1）休息与体位：急性活动期应卧床休息，以减少体力消耗，保持关节功能位，避免脏器受损。如膝下放一平枕，使膝关节保持伸直位，足下放置足板，避免垂足。但不宜绝对卧床。

（2）饮食护理：给予清淡易消化饮食，少食多餐。

（3）关节护理：注意保暖，避免关节部位受凉而导致疼痛。

2. 病情观察

（1）了解关节疼痛的部位，关节肿胀和活动受限的程度，有无畸形。观察晨僵的程度，以判断病情及疗效。

（2）注意关节外症状：如胸闷、心前区疼痛、腹痛、消化道出血、头痛、发热、咳嗽等，提示病情严重，应尽早给予适当的处理。

（3）晨僵护理：鼓励患者早晨起床后行温水浴，或用热水浸泡僵硬的关节，夜间睡眠戴弹力手套保暖，可减轻晨僵程度。

（4）预防关节失用：为保持关节功能，防止关节畸形和肌肉萎缩，指导患者锻炼，理疗、按摩等可增加局部血液循环，松弛肌肉，活络关节，防止关节失用。

3. 药物护理　合理应用非药物性止痛措施：如松弛术、冷热敷等分散注意力。根据病情使用红外线等理疗方法缓解疼痛。观察药物疗效和副作用。

4. 心理护理　患者因病情反复发作、疗效不佳等原因，常表现出情绪低落，对生活失去信心。护士要以和蔼的态度，采取心理疏导，做好心理护理。

【健康指导】

告知患者疾病相关知识，避免感染、寒冷、潮湿等各种诱因，注意保暖，保护关节功能。加强营养，增强机体抵抗力，指导患者用药方法和注意事项，定期随诊，减少复发，以免重要脏器受损。

第三节　骨关节炎

【学习目标】

1. 掌握骨关节炎的病因、临床表现、处理原则；
2. 掌握骨关节炎的护理评估、护理措施、健康指导；
3. 熟悉骨关节炎药物相关知识。

【重点难点】

骨关节炎的护理措施。

【案例介绍】

患者，女，52岁。因"反复手关节肿痛5年"入院，患者于5年前无明显诱因出现双手肿痛，以双手远端关节疼痛为主，偶有局部关节红肿，未行任何治疗，近1年开始出现手指远端关节变形，门诊以"骨关节炎"收入院。入院查体：T 36.2℃，P 82次/min，R 18次/min，BP 100/80mmHg。神清，精神差，双肺呼吸音粗。双手指远端变形局部压痛。

骨关节炎（osteoarthritis，OA）是一种以关节软骨损害为主，并累及整个关节组织的最常见的关节疾病，最终发生关节软骨退变、纤维化、断裂、溃疡及整个关节面的损害。表现为关节疼痛、僵硬、肥大及活动受限。本病好发于中老年人。

【病因】

1. 一般易感因素　包括高龄、遗传、肥胖、性激素、过度运动以及存在其他疾病等。
2. 机械因素　如创伤、关节形态异常、剧烈的文体活动等导致特殊关节或部位生物力学异常。

【临床表现】

1. 关节疼痛、酸胀　多发生于活动后，休息可缓解。
2. 晨僵和黏着感　常发生于晨间，一般时间不超过30min，检查受累关节可见关节肿胀、压痛，活动时有摩擦感，病情严重者可有肌肉萎缩及关节畸形。

【实验室及其他检查】

无特异的实验室指标。放射学检查对本病诊断十分重要，典型X线表现为受累关节软骨下骨质硬化，关节间隙狭窄等。

【处理原则】

治疗的目的在于缓解疼痛，阻止和缓解疾病的进展，保护关节功能，改善生活质量。

1. 非药物治疗　包括患者教育和自我调理，如正确的生活方式和饮食习惯，适当的体育运动等。

2. 药物治疗

（1）控制症状药物：一般镇痛剂作为首选药物，如对乙酰氨基酚等。

（2）改善病情药物及软骨保护剂：此类药物具有抗炎、止痛、降低基质金属蛋白酶等活性、保护关节软骨。常用药物有氨基葡萄糖、硫酸软骨素等。

3. 手术治疗　主要用于功能严重障碍者。

【护理评估】

1. 病史

（1）询问与本病有关的病因及诱因：如遗传、肥胖、过度运动等。

（2）了解起病的情况、病程及病情变化的情况：询问患者有无创伤、剧烈文体活动，活动受限程度。

（3）患者心理状态评估：了解患者对疾病的认识程度，有无悲观等不良情绪。

2. 身体评估　有关节疼痛、晨僵、关节畸形等相应体征，如关节摩擦感和关节受限等。

【护理诊断】

1. 关节疼痛　与关节受累有关。

2. 生活自理能力下降　与关节疼痛、肿胀、活动受限有关。

3. 焦虑　与疼痛反复发作、有一定致残率有关。

【护理措施】

1. 一般护理

（1）卧床休息，减少关节负重活动。评估关节疼痛程度、性质、持续时间及有关因素。采用理疗、制动等综合措施。

（2）饮食护理：多食高钙、高维生素、高胡萝卜素的含硫化合物食物，如鸡蛋、小麦、亚麻籽等。

2. 病情观察　观察疼痛的部位、性质，有无晨僵、关节畸形等相应体征，有无关节摩擦感和关节受限等。

3. 药物护理　按医嘱给予止痛剂并注意观察疗效及副作用，指导患者用药方法和注意事项。

4. 特殊护理

（1）向患者宣教该病的发生发展过程：关节疼痛时要制动，缓解后要进行适当的活动，如转颈、挺胸、摇动各小关节等，方法要正确。

（2）协助患者完成生活护理：外出时有人护送，防止跌倒。常用物品应放在患者易取的位置。

5. 心理护理　告知患者疾病相关知识，注意休息，避免过度运动，缓解焦虑、恐惧心理。

【健康指导】

指导患者加强营养，注意保暖，避免寒冷、潮湿、运动过度等各种诱因。

强调休息和治疗性锻炼的重要性。按时用药，保持关节功能位，防止关节变形，失去正常功能，定期随访。

第四节　强直性脊柱炎

【学习目标】

1. 掌握强直性脊柱炎的病因、临床表现、处理原则；
2. 掌握强直性脊柱炎的护理评估、护理诊断、护理措施；
3. 熟悉强直性脊柱炎药物相关知识。

【重点难点】

1. 强直性脊柱炎的临床表现、护理诊断；
2. 强直性脊柱炎的护理措施。

【案例介绍】

患者，男，49 岁。因“反复腰背部疼痛 2 个月”入院。患者于 2 个月前开始无明显诱因突然出现腰背部疼痛不适，夜重昼轻，久坐劳累后症状加重，休息稍缓解，后疼痛逐渐加剧，难以平卧入睡，曾于外院对症治疗后疼痛反复，为进一步诊治，以“胸椎骨折”收入院。发病以来，患者精神、饮食欠佳，难以平卧入睡。既往有腰椎间盘突出病史 5 年余。入院查体：T 36.5℃，P 76 次 /min，R 18 次 /min，BP 120/75mmHg。神志清楚，检查合作，步态正常。脊柱及四肢无畸形，四肢关节无红肿及功能限制。胸 8 椎体压痛（+），生理反射存在，病理征（–）。

强直性脊柱炎（ankylosing spondylitis，AS）是以中轴关节受累为主，可伴发关节外表现，严重者可发生脊柱畸形和关节强直，是一种慢性自身炎症性疾病。

【病因】

强直性脊柱炎病因不明，近年研究结果表明其与遗传、感染有关。

【临床表现】

起病缓慢而隐匿。男性较多见，发病年龄多在 20~30 岁。40 岁以后发病者临床表现常不典型。

（一）症状

1. 早期首发症状常为下腰背痛伴晨僵，症状在夜间休息或久坐时较重，活动后可以减轻。

2. 最典型和最常见的表现为炎性腰背痛。其他部位多见于足跟、膝关节、脊椎骨突、坐骨结节等部位。

3. 疼痛常为非对称性、反复发作与缓解，较少伴发骨关节破坏。

4. 关节外症状　患者可出现虹膜炎、主动脉瓣病变、肾功能异常、下肢麻木、肌肉萎缩等病变。

（二）体征

为骶髂关节压痛，脊柱前屈、后伸和转动受限，胸廓活动度降低。

【实验室及其他检查】

1. 实验室检查　无特异性指标。活动期可有血沉、C反应蛋白、免疫球蛋白（尤其是IgA）升高。90%左右的患者HLA-B27阳性。

2. CT检查及磁共振（MRI）　能显示骶髂关节间隙，对于测定关节间隙有无增宽、狭窄、强直或部分强直有独到之处，非常有助于极早期诊断和治疗。

3. X线检查　对AS的诊断有极为重要的意义，腰椎是最早受累部位，主要观察有无韧带钙化、脊柱"竹节样"变、脊柱生理曲度改变等。

【处理原则】

治疗总体原则为控制炎症，减轻或缓解症状，维持正常姿势和最佳功能位置，防止畸形，保持社交能力。

1. 非药物治疗　AS的非药物治疗基础是患者教育和规律的锻炼及物理治疗。针对脊柱、胸廓、髋关节活动等的锻炼更为有效。晚期的患者还需注意立、坐、卧正确姿势；睡硬板床、低枕，避免过度负重和剧烈运动。

2. 药物治疗

（1）非甾体类抗炎药（NSAIDs）：推荐NSAIDs药物作为有疼痛和晨僵的AS患者的一线用药。如对乙酰氨基酚和阿片类等镇痛药。

（2）控制疾病抗风湿药：对外周关节炎患者可考虑应用柳氮磺吡啶。

（3）糖皮质激素：对眼急性葡萄膜炎、肌肉关节的炎症可考虑予以局部直接注射糖皮质激素。

（4）抗TNF拮抗剂治疗：对于持续高疾病活动性的患者，无论是否应用传统治疗，都应给予抗TNF拮抗剂治疗。

3. 手术治疗　对有严重残疾畸形的患者可以考虑脊柱矫形术。

【护理评估】

1. 病史

（1）询问与本病有关的病因及诱因，亲属中是否有本病患者。

（2）了解疼痛的性质、发作时间与活动的关系，有无缓解方式及病情变化的情况。

（3）患者心理状态评估：了解患者有无焦虑、悲观等不良情绪。同时了解患者及其家属对疾病的认识程度、家庭经济状况、医疗保险情况等。

2. 身体评估　患者生命体征有无改变。有无关节畸形及功能障碍；有无肌肉压痛；有无肾功能异常、心传导系统异常、肌肉萎缩等。

【护理诊断】

1. 疼痛　与慢性炎症反应、骨质增生压迫神经、骨盆受损有关。

2. 躯体移动障碍 与椎体各小关节突的韧带呈纤维化、骨化改变有关。

3. 自理缺陷 与疼痛(腰痛、骶髋关节痛)、脊柱运动受限、关节畸形有关。

【护理措施】

1. 一般护理

(1)休息:协助患者采取舒适体位,用低枕并睡硬板床。提醒患者应避免脊椎负重、过久弯腰及创伤。

(2)饮食护理:给予高热量、高维生素、优质蛋白、易消化饮食。

2. 病情观察 观察背僵直程度,观察疼痛部位、性质、程度和持续时间。

3. 药物护理 指导患者按时服药并详细介绍药物的作用、副作用和注意事项,同时观察药物疗效。

4. 特殊护理 协助患者生活自理。指导患者使用拐杖,外出时坐轮椅。为患者大小便提供方便和隐蔽的环境。

5. 心理护理 加强心理疏导,了解患者有无焦虑、悲观等不良情绪,避免和减轻关节畸形及功能障碍,提高生活质量和生活信心。

【健康指导】

指导患者养成良好的生活方式和习惯,注意保暖。加强治疗性锻炼,保护关节功能。增强机体抵抗力,延缓功能损害的进程。自觉遵医嘱用药,定期复诊。

第五节 专科诊疗技术及护理

患者关节腔穿刺术

【学习目标】

1. 掌握关节腔穿刺的适应证与相对禁忌证;
2. 熟悉关节腔穿刺患者的观察与护理;
3. 了解用物准备。

【重点难点】

关节腔穿刺患者的观察与护理。

关节腔穿刺是抽取关节滑液和关节腔注射所共同使用的一种操作技术,前者主要是为在关节液内寻找疾病诊断和病情评价的依据,以指导治疗;后者是为达成治疗的目标。

【诊断性关节穿刺抽液的适应证】

1. 急性滑膜炎。
2. 慢性关节病。

【治疗性关节穿刺的适应证】

1. 急性关节炎。
2. 化脓性关节炎脓液的再次抽吸或关节内注射抗生素。
3. 顽固性关节病的关节灌洗。

【关节穿刺与药物注射的禁忌证】

1. 穿刺关节局部皮肤有感染。
2. 穿刺关节局部皮肤破溃或银屑病等皮损。
3. 有出血性疾病（如血友病）或有严重的出血倾向性疾病（如血小板减少症）。

【护理要点】

1. 操作前告知患者穿刺目的，使其有充分的心理准备，消除恐惧感。
2. 严格执行无菌技术操作原则，避免关节腔内感染。
3. 穿刺过程中及时与患者进行交流，了解穿刺给患者带来的不适及痛苦。鼓励患者积极配合，顺利完成穿刺治疗。
4. 对穿刺进行的关键阶段，应告知患者关节摆放正确体位，防止患者因疼痛或误动导致不必要的损伤及污染。
5. 密切观察病情变化及生命体征。
6. 穿刺后告知患者注意休息，保护关节，避免过度活动。
7. 保持局部皮肤清洁卫生，防止感染。
8. 加强营养，注意关节保暖。
9. 整理用物，遵医嘱及时将标本送检。

第八章　传染性疾病

传染性疾病专科护理思维导图

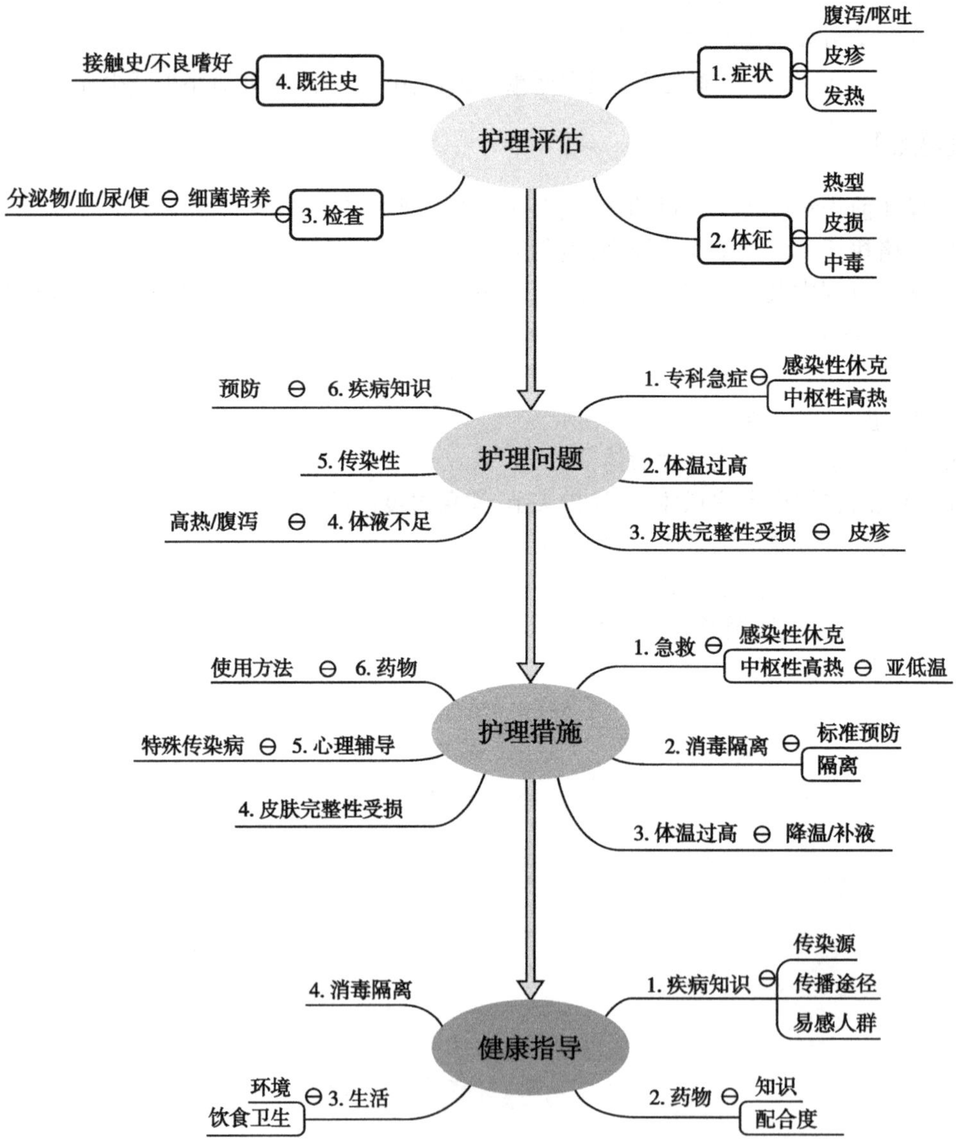

第一节　病毒性肝炎

【学习目标】

1. 掌握病毒性肝炎的病因、临床表现、处理原则；
2. 掌握病毒性肝炎的护理评估、护理措施；
3. 掌握病毒性肝炎的健康指导。

【重点难点】

1. 肝衰竭患者的处理原则；
2. 病毒性肝炎的护理观察。

【案例介绍】

患者，女，28岁。因“乙型肝炎”入院。患者10天前劳累熬夜后出现乏力，精神、体力下降，今来我院就诊，门诊查肝功能：ALT 163U/L，AST 93U/L，1个月前查乙肝DNA定量阳性。既往史：有乙肝携带病史多年。体格检查：神志清楚，全身皮肤、巩膜无黄染，左锁骨上淋巴结未触及肿大，未见蜘蛛痣、肝掌，双肺呼吸音清，未闻及明显干湿性啰音，心律齐，腹部外形正常，无压痛及反跳痛。

病毒性肝炎是由多种肝炎病毒引起的以肝脏病变为主的一种传染病。临床上以食欲减退、恶心、上腹部不适、肝区痛、乏力为主要表现。部分患者可有黄疸发热和肝大伴有肝功能损害。

【病因】

病毒性肝炎的传染源主要为患者和亚临床感染者，甲、戊主要传播途径是粪－口传播，乙、丁主要是体液传播、性传播，母婴垂直传播，丙肝是以输血制品为主。病原学分型，目前已被公认的有甲、乙、丙、丁、戊五种肝炎病毒，分别写作HAV、HBV、HCV、HDV、HEV，除乙型肝炎病毒为DNA病毒外，其余均为RNA病毒。各型肝炎之间无交叉免疫，可重叠感染先后感染。

【临床表现】

1. 急性肝炎分为急性黄疸型肝炎和急性无黄疸型肝炎，潜伏期在15~45天之间，平均25天，总病程2~4个月。

（1）黄疸前期：有畏寒、发热、乏力、食欲不振、恶心、厌油、腹部不适、肝区痛、尿色逐渐加深，本期持续平均5~7天。

（2）黄疸期：热退，巩膜、皮肤黄染，黄疸出现而自觉症状有所好转，肝大伴压痛、叩击痛，部分患者轻度脾大，本期2~6周。

（3）恢复期：黄疸逐渐消退，症状减轻以至消失，肝脾恢复正常，肝功能逐渐恢复，本期持续2周至4个月，平均1个月。

2. 慢性肝炎　常见症状为乏力、全身不适、食欲减退、肝区不适或疼痛、腹胀、低热，体征为面色晦暗、巩膜黄染、可有蜘蛛痣或肝掌、肝大、质地中等或充实感，有叩痛，脾大严重者，可有黄疸加深、腹腔积液、下肢水肿、出血倾向及肝性脑病。

3. 重型肝炎

（1）急性重型肝炎：起病急，进展快，黄疸深，肝脏小。起病后10天内，迅速出现神经精神症状，出血倾向明显。

（2）亚急性重型肝炎：在起病10天以后，仍有极度乏力、纳差、重度黄疸（胆红素>171μmol/L）、腹胀并腹腔积液形成，多有明显出血现象，一般肝缩小不突出。

（3）慢性重型肝炎：乙型肝炎表面抗原携带史并出现亚急性重症肝炎的临床表现和实验室改变为慢性重型肝炎。

4. 淤胆型肝炎　起病类似急性黄疸型肝炎，但自觉症状常较轻，有明显肝大、皮肤瘙痒、大便色浅，血清碱性磷酸酶、γ-转肽酶、胆固醇均有明显增高，黄疸深，胆红素升高以直接胆红素增高为主，

5. 肝炎后肝硬化　指慢性肝炎患者有门脉高压表现，如腹壁及食管静脉曲张，腹腔积液、肝脏缩小，脾大，门静脉、脾静脉内径增宽，且排除其他原因能引起门脉高压者。

【实验室及其他检查】

1. 肝功能检测　①血清酶学检测；②血清蛋白检测；③血清胆红素检测；④凝血酶原时间（PT）。

2. 肝炎病毒标志检测

（1）甲型肝炎：急性肝炎患者，血清抗HAVIgM阳性可确诊为HAV近期感染，抗HAV-IgG阳性提示既往感染且已有免疫力。

（2）乙型肝炎：诊断依据为无任何临床症状和体征、肝功能正常，HBsAg持续阳性6个月以上者。在慢性轻度乙型肝炎和HBsAg携带者中HBsAg、HBeAg和抗-HBc三项均阳性具有高度传染性指标难以阴转。

（3）丙型肝炎：重型肝炎（肝衰竭）用套式反转录PCR法检测，血清HCV-RNA阳性示病毒活跃复制具有传染性。

（4）丁型肝炎：HDV为缺陷病毒，自血清中检出HDV-RNA则是更直接、更特异的诊断方法。

（5）戊型肝炎：抗-HEV IgM、抗-HEV IgG均可作为HEV近期感染指标。

（6）庚型肝炎：RT-PCR技术可检测HGV RNA，是HGV早期诊断和监测病毒血症的有效方法。

3. 肝穿活组织检查　是诊断各型病毒性肝炎的主要指标，亦是诊断早期肝硬化的确切证据，但因为系创伤性检查尚不能普及亦不作为首选。

4. 超声及电子计算机断层扫描（CT）　超声检查是慢性肝炎、肝炎肝硬化的诊断指标，并可帮助肝硬化与肝癌及黄疸的鉴别。CT检查亦对上述诊断有重要价值。

【处理原则】

（一）急慢性肝炎

1. 一般治疗　急性肝炎及慢性肝炎活动期，需住院治疗、卧床休息、合理营养、保证热

量、蛋白质、维生素供给，严禁饮酒，恢复期应逐渐增加活动。

2. 抗病毒治疗　急性肝炎一般不用抗病毒治疗。仅在急性丙型肝炎时提倡早期应用干扰素防止慢性化，而慢性病毒性肝炎需要抗病毒治疗。

3. 免疫调节剂　常用的有：①胸腺素 α_1；②胸腺素；③免疫核糖核酸。

4. 导向治疗

5. 护肝药物

（二）重型肝炎（肝衰竭）

1. 支持疗法

（1）严格卧床休息、精心护理，密切观察病情，防止继发感染。

（2）每日摄入热量维持在67~134KJ/kg。饮食中的蛋白质含量应严格限制（低于20g/d），昏迷者禁食蛋白质。

（3）维持电解质和酸碱平衡。

2. 并发症的防治

（1）肝性脑病的防治；

（2）脑水肿的防治；

（3）防治出血；

（4）防治肝肾综合征；

（5）防治腹水；

（6）防治继发性感染。

3. 人工肝支持疗法　如血液透析、血浆交换、肝脏移植、交叉循环可部分除去血液中的有害物质，代偿肝脏功能。但尚存在不少问题。

4. 中医药治疗　可予茵栀黄注射液静脉注，清瘟败毒口服。

【护理评估】

1. 评估皮肤巩膜　有无黄染，黄染程度，皮肤瘙痒程度等。

2. 评估出血倾向　有无牙龈出血，皮下瘀血等趋向，有无黑便，呕血等消化道症状。

3. 评估排泄物　观察大小便、呕吐物的颜色、性质、量的变化。

4. 评估神志　观察有无性格及精神意识的改变。

5. 评估患者营养状况　观察饮食，每周测量体重。

【护理诊断】

1. 活动无耐力　与肝功能受损、能量代谢障碍有关。

2. 营养失调　低于机体需要量与食欲下降、腹泻、呕吐、消化和吸收功能障碍有关。

3. 潜在并发症　肝性脑病、肾衰竭、出血、干扰素治疗的不良反应。

【护理措施】

（一）一般护理

1. 心理护理　做好患者的心理护理，患者的心理状态直接影响疾病的发生、发展和病情的转归。调动患者及家属的积极主动性，配合治疗及护理，战胜疾病。

2. 休息与活动　急性肝炎、慢性肝炎活动期、肝衰竭应卧床休息，以降低机体代谢率，有利于肝细胞修复。病情严重者需要协助患者做好进餐、沐浴、如厕等生活护理。

3. 饮食护理　不宜长期食用高糖高热量饮食，腹胀者减少产气食品的摄入，均应禁止饮酒。观察胃肠道反应，观察患者食欲，观察消化道症状与饮食关系，及时对饮食进行调整。

（二）病情观察

1. 注意观察患者皮肤及巩膜情况有无黄染，尿液颜色由浅黄色变为深黄色，提示胆红素继续增高。

2. 注意观察患者出血发生的部位，主要表现形式，发展和消退情况。为了避免增加出血的危险和加重出血，应做好患者的休息和饮食指导。出血明显者，遵医嘱输注血制品时，应“三查十对”，观察有无输血反应等。

3. 准确记录 24 小时尿量，由于白蛋白合成减少，使血浆胶体渗透压降低，血液中液体成分漏入腹腔，形成腹水。肾血流减少，使尿量减少。

（三）药物护理

使用干扰素时向患者说明用药的目的、意义、不良反应，以及反应可能持续的时间，使患者有心理准备，便于坚持治疗。不良反应与剂量有关，嘱患者一定要在医生的指导下用药，不要自行停药或加量，用药不当易引起病毒变异或药物不良反应。常见的不良反应有发热、嘱患者多饮水；胃肠道反应，一般对症处理，严重者停药；脱发，肝功能损害，神经精神症状，血象的改变，严重者减少剂量或遵医嘱停药。

【健康指导】

甲型和戊型主要通过粪－口传播，加强食品卫生和食具消毒，同时注意公共饮食卫生管理、水源保护和粪便管理。乙型、丙型、丁型预防重点在于防止通过血液和体液传播。甲型肝炎易感染者可接种甲型肝炎疫苗。乙型从出生起开始接种疫苗，共 3 针。意外暴露后乙肝的预防，需立即监测血乙肝 2 对半，并在 3、6 个月后复查，如无抗体者需接种乙型肝炎疫苗。医生的指导下用药，自行停药或加量减量可能导致的风险，急性肝炎出院后 1 个月复查 1 次，半年后每 3 个月复查 1 次，定期复查 1~2 年。慢性肝炎定期复查肝功能，及时调整治疗方案。

第二节　细菌性痢疾

【学习目标】

1. 掌握细菌性痢疾患者的临床表现及护理措施；
2. 掌握细菌性痢疾护理评估及健康指导；
3. 熟悉细菌性痢疾的用药、处理原则。

【重点难点】

1. 细菌性痢疾患者的护理措施；
2. 细菌性痢疾的处理原则。

【案例介绍】

患儿，4岁，因腹泻4天，加剧伴气促、尿少1天。患儿入院前4天忽起腹泻，大便每日5~6次，为黄色蛋花样稀便。含水分多，但无黏液和血丝，亦无里急后重现象。伴有咳嗽和非喷射性呕吐，每日1~2次，每次量不多，且有发热，体温38~39.5℃。今日腹泻次数突然增多，进食即呕，每次量较多，气促，口干，嗜睡，小便量显著减少。入院查体：T 38.5℃，P 148次/min，BP 90/60mmHg，R 27次/min。一般情况差，急性病容，神志呈嗜睡状，呼吸深快、规则，无明显发绀或鼻扇。皮肤弹性差，腹壁皮下脂肪厚度1cm，双眼眶凹陷，哭时无泪。

细菌性痢疾，广义上是由一些致病菌（志贺菌属、侵袭性大肠杆菌等）引起的痢疾样疾病。狭义上仅指由志贺菌属引起的乙类法定肠道传染病。

【病因】

痢疾杆菌随患者或带菌者的粪便排出，通过污染的手、食品、水源或生活接触，或苍蝇、蟑螂等间接方式传播，最终均经口入消化道使易感人群感染。细菌性痢疾是发展中国家夏秋季最常见的肠道传染病，学龄前儿童患病多，与不良卫生习惯有关，成人患者同机体抵抗力降低、接触感染机会多有关。传染源包括患者和带菌者。患者中以急性、非急性典型菌痢与慢性隐匿型菌痢为重要传染源。

【临床表现】

主要有恶心、发热、阵发性腹痛、腹泻、里急后重、黏液脓血便、大便酸臭，同时伴有全身毒血症症状。严重者导致感染性休克或中毒性脑病。

【实验室及其他检查】

1. 一般检查　血象及粪便常规。粪便镜检可见大量成堆的脓细胞、白细胞、分散的红细胞，如有吞噬细胞可有助于诊断。
2. 病原学检查　细菌培养及特异性核酸检测。
3. 免疫学检查　与细菌培养比较具有早期快速诊断的优点。

【处理原则】

1. 治疗方式　药物治疗、对症治疗、支持性治疗。
2. 常用药物　根据当地流行菌株的药敏实验或患者大便培养的药敏结果选择敏感抗生素。常用的有喹诺酮类（如诺氟沙星、培氟沙星、氧氟沙星、环丙沙星）。复方磺胺甲噁唑、阿莫西林、头孢曲松等。

【护理评估】

1. 评估患者有无畏寒、发热、头痛、乏力等症状。
2. 评估患者排便性质、量、次数，有无出血等。
3. 评估患者腹痛，性质、部位及持续时间。

4. 评估患者有无血压下降、中毒休克等症状。

【护理诊断】

1. 体温过高 与痢疾杆菌感染有关。
2. 腹泻 与痢疾杆菌致肠道病变有关。
3. 有体液不足的危险 与痢疾杆菌内毒素导致微循环障碍有关。
4. 潜在并发症 休克、脑疝、中枢性呼吸衰竭。

【护理措施】

（一）一般护理

1. 休息与卧位 急性期患者应卧床休息，中毒性菌痢绝对卧床休息，专人监护，安置患者取平卧或中凹卧位。

2. 建立静脉通道，遵医嘱给予抗炎、补液对症治疗，中心吸氧。

3. 饮食护理 腹泻伴频繁呕吐者可暂禁食，给予静脉补液，嘱患者多饮水，每天至少1500ml。进食富含维生素、膳食纤维素、清淡易消化的食物，禁食辛辣刺激、油腻食物及饮料。如蜂蜜、莲子、花生、山药等。

（二）病情观察

1. 严密监测生命体征变化 定时测量体温。高热者可用物理降温，如温水擦浴，头部冰敷等，持续高热者遵医嘱予以药物降温。伴惊厥者可行人工冬眠。

2. 观察腹痛性质、部位及持续时间 腹泻时记录大便颜色、性质、量。腹泻患者做好肛周护理。实施消化道隔离至症状消失，粪便培养2次阴性。

（三）特殊护理

1. 惊厥、意识障碍者 应加强防护，防止意外伤害，如坠床、摔伤等。预防跌伤或舌咬伤，避免声、光刺激。

2. 呼吸衰竭者 及时吸痰，翻身拍背，雾化吸入等及时清除呼吸道分泌物，解除呼吸道梗阻，加大氧流量，必要时行气管插管。

【健康指导】

遵医嘱坚持服药。注意休息、加强营养。做好家庭隔离措施，同时注意“三管”（饮食、饮水、粪便）的重要性。饭前便后及时洗手，养成良好的卫生习惯。尤其应注意饮食和饮水的卫生情况。

第三节 发热待查

【学习目标】

1. 掌握发热待查临床表现、处理原则；
2. 掌握发热待查护理评估、护理措施。

【重点难点】

1. 发热待查的护理措施；
2. 发热待查的临床分型。

【案例分析】

患者，男性，17 岁，学生。近两天发热，头痛，全身肌肉酸痛，食欲减退来院就诊。门诊以“发热待查”收入院。入院查体：T 39.4℃，P 100 次 /min，BP 100/70mmHg，R 20 次 /min。咽部充血，双肺呼吸音粗糙，但闻及啰音，心律齐，腹软，肝脾未触及。

发热待查是指发热持续 3 周以上，体温多次超过 38.3℃，经过至少 1 周深入细致的检查仍不能确诊的一组疾病，我国目前很多医院开设了感染科，并把不明原因发热（fever of undetermined origin，FUO）归于感染科诊治，这种专科化管理是一种进步，可以提高诊治水平。

【病因】

已报道可引起 FUO 的病因超过 200 种，不同时期、不同地区其疾病谱有所不同。特殊人群的 FUO 病因构成也有其特殊性。总的来所可分为感染性疾病、肿瘤性疾病、结缔组织及其他疾病 4 类，约囊括了 80%~90% 的 FUO 病因，但仍有 10% 的病例始终原因不明。

【临床表现】

1. 临床分度　按发热的高低可分为低热 37.3~38℃；中等发热 38.1~39℃；高热 39.1~41℃；超高热 41℃以上。

2. 临床过程及特点临床过程与特点　①体温上升期：此期主要表现为皮肤苍白、干燥，畏寒或寒战，口唇发绀，自觉外界非常寒冷；②高温持续期：是体温达高峰并保持于一定水平的时期。临床上主要表现为皮肤潮红而灼热，呼吸加快变深，头痛，烦躁和口渴等。

3. 常见热型及临床意义　许多发热性疾病具有特殊的热型，有时可起提示诊断的作用，因此连续测量体温是必要的，每天至少测体温 4 次，根据需要可每 2~4 小时 1 次（表 1–8–1）。

表 1–8–1　热型分期及常见疾病

分型	临床特点	常见疾病
稽留热	体温明显升高在 39~40℃以上，达数天或数周。24h 体温波动不超过 1℃	见于伤寒、流行性脑脊髓膜炎、大叶性肺炎等
弛张热	体温常在 39℃以上，波动幅度大，24h 波动范围超过 2℃，但都在正常范围水平以上	见于风湿热，败血症、脓毒血症、肝脓肿等
间歇热	24h 温差大，波动在正常与高热之间，或高热期与无热期交替出现	见于疟疾、肾盂肾炎、回归热、淋巴瘤、布鲁菌病及周期热等
不规则热	发热无一定的规律，热度高低不等，呈不规则波动	见于流行性感冒、肺结核、癌性发热等

4. 热程与伴随症状　热程长短对发热待查诊断具较大参考价值。一般来说，热程短，有乏力、寒战等中毒症状者，在抗生素应用、病灶切除、脓肿引流后发热即终止，全身情况也随之改善，有利于感染性疾病的诊断。

【实验室及其他检查】

（一）一般实验室检查

1. 白细胞总数的显著增多常　见于化脓性细菌感染，如流行性脑膜炎、败血症和猩红热等。

2. 病毒感染时　白细胞总数通常减少。

3. 原虫感染时　白细胞会减少。

4. 中性粒细胞百分率增加甚至出现幼稚细胞而白细胞总数不高，提示严重感染。

5. 嗜酸性粒细胞减少　通常见于伤寒、流行性脑脊髓膜炎等。

（二）病原学检查

1. 直接检查病原体

2. 分离培养病原体

3. 检测特异性抗原

（三）其他检查

包括支气管镜、胃肠镜、超声、磁共振、系统生物学检查等。

【处理原则】

（一）一般治疗

1. 做好隔离，消毒工作。

2. 保持环境安静通风，温度适宜。

3. 加强营养，补充各种维生素。对进食困难者，可通过鼻饲或静脉补充营养品。

4. 对低热者可予以物理降温，如酒精擦浴，冰敷等。

（二）对症治疗

1. 对持续发热或高热不退，感染严重者可运用糖皮质激素、抗菌药物或退热剂等对症治疗。

2. 当病因一时难以查明时，在不影响进一步检查的情况下，可按可能性较大的病因进行诊断性治疗，期待获得疗效而做出临床诊断。必须指出，诊断性治疗应选用特异性强、疗效确切及安全性大的治疗药物，剂量应充足并完成整个疗程，无特殊原因不得随便更换试验药物。

【护理评估】

1. 评估患者发热持续的时间，伴随症状。

2. 评估患者有无相关并发症的发生。

【护理诊断】

1. 体温过高　与体温调定点升高等有关。

2. 疲乏　与高热致体能消耗过多、摄入不足及水、电解质代谢和酸碱平衡失常等有关。

3. 焦虑、恐惧　与体温上升期患者突然寒颤、发冷等有关。

4. 口腔黏膜改变　与发热时唾液分泌减少，口腔黏膜干燥等有关。

5. 有体液不足的危险　与体温下降期出汗过多和液体摄入量不足有关。

【护理措施】

（一）一般护理

1. 做好基础护理　保持口腔的清洁舒适及皮肤清洁干燥，高热患者在退热过程中应及时擦干汗液及更换衣物以防受凉。保持床单元整齐、干燥。

2. 休息与活动　高热期应绝对卧床休息，恢复期可适当活动。

3. 饮食护理　发热病患者胃肠活动减弱及消化吸收功能降低，会引起食欲的降低。因此，应鼓励患者进食，对不能进食者，必要时用鼻饲补充营养，以弥补代谢之消耗。应鼓励患者多饮水，必要时，可静脉补充液体、营养物质。发热患者的饮食宜清淡、易消化而富营养，多食蔬菜、水果；多饮清凉饮；忌油腻荤腥、辛辣食品。可给予患者高热量、高维生素、易消化的流质或半流质饮食，病情好转，可逐渐过渡到正常饮食。

（二）病情观察

1. 定时测量体温　一般 4 次 /d，高热时至少 6 次 /d，腋表温度 >38.5℃时可遵医嘱给予物理降温或药物降温，常用物理降温方法有冰枕、冰敷、温水浴、冰垫等。行降温措施 30 分钟后应复测体温。

2. 密切观察患者伴随症状　及时通知医生，协助疾病的诊治。观察用药后效果及不良反应，停药期，做好并发症的预防，抽取血标本及时送检，考虑传染性疾病引起的发热，做好消毒、隔离、上报措施，避免医院内感染暴发。

3. 发热期　由于体温升高，新陈代谢率增快，消耗多，进食少，体弱，因此应减少活动。特别是高热患者，应绝对卧床休息，低热者可酌情减少活动。评估患者是否穿着过多或盖被过于暖和，指导其正确穿衣或盖被，以利散热。同时患者寒战时，宜给予保暖，预防感冒。

4. 患者休息时　注意调节室温和环境，适宜的室温可防止不必要的能量消耗。

【健康指导】

鼓励患者多饮水，摄入营养丰富易消化的流质或半流质饮食。必要时遵医嘱静脉补充水分、营养物质及电解质。认识体温监测的重要性，学会正确的测量体温、监测体温的方法，能进行动态观察。

第四节　流行性感冒

【学习目标】

1. 掌握流行性感冒患者的病因、临床表现、处理原则、健康指导；
2. 掌握流行性感冒的护理措施、护理评估。

【重点难点】

流行性感冒患者的护理措施。

【案例介绍】

患者，女性，28岁，感全身酸痛、乏力1周。患者1周以来感头痛及全身酸痛不适感加重，酸痛与活动量无关，伴咳嗽、咳痰，痰液为白色黏液痰，量多。入院查体示急性发热面容，面颊潮红，眼结膜及咽部充血，肌肉关节酸痛，双肺呼吸音粗糙，肺部可闻及干啰音，心律齐，腹软，肝脾未触及。

流行性感冒简称流感，是由流感病毒引起的急性呼吸道传染病。

【病因】

流感病毒借助血凝素侵入呼吸道的纤毛柱状上皮细胞，并在细胞内进行复制。

【临床表现】

1. 一般表现　起病初期可出现寒战、高热、头痛、全身酸痛，后期可出现流涕、咽痛、干咳等局部症状。

2. 特殊表现　肺炎型可出现咳血痰或浓痰，呼吸急促，发绀，肺部可闻及湿啰音。胃肠型伴呕吐、腹泻等消化道症状。脑膜炎型可表现为意识障碍、脑膜刺激征等，甚至病变可累及心肌、心包等。

【实验室及其他检查】

1. 血生化检查　一般示白细胞增多，只能确定有无感染症状。

2. 病原学标记物测定　主要三种方式：①鼻黏膜印片检测抗原，可快速诊断，有助于早期诊断；②病毒分离，是确定诊断的重要依据；③核酸检测，该方法快速敏感，特异性亦较高。

3. 血清学检查　补体结合试验，仅作为回顾性诊断。

【处理原则】

（一）一般对症治疗

1. 卧床休息，多饮水，给予流质或半流质饮食，适宜营养，补充维生素，进食后以温开水或温盐水漱口，保持口鼻清洁，全身症状明显时予抗感染治疗。

2. 对症治疗　高热者可用解热镇痛药物，酌情选用安乃近、苯巴比妥等。

3. 抗生素的应用　积极防治继发性细菌感染。下列情况时可考虑用抗生素：①继发细菌感染；②有风湿病史者；③抵抗力差的幼儿、老年人，尤其是慢性心、肺疾病患者。

（二）抗病毒治疗

1. 神经氨酸酶抑制剂　奥司他韦能特异性抑制甲型、乙型流感病毒的NA，从而抑制病毒的释放，减少病毒传播。偶可引起支气管痉挛和过敏反应，对有哮喘等基础疾病的患者要慎重，其他不良反应较少。

2. M_2离子通道阻滞剂　金刚烷胺可阻断病毒吸附于宿主细胞，抑制病毒复制。神经系统不良反应有神经质、焦虑、注意力不集中和轻度头痛等，多见于金刚烷胺；胃肠道反应有恶心、呕吐，大多比较轻微，停药后可迅速消失。此两种药物易发生耐药。

3. 儿童用药剂量与成人不同疗程相同。在紧急情况下，对于大于3个月婴儿可以使用奥司他韦。即使时间超过48小时，也应进行抗病毒治疗。

4. 中草药　中草药治疗流感的方法较多，效果较好，如金银花、连翘、黄芪等，已证实可以提升免疫力兼杀灭病毒和细菌。

【护理评估】

1. 评估患者患病情况及治疗经过，了解相关辅助检查及其结果，特别是病原学检查。

2. 评估患者生命体征、意识、皮肤和黏膜情况；

3. 评估患者的心理状况，有无紧张、焦虑、烦躁不安等。

【护理诊断】

1. 体温过高　与病毒感染有关。

2. 气体交换受损　与病毒性肺炎或合并细菌性肺炎有关。

3. 疼痛：头疼　与病毒感染有关。

【护理措施】

（一）一般护理

1. 休息和活动　急性期应卧床休息，协助患者做好生活护理。

2. 营养与饮食　发热期应多饮水，给予易消化、营养丰富的富含维生素的流质或半流质饮食。伴呕吐腹泻严重者，应当适当增加静脉营养治疗。

（二）病情观察

1. 观察患者生命体征，有无高热不退、呼吸急促、发绀、血氧饱和度下降。

2. 观察有无咳嗽、咳痰，咳嗽的性质、时间、诱因、节律、音色；痰液的形状、量等。协助采集血液、痰液或呼吸道分泌物标本，以明确诊断或发现继发性细菌感染。患者有咳嗽、咳痰、胸闷、气急、发绀等肺炎症状时，应协助其取半卧位，予以吸氧，必要时吸痰，并报告医生及时处理。必要时予以呼吸机辅助呼吸。

（三）用药护理

儿童应避免用阿司匹林，以免诱发严重的Reye综合征。金刚烷胺有一定的中枢神经系统的不良反应，如头晕、嗜睡、失眠和共济失调等，老年及有血管硬化者慎用，孕妇及有癫痫史者禁用。用药后应密切观察疗效及不良反应。

（四）特殊护理

呼吸道隔离至体温正常后24小时。室内注意通风，保持适当温度与湿度。对患者做好隔离，患者是主要传染源。

【健康指导】

室内每天进行空气消毒或开窗通风换气，患者使用过的食具应煮沸，衣物、手帕等可用含氯消毒液消毒或阳光下暴晒2小时。患者住过的房间应用过氧乙酸熏蒸或其他方法终末处理。注意锻炼身体，增强抵抗力。流行高峰期避免去人群聚集场所。经常彻底洗手，避免脏手接触口、眼、鼻。接种流感疫苗是其他方法不可替代的最有效预防流感及其并发症的手段。

第五节 败 血 症

【学习目标】

1. 掌握败血症患者的护理措施；
2. 掌握败血症的临床表现、处理原则、护理评估及处理原则、健康指导。

【重点难点】

1. 败血症患者的护理措施；
2. 败血症的观察及处理。

【案例介绍】

患者，男，23岁，发热3个月，上下肢水肿伴四肢关节痛5天入院。患者于3个月前无明显诱因出现发热，最高达39.8℃，伴畏寒、寒颤、发热多发生于午时，偶有咳嗽、咯白色黏液痰，带血丝，量不多，稍感乏力，近期出现下肢水肿，四肢关节疼痛明显，双脚麻木。入院查体示T 36.6℃（服用退热药），P 100次/min，BP 110/60mmHg，R 18次/min。

败血症是由致病菌侵入血液循环并在其中生长繁殖，产生毒素而引起的全身性感染，易在人体抵抗力降低的情况下发生。

【病因】

本病常见的病菌如下。

1. 革兰阳性菌　①各类葡萄球菌；②链球菌；③肺炎球菌；④其他如炭疽杆菌、单核细胞增多性李斯特菌、梭状产气荚膜杆菌等也可引起败血症。

2. 革兰阴性菌　①大肠杆菌；②铜绿假单胞菌；③克雷伯菌属；④肠杆菌属；⑤其他如一些常属于肠道内的通常不致病的革兰阴性杆菌，如产碱杆菌、不动杆菌、沙雷杆菌属等在某些特定情况下，亦可引起败血症。

3. 厌氧菌　占败血症病原的5%~10%，包括革兰阴性脆弱类杆菌、革兰阳性消化球菌和链球菌等。

4. 真菌　最常见者为白色念珠菌、毛霉菌及曲菌等。

【临床表现】

随致病菌的种类、数量、毒力以及患者年龄和抵抗力的强弱不同而异。轻者仅有一般感染症状，重者可发生感染性休克、DIC、多器官功能衰竭等。

1. 感染中毒症状　患者可出现全身症状，如发热、寒战，重症可出现意识障碍等。

2. 皮损表现　皮疹常见于四肢、躯干皮肤或口腔黏膜等处。

3. 消化道症状　常有呕吐、腹泻、腹痛，甚至呕血、便血；严重者可出现中毒性肠麻痹或脱水、酸中毒。

4. 关节症状 部分患者可有关节肿痛、活动障碍或关节腔积液，多见于大关节。

5. 肝脾肿大 以婴、幼儿多见，轻度或中度肿大；部分患者可并发中毒性肝炎；金黄色葡萄球菌迁徙性损害引起肝脏脓肿时，肝脏压痛明显。

6. 其他症状 重症患者常伴有心肌炎、心力衰竭、意识模糊、嗜睡、昏迷、少尿或无尿等实质器官受累症状。金黄色葡萄球菌败血症常见多处迁徙性病灶；革兰阴性菌败血症常并发休克和DIC。

【实验室及其他检查】

1. 血液检查 可确定患者的程度。

2. 病原学检查 可确定感染类型。

3. 其他检查 如影像学，可确诊受累部位或器官，有助于进行对症治疗。

【处理原则】

1. 基础治疗与对症治疗

在应用特效抗菌治疗的同时，还需注意补充各种维生素，能量合剂，甚至小量多次给予人血白蛋白，血浆或新鲜全血以补充机体消耗，供给能量，加强营养，支持器官功能，及时纠正水与电解质紊乱，保持酸碱平衡，维持内环境稳定，有休克，中毒性心肌炎等严重毒血症表现时，可予升压药，强心药和（或）短程肾上腺皮质激素，高热剧烈头痛，烦躁不安者可予退热剂与镇静剂，需加强护理，注意防止继发性口腔炎，肺炎，泌尿系感染及褥疮等。

2. 抗菌治疗

（1）抗菌药物应用原则

1）及时应用针对性强的抗菌药物：是治疗败血症的关键。

2）对病情危重者：宜选取两种抗菌药物联合应用。

3）对致病菌应是杀灭，而不是一时抑制：故抗菌药物的使用应足量，开始时剂量应偏大，分次静脉点滴给药，疗效宜长，一般3周以上，或在体温正常，症状消失后，再继续用药数天，有迁徙性病灶者，除局部治疗外，全身用药也应酌情延长。

（2）抗菌药物的选择

1）葡萄球菌败血症

2）革兰阴性杆菌败血症

3）厌氧菌败血症

3. 其他治疗

（1）酌情选用拮抗炎症介质和清除氧自由基的药物。

（2）局部治疗：对原发性或迁徙性的化脓性病灶，待成熟后均应及时切开引流，在引流后局部还可注入抗菌药，对有梗阻的胆道，泌尿道感染，应考虑手术解除阻塞。

（3）对基础疾病的治疗。

【护理评估】

1. 评估患者患病情况及治疗经过，了解相关辅助检查及结果，特别是细菌培养检查。

2. 评估患者生命体征、意识状态、皮肤及黏膜情况。

3. 评估患者的心理状况,有无紧张、焦虑、烦躁不安等。

【护理诊断】

1. 体温异常,低于或高于正常体温　与感染有关。

2. 营养失调,低于机体需要量　与摄入量不足有关。

3. 皮肤完整性受损　与脐炎、脓疱疮有关。

4. 潜在并发症:化脓性脑膜炎　与细菌通过血脑屏障有关。

【护理措施】

(一)一般护理

1. 心理护理　良好的心理状态对疾病的恢复有积极的作用,患者病情较重。常常恐惧不安,这时应加强与患者的沟通、交流,讲解疾病的相关知识,消除患者的恐惧心理。

2. 皮肤护理　定时翻身,防止枕后、耳垂、骶尾部等高危部位发生压疮。落实晨晚间护理,保持口腔及皮肤清洁。

3. 饮食护理　给予高营养、高蛋白、高维生素、清淡、易消化食物,避免进食生硬、粗糙、刺激的食物,保证机体的需要。无力进食者可鼻饲注入或结合病情考虑静脉营养。

4. 用药护理　正确执行医嘱,保证抗生素有效进入体内,注意保护血管并密切观察,一旦发生静脉炎要及时处理。

(二)病情观察

1. 保持呼吸道的通畅　予以氧气吸入 3~4 升 / 分。

2. 取平卧位休息　以利于脑部供血,保持病室安静,减少对患者的刺激。

3. 病情观察　严密观察生命体征的变化,加强巡视,每 30min 到 1h 监测 T、P、R、BP 的变化,如出现面色发灰、皮肤湿冷、尖叫、呕吐频繁等症状时,及时与医生取得联系,并做好抢救准备。

(三)保护性隔离

避免交叉感染当体温过高时,可调节环境温度、冰枕等物理方法或多喂水来降低体温,也可用药物、酒精擦浴、冷盐水灌肠等刺激性强的降温方法。

【健康指导】

家属了解疾病的病因、主要表现、治疗方法及预后,患者主动配合治疗及护理,促进患者早日康复。了解所使用药物名称及作用、目的,严格按医嘱、按时、按剂量、按疗程使用,知晓使用抗生素治疗本病需较长时间才能控制感染的原因,介绍预防感染的方法。

第六节　感染性休克

【学习目标】

1. 掌握感染性休克的护理措施；
2. 熟悉感染性休克的临床表现、护理评估及处理原则；
3. 了解感染性的定义、治疗原则。

【重点难点】

1. 感染性休克患者的护理措施；
2. 感染性休克的临床表现及健康指导。

【案例介绍】

患者，女，55岁，农民，因“恶心、呕吐3天，少尿，伴意识模糊1天”收入我院。患者3天前无明显诱因出现恶心、呕吐，较频繁，无畏寒、发热，无腹痛、腹泻，曾至当地医院输液、抗感染等治疗，1天前，症状加重，呕吐频繁，尿少，并出现烦躁及神志模糊。入院查体示T 35.4℃，P 90次/min，BP 86/52mmHg，R 18次/min，神志模糊，较烦躁，皮肤及巩膜无黄染，双侧瞳孔直径5.0mm，对光反射迟钝，腹软，未见肠型及蠕动波，全腹无明显压痛及反跳痛，墨菲征阴性。

感染性休克亦称脓毒性休克，是指由微生物及其毒素等产物所引起的脓毒病综合征伴休克。

【病因】

1. 病原菌　感染性休克的常见致病菌为革兰阴性菌，如肠杆菌科细菌（大肠杆菌、克雷伯菌、肠杆菌等）；不发酵杆菌（假单胞菌属、不动杆菌属等）；脑膜炎球菌；类杆菌等。革兰阳性菌如葡萄球菌、链球菌、肺炎链球菌、梭状芽孢杆菌等也可引起休克。某些病毒性疾病如流行性出血热，其病程中也易发生休克。某些感染，如革兰阴性菌败血症、暴发性流脑、肺炎、化脓性胆管炎、腹腔感染、菌痢（幼儿）易并发休克。

2. 宿主因素　原有慢性基础疾病，如肝硬化、糖尿病、恶性肿瘤、白血病、烧伤、器官移植以及长期接受肾上腺皮质激素等免疫抑制剂、抗代谢药物、细菌毒类药物和放射治疗，或应用留置导尿管或静脉导管者可诱发感染性休克。因此本病较多见于医院内感染患者，老年人、婴幼儿、分娩妇女、大手术后体力恢复较差者更易发生。

3. 特殊类型的感染性休克　中毒性休克综合征（TSS）是由细菌毒素引起的严重综合征。最初报道的TSS是由金黄色葡萄球菌所致，近年来发现类似综合征也可由链球菌引起。

【临床表现】

除少数高排低阻型休克（暖休克）病例外，多数患者有交感神经兴奋症状，患者神志尚清，但烦躁、焦虑、神情紧张，面色和皮肤苍白，口唇和甲床轻度发绀，肢端湿冷。可有恶心、呕吐。尿量减少。心率增快，呼吸深而快，血压尚正常或偏低、脉压小。眼底检查可见动脉痉挛。休克晚期可出现 DIC 和重要脏器功能衰竭等，多脏器功能衰竭，主要症状表现为：①急性肾衰竭；②急性心功能不全；③急性肺功能衰竭（ARDS）；④脑功能障碍；⑤胃肠道功能紊乱；⑥肝衰竭引起昏迷、黄疸等。

【实验室及其他检查】

1. 血常规
2. 肾功能、血糖、电解质
3. 头部及胸部 CT

【处理原则】

除积极控制感染外，应针对休克的病理生理给予补充血容量、纠正酸中毒、调整血管舒缩功能、消除血细胞聚集以防止微循环淤滞，以及维护重要脏器的功能等。治疗的目的在于恢复全身各脏器组织的血液灌注和正常代谢。在治疗过程中，必须严密观察，充分估计病情的变化，及时加以防治。

1. 病因治疗　在病原菌未明确前，可根据原发病灶、临床表现，选用强力的、抗菌谱广的杀菌剂进行治疗。

2. 抗休克治疗

（1）补充血容量：扩容所用液体应包括胶体和晶体。各种液体的合理组合才能维持机体内环境的恒定。

（2）纠正酸中毒：根本措施在于改善组织的低灌注状态。缓冲碱主要起治标作用，且血容量不足时，缓冲碱的效能亦难以充分发挥。纠正酸中毒可增强心肌收缩力、恢复血管对血管活性药物的反应性，并防止 DIC 的发生。

（3）血管活性药物的应用：旨在调整血管舒缩功能、疏通微循环淤滞，以利休克的逆转。

（4）维护重要脏器的功能：①强心药物的应用；②维持呼吸功能、防治 ARDS；③肾功能的维护；④脑水肿的防治；⑤DIC 的治疗；⑥肾上腺皮质激素和 β 内啡肽拮抗剂；⑦其他辅助性治疗。

【护理评估】

1. 评估患者神志、口唇、皮肤颜色、浅静脉、末梢循环充盈情况。
2. 评估呼吸道是否通畅。
3. 评估患者的脉搏情况，判断早期休克的可靠依据。
4. 评估患者心率、心律和血压。

【护理诊断】

1. 体液不足　与失血、失液、体液分布异常有关。
2. 组织灌流改变　与有效循环血量减少有关。
3. 气体交换受损　与肺组织灌流量不足，肺水肿有关。

4. 有受伤的危险　与脑细胞缺氧导致的意识障碍有关。

5. 有感染的危险　与侵入性监测、留置导尿管、免疫功能降低，组织挫伤、营养不良有关。

6. 潜在并发症　多器官功能衰竭。

【护理措施】

1. 密切观察病情变化，监测生命体征

（1）监测脉搏、血压、呼吸和体温：脉搏快而弱，血压不稳定，脉压差小为休克早期。若血压下降，甚至测不到，脉搏细弱均为病情恶化的表现。根据病情每 10~20min 测 1 次脉搏和血压。每 2~4h 测肛温 1 次，体温低于正常者保温，高热者降温。

（2）意识状态：意识和表情反映中枢神经系统血液灌注量，若原来烦躁的病儿，突然嗜睡，或已经清醒的患儿又突然沉闷，表示病情恶化；反之，由昏睡转为清醒，烦躁转为安稳，表示病情好转。此外，尚应了解不同年龄意识变化之特点，如婴儿中枢缺氧可迅速嗜睡或昏迷；幼儿常先呻吟不安或烦躁，渐至意识丧失，而儿童常呈间歇躁动等开始。医护人员应了解其特点，密切观察，及早发现变化。

（3）皮肤色泽及肢端温度：面色苍白、甲床青紫、肢端发凉、出冷汗，都是微循环障碍、休克严重的表现。若全身皮肤出现花纹、瘀斑则提示弥散性血管内凝血。

（4）详细记录尿量：尿量是作为休克演变及扩容治疗等的重要参考依据。

2. 输液过程的护理　迅速扩容、纠正酸中毒是抗休克的关键。

3. 积极控制感染　按医嘱及时应用抗生素，观察其疗效及副作用；按时雾化排痰保持呼吸道通畅；做好皮肤、口腔护理，防止新的感染；有创面的部位按时换药，促进愈合。

4. 心理护理　关心患儿，向家长介绍有关本病的知识及诊疗计划，消除恐惧心理，使诊疗工作顺利进行。

【健康指导】

教育患者若外伤后出现难以忍受的剧烈腹痛、腹腔内有化脓感染、腹痛逐渐加重，应及时就医。以防延误感染性休克最佳抢救时机。腹膜炎痊愈后，若出现腹痛、腹胀、呕吐等症状，应警惕粘连性肠梗阻，应及时就医。

第七节　伤　　寒

【学习目标】

1. 掌握伤寒患者的护理措施；

2. 掌握伤寒的临床表现、护理评估及处理原则。

【重点难点】

1. 伤寒患者的护理措施；

2. 伤寒的临床表现及健康指导。

【案例介绍】

患者，女，50岁。主诉：发热1周。1周前因受凉，渐起恶寒发热，微出汗，伴头痛，颈部酸软，鼻塞，干呕，大小便正常。入院查体：T 38.4℃，P 105次/min，BP 110/60mmHg，R 18次/min。一般情况：神志清楚，颜面苍白，精神不振，无皮疹，结膜无充血、浅表淋巴结不肿大，胸、腹部无异常发现。

伤寒是由伤寒杆菌造成的急性肠道传染病，以持续的菌血症与毒血症，单核吞噬细胞系统的增生性反应，回肠下段淋巴组织为主的增生、肿胀、坏死与溃疡形成为基本病理特征。

【病因】

主要为患者感染伤寒杆菌而引起。

【临床表现】

潜伏期10天左右，其长短与感染菌量及患者免疫力有关，食物型暴发流行可短至48小时，而水源性暴发流行时间可长达30天。典型的伤寒自然病程为时约4周，可分为四期

1. 初期　相当于病程第1周，起病大多缓慢，发热是最早出现的症状，常伴有全身不适，乏力，食欲减退，咽痛与咳嗽等。

2. 极期　相当于病程第2~3周，常有伤寒的典型表现，有助于诊断。

3. 缓解期　相当于病程第3~4周，人体对伤寒杆菌的抵抗力逐渐增强，体温出现波动并开始下降，食欲逐渐好转，腹胀逐渐消失，脾大开始回缩。但本期内有发生肠出血或肠穿孔的危险，需特别提高警惕。

4. 恢复期　病程第4周末开始，体温恢复正常，食欲好转，一般在1个月左右完全恢复健康。

【实验室及其他检查】

1. 常规检查　嗜酸性粒细胞减少或消失，对诊断有重要参考价值；尿常规在病程第2周开始可有轻度蛋白尿或少量管型尿。

2. 细菌学检查　主要目的为检查病原体。

1）血培养：在病程第1~2周阳性率最高，可达80%~90%。

2）骨髓培养。

3）粪便培养。

4）尿培养。

3. 肥达反应　主要检查患者血清中相应抗体效价，用于辅助诊断。

【处理原则】

（一）一般治疗

1. 消毒和隔离　患者入院后按肠道传染病常规进行隔离。症状消失后5~7天送粪便进行沙门菌培养，连续2次阴性才可解除隔离。

2. 降温处理　高热时予以物理降温，可使用冰敷或 25%~30% 酒精擦浴。

（二）对症治疗

1. 症状处理　腹胀、便秘者可减少使用产气食物，如牛奶、大豆等，必要时予以灌肠剂或缓泻剂等。腹泻患者可酌情予以小檗碱口服。

2. 病原体治疗　予以抗菌药物对症治疗，氟喹诺酮类药物为首选。还可使用头孢菌素类、氯霉素、氨苄（或阿莫）西林、复方新诺明。

（三）并发症的治疗

1. 肠出血

（1）绝对卧床休息：严密观察血压，脉搏，神志变化及便血情况；

（2）暂停饮食或进少量流质；

（3）静脉滴注葡萄糖生理盐水，注意电解质平衡，并加用维生素 K，安络血，抗血纤溶芳酸，止血粉等止血药；

（4）根据出血情况酌量输血；

（5）如患者烦躁不安，可注射镇静剂，如苯巴比妥钠，禁用泻剂及灌肠；

（6）经积极治疗仍出血不止者，应考虑手术治疗。

2. 肠穿孔　除局限者外，肠穿孔伴发腹膜炎的患者应及早手术治疗，同时加用足量有效的抗生素，如氯霉素或氨苄青霉素与庆大霉素或卡那霉素联合应用以控制腹膜炎。

3. 中毒性心肌炎　严格卧床休息加用肾上腺皮质激素，维生素 B_1，ATP 静注高渗葡萄糖液。如出现心力衰竭，应积极处理可使用洋地黄和速尿并维持至临床症状好转，但患者对洋地黄耐受性差，故用药时宜谨慎。

4. 中毒性肝炎　除护肝治疗外可加用肾上腺皮质激素。

【护理评估】

1. 评估患者接触史、既往伤寒病史、是否接种过伤寒疫苗。

2. 评估患者便秘或腹泻、便血，腹胀、腹痛及其部位、性质、程度。

3. 评估患者生命体征及意识状态的改变。

4. 评估发疹的部位、数量、颜色、大小、压之是否褪色，有无皮肤黏膜黄染，有无白痱及脱发现象。

【护理诊断】

1. 体温过高　与伤寒杆菌感染、释放大量内源性致热原有关。

2. 营养失调低于机体需要量　与高热、纳差、腹胀、腹泻有关。

3. 腹泻 / 便秘　与内毒素释放致肠道功能紊乱、中毒性肠麻痹、低钾、长期卧床等有关。

4. 潜在并发症　肠出血、肠穿孔。

【护理措施】

（一）一般护理

1. 心理护理　保持病室的安静，整洁，通风。做好患者的心理护理，树立战胜疾病信心。

2. 休息与卧位　卧床休息发热期间必须卧床休息至热退后 1 周，以减少热量和营养物质的消耗，症状缓解后逐渐恢复活动。

3. 饮食护理

（1）介绍饮食控制重要性：在疾病进展期，进食生冷、过硬、刺激性强、多渣的食物或进食过饱等，易诱发肠道并发症。故应向患者及家属说明饮食控制的重要性，使患者及家属主动配合饮食管理，严格控制饮食。

（2）饮食原则：极期患者应给予营养丰富、清淡的流质饮食，少量多餐，避免过饱。

（二）病情观察

1. 严密观察患者神志及生命体征的变化。

2. 体温监测　观察发热程度及持续时间，体温的升降特点，判断热型，为诊断提供依据。注意监测体温下降是否有再度升高的情况，及时识别由于并发症和再燃、复发导致的体温再次上升。

3. 观察有无腹痛或解血便等症状，提示肠穿孔或肠出血可能。

4. 注意擦浴时避免在腹部加压用力，以免引起肠出血或肠穿孔。

（三）用药护理

1. 补充血容量　保证液体入量，充足的水分可使尿量增加，有利于伤寒杆菌内毒素的排出，从而减轻毒血症状。

2. 遵医嘱使用抗生素，观察用药后疗效及不良反应。

（四）特殊护理

1. 执行接触隔离措施　尤其预防经消化道途径的传播，隔离期间注意患者的心理反应，减轻患者焦虑、孤独的情绪反应。鼓励家属探视，保持对患者的关心、照顾，维持对患者的心理支持和社会支持。

2. 便秘患者　排便时切忌过分用力，必要时用开塞露或生理盐水低压灌肠，忌用泻药。

3. 注意评估腹泻次数、粪便的颜色、性状、量，持续时间，有无便血，注意检查大便隐血。遵医嘱补液，监测水、电解质、酸碱平衡状况。

4. 潜在并发症　肠出血、肠穿孔。

（1）避免诱因：常见诱因包括病程中过早下床活动或随意起床、过量饮食、饮食中含固体及纤维渣滓较多、用力排便时、腹胀、腹泻、治疗性灌肠或用药不当等。

（2）观察并发症的征象：密切观察患者生命体征，及早识别肠道并发症的征象，血压下降、脉搏增快，体温下降、出冷汗、肠蠕动增快、便血提示肠出血征兆。出血时禁食，遵医嘱静脉输液，给予止血药物，严禁灌肠。肠穿孔时给予胃肠减压，并积极准备手术治疗。

【健康指导】

做好疾病预防，加强公共饮食卫生管理、水源保护和粪便管理。保护易感人群，高危人群应定期普查、普治。与带菌者一起生活，或进入伤寒流行区之前，可以接受伤寒疫苗注射以增加对伤寒的抵抗力，或应急性的预防服药，可用复方磺胺甲噻唑 2 片，每天 2 次，服用 3~5 天。重点人群可注射伤寒 Vi 菌苗。注射后 90% 的人可产生抗体，完全保护率 60%~70%。养成良好的个人卫生与饮食习惯，坚持饭前、便后洗手，不饮生水、不吃不洁食物等。应及时随访，以防止复发。

第八节　疟　　疾

【学习目标】

1. 掌握疟疾患者的护理措施；
2. 掌握疟疾的临床表现、护理评估及处理原则。

【重点难点】

疟疾患者的护理措施。

【案例介绍】

患者，男，17岁，2个月前随团去云南旅游，回家11天后出现畏寒、发热、出汗后退热，以“发热查因”入院。

疟疾是由雌性按蚊叮咬人体时将其体内寄生的人类疟原虫传入人体而引起的寄生虫病。

【病因】

疟疾是经按蚊叮咬或输入带疟原虫者血液而感染疟原虫所引起的虫媒传染病。

【临床表现】

主要表现为周期性规律发作，全身发冷、发热、多汗，长期多次发作后，可引起贫血和脾肿大。

【实验室及其他检查】

1. 血象　红细胞和血红蛋白在多次发作后下降，恶性疟尤重。白细胞分类单核细胞常增多，并见吞噬有疟色素颗粒。
2. 疟原虫检查　可鉴别疟原虫种类。
3. 血清学检查　抗疟抗体感染后2~3周出现，4~8周达高峰以后逐渐下降。

【处理原则】

1. 基础治疗　发作期及退热24小时应卧床休息。注意水分的补给，食欲不佳予以半流质或流质饮食。贫血者辅以铁剂。寒战者注意保暖。
2. 病原治疗　间日疟、三日疟和卵形疟治疗，须用血内裂殖体杀灭药根治。
3. 凶险发作抢救原则　迅速杀灭疟原虫无性体。改善微循环，维持水电平衡。

【护理评估】

1. 评估患者有无到过疟疾流行区、有否被蚊叮咬，输血史。

2. 评估患者高热的时间、类型。

3. 评估患者有无贫血、脾大、皮下出血点等。

【护理诊断】

1. 体温过高　与疟原虫感染有关。

2. 疼痛　头痛、全身痛、与高热有关。

3. 潜在并发症　黑尿热、惊厥、脑疝。

【护理措施】

（一）一般护理

1. 心理护理　做好患者及家属的心理建设，树立战胜疾信心。

2. 卧位及休息　指导取舒适卧位，卧床休息，减少活动。

3. 饮食护理　发热期予以易消化、清淡流质及半流质为主。病情稳定后可适当加强营养，增强体质。

（二）病情观察

1. 注意观察患者神志、尿量、尿色，呕吐咖啡色呕吐物或黑便提示可能出现消化道出血。准确记录出入量。

2. 寒战时注意保暖，高热时予以物理降温，温水擦浴或冰敷，必要时予以药物降温。定时监测体温做好记录。

3. 吐泻不能进食者则适当补液，加强营养。使用特殊药物治疗时应注意其药物不良反应，及时通知医生。

4. 做好虫媒隔离。

【健康指导】

疟疾的预防是指对易感人群的防护，防止蚊虫叮咬传播。主要为蚊媒防治，药物预防或疫苗预防。服用预防药；生病后及时就医，准备应急治疗药品，一旦发病应立即返回原居地。出院后每 3 个月随访 1 次，直至 2 年无复发。病愈未满 3 年者，不献血。

第九章　神经内科常见疾病

神经内科专科护理思维导图

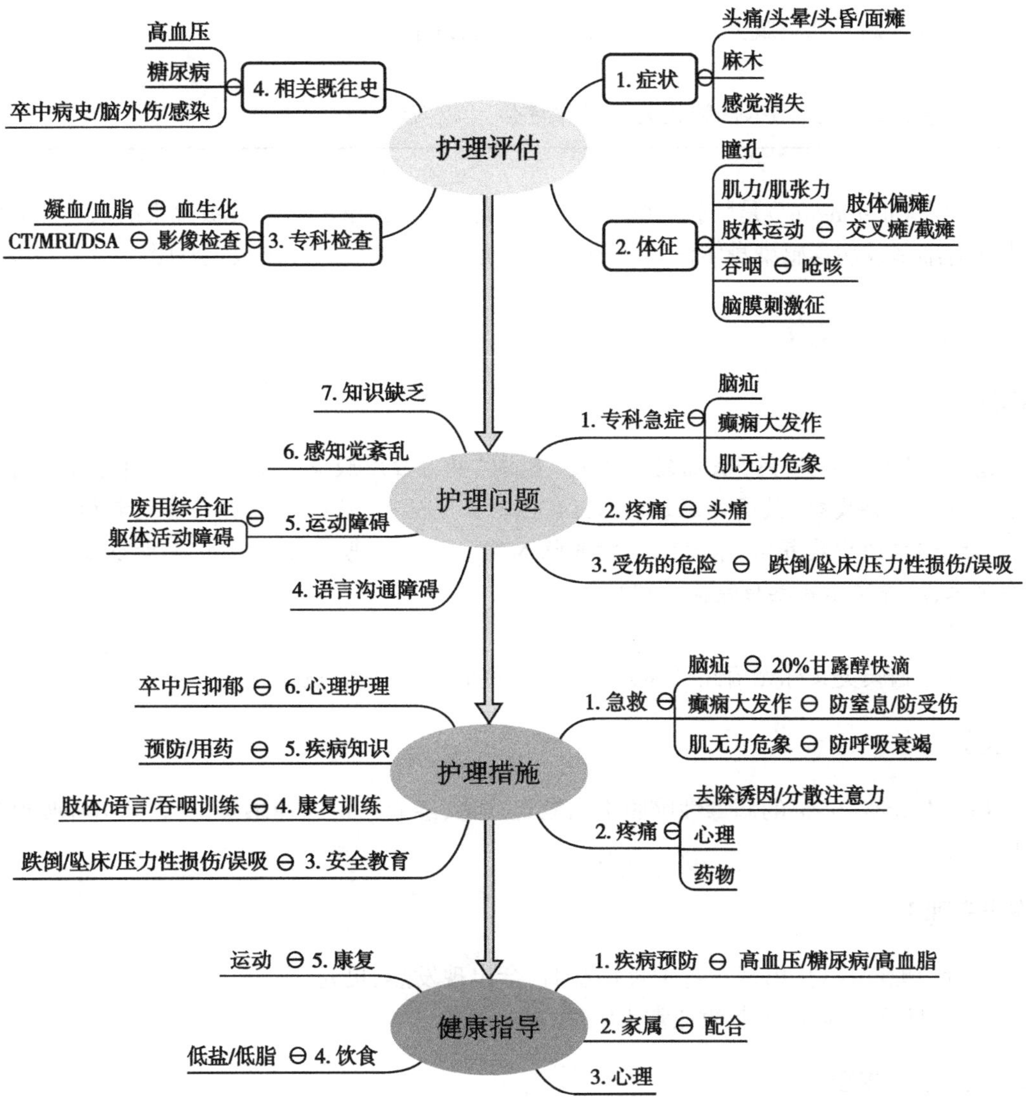

第一节 脑 膜 炎

【学习目标】

1. 掌握病毒性脑膜炎、化脓性脑膜炎的病因、临床表现、处理原则;
2. 掌握病毒性脑膜炎、化脓性脑膜炎的护理评估、护理诊断、护理措施;
3. 掌握病毒性脑膜炎、化脓性脑膜炎的健康指导。

【重点难点】

病毒性脑膜炎、化脓性脑膜炎的护理评估。

脑膜炎(meningitis)是脑膜或脑脊膜(头骨与大脑之间的一层膜)被感染的疾病。此病通常伴有细菌或病毒感染身体任何一部分的并发症,比如耳部、鼻窦或上呼吸道感染。

一、病毒性脑膜炎

【案例介绍】

患者,男性,18岁,因"头痛发热4天"拟诊"病毒性脑膜炎"收入院。患者于4天前感冒后出现头痛伴发热,最高体温达39℃,在当地医院治疗,头痛不缓解病情逐渐加重,伴呕吐、疲乏,脑电图中度异常,来我院急诊并收入院。入院后患者头痛剧烈、频繁呕吐,即行腰椎穿刺术,脑脊液示病毒核酸检测阳性。

病毒性脑膜炎又称无菌性脑膜炎,是由各种病毒感染引起的脑膜急性炎症性疾病。

【病因】

临床上85%~95%的病毒性脑膜炎由肠道病毒,经粪-口途径感染,少数则由呼吸道分泌物引起。

【临床表现】

患者一般起病急,出现全身中毒症状时,会出现发热、畏光、头痛、肌肉疼痛、食欲减退、腹泻、和全身乏力等,脑膜刺激征常为阳性。

【实验室及其他检查】

周围血白细胞计数及分类检验、脑脊液检查、颅脑CT检查、颅脑MRI检查、脑电图检查。

1. 周围血白细胞计数及分类检验 白细胞计数正常或降低或轻度升高,淋巴细胞比例上升,常有异型淋巴细胞。

2. 脑脊液检查 脑脊液无色透明,压力正常或增高,细胞数轻度增加,可达(10~1000)×10^9/L,早期以多形核细胞为主,8~48小时后以淋巴细胞为主,糖和氯化物含量正常,蛋白略升高，涂片和培养无细菌发现。

3. 病毒学检查　部分患者脑脊液病毒核酸检测阳性，病毒培养及特异性抗体测试阳性，恢复期血清特异性抗体滴度高于急性期 4 倍以上有诊断价值。

4. 影像学检查　脑部 CT 或 MRI 一般无异常。

5. 脑电图　只能提示异常脑功能，不能证实病毒感染性质。

【处理原则】

主要是对症治疗、支持治疗和防治并发症。

1. 对症治疗　如头痛严重者可用止痛药，脑水肿可适当应用甘露醇。

2. 抗病毒治疗　可明显缩短病程和缓解症状，针对单纯性疱疹病毒及 EB 病毒多用阿昔洛韦，1 天 3 次。更昔洛韦是巨细胞病毒性脑膜炎的首选药物，1 天 2 次。

【护理评估】

1. 评估患者的生命体征，意识状况、瞳孔大小及对光反应、肌力、肌张力、言语交流能力。
2. 评估患者有无头痛、意识障碍加重，血压上升，心率、呼吸减慢等颅高压表现。
3. 评估患者的精神症状、心理状况。
4. 有无癫痫发作及发作时的表现。
5. 营养状况　进食、进出量情况。
6. 辅助检查结果　血常规、脑脊液、脑电图、头颅 CT 和 MRI、脑活检等。
7. 安全措施。
8. 药物作用和副作用。
9. 康复护理及效果。

【护理诊断】

1. 疼痛：头痛　与脑膜刺激征有关；
2. 潜在并发症：脑疝　与脑水肿导致颅内压增高有关；
3. 体温过高　与病毒感染有关；
4. 有体液不足的危险　与反复呕吐、腹泻导致脱水有关。

【护理措施】

1. 心理护理　保持良好的心态，正确对待疾病。向患者及家属讲述疾病的相关知识。

2. 卧床休息　适当抬高床头，瘫痪肢体保持良肢位。勤翻身，预防压疮发生。

3. 注意患者安全　躁动不安或癫痫发作时防止坠床 / 跌倒、舌咬伤等意外发生。

4. 保证足够的热量摄入　给予高热量、清淡、易消化的流质或半流质饮食。少量多餐，以减轻胃胀，防止呕吐。频繁呕吐不能进食者，根据医嘱予静脉补液，维持水电解质平衡，注意防止窒息和误吸，必要时插胃管，鼻饲营养液。

5. 高热护理　每 4 小时测体温 1 次，观察热型及伴随症状。鼓励患者多饮水，必要时静脉补液。出汗多时及时更衣，注意保暖。体温超过 38.5℃时，及时给予物理降温或药物降温，观察降温效果。做好口腔护理。

6. 对于精神异常者　教育家属及陪护人员，这是一种病理状态，以获得更多的配合和支持。关注患者有无伤人或自伤行为，注意自我保护，加强对患者的看护，必要时予约束、镇静或请精神科医生会诊。

7. 密切观察生命体征及神经系统的症状和体征　若患者出现意识障碍、瞳孔改变、躁动不安、频繁呕吐、四肢肌张力增高等症状及体征，提示有脑水肿、颅内压升高。若呼吸节律不规则、瞳孔忽大忽小或两侧不等大、对光反应迟钝、血压升高，须警惕脑疝的发生。应密切观察、详细记录病情，以便及早发现，及时处理。

8. 对恢复期患者　应进行功能锻炼，指导家属根据不同情况给予相应护理，以减轻后遗症。

【健康指导】

保持情绪稳定，安心配合治疗与护理。急性期卧床休息，家人陪护，防止坠床/跌倒等意外发生。保持病室安静，减少探视，避免声光刺激，以免诱发癫痫发作。注意保暖，防止受凉。保持口腔、皮肤清洁。高热时及时擦干汗液，补充水分。加强营养，给予高热量、易消化、富含纤维素、维生素的食物。识别癫痫发作的先兆表现如肢体麻刺感、上腹部不适、恐惧、幻觉等，发作时家属的正确应对。坚持肢体及言语功能的康复锻炼。有精神症状者，外出家人陪同，并佩带身份牌，防止走失。药物的作用和副作用。定期门诊复查。

二、化脓性脑膜炎

【案例介绍】

患者，女，9月龄，近半月来反复发热，门诊拟“发热原因待查”收住院，查体示T 37.8℃，P 138次/min，R 30次/min，神清，精神欠佳，面色苍黄，呼吸平稳，颈部抵抗，瞳孔等大，直径3mm，对光反射存在，布氏征阳性，左侧巴宾斯基征阳性，其他未见阳性体征。辅助检查，WBC $25.36 \times 10^9/L$ 属于危急值，C反应蛋白33.9mg/L，查头颅CT无明显占位，脑脊液检结果示压力增高、颜色浑浊。

化脓性脑膜炎是由化脓性细菌感染引起脑脊膜化脓性炎症，常合并化脓性脑炎或脑脓肿，是一种严重的颅内感染性疾病，病死率较高，好发于婴幼儿、儿童和老年人。

【病因】

机体抵抗力低时，病菌侵入人体形成菌血症，细菌经血液循环进入颅内引起脑膜炎，最常见的致病菌是流感嗜血杆菌、肺炎球菌和脑膜炎双球菌。

感染途径：①血行感染，继发于菌血症或身体其他部位化脓性感染灶；②邻近病灶直接侵入，如中耳炎、鼻窦炎、开放性脑外伤等；③颅内病灶直接蔓延，如脑脓肿破入蛛网膜下腔或脑室；④医源性感染，见于脑室引流或腰穿，脑外科手术。

【临床表现】

本病多呈暴发性或急性起病。感染症状以发热、畏寒及上呼吸道感染为主；患者可表现为颅压增高剧烈头痛、呕吐等；脑膜刺激征阳性；脑实质损害时，可有意识障碍、精神症状，抽搐及偏瘫；脑膜炎双球菌菌血症时可出现皮疹，始为红色斑丘疹，后转为皮肤瘀斑。

【检查】

1. 血生化检查　可见白细胞增多，并有中性粒细胞核左移。

2. 脑脊液检查　对诊断脑膜炎非常重要。化脓性脑膜炎脑脊液压力增加、脑脊液浑浊甚至呈脓性，细胞数在 $1000 \times 10^6/L$ 以上，以多核细胞为主；脑脊液糖和氯化物浓度明显下降。

【处理原则】

若病原体明确者应针对病原菌选用敏感的药物。若一时无法明确者，可按一般发病规律选用药物，如脑膜炎双球菌、肺炎双球菌感染可首选青霉素 G；嗜血流感杆菌应首选氨苄西林（氨苄青霉素）及四环素；肺炎球菌首选头孢菌素、氯霉素或卡那霉素；大肠杆菌首选氨苄西林及头孢菌素；厌氧杆菌和变形杆菌首选卡那霉素及庆大霉霉素；沙门菌属则首选氨苄西林及氯霉素；铜绿假单胞菌首选多黏菌素 E（黏菌素）及庆大霉霉素。如果全身给药效果欠佳，可结合鞘内给药。若临床上考虑为多种致病菌混合感染，则需联合用药。使用抗生素的同时尚需注意营养，水电解质平衡，防治脑水肿和加强护理。在充分使用抗生素的情况下给予肾上腺皮质激素类药，有助于控制脑水肿和减轻炎症反应。

【护理评估】

参见本节第一部分病毒性脑膜炎。

【护理诊断】

1. 体温过高　与细菌感染有关。
2. 疼痛：头痛　与颅内感染有关。
3. 营养失调：低于机体的需要量　与反复呕吐及摄入不足有关。
4. 潜在并发症：脑疝　与颅内压增高有关。
5. 躯体活动障碍　与神经功能损害所致偏瘫有关。
6. 有皮肤完整性受损的危险　与散在的皮肤瘀点有关。

【护理措施】

1. 一般护理　加强患者住院期间的基础护理，保护患者的皮肤，防治擦伤、压力性损伤；加强营养，保证热量的摄入；加强患者的安全管理。

2. 病情观察及护理　密切观察患者的意识、瞳孔、生命体征及皮肤的变化，对于婴幼儿，要注意囟门的变化。若患者出现意识障碍加重、呼吸不规律、双侧瞳孔不等大、对光反射迟钝、躁动等，提示脑疝可能，立即通知医生并做好抢救配合准备。

3. 药物护理　使用抗生素前要询问患者（家属）的过敏史，用药期间要及时询问患者有无不适；使用脱水剂要注意观察患者穿刺处的皮肤情况，及时发现药物外渗，及时处理。使用激素药物时要注意患者自我防护，预防交叉感染；注意患者血象、血糖变化。

4. 心理护理　主动关心患者，介绍病情及治疗与护理方法，取得患者配合。及时评估患者的不适，并解除患者的不适，增强患者的信任感。如果是婴幼儿，对象应为家长。

5. 康复护理　参见本节“病毒性脑膜炎”。

【健康指导】

由于本病多好发于婴幼儿，对于这部分患者需帮助患儿及家长树立战胜疾病的信心，根据患儿及家长的情况，介绍病情、治疗和护理的目的，取得患儿及家长的配合及信任。预防化脓性脑膜炎，首先预防细菌引起的上呼吸道感染。对恢复期的患儿，应积极进行各种功能训练，减少或减轻后遗症。

第二节　缺血性脑卒中

【学习目标】

1. 掌握缺血性卒中的病因、临床表现、处理原则；
2. 掌握缺血性卒中的护理评估、护理诊断、护理措施；
3. 掌握脑血管形成的健康指导。

【重点难点】

1. 脑血栓形成患者的护理评估；
2. 症状的观察及处理。

缺血性卒中，又称脑梗死，是指由多种原因引起的脑部血液循环障碍导致脑组织缺血性坏死或软化，约占所有脑卒中的 70% 左右。临床上最常见的类型为脑血栓形成以及脑栓塞，其中，脑血栓形成占比缺血性卒中的 60% 左右。

一、脑血栓形成

【案例介绍】

患者，男，55 岁。因“突发右侧肢体无力伴语言障碍 2 小时”入院。患者于 2 小时前在小区散步时突感右侧肢体无力，站立不稳，摔倒在地，未见外伤出血，入院途中神志不清，呼之不应，急诊 CT 示“脑内多发腔隙性脑梗塞，脑动脉硬化表现”；测血压高达 200/100mmHg，行降压处理后急诊以“急性脑血管意外”收入院。患者精神、食欲差，大小便未解。患者既往有高血压、冠心病、高脂血症、糖尿病病史，平时有口服降压、降脂、降糖药物。入院查体示血压 190/90mmHg（已行降压处理），嗜睡，呼之不应，双瞳等大等圆，光反射迟钝，双眼向左侧凝视，伸舌不能，左侧上肢体肌力 5，左下肢肌力 4 级，右侧肢体肌力 0 级。

脑血栓形成（cerebral thrombosis，CT）通常指颅内外供应脑部的动脉血管壁粥样硬化导致血管增厚，管腔狭窄闭塞和血栓形成，引起脑局部血液供应减少或供血中断，致某一血管供血范围内的脑组织缺血缺氧软化坏死，临床上产生相应的神经系统症状和体征。

【病因】

脑部动脉粥样硬化是本病最常见的原因，如果该类人群还伴有高血压、高血脂或糖尿病中一种或多种，将增大脑血栓形成的风险。脑部动脉的粥样硬化可以导致血管管壁形成斑块、造成血管变细，当斑块脱落并且无法通过血管时就会堵塞相应部位而出现相应症状。而高血压、高血脂及糖尿病可以加速动脉粥样硬化和斑块形成的进程。

【临床表现】

缺血性卒中一般好发于50岁以上并伴有动脉粥样硬化、高血压、高血脂或糖尿病等疾病的患者，男性稍多于女性，临床表现与脑血栓梗塞的部位及相应受损区侧支循环等情况有关。主要表现为偏瘫、失语、偏深感觉障碍和共济失调等局灶定位症状，部分患者可出现头痛、呕吐、意识障碍等全脑症状。

【实验室及其他检查】

1. 生化检查　血液常规、血糖、血脂等；
2. 影像学检查　CT、MRI等；
3. 心电生理检查　常规心电图、动态心电图、动态血压等
4. 专科检查　TCD、DSA、脑电图、肌电图、睡眠监测等；

【处理原则】

根据患者发病的轻重缓急，一般分为急性期治疗和恢复期治疗。

1. 急性期治疗

①早期溶栓治疗；②控制血压；③防治脑水肿；④抗凝治疗；⑤改善微循环；⑥脑保护治疗；⑦高压氧舱治疗；⑧抗血小板聚集治疗；⑨脑代谢活化剂；⑩中医药治疗。

2. 恢复期治疗　应尽早进行，要求患者、医护人员、家属均应积极系统地进行患肢运动和语言功能等的训练和康复治疗，应以起病到恢复期，贯穿于医疗和护理的各个环节和全过程。

急性期的治疗与恢复期的治疗并非先后关系，大量临床研究显示，对于此类患者进行早期康复锻炼（入院后），能减少患者并发症的发生，包括废用综合征、下肢深静脉血栓形成等，对患者的预后生活质量的提升也有一定帮助。

【护理评估】

1. 评估患者的生命体征、意识状态（格拉斯评分）；
2. 评估患者的肢体运动状态，包括肌力与肌张力；感觉状态，包括偏深感觉障碍情况；是否存在口齿不清、吞咽障碍（洼田饮水实验等级）；生活自理能力；
3. 了解该类患者是否存在高危因素，包括动脉粥样硬化、高血压、糖尿病、高血脂等；
4. 了解患者的发病时间及目前的治疗方式；
5. 了解患者所做的相关检查及结果，包括血液检查、影像学检查（CT、MRI、DSA、TCD等）

【护理诊断】

1. 躯体活动障碍　与偏瘫或平衡能力降低有关。
2. 语言沟通障碍　与损伤语言中枢有关。
3. 吞咽障碍　与意识障碍或延髓麻痹有关。
4. 生活自理能力缺陷　与肢体瘫痪有关。
5. 有废用综合征的危险　与意识障碍、偏瘫所致长期卧床有关。
6. 焦虑或抑郁　与担心疾病预后有关。
7. 知识缺乏　缺乏与本病有关的知识。
8. 潜在并发症　压疮、肺部感染、出血。

【护理措施】

1. 一般护理　急性期绝对卧床休息，取平卧位。给低盐、低脂饮食，对于吞咽障碍患者可使用流质或半流质饮食，必要时采用鼻饲法。协助卧床患者完成日常生活护理。保持皮肤清洁、干燥，及时更换衣服、床单等，指导患者学会配合使用便器，保持大小便通畅和会阴部清洁。将日常用品和呼叫器置于易取拿的地方，方便患者及家属随时取用。

2. 病情观察　密切观察神志、瞳孔、生命体征、临床表现。注意患者有无突然出现的偏深感觉障碍、意识变化，及时发现，及时处理。对于溶栓治疗患者还要观察患者皮肤黏膜有无出血倾向（详见第九节）。

3. 用药护理　了解患者使用的各类药物的作用、不良反应和注意事项，指导患者合理使用口服药。

4. 康复护理　告知患者本病的相关知识及高危因素；给患者讲解早期活动的必要性和重要性，教会患者保持关节的功能位置，防止关节变形而失去正常功能。教会患者及家属锻炼和翻身技巧，训练患者平衡和协调能力。对于语言沟通障碍的患者应指导其进行简单而有效的交流技巧，加强语言功能的训练。对于有吞咽功能障碍的患者，指导其进食软质食物并细嚼慢咽，必要时使用胃管进行早期过渡，保证早期疾病对营养的需求。

5. 心理护理　护士应主动关心、开导患者，同时叮嘱家属给予患者物质和精神上的支持，鼓励或组织病友间交流经验，树立其战胜疾病的信心。

【健康指导】

积极防治高血压、糖尿病、高脂血症、冠心病、肥胖症等，遵医嘱合理、正确使用降压、降糖和降脂药物，定期做健康检查，早发现早治疗。起居规律，参加锻炼，戒烟限酒，合理饮食，对于老年人要预防直立性低血压致脑血栓形成。教会患者有关的康复治疗知识和自我护理方法，鼓励患者做力所能及的事情，不要过分依赖家人，多参加一些有益的社会活动。

二、脑栓塞

脑栓塞是指各种栓子（血流中异常的固体、液体、气体）随血液循环进入脑动脉，造成血流中断而引起相应供血区的脑功能障碍。

【病因】

脑栓塞的栓子来源分为心源性、非心源性、来源不明性（约 30%）三大类。心源性是本病的主要栓子来源，一般是由于风湿性心脏病二尖瓣狭窄合并心房颤动而形成的血栓，另外心肌梗死或心肌病时易导致附壁血栓脱落形成栓子。非心源性的栓子主要为心脏以外的栓子如，空气、深静脉血栓、异物等。

【临床表现】

脑栓塞的发病年龄不一，风湿性心脏病引起者以中青年为多，冠心病及大动脉病变引起者以中老年居多。起病急骤，是脑栓塞的主要特征，在数秒或很短的时间内症状发展到高峰。常见的症状有局限性抽搐、偏盲、偏瘫、偏身感觉障碍、失语等，意识障碍较轻且恢复较快。严重者可突发昏迷、全身抽搐，因脑水肿或颅内出血，形成脑疝而死亡。

【实验室及其他检查】

1. CT 或 MRI；
2. 常规检查心电图　可发现心律失常、心肌梗死等证据；
3. 超声心动图检查　可发现心腔内附壁血栓。

【处理原则】

脑栓塞的治疗包括脑部病变及引起栓塞的原发病两方面。

1. 急性期治疗　同脑血栓形成治疗相似，但禁忌溶栓治疗。
2. 根据栓子性质分别进行处理。
3. 治疗原发病　预防栓子形成是防治脑栓塞的重要环节。因此防治心脏病等各种原发病是预防脑栓塞发生的一个重要环节。

【护理评估、目标、问题 / 诊断及措施及健康指导】

参照脑血栓形成。

第三节　出血性卒中

【学习目标】

1. 掌握脑出血及蛛网膜下腔出血的病因、临床表现、处理原则；
2. 掌握脑出血的护理评估、护理诊断、护理措施；
3. 掌握脑出血的健康指导。

【重点难点】

脑出血患者的护理评估。

出血性卒中包括脑出血和蛛网膜下腔出血，是严重的脑血管疾病，约占卒中的20%。脑实质内的出血称为脑出血。引起脑出血的原因有创伤性和非创伤性两大类。创伤性本文不做叙述，非创伤性脑出血又称自发性或原发性脑出血，系因脑血管壁病变、坏死、破裂导致的出血。

一、脑出血

【案例介绍】

患者，女，78岁。入院前4小时突然觉得头痛，同时发现左侧肢体乏力，左上肢不能持物，左下肢不能行走，恶心伴呕吐胃内容物数次。无意识丧失，无四肢抽搐，无大小便失禁，即送医院急诊。查体示血压185/95mmHg，双眼向右凝视、左鼻唇沟浅、伸舌略偏左侧肢体肌张力增高、左侧腱反射略亢进、左侧肌力Ⅲ，头颅CT示右侧颞叶血肿。患者既往有高血压10余年，平时服药不规律，不监测血压。

脑出血（cerebral hemorrhage）是指非外伤性脑实质内血管破裂引起的出血，占全部脑卒中的20%~30%，急性期病死率为30%~40%。发生的原因主要与脑血管的病变有关，即与高血脂、糖尿病、高血压、血管的老化、吸烟等密切相关。脑出血的患者往往由于情绪激动、费劲用力时突然发病。

【病因】

1. 高血压　尤其是收缩压偏高患者。收缩压越高，脑出血的发病率也逐渐增大。约有70%~80%的脑出血是由高血压所致。

2. A型性格　即脾气暴躁的性格。由于精神紧张，交感神经兴奋性增高，儿茶酚胺分泌增加，脉搏，心跳加快，血管收缩反应强烈，致使血压升高，脑血管容易破裂发生高血压性脑出血。

3. 肥胖　可通过血压因素间接影响脑血管病的发生。研究证实，体重增加血压亦增高。超过标准体重20%以上的肥胖者，高血压的患病率比正常体重者高2.9倍。

4. 食盐过量　是高血压的促发因素，从而增加脑出血的机会。

5. 其他　如吸烟、酗酒、情绪激动、过度疲劳、性交、便秘、脑力紧张活动等，均是脑出血的促发因素。

【临床表现】

1. 呕吐　大约一半的脑出血患者发生呕吐，可能与脑出血时颅内压增高、眩晕发作、脑膜受到血液刺激有关。

2. 头痛头晕　头痛是脑出血的首发症状，常常位于出血一侧的头部；有颅内压力增高时，疼痛可以发展到整个头部。头晕常与头痛伴发，特别是在小脑和脑干出血时。

3. 运动和语言障碍　运动障碍以偏瘫较为多见；言语障碍主要表现为失语和言语含糊不清。

4. 意识障碍　表现为嗜睡或昏迷，程度与脑出血的部位、出血量和速度有关。在脑较深部位的短时间内大量出血,大多会出现意识障碍。

5. 眼部症状　瞳孔不等大常发生于颅内压增高的脑疝患者;还可以有偏盲和眼球活动障碍,如脑出血患者在急性期常常两眼凝视大脑的出血侧。

另外,脑出血还可伴有颈项强直、癫痫发作、大小便失禁等。若患者出现深昏迷、高热、瞳孔改变以及合并消化道出血等,则表明病情危重,预后较差。

【实验室及其他检查】

1. 24小时动态血压监测

2. CT、MRI可显示相应出血灶,有条件可做全脑血管造影,明确出血血管。

【处理原则】

脑出血是急性脑血管疾病中常见病之一,其病程可分为急性期、恢复期及后遗症期。急性期指发病后的3周内,此期脑组织受到破坏、水肿严重、脑功能紊乱,机体处于应激状态,死亡率高。恢复期和后遗症期主要是功能的恢复过程。因此,急性期的治疗极其重要。急性期的治疗主要包括现场急救处理、内科治疗和手术治疗。本节主要讲解内科治疗手段。

1. 控制脑水肿,降低颅压　可予降颅压药物(如甘露醇等),急性期内短期应用肾上腺皮质激素有助于减轻脑水肿,但对高血压、动脉粥样硬化、溃疡病有不利作用,故不可长期应用,且用药应审慎。

2. 控制高血压　如有高血压,及时应用降压药物以控制高血压,使逐渐下降至脑出血前原有的水平或150/90mmHg左右,降压不可过速、过低。舒张压较低,脉压过大者不宜用降压药。

3. 预防应激性溃疡。

4. 预防继发性感染　每2~3小时翻身护理一次,防止褥疮发生,烦躁不安者,可给予镇静剂,但应避免巴比妥类,以免抑制呼吸。

5. 营养、水分、电解质和酸碱平衡　如无应激性溃疡发生,发病第二日可进食或予鼻饲饮食,补充热能,水分及电解质,监测电解质,酸碱平衡及时补充调整。

【护理评估】

1. 评估患者的生命体征;意识程度;呼吸形态,是否通畅;吞咽功能,是否正常;生活自理能力;肢体活动情况。

2. 评估患者呕吐物、大小便颜色,有无出血。

3. 评估患者的用药情况;辅助检查结果。

4. 评估患者的心理、认知、家庭情况。

【护理诊断】

1. 意识障碍　与脑出血产生脑水肿所致大脑功能受损有关;

2. 潜在并发症　脑疝、上消化道出血;

3. 清理呼吸道无效　与分泌物过多、咳嗽无力、意识障碍有关;

4. 有误吸的危险　与吞咽神经受损、意识障碍有关;

5. 有皮肤完整性受损的危险 与瘫痪、长期卧床、年老消瘦、营养低下、感知改变、大小便失禁有关；

6. 生活自理缺陷 与偏瘫、意识障碍有关；

7. 有废用综合征的危险 与脑出血所致运动障碍或长期卧床有关。

【护理措施】

1. 一般护理 急性期绝对卧床休息 2~4 周，并保持休息环境安静，抬高床头 20°~30°，以减轻脑水肿，对于躁动患者加床档，必要时进行约束；加强营养，以高蛋白、高维生素、易消化的清淡饮食为主，对于不能自主进食患者需留置胃管，加强鼻胃管的管理；加强患者的基础护理，尤其是对于二便失禁的患者。

2. 病情观察 密切观察神志、瞳孔、生命体征、临床表现。特别注意患者有无突然出现的偏深感觉障碍、意识变化，及时发现，及时处理。保持患者的呼吸道通畅，防止分泌物、呕吐物误吸至肺部；加强血压监测，维持血压在 150~160mmHg/90~100mmHg；密切观察患者有无消化道出血症状，如呕吐物呈咖啡色或红色、黑便。

3. 用药护理 患者使用脱水降颅压药物，如 20% 甘露醇、甘油果糖、呋塞米等，要注意监测患者出入量的变化及电解质变化，防止低钾和肾功能变化。

4. 康复护理 告知患者本病的相关知识及高危因素；给患者讲解早期活动的必要性和重要性，教会患者保持关节的功能位置，如良肢位的摆放，防止关节变形而失去正常功能。教会患者及家属锻炼和翻身技巧，训练患者平衡和协调能力。对于语言沟通障碍的患者应指导其进行简单而有效的交流技巧，加强语言功能的训练。对于有吞咽功能障碍的患者，指导其进食软质食物并细嚼慢咽，必要时使用胃管进行早期过渡，保证早期疾病对营养的需求。

5. 心理护理 护士应主动关心、开导患者，同时叮嘱家属给予患者物质和精神上的支持，鼓励或组织病友间交流经验，树立其战胜疾病的信心。

【健康指导】

积极防治高血压、糖尿病、高脂血症、冠心病、肥胖症等，遵医嘱合理、正确使用降压、降糖和降脂药物，定期做健康检查，早发现早治疗。起居规律，参加锻炼，戒烟限酒，合理饮食，对于老年人要预防直立性低血压致脑血栓形成。教会患者有关的康复治疗知识和自我护理方法，鼓励患者做力所能及的事情，不要过分依赖家人，多参加一些有益的社会活动。

二、蛛网膜下腔出血

【案例介绍】

患者，女，41 岁。入院前一天下午做家务时突然出现刀劈样剧烈头痛伴呕吐来我院，腰穿检查脑脊液示深粉红色，细胞总数 27 000×10^6/L，WBC 5×10^6/L，其余均为 RBC，单核 34%，多形核 66%，糖 2.4mmol/L，蛋白 0.78g/L，氯化物 130mmol/L。头颅 CT 示各脑沟及双侧裂池见高密度影。

蛛网膜下腔出血（subarachnoid hemorrhage，SAH）指脑底部或是脑实质表面的血管破裂，血液直接流入蛛网膜下腔所致。SAH 约占急性脑卒中的 10%，占出血性卒中的 20%。

【病因】

最常见的病因是先天性颅内动脉瘤，其次为动静脉畸形、动脉粥样硬化、血液病、各种感染所致的脑动脉炎、脑底异常血管网病等。脑血管有上述病变时，当重体力劳动、情绪变化、血压突然升高、酗酒时脑底部及脑表面血管发生破裂，血液流入蛛网膜下隙。

【临床表现】

1. 症状　剧烈头痛，并伴有一过性意识障碍和恶心、呕吐。
2. 体征　于发病数小时后可出现脑膜刺激征，25% 的患者可出现精神症状。

【实验室及其他检查】

1. 头颅 CT　脑沟、脑室可见高密度影。
2. 脑脊液检查　外观均匀血性，镜检可见大量红细胞，蛋白含量常增高，而糖、氯化物量正常。

【处理原则】

去除引起蛛网膜下腔出血的病因，防治继发性脑血管痉挛，制止继续出血和预防复发。

1. 一般处理　对于蛛网膜下腔出血的一般处理与高血压性脑出血相同，应严格绝对卧床休息 4~6 周，尽量避免一切可能使患者的血压和颅内增高的因素，如用力排便、情绪激动等。头痛患者可适当使用止痛药物，躁动患者可适当使用镇静药物。
2. 防止脑血管痉挛　凡能降低细胞内钙离子水平的药物均能扩张血管，解除因蛛网膜下腔出血引起的血管痉挛，最常用的药物为尼莫地平，但要注意患者的血压，一般血压波动在 110~140/60~90mmHg。
3. 止血治疗　为制止继续出血和预防再出血，一般主张在急性期使用大剂量止血剂。常用药物包括：①6- 氨基己酸；②氨甲环酸；③凝血质；④酚磺乙胺。
4. 降低颅内压　处理方法同脑出血的治疗。
5. 手术治疗　对颅内动脉瘤、颅内动静脉畸形，可采用手术切除或血管内介入治疗，是防止再出血的最根本方法。

【护理评估】

1. 评估患者的生命体征，重点评估血压变化；
2. 疼痛评估。
3. 心理评估。
4. 环境评估。

【护理问题 / 诊断】

1. 疼痛　与脑水肿、颅高压、血液刺激脑膜或血管痉挛有关。
2. 潜在并发症　出血。

【护理措施】

1. 一般护理　嘱患者绝对卧床休息4~6周，并告知家属及患者卧床休息的重要性，保持患者休息环境的安静及舒适性。

2. 病情观察　蛛网膜下腔出血极易再次出血，一般5~11天为高发期，注意观察患者有无突然出现剧烈头痛、呕吐、意识障碍加重等原有表现的再次出现，观察患者的头痛性质、持续时间。

3. 用药护理　使用脱水药物是要记录患者的24小时尿量、电解质情况；对于使用尼莫地平药物的患者，要注意血压的监测。

4. 去除再出血诱因　嘱患者保持精神放松，避免情绪波动；动作宜缓，切勿用力排便、屏气、剧烈咳嗽等。

5. 心理护理　蛛网膜下腔出血开始会有整个头部的剧烈头痛，患者往往会比较恐惧，护士要告知患者其原因，减少患者恐惧心理；同时由于需要较长时间的卧床休息，要与患者及时沟通并讲解其重要性，以取得患者的理解与重视。

【健康指导】

告知患者要保持情绪稳定、精神放松，避免可引发再次出血，其他可参照脑出血。

第四节　急性炎症性脱髓鞘性疾病

【学习目标】

1. 掌握急性炎症性脱髓鞘性的护理措施；

2. 熟悉急性炎症性脱髓鞘性的临床表现、处理原则、护理评估及处理原则、健康指导；

3. 了解急性炎症性脱髓鞘性的病因。

【重点难点】

急性炎症性脱髓鞘性患者的护理措施。

【案例介绍】

患者，男，34岁。因进行性四肢乏力3周，加重4天入院。患者于入院前4周出现鼻塞、流涕及发热症状，体温波动于38℃左右，口服退热片后体温于5天后恢复正常，但患者一直觉四肢乏力，尚未影响生活、工作，入院前4天患者症状加重，上楼梯、解衣扣都有困难，并出现右上肢麻木感、胸闷、声音嘶哑、吞咽困难、进食呛咳，遂来本院诊治。检查示双眼闭合差，右侧额纹消失，右侧鼻唇沟浅，四肢肌力Ⅳ级，肌张力降低，腱反射迟钝，四肢呈手套袜子样感觉减退，脑脊液检查示压力100mmH_2O，蛋白1.9g/L，糖3.6mmol/L，氯化物125mmol/L，潘氏试验(+)，细胞总数42×10^6/L，白细胞计数2×10^7/L。

急性炎症性脱髓鞘性多发性神经病（acute inflammatory demyelinating polyneuropathy，AIDP）又称吉兰－巴雷综合征（Guillain–Barre syndrome，GBS），是以周围神经根广泛性、节段性脱髓鞘为病理特点的自身免疫性疾病。

【病因及发病机制】

本病的确切原因不清，多数认为属免疫介导的一种迟发性过敏性自身免疫性疾病。其免疫致病因素可发生与空肠弯曲菌感染、巨细胞病毒、EB 病毒、肺炎支原体、乙型肝炎病毒和人类免疫缺陷病毒等导致的感染性疾病及疫苗接种有关，也可无明显诱因。

【临床表现】

一般为急性或亚急性起病，任何年龄均可发病，以儿童和青壮年多见。四季均可发病，以夏秋季发病率高。多数患者病前 1~4 周有上呼吸道或消化道感染史及疫苗接种史。

1. 运动障碍　多数首发症状为对称性双下肢无力，渐出现肢体对称性弛缓性瘫痪，多于数日至 2 周达高峰，危重者 1~2 日内迅速加重，出现四肢完全性瘫、呼吸肌和吞咽肌麻痹，危及生命。如对称性瘫痪在数日内自下肢上升至上肢并累及脑神经，称为 Landry 上升性麻痹，腱反射减低或消失，发生轴索变性可见肌萎缩。

2. 感觉障碍　较常见，肢体感觉异常如烧灼、麻木、刺痛和不适感等，可先于瘫痪或同时出现，约 30% 的患者有肌肉痛。感觉缺失较少见，呈手套袜子形分布，振动觉和关节运动觉不受累。

3. 脑神经麻痹　少数患者出现脑神经麻痹，可为首发症状，常见双侧面神经瘫，其次为球麻痹。

4. 自主神经障碍　可有皮肤潮红、体位性低血压、手足肿胀及营养障碍、肺功能受损、暂时性尿潴留、麻痹型肠梗阻等。

【实验室及其他检查】

血清免疫球蛋白在早期增高，血沉可能加快。腰椎穿刺脑脊液典型改变于起病 1 周后蛋白质含量明显增高（潘氏试验阳性），而细胞数正常，称蛋白－细胞分离现象。

【处理原则】

1. 病因治疗　血浆交换（PE）及免疫球蛋白静脉滴注（IVIG）是 AIDP 的一线治疗，可消除血中有害的抗体，免疫复合物，减轻神经损害。

2. 糖皮质激素治疗　急性期可用地塞米松 10~15mg 加入 5% 葡萄糖 500ml 液体中静脉滴注，10~14 天为一疗程，慢性型可口服应用糖皮质激素，应注意观察电解质紊乱及并发症。

3. 辅助呼吸　呼吸肌麻痹是 AIDP 的主要危险，抢救呼吸肌麻痹是治疗重症 AIDP 的关键，要密切观察患者呼吸困难，严重时及时行气管插管或切开，正确使用人工呼吸机。

【护理诊断】

1. 焦虑　与起病急、迅速出现四肢肌瘫痪及呼吸肌麻痹有关。

2. 清理呼吸道无效　与咳嗽反射消失，呼吸肌麻痹有关。

3. 有皮肤完整性受损的危险 与长期卧床、营养障碍、皮肤感觉减退有关。

4. 低效性呼吸形态 与呼吸肌无力,神经肌肉受累有关。

【护理措施】

1. 一般护理 急性期卧床,重症患者应在重症监护室治疗,给予高蛋白、高热量,高维生素,易消化饮食,吞咽困难者给予鼻饲饮食,病室应清洁,空气清新。

2. 病情观察 密切观察生命体征变化,尤其是呼吸变化,如有缺氧症状如呼吸困难、烦躁、出汗、紫绀等,宜及早应用呼吸机。

3. 用药护理 按医嘱正确给药,注意药物的不良反应。告知患者不能轻易应用镇静、安眠药,以免掩盖或加重病情。

4. 心理护理 应了解患者的心理状况,积极主动关心患者,认真、耐心倾听患者的诉说,了解患者的苦闷、烦恼,给予安慰和鼓励,以取得患者的信任,达到有效治疗的目的。

5. 躯体活动障碍的护理 应向患者及家属说明翻身及肢体运动的重要性,注意保暖,每 2h 更换体位 1 次,按摩局部受压部位,防止褥疮的发生。保证肢体的轻度伸展,帮助患者被动运动,防止肌肉萎缩。

【健康指导】

急性期后护理的重点是促进瘫痪肢体的功能恢复,教给患者自我肢体锻炼的方法,向患者和家属说明本病并发症的预防和护理,出院后避免受凉,保持精神愉快,定期复查。

第五节 多发性硬化

【学习目标】

1. 掌握多发性硬化病因、临床表现、处理原则;
2. 掌握多发性的护理评估、护理诊断、护理措施;
3. 掌握多发性硬化的健康指导。

【重点难点】

多发性硬化患者的心理护理。

【案例介绍】

患者,女性,32 岁。反复无原因发热,随后出现胸部束带感,双下肢完全瘫痪,腰部以下感觉丧失,小便失禁,激素治疗可以部分缓解症状。从 1994 年至今这些症状反复交替出现,未能彻底解除。

多发性硬化(multiple sclerosis, MS)是以中枢神经系统白质炎性脱髓鞘病变为主要特点的自身免疫病。

【病因】

病因和发病机制至今尚未完全明确，近几年的研究提出了自身免疫、病毒感染、遗传倾向、环境因素及个体易感因素综合作用的多因素病因学说。

【临床表现】

1. 年龄和性别 起病年龄多在20~40岁，10岁以下和50岁以上患者少见，男女患病之比约为1:2。

2. 起病形式 以亚急性起病多见，急性和隐匿起病仅见于少数病例。

3. 临床特征 绝大多数患者在临床上表现为空间和时间多发性。空间多发性是指病变部位的多发，时间多发性是指缓解－复发的病程。少数病例在整个病程中呈现单病灶征象。单相病程多见于以脊髓征象起病的缓慢进展型多发性硬化和临床少见的病势凶险的急性多发性硬化。

4. 临床症状和体征 由于多发性硬化患者大脑、脑干、小脑、脊髓可同时或相继受累，故其临床症状和体征多种多样。肢体无力、感觉异常、眼部症状、共济失调、发作性症状、精神症状等。

其他症状如膀胱功能障碍是多发性硬化患者的主要痛苦之一，包括尿频、尿急、尿潴留、尿失禁，常与脊髓功能障碍合并出现。此外，男性多发性硬化患者还可出现原发性或继发性性功能障碍。多发性硬化尚可伴有周围神经损害和多种其他自身免疫性疾病，如风湿病、类风湿综合征、干燥综合征、重症肌无力等。多发性硬化合并其他自身免疫性疾病是由于机体的免疫调节障碍引起多个靶点受累的结果。

【实验室及其他检查】

脑脊液检查、诱发电位和磁共振成像三项检查对多发性硬化的诊断具有重要意义。

1. 脑脊液（CSF）检查 可为MS临床诊断提供重要证据。

（1）CSF单个核细胞（mononuclear cell，MNC）数：轻度增高或正常，一般在15×10^6/L以内，约1/3急性起病或恶化的病例可轻至中度增高，通常不超过50×10^6/L，超过此值应考虑其他疾病而非MS。约40%MS病例CSF蛋白轻度增高。

（2）IgG鞘内合成检测：MS的CSF-IgG增高主要为CNS内合成，是CSF重要的免疫学检查。①CSF-IgG指数是IgG鞘内合成的定量指标，见于约70%以上MS患者，测定这组指标也可计算CNS24小时IgG合成率，意义与IgG指数相似；②CSF-IgG寡克隆带（oligoclonal bands，OB）是IgG鞘内合成的定性指标，OB阳性率可达95%以上。但应同时检测CSF和血清，只有CSF中存在OB而血清缺如才支持MS诊断。

2. 诱发电位 包括视觉诱发电位（VEP）、脑干听觉诱发电位（BAEP）和体感诱发电位（SEP）等，50%~90%的MS患者可有一项或多项异常。

3. MRI检查 分辨率高，可识别无临床症状的病灶，使MS诊断不再只依赖临床标准。可见大小不一类圆形的T_1低信号、T_2高信号，常见于侧脑室前角与后角周围、半卵圆中心及胼胝体，或为融合斑，多位于侧脑室体部；脑干、小脑和脊髓可见斑点状不规则T_1低信号及T_2高信号斑块；病程长的患者多数可伴脑室系统扩张、脑沟增宽等脑白质萎缩征象。

【处理原则】

多发性硬化治疗的主要目的是抑制炎性脱髓鞘病变进展，防止急性期病变恶化及缓解期复发，晚期采取对症和支持疗法，减轻神经功能障碍带来的痛苦。其主要治疗原则如下：

1. 疾病复发，损伤严重者应使用大剂量糖皮质激素静脉滴注；

2. 所有 RR 型 MS 患者都应长期给予免疫调节治疗；

3. SP 型 MS 患者需早期给予积极治疗；

4. PP 型 MS 患者对于改善病情的治疗反应不佳；

5. MS 是一种终身疾病，近期没有关于终止治疗的病例。如果患者不能耐受一种治疗，或治疗失败，需采用另一种治疗；

6. 需在临床上和（或）通过 MRI 检测患者的疾病活动性。应在功能出现不可逆损伤之前开始改变或增加治疗。

【护理评估】

1. 重点评估患者的生活自理能力。

2. 注意评估患者的心理变化。

3. 评估患者的家庭情况。

4. 评估患者的用药情况。

5. 评估患者所做的相关检查及结果，包括血液检查、影像学检查（CT、MRI、DSA、TCD 等）

【护理诊断】

通过评估，对于多发性硬化患者一般可能会存在以下护理问题及护理诊断。

1. 躯体活动障碍　与偏瘫或平衡能力降低有关。

2. 语言沟通障碍　与损伤语言中枢有关。

3. 吞咽障碍　与意识障碍或延髓麻痹有关。

4. 生活自理能力缺陷　与肢体瘫痪有关。

5. 有废用综合征的危险　与意识障碍、偏瘫所致长期卧床有关。

6. 焦虑或抑郁　与担心疾病预后有关。

7. 知识缺乏　缺乏与本病有关的知识。

8. 潜在并发症　压疮、肺部感染、出血。

【护理措施】

1. 一般护理　加强患者的基础护理，预防压疮、尿路感染、便秘等并发症；注意患者的安全，防治误吸、跌倒、烫伤等；加强营养。

2. 病情观察　多发性硬化患者往往病情反复，要注意患者有无突然的肢体感觉变化，及时发现及时处理。

3. 治疗护理

（1）激素：是治疗多发性硬化最常见而重要的药物，服用时必须按照医嘱逐渐减量至停药，不能随意增加或减少，甚至停药。激素常见副作用有肥胖、高血压、骨质疏松、胃十二指肠溃疡等，患者要注意观察血压、大便颜色、胃部有无不适情况，有异常及时就医。

（2）β干扰素的全身性副作用：类似流感样症状，头痛、发热、寒战、关节或肌肉疼痛，一般在开始用药时最明显，治疗的第一或第二个月就逐渐减轻，典型的在用药3~4小时出现。局部副作用有注射部位出现局灶性红晕，可持续数周，严重者可发生坏死，但不多见。这些症状通常都不严重，不用担心，会慢慢减轻消失。干扰素由家属或患者进行皮下或肌内注射，每次注射需变换部位。

4. 心理护理　多发性硬化患者由于病情反复，患者往往会有不同程度的心理认知障碍，要与家属一起针对患者制订一个心理护理计划，多关心患者，鼓励患者多做一些自己喜欢的事情，保持良好的心态。

5. 功能锻炼　对于有肢体活动障碍患者，要尽早进行康复锻炼。具体可参照缺血性卒中患者的康复训练。

【健康指导】

指导患者注意定期复查，规律生活，多进行肢体功能锻炼，保持良好的心情，树立能回归社会的信心。

第六节　帕金森病

【学习目标】

1. 掌握帕金森病病因、临床表现、处理原则；
2. 掌握帕金森病的护理评估、护理诊断、护理措施；
3. 掌握帕金森病的健康指导。

【重点难点】

帕金森患者的用药原则。

【案例介绍】

患者，男，59岁。5年前开始自觉右上肢动作不如从前灵活，有僵硬感并伴不自主抖动，情绪紧张时症状加重，睡眠时症状消失，1年后左上肢亦出现类似症状，并逐渐出现起身落座动作困难，行走时前冲，易跌倒，步态幅度小，转身困难，近1年来记忆力明显减退，情绪低落。入院查体示四肢肌张力呈齿轮样增高，双手放置时呈搓丸样，不自主震颤，交谈时语音低沉，写字时可见字越写越小。

帕金森病（parkinson disease，PD）又称震颤麻痹（paralysis agitans），是一种多发于中老年人的神经变性疾病，主要的临床特征为静止性震颤、运动迟缓、肌强直和姿势步态障碍。PD是老年人中第四常见的神经变性疾病。在我国65岁以上人群患病率为1%，并随年龄增长而增高。

【病因及发病机制】

本病的病因至今未明。

1. 遗传因素　遗传因素在本病中所起的作用仍不能肯定。绝大多数患者为散发,约10% 的 PD 患者有家族史。

2. 环境因素　流行病学调查显示,长期接触杀虫剂、除草剂或某些工业化学品等均可能增加 PD 发病的危险性。可能是由于其抑制了黑质线粒体呼吸链 NADH-CoQ 还原酶的活性,使 ATP 生成减少,自由基生成增加,从而使多巴胺(DA)能神经元变性死亡。

3. 年龄老化　研究发现,30 岁以后黑质 DA 能神经元、酪氨酸羟化酶和多巴脱羧酶活力、纹状体 DA 递质水平随年龄增长逐渐减少,提示年龄老化与发病有关。但是,仅少数老年人患 PD,因此衰老只是 PD 发病的促发因素之一。

【临床表现】

起病隐匿,进展缓慢,逐渐加重。首发症状多为震颤,其次是步行障碍、肌强直和运动迟缓。症状常呈"N"字形进展,即从一侧上肢开始,逐渐波及同侧下肢、对侧上肢及下肢。

1. 静止性震颤　多由一侧上肢远端开始,随病情进展,震颤可逐步波及同侧及对侧上下肢,下颌、口唇等。典型表现是拇指与屈曲的食指间呈"搓丸样"动作。静止时震颤明显,精神激动时加重,随意动作时减轻,入睡后消失,故称为"静止性震颤"。

2. 肌强直　指关节被动运动阻力增高。关节被动运动时阻力增高始终一致,称为"铅管样强直";均匀的阻力中出现断续停顿,称为"齿轮样强直"。颈肌、躯干肌强直使躯体呈特殊的屈曲体姿。

3. 运动迟缓　指随意动作减少、动作笨拙缓慢。早期手指精细动作如系纽扣或鞋带困难,以后出现书写时字越写越小,呈现"写字过小征",面肌强直表现为表情和瞬目动作减少,形成"面具脸"。晚期肌张力增高致起床、翻身、步行、变换方向等均有困难。

4. 步态障碍　指平衡功能减退、姿势反射消失致步态不稳、易摔跤。是病情进展的重要标志。

5. 其他　自主神经症状如便秘、出汗异常、性功能减退等常见。有的患者晚期可出现痴呆。

【处理原则】

(一)药物治疗

首选且主要的治疗手段。

1. 抗胆碱能药　可以协助维持纹状体的递质平衡,主要适用于震颤明显的年轻患者,常用药物有苯海索等。

2. 金刚烷胺　可促进神经末梢释放 DA,并阻止其再吸收,从而减轻症状。可单独或与抗胆碱能药合用。

3. 左旋多巴与复方左旋多巴　治疗本病最基本和最有效的药物。由于 DA 不能通过血脑屏障,对脑部 DA 缺乏的替代疗法需应用其先驱物左旋多巴。从 62.5~125mg 开始,逐渐增加其剂量,餐前 1h 或餐后 1.5h 服用。将左旋多巴与外周多巴脱羧酶抑制剂制成复方左旋多巴可增强疗效和减少外周副作用。

4. DA受体激动剂　目前的推荐首选药物，尤其早期年轻患者。常用药物有普拉克索、罗匹尼罗、吡贝地尔等，从小剂量开始，逐渐增加。

（二）手术及干细胞治疗

对药物治疗失效同时出现异动症者可行外科手术治疗。手术方法主要有神经核毁损术和脑深部电刺激术。干细胞移植结合基因治疗是一种正在探索中的新疗法。

（三）中医、康复及心理治疗

作为辅助手段对改善症状起到一定作用。

【护理评估】

1. 评估患者的生命体征。
2. 评估患者的生活自理能力。
3. 评估患者用药情况。
4. 评估患者心理及家庭情况。
5. 评估患者的辅助检查。

【护理诊断】

1. 自理缺陷　与震颤、肌强直、运动减少有关
2. 营养失调：低于机体需要量　与咀嚼和吞咽困难有关
3. 自我形象紊乱　与震颤、流涎、面肌强直、运动迟缓有关
4. 个人和家庭妥协性应对能力失调　与生活方式和自我概念改变、角色紊乱有关

【护理措施】

（一）一般护理

1. 给予高热量、高维生素、低盐、低脂、低胆固醇、适量优质蛋白（高蛋白饮食摄入可降低左旋多巴的疗效）的易消化饮食，少量多餐，多食水果与蔬菜等。流涎过多的患者可使用吸管，进食、饮水时尽量使患者保持坐位或半卧位，集中注意力，如手颤严重可协助患者进食。

2. 保证充分休息，避免精神刺激。生活日用品置于患者伸手可及处，行走时起动和终止应给予协助，做好安全防护。

3. 鼓励患者自我护理，如进食、穿衣、移动等，做自己力所能及的事情，避免过分依赖别人。晚期完全卧床者，应适当抬高床头（一般15°~30°）。生活不能自理的患者应满足舒适和基本生活需要。

（二）药物护理

指导患者掌握正确服药方法、注意事项、疗效及不良反应。

1. 左旋多巴　最常见副作用为异动症和症状波动，此外还有恶心、呕吐、低血压、心律失常、不安和失眠、多梦、幻觉等。“异动症”表现为肢体的舞动、躯干的摇摆、下颌的运动、作各种手势和痉挛样活动或坐立不安等。活动性溃疡慎用，精神病者禁用。

2. 多巴胺受体激动剂　副作用与左旋多巴类似。有精神病史患者禁用。一般从小剂

量开始，逐渐增加剂量。

3. 抗胆碱能药物 常见不良反应有口干，汗液分泌减少，肠鸣音减弱，排尿困难，瞳孔调节功能不良等。青光眼及前列腺肥大者禁用。

4. 金刚烷胺的副作用 较少见，有不宁、神志模糊、下肢网状青斑、足踝水肿等。有肾功能不全、癫痫病史者慎用。哺乳期妇女禁用。

（三）康复锻炼

鼓励早期患者加强主动运动，尽量参与各种形式的活动，如散步、打太极拳等，每天活动各关节2~3次，防止和推迟关节强直与肢体挛缩。指导患者进行面肌训练，如鼓腮、噘嘴、示齿、伸舌、吹吸等，以改善面部表情和吞咽困难，协调发声，保持呼吸通畅。晚期患者出现显著的运动障碍时可协助患者床上进行按摩四肢肌肉等被动关节活动。

（四）心理护理

鼓励患者表达焦虑、恐惧等情感；尊重患者，维护患者的自尊，必要时向患者提供某些隐蔽的场所；注意患者的整洁修饰，帮助其树立良好的自我形象；鼓励患者积极参加灵活性不强的活动，增强患者的自信心。

【健康指导】

讲解本病的相关知识，合理饮食，防寒保暖。注意家庭环境的安全，不要单独外出，防伤害事故的发生；督促鼓励患者参与各项康复运动。在医师指导下正确服药，定期复查肝、肾功能、血常规和监测血压。

第七节 重症肌无力

【学习目标】

1. 掌握重症肌无力病因、临床表现、处理原则；
2. 掌握重症肌无力的护理评估、护理诊断、护理措施；
3. 掌握重症肌无力的健康指导。

【重点难点】

肌无力危象观察与护理。

【案例介绍】

患者，男，36岁。出现双侧眼睑下垂，视物成双2年，后逐渐累及四肢肌肉，感觉全身乏力，在劳动后及傍晚时更明显，清晨及休息后可以减轻，曾做新斯的明试验（+），5天前，患者上感发热，出现咳嗽无力，气急，呼吸困难，言语声低，吞咽困难。体查示双侧眼睑下垂，睁目困难，呼吸急促、浅弱，口唇及四肢末端有青紫。辅助检查示：血常规WBC 15.6×10^9/L，中性粒细胞（N）87%，淋巴细胞（L）11%，胸片示两侧肺纹理增多，右膈略抬高。

重症肌无力（myasthenia gravis，MG）是由于神经－肌肉接头传递障碍所致的一种获得性自身免疫性疾病。病变主要累及神经－肌肉接头突触后膜上乙酰胆碱受体（AChR）。本病可发生于任何年龄，20~40 岁发病者以女性多见；40~60 岁间发病者男性略多且合并胸腺瘤多见。发病率为（8~20）/10 万，患病率为 50/10 万，我国南方发病率高于北方。

【病因】

研究发现，约 80%~90% 的 MG 患者血清中能检测到 AChR 抗体，血浆置换治疗后，临床症状缓解；MG 患者胸腺有与其他自身免疫病相似的改变；MG 患者常合并其他自身免疫性疾病，相关动物试验说明 MG 的发病机制与自身抗体介导的突触后膜 AChR 的损害有关。MG 患者体内存在 AChR 抗体，它作用于突触后膜的 AChR，使其大量破坏，引起突触后膜传递障碍而发生肌无力。

【临床表现】

1. 临床特点

（1）本病多数起病隐袭，病程迁延，靠药物维持，缓解与复发相交替。胆碱酯酶抑制剂治疗有效。常见诱因有感染、手术、情绪刺激、过度疲劳、创伤、妊娠、分娩等。

（2）受累骨骼肌病态疲劳：受累骨骼肌无力和极易疲劳，症状波动，呈“晨轻暮重”现象，表现为肌无力于下午或傍晚活动后加重，晨起或休息后减轻。此为本病的主要临床特征。

（3）受累肌的分布和表现：①通常从一组肌群开始出现无力，多为脑神经支配的肌肉最先受累，逐步累及其他组肌群。首发症状常为眼外肌麻痹，可为一侧或双侧，表现为上眼睑下垂、斜视、复视、眼球运动障碍等，但瞳孔括约肌不受累。②面肌、咽喉部肌肉受累，表现为面部表情减少、苦笑面容、咀嚼无力、吞咽困难、饮水呛咳、发声障碍等。③胸锁乳突肌和斜方肌受累时出现颈软、抬头困难，转颈和耸肩无力。④四肢肌肉受累表现为近端重于远端，出现抬臂、梳头和上楼困难，无感觉障碍，腱反射正常。

（4）重症肌无力危象：是 MG 死亡的主要原因，指病变累及呼吸肌时出现咳嗽无力甚至呼吸困难，需用呼吸机辅助呼吸。常因呼吸道感染、手术、妊娠、药物使用不当或使用氨基糖苷类抗生素等诱发。

2. 临床分型

（1）成年型（Osserman 分型）：

Ⅰ：眼肌型（15%~20%），只有眼外肌受累，表现为上睑下垂和复视。

ⅡA：轻度全身型（30%），眼、面、四肢肌肉受累，生活多能自理，无明显咽喉肌受累。

ⅡB：中度全身型（25%），四肢肌肉、眼外肌、咽喉肌明显受累，但呼吸肌受累不明显。

Ⅲ：急性重症型（15%），急性发病，进展快（常在数周内累及延髓肌、肢带肌、躯干肌和呼吸肌），有重症肌无力危象，需做气管切开，死亡率较高。

Ⅳ：迟发重症型（10%），常由Ⅰ、ⅡA、ⅡB 型发展而来，病程达 2 年以上，表现同Ⅲ型，预后较差。

Ⅴ：肌萎缩型，表现为肌无力伴肌萎缩。

（2）儿童型：约占 10%，大多数患者仅累及眼外肌，25% 患者可自然缓解，仅少数累及全身骨骼肌。包括新生儿型、先天性肌无力综合征、少年型。

【实验室及其他检查】

1. 重复神经电刺激　以低频和高频重复刺激尺神经、正中神经和副神经等运动神经，观察其动作电位改变，是常用的检查方法，具有确诊的价值。

2. 单纤维肌电图　用以反映神经－肌肉接头处的功能，本病表现为同一运动单位内肌纤维产生动作电位的时间延长。

3. AChR 抗体滴度的检测　对 MG 诊断具有特征性意义。

4. 胸腺 CT、MRI 检查　可发现胸腺增生和肥大。

5. 血、尿、脑脊液检查正常。常规肌电图基本正常。神经传导速度正常。

6. 其他检查　5% MG 患者合并甲状腺功能亢进，出现 T_3、T_4 增高或抗核抗体、甲状腺抗体阳性。

【处理原则】

1. 胸腺治疗　胸腺切除可去除患者自身免疫反应的始动抗原，不适合做胸腺切除者可行胸腺深部 ^{60}Co 放射治疗。

2. 药物治疗

（1）抗胆碱酯酶类药物：是治疗本病最主要和最有效的药物，应从小剂量开始逐步加量。常用：①溴吡斯的明每次 60~120mg，3~4 次 /d，饭前 30~40min 服用，不良反应小；②溴新斯的明每次 15~30mg，3~4 次 /d，餐前 15~30min 服用，副作用为恶心、呕吐、腹痛、腹泻、流涎等毒蕈碱样反应，加服 10% 氯化钾、麻黄碱可增强其疗效。

（2）肾上腺糖皮质激素：适用于各型 MG 患者。冲击疗法适用于已用气管插管或呼吸机的危重患者；小剂量递增法可避免初期病情加重。长期应用激素者应注意其副作用如胃溃疡出血、血糖升高、库欣综合征、股骨头坏死等。

（3）免疫抑制剂：在激素治疗效果不理想或不能耐受或有禁忌时，可考虑使用。常用药物有环磷酰胺、硫唑嘌呤、环孢素 A。副作用有骨髓抑制、肝肾功能损害、消化道反应、脱发、出血性膀胱炎等。

3. 血浆置换　可清除体内 ACh 受体抗体、补体和免疫复合物，改善症状。但易复发且不良反应大，仅在危象和难治性 MG 者使用。

4. 大剂量静脉注射丙种球蛋白　400mg/（kg·d）静脉滴注，连用 5d，作为辅助治疗缓解病情。

5. 危象的治疗

（1）肌无力危象：最常见，是由于抗胆碱酯酶药量不足所致，应立即注射新斯的明 1mg，好转后改为口服。

（2）胆碱能危象：罕见，是由于抗胆碱酯酶药过量所致。可静脉注射依酚氯铵 2mg，若症状加重即停用抗胆碱酯酶药，病情稳定后重新调整剂量。

（3）反拗危象：是由于对抗胆碱酯酶药不敏感所致，应停止抗胆碱酯酶药，对作气管插管或气管切开者可予大剂量类固醇激素治疗，病情稳定后重新调整剂量。

【护理评估】

1. 主要评估患者的生活自理能力、沟通能力。
2. 心理状况。
3. 用药情况。

【护理诊断】

1. 生活自理缺陷　与全身肌无力、不能行动有关。
2. 语言沟通障碍　与肌无力或气管插管有关。
3. 感知改变：视觉改变　与眼外肌无力引起眼睑下垂、斜视、复视有关。
4. 营养失调：低于机体需要量　与咀嚼无力、吞咽困难及药物所致食欲下降有关。
5. 潜在并发症　重症肌无力危象。

【护理措施】

（一）一般护理

休息，避免剧烈活动，活动时间最好在清晨或休息后或肌无力症状较轻时；减少探视；予以高维生素、高蛋白、高热量的营养饮食，进餐时坐在椅子上或床上，尽量节省患者的体力，餐前休息 20~30min，进食量宜少，餐后坐位休息 30~60min；鼓励患者尽量生活自理，必要时协助生活护理。

（二）病情观察

密切观察病情的进展，如肌群受累的情况、肌无力的进展等，尤其是呼吸的频率和节律。一旦出现突然的呼吸困难、发绀、喉头分泌物增多、无力咳痰、躁动不安，应立即通知医师，配合抢救，予适当抬高床头，及时吸痰，清除呼吸道分泌物，必要时行气管切开或人工呼吸机辅助呼吸。

（三）对症护理

1. 主要症状护理

（1）咀嚼无力者：嘱其少食多餐，缓慢进食，以用药后 15~30min 药效较强时进餐为宜，最好予半流质或软食，必要时协助患者进食，不能进食者予鼻饲流质饮食。

（2）有视觉障碍者：应多与患者交流，描述眼前事物，协助患者以触觉弥补视觉的不足，也可指导患者戴眼罩，左右交替，防止眼肌疲劳。

（3）有语言沟通障碍者：可鼓励患者采取一些合适的交流方式如写字、眨眼、点头等。

2. 并发症的护理

（1）避免感染、外伤、过度紧张等，遵医嘱服用抗胆碱酯酶药，以免诱发肌无力危象。一旦发生危象，应积极配合抢救和治疗。遵医嘱吸氧，雾化吸入，及时吸痰，清除呼吸道分泌物，备好气管插管及气管切开包和呼吸机。

（2）做好气管切开护理：严格无菌操作，每日换药时注意观察伤口，定期气管内滴药，及时清理呼吸道分泌物。

（3）禁食、禁饮，以免发生窒息，予鼻饲或静脉滴注提供所需的营养。遵医嘱使用新斯的明等药物，以抢救肌无力危象，注意观察疗效。

（四）诊疗护理

1. 药物护理

（1）胆碱酯酶药：告知患者正确的服药方法、不良反应及注意事项。应从小量开始，以防发生胆碱能危象；咀嚼和吞咽无力者应在餐前30min给药；出现毒蕈碱样反应时，可用阿托品拮抗或遵医嘱对症处理。

（2）糖皮质激素：按医嘱给药，使用大剂量激素期间（尤其是开始2周），应严密观察病情变化尤其是呼吸变化，同时遵医嘱补充钾盐。长期用药者，应严密观察其副作用，不能自行停药或减量。

（3）免疫抑制剂：应定期检查血象和肝肾功能，白细胞低于3×10^9/L应停用。

2. 协助检查　注意积极协助患者采集标本、帮助患者做好各项检查。

（五）心理护理

患者因病程长、病情重、又经常反复，使面部表情、吞咽、视力、发声等受到影响，因而产生自卑情绪，并为自己的病情担忧、焦虑。护理人员要经常给患者谈心，加强巡视，做细致的生活护理，指导患者树立战胜疾病信心，积极配合治疗，提高疗效。

【健康指导】

向患者介绍MG的病因、临床特点、治疗和预后；介绍饮食和日常生活的注意事项，避免各种诱因；合理使用抗胆碱酯酶药，忌用对本病不利的药物，如氨基糖苷类抗生素、多粘菌素、万古霉素、巴龙霉素、奎尼丁、奎宁、吗啡、安定、苯巴比妥、普萘洛尔等；育龄女性应采取避孕措施，切忌妊娠或人工流产；出外应随身携带治疗卡。

第八节　癫　痫

【学习目标】

1. 掌握癫痫病因、临床表现、处理原则；
2. 掌握癫痫的护理评估、护理诊断、护理措施；
3. 掌握癫痫的健康指导。

【重点难点】

癫痫大发作的急救原则。

【案例介绍】

患者，男，38岁。发作性四肢抽搐23年，走路不稳伴呕吐5天入院。患者于15岁开始，出现反复发作性意识不清，四肢抽搐，口吐白沫，尿失禁，每次发作持续15~20s，抽搐后昏睡1~2小时。每月发作2~3次，劳累或情绪紧张后次数增多。长期服用苯妥英钠治疗。入院前1周，因母亲病故，情绪不稳定而发作频繁，自行加药，苯妥英钠每日3次，每次2片。4天后出现头晕，走路不稳，呕吐等症状。

癫痫（epilepsy）是各种原因导致的脑部神经元高度同步化异常放电的临床综合征。根据异常放电神经元的部位和放电扩散的范围，痫性发作可表现为不同程度的运动、感觉、意识、精神、行为、自主神经障碍，或兼而有之。癫痫是神经系统疾病中仅次于脑卒中的第二大常见疾病。

【病因】

1. 病因

（1）特发性癫痫：病因未明，与遗传密切相关。

（2）症状性癫痫：有各种明确中枢神经系统结构损伤或功能异常，如先天性脑积水、脑外伤（尤其是产伤，是新生儿、婴儿期癫痫常见病因）、感染、脑血管病、肿瘤、中毒、变性疾病等。

（3）隐源性癫痫：约占全部癫痫的60%~70%。临床表现提示为症状性癫痫，但目前的检查手段尚不能发现明确的病因。

此外，遗传因素、年龄、睡眠以及内环境改变（如内分泌失调、疲劳、饥饿、饮酒、便秘、情感冲动、闪光、音乐、惊吓等）均可影响其发病。

2. 发病机制　癫痫的发病机制至今尚未完全阐明，推测为异常神经元集合体高度同步化电活动的结果。

【临床表现】

（一）患者根据临床发作类型分为以下类型。

1. 全身强直－阵挛发作（大发作）　突然意识丧失，继之先强直后阵挛性痉挛。常伴尖叫、面色青紫、尿失禁、舌咬伤、口吐白沫或血沫、瞳孔散大。持续数十秒或数分钟后痉挛发作自然停止，进入昏睡状态。醒后有短时间的头昏、烦躁、疲乏，对发作过程不能回忆。若发作持续不断，一直处于昏迷状态者称大发作持续状态，常危及生命。

2. 失神发作（小发作）　突发性精神活动中断，意识丧失、可伴肌阵挛或自动症。一次发作数秒至十余秒。脑电图出现3次/秒棘慢或尖慢波综合。

3. 单纯部分性发作　某一局部或一侧肢体的强直、阵挛性发作，或感觉异常发作，历时短暂，意识清楚。若发作范围沿运动区扩及其他肢体或全身时可伴意识丧失，称杰克森发作（Jack）。发作后患肢可有暂时性瘫痪，称Todd麻痹。

4. 复杂部分性发作（精神运动性发作）　精神感觉性、精神运动性及混合性发作。多有不同程度的意识障碍及明显的思维、知觉、情感和精神运动障碍。可有神游症、夜游症等自动症表现。有时在幻觉、妄想的支配下可发生伤人、自伤等暴力行为。

5. 植物神经性发作（间脑性）　可有头痛型、腹痛型、肢痛型、晕厥型或心血管性发作。无明确病因者为原发性癫痫，继发于颅内肿瘤、外伤、感染、寄生虫病、脑血管病、全身代谢病等引起者为继发性癫痫。

（二）癫痫分期

1. 先兆期　在意识丧失前感到头晕、恐惧、胸闷、心慌、感觉异常、精神异常、恶心、胃部不适等。可单项或多项出现，先兆一般时间短促，发生率较低，约占15%。

2. 强直期　患者突然意识丧失，跌倒在地，全身肌肉强直性收缩，头后仰，双上肢屈曲强直，双下肢伸性强直，口部先张后闭合，此时可能咬伤唇、舌和颊部。由于膈肌、肋间肌强直收缩，使肺空气压出，同时喉部痉挛、咽喉狭窄致发生尖锐的叫声称为痫叫，此期瞳孔散大，血压上升。起初皮肤结膜发红，继之由于呼吸肌强直收缩，呼吸暂停，口唇及全身皮肤青紫，此期历时 10~20s，进入阵挛期。

3. 阵挛期　此期全身肌肉发生节律性收缩，往往先从面部开始，因咀嚼肌抽动，可咬伤舌唇，在肢端逐渐呈现细微的震颤，幅度逐渐增大并延及全身，呈现间歇的屈曲痉挛，其频率逐渐减退，持续 1~3min，最后在一次强烈痉挛后突然停止，在发作期常伴有心率加快、血压升高、唾液和汗液分泌增多、呼吸声粗大，唾液呈泡沫从口流出，有时混有血丝，并口吐血沫，瞳孔散大，小便失禁，甚至大便失禁等。此时瞳孔反射和各种深浅反射均消失。

4. 恢复期　此期患者呈昏睡状态，经过 10 多分钟清醒或继续睡眠数小时不等。心率、血压、反射、瞳孔趋向正常，昏迷逐渐减轻而清醒，有的在清醒前表现精神错乱、兴奋躁动，甚至乱跑。清醒后除先兆症状外，对发作情况完全不能记忆。自觉有头痛、乏力、全身肌肉酸痛等表现。

【实验室及其他检查】

1. 实验室检查　血常规、血糖、血钙、血寄生虫、脑脊液检查等有助于明确癫痫的病因。

2. 其他检查

（1）脑电图（EEG）：是诊断癫痫的重要检查。在患者发作间歇期，首次检查阳性率约 50% 以上，如采用过度换气、眼前闪光刺激等诱发试验，可将阳性率提高到 80%。但由于少数正常人的脑电图也可呈异常改变，所以单凭一次检查结果不能确诊癫痫。

（2）神经影像学检查：头颅 CT、MRI 检查可确定脑结构性异常或损害。

【处理原则】

1. 在癫痫发作时治疗原则　是预防外伤及其他并发症，而不是立即用药。

2. 发作间歇期的治疗　药物治疗的原则：①尽可能单药治疗、小剂量开始，逐渐增量。②当一种药物达到最大有效血药浓度仍不能控制发作时再加第二种药物。③偶尔发病、脑电图异常而临床无癫痫症状及每次发作均伴有发热的 5 岁以下儿童一般不用抗癫痫药物。④经治疗其发作已停止 4~5 年，脑电图随访痫性活动消失者可开始减量，但不能突然停药。合并用药者先改为单一用药，若单一用药者应逐渐减量，停药过程一般要达到 6 个月或以上。

常用的抗癫痫药物有苯妥英钠、卡马西平、苯巴比妥、丙戊酸、乙琥胺、扑痫酮、氯硝西泮等。抗癫痫药物的常见副作用有胃肠道反应、眩晕、嗜睡、共济失调等。

3. 癫痫持续状态的治疗

（1）迅速控制抽搐：地西泮 10~20mg 静脉注射，推注速度不超过 2mg/min。同时配合使用异戊巴比妥、苯妥英钠、水合氯醛等药物。

（2）对症处理：经常吸痰，保持呼吸道通畅，必要时气管切开、给氧。高热者采取物理降温。观察并纠正血象、血液酸碱度和电解质变化。脑水肿者予甘露醇和呋噻米，同时注意预防和控制感染。

4. 手术治疗　长时间正规单药治疗或先后用两种抗癫痫药达到最大耐受剂量或经一次正规的联合治疗仍无效者可予手术治疗。常用前颞叶切除术、癫痫病灶切除术、颞叶以外的脑皮质切除术等。

【护理评估】

1. 评估患者的发病周期，每次发作的时间，最近一次发病时间。
2. 评估患者目前所使用的口服药剂量及方法。
3. 评估患者目前的心理状况。
4. 评估患者的辅助检查及结果。

【护理诊断】

1. 有窒息的危险　与癫痫发作时意识丧失、喉头痉挛、气道分泌物增多等有关。
2. 有受伤的危险　与癫痫发作时全身肌肉抽搐及突然意识丧失有关。
3. 知识缺乏　缺乏自我保健知识。
4. 潜在并发症　脑水肿、酸中毒或水、电解质失衡。

【护理措施】

1. 一般护理

（1）嘱患者出现先兆时：立即平卧，避免摔伤。

（2）对癫痫发作的患者（尤其癫痫持续状态者）：应取头低侧卧位，下颌稍向前，解开衣领和裤带，必要时使用吸引器或气管切开以保持呼吸道通畅；在保持呼吸道通畅的同时予吸氧；有义齿者取下，及时用牙垫或压舌板以防止咬伤舌头；抽搐时勿用力按压患者肢体以防止骨折或脱臼；癫痫持续状态者应专人守护，床旁加护栏，极度躁动者必要时予约束带限制活动。

（3）发作停止、意识恢复过程中：仍应加强安全保护，防止自伤或伤人。

2. 病情观察　观察癫痫发生的类型、诱因、发作持续的时间及次数，发作时患者呼吸、神志的改变，发作时有无外伤、窒息等。

3. 治疗护理　遵医嘱正确用药，注意观察药物的疗效和副作用。用药前作血、尿一般检查和肝肾功能检查，已备对照。服药后定期体检，每月复查血象，每季作生化检查。

4. 心理护理　多关心患者的自觉症状，鼓励患者表达自己的感受，予情感支持，创造良好的护患关系。指导患者与家属之间的沟通，努力克服自卑心理，树立自信、自尊的良好心态。

【健康指导】

指导患者生活要规律，保持心情愉快，戒烟酒，避免癫痫发作的诱因，保持良好的饮食习惯，食物以清淡且富含营养为宜，忌辛辣、过饱和兴奋性饮料。鼓励其适当参与体力和脑力劳动，禁止从事攀高、游泳、驾驶及电焊等带有危险的活动。强调按医嘱用药的重要性，不能随意增减或撤换。定期复查。随身携带病情诊疗卡，注明姓名、家庭住址、联系电话、病史等，以备癫痫发作时能及时联系与处理。

第九节　专科诊疗技术与护理要点

【学习目标】

1. 掌握腰椎穿刺术的术后护理；
2. 掌握全脑血管造影术的术后护理。

一、腰椎穿刺术

腰椎穿刺是神经科临床上常用的检查方法之一。对神经系统疾病的诊断和治疗均有极为重要的意义,其方法简便易行。

【目的】

1. 协助病因诊断　测定脑脊液压力及椎管有无阻塞。
2. 测定脑脊液成分。
3. 注射给药　治疗中枢神经系统感染、恶性肿瘤和腰麻。
4. 放脑脊液　减低颅内压。

【禁忌证】

1. 腰椎穿刺部位有局灶性感染或压疮。
2. 颅内占位性病变引起高颅压或后颅凹占位性病变。
3. 枕骨大孔处肿瘤或怀疑有先天性小脑延髓下疝畸形。
4. 高度怀疑有脑池粘连。
5. 开放性颅脑损伤或有脑脊液漏者。
6. 严重脊柱畸形者。
7. 严重凝血功能障碍者。

【术前教育】

1. 评估　护士要正确评估患者的文化水平、合作程度、是否曾做过腰穿检查等,了解患者的病情和身心状况。

2. 教育　向患者介绍腰椎穿刺术的目的、过程及一些注意事项,需要采取的特殊体位,讲明腰穿术的脑脊液检查是神经科某些疾病的重要诊断依据,抽取的脑脊液对身体无害。使患者对此项检查有所了解,听取患者的主诉,耐心解答患者的提问,使患者获得安全感,以消除患者的恐惧。

【术前准备】

1. 用物准备　常规消毒治疗盘一套,一次性腰穿包一个。其他物品:1% 普鲁卡因 2ml、无菌手套、注射器、胶布、所需药物等。

2. 穿刺前嘱患者排空大小便，并在床上静卧 15~30min。

【术后护理】

1. 患者术后　去枕平卧 4~6 小时，24 小时内最好勿下床活动。

2. 颅压低者　多进饮料，以防穿刺后反应如头痛、恶心、呕吐、眩晕等的发生。

3. 颅内压较高者　不宜多饮水，严格卧床的同时密切观察意识、瞳孔及生命体征变化，以及早发现脑疝的前驱症状，如意识障碍、剧烈头痛、频繁呕吐、呼吸加深、血压上升、体温升高等。

4. 并发症的护理

（1）腰穿后头痛：与颅内压降低、使用的针头型号、进针的方向、穿刺的次数、卧床休息的时间和精神因素等有关。当颅内压降低所致时坐、立位时头痛明显，平卧时症状缓解。严重者伴恶心、呕吐。为预防这一并发症，穿刺时尽量选用创伤性小的细穿刺针，进针时针头斜面与脊柱轴线平行，以避免硬脊膜纤维受损造成脑脊液由穿刺孔处外漏。放液量不宜过多，一般为 2~4ml，不超过 10ml，以免脑脊液容量过度降低。术后至少去枕 4~6 小时。一旦出现低颅压症状，宜多饮水和卧床休息 24 小时，严重者可每日滴注生理盐水 1000~1500ml。给予患者适当的解释，消除精神紧张。

（2）脑疝：颅内压明显升高或后颅凹占位病变时，可在枕骨大孔处形成一个压力锥区，腰穿后脊髓蛛网膜下腔压力降低，小脑扁桃体可能嵌入枕大孔内引起脑疝形成，造成意识障碍、呼吸骤停甚至死亡。因此须严格掌握腰穿指征，怀疑后颅凹占位病变者应先做影像学检查明确，有颅压高征兆者可先使用脱水剂后再做腰穿。如腰穿证实颅内压升高，应不放或少放脑脊液，并即刻给予脱水、利尿剂治疗以降低颅内压。

（3）神经根痛：如针尖刺伤马尾神经会引起暂时性神经根痛，一般不需特殊处理。

二、数字减影血管造影

脑血管造影术是通过股动脉穿刺插入一根较细的导管，在 X 线透视下，将这根导管送入供应脑的血管分支中，注入造影剂，并同时记录造影剂通过脑血管的图像。通过这些图像可以明确脑血管的各种病变，从而制订治疗方案。

【适应证】

1. 颅内血管性疾病　如疑有动脉瘤、脑血管畸形、血管闭塞或狭窄、动静脉瘘和疑有脑内血肿形成的高血压动脉硬化性脑出血等。

2. 颅内占位性病变　如脑内血肿、脓肿及肿瘤等。

3. 蛛网膜下腔出血　需确定出血原因者。

4. 气脑或脑室造影有禁忌或无阳性征，而又必须明确病变位置或性质者。

【术前指导】

1. 常规术前检查　包括血、尿常规，凝血常规，肝、肾功能等。

2. 术前 8h 禁饮食。

3. 术前一天练习床上活动及床上大小便。

4. 双侧腹股沟及会阴区备皮。

5. 关心鼓励患者，给其讲解手术的目的、方式及重要性，使其配合治疗和护理，树立信心，消除恐惧心理。

6. 保证充足睡眠　必要时术前30min遵医嘱给予镇静剂地西泮或者苯巴比妥钠肌内注射。

【术后指导】

1. 密切观察患者生命体征，严密监测血压。

2. 穿刺部位的观察　观察穿刺部位有无出血、皮下血肿，术肢足背动脉搏动是否正常，皮肤温度颜色是否正常。

3. 饮食指导　给予高蛋白、高热量、高维生素易消化的食物，避免食用豆浆牛奶甜食等产气的食物，多饮水促进造影剂排出。

4. 防止腹压增高动作　如咳嗽及用力排便。

5. 嘱患者术肢制动6小时（支架术后12小时），卧床24小时（支架术后30小时）。

【健康指导】

遵医嘱按时服药。生活保持有规律，戒烟戒酒，饮食应低盐低脂。注意适量运动，颈动脉支架术后的患者要避免颈部的过度屈曲、扭转。应有良好的心态与康复的信心，避免精神刺激和过度劳累。定期复查。

第二篇　外科护理专业理论

第一章　普外科常见疾病

普外科专科护理思维导图

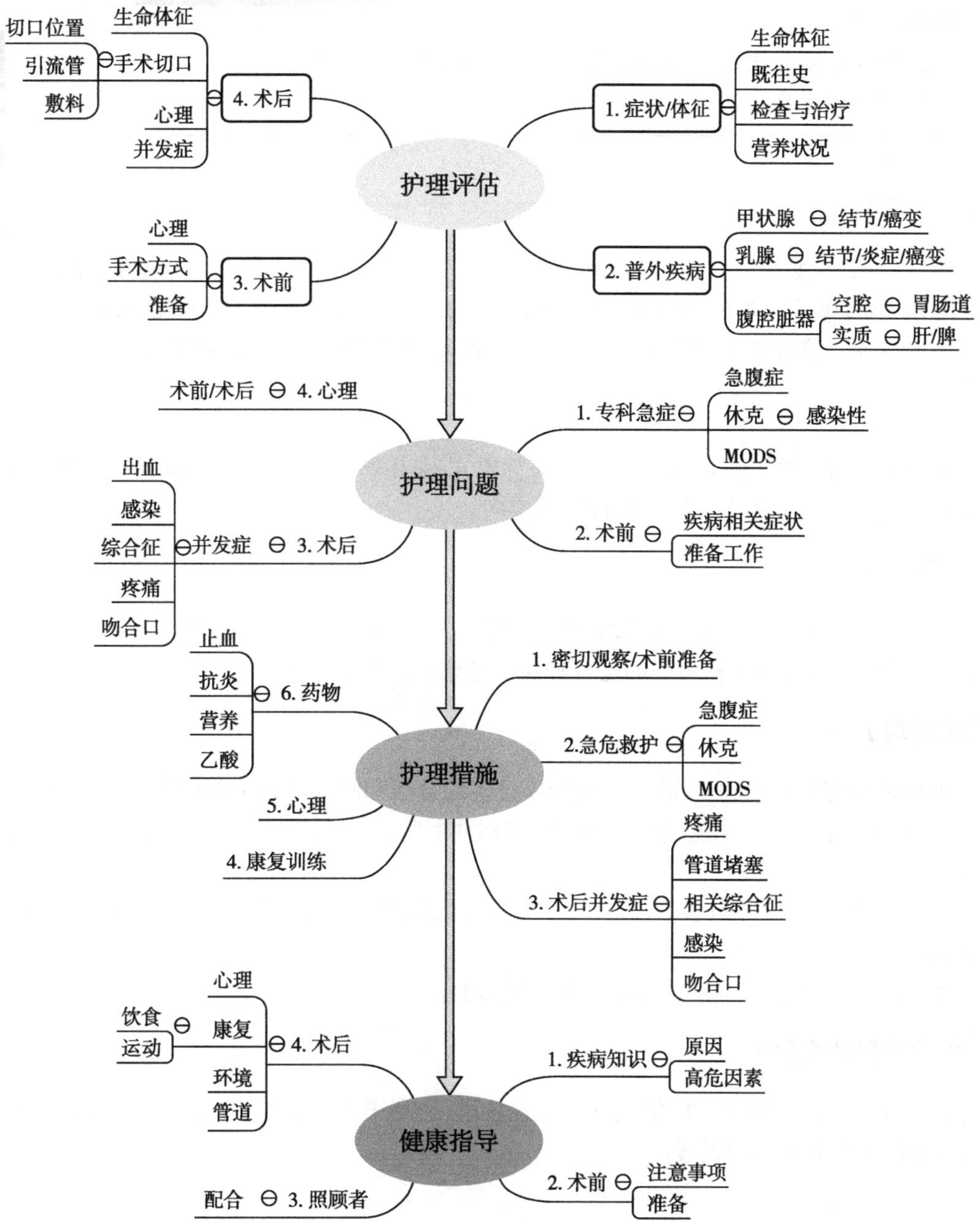

第一节　甲状腺功能亢进

【学习目标】

1. 掌握甲状腺功能亢进的病因、临床表现、处理原则；
2. 掌握甲状腺功能亢进的护理评估、护理诊断、护理措施；
3. 掌握甲状腺功能亢进的健康指导。

【重点难点】

1. 甲状腺功能亢进手术后并发症的观察与护理；
2. 甲状腺危象术前预防和紧急处理。

【案例介绍】

患者，女，35 岁。因发现颈部肿物 6 个月，伴有食欲亢进，消瘦乏力 2 个月入院。测心率 110 次 / 分，血压 138/75mmHg。门诊以“原发性甲状腺功能亢进”收入院，准备行甲状腺大部分切除术。查体示神志清楚，颈部弥漫性肿大，质地软，血管杂音明显，两侧眼球突出，双手震颤。

甲状腺功能亢进（hyperthyroidism），简称甲亢，是由各种原因引起循环中甲状腺素异常过多而出现以全身代谢亢进为主要特征的疾病。

【发病原因】

本病原因尚未完全明确。原发性甲亢病因比较明确，是因自身免疫性疾病导致甲状腺素的大量分泌；继发性比较明确的是各种疾病导致的内分泌紊乱。

【临床表现】

典型表现有甲状腺肿、甲状腺激素分泌过多综合征和眼征三大主要症状

1. 甲状腺肿大　多数患者呈弥漫性、对称性甲状腺肿大，肿大的程度与症状轻重无相关性。

2. 甲状腺激素分泌过多综合征　患者情绪急躁，易激动、失眠怕热、多汗，食欲亢进但消瘦，脉率在 100 次 / 分以上。

3. 眼征　典型表现为双侧眼球突出，不能闭合。

【实验室及其他检查】

血清 T_3、T_4 含量测定　T_3 值上升较快也较早，约高于正常值 4 倍，对甲亢的诊断具有临床意义；T_4 值上升慢并较迟缓。

【处理原则】

目前普遍采用3种疗法：抗甲状腺药物治疗、放射性碘治疗和手术治疗。

外科治疗基本方法是行甲状腺部分切除术，使甲状腺素分泌量减少，从而控制症状。甲状腺大部分切除术是目前对中度以上甲亢最常用而有效的方法。

【护理评估】

1. 评估患者有无甲状腺激素分泌过多综合征的表现；

2. 评估患者基础代谢率、血清 T_3、T_4 含量；

3. 评估患者的基础代谢率　于清晨、空腹、完全安静的状态下测量患者的脉搏和血压，公式为基础代谢率 %=（脉率 + 脉压差）−111。±10% 为正常范围。

4. 评估患者的既往史　有无家族史，有无高血压、糖尿病等；

5. 评估患者心理社会状况　有无情绪不稳定造成人际关系的恶化，是否害怕手术而产生焦虑恐惧心理；

6. 评估患者所做的相关检查及结果　包括血液检查、甲状腺摄 ^{131}I 率测定、影像学检查（X线、CT等）。

【护理诊断】

1. 营养失调：低于机体需要量　与甲亢引起的高代谢有关。

2. 清理呼吸道无效　与术后出血、喉返神经损伤或分泌物过多造成的呼吸道堵塞有关。

3. 自我形象紊乱　与突眼症、术后颈部切口瘢痕有关。

4. 潜在并发症　呼吸困难和窒息、喉返神经和（或）喉上神经损伤、手足抽搐、甲状腺危象等。

【护理措施】

（一）患者非手术治疗护理 / 术前护理

1. 完善术前检查　除术前常规检查和化验检查，专科检查包括：①气管软化实验（颈部摄片），了解气管受压情况；②喉镜检查，确定声带功能；③测定基础代谢率，基础代谢率 ±10%，适宜手术。

2. 饮食护理　指导患者进食高热量、高蛋白的食物，加强营养支持，有心脏病史的患者避免大量饮水，禁食咖啡、浓茶等刺激性食物。

3. 术前体位训练　宜在饭后2小时选用充气式枕头对患者进行训练（充气式枕头高度可人为调节控制且兼有颈背部固定作用），保持患者在头后仰时颈部不会悬空，以能接触床面为宜，使患者逐步适应颈过伸位的体位。

4. 术前用药指导　术前运用碘剂降低基础代谢率，控制甲亢症状，常用碘剂是复方碘化钾溶液，口服3次/日，第一天每次3滴，依次逐日增加1滴至15滴至手术。由于碘剂刺激口腔和胃黏膜，护士指导患者用餐时将碘剂滴在面包、饼干上服用。碘剂能影响甲状腺功能，故甲状腺核素扫描显像结果受影响，应安排在服用碘剂之前进行。

5. 突眼护理　保护用眼，急性期减少眼部活动，减少看书和看电视；缓解期适当活动眼球，放松眼部肌肉；睡觉前用抗生素眼膏涂眼，睡觉时高枕卧位，减轻眼部水肿；限制钠盐的摄入。

6. 心理护理　了解患者焦虑的原因，有针对性的进行指导，告知患者颈部瘢痕修复技术，避免患者对形象受损的焦虑。

（二）术后护理

1. 病情观察　床边备气管切开包，严密观察患者生命体征，尤其要注意呼吸和脉搏变化。了解患者的发声和吞咽情况，判断有无声音嘶哑或音调降低、误咽呛咳。及时发现创面敷料潮湿情况，估计渗血量，并及时更换。有颈部引流管者，观察引流液的颜色、性状和量，固定好引流管，避免其受压、打折和脱出，及早发现异常并通知医生。如血肿压迫气管，立即配合床边抢救，切口拆线，清除血肿。

2. 饮食　待患者病情平稳后或全身麻醉清醒后，可选用冷流质饮食，减少局部充血，避免过热食物引起血管扩张出血，向患者说明饮食、营养对于切口愈合、机体修复的重要性，鼓励患者克服吞咽不适的困难，逐步过渡到稀软的半流质饮食和软食。

3. 活动和咳嗽　指导患者起身活动时可用手置于颈后以支撑头部，指导患者深呼吸，有效咳嗽。咳嗽时可护住伤口两侧，以减轻咳嗽时伤口的压力，减轻疼痛。

4. 功能锻炼　鼓励患者在卧床期间适当床上活动以促进血液循环和切口愈合。

5. 术后药物治疗　甲亢患者术后继续服用碘剂，3 次 / 日，15 滴开始，逐日或逐餐递减 1 滴至 3 滴，待病情平稳后停用。

6. 并发症观察与处理

（1）呼吸困难和窒息：是最危急的并发症，多发生在术后 48 小时内。引起呼吸道梗阻的主要原因有全麻气管插管导致喉头水肿、呼吸道大量分泌物不能及时排出或误吸；切口内出血压迫气管；痰液堵塞；双侧喉返神经损伤；气管塌陷。注意观察患者术后 24~48 小时、全麻未清醒前瞳孔、肢体活动、咳嗽及吞咽反射情况，特别注意肿胀后局部皮肤的颜色、判断是否出血；观察压迫口唇、甲床后颜色恢复情况以判断有无缺氧现象。出现颈部血肿压迫气管，立即报告医生，配合医生床边抢救，拆开缝线，敞开伤口，迅速清除血肿，结扎出血的血管，再送手术室作进一步处理。

（2）喉返神经损伤：主要是手术操作时损伤所致，如切断、缝扎、钳夹或牵拉所致，少数是由于血肿压迫或瘢痕组织的牵拉引起。多为暂时性，经理疗等处理后，一般在 3~6 个月内可逐渐恢复。一侧喉返神经损伤可由健侧声带向患侧过度内收而代偿，但不能恢复原音色，双侧喉返神经损伤可导致失声或严重的呼吸困难，甚至窒息，需立即做气管切开。术后应观察患者的喉返神经有无损伤。

（3）喉上神经损伤：多因在手术过程中处理甲状腺上级时损伤喉上神经外支或内支所致。如损伤外支（运动），可使环甲状腺肌瘫痪，引起声带松弛、声调降低；损伤内支（感觉）则使喉部黏膜感觉丧失，患者在进食特别是饮水时容易发生误咽、呛咳。嘱患者坐起饮水或进食半固体食物。喉上神经损伤一般情况在经使用促进神经恢复的药物、理疗或针灸后可恢复。

（4）手足抽搐：因术中甲状旁腺被误切、挫伤或血液供应受累，导致甲状旁腺功能低下、血钙浓度下降、神经肌肉应激性提高从而引起手足抽搐。多发生于术后 1~2 天。一旦发生应适当限制肉类、蛋类和乳品类食物，因此类食物含磷较高，影响钙的吸收。症状轻者可口服葡萄糖酸钙或乳酸钙，当发生抽搐时，应立即用压舌板垫于上下磨牙间，并遵医嘱静脉注射 10% 葡萄糖酸钙或氯化钙 10~20ml。

（5）甲状腺危象：是甲亢术后最严重的并发症，与术前准备不足、甲亢症状未能很好控制及手术应激有关。表现为术后 12~36 小时内出现高热（>39℃）、心动过速（>120 次 / 分钟）、烦躁不安、谵妄甚至昏迷。甲亢术前必须准备充分，术前用抗甲状腺药物充分治疗直至甲亢症状控制，T_3、T_4 正常，术前 2 周口服复方碘溶液，发生甲状腺危象处理：①病情监测：观察神志、体温、呼吸、脉搏、血压变化；②急救：遵医嘱使用肾上腺素阻滞剂、碘剂、氢化可的松、镇静剂等。体温高者将体温维持在 37℃，静脉补充能量，吸氧，心电监护，心力衰竭者遵医嘱使用洋地黄类药物。

7. 心理护理　指导患者保持心情愉悦，避免精神刺激，建立良好的人际关系。

【健康指导】

指导患者正确活动颈部，促进颈部功能康复，告知患者保持心情愉快，情绪稳定，合理饮食。嘱患者出院后定期来门诊复查，了解甲状腺功能状况，若出现心慌，手足抽搐等情况及时就诊。

第二节　甲状腺结节

【学习目标】

掌握甲状腺结节的病因、临床表现、处理原则。

【案例介绍】

患者，男，56 岁。3 周前无明显诱因发现颈部一鸡蛋大小肿块，不伴有肿痛、发热、无咳嗽胸闷，门诊彩超提示甲状腺右叶可见 1.6cm×1.9cm×6.1cm 低回声结节，甲状腺稍大，回声不均匀。门诊以“甲状腺结节”收入。起病以来精神尚可，体重无下降。查体示颈部右侧可见一肿物，约 1.5cm×2.5cm 大小，触诊实性，质韧，无压痛，界清，随吞咽上下移动。

甲状腺结节分为良性和恶性两种，是指各种原因导致甲状腺内出现一个或多个组织结构异常的团块。

【发病原因】

病因尚不明确，一般认为是由甲状腺内残余的胚胎组织发育而成。

【临床表现】

绝大多数甲状腺结节患者没有临床症状，常常通过体检或自身触诊或影像学检查发现，当结节压迫周围组织时可出现相应临床表现，如声音嘶哑、憋气、吞咽困难。

【实验室及其他检查】

1. B超检查　可测定结节的位置、大小、数目，区分囊性结节还是实体性的。提示结节恶变的特征有：①微小钙化；②结节边缘不规则；③结节内部血流紊乱；三者提示恶性病变的特异性高。

2. 放射性 ^{131}I 或 ^{99m}Tc　甲状腺良性结节多呈温结节，伴囊内出血时可为冷结节或凉结节，边缘较清晰；甲状腺癌为冷结节，边缘较模糊。

3. 细针穿刺细胞学检查　结节用细针穿刺、抽吸、涂片，进行病理学检查。

4. 血清降钙素测定　有助于髓样癌的诊断。

【处理原则】

良性结节一般不需要处理，以6~12个月为周期随诊；恶性结节（癌变）以手术为首选，并结合放化疗综合治疗。

【护理评估、护理诊断、护理措施、健康指导】

参见本章第一节甲状腺功能亢进。

第三节　急性乳腺炎

【学习目标】

1. 掌握乳腺炎的病因、临床表现、处理原则；
2. 掌握乳腺炎的护理评估、护理诊断、护理措施；
3. 掌握乳腺炎的健康指导。

【重点难点】

乳腺炎患者的健康指导。

【案例介绍】

患者，女，30岁。初产妇，2个月前产一男婴，母乳喂养，诉3天前出现左乳胀痛，局部红肿、发热，乳汁减少，今晨体温升高，浑身寒战，来院就诊。查体示神志清楚，体温39.5℃，呼吸23次/分，血压132/85mmhg；左乳压痛性肿块，同侧腋窝淋巴结肿大，门诊以“急性乳腺炎”收入院，拟急诊行“乳腺脓肿切开引流术”。

乳腺炎是指乳腺的急性化脓性感染，是乳腺管内和周围结缔组织炎症，最常见于哺乳妇女，尤其是初产妇。哺乳期的任何时间均可发生，而哺乳的开始最为常见。致病菌主要为金黄色葡萄球菌。

【发病原因】

1. 乳汁的淤积　乳汁淤积有利于入侵细菌的生长繁殖。主要原因有：①乳头过小或内陷，妨碍哺乳，孕妇产前未能及时矫正乳头内陷，婴儿吸乳时困难；②乳汁过多，排空不完全，产妇没有及时将乳房内多余乳汁排空；③乳管不通，乳管本身炎症，肿瘤及外在压迫，胸罩脱落的纤维亦可堵塞乳管。

2. 细菌的侵入　乳头内陷时婴儿吸乳困难，易造成乳头周围的破损，乳头破损是细菌沿淋巴管入侵造成感染的主要途径。另外婴儿经常含乳头入睡，婴儿口腔内炎症也可致细菌直接侵入蔓延至乳管，继而扩散至乳腺间质引起化脓性感染。

【临床表现】

1. 急性单纯乳腺炎　初期主要表现为乳房的胀痛，局部皮温高、压痛感，硬结边界不清，有触痛。

2. 急性化脓性乳腺炎　局部皮肤红、肿、热、痛，出现触痛更加明显的硬结，患者可伴有寒战、高热、头痛、无力、脉搏加快等全身症状。腋下可触及肿大的淋巴结，严重时可合并败血症。

【实验室及其他检查】

1. 实验室检查　血常规可见白细胞计数及中性粒细胞比例升高。

2. B 超检查　可明确脓肿部位、大小及深浅。

3. 诊断性穿刺　在乳房肿块波动最明显的部位或压痛最明显的区域穿刺，若抽出脓液可确定脓肿形成，并做细菌培养及药物敏感试验。

【处理原则】

控制感染、排空乳汁。脓肿形成前以抗菌药物治疗为主，脓肿形成以后应及时行脓肿切开引流术。

1. 非手术治疗

（1）局部处理：①患乳停止哺乳，外力协助排空乳汁；②热敷、药物外敷或理疗，以促进炎症消散。外敷药可用金黄散或鱼石脂软膏；局部皮肤水肿明显者可用 25% 硫酸镁溶液湿热敷。

（2）抗感染：原则为早期、足量应用抗生素。如主要病原菌为金黄色葡萄球菌，首选青霉素类抗生素或根据脓液的细菌培养和药物敏感试验结果选择。由于抗生素可被分泌至乳汁，故应避免使用对婴儿有不良影响的药物，如四环素、氨基糖苷类、磺胺药和甲硝唑等。青霉素、头孢菌素和红霉素则较为安全。

（3）中药治疗：服用清热解毒类中药，如蒲公英、野菊花等。

（4）终止乳汁分泌：感染严重、脓肿引流后或并发乳瘘者终止乳汁分泌。常用方法：①口服溴隐亭 1.25mg，每日 2 次，服用 7~14 日；或已烯雌酚 1~2mg，每日 3 次，共 2~3 日；②肌内注射苯甲酸雌二醇 2mg，每日 1 次，至乳汁分泌停止；③中药炒麦芽，每日 60mg 水煎，分 2 次服用，共 2~3 日。

2. 手术治疗

脓肿形成后，应及时切开引流。

【护理评估】

1. 乳房肿痛程度、皮肤颜色、压痛程度。
2. 是否出现寒战、高热、脉搏加快等全身症状。
3. 观察抗生素的效果和不良反应等。
4. 哺乳期患者需评估患者的母乳喂养情况。
5. 评估患者的心理及社会支持情况。

【护理诊断】

1. 疼痛　与局部组织炎症，乳汁淤积，乳房肿胀有关。
2. 体温过高　与炎症反应有关。
3. 知识缺乏　与不了解乳房保健知识有关。

【护理措施】

（一）患者非手术治疗护理／术前护理

1. 缓解疼痛　①防止乳汁淤积患乳暂停哺乳，定时用吸乳器吸净乳汁；②局部托起，用宽松胸罩托起患乳，以减轻疼痛和肿胀；③热敷、药物外敷或理疗以促进局部血液循环和炎症消散。

2. 控制体温和感染

（1）控制感染：遵医嘱早期应用抗生素；

（2）病情观察：定时测量体温、脉搏和呼吸，监测血白细胞计数及分类变化，必要时做血培养及药物敏感试验；

（3）降温：高热者给予物理或药物降温。

（二）术后护理

脓肿切开引流后，保持引流通畅，注意观察引流脓液量、颜色及气味的变化，及时更换切口敷料。

【健康指导】

指导产妇在妊娠后期应每日用肥皂水和温水清洗乳头每天一次，并用手指按摩乳头，使乳头表皮坚韧不易破损。对于乳头内陷孕妇，应在妊娠后期和哺乳期开始手法矫正，每天清晨或睡前挤捏、提拉乳头。定时哺乳，每次哺乳应将乳汁吸净，剩余乳汁可采用手法按摩排空或使用吸乳器排空。保持婴儿口腔清洁，避免婴儿养成含着乳头睡觉的习惯，婴儿口腔有感染时及时治疗。乳头、乳晕破损应局部涂抹抗生素软膏，暂停哺乳，待愈合后再行哺乳。

第四节　乳腺纤维腺瘤

【学习目标】

1. 掌握乳腺纤维腺瘤的病因、临床表现、处理原则；
2. 掌握乳腺纤维腺瘤的健康指导。

【重点难点】

乳腺纤维腺瘤患者的健康指导。

【案例介绍】

患者，女，36岁。患者于2周前体检发现左乳有一肿块，不伴疼痛，无发热，无胸闷，气促，无恶心呕吐，无头晕乏力，遂来我院门诊求治。查体无特殊。双乳B超检查提示“双乳腺增生，左乳低回声块”，门诊以“左乳肿块”收入院。拟近日行乳腺肿块切除术。

乳腺纤维腺瘤（fibroadenoma of breast）是青年女性最常见的一种肿瘤。当肿瘤的构成以腺上皮增生为主，而纤维成分较少时则称为纤维腺瘤；如果纤维组织在肿瘤中占多数，腺管成分较少时，则称为腺纤维瘤；肿瘤组织由大量腺管成分组成时，则称为腺瘤（adenoma）。

【发病原因】

1. 局部乳腺组织对雌激素敏感性异常增高　正常乳腺的各部组织对雌激素敏感性不同，敏感性高的组织易患病。不同个体乳腺组织对雌激素刺激的敏感性也不同，对雌激素刺激敏感的妇女相对得病概率增加。

2. 雌激素水平失衡　如雌激素水平相对或绝对升高，雌激素水平的过度刺激可导致乳腺导管上皮和间质成分异常增生形成肿瘤。

3. 饮食及身体因素　高脂、高热量饮食、肥胖、肝功能障碍等使体内雌激素增多，进而刺激乳腺导管上皮及间质纤维组织增生引起本病。

【临床表现】

乳腺纤维腺瘤最主要的临床表现就是乳房肿块，好发于乳房外上象限，约75%为单发，少数多发。肿块增大缓慢，质地似硬橡皮球，表面光滑，易于推动。乳腺纤维腺瘤的肿块多为患者无意间摸到或查体检查出来，一般不伴有疼痛感，亦不随月经周期而发生变化。少部分病例乳腺纤维腺瘤同时伴有乳腺增生，此时则可有经前乳房胀痛不适等症状。

【实验室及其他检查】

1. X线摄片　常用方法是钼靶X线摄片，可早期鉴别乳腺癌。

2. B超检查　可鉴别实质性和囊性肿块。纤维腺瘤表现为圆形或椭圆形、实性、边界清楚的块影。

3. 诊断性穿刺　有助于纤维腺瘤和乳腺癌或分叶状囊肉瘤的鉴别，但不能用于纤维腺瘤和其他良性乳腺疾病的鉴别。

【处理原则】

乳腺纤维腺瘤发生癌变的可能性很小，但有肉瘤变的可能，目前乳腺纤维腺瘤最有效的治疗方法就是手术。腺瘤一旦形成，依靠药物是不能消除肿块的，但并不意味着只要一发现腺瘤就需立即手术。对于肿物比较小，生长缓慢的患者可以选择先观察随诊，如果短时间内出现生长较快或出现一些伴随症状，应选择立即手术治疗。此外，妊娠可使纤维腺瘤增大，妊娠前后发现的纤维腺瘤一般都应手术切除，术后常规做病理检查。

【护理评估】

1. 乳房肿块的大小、质地和活动度。
2. 伤口敷料有无渗血、渗液。
3. 生命体征变化。

【护理诊断】

知识缺乏　缺乏疾病诊治的相关知识有关。

【护理措施】

1. 告知乳腺纤维腺瘤的病因和治疗方法。
2. 暂不手术的患者应密切观察肿块变化，明显增大者应及时到医院诊治。
3. 行肿瘤切除术后，保持切口敷料清洁、干燥。

【健康指导】

告知患者慎用含雌激素类药物、保健品和丰胸产品。穿戴合适的文胸，少穿束胸或紧身衣。最好能选用柔软、透气、吸水性强的棉质文胸，尽可能不穿文胸睡觉。保持适量的运动，有助于乳房健美，降低乳腺疾病的发病率。洗澡水温不宜过烫，水温以27℃左右为宜，时间不宜过长，更不要在热水中长时间浸泡，避免热水刺激乳房。保持良好的心态和规律的生活作息，避免不良饮食习惯和嗜好可有效预防乳腺疾病发生。每月进行乳房自检，每年进行专业检查。一般选择月经后的1~2周是检查的最佳时期，如果发现乳房有肿块、乳房局部皮肤或乳头凹陷、腋窝淋巴结肿大时，一定要及时就诊。

第五节 乳 腺 癌

【学习目标】

1. 掌握乳腺癌的病因、临床表现、处理原则；
2. 掌握乳腺癌的护理评估、护理诊断、护理措施；
3. 掌握乳腺癌的健康指导。

【重点难点】

1. 乳腺癌术后并发症的护理；
2. 乳腺癌患者的健康指导。

【案例介绍】

患者，女，48 岁。患者 4 个月前在无明显诱因情况下发现左侧乳房肿块，无红肿、疼痛、无破溃及流脓，门诊以“左侧乳腺肿块”入院。示双侧乳腺对称，无酒窝征，无乳头溢液，左侧肿块质地硬、活动度低。彩超显示左侧乳腺 3~4 点钟方向可见约 1.4cm × 1.4cm × 0.9cm 低回声，边界不整齐，呈蟹足状。乳房钼靶可见密集的乳腺纤维腺体组织。

乳腺癌（fibroadenoma of breast）是女性发病率最高的恶性肿瘤之一，也是女性最常见的癌症死亡原因，它是乳房上皮细胞在多种致癌因子作用下，发生了基因突变，致使细胞增生失控，呈现出无序、无限制的恶性增生。

【发病原因】

乳腺癌的病因尚不清楚。目前较公认的原因如下：

1. 激素作用　雌激素刺激乳腺上皮细胞过度增生，是造成乳腺癌的重要原因。
2. 遗传因素　一级亲属中有乳腺癌病史者的发病危险性是普通人群的 2~3 倍。
3. 月经婚育史　月经初潮年龄早、绝经年龄晚、不孕及初次足月产年龄较大者发病机会增加，哺乳对乳腺癌的发生有保护作用，但主要是对绝经前的妇女而言。
4. 不健康的饮食或生活习惯。

【临床表现】

1. 症状　患者多在无意中发现而就诊，早期多无痛或偶有乳房刺痛、钝痛感，晚期出现转移相应症状。如肺转移时出现胸痛、咳嗽、气急；骨转移时出现骨骼固定部位疼痛；肝转移时出现肝肿大和黄疸。

2. 体征　早期表现是患侧乳房出现无痛、单发的小肿块，好发于乳房的外上象限。随着肿瘤的生长，可侵及周围组织引起乳房外形改变，若肿块侵及连接皮肤与腺体的 Cooper 韧带，使之收缩，导致肿块表面皮肤凹陷，称为“酒窝征”。若肿块侵犯近乳头的大乳管，则可使乳头偏移、内陷或抬高，造成两侧乳头位置不对称；肿块继续增大，与皮肤广泛粘连，当皮内或皮下淋巴管被癌细胞堵塞时，可出现皮肤淋巴水肿，在毛囊处形成许多点状凹陷，使皮肤呈“橘皮样”改变。乳头溢液、凹陷，患侧腋窝淋巴结肿大。

【实验室及其他检查】

1. X 线检查　乳腺钼靶 X 线摄片可作为乳腺癌普查方法，可早期鉴别乳腺癌。

2. B 超检查　能清晰显示乳房各层次软组织结构及肿块的形态和质地。

3. 诊断性穿刺　有助于纤维腺瘤和乳腺癌或分叶状囊肉瘤的鉴别，但不能用于纤维腺瘤和其他良性乳腺疾病的鉴别。

4. MRI 检查　采用顺磁对比剂强化再行最大密度投影法重建对乳腺癌的显示率为 100%，磁共振波谱图（MRS）强烈提示乳腺癌组织内胆碱水平增高，水 / 脂肪比率明显大于正常组织，是诊断乳腺癌重要标准。

【处理原则】

手术治疗为主，辅以化学药物、放射、内分泌及生物等综合治疗措施。

1. 手术治疗　是最根本的治疗方法。手术适应证为 TNM 分期的 0、Ⅰ、Ⅱ期及部分Ⅲ期患者。已有远处转移、全身情况差、主要脏器有严重疾病及不能耐受手术者属手术禁忌。目前应用的 5 种手术方式均属治疗性手术，而非姑息性手术。

（1）乳腺癌改良根治术：有两种术式，一是保留胸大肌，切除胸小肌；二是保留胸大、小肌。适用于Ⅰ、Ⅱ期乳腺癌患者。由于该术式保留了胸肌，术后外观效果好。

（2）保留乳房的乳腺癌切除术：完整切除肿块及肿块周围 1cm 的组织，并行腋窝淋巴结清扫术。术后必须辅以放疗、化疗。适用于Ⅰ、Ⅱ期乳腺癌患者。

（3）乳腺癌根治术：切除整个乳房、胸大肌、胸小肌、腋窝及锁骨下淋巴结。适用于局部晚期乳腺癌、中、高位腋窝淋巴结转移或肿瘤浸润胸大小肌的患者。

（4）单纯乳房切除术（total mastectomy）：切除整个乳房，包括腋尾部及胸大肌筋膜。适宜于原位癌、微小癌及年迈体弱不宜作根治术或晚期乳腺癌尚能局部切除者。

（5）乳腺癌扩大根治术（extensive radical mastectomy）：在传统根治术的基础上再行胸廓内动、静脉及其周围淋巴结（即胸骨旁淋巴结）清除术。该术式目前较少应用。

2. 化学治疗　乳腺癌是实体瘤中应用化疗最有效的肿瘤之一。常用的药物有环磷酰胺（C）、甲氨蝶呤（M）、氟尿嘧啶（F）、阿霉素（A）、表柔比星（E）、紫杉醇（T）。传统联合化疗方案有 CMF 和 CAF。术前化疗多用于Ⅲ期病例，可探测肿瘤对药物的敏感性，并使肿瘤缩小，减轻与周围组织的粘连。可采用 CMF 或 CEF 方案，一般用 2~3 疗程。一般认为辅助化疗于术后早期应用，联合化疗的效果优于单药化疗。辅助化疗应达到一定剂量，治疗期以 6 个月左右为宜，能达到杀灭亚临床型转移灶的目的。浸润性乳腺癌伴腋淋巴结转移者是应用辅助化疗的指征，可以改善生存率。

3. 内分泌治疗

（1）他莫昔芬：是最常用的药物，可降低乳腺癌术后复发及转移，同时可减少对侧乳腺癌的发生率；适用于雌激素受体（ER）、孕酮受体（PgR）阳性的绝经妇女。该药的主要不良反应有潮热、恶心、呕吐、静脉血栓形成、眼部不良反应、阴道干燥或分泌物多。他莫昔芬的第二代药物是托瑞米芬。

（2）芳香化酶抑制剂（如来曲唑等）：能抑制肾上腺分泌的雄激素转变为雌激素过程中的芳香化环节，从而降低雌二醇，达到治疗乳腺癌目的。适用于受体阳性的绝经后妇女。

4. 放射治疗（radiothcrapy）　属局部治疗手段。可降低Ⅱ期以上患者的局部复发率。放疗指征：①病理证实有腋中或腋上淋巴结转移者。②阳性淋巴结占淋巴总数1/2以上或有4个以上淋巴结阳性者。③病理证实胸骨旁淋巴结阳性者。④原位癌。⑤病灶位于乳房中央或内侧并作根治术后，尤其是腋淋巴结阳性者。

5. 生物治疗　近年临床上推广应用的曲妥珠单抗注射液，采用一年曲妥珠单抗辅助治疗可降低乳腺癌的复发率。

【护理评估】

1. 乳房肿块的大小、质地、活动度；
2. 生命体征变化；
3. 伤口敷料有无渗血、渗液，以及引流液的颜色、性质和量；
4. 患者肢体远端的血液循环情况，绷带加压包扎的松紧度是否适宜；
5. 术后评估皮瓣和切口愈合情况，有无皮下积液、感染、患侧上肢有无水肿；
6. 患侧远端血运情况，患肢功能锻炼及实施情况及功能恢复情况等；
7. 化疗或放疗期间患者的不良反应；
8. 评估患者的心理及社会支持系统。

【护理诊断】

1. 焦虑　与担心癌症预后及乳房缺失有关。
2. 有组织完整性受损的危险　与留置引流管、患侧上肢淋巴引流不畅有关。
3. 知识缺乏　与缺乏有关术后患肢功能锻炼的知识有关。
4. 潜在并发症　皮下积液、皮瓣坏死、上肢水肿。

【护理措施】

（一）患者非手术治疗护理/术前护理

1. 心理护理　乳腺癌患者的不良情绪主要集中在自尊、身体影响、焦虑和抑郁，护士需要了解患者心理变化特点，提供必要的心理干预，指导患者合理宣泄，增加对困境的耐受力，帮助患者寻找积极生存的目的，建立生活信心。

2. 终止妊娠或哺乳　妊娠期及哺乳期发生乳腺癌的患者，应立即中止妊娠或哺乳，以免因激素的水平活跃加快乳腺癌的发展。

3. 术前准备　术前行各重要器官功能的检查，尤其是高龄患者的相关检查，做好手术区皮肤准备，特别是腋窝处，需植皮者，做好供皮区的准备。保护好静脉，静脉穿刺操作娴熟。

4. 饮食护理　指导进食高营养、易消化食物，满足机体需要量，并储备能量，达到手术耐受的目的。

（二）术后护理

1. 体位　患者麻醉完全清醒，术后血压平稳可给予半卧位，术后肩关节应内收，避免外展上臂。卧床时给予患肢抬高，促进患肢静脉回流。

2. 病情观察　术后注意血压、心率变化、防止休克发生。同时观察有无胸痛、呼吸困难，及时发现因术中损伤胸膜引起的气胸。

3. 切口护理　切口用绷带加压包扎，观察切口敷料是否清洁干燥，患肢远端的血液供应情况（皮肤颜色、温度、脉搏等）。若肤色发绀伴皮温低，脉搏扪不清，提示腋窝部血管受压，应及时调整绷带的松紧度。

4. 负压引流管护理　负压吸引的压力大小适宜，一般在 200~400MPa，过高可致引流管腔瘪陷，引流不畅，过低则不能有效引流，导致皮下积液，妥善固定引流管保持畅通，观察引流液性质、颜色、量。更换时注意无菌操作。

5. 饮食护理　术后 6 小时无麻醉反应可给予普通饮食，适量进食易消化、高营养的食物，促进身体早日恢复，按期接受和完成后期的治疗方案。饮食不可过量，过度营养和肥胖对乳腺癌患者都有不利影响。禁忌胎盘及其制品和未知成分的保健品。

6. 康复训练　循序渐进的患肢功能锻炼，功能锻炼对恢复患者肩关节功能和消除水肿至关重要，方法循序渐进：①术后 1~2d，练习握拳、伸指、屈腕；②术后 3~4d，前臂伸屈运动；③术后 5~7d，患侧的手摸对侧肩、同侧耳（可用健肢托患肢）；④术后 8~10d，练习肩关节抬高、伸直、屈曲至 90°；⑤术后 10d 后，肩关节进行爬墙及器械训练。功能锻炼的达标要求是：2 周内患侧上臂能伸直、抬高绕过头顶摸到对侧的耳。达标后仍需继续进行功能锻炼。术后 7d 内限制肩关节外展。严重皮瓣坏死者，术后 2 周内避免大幅度运动。皮下积液或术后 1 周引流液超过 50ml 时应减少练习次数及肩关节活动幅度（限制外展）。植皮及行背阔肌皮瓣乳房重建术后要推迟肩关节运动。

7. 心理护理　继续给予患者及家属心理上的支持，提供充分信息，帮助患者理性接受患病事实，实施以患者为中心的医疗护理模式，帮助患者充分发挥她们的决策权，激发她们自我承担意识。

8. 放化疗护理　放化疗前应向患者讲解放疗、化疗的目的以及治疗中可能出现的毒副反应，使患者做好充分的心理准备；患者实施放疗时，应注意保护皮肤，出现放射性皮炎时积极处理；化疗期间定期检查肝肾功能及白细胞计数，如白细胞计数低于 3.0×10^9/L，血小板低于 30×10^9/L，及时报告医生处理。

9. 并发症预防

（1）皮下积液：术后特别注意保持引流管畅通，包扎松紧度适宜，避免过早外展患侧上肢。皮下积液要早发现，及时穿刺或引流排出，并加压包扎。同时应用抗生素预防感染。

（2）皮瓣坏死：皮瓣缝合张力大是坏死的主要原因。术后预防皮瓣坏死的主要措施是观察创面勿加压包扎过紧，及时处理皮瓣下积液。

（3）上肢水肿：避免患肢采血、输液及任何注射、测血压等，术后及早、适当的功能锻炼，局部按摩，患肢抬高和弹力袖套治疗，在患者日常活动中均避免可能引起患肢淋巴液增多或淋巴引流受阻因素，如患肢长时间下垂、受压、感染。术后半年勿抬举重物，走路时患肢摇动幅度不可过大，避免穿过紧的衣物。

【健康指导】

指导患者出院后遵医嘱继续放疗、化疗、内分泌治疗等。手术后5年内避免妊娠，以免加速乳癌复发。保护伤口，避免外伤，患侧上肢避免过度疲劳。普及妇女自我检查乳房知识，对20岁以上妇女，特别是伴有危险因素的女性，应每月自我检查乳房一次，是早期发现乳腺肿块的有效措施。自查乳房最好选择在月经结束后4~7天进行，此时乳房最松弛，病变容易被检出。指导患者继续坚持患侧上肢的功能锻炼，教会患者锻炼方法，如手指爬墙运动、划圈运动、滑轮运动等，逐渐恢复患侧上臂的全范围关节运动。以手术日期算起术后2年内，每3个月复查双侧乳腺B超，肝胆胰脾肾子宫附件B超，每6个月复查一次钼靶、胸片，每6~12个月复查全身扫描。术后3~5年每6个月复查双侧乳腺B超，肝胆胰脾肾子宫附件B超，钼靶、胸片，每6~12个月复查全身扫描。以后每年随访一次。

第六节　胃十二指肠溃疡急性穿孔

【学习目标】

1. 掌握胃十二指肠溃疡急性穿孔的病因、临床表现、处理原则；
2. 掌握胃十二指肠溃疡急性穿孔护理评估、护理诊断、护理措施；
3. 熟悉胃十二指肠溃疡急性穿孔的健康宣教。

【重点难点】

1. 胃十二指肠溃疡急性穿孔患者的护理措施。
2. 胃十二指肠溃疡急性穿孔患者病情的观察及处理。

【案例介绍】

患者，男，28岁，因"中上腹剧痛、呕吐不适"于凌晨3时入院。患者因喜好游戏，没有时间外出进食，近1周仅以方便面和面包充饥。3小时前进食大量辣条和啤酒后患者突发腹部疼痛，疼痛拒按，卷曲位，面色苍白，大汗淋漓。急诊以"腹痛待查"入院。患者既往轻度胃炎，体形消瘦。小便正常，大便未解。

胃十二指肠溃疡急性穿孔（acute perforation of gastroduodenal ulcer）起病急、变化快，病情严重，需紧急处理，若诊治不当可危及生命。它是胃十二指肠溃疡的严重并发症之一，其发生率呈逐渐上升趋势，发病年龄渐趋老龄化。

【发病原因】

1. 是活动期胃十二指肠溃疡向深部侵蚀、穿破浆膜的结果。
2. 急性穿孔引起化学性腹膜炎和腹腔内大量液体渗出。
3. 细菌繁殖后逐渐转变为化脓性腹膜炎。

【临床表现】

1. 症状　好发于夜间空腹或饱食后。全腹刀割样剧痛，但以上腹部为重。患者疼痛难忍，并有休克症状。常伴恶心、呕吐。

2. 体征

（1）视诊：急性痛苦病容，蜷曲位、拒绝改变体位、腹肌强烈收缩呈舟状，腹式呼吸减弱或消失。

（2）触诊：腹肌紧张呈“木板样”强直，全腹有明显的压痛和反跳痛。

（3）叩诊：肝浊音界缩小或消失。

（4）听诊：肠鸣音减弱或消失。

【辅助检查】

1. 实验室检查　血常规、生化等常规检查。

2. 影像学检查　立位腹部X线检查可见膈下新月状游离气体影；腹部B超可发现腹腔积液。

3. 专科检查　腹腔穿刺抽出液可含胆汁或食物残渣。

【处理原则】

1. 非手术治疗

（1）适应证：①体征及症状轻，无出血、幽门梗阻及癌变等并发症的空腹状态下的穿孔；②腹膜炎已局限，穿孔超过24小时或穿孔已封闭的患者；③自身条件差，无法耐受麻醉和手术者。若经非手术治疗6~8小时后病情不见好转反而加重者，应立即改为手术治疗。

（2）治疗措施：①禁食水、持续胃肠减压；②静脉输液和营养支持治疗，维持水电解质平衡；③抗生素的使用控制感染；④应用抑酸药物。

2. 手术治疗

（1）单纯穿孔修补术。

（2）彻底性溃疡切除手术。

【护理评估】

1. 评估患者的健康史、一般情况、既往史。

2. 评估患者身体状况包括患者的症状以及相关体征、全身营养状况等。

3. 评估患者的相关检查结果。

4. 评估患者心理－社会状况，了解患者及家属对急症手术的心理准备以及社会支持和经济状况。

【护理诊断】

1. 疼痛　与消化液对腹膜的强烈刺激有关。

2. 体液不足　与消化液的大量丢失有关。

3. 营养失调，低于机体需要量　与胃肠液大量外漏、炎症和创伤等所致的高消耗有关。

4. 焦虑 与痛觉刺激和担心预后有关。

5. 潜在并发症 出血、腹腔感染、吻合口瘘、消化道梗阻、倾倒综合征等。

【护理措施】

（一）非手术治疗护理 / 术前护理

1. 一般护理 伴有休克者仰卧双凹位，生命体征平稳后改为半卧位，以利于漏出的消化液积聚于盆腔最低位，减少毒素的吸收，同时也可降低腹壁张力和减轻疼痛。禁食水、持续胃肠减压，可减轻胃肠道积气、积液，减轻腹胀。建立静脉输液通道，遵医嘱补液，维持水、电解质及酸碱平衡。密切观察患者病情变化，若病情不见好转反而加重者，应做好急诊手术准备。

2. 专科用药指导 遵医嘱使用护胃、消炎、抑酸、补液等对症支持治疗，明确诊断后可使用止痛、解痉药物。

3. 心理护理 做好急诊手术患者的心理护理，提高患者对接受手术的心理承受能力，使其以良好的心态配合手术，有利于术后的恢复。

（二）术后护理

1. 一般护理 合理安置体位，妥善固定各留置管道，保持引流通畅。禁食期间应静脉补充液体。准确记录 24 小时出入水量，及时了解患者各项检查结果，为合理输液提供依据。鼓励患者早期下床活动，肠蠕动恢复，肛门排气后，可拔除胃管。遵循“流质－半流质－软食－无渣饮食－普食”的顺序进行饮食调节。

2. 病情观察 术后每半小时测量血压、脉搏、呼吸一次，直至血压平稳，如病情较重或有休克者，仍需每 1~2 小时测量一次，病情稳定后可延长测量间隔时间。同时密切观察患者神志、意识、尿量、切口渗血渗液和引流液的情况。密切观察患者的腹部体征变化。

3. 专科用药 遵医嘱使用护胃、消炎以及肠外营养支持治疗，使用生长抑素制剂，能显著降低胃肠分泌量，从而减少液体丢失。

4. 术后并发症的观察和处理

（1）术后胃出血：表现为术后短期内从胃管引流出大量新鲜血液。处理：①严密观察患者出血征象；②若发生出血，需及时报告医师处理；③应用止血药物和输注新鲜血液；④用冰生理盐水洗胃；⑤若不能有效止血或出血量 >500ml/h，积极完善术前准备。

（2）感染 饱餐后的胃、十二指肠急性穿孔造成弥漫性腹膜炎，术后可出现腹腔或切口感染。若患者术后第 4~5 天出现体温突然升高，局部出现疼痛和压痛，提示炎症存在，给予抗感染，充分引流，每日更换伤口敷料等对症处理。

（3）吻合口破裂或吻合口瘘 表现为高热、脉速等全身中毒症状；腹膜刺激征。腹腔引流管引流出含肠内容物的浑浊液体，如发生较晚，多形成局部脓肿或外瘘。处理：弥漫性腹膜炎者须立即做好急诊手术准备，形成吻合口瘘者按肠瘘处理。

（4）术后梗阻 临床表现为上腹部胀痛或绞痛，呕吐食物和胆汁。多发生在患者进食后，且上腹有压痛性肿块。若病情进展快，不久即出现烦躁、脉速、血压下降等休克表现。易发生肠绞窄，应紧急手术治疗。

【健康指导】

指导患者饮食规律，少食多餐。术后早期不宜进食甜食，应以易消化食物为主，忌生冷、油炸食物。3个月内避免重体力活动，注意劳逸结合，生活规律。讲解术后迟发性并发症的症状、体征。出现不适，随时就诊。养成良好的生活习惯，戒烟戒酒。术后3个月行纤维胃镜检查了解愈合情况。

第七节　胃十二指肠溃疡大出血

【学习目标】

1. 掌握胃十二指肠溃疡大出血的病因、临床表现、处理原则；
2. 掌握胃十二指肠溃疡大出血患者的护理评估、护理诊断、护理措施；
3. 熟悉胃十二指肠溃疡大出血的健康宣教。

【重点难点】

胃十二指肠溃疡大出血患者病情的观察及处理。

【案例介绍】

患者，男，32岁，因“上腹疼痛不适2个小时”入院。患者2个小时前饮酒后开始出现恶心、呕吐，呕吐物含有咖啡样物体约300ml。患者既往有胃溃疡病史，体型偏瘦。测量血压90/60mmHg，急查血常规血细胞计数，血红蛋白值均下降。急诊以“胃出血”收入院。患者主诉口渴，神色焦虑、恐慌。入院查体示患者神志清楚，面色苍白，血压100/60mmHg。持续呕血，无便血。

胃十二指肠溃疡大出血是因胃或十二指肠溃疡引起呕血、大量柏油样黑便，导致红细胞计数、血红蛋白和血细胞比容下降，患者心率加快，血压下降，甚至出现休克症状。胃十二指肠溃疡大出血是消化道大出血中最常见的原因，约占50%以上，其中5%~10%需要外科手术治疗。

【发病原因】

1. 患者既往多有溃疡史。
2. 作息、饮食不规律。
3. 服用非甾体类抗炎药等。

【临床表现】

1. 症状　急性大呕血和柏油样便，黑便的色泽可较鲜红。短期内失血量超过400ml时可出现循环系统代偿征象，当失血量超过800ml时可出现休克症状。

2. 体征　腹胀，上腹部可有轻度压痛，肠鸣音亢进。

【辅助检查】

1. 实验室检查　早期血象无变化，以后红细胞计数、血红蛋白值、血细胞比容均呈进行性下降。

2. 专科检查 胃镜检查，出血24小时内其阳性率可达70%~80%，≥48小时则阳性率下降。

3. 影像学检查 血管造影可明确病因与出血部位。

【处理原则】

根据患者既往史及全身情况，一般分为非手术治疗和手术治疗。

1. 非手术治疗

（1）快速输液、输血，补充血容量。

（2）禁食、留置胃管用生理盐水冲洗胃腔，清除血凝块。可经胃管注入含去甲肾上腺素的冰生理盐水溶液。

（3）专科用药：应用止血、制酸等药物。

（4）纤维胃镜下止血。

2. 手术治疗

（1）手术指征：①严重大出血，短期内出现休克的患者；②年龄在60岁以上伴血管硬化症者；③近期发生过类似的大出血或既往有溃疡穿孔或幽门梗阻者；④使用药物治疗的胃十二指肠溃疡患者；⑤纤维胃镜检查发现动脉搏动性出血或溃疡底部血管显露。

（2）手术方式：①胃大部切除术；②溃疡底部贯穿缝扎术；③在贯穿缝扎处理溃疡出血后作迷走神经干切断加胃窦切除或幽门成形术。

【护理评估】

1. 评估患者的生命体征及出血程度、性质和量。

2. 评估患者的健康史、既往史和用药史。特别是有无使用非甾体类抗炎药和皮质类固醇等药物服用史。

3. 评估患者所做的相关检查及结果，包括血液检查、影像学检查。

4. 评估患者及家属对疾病治疗知识的了解程度，对大量呕血的焦虑、心理状况以及其经济状况。

5. 术后评估 手术方式、手术切口及引流管情况。

【护理诊断】

1. 焦虑、恐惧 与突发胃十二指肠溃疡大出血和担心预后有关。

2. 体液不足 与胃十二指肠溃疡大出血致血容量降低有关。

3. 营养失调 低于机体需要量 与失血、长期禁食等有关。

4. 潜在的并发症 出血、腹腔感染、吻合口瘘、倾倒综合征、胃排空障碍。

【护理措施】

（一）非手术护理/术前护理

1. 一般护理 绝对卧床休息，血压低取平卧位，血压平稳取半卧位，呕血者头偏向一侧，休克者取中凹卧位，迅速补充血容量，给予氧气吸入。迅速建立两条以上输液通路，快速输液、输血。开始时速度宜快、可加压，待休克缓解后可减慢输液速度。遵医嘱应用止血药物或给予冰生理盐水洗胃。暂禁食，出血停止后逐渐恢复饮食。

2. 病情观察　严格观察患者意识、血压、脉搏、尿量、中心静脉压和周围循环情况，并做好相关记录。观察有无鲜红血液持续从胃管引出，以判断有无活动性出血和止血效果。若出血继续，应及时报告医师。并做好急诊手术准备工作。

3. 专科用药　静脉滴注或肌注止血药物，使用生长抑素抑制胃酸分泌。

4. 心理护理　保持病房环境安静，及时清除呕血或黑便后的血液和污染物，减少不良刺激。关心安慰患者，消除患者紧张、恐惧心理。

（二）术后护理

参见本章第六节胃十二指肠溃疡急性穿孔。

【健康指导】

指导患者少食多餐，进食规律。进高蛋白、低脂饮食，补充铁剂和维生素，少食烟熏和腌制食物，忌生冷、油炸食物，保持乐观的心情，注意劳逸结合，生活规律。告知患者药物服用的时间、剂量、方法；讲解药物的副作用，避免服用对胃黏膜有损害性的药物；养成良好的生活习惯，戒烟戒酒；讲解术后迟发型并发症的症状、体征，出现不适，及时就诊。术后3个月行纤维胃镜检查了解愈合情况。

第八节　胃　　癌

【学习目标】

1. 掌握胃癌的病因、临床表现、处理原则；
2. 掌握胃癌的护理评估、护理诊断、护理措施；
3. 掌握胃癌的健康指导。

【重点难点】

胃癌术后并发症的观察及护理。

【案例介绍】

患者，男，50岁。因“上腹疼痛不适3个月”入院。患者两个月前开始出现上腹不适、疼痛、食欲减退，有反酸、嗳气，服抗酸药无好转，近3个月体重持续下降7kg。患者既往有慢性胃炎史，长期喜吃腌制食物。门诊胃镜提示“胃部新生物”，以“胃新生物”收入院。患者体形消瘦，精神尚可，大小便正常。

胃癌（gastric carcinoma）是我国最常见的恶性肿瘤之一。好发年龄在50岁以上，男性患者的发病率是女性患者的两倍。好发部位是胃窦部，其次是胃小弯、贲门部，胃大弯和前壁较少见。胃癌发病隐匿，早期诊断比较困难。

【发病原因】

胃癌的确切病因尚未完全清楚，但与以下因素有关。

1. 地域环境　我国西北与东部沿海地区的发病率比南方地区高。在世界范围内，发病率最高的是日本，最低的是美国。

2. 饮食生活因素　食物中缺乏新鲜蔬菜、水果，长期食用盐腌、熏烤食品和吸烟者胃癌的发病率高。

3. 幽门螺杆菌感染　是引发胃癌的主要因素之一。

4. 慢性疾病和癌前病变。

5. 遗传因素　胃癌有明显的家族聚集倾向。

【临床表现】

1. 症状　早期胃癌症状多不明显，病情进展可有上腹疼痛、食欲不振、呕吐、消瘦等症状。贲门胃底癌可有胸骨后疼痛及进行性哽噎感，幽门附近的胃癌可有呕吐宿食的表现；肿瘤溃破血管后可有呕血和黑便。

2. 体征　胃癌早期、进展期无明显体征，晚期，可扪及上腹部肿块。若出现远处转移时，可有肝大、腹水、锁骨上淋巴结肿大等。

【辅助检查】

1. 实验室检查　粪便隐血试验、血常规、肿瘤指标监测癌胚抗原等。

2. 专科检查　纤维胃镜检查是诊断胃癌的有效方法。

3. X线钡餐检查、腹部超声、螺旋CT　有助于胃癌的诊断和术前临床分期。

【治疗原则】

提高胃癌疗效的关键是早发现、早诊断和早治疗。外科手术是胃癌治疗的主要手段，也是目前能治愈胃癌的唯一方法。对中晚期胃癌，积极辅以化疗、放疗及免疫治疗等综合治疗以提高疗效。

【护理评估】

（一）术前评估

1. 评估患者的健康史。

2. 评估患者的相关检查结果。

3. 评估患者的身体状况包括患者的症状以及相关体征、全身营养状况等。

4. 评估患者的心理－社会状况。

（二）术后评估

1. 评估患者手术中的情况。

2. 评估患者生命体征的变化。

3. 评估各引流管的引流量、颜色及性质。

4. 评估有无出血、吻合口瘘、梗阻及胃瘫等并发症。

【护理诊断】

1. 焦虑/恐惧　与患者对癌症的恐惧、担心预后及治疗效果有关。

2. 营养失调低于机体需要量　与消化吸收不良、食欲减退、恶心、呕吐、疼痛及肿瘤的高代谢有关。

3. 潜在并发症　出血、吻合口瘘、十二指肠残端破裂、消化道梗阻、倾倒综合征等。

【护理措施】

（一）术前护理

1. 一般护理　根据患者的身体状况，制订合理饮食。对无法进食者，遵医嘱予静脉输液，必要时输血浆或全血，以改善患者的营养状况，提高患者对手术的耐受性。

2. 专科用药　明确诊断的患者可以使用止痛、解痉药物如山莨菪碱药物等，患者嗳气、反酸时可以使用生长抑素抑制胃肠道运动。

3. 其他特殊护理　对有幽门梗阻的患者，在禁食的基础上，术前3日起给患者口服肠道不吸收的抗菌药物，每晚用温生理盐水洗胃，以减轻胃黏膜的水肿。必要时清洁肠道。

4. 心理护理　根据患者个体情况提供信息，向患者解释胃癌手术治疗的必要性，帮助患者消除不良心理，增强信心。此外，还应鼓励家属和朋友给予患者关心和支持。

（二）术后护理

1. 一般护理　根据患者麻醉清醒程度取合适体位。严密观察患者生命体征及腹部体征变化，注意观察各留置管道的引流情况，保持其引流通畅。协助患者早期下床活动，教会患者掌握自我放松的方法，缓解术后切口疼痛。肠蠕动恢复后可拔除胃管，逐渐恢复饮食。少食产气食物，忌生、冷、硬和刺激性食物。少量多餐，开始时每日5~6餐，以后逐渐减少进餐次数并增加每次进餐量逐步恢复正常饮食。每次饮食后需观察患者有无腹部不适。

2. 专科用药　根据患者营养状况予肠外营养和肠内营养支持治疗，必要时输血清清蛋白或全血，予护胃、消炎、化痰等对症处理。

3. 并发症的观察及处理

（1）胃大部分切除术后并发症：

1）术后胃出血：术后严密观察患者的生命体征，若术后短期内从胃管引流出大量鲜红色血液，持续不止，需及时报告医师处理。遵医嘱应用止血药物和输新鲜血液等，或用冰生理盐水洗胃。若经非手术治疗不能有效止血或出血量>500ml/h时，积极完善术前准备。

2）十二指肠残端破裂：多发生在术后24~48小时，临床表现为突发性上腹部剧痛、发热和腹膜刺激征；白细胞计数增加；腹腔穿刺可抽得胆汁样液体。如发生十二指肠残端破裂，需立刻准备进行手术治疗。

3）吻合口破裂或吻合口瘘：是胃大部切除术后的早期严重并发症之一，多发生在术后1周内，临床表现为高热、脉速等全身中毒症状，腹膜炎以及腹腔引流管引流出含肠内容物的浑浊液体。如发生较晚，多形成局部脓肿或外瘘。处理包括：①出现弥漫性腹膜炎的吻合口破裂的患者须做好急诊手术准备；②形成局部脓肿或外瘘或无弥漫性腹膜炎的患者，进行局部引流，注意及时清洁瘘口周围皮肤并保持干燥，以免皮肤破损继发感染；③禁食、胃肠减压；④合理应用抗生素和给予肠外营养支持，纠正水、电解质紊乱和维持酸碱平衡。经上述处理后多数患者吻合口瘘可在4~6周自愈；若经久不愈，须再次手术。

4）胃排空障碍：常发生在术后4~10日，表现为上腹饱胀、钝痛和呕吐，呕吐含胆汁胃内容物。处理措施包括禁食、胃肠减压，肠外营养支持，纠正低蛋白，维持水、电解质和酸碱平衡，应用胃动力促进剂，也可用3%温盐水洗胃。一般均能经非手术治疗治愈。

5）术后梗阻：临床表现为上腹部胀痛或绞痛，呕吐食物和胆汁。多发生在患者进食后，且上腹有压痛性肿块。若病情进展快，不久即出现烦躁、脉速、血压下降等休克表现。易发生肠绞窄，应紧急手术治疗。

6）倾倒综合征（dumping syndrome）：根据进食后症状出现的时间可分为早期与晚期两种。①早期倾倒综合征：多发生在进食后半小时内，患者以循环系统症状和胃肠道症状为主要表现。主要护理措施包括指导患者少食多餐，避免过甜、过咸、过浓的流质饮食；用餐时限制饮水喝汤；进餐后平卧20分钟。多数患者经调整饮食后，症状可减轻或消失，极少数症状严重而持久的患者需手术治疗。②晚期倾倒综合征：餐后2~4小时患者出现低血糖综合征。出现症状时稍进饮食，尤其是糖类，即可缓解。饮食中减少碳水化合物含量，增加蛋白质比例，少量多餐可防止其发生。

（2）迷走神经切断术后并发症：

1）胃小弯坏死穿孔：一旦发生，护士须即刻完善各项术前准备，做好急诊修补手术。

2）腹泻：指导患者遵医嘱口服抑制肠蠕动的药物，对频繁腹泻者应做好饮食指导和肛门周围皮肤护理。

3）吞咽困难：护士应告知患者该症状一般于术后1~2个月能自行缓解，对少数确实无法缓解者可考虑行食管扩张治疗，以缓解症状。

【健康指导】

引导患者保持心情舒畅，注意劳逸结合。与患者一起制订饮食计划，少量多餐，避免辛辣刺激食物的摄入。以高蛋白、高热量、高维生素、低脂肪饮食为主，禁止吸烟和饮酒。告知患者须定期门诊复查，术后1年内，每3个月或半年复查一次。

第九节 肠 梗 阻

【学习目标】

1. 掌握肠梗阻的概念、病因、临床表现、处理原则；
2. 掌握肠梗阻的护理评估、护理诊断、护理措施；
3. 掌握肠梗阻的健康宣教。

【重点难点】

肠梗阻患者术后并发症的观察及护理。

【案例介绍】

患者，女，56岁，主诉“中上腹疼痛1天”。患者1天前进食后出现腹痛，以中上腹为主，持续发作，伴腹胀、恶心、呕吐，呕吐物为胃内容物，呕吐后腹痛等不适可稍微缓解，伴肛门停止排便，门诊腹部平片考虑不全性肠梗阻，急诊以“肠梗阻”收入院。患者精神、睡眠可，饮食欠佳，大便未解，小便可，体重、体力无明显改变。查体示患者腹平软，右下腹部可见陈旧性手术瘢痕，未见肠型及蠕动波，上腹部及中下腹部压痛，以上腹部明显，无反跳痛，移动性浊音阴性，肠鸣音正常。

肠梗阻（intestinal obstruction）指肠内容物不能正常运行及顺利通过肠道，是外科常见的急腹症之一。患者病情发展快者，可导致水、电解质及酸碱失衡，及高龄患者并有心肺功能不全等常为死亡原因。

【发病原因】

1. 机械性肠梗阻最常见　是由于肠内、肠壁和肠外各种机械性原因引起的肠内容物通过障碍。

2. 动力性肠梗阻　由于肠壁肌肉功能失调，并无器质性肠腔狭窄。又可分为：①肠麻痹，因交感神经反射性兴奋或毒素刺激肠管而失去蠕动能力以致肠内容物不能运行；②肠痉挛，肠管副交感神经过度兴奋，肠壁肌肉过度收缩所致。

3. 血运性肠梗阻　较少见，由于肠系膜血管血运障碍，导致肠管缺血、坏死肠内容物停止运动。

【临床表现】

（一）症状

1. 腹痛　单纯性机械性肠梗阻表现为阵发性腹部绞痛；绞窄性肠梗阻表现为腹痛间歇期缩短，呈持续性剧烈腹痛；麻痹性肠梗阻腹痛为全腹部的持续胀痛；肠扭转所致的闭袢性肠梗阻多为突发持续的腹部绞痛伴阵发性加剧。

2. 呕吐　与肠梗阻发生的部位、类型有关。高位肠梗阻早期发生呕吐并频繁，主要为胃及十二指肠液和胆汁；低位肠梗阻呕吐则出现较迟而少，呕吐物为粪样，绞窄性肠梗阻呕吐物为血性或棕褐色液体；麻痹性肠梗阻呕吐呈溢出性；若吐出蛔虫，则为蛔虫引起的肠梗阻。

3. 腹胀　发生时间较腹痛晚，其程度与梗阻部位有关。高位肠梗阻腹胀轻，低位肠梗阻腹胀明显，麻痹性肠梗阻则表现为均匀全腹胀，肠扭转时腹胀多不对称。

4. 肛门停止排气、排便　完全性肠梗阻表现为不排气、不排便。绞窄性肠梗阻可排出血性黏液样便。

（二）体征

1. 腹部

（1）视诊：机械性肠梗阻常可见肠型及蠕动波。

（2）触诊：单纯性肠梗阻时腹壁软，轻度压痛，无腹膜刺激征。绞窄性肠梗阻时，有固定压痛和腹膜刺激征。

（3）叩诊：绞窄性肠梗阻时，腹腔内渗液，有移动性浊音。

（4）听诊：机械性肠梗阻时有肠鸣音亢进，气过水声。麻痹性肠梗阻时，肠鸣音减弱或消失。

2. 全身　肠梗阻早期，全身无明显变化。梗阻晚期或绞窄性肠梗阻患者可出现脱水、代谢性酸中毒表现。还可出现体温升高、血压下降、脉搏细速、呼吸浅快等中毒和休克征象。

【辅助检查】

1. 生化检查　绞窄性肠梗阻则有白细胞计数和中性粒细胞比例的升高；血气分析、血清电解质、血尿素氮及肌酶检查可出现异常；肠壁有血运障碍者，呕吐物和粪便检查潜血试验阳性。

2. 影像学检查　腹部立位或侧卧位 X 线检查可见多个胀气肠袢；空肠梗阻时，空肠黏膜的环状皱襞可见鱼肋骨刺状改变。结肠梗阻时可见扩张的结肠袋。

3. 专科检查　钡剂灌肠或 CT 检查可以明确梗阻的部位和性质。

【处理原则】

1. 非手术治疗　主要适用于单纯性粘连性肠梗阻、麻痹性或痉挛性肠梗阻。治疗原则为禁食水及胃肠减压，维持水、电解质及酸碱平衡、防治感染和中毒，及时使用抗生素防治感染。

2. 手术治疗　适用于绞窄性肠梗阻以及经非手术治疗无效的患者。手术方式包括肠粘连松解术、肠造口术或肠切除吻合术等。

【护理评估】

（一）术前评估

1. 评估患者的健康史。

2. 评估患者所做的相关检查及结果，包括血液检查，影像学检查等。

3. 评估患者的心理情况及社会状况。

（二）术后评估

1. 评估患者术后的生命体征情况。

2. 评估各导管是否通畅，引流液的量、性质和颜色。

3. 评估术后有无肠粘连等并发症。

4. 评估术后康复情况。

【护理诊断】

1. 体液不足　与频繁呕吐、肠腔内积液及胃肠减压有关。

2. 疼痛　与肠内容物不能正常运行、通过障碍，肠蠕动增强有关。

3. 潜在并发症　出血、腹腔感染、肠粘连、肠瘘。

【护理措施】

（一）非手术护理 / 术前护理

1. 一般护理　采取半坐卧位，有利于减轻腹部张力，减轻腹胀；胃肠减压期间应保持胃管通畅,注意引流的颜色、性状及量并正确记录;维持水、电解质及酸碱平衡。

2. 病情观察及处理　严密观察患者生命体征及病情变化。及时观察胃肠减压引流情况,及早发现绞窄性肠梗阻,积极做好术前准备,必要时行紧急手术。

3. 专科用药护理　遵医嘱应用解痉剂,禁止使用吗啡类止痛剂,在确定无肠绞窄后,可应用阿托品、山莨菪碱等抗胆碱类药物。

4. 其他特殊护理　呕吐时头偏向一侧,清除口腔内呕吐物,防止误吸引起吸入性肺炎或窒息。观察和记录呕吐物颜色、性状和量。

(二)术后护理

1. 一般护理　①全麻术后予以平卧位,头偏向一侧;血压平稳后给予半卧位。指导患者术后床上进行肢体锻炼,协助患者早期下床活动。②术后暂禁食,给予静脉营养,肠蠕动恢复、肛门排气,拔出胃管后,可开始进食少量流质,若无不适,逐步过渡到半流质,如稀饭、蒸蛋羹、面条等。

2. 术后并发症观察

(1)肠梗阻:鼓励患者术后早期活动,如病情平稳,术后24小时床上活动,协助患者早期下床活动,促进胃肠道蠕动,防止肠粘连。如出现阵发性腹痛、腹胀、呕吐等,应积极采取非手术治疗措施,即可缓解。

(2)腹腔内感染及肠瘘:如有引流管,应妥善固定并保持引流通畅,观察引流液的颜色、性质、量并做好护理记录。观察生命体征变化及切口情况,如腹腔内感染,应根据医嘱给予全身营养支持和抗感染治疗。引流不畅或感染不能局限者需再次手术处理。

3. 心理护理　关心安慰患者,耐心解释,使其积极配合各项治疗及护理,增强对疾病治疗的信心。

【健康指导】

告知患者需清淡、适量饮食,饭后忌剧烈活动。保持排便通畅,告知患者调整饮食、腹部按摩等方法来保持大便通畅,无效者可予以口服缓泻剂,避免用力排便。指导患者自我监测,若出现腹痛、腹胀、呕吐等不适,及时就诊。

第十节　肠　　瘘

【学习目标】

1. 掌握肠瘘的概念、病因、临床表现、处理原则;
2. 掌握肠瘘的护理评估、护理诊断、护理措施;
3. 掌握肠瘘的健康指导。

【案例介绍】

患者,男,67岁,主诉“直肠癌术后1周伴发热3天。”患者1周前因直肠新生物在外院行腹腔镜下直肠癌根治术，术中见肿瘤距肛缘 5cm。术后给予对症支持治疗，3 天前患者出现低热，呈持续性发热，最高达 38.6℃，给予物理降温后可稍缓解。1 天前腹腔引流管引流出黄色浑浊液体。现患者为进一步治疗来我院就诊，门诊以“吻合口瘘”收入院。自手术以来，未进饮食，大便未解，小便可。体力体重均有所下降。

肠瘘（intestine fistula）是指肠管与其他空腔脏器、体腔或体外出现异常通道，造成肠内容物流到肠腔、体腔或至体外，引起全身及局部生理功能紊乱。肠瘘为重症的腹部外科疾病之一，可引起感染、体液丢失、营养不良和器官功能障碍等一系列病理生理改变，甚至危及患者的生命。

【发病原因】

1. 腹部手术　主要为术后腹腔内感染，吻合口裂开、肠管血运障碍造成吻合口瘘。

2. 腹部创伤　腹部的开放性或闭合性损伤导致受损的肠管未及时处理，则发展为肠瘘。

3. 其他　继发于腹腔脓肿，溃疡性结肠炎，肠结核。

【临床表现】

（一）症状

1. 腹痛　由于肠液外漏，对周围组织器官产生强烈刺激，患者有腹痛、腹胀，恶心、呕吐或由于麻痹性肠梗阻而停止排便、排气。瘘口排出物的性状与瘘管位置有关，如高流量的高位小肠瘘漏出的肠液中往往含有大量胆汁胰液等，多呈蛋花样、刺激性强，腹膜刺激征明显；而结肠瘘等低位肠瘘，若瘘口小，其漏出液排出量小，也可形成局限性腹膜炎。漏出液内含有粪渣，有臭气。

2. 皮肤受损　患者瘘口处皮肤出现红肿、糜烂、剧痛，甚至继发感染，破溃出血。

（二）体征

1. 腹腔内脓肿期　多发生于瘘形成后 7~10 日，表现为恶心、呕吐，腹泻，里急后重等；瘘口排出大量的脓性液体，甚至脓血性液体。

2. 继发感染　体温升高，达 38℃以上，水，电解质及酸碱平衡失调，严重脱水者可出现低血容量性休克。

【辅助检查】

1. 生化检查　血常规检查可出现血红蛋白值、红细胞计数下降；严重感染时白细胞计数及中性粒细胞比例升高。

2. 影像学检查　①B 超及 CT 检查；②瘘管造影：适用于瘘管已形成者。

3. 专科检查　消化道造影，是诊断肠瘘的有效手段。

【处理原则】

1. 非手术治疗

（1）营养支持：遵医嘱补液，纠正水、电解质紊乱；根据病情提供肠外或肠内营养。

（2）控制感染：取低半坐卧位，以利于漏出液积聚盆腔和局限化、减少毒素吸收及有效引流。遵医嘱予以抗生素。

（3）药物治疗：生长抑素制剂，能显著降低胃肠分泌量，从而降低瘘口肠液的排出量，减少液体丢失。

（4）经皮穿刺置管引流：对肠瘘后腹腔感染比较局限、或少数脓肿形成、而患者全身情况差、不能耐受手术引流者，可在B超或CT引导下，经皮穿刺置管引流。

（5）封管处理：对于瘘管比较直的单个瘘，可用胶管、医用胶等材料进行封堵瘘口。

2. 手术治疗　肠瘘手术应选择在感染已控制、患者全身情况良好时进行，一般在瘘管发生后3个月或更长一些时间。由于炎症、感染、营养不良等因素，早期手术的成功率不高。手术方式包括：①早期腹腔引流术；②瘘口造口术适用于瘘口大、腹腔污染严重、不能耐受一次性彻底手术者；③肠段部分切除吻合术对以上处理无效者，可切除瘘管附近肠袢后行肠段端吻合，该方法最有效且常用；④肠瘘局部楔形切除缝合术较简单，适合于瘘口较小且瘘管较细的肠瘘。

【护理评估】

（一）术前评估

1. 评估患者的现病史　了解发病原因。

2. 评估患者的营养状态　对于体腔外的瘘口还需要评估皮肤的完整性及瘘口大小、瘘口分泌物的颜色、性状和量。

3. 评估患者所做的相关检查及结果　包括血液检查，影像学检查等。

（二）术后评估

1. 评估患者的手术情况。

2. 评估患者生命体征，腹部，切口及引流情况。

3. 评估术后康复情况。

4. 评估患者的心理情况。

【护理诊断】

1. 体液不足　与禁食、肠液大量外漏有关。

2. 皮肤完整性受损　与肠液及粪便刺激周围皮肤有关。

3. 营养失调，低于机体需要量　与禁食、肠液大量丢失、炎症和创伤引起的机体高消耗有关。

4. 体温升高　与腹腔感染有关。

5. 潜在并发症　出血、腹腔感染、粘连性肠梗阻。

【护理措施】

（一）非手术治疗护理/术前护理

1. 一般护理　①根据肠瘘部位取适当卧位，预防压疮发生；②给予补液，纠正水，电解质及酸碱平衡失调；③给予肠外或肠内营养支持。

2. 病情观察及处理　观察瘘口周围皮肤糜烂的感染征象，保持瘘口周围皮肤清洁干燥。

3. 专科用药护理 遵医嘱合理应用抗生素。

4. 其他特殊护理 做好术前准备：①肠道准备，术前 3~5 天开始禁食，口服肠道不吸收的抗生素。术前 3 日开始用生理盐水灌洗瘘口，术日晨从肛门及瘘管行清洁灌肠。②皮肤准备，清除瘘口周围污垢，保持皮肤清洁干燥。

（二）术后护理

1. 一般护理 ①麻醉苏醒后，生命体征稳定后可给予半卧位，利于引流，减轻切口疼痛。②禁食期间全胃肠外营养支持，并做好相应护理。③保持引流管通畅，妥善固定各管道，避免扭曲，受压及滑脱；严格无菌技术操作，观察并记录各引流液的颜色，性状和量。

2. 并发症的观察

（1）术后出血：应严密监测生命体征及病情变化，观察切口敷料情况，有无渗血渗液，以及各引流液的性状、颜色和量，若发现出血，应及时通知医师协助处理。

（2）腹腔感染：观察切口有无红肿；保持引流通畅，及早发现感染征象。

（3）粘连性肠梗阻：指导患者尽早下床活动，防止肠粘连，观察患者有无腹痛、腹胀、恶心、呕吐、停止排便排气等症状，及时汇报医师，并按医嘱给予相应的处理。

3. 心理护理 关心安慰患者，耐心解释，使其积极配合各项治疗及护理，增强对疾病治疗的信心。

【健康指导】

指导患者及其家属溢出肠液及时清除的重要性，协助做好皮肤护理；切记暴饮暴食，进食低脂肪、清淡、低渣饮食；定期门诊随访，如发现腹痛、腹胀、排便不畅等不适现象及时就诊。

第十一节 大 肠 癌

【学习目标】

1. 掌握大肠癌患者的病因、临床表现、处理原则；
2. 掌握大肠癌的护理评估、护理诊断、护理措施；
3. 掌握大肠癌的健康宣教。

【重点难点】

大肠癌患者造口的护理。

【案例介绍】

患者，女，49 岁，主诉“大便次数增加、大便带血 3 个月”。3 个月前无明显诱因，排便次数增多，3~6 次 / 天，不成形，间断带暗红色血迹。有中、下腹痛，无明显腹胀及恶心呕吐。

无发热,进食可。近来明显感觉乏力,体重下降约4kg。为进一步诊治门诊以“大便性质待查”收入院。既往体健,家族中无类似疾病患者。查体T 37.2℃,P 78次/分,R 18次/分,BP 120/80mmHg。一般状况稍差,右下腹似可及约4cm×8cm质韧包块,可推动,边界不清,移动性浊音(–),肠鸣音大致正常,直肠指诊未及异常。

大肠癌包括结肠癌(carcinoma of colon)和直肠癌(carcinoma of rectum),是消化道常见的恶性肿瘤之一。

【发病原因】

大肠癌发生的确切病因尚未阐明,可能与以下因素有关。

1. 饮食习惯 与长期进食高蛋白,高脂肪及腌制油炸食品有关。
2. 遗传因素 大肠癌与遗传因素有一定的相关性.
3. 癌前病变 慢性炎症促使黏膜处于反复破坏和修复状态从而癌变。

【临床表现】

大肠癌患者早期症状不太明显,容易被忽视。结肠癌早期的临床表现以排便习惯和粪便性状的改变为最突出的表现,其次腹部的持续性定位模糊的隐痛或腹胀也是它的常见表现之一。

直肠癌以血便的症状最为常见,当病情发展到伴有感染时,就会有直肠刺激症状和黏液血便的症状。

【辅助检查】

1. 直肠指检 是诊断直肠癌最重要且简单易行的方法。
2. 内镜检查 可观察病变的部位和形态,且可进行病理检查。
3. 实验室检查 大便隐血实验阳性,血清癌胚抗原用于监测和预测直肠癌的预后和复发。
4. 影像学检查 钡剂灌肠检查、B超、CT和MRI检查。

【处理原则】

手术切除是治疗大肠癌的主要方法,辅以化疗、放疗提高综合疗效。

(一)手术治疗

1. 根治性手术

(1)结肠癌根治术:切除范围包括右半结肠、横结肠、左半结肠或乙状结肠。

(2)直肠癌根治术:根据直肠癌的部位、大小、活动、细胞分化程度等,手术方式各异。

1)局部切除术:适用于瘤体小、分化程度高、局限于黏膜或黏膜下层的早期直肠癌。

2)腹会阴联合直肠癌根治术(abdomi-nalperineal resection, APR):即Miles手术,适用于腹膜返折以下的直肠癌。切除范围大、清扫彻底,所以术后不易复发。

3)直肠低位前切除术(low anterior resection, LAR)或称经腹腔直肠癌切除术:即Dixon手术,一般适用于距离肛门齿状线5cm以上的直肠肿瘤。

4）经腹直肠癌切除、近端造口、远端封闭术（Hartmann 手术）：适用于全身情况差，不能耐受 Miles 手术，或者因急性肠梗阻不便行 Dixon 手术的患者。

2. 姑息性手术　适合于局部癌肿尚能切除，但已发生远处转移的晚期癌肿患者。

（二）非手术治疗

1. 放疗　术前辅助放疗可缩小癌肿大小、降低癌细胞活性，使原本无法手术切除的癌肿得到手术治疗的机会。提高手术切除率，降低术后复发率。术后放疗较多用于晚期癌肿，或手术无法根治或局部复发者。

2. 化疗　作为术后的辅助治疗，可以提高患者 5 年的生存率。

【护理评估】

（一）术前评估

1. 一般资料　着重搜集患者年龄、性别、饮食及生活习惯、既往史和家族史。

2. 身体状况　了解患者平时排便的习惯，粪便的性状，是否存在腹部定位不清的隐痛或腹胀，大便是否带血等。

3. 评估患者的实验室检查。

（二）术后评估

1. 手术情况　了解患者手术中采取的手术、麻醉方式，手术过程中是否顺利，术中有无输血及输血量。

2. 康复状况　观察患者生命体征是否平稳，营养状况是否得以维持或改善，引流是否通畅，引流液的颜色、性质、量和切口愈合等情况。评估患者术后有无发生出血、切口感染、吻合口瘘、造口缺血性坏死或狭窄及造口周围皮肤破溃等并发症。

3. 心理、社会状况　了解永久性人工肛门患者术后心理适应程度，能否与外界正常交往。术后患者生活能否自理。

【护理诊断】

1. 焦虑　与对癌症治疗缺乏信心及担心术后预后有关。

2. 营养失调　与癌肿慢性消耗、手术创伤、放化疗反应等有关。

3. 自我形象紊乱　与行肠造口后排便方式改变有关。

4. 知识缺乏　缺乏术前准备知识及结肠造口术后的护理知识。

5. 潜在并发症　切口感染、吻合口瘘、造口并发症及肠粘连等。

【护理措施】

（一）术前护理

1. 心理护理　关心体贴患者，指导患者树立与疾病斗争的勇气和信心。介绍手术方式及造口的相关知识，耐心回答患者及家属的疑虑。

2. 营养支持　术前给予高蛋白、高热量、高维生素、容易消化的少渣饮食。对于贫血者给予少量多次输血或人体白蛋白，予以纠正贫血及低蛋白血症。

3. 肠道准备　临床上一般术前一晚给患者服用复方聚乙二醇电解质散 2000~3000ml，或者口服甘露醇。还有的术前 3 天开始给患者服番泻叶清洗肠道。

4. 术晨置胃管及导尿管 有梗阻症状的患者尽早放置胃管，减轻腹胀。术晨放置导尿管，可维持膀胱排空，预防手术中损伤输尿管或膀胱。女性患者术前3日每晚应冲洗阴道。

5. 肠造口腹部定位 一般由医师和造口治疗师共同完成定位并做好标记，应遵循以下几个原则：①根据手术方式及患者生活习惯选择合适的造口位置；②肠造口避开瘢痕、皮肤凹陷、系腰带处、骨突出处和慢性皮肤病处；③肠造口位于腹直肌内；④患者自己能看清造口位置。

（二）术后护理

1. 一般护理 待患者麻醉清醒、生命体征稳定后，可改为半卧位。禁饮食，给予静脉高营养对症支持治疗。待2~3天肛门排气或造口开放后，拔出胃管，进流质，1周后改为少渣饮食，2周左右才可进普食。

2. 引流管护理

（1）留置导尿管：保持管道的通畅，每日2次消毒尿道口，导尿管约2周拔除。术后5~7日开始夹管训练，每4~6小时开放一次。

（2）腹腔引流管：保持腹腔引流管通畅，避免受压、扭曲、堵塞，观察并记录引流液的颜色、性质和量。5~7天后，待引流液量减少、颜色转清即可拔除引流管。保持引流管口周围皮肤的清洁、干燥，定时更换敷料。

3. 肠造口护理

（1）观察造口情况：若发现出血、坏死和回缩等异常情况，应及时与医师报告并协助处理。

（2）保护腹部伤口：为防止粪便污染腹部伤口，尽量使患者左侧卧位。

（3）保护造口周围皮肤：用氧化锌软膏涂抹周围皮肤，以防糜烂皮肤。

（4）正确使用人工肛门袋：造口袋内容物到1/3时，应更换造口袋。

4. 术后并发症的预防

（1）切口感染：观察切口有无充血、水肿及剧烈疼痛；对会阴部切口，术后4~7日以1∶5000高锰酸钾温水坐浴，2次/日。若发生感染，应开放伤口，彻底引流，应用抗生素。

（2）吻合口瘘：密切注意有无吻合口瘘的表现，术后7~10天禁灌肠，以免影响吻合口愈合。

【健康指导】

根据患者情况调节饮食，保肛手术者应多食新鲜蔬菜、水果，多饮水，避免高脂肪及辛辣和刺激性食物；行肠造口者需注意控制勿食过多粗纤维食物，过稀或胀气的食物。适量参加体育锻炼，保持心情舒畅与生活规律，避免自我封闭。有条件者，可参加造口患者联谊会，学习交流彼此的经验和体会，重拾自信。指导患者正确进行结肠造口灌洗，目的是洗出肠内积气、粪便，养成定时排便习惯。每3~6个月定期门诊复查。行永久性结肠造口患者，若发现腹痛、腹胀、排便困难、造口狭窄等现象时应及时到医院就诊；行化学治疗、放射治疗患者，定期检查血常规，当出现白细胞和血小板计数明显减少时，遵医嘱及时暂停化学治疗、放射治疗。

第十二节　肛 周 脓 肿

【学习目标】

1. 掌握肛周脓肿的病因、临床表现、处理原则。
2. 掌握肛周脓肿护理评估、护理诊断、护理措施。
3. 掌握肛周脓肿的健康教育。

【重点难点】

肛周脓肿患者的护理措施。

【案例介绍】

患者，男，25 岁，主诉“肛周肿胀，有分泌物溢出。”就诊前 2 年，患者发现臀部出现“疙瘩”，质硬，无症状，遂未就诊。随后病灶逐渐增大，且出现肿胀、疼痛。不慎碰破后，出现血液、脓液流出不止，伴有剧痛。注射“消炎针”后病情依然不断恶化。3 个月后，再次出现两个溃口，并有脓液、血液流出，遂就诊。查体血压 130/80mmhg，T 38.3℃。门诊以“肛周脓肿”收治我院。

直肠肛周脓肿是指直肠肛管周围间隙内或其他周围软组织内的急性化脓性感染，而发展成为脓肿。

【发病原因】

肛腺感染是直肠肛周脓肿的主要病因。

【临床表现】

最常见的是肛门周围脓肿，以局部肿痛为主，全身感染的症状较少见。

【实验室及其他检查】

1. 局部穿刺抽脓　将抽出的脓液行细菌培养，有确诊价值。
2. 实验室检查　血常规可见白细胞计数和中性粒细胞比例增高。
3. 直肠指检　对直肠肛周脓肿有重要意义。

【治疗原则】

1. 非手术治疗　脓肿未形成时可使用抗生素治疗，控制感染；局部理疗；温水坐浴；口服缓泻剂或液体石蜡油促进患者排便。
2. 手术治疗　如脓肿已形成，即行切开引流挂线术。

【护理评估】

1. 健康史　了解患者的饮食习惯及卫生习惯，有无直肠肛门手术史、外伤史；有无全身慢性疾病，如糖尿病、白血病、再生障碍性贫血等。

2. 身体状况

（1）症状：了解肛周有无红、肿、热、痛的感染特征；有无排便、排尿的异常表现。

（2）体征

1）视诊：肛周局部红肿。

2）触诊：按压疼痛，可触及硬结和肿块，或波动感的包块。

3. 全身情况　了解患者有无发热、寒战、食欲不振、全身不适等。

4. 心理－社会状况　评估患者及家属对疾病和治疗的认知程度，对手术及康复知识的掌握程度。

【护理诊断】

1. 急性疼痛　与肛周炎症及手术有关。

2. 皮肤完整性受损　与肛周脓肿破溃、皮肤瘙痒、手术治疗等有关。

3. 潜在并发症　肛门狭窄、肛瘘。

【护理措施】

1. 术前护理

（1）饮食护理：多吃新鲜蔬菜、水果、多饮水，忌辛辣刺激食物。

（2）体位护理：避免坐位，宜取侧卧位。

（3）皮肤护理：保持肛周清洁干燥，着衣宽松，内裤宜柔软、透气。定时温水或高锰酸钾坐浴。

（4）病情观察：密切观察局部皮肤红肿范围、温度、疼痛情况，有无波动感。观察体温、大小便情况。

（5）高热护理：观察患者体温变化，每日测量4~6次，必要时随时测量；调节室内的温度使患者舒适；遵医嘱合理选择药物降温，体温超过37.5℃予物理降温，体温高于38.5℃给予双氯芬酸钠塞肛，注意预防患者脱水。

2. 术后护理

（1）饮食护理：饮食宜清淡忌辛辣刺激食物可食少渣流质或半流饮食，避免排便对局部的刺激。

（2）体位护理：尽量取俯卧位或侧卧位，在不影响出血及引起疼痛的情况下患者可选择自己喜欢的体位。

（3）病情观察：观察伤口情况，引流的颜色、量、气味，有无出血和渗血。若发现渗血不止、出血或引流物稀薄、脓臭等应及时报告医师，一般术后予以尖吻蝮蛇血凝酶静推止血。

（4）疼痛护理：术后的疼痛多为急性疼痛，且疼痛难忍应尽早给予处理。①镇痛治疗：硬膜外镇痛或患者自控镇痛，予曲马多肌内注射；②一般处理：予局部理疗、热敷、红外线照射等；如无出血早期拔除肛门填塞物。

（5）皮肤护理：保持肛周皮肤清洁，切开排脓48小时后坐浴，每天3~4次，可使用1∶5000的高锰酸钾溶液，每次大便后也需坐浴。既可缓解局部疼痛，又利于局部炎症的消散及吸收。

【健康指导】

指导患者多食新鲜蔬菜、水果和高蛋白、粗纤维食物，忌烟、酒、辛辣刺激性食物。保持肛门清洁，每次排便后坐浴。为防止肛门狭窄，术后5~10天内可用手指扩肛，每天1次。肛门括约肌松弛者，术后3天起可指导患者进行提肛运动。发现肛门附近有脓肿、脓液等应立即来院检查治疗，继发性肛瘘应积极治疗。

第十三节 痔

【学习目标】

1. 掌握痔疮患者的临床表现分级、处理原则；
2. 掌握痔疮的护理评估、护理诊断、护理措施；
3. 掌握痔疮的健康指导。

【重点难点】

痔疮患者术前术后的护理。

【案例介绍】

患者，女，60岁，主诉“便后肛门肿物脱出”，患者便后肿物脱出不能自行还纳，需用手推回，近来大便带血呈鲜血色，喷射状，自用痔疮膏、痔疮栓不能好转，既往有便秘史，平均4天排便1次。

痔是最常见的肛肠疾病。是由直肠下段黏膜和肛管皮肤下的静脉丛淤血、扩张和屈曲所形成的静脉团。

【发病原因】

病因尚未完全明确，可能于多种因素有关，目前存在两种学说，即肛垫下移学说及静脉曲张学说。

【临床表现】

1. 内痔　主要的表现为排便时无痛性出血及痔块的脱出，分为4期。Ⅰ期，无痛性出血，痔块不脱出肛门外。Ⅱ期，排便时痔块脱出，但便后能自行回纳。Ⅲ期，痔块脱出后不能自行回纳，需用手托回。Ⅳ期，痔块长期脱出于肛门外或者回纳后又脱出。

2. 外痔　主要表现为肛门剧痛，肛管皮下可见暗紫色肿物，边界清楚，触痛明显。

3. 混合痔　既有内痔也有外痔的表现。

【辅助检查】

1. 肛门视诊　可见肛门有无外痔、混合痔、痔脱出等。
2. 直肠指检
3. 肛门镜检查　可以确诊直肠黏膜有无充血、水肿、溃疡、肿块等。

【治疗原则】

1. 一般治疗　适用于痔的初期，只需要调节饮食，保持大便通畅，便后温水坐浴，无需特殊治疗。

2. Ⅰ、Ⅱ期内痔　可用注射疗法、胶圈套扎法。

3. Ⅱ、Ⅲ期内痔及混合痔　行痔核切除术。

【护理评估】

1. 健康史　评估患者的职业、饮食习惯和生活习惯；了解患者有无肠道和肛周的感染史；有无导致静脉回流不畅的全身性疾病，如门静脉高压症、腹部肿块等。

2. 身体状况　评估患者有无便血或肛门肿物脱出；有无肛门不适、潮湿、瘙痒或异物感。

3. 心理－社会状况　评估患者和家属对疾病和治疗方法的认知程度，对手术康复知识的掌握程度。

【护理诊断】

1. 急性疼痛　与血栓形成、痔块嵌顿及术后创伤有关。
2. 便秘　与不良饮食和排便习惯等有关。
3. 潜在并发症　贫血、肛门狭窄、尿潴留、创面出血及切口感染等。

【护理措施】

1. 术前护理

（1）饮食与活动：鼓励患者多饮水，多吃新鲜水果蔬菜及粗粮，少饮酒，少食辛辣刺激食物。养成良好的生活习惯及排便习惯。适当增加运动量，促进肠蠕动，切忌久站、久坐、久蹲。

（2）热水坐浴：便后及时清洗，保持清洁舒适，用 1∶5000 高锰酸钾溶液 3000ml 坐浴，控制温度在 43~46℃，每日 2~3 次，每次 20~30 分钟。

（3）痔块回纳：痔块脱出时应及时回纳，嵌顿性痔应尽早行手法复位，注意动作轻柔，避免损伤；血栓性外痔者局部应用抗生素软膏。

（4）术前准备：减缓患者的紧张情绪，指导患者进少渣食物，术前排空大便，给予灌肠，做好会阴部备皮及药敏实验，贫血患者应及时纠正。

2. 术后护理

（1）饮食与活动：术后 1~2 天以无渣或少渣流质、半流质为主。术后 24 小时内可在床上适当活动四肢、翻身等，24 小时后可适当下床活动，逐渐延长活动时间。伤口愈合后可以恢复正常工作、学习和劳动，但要避免久站或久坐。

（2）控制排便：术后3天内避免解大便，促进切口愈合，可在术后48小时内口服阿片酊以减少肠蠕动，控制排便。之后保持大便通畅，避免用力排便，崩裂伤口。如有便秘，可口服液状石蜡或用开塞露帮助排便。

（3）疼痛护理：术后患者创面疼痛剧烈，判断疼痛原因，给予相应处理，如使用镇痛药、去除多余敷料等。

（4）尿潴留的观察与护理：术后8小时仍未排尿且感下腹胀痛、隆起时，可行诱导排尿、针刺或导尿等。

（5）创面出血的观察与护理：术后易因止血不彻底、用力排便等导致创面出血。一般术后3天内予以尖吻蝮蛇血凝酶静推止血，如患者出现恶心、呕吐、心慌、出冷汗、面色苍白并伴肛门坠胀感及急迫排便感进行性加重，敷料渗血较多时，应立即通知医师行相应处理。临床上现在使用直肠肛门冷冻治疗止血。

（6）切口感染的观察与护理：术后2天内控制好排便；保持肛周皮肤清洁，便后用1:5000高锰酸钾溶液坐浴；切口定时换药，充分引流。

（7）肛门狭窄的观察与护理：术后观察患者有无排便困难及大便变细，以排除肛门狭窄。如发生狭窄，及早行扩肛治疗。

【健康指导】

指导多食新鲜蔬菜、水果，忌烟、酒、辛辣刺激性饮食。不要负重远行，防止过度疲劳，进行适当运动，忌久坐、久立、久蹲；术后1个月避免剧烈运动；保持肛门清洁，避免刺激，不穿紧身或粗糙内裤；形成定时排便习惯，保持大便通畅，及时治疗腹泻或便秘；坚持每晚或便后热水或中药坐浴。

第十四节　阑　尾　炎

【学习目标】

1. 掌握阑尾炎的病因、临床表现、处理原则；
2. 掌握阑尾炎的护理评估、护理诊断、护理措施；
3. 掌握阑尾炎的健康宣教。

【重点难点】

阑尾炎病情的观察及处理。

【案例介绍】

刘某，女，28岁。主诉“脐周隐痛不适伴数次恶心呕吐”，患者昨日上午感脐周隐痛不适伴数次恶心呕吐，呕吐物为胃内容物，6小时后转移至右下腹，呈固定持续性钝痛，伴阵发性加剧，急诊以“腹痛待查”收入院。查体示T 39℃，P 92次/分，R 20次/分，

BP 100/75mmHg。患者表情痛苦，腹平坦，腹式呼吸减弱，全腹压痛反跳痛及肌紧张，以右下腹为甚，腹部移动性浊音可疑阳性，肠鸣音消失。

急性阑尾炎是指各种因素导致的阑尾急性炎症反应，为外科最常见急腹症之一，可发生于任何年龄，多见于20~30岁的年轻人，男多于女。

【发病原因】

最常见病因为阑尾管腔阻塞，继而黏液瘀滞，管腔压力升高，影响血运，并可加重阑尾炎症；另一方面，因阑尾腔阻塞，细菌繁殖，分泌大量内毒素和外毒素，产生炎症反应，造成阑尾肿胀，妨碍动脉血流，使得阑尾缺血，甚至梗死、坏疽，常由肠道寄生菌引起。

【临床表现】

1. 症状

（1）转移性右下腹痛：疼痛开始于上腹部，逐渐转移至脐周，最终局限于右下腹，此为典型的转移性右下腹痛，70%~80%的患者具有此特点，但部分患者一开始即可出现右下腹痛。

（2）胃肠道症状：可有恶心、呕吐、厌食、腹泻，阑尾位置较低可刺激直肠、膀胱，出现排便异常症状。炎症弥漫时可发生肠麻痹，发生腹胀。

（3）全身表现：炎症局限仅表现为乏力。炎症重时出现明显中毒症状，表现为心率加快，体温升高，达38℃左右，阑尾穿孔时更可达39~40℃。炎症累及门静脉可出现寒战、高热、黄疸。并发弥漫性腹膜炎甚至可出现脏器功能障碍。

2. 体征

（1）右下腹压痛：右下腹固定压痛是急性阑尾炎最常见的重要体征，通常位于麦氏点（即脐与右髂前上棘连线中上1/3交界处），可随阑尾解剖位置变异而改变。

（2）腹膜刺激征：壁腹膜受炎症刺激而发生的防御性反应，表现为腹肌紧张、压痛、反跳痛，并伴有肠鸣音减弱或消失。但部分患者腹膜刺激征不明显，如小儿、老人、孕妇、肥胖、体质虚弱者等。

（3）右下腹包块：阑尾穿孔或阑尾周围脓肿形成时，右下腹可触及压痛性包块，边界不清，位置固定。

【辅助检查】

1. 实验室检查　多数患者白细胞升高，中性粒细胞比例增高。

2. 影像学检查　腹部平片可见气液平面，有时可见钙化的粪石和异物；B超检查对阑尾脓肿有一定诊断意义，但CT检查则更有帮助。

【处理原则】

1. 手术治疗　绝大多数急性阑尾炎一经确诊，应尽早手术治疗。可依据阑尾炎类型行阑尾切除术，阑尾切除加腹腔引流术等。若阑尾穿孔周围脓肿形成，应先行抗生素治疗，在治愈后3个月左右择期手术切除阑尾。

2. 非手术治疗　适用于单纯性阑尾炎，阑尾周围脓肿，患者拒绝手术治疗或不宜手术治疗等情况。治疗措施主要有选择有效的抗生素，如选用针对革兰阴性菌的三代头孢，对头孢过敏可选用氟喹诺酮类，针对厌氧菌可选用甲硝唑；补液治疗、能量支持等。在非手术治疗期间，应密切观察病情，若病情有发展趋势，应及时行手术治疗。

【护理评估】

1. 身体状况

（1）症状：评估腹痛有无诱因，腹痛的部位、性质、程度及其伴随症状，有无厌食、恶心、腹泻、便秘等；有无寒战、高热、黄疸等表现。

（2）体征：评估有无右下腹固定压痛，是否伴有反跳痛、肌紧张和压痛。评估疼痛程度及范围，可否扪及痛性包块。

（3）辅助检查：评估血常规及影像学检查结果。

2. 与疾病相关的健康史　询问患者既往有无类似腹痛发作史；有无急慢性肠炎，蛔虫病等病史；有无不良饮食习惯，发病前有无不洁饮食；女性患者需注意月经史的情况。

3. 心理评估　评估患者对疾病的认知程度及手术的心理承受能力。

4. 术后评估　评估患者手术后情况，有留置引流管者，评估引流管是否存在脱落、扭曲、污染的风险，评估引流液的量、性状、颜色等，评估术后切口恢复情况、有无并发症发生。

【常见护理诊断 / 问题】

1. 疼痛　与阑尾炎症刺激壁腹膜或手术创伤有关。

2. 体温过高　与腹腔内感染，毒素吸收和切口感染有关。

3. 潜在并发症　出血，切口感染，粘连性肠梗阻等。

【护理措施】

（一）非手术治疗的护理或术前护理

1. 病情观察　监测生命体征；加强巡视，观察患者病情变化，多与患者沟通发现问题并及时告知医生。

2. 体位　协助患者取半卧位，既可使腹腔渗出液流入盆腔，促使感染局限，便于引流，也可放松腹肌，减轻腹部张力，缓解腹痛。

3. 饮食　准备手术的患者应禁食，必要时行胃肠减压；非手术治疗患者应注意清淡饮食。

4. 控制感染　遵医嘱给予有效的抗生素以控制感染。

5. 镇痛　对剧烈疼痛患者，可遵医嘱给予山莨菪碱肌内注射解痉止痛，或双氯芬酸钠直肠给药。

（二）术后护理

1. 病情观察　包括一般状态，生命体征，腹部体征及切口情况。

2. 腹腔引流管的护理　妥善固定引流管，防止脱落、扭曲、受压，保持引流通畅，观察并记录引流液的量、颜色及性状。

3. 体位　全麻术后清醒或硬膜外麻醉去枕平卧 6h 后，病情平稳者可改为半卧位，以放松腹肌，降低肌张力，缓解疼痛，并可起到改善呼吸功能及利于引流通畅，预防膈下脓肿。

4. 饮食　手术当天禁食，术后肠蠕动功能恢复后可进流质饮食，次日进软食，正常情况下，3~4 天可进普食。

5. 抗生素的应用　术后应用有效抗生素，控制感染，防止并发症。

6. 活动　鼓励患者早期下床活动，以促进肠道功能恢复，预防肠粘连。

7. 并发症的观察和护理

（1）切口感染：术后 3 天左右体温升高，切口局部红肿、疼痛，甚至出现波动。可试行穿刺抽脓，或敞开切口引流，定期换药。

（2）出血：多数情况是因为阑尾系膜的结扎线松脱而引起系膜血管出血。主要表现为腹痛、腹胀和失血性休克等。当发生出血时，应立刻输血、补液，紧急手术止血。

（3）粘连性肠梗阻：其原因与局部炎性渗出、术后长期卧床和手术损伤等有关，不完全梗阻者可以行胃肠减压，完全性肠梗阻者应该行手术治疗。

【健康指导】

指导患者保持良好的饮食、生活习惯，术后早期下床活动，可防止肠粘连甚至粘连性肠梗阻。出院后自我监测，如若出现腹痛腹胀等不适，应及时就诊。告知阑尾周围脓肿未切除患者，出院 3 个月后再行阑尾切除术。

第十五节　急性化脓性腹膜炎

【学习目标】

1. 掌握急性化脓性腹膜炎的病因、临床表现、处理原则。
2. 掌握急性化脓性腹膜炎护理评估、护理诊断、护理措施。
3. 掌握急性化脓性腹膜炎的健康指导。

【病例介绍】

患者，女，45 岁，无明显诱因突然剧烈腹痛，并向后背部放射，伴恶心，呕吐，吐出胃内容物。发病以来未曾排便排气，不敢翻身也不敢深呼吸，更不敢使腹部受压。11h 前腹痛加重并出现烦躁不安，憋气，伴体温升高遂来院急诊。B 超检查提示胆囊结石并胆囊炎。

急性化脓腹膜炎是普外科常见的急腹症之一，急性化脓性腹膜炎主要是由化脓性细菌引起的腹膜急性炎症，一般分为原发性腹膜炎和继发性腹膜炎。

【发病原因】

1. 继发性腹膜炎　最常见，多有诱发因素，如腹腔脏器破裂、腹腔内炎症扩散，主要是消化道正常菌群，以大肠杆菌最常见，一般为多种细菌混合感染，毒性强。

2. 原发性腹膜炎　不多见，腹腔内无原发病灶，细菌通过血液、生殖道、肠道、淋巴道转移或经腹膜、邻近脏器直接扩散而进入腹腔，从而引起腹膜炎，多见于免疫力低下患者。

【临床表现】

1. 症状

（1）腹痛：是最突出的症状。疼痛剧烈，呈持续性，常难以忍受；深呼吸、咳嗽、活动时疼痛常加剧，故患者拒绝改变体位。疼痛自原发部位随炎症扩散而逐渐扩散至全腹。

（2）恶心、呕吐：早期因局部炎症刺激腹膜出现反射性恶心、呕吐，呕吐物多为胃内容物。后期发生麻痹性肠梗阻时，呕吐物可含有黄绿色胆汁，甚至呈棕褐色，如粪水样。

（3）体温与脉搏的变化：起病时体温、脉搏可正常，随着病情进展，体温开始逐渐升高，脉搏亦随之逐渐加快，但年老体弱的患者体温常不升高。若出现脉搏快而体温下降，提示病情恶化。

（4）中毒症状：因感染灶存在患者表现为高热、大汗、呼吸浅快、脉搏细数，病情进一步的进展，患者可出现脱水症状，表现为面色苍白、眼窝凹陷、四肢乏力，生化检查可见电解质紊乱，甚至可出现代谢性酸中毒、休克等严重中毒症状。

2. 体征

（1）一般情况：呈急性病容，双下肢屈曲，患者不愿意改变体位，拒绝按压腹部。

（2）腹部腹胀加重：提示病情恶化。腹式呼吸减弱或消失，腹部压痛、反跳痛、肌紧张合称为腹膜刺激征，是腹膜炎的重要体征。腹部可闻及鼓音，肝浊音界，移动性浊音（+），肠鸣音减弱或消失。

（3）直肠指检：直肠指检显示直肠前窝饱满并有触痛，提示已有盆腔感染或脓肿形成。

【辅助检查】

1. 实验室检查　白细胞计数及中性粒细胞比例升高。

2. 影像学检查　X线立位腹部平片见液平面提示肠麻痹，膈下游离气体提示胃肠穿孔；B超检查可明确积液部位，并可引导腹腔穿刺；CT检查对实质脏器病变（如急性胰腺炎）的有诊断意义。

3. 诊断性腹腔穿刺抽液术或腹腔灌洗术　腹腔穿刺抽到脓液即可确诊。

【处理原则】

1. 非手术治疗　对症处理，消除病因，控制炎症，可作为术前的准备工作。主要措施取半卧位，禁食，并做好胃肠减压的护理，纠正水、电解质紊乱。予营养支持治疗，应用足量有效抗生素，同时给予镇静、止痛药物治疗及吸氧等对症处理。

2. 手术治疗　经非手术治疗后无法缓解需行手术治疗。主要目的是探查腹腔，明确病因；处理原发灶；彻底清理腹腔；充分引流，防止腹腔粘连及腹腔脓腔的发生。

【护理评估】

1. 术前评估　术前对患者的既往史、身体状况、心理社会状况进行评估，查其有无消化道疾病及手术史，其他各项检查是否符合指标。

2. 术后评估　按麻醉要求安置体位，据其手术方式做好术后护理，同时控制腹腔内炎症。

【护理诊断 / 问题】

1. 体温过高　与腹膜炎炎症反应、毒素吸收相关。
2. 体液不足　与呕吐，禁食，腹腔内与肠道内液体积聚有关。
3. 焦虑 / 恐惧　与病情严重、躯体不适、担心术后康复及预后等有关。
4. 急性疼痛　与壁腹膜受炎症刺激有关。
5. 潜在并发症　腹腔脓肿、切口感染，休克，肠瘘等。

【护理措施】

（一）非手术治疗护理 / 术前护理

严密监测患者生命体征，做好 24h 出入量记录，密切观察患者病情变化，对患者进行适当心理疏导。调整患者体位以缓解疼痛及不适，一般取半卧位，并尽量减少搬动。禁食、禁水，行胃肠减压。酌情使用止痛剂，但对病情不明确者禁用止痛剂。控制感染，针对病原菌选用有效抗生素。加强营养支持，维持体液平衡。

（二）术后护理

按照麻醉要求术后取平卧位，生命体征平稳后可改为半卧位。禁食、水，胃肠减压，肠道功能恢复后方可进食。监测生命体征，观察大小便情况及腹部体征。保持引流通畅，记录引流量及引流液颜色、量、性状等。遵医嘱合理使用抗生素，做好伤口护理，防止术后感染。鼓励患者早期下床活动，促进病情恢复，防止肠粘连。

其他护理措施及健康指导可参照本章第十四节，阑尾炎。

第十六节　肝　脓　肿

【学习目标】

1. 掌握肝脓肿的病因、临床表现和处理原则；
2. 掌握肝脓肿术后的健康指导。

【重点难点】

1. 肝脓肿手术前后的护理及并发症的观察；
2. 肝脓肿置管引流术的护理。

【案例介绍】

患者，女，42 岁，因右上腹痛伴寒战、高热 10 天入院，原有胆石症病史。查体急性病容，巩膜轻度黄染，右上腹压痛，肝大，肝区叩击痛明显。实验室检查白细胞数 20×10^9/L，中性粒细胞占 90%。B 超示胆总管结石，左肝脓肿，内见 5cm×4cm 大小液平面。

肝脓肿（liver abscess）指化脓性细菌侵入肝脏引起肝内化脓性感染所形成的化脓性感染灶。大肠杆菌和金黄色葡萄球菌为常见致病菌。

【发病原因】

肝有肝动脉和门静脉双重血液供应，又通过胆道与肠道相通，当人体抵抗力降低，同时全身有细菌性感染，特别是腹腔内感染时，化脓性细菌侵入肝脏就会引起肝脏感染而形成脓肿。细菌入侵肝脏的常见途径有：

1. 胆道系统 胆道感染时，细菌沿胆管上行感染肝脏是最主要最常见的入侵途径，所致肝脓肿常为多发性，以左外叶最多见。

2. 肝动脉 体内任何部位的化脓性病变，并发菌血症时，细菌随肝动脉入侵肝形成脓肿，多见于右肝或累及全肝。

3. 直接入侵 肝开放性损伤时，细菌直接从伤口入侵，引起感染而并发肝脓肿。

4. 细菌可经门静脉、淋巴系统入侵肝脏引起肝脏感染。

【临床表现】

1. 症状

（1）寒战高热：是最常见的早期症状，体温 39~40℃，多为弛张热，伴多汗，脉率增快。

（2）肝区疼痛：多为肝区持续性胀痛或钝痛，有时可伴有右肩牵涉痛或胸痛。

（3）全身症状：患者常有乏力、食欲减退、恶心、呕吐；炎症累及胸部可致刺激性咳嗽或呼吸困难等。

2. 体征 急性面容，肝区压痛、肝大伴触痛、右下胸部和肝区叩击痛。巨大肝脓肿，可使右季肋区饱满，出现压痛。并发胆道梗阻时可出现黄疸。病程较长者，常有贫血、消瘦、恶病质等表现。

【实验室及其他检查】

1. 血生化检查 血白细胞计数明显增高，可有核左移现象和中毒颗粒；血清转氨酶升高。

2. 影像学检查 首选方法是 B 超；CT、MRI 次之。

3. 诊断性肝穿刺 可在 B 超定位下行诊断性穿刺，抽出脓液即可证实。

【处理原则】

早诊断早治疗，包括处理原发病、防治并发症。

1. 非手术治疗 适用于急性期、多发小脓肿或脓肿尚未局限者。

（1）全身营养支持治疗：必要时可多次少量输血和血浆以增加机体抵抗。

（2）抗生素治疗：原则是大剂量、足疗程、联合用药。

2. 手术治疗

（1）脓肿穿刺引流术：适用于已液化成熟的单个较大或多个中有较大的脓肿者，可在超声或 CT 引导下反复穿刺抽脓或置入导管作持续引流，必要时可向脓腔内注入抗生素或生理盐水冲洗。

（2）切开引流术：适用于已穿破胸腔或腹腔；胆源性肝脓肿；位于肝左外叶脓肿，穿刺易污染腹腔；以及慢性肝脓肿。现在常用的手术途径为经腹腔切开引流，腹腔内放置多孔橡胶管引流。

（3）肝叶切除术：适用于慢性厚壁肝脓肿，或肝内胆管结石合并左外叶多发性肝脓肿致肝叶严重破坏者。

【护理评估】

1. 健康史　①是否有胆道感染、腹腔感染或全身其他部位的化脓性感染；②是否有肝脏开放性损伤；③全身营养状况。

2. 身体状况

（1）寒战高热、恶心呕吐、肝区疼痛等临床表现。

（2）肝区压痛、触痛、肝大、黄疸等体征。

（3）腹膜炎、膈下脓肿、胸腔内感染、感染性休克等并发症。

3. 心理－社会状况　患者情绪、经济情况及家庭社会的支持对患者的影响等。

【护理诊断】

1. 体温过高　与肝脓肿及其产生的毒素吸收有关。

2. 营养失调　低于机体需要量　与进食少、感染、高热引起分解代谢增加有关。

3. 疼痛　与炎性刺激、手术引流创口等有关。

4. 潜在并发症　腹膜炎、膈下脓肿或脓胸、休克、心包填塞。

【护理措施】

（一）非手术治疗的护理

1. 高热护理

（1）保持病室内舒适：病房定时通风，保持空气新鲜，维持室内温度在18~22℃，湿度在50%~70%。

（2）保持患者舒适：患者衣着适量，被褥勿盖过多，及时更换汗湿的衣裤和床单。降温过程中注意观察出汗情况，注意保暖，保持口腔、皮肤清洁。

（3）加强病情观察：动态观察体温，体温高于39℃时，及时告知医生给予物理或药物降温，必要时做血培养。注意观察患者有无因出汗较多引起虚脱或高热惊厥等并发症。

（4）增加摄水量：鼓励高热患者多饮水，每日至少摄入2000ml液体，口服不足者应注意加强静脉补液、补钠，纠正体液失衡。

2. 用药护理　①遵医嘱早期使用大剂量抗菌药物以控制炎症，把握给药间隔时间与药物配伍禁忌，并注意观察药物不良反应；②长期应用抗菌药物者，应注意观察口腔黏膜，观察有无腹泻、腹胀等，警惕假膜性肠炎及继发双重感染。

3. 营养支持　鼓励患者多食高蛋白、高热量、富含维生素和膳食纤维的食物；必要时提供肠内、外营养支持。

（二）手术治疗的护理

1. 病情观察　手术后给予持续床边心电监护，严密监测生命体征的变化，发现穿刺部位有渗血渗液、或腹腔创面出血、胆汁漏，应立即告知医生并协助处理。

2. 缓解疼痛

（1）使用疼痛评分量表，观察记录疼痛的性质程度伴随症状；

（2）咳嗽时用手按压腹部伤口减轻疼痛；

（3）采用分散注意力或药物缓解疼痛。

3. 引流管护理

（1）妥善固定：防止滑脱；

（2）取半卧位：以利引流和呼吸；

（3）冲洗脓腔：术后早期一般不冲洗，以免脓液流入腹腔，术后1周左右开始用生理盐水或加抗生素多次或持续冲洗脓腔；

（4）防止感染：每日更换引流袋并严格执行无菌操作；

（5）拔管：当脓腔引流量少于10ml/d时，可逐步退出并拔除引流管。

【健康指导】

指导患者注意保护引流管；正确识别异常体温及应对高热的注意事项；保证营养，进食高热量、高维生素、低脂肪易消化的食物，注意休息，劳逸结合；出院后定期复查。

第十七节　原发性肝癌

【学习目标】

1. 掌握原发性肝癌的临床表现和处理原则；
2. 掌握原发性肝癌的护理评估、护理诊断及护理措施；
3. 掌握原发性肝癌的健康教育。

【重点难点】

1. 原发性肝癌围手术期并发症的观察及护理；
2. 肝癌患者的介入治疗的护理。

【案例介绍】

陈先生，45岁，因右季肋部痛3个月，食欲减退、乏力、消瘦、低热2周入院。查体示一般情况可，巩膜无黄染，腹平软，右肋缘下可扪及一4cm×5cm大小质硬、表面结节感、轻压痛的肿块；脾肋下刚及。CT示右肝后叶占位，肝硬化，脾大；肝功能为Child-Pugh A级，HBsAg（+），AFP 600μg/L。

原发性肝癌（primary liver cancer）是指发生在肝细胞和肝内管上皮细胞的恶性肿瘤，在我国发病率很高，好发于40~50岁的中年人，以男性居多。

【发病原因】

原发性肝癌的病因尚未明确，目前认为可能与病毒性肝炎、肝硬化、黄曲霉素污染和化学致癌物质及饮水问题有关。

【临床表现】

原发性肝癌临床表现极不典型，早期缺乏特异性表现，晚期可有局部和全身症状。

1. 症状

（1）肝区疼痛：最常见和最主要的症状，约半数以上患者以此为首发症状。多为右上腹或中腹持续性隐痛、胀痛或刺痛，夜间或劳累后加重。

（2）消化道及全身症状：早期部分患者有乏力、食欲减退、饭后腹胀、恶心、呕吐或腹泻等症状，这些症状缺乏特异性，易被忽视，晚期患者会出现体重进行性下降、皮下出血、腹水和水肿等恶病质表现。可有不明原因的发热，一般为低热，偶尔可达 39℃以上，呈持续性，抗生素治疗无效。

2. 体征

（1）肝大：进行性肝大是肝癌最常见体征，触诊肝脏质地较为坚硬，有明显的结节感。

（2）黄疸和腹水：也是中晚期肝癌的常见体征，腹水一般呈草黄色或血性。

3. 其他

（1）肝外转移：如发生肺、骨、脑等肝外转移，可呈现相应部位的临床症状。

（2）合并肝硬化者：常有肝掌、蜘蛛痣、脾大、腹水和腹壁静脉曲张等肝硬化门静脉高压症表现。

（3）并发症：肝性脑病、上消化道出血、癌肿破裂出血、肝肾综合征及继发性感染（肺炎、败血症、真菌感染）等。

【实验室及其他检查】

1. 实验室检查

（1）甲胎蛋白（alpha-fetoprotein，AFP）：测定是目前诊断原发性肝癌最常用、最重要的方法，有助于早期诊断。

（2）肝功能储备测定：目前吲哚菁绿清除试验是评价肝储备功能的最常用试验，有助于判断手术耐受性。

2. 影像学检查

（1）B 超：是目前首选的肝癌定位检查，能发现直径 1~3cm 左右的病变，其诊断准确率可达 90% 左右，可显示癌变的部位和大小。

（2）CT 和 MRI：最能反映肝脏的病理形态表现，如肿瘤的位置、大小、数目及其与周围器官和重要血管关系等，有助于制订手术方案。

（3）肝动脉造影：此方法肝癌诊断准确率最高，可达 95% 左右，因属侵入性检查手段，仅在无法确诊或定位时才考虑采用。

（4）X 线检查：腹部摄片可见肝阴影扩大；如肝右叶顶部癌肿，可见右侧横膈抬高。

3. 肝穿刺活组织检查及腹腔镜探查　B 超引导下细针穿刺活检（fine needle aspiration，

FNA）可以获得肝癌的病理学确诊依据（金标准），具有确诊的意义，但有出血、肿瘤破裂和肿瘤沿针道转移的危险。

【处理原则】

肝癌的治疗采取以手术为主的综合治疗，辅助以放疗、化疗。

（一）手术治疗

肝切除术目前仍是治疗肝癌首选和最有效的方法，根据患者的不同情况可以选择做肝部分切除术、半肝切除术、肝叶切除术、肝移植。

（二）非手术治疗

1. 肝动脉栓塞化疗（transcatheter arterial chemoembolization，TACE）是一种介入治疗，即经股动脉达肝动脉作超选择性肝动脉插管，经导管注入栓塞剂和抗癌药物。对于不能手术切除的中晚期肝癌或不愿手术的肝癌患者，TACE 可以作为非手术治疗中的首选方法。

2. 局部消融治疗　B 超或 CT 引导下经皮穿刺肿瘤行射频、微波消融及无水乙醇注射治疗等。具有微创、安全、简便和易于多次施行的特点。

3. 放射治疗　肿瘤较局限、无远处广泛转移而又不适宜手术切除者，或手术切除后复发者，可采用放射为主的综合治疗。

4. 生物治疗　主要是免疫治疗，可与化疗等联合应用。常用有胸腺肽、干扰素、免疫核糖核酸和白细胞介素 -2 等。

5. 中医中药治疗　常与其他治疗配合应用，可减轻患者放化疗的不良反应，增强抵抗力。

【护理评估】

（一）术前评估

1. 评估个人情况　患者的年龄、性别、居住地、生活习惯（如长期进食含黄曲霉菌、亚硝胺类的食物，接触其他致癌物质）等；既往有无癌肿、病毒性肝炎、肝硬化等病史。

2. 身体状况　患者的症状、体征、检查结果等。

3. 心理 - 社会状况　患者和家属对肝癌及治疗方案、预后的认知程度；家属对患者的关心、支持程度；患者对疾病治疗的经济承受能力。

（二）术后评估

1. 手术情况　手术、麻醉方式，术中出血、输血、补液及引流管安置等情况。

2. 身体情况　患者生命体征、意识、肝肾功能等；腹部体征与切口、引流等情况。

3. 心理状态与认知程度　患者情绪是否稳定，对治疗护理是否配合，对康复是否有信心，对出院后的继续治疗是否了解。

【护理诊断】

1. 悲伤　与担心疾病预后和生存期限有关。

2. 疼痛　与肿瘤生长导致肝包膜张力增加或手术等有关。

3. 营养失调低于机体需要量　与畏食、胃肠道功能紊乱、肿瘤消耗等有关。

4. 舒适受损　与疼痛、腹胀、放化疗的副作用及恶病质等有关。

5. 潜在并发症　出血、膈下积液或脓肿、肝性脑病、肺部感染等。

【护理措施】

（一）心理护理

给予患者安慰、尊重，帮助患者树立战胜疾病的信心，鼓励家属与患者共同面对疾病，增强患者的应对能力。

（二）术前护理

1. 给予护肝及营养支持治疗　术前给予高热量、高蛋白、高维生素饮食，提高对手术的耐受力；同时，积极纠正低蛋白血症、贫血、营养不良及凝血功能障碍。

2. 术前 3 天起补充维生素 K_1 以改善凝血功能，尽量减少术中和术后出血。

3. 肠道准备　术前 3 天口服肠道不吸收的抗生素，抑制肠道内细菌。术前 1 天用生理盐水清洁灌肠，以减少血氨来源。

4. 术前常规　备皮、留置胃管、尿管，备足血液。

5. 训练患者床上大、小便，有效咳嗽等。

（三）术后护理

术后一般护理、肝性脑病的观察及护理参见本章门静脉高压症患者的护理，其他并发症的观察及护理如下。

1. 出血　是肝切除术后常见的并发症之一，术后 24 小时易发生。

（1）密切监测生命体征的变化。

（2）术后 24 小时内卧床休息，逐渐由平卧位过渡到半卧位，避免剧烈咳嗽和打喷嚏等，防止术后肝断面出血。

（3）引流液的观察：保持引流通畅，密切观察引流液的量、颜色和性状。若术后 24 小时内引流管引流出 100~300ml 的鲜红色血性液体，应警惕腹腔内出血。必要时做好再次手术止血的准备。

2. 膈下积液及脓肿　是肝切除术后一种严重并发症，多发生在术后 1 周左右。若患者术后体温下降后再度升高，或术后发热持续不退，且伴有右上腹部胀痛、心率增快、呃逆、白细胞增多，中性粒细胞百分比达 90% 以上等，应疑有膈下积液或膈下脓肿，B 超检查可明确诊断。主要观察及措施如下。

（1）保持引流通畅：妥善固定引流管，每日更换引流袋，观察引流液颜色、性状及量。

（2）若已形成膈下脓肿：应协助医师在 B 超定位引导下穿刺抽脓或置管引流，根据医嘱合理正确使用抗生素。

（3）严密观察体温变化，鼓励患者多饮水。

（4）加强营养支持治疗和抗菌药物的应用护理。

3. 肝性脑病　因肝解毒功能降低而易致肝性脑病，严密观察患者意识，避免使用镇静催眠药物，禁用肥皂水灌肠。

（四）介入治疗的护理

1. 介入治疗前准备　向患者及家属解释介入治疗（肝动脉插管化疗）的目的、方法及治疗的重要性和优点，穿刺处备皮，术前禁食 4 小时，备好所需物品及化疗药品，保证导管质量，防止术中断裂、脱落或漏液等。

2. 介入治疗后的护理

（1）预防出血：术后嘱患者平卧，穿刺处砂袋加压 1 小时，穿刺侧肢体制动 6 小时；严密观察穿刺侧肢端皮肤的颜色、温度及足背动脉搏动，注意穿刺点有无渗血、渗液及血肿形成；拔管后局部压迫 15 分钟并局部加压包扎，并绝对卧床 24 小时防止局部出血。

（2）导管护理：妥善固定和维护导管，严格无菌操作，预防感染。

（3）栓塞后综合征的护理：肝动脉栓塞化疗后多数患者可出现发热、肝区疼痛、恶心、呕吐、心悸、白细胞减少等临床表现，称为栓塞后综合征，其护理措施如下：①控制发热，一般为低热，低热不必处理，若体温高于 38.5℃，可予物理、药物降温；②镇痛，肝区疼痛多因栓塞部位缺血坏死、肝体积增大、包膜紧张所致，轻度可不处理，必要时遵医嘱给予止痛药物；③恶心、呕吐，为化疗药物的的副作用，嘱患者深呼吸，头偏向一侧，防止误吸，遵医嘱给予护胃、止吐等对症处理；④当白细胞计数低于 4×10^9/L 时，应暂停化疗并应用升白细胞药；⑤介入治疗后嘱患者大量饮水，每天饮水 2000ml 以上，减轻化疗药物对肾的毒副作用，同时观察排尿及肾功能情况。

（4）并发症的观察及护理：观察穿刺部位有无肿胀和出血，如若发生渗血，立即指压穿刺部位，直到出血停止，并报告医生并协助医生更换绷带，重新加压包扎；术后密切观察穿刺侧肢体皮肤温度、颜色、足背动脉搏动情况，如若出现下肢皮肤苍白、厥冷，足背动脉搏动减弱或者消失，应考虑为股动脉栓塞。

【健康指导】

指导保持情绪稳定和心情愉悦，避免情绪激动和紧张，多鼓励患者，增加患者战胜疾病的信心。多吃高热量、优质蛋白质、富含维生素和纤维素的食物。食物宜清淡、易消化。若有腹水、水肿，应限制水和食盐的摄入。定期复诊，第 1 年每 1~2 个月复查 AFP、胸片和 B 超 1 次，以便早期发现临床复发或转移迹象。若患者出现水肿、体重减轻、出血倾向、黄疸和乏力等症状及时就诊。

第十八节　脾　破　裂

【学习目标】

1. 掌握脾破裂的病因、临床表现、处理原则；
2. 掌握脾破裂的护理评估、护理诊断、护理措施；
3. 掌握脾破裂的急救措施。

【重点难点】

1. 脾破裂的早期诊断、急救及治疗原则；
2. 术后护理措施及并发症预防。

【案例介绍】

患者，男，26岁。因“车祸后胸腹部疼痛不适伴呼吸困难2小时”入院。患者于2小时前不慎发生车祸，致腹部受伤。伤后即感伤处疼痛，程度剧烈，呈刀割样难以忍受，不向肩部及腰背部放射，无恶心、呕吐，无畏寒、发热，无呕血、黑便，无里急后重感。急诊B超检查示“脾破裂”。查体示神志清楚，脉搏90次/分，呼吸22次/分，血压132/89mmHg。腹肌紧张，全腹压痛、反跳痛明显，肝脾肋下未及，未扪及明显包块，移动性浊音阴性，肠鸣音弱。

脾脏是一个血供丰富而质脆的实质性器官。它被与其包膜相连的诸韧带固定在左上腹的后方，尽管有下胸壁、腹壁和膈肌的保护，但外伤暴力很容易使其破裂引起内出血。脾破裂（splenic rupture）的发生率在腹部闭合性损伤中占20%~40%，在开放性损伤中约占10%。慢性病理改变（如血吸虫病、疟疾、淋巴瘤等）的脾更易破裂。根据病理解剖脾破裂可分为3种：中央型破裂（破裂处位于脾实质深部）、被膜下破裂（破裂处在脾实质周边部）和真性破裂（破损累及被膜）。

【发病原因】

1. 开放性损伤　多由锐器伤及左上腹造成，如刺伤、子弹伤等，战时多见，往往伴有其他内脏的损伤。

2. 闭合性损伤　多由于摔跌、车祸、拳击等间接暴力作用于左上腹而造成。为日常生活中常见的一种腹部损伤。

【临床表现】

脾破裂的临床表现以内出血及血液对腹膜引起的刺激为其特征，并常与出血量和出血速度密切相关。出血量大而速度快的很快就出现低血容量性休克，伤情十分危急；出血量少而慢者症状轻微，除左上腹轻度疼痛外无其他明显体征，不易诊断。随时间的推移，出血量越来越多，才出现休克前期的表现，继而发生休克。由于血液对腹膜的刺激而有腹痛，起初在左上腹，慢慢涉及全腹，但仍以左上腹最为明显，同时有腹部压痛、反跳痛和腹肌紧张。

【实验室及其他检查】

1. 实验室检查　脾破裂出血时，红细胞、血红蛋白、血细胞比容等数值明显下降，白细胞计数略有增高。

2. 影像学检查　B超、CT检查可明确脾破裂程度，后者更为精确。

3. 诊断性腹腔穿刺术　疑有脾破裂时，可在左下腹做穿刺，如抽出不凝血，结合病史可诊断。

【处理原则】

脾破裂诊断一经确立，原则上应在抗休克的同时手术治疗，切除脾脏。如血压在补液后较稳定，可暂时密切观察采取保守治疗，输血、补液、应用止血药物和抗生素。脾破裂的处理以手术为主，根据损伤程度可进行脾修补术、部分脾切除术及全脾切除术。

【护理评估】

（一）术前评估

1. 健康史和相关因素　详细了解受伤情况、部位、姿势、伤情，致伤源的性质及暴力的方向和强度，受伤至就诊之间的病情变化及就诊前的急救措施及其效果；腹部损伤后是否发生腹痛及腹痛的特点、部位、持续时间、伴随症状、有无放射痛和进行性加重。患者神志不清或昏迷时，可询问现场目击者及护送人员；既往有无腹部手术史、药物过敏史、贫血史。

2. 症状和体征　有无腹痛，腹痛的特点、部位、持续时间、伴随症状，有无放射痛和进行性加重；有无腹膜刺激征，有无肠鸣音减弱或消失。评估患者生命体征的变化，有无面色苍白、出冷汗、脉搏细速、血压不稳等休克的早期征象。

3. 辅助检查　血常规、血尿淀粉酶、影像学检查、诊断性腹穿等检查有无异常。

4. 心理－社会状况　对损伤相关知识的了解程度；评估患者及家属对突发脾破裂的心理承受能力和对预后的担心程度；评估家属对患者的关心程度及经济承受能力。

（二）术后评估

1. 麻醉方式、术中出血、补液、输血情况；

2. 生命体征情况；

3. 引流管放置部位，引流液的颜色、性质、量；

4. 有无损伤脏器再出血、腹腔脓肿等并发症发生。

【护理诊断】

1. 急性疼痛　与腹部损伤有关。

2. 体液不足　与损伤致腹腔内出血，严重腹膜炎、呕吐、禁食等有关。

3. 焦虑／恐惧　与意外创伤所致的疼痛、出血及担心疾病的预后有关。

4. 潜在并发症　损伤脏器再出血、腹腔脓肿、休克。

【护理措施】

（一）急救护理

脾破裂随时会危及到生命，根据患者的具体情况，可立即行以下措施：①心肺复苏；②迅速建立 2 条以上有效的静脉输液通路，根据医嘱及时补充血容量，使用止血药物，必要时输血；③紧急进行血常规、生化、血型、交叉配血等检查；④密切观察病情变化。

（二）非手术治疗护理／术前护理

1. 休息与体位　绝对卧床休息，若病情稳定，可取半卧位。观察期间不随意搬动患者，以免加重伤情。

2. 病情观察　内容包括：①每 15~30 分钟测量 1 次脉搏、呼吸、血压，必要时观察神志、瞳孔的变化；②检查腹部体征，注意腹膜刺激征的程度和范围变化；③观察每小时尿量变化，监测中心静脉压，准确记录 24 小时出入量；④动态了解红细胞计数、白细胞计数、血红蛋白和血细胞比容的变化，以判断腹腔内有无活动性出血；⑤必要时可重复B超检查、协助医师行诊断性腹腔穿刺术或腹腔灌洗术。

3. 维持体液平衡和预防感染　遵医嘱补充足量的平衡盐溶液、电解质等，维持有效的循环血量，合理使用抗生素。

4. 镇静、止痛　诊断明确者，可根据病情遵医嘱给予镇静解痉药或镇痛药。也可通过分散患者的注意力、改变体位等来缓解疼痛。

5. 心理护理　加强与患者交流，减轻焦虑和恐惧。告知相关的各项检查、治疗和护理目的、注意事项及手术治疗的必要性，使患者取得配合。

6. 完善术前准备　一旦决定手术，应争取时间尽快地进行必要的术前准备。

（三）术后护理

1. 观察病情变化　严密监测生命体征变化，准确记录24小时尿量。注意腹部体征的变化，及早发现腹腔脓肿等并发症。

2. 体位与活动　全麻未清醒者置平卧位，头偏向一侧。待全麻清醒或硬膜外麻醉平卧6小时后，血压平稳者改为半卧位，以利于腹腔引流，减轻腹痛，改善呼吸循环功能。术后早期即可协助患者翻身、床上活动，鼓励患者尽早下床活动，促进肠蠕动恢复，预防肠粘连。

3. 饮食与营养　必要时给予肠外营养治疗，以满足机体高代谢及修复的需要，提高机体抵抗力；待肠蠕动恢复、肛门排气后停止胃肠减压，若无腹胀不适可拔除胃管。从进少量流质饮食开始，根据病情逐渐过渡到半流质饮食，再过渡到普食。

4. 腹腔引流护理　术后应正确连接引流装置，引流管应贴标签注明其名称、引流部位，妥善固定，防止滑脱、受压、扭曲。引流袋每日更换，严格遵守无菌操作原则。引流管不能高于腹腔引流出口，以免引起逆行性感染。观察并记录引流液的颜色、性质和量，经常挤捏引流管，保持引流通畅。

5. 并发症的观察与护理

（1）再出血：①密切观察和记录生命体征及面色、神志、末梢循环情况，禁止随意搬动患者，以免诱发或加重出血。②观察腹痛的性质、持续时间和辅助检查结果的变化。若患者腹痛缓解后又突然加剧，同时出现烦躁、呼吸及脉搏增快、面色苍白、肢端温度下降、血压不稳、或下降等表现；腹腔引流管间断或持续引流出鲜红色血液；血红蛋白和血细胞比容降低；常提示腹腔内有活动性出血。一旦出现以上情况，通知医师并协助处理。③建立静脉通路，快速补液、输血等，以迅速扩充血容量，积极抗休克，同时做好急症手术的准备。

（2）腹腔脓肿：可发生膈下脓肿或盆腔脓肿，主要护理措施包括：①观察患者体温变化，体温持续不退或下降后又升高，辅助检查血白细胞计数和中性粒细胞比例明显升高，多提示腹腔脓肿形成。若伴有腹腔感染者可见腹腔引流管引流出较多浑浊液体，或有异味。②协助患者取半卧位，遵医嘱给予抗感染、补液、营养支持等对症治疗；当膈下脓肿较大，经非手术治疗也不能吸收时，多采用经皮穿刺置管引流或手术切开引流；盆腔脓肿较小或未形成时应用腹部热敷、温热盐水灌肠、物理透热等疗法；给予患者高蛋白、高热量、高维生素饮食或肠内外营养治疗。

【健康指导】

指导要适当休息，增加营养，促进康复。若有腹痛、腹胀、肛门停止排气排便等不适，应及时到医院就医。加强宣传安全知识,避免意外损伤的发生。一旦发生腹部损伤,无论轻重,都应经医务人员检查,以免延误诊治。普及各种急救知识,在发生意外事故时,能进行简单的急救或自救。

第十九节 门静脉高压症

【学习目标】

1. 掌握门静脉高压症的病因、临床表现、外科治疗原则;
2. 掌握门静脉高压症的护理评估、护理诊断、护理措施;
3. 熟悉门静脉高压症的健康指导。

【重点难点】

1. 门静脉高压症处理原则及并发症的预防;
2. 门静脉高压症术后并发症的观察。

【案例介绍】

患者,女,49岁,因“乏力3年,反复呕血伴柏油样黑便1天”入院。1天前进食油炸食物后突然呕暗红色血性液体约900ml,随后解2次柏油样黑便共500ml,患者嗜睡,胡言乱语。既往乙型肝炎病史6年。查体示贫血貌,定向力障碍,脉搏108次/分,血压82/60mmHg,胸前可见蜘蛛痣;腹软,蛙状腹,脾肋下3cm,移动性浊音(+),血氨增高,B超示肝硬化,脾大,腹水。

门静脉高压症(portal hypertension)指当门静脉血流受阻、血液淤滞,门静脉系统压力增高,继而引起脾大伴脾功能亢进、食管胃底静脉曲张破裂大出血、腹水等一系列临床表现的疾病。

【发病原因】

根据门静脉血流受阻因素所在的部位,门静脉高压症可分为肝前型、肝内型和肝后型3类。

(一)肝前型 发病率<5%。

1. 血栓形成有关。
2. 门静脉或脾静脉受外来肿瘤压迫或浸润。

(二)肝内型

在我国最常见,发病率占90%。早期原发性胆汁性肝硬化、胆管炎等。

(三)肝后型

占1%。下腔静脉闭塞性疾病等。

【临床表现】

门静脉高压症在我国是常见病，主要表现是脾大和脾功能亢进、呕血或黑便、腹腔积液。

1. 脾大、脾功能亢进　脾因长期淤血而增大，一般为轻中度增大，上消化道大出血时脾可暂时缩小。晚期脾大常出现白细胞、红细胞、血小板计数的减少，称为脾功能亢进。

2. 呕血（hematemesis）和（或）黑便（melena）　当门静脉压力增高后，使胃底静脉及食管下端静脉曲张。因此，食管下端静脉曲张是门静脉高压症的重要表现。常因溃疡、创伤而破裂出血。由于有肝功能损害致凝血功能障碍，出血多不易停止。临床表现为呕血和柏油样便等上消化道大出血症状。

3. 腹水（ascites）　多数患者可出现腹水，呕血后常引起或加剧腹水的形成。有些顽固性腹水甚难消退。此外，部分患者还有黄疸、肝大等症状。

【实验室及其他检查】

1. 血常规　脾功能亢进时，血细胞计数减少，以白细胞计数降至 $3\times10^9/L$ 以下和血小板计数减少至 $70\times10^9/L$ 以下最为明显。

2. 肝功能　肝功能检查见血清白蛋白降低而球蛋白升高，白、球蛋白比例倒置；活动性肝病还可见凝血酶原时间延长，血清转氨酶及血清胆红素升高等。

3. 影像学检查　腹部 B 超可显示腹腔积液、肝密度及质地、血流情况；食管吞钡 X 线检查和内镜检查可见曲张静脉形态；腹腔动脉造影或直接肝静脉造影，可明确静脉受阻部位及侧支回流情况，对手术方式选择有参考价值。

【处理原则】

外科治疗主要是预防和控制急性食管、胃底曲张静脉破裂引起的上消化道出血；其次是解除或改善脾大伴脾功能亢进和治疗顽固性腹水。

【护理评估】

（一）术前评估

1. 健康史

（1）个人情况：患者的年龄、性别、长期大量饮酒史等；

（2）既往史：有无慢性肝炎、肝硬化、肝大、黄疸史、血吸虫病史；有无血液病、消化道溃疡病、食管异物等病史；

（3）呕血和黑便特点：了解患者有无呕血或黑便，出血的急缓，呕吐物及排泄物的颜色、量及性状；

（4）其他：有无发病诱因（是否进食粗硬、刺激性食物，是否有腹腔内压力骤升的因素）。

2. 身体状况

（1）腹部检查：肝、脾大小和质地；有无腹部膨隆；有无腹水及其程度，有无移动性浊音等。

（2）全身体征：判断有无出血性休克、肝性脑病先兆症状等，有无黄疸、肝掌、蜘蛛痣及皮下出血点，营养状况等。

（3）辅助检查：了解实验室检查与影像学检查有无异常。

3. 心理－社会状况　患者及家属对门脉高压症诊疗、预防再出血知识了解程度；了解患者是否因长期、反复发病，工作和生活受到影响而感到焦虑和悲观失望；评估家庭经济支持如何。

（二）术后评估

1. 身体状况　评估患者生命体征、意识状态、尿量、肝功能等，了解有无出血、肝性脑病、感染等并发症的发生。

2. 手术情况　了解麻醉和手术方式、术中出血量、补液量及引流管安置情况。

3. 心理－社会状况　了解患者对术后各种不适的心理反应；患者及家属对术后康复过程及出院健康指导知识的掌握程度。

【护理诊断】

1. 营养失调：低于机体需要量　与肝损害、营养素摄入不足和消化吸收障碍等有关。

2. 体液过多：腹水　与肝功能损害致低蛋白血症、门静脉压增高、血浆胶体渗透压降低及醛固酮分泌增加等有关。

3. 体液不足　与食管胃底曲张静脉破裂出血有关。

4. 焦虑与恐惧　与突然大量呕血、便血、肝性脑病及病情危重等有关。

5. 潜在并发症　出血、肝性脑病、感染、门静脉血栓形成、肝肾综合征。

【护理措施】

（一）术前护理

1. 一般护理

（1）休息与活动：卧床休息为主，安排少量活动；

（2）注意饮食：避免腹内压增高因素；

（3）常规给氧：保护肝功能；

（4）积极做好急症手术的各项常规准备。

2. 病情观察及处理

（1）定时测量生命体征：监测尿量，准确观察和记录出血的特点，如呕血前常有上腹部不适及恶心感。注意呕血和黑便的颜色、性状、量。遵医嘱给予止血药物。

（2）保持肠道通畅：预防肝性脑病　及时清除肠道内积血；防止便秘，口服乳果糖导泻或酸性液（禁忌肥皂水等碱性液）灌肠；择期手术前2天口服肠道杀菌剂，术前晚清洁灌肠；

（3）合理使用利尿剂：记录24小时出入量，观察有无低钾、低钠血症。

3. 用药护理

（1）预防食管胃底曲张静脉出血，择期手术术前可输全血，补充维生素B、C、K及凝血因子，以防术中和术后出血；

（2）遵医嘱给予多磷脂酰胆碱、谷胱甘肽等保肝药物，避免使用损伤肝脏的药物。

4. 其他护理

（1）测量腹围和体重：每日测腹围 1 次，每周测体重 1 次；

（2）改善营养状况：给予高能量、适量蛋白、丰富维生素饮食，限制液体和钠的摄入，每日钠摄入量限制在 500~800mg（氯化钠 1.2~2.0g），少食咸肉、罐头等含钠高的食物。

5. 心理护理　对门静脉高压出血者，应稳定患者的情绪，避免恐惧，防止出血量增多或因误吸而造成窒息。

（二）术后护理

1. 一般护理

（1）休息与活动：断流术和脾切除术后，血压平稳后取半卧位；行分流术者，为使血管吻合口保持通畅，取平卧位或低坡半卧位（<15°），1 周后可逐步下床活动。

（2）营养支持：术后早期禁食，禁食期间予肠外营养支持。术后 24~48 小时肠蠕动恢复后可进食流质，以后逐步改为半流质及软食。

2. 并发症的观察及护理

（1）出血：密切观察血压、脉搏、呼吸及有无伤口、引流管或消化道出血情况。若在 1~2 小时引流出 200ml 以上血性液体应告知医师，及时处理。

（2）感染：注意有无腹腔感染，体温持续升高，遵医嘱及时使用抗生素；加强基础护理，预防皮肤、口腔和肺部感染。

（3）肝性脑病：术后患者须定时测定肝功能并监测血氨浓度，观察患者有无轻微的性格异常、定向力减退、嗜睡与躁动交替，黄疸是否加深，有无发热、厌食等肝功能衰竭表现；严格限制蛋白质摄取量（<30g/d）避免诱发肝性脑病；保持大便通畅促进氨从肠内排出。

（4）静脉血栓：术后如无严重凝血功能障碍建议抗凝治疗，注意监测凝血功能变化。手术后应注意监测血常规和凝血功能，如术后血小板上升达 $600 \times 10^9/L$，应观察有无血栓形成迹象。

3. 引流管的护理　膈下置引流管者应保持无菌、通畅；观察和记录引流液的性状和量；引流液逐日减少、色清淡、每日少于 10ml 时可拔管；

4. 心理护理　稳定患者情绪，减轻患者焦虑，使其配合治疗。避免在床边议论病情，帮助患者树立战胜疾病的信心。

【健康指导】

1. 休息与活动　合理休息与活动，避免过度劳累，一旦出现头昏、心慌和出汗等不适，立即卧床休息。

2. 饮食指导　禁烟、酒，进食流质饮食，避免粗糙、干硬、带刺、油炸及辛辣食物；饮食不宜过热，以免损伤食管黏膜而诱发上消化道出血。

3. 避免引起腹压升高的因素　如剧烈咳嗽、打喷嚏、用力排便等，以免引起腹内压升高诱发曲张静脉破裂出血。

4. 定期复诊　指导患者及家属掌握出血先兆、基本观察方法和主要急救措施，熟悉紧急就诊的途径和方法。

第二十节 胆 石 症

【学习目标】

1. 掌握胆石症的病因、临床表现及处理原则；
2. 掌握胆石症的护理评估、护理诊断、护理措施；
3. 掌握胆石症的健康指导。

【重点难点】

1. 胆囊切除，胆管结石的治疗要点；
2. T管引流的护理。

一、胆囊结石

【案例介绍】

患者，女，42岁。晚餐进食粉蒸肉后突发右上腹部疼痛，呈阵发性，刀割样绞痛，伴有恶心呕吐。急诊CT示胆囊结石；测血压129/78mmHg，急诊以“胆囊结石”收入。入院查体神志清楚，血压129/78mmHg。体温39.3℃，脉搏97次/分，呼吸23次/分。

胆囊结石（cholecystolithiasis）指发生在胆囊内的结石，主要为胆固醇结石或以胆固醇为主的混合性结石和黑胆色素结石。常与急性胆囊炎并存，为常见病。主要见于成年人，女性多于男性。

【发病原因】

胆囊结石是综合性因素作用的结果。主要与胆囊细菌感染、脂类代谢异常和收缩排空功能减退有关，这些因素会因胆汁成分及理化性质发生变化。

【临床表现】

单纯性胆囊结石，但没有伴随梗阻或感染时，可能没有症状或仅有轻微的消化系统症状。当结石嵌顿时，就会出现明显症状和体征。

1. 症状

（1）胆绞痛：常发生于饱餐、进食油腻的食物后或睡眠时。其表现为突发的右上腹阵发性剧烈绞痛，有时可向右肩部、肩胛部或背部放射。

（2）胃肠道症状：多数患者仅在进食油腻食物后、工作紧张或疲劳时感觉到上腹部隐痛，或者有腹胀、嗳气、呃逆等，常被误诊为“胃病”。但服用治疗胃炎药物无效。

2. 体征

（1）腹部体征：有时候可在右上腹触及肿大的胆囊。若合并感染，右上腹则会出现腹膜刺激征。

（2）黄疸：极少表现为黄疸，可并发胆源性胰腺炎、胆囊穿孔等。

【实验室及其他检查】

首选B超检查，其诊断胆囊结石的准确率接近100%。CT、MRI也可显示胆囊结石。但不作为常规检查。

【处理原则】

1. 非手术治疗　包括溶石、排石、体外冲击波碎石和内镜取石等方法，但这些方法危险性大、效果不太肯定。对无症状的胆囊结石一般不需行手术治疗。

2. 手术治疗　胆囊切除术是治疗胆囊结石的最佳选择。手术方式首选腹腔镜胆囊切除术治疗，此外还可选择开腹胆囊切除术和小切口胆囊切除术。

手术适应证：①结石反复发作引起临床症状；②伴有胆囊息肉 >1cm；③无症状，但结石已充满整个胆囊；④结石直径≥3cm；⑤发现胆囊结石10年以上；⑥合并糖尿病；⑦儿童胆囊结石。

【护理评估】

（一）术前评估

1. 健康史

（1）一般情况：患者的年龄、性别、居住地、妊娠史等；

（2）既往史：既往有无反酸、嗳气等消化道症状；有无呕吐蛔虫或粪便排出蛔虫史；有无胆绞痛、胆囊结石和黄疸病史。

2. 身体状况

（1）局部：了解腹痛的诱因、部位、性质及有无肩背部放射痛等；有无肝区肿大、肝区压痛和（或）叩痛等，是否触及肿大的胆囊，有无腹膜刺激征等；

（2）全身：有无意识不清、烦躁、谵妄、昏迷等；有无食欲减退、恶心、呕吐、体重减轻、黄疸、寒战、高热、腹水等症状；

（3）辅助检查：白细胞计数及中性粒细胞比例是否明显升高；凝血酶原时间有无延长等。

3. 心理－社会状况　了解患者及家属对其疾病的认识；患者的社会支持系统情况、家庭经济状况等。

（二）术后评估

1. 手术情况　了解手术麻醉、手术方式；术中梗阻解除及引流情况等。

2. 身体情况　动态评估生命体征，引流管是否保持通畅，引流液的颜色、性质和量等；手术切口愈合情况，有无并发症的发生。

3. 认知－心理状况　了解患者及其家属对术后康复知识的掌握程度。

【护理诊断】

1. 急性疼痛　与胆囊强烈收缩、胆总管平滑肌或Oddi括约肌痉挛有关。

2. 知识缺乏　与缺乏胆石症和所做手术的相关知识有关。

3. 潜在并发症　与胆瘘、出血、高碳酸血症等有关。

4. 有皮肤完整性受损的危险　与胆汁酸盐淤积于皮下，刺激感觉神经末梢导致皮肤瘙痒有关。

【护理措施】

（一）术前护理

1. 疼痛护理　嘱患者卧床休息，帮助患者转移注意力。对诊断明确且剧烈疼痛者，可遵医嘱给予止痛药物，以缓解疼痛。

2. 合理饮食　急性期暂禁食；非急性期进食低盐低脂饮食。

3. 腹腔镜胆囊切除（LC）术前的特殊准备

（1）皮肤准备：腹腔镜手术进路多在脐部附近，帮助患者用清水清洗脐部，脐部污垢可用液状石蜡油消除；

（2）呼吸道准备：LC 术中需将 CO_2 注入腹腔形成气腹，达到术野清晰并保证腹腔镜手术操作所需空间的目的。CO_2 弥散入血可导致高碳酸血症及呼吸抑制等情况，所以术前患者应进行呼吸功能锻炼；避免感冒，戒烟，以减少呼吸道分泌物。

（二）术后护理

1. 体位　协助患者取舒适体位，有节律地深呼吸。

2. LC 术后的护理

（1）饮食指导：术后 6 小时可进食，术后 24 小时内饮食以无脂流质、半流质为主，逐渐过渡到低盐低脂饮食。

（2）高碳酸血症的护理：LC 术后常规予低流量吸氧，鼓励患者深呼吸，有效咳嗽。

（3）肩背部酸痛的护理：一般无需特殊处理，可自行缓解。

3. 并发症的观察与护理　密切观察生命体征、腹部体征及引流液情况。如若患者出现发热、腹胀和腹痛等腹膜炎表现，或者腹腔引流液颜色为黄绿色胆汁样，常提示发生胆瘘。一旦发现，应该及时报告医师并协助处理。

【健康指导】

指导患者少量多餐，进食低盐低脂饮食；少吃油腻食品。告知患者胆囊切除后出现消化不良、脂肪性腹泻等的原因，解除其焦虑情绪；出院后如有不适应及时就诊。中年以上未行手术治疗的胆囊结石患者应定期复查。

二、胆管结石

【案例介绍】

患者，男，68 岁。全身皮肤无黄染，腹平坦，腹壁静脉无曲张，右上腹有一处 8cm 手术瘢痕，右上腹压痛明显，无反跳痛，墨菲征阳性，肝脾肋下未及，无移动性浊音，肠鸣音正常。胆囊切除术后 3 年，上腹部 CT 示“胆总管多发性结石伴扩张，肝内胆管扩张”。查体示体温 38.9℃，血压 142/88mmHg，心率 86 次 / 分。发育正常，营养中等，神志清，精神可，自主体位，查体合作。

胆管结石为发生肝内、外胆管的结石。

【发病原因】

肝外胆管结石分为继发性和原发性结石。继发性结石主要是胆囊结石排入胆总管内引起，也可因肝内胆管结石排入胆总管引起。原发性结石的成因与胆汁淤滞、胆道感染、胆道异物（包括蛔虫残体、虫卵、华支睾吸虫、缝线线结等）、胆管解剖变异等因素有关。

肝内胆管结石病因复杂，主要与胆道感染、胆道寄生虫（蛔虫、华支睾吸虫）、胆汁淤滞、胆道解剖变异、营养不良等有关。肝内胆管结石常呈肝段、肝叶分布，由于胆管解剖位置的原因，左侧结石比右侧多见，左侧最常见的部位为左外叶、右侧为右后叶，可双侧同时存在，也可多肝段、肝叶分布。

【临床表现】

1. 肝外胆管结石　平时无症状或仅有上腹不适，当结石阻塞胆道并继发感染时，可表现为典型的 Charcot 三联症，即腹痛、寒战与高热及黄疸。

2. 肝内胆管结石　可多年无症状或仅有上腹部和胸背部胀痛不适。绝大多数患者因寒战、高热和腹痛就诊。梗阻和感染仅发生在某肝叶、肝段胆管时，患者可无黄疸；结石位于肝管汇合处时可出现黄疸。体格检查可有肝大、肝区压痛和叩击痛等体征。

【实验室及其他检查】

1. 实验室检查　血常规检查白细胞计数及中性粒细胞比例明显升高；血清胆红素、转氨酶、碱性磷酸酶升高。尿胆红素升高，尿胆原降低或消失。

2. 影像学检查　B 超可发现结石并明确其大小和部位，作为首选检查。CT、MRI 或 MRCP 等可显示梗阻部位、程度及结石大小、数量等，并能发现胆管癌。PTC、ERCP 为有创性检查，仅用于诊断困难及准备手术的患者。

【处理原则】

胆管结石以手术治疗为主。原则为取除结石，解除胆道梗阻，术后保持引流通畅。

1. 肝外胆管结石的治疗　肝外胆管结石应积极外科手术治疗。

（1）胆总管切开取石、T 管引流术：为首选方法，此法可保留正常的 Oddi 括约肌功能。胆总管下端通畅者取石后放置 T 管，其目的为引流胆汁和减压、引流残余结石、支撑胆道。

（2）胆肠吻合术：又称胆肠内引流术，该手术因废弃了 Oddi 括约肌功能，使用逐渐减少。

（3）微创外科治疗：ERCP 检查的同时行内镜括约肌切开，然后向胆总管取石。合并胆道感染时，可临时在内镜下安置鼻胆管引流，此法操作简便，创伤小，尤其适用于结石数量不多、高龄或伴有重要脏器疾病不能耐受手术者。

2. 肝内胆管结石　反复发作胆管炎的肝内胆管结石常采用此手术治疗。无症状、无局限性胆管扩张的 3 级胆管以上的结石，一般可不做治疗。

（1）肝切除术：肝内胆管结石反复并发感染，致局部肝萎缩、纤维化或功能丧失时，可切除病变部分的肝脏，较常用。

（2）胆管切开取石术：最基本的方法，应争取切开狭窄部位，取净结石。

（3）胆肠吻合术：是治疗肝内胆管结石合并胆管狭窄、恢复胆汁通畅的有效手段。

（4）残留结石的处理：激光、超声、经引流管溶石及中西医结合治疗。

【护理评估】

（一）术前评估

1. 健康史

（1）一般情况：了解患者的年龄、性别、劳动强度、妊娠史等；

（2）既往史：有无反酸、嗳气、餐后饱胀等消化道症状；有无呕吐蛔虫或粪便排出蛔虫史；有无胆囊结石、胆囊炎和黄疸病史；有无过敏史及其他腹部手术史。

2. 身体状况

（1）局部：了解腹痛的诱因、部位、性质及有无肩背部放射痛等；有无肝大、肝区压痛和叩痛等，是否触及肿大的胆囊，有无腹膜刺激征等；

（2）全身：有无神志淡漠、烦躁、谵妄、昏迷等；有无食欲减退、恶心、呕吐、体重减轻、贫血、黄疸、寒战、高热、腹水等症状；

（3）辅助检查：白细胞计数及中性粒细胞比例是否明显升高；肝功能是否异常，凝血酶原时间有无延长；B超及其他影像学检查结果是否提示肝内外胆管扩张和结石。

3. 心理－社会状况　了解患者及家属对疾病的认识；患者的社会支持系统情况、家庭经济状况等。

（二）术后评估

1. 手术情况　了解麻醉、手术方式；术中梗阻解除及引流情况；各引流管放置的位置及目的等。

2. 身体情况　动态评估生命体征，引流管是否通畅，引流液的颜色、量和性状等；手术切口愈合情况，有无并发症发生。

3. 认知－心理状况　了解患者及家属对术后康复知识的掌握程度；是否担心并发症及预后等。

【护理诊断】

1. 急性疼痛　与结石嵌顿致胆道梗阻、感染及Oddi括约肌痉挛有关。

2. 体温过高　与胆管结石梗阻导致急性胆管炎有关。

3. 营养失调　低于机体需要量与疾病消耗、摄入不足及手术创伤等有关。

4. 有皮肤完整性受损的危险　与胆汁酸盐淤积于皮下，刺激感觉神经末梢导致皮肤瘙痒有关。

5. 潜在并发症　与出血、胆瘘、感染等有关。

【护理措施】

（一）术前护理

1. 病情观察　观察患者出有无寒战、高热、腹痛、黄疸等急性胆管炎症状，注意其生命体征的变化。

2. 缓解疼痛　嘱患者卧床休息，观察疼痛的部位、性质、发作的时间、诱因，嘱患者放松，对诊断明确且剧烈疼痛者，可给予消炎利胆、解痉镇痛药物。但禁用吗啡，以免引起Oddi括约肌痉挛加重胆道梗阻。

3. 控制体温　根据情况不同，采取物理降温和（或）药物降温；遵医嘱进行对症处理，以控制感染保持体温正常。

4. 改善营养　营养支持给予低脂、高蛋白、高维生素的普食或半流质饮食。禁食、不能经口进食或进食不足者，可通过肠外营养途径给予补充。

5. 保护皮肤完整性　黄疸患者修剪指甲，不可用手抓挠皮肤。保持皮肤清洁，穿柔软衣裤。瘙痒剧烈者，可遵医嘱给予药物治疗。

（二）术后护理

1. 病情观察　观察生命体征、腹部体征及引流液情况，观察有无出血及胆汁渗漏征象。对术前有黄疸的患者，观察并记录大便颜色和血清胆红素变化。

2. 饮食护理　术后禁食、胃肠减压期间通过肠外营养补充营养，维持患者良好的营养状态。胃管拔除后根据患者胃肠道功能恢复情况，由无脂流质逐渐过渡至低脂饮食。

3. T管引流的护理

（1）妥善固定：将T管妥善固定于腹壁，不可固定于床单，防止翻身、活动时牵拉造成管道脱出。坐位或立位时管道需低于伤口引流处。

（2）密切观察：观察并记录胆汁的颜色、量和性状。如胆汁过多，提示胆道下端可能有梗阻；如胆汁浑浊，可能有结石残留或胆管炎症未被控制。

（3）保持引流通畅：防止扭曲、折叠、受压。告知患者应经常挤捏，避免管道堵塞，用力要适宜，以防引起胆管出血，一般不作冲洗。

（4）预防感染：定期更换引流袋，更换时应夹闭T管严格执行无菌操作。更换伤口敷料时也应执行无菌操作。

（5）拔管：若T管引流出的胆汁色泽正常，引流量逐渐减少，可在术后10~14天，试行夹管1~2天；夹管期间注意观察病情，若无发热、腹痛、黄疸等症状，经T管作胆道造影后患者无不适可予拔管。若胆道造影显示仍有结石残留需保留T管6周以上，再做取石或其他处理。

4. 并发症的预防和护理

（1）出血：术后24~48小时内出血，每小时超过100ml，持续2小时以上或伴其他出血征象则提示腹腔内出血。胆管内出血，可发生在术后早期或后期，T管引流出血性胆汁或鲜红色液体。胆肠吻合口出血，常见于术后早期，与胆管内出血的临床表现相似。护理措施主要包括：①严密观察生命体征及腹部体征；②改善和纠正凝血功能，遵医嘱予以维生素K_1 10mg肌内注射，每天2次。

（2）胆瘘：患者出现发热、腹胀和腹痛等腹膜炎表现，或腹腔引流液呈黄绿色胆汁样，常提示发生胆瘘。护理措施主要有：①引流胆汁，将漏出的胆汁充分引流至体外；②维持水、电解质平衡；③保护皮肤，及时更换引流管周围被胆汁浸湿的敷料，给予氧化锌软膏涂抹局部皮肤。

【健康指导】

指导患者少食多餐，注意饮食卫生，多饮水。非手术治疗患者定期复查，出现任何不适应及时就诊。带T管出院患者的指导要穿宽松柔软的衣服，以防管道受压；禁止盆浴，淋浴时，可用塑料薄膜覆盖引流管处，以免感染；妥善固定管道，避免提举重物或过度活动，以免牵出T管。出现引流异常或管道脱出时，应及时就诊。

第二十一节　胆　囊　炎

【学习目标】

1. 掌握胆囊炎的诱因、临床表现、处理原则；
2. 掌握胆囊炎的护理评估、护理诊断、护理措施；
3. 熟悉胆囊炎术后的健康指导。

【重点难点】

1. 急性胆囊炎的处理原则；
2. 胆囊炎术前的护理及健康指导。

【案例介绍】

患者，女，60岁，已婚。6小时前在家无明显诱因突然出现中上腹部疼痛，疼痛性质为绞痛，呈持续性向肩背部放射痛，有巩膜轻度黄染，伴腹胀、大汗淋漓，无头晕胸闷。于当地诊所输液，未见明显好转，遂至我院急诊，查腹部CT提示"脂肪肝；胆囊结石"。现求进一步治疗，拟诊"胆囊炎"收治入院。入院查体示神志清，精神疲软，胃纳一般，睡眠安，小便清长，大便黄软，体重无明显变化。T36.1℃，P 70次/分，R 18次/分，BP 156/98mmHg。

急性胆囊炎（acute cholecystitis）是胆囊管梗阻和细菌感染引起的炎症。根据患者轻重缓急，分为急性胆囊炎与慢性胆囊炎。本节主要讲述急性胆囊炎。

【发病原因】

1. 胆囊管梗阻　与胆囊结石移动致胆汁淤积或结石直接损伤胆囊黏膜有关。
2. 细菌感染　致病菌主要为革兰阴性杆菌，以大肠埃希菌最常见。

【临床表现】

1. 症状

（1）腹痛：急性发作，主要是上腹部疼痛，开始时仅有上腹胀痛不适，逐渐发展至呈阵发性绞痛。夜间发作常见，饱餐、进食肥腻食物常诱发发作。疼痛放射至右肩、肩胛和背部。

（2）消化道症状：大多数患者在进油腻食物、工作紧张或睡眠不好时出现腹胀、隐痛、饱胀、嗳气、呃逆等，常被误诊为胃病。

（3）发热：患者常有轻度至中度发热，通常无寒战，可有畏寒，如出现寒战高热，表明病情严重。

2. 体征 右上腹胆囊区可有压痛，程度个体有差异，炎症波及浆膜时可有反跳痛和腹肌紧张，Murphy征阳性，为急性胆囊炎的典型症状。有些患者可触及肿大胆囊并有触痛。如胆囊被大网膜包裹，则形成边界不清、固定压痛的肿块；如发生坏疽、穿孔则出现弥漫性腹膜炎表现。

【实验室及其他检查】

1. 实验室检查 白细胞计数及中性粒细胞计数升高，部分患者可有血清胆红素、淀粉酶升高，血清转氨酶不正常。

2. 影像学检查 B超是判断急性胆囊炎快速简便的非创伤检查手段。CT、MRI检查均能协助诊断。

【处理原则】

主要为手术治疗，非手术治疗为辅。可通过禁食、输液、抗感染、营养支持、补充维生素、纠正水电解质及酸碱代谢失调等方法作为手术前的准备工作。抗感染可联合用药，治疗期间应密切观察病情变化，随时调整治疗方案。如病情无缓解或加重，则需尽早手术治疗，选择手术方法应慎重，手术方式包括LC术、开腹胆囊切除或小切口胆囊切除术、胆囊造口术、超声或CT引导下经皮经肝胆囊穿刺引流术。

【护理评估】

1. 术前评估 健康史、身体状况、心理社会状况。

2. 术后评估 麻醉、手术方式及术中出血、补液、输血情况；结石排出情况；引流管位置、引流液的情况；行腹腔镜胆囊切除者，术后是否出现呼吸抑制；有无出血、胆瘘、高碳酸血症等并发症发生。

【护理诊断】

1. 急性疼痛 与胆囊强烈收缩、胆总管平滑肌或Oddi括约肌痉挛有关。

2. 营养失调 低于机体需要量 与呕吐和手术前后禁食有关。

3. 潜在并发症 胆囊穿孔、出血、胆瘘、感染性休克等。

【护理措施】

（一）术前护理

1. 减轻或控制疼痛 根据疼痛的程度及性质，采取非药物或药物方法镇痛。

2. 维持营养平衡 拟行手术的患者应禁食，同时需经静脉补充足够的水、电解质、热量和维生素等，纠正水、电解质及酸碱平衡失调。

3. 病情观察 严密监测患者生命体征，观察腹部体征及皮肤黏膜情况，监测血常规、电解质等结果的变化。

（二）术后护理

1. 体位 术后6小时内取去枕平卧位，6小时后协助患者取舒适体位，有节律地深呼吸。

2. LC 术后的护理

（1）饮食指导：术后禁食 6 小时。术后饮食根据胃肠道通气情况从无脂流质、半流质逐渐过渡至低脂饮食。

（2）高碳酸血症的护理：表现为呼吸浅慢、$PaCO_2$ 升高。LC 术后常规给予患者低流量吸氧，鼓励患者深呼吸，有效咳嗽，早日下床活动促进机体内 CO_2 排出。

（3）肩背部酸痛的护理：告知患者原因，解除其不安因素，一般无需特殊处理，可自行缓解。

【健康指导】

加强体育锻炼，提高机体抵抗力；进食少油腻、高维生素、低胆固醇食物，不吃或少吃油炸类食物，多食新鲜蔬菜和水果；定期复查。

第二十二节　胆　囊　癌

【学习目标】

1. 掌握胆囊癌的临床表现、处理原则；
2. 掌握胆囊癌的护理评估、护理诊断、护理措施；
3. 掌握胆囊癌术后的健康指导。

【重点难点】

1. 胆囊癌处理原则。
2. 胆囊癌的护理及健康指导。

【案例介绍】

患者，女，52 岁。因间断性右上腹不适伴食欲不佳 1 个月入院，B 超显示胆囊炎，胆囊多发结石，门诊以“胆囊结石”收入院。入院查体示神志清楚，皮肤巩膜黄染尿如浓茶，表浅淋巴结未及肿大双肺听诊呼吸音清，未及啰音，血压 128/75mmHg，心率 78 次 / 分，脉搏 18 次 / 分。

胆囊癌（carcinoma of gallbladder）是胆道最常见的恶性病变。90% 患者发病年龄超过 50 岁，女性发病率约为男性的 3~4 倍。

【发病原因】

无明确病因，但流行病学显示 70% 患者合并有胆囊结石，与胆囊结石长期物理性刺激、黏膜的慢性炎症、细菌产物中的致癌物质等综合因素有关。此外，可能的致癌因素还有萎缩性胆囊炎、胆囊空肠吻合术后、完全钙化的“瓷化”胆囊腺瘤、胆胰管结合部异常等。

【临床表现】

胆囊癌，早期无特异性症状。部分患者可因胆囊切除标本病理检查时意外发现。合并胆囊结石或慢性胆囊炎者，早期多为胆囊结石或胆囊炎的症状。当肿瘤侵犯浆膜层或胆囊床时，则出现定位症状，如右上腹痛，可放射至肩背部，胆囊管梗阻时可触及肿大的胆囊。能触及肿块，则表明已处于胆囊癌晚期，并伴有腹胀、体重减轻或消瘦、贫血、黄疸、肝大及全身衰竭等。少数肿瘤可引起胆囊急性穿孔、急性腹膜炎、胆道出血、肝弥漫性转移引起肝衰竭等。

【实验室及其他检查】

1. 实验室检查　血清癌胚抗原（CEA）或肿瘤标记物 CA19–9、CA125 等均可升高，其中以 CA19–9 较为敏感，但无特异性。

2. 影像学检查　B 超、CT 检查可见胆囊壁增厚不均匀或显示胆囊内新生物；增强 CT 或 MRI 可显示肿瘤的血供丰富则胆囊癌的可能性更大，B 超引导下细针穿刺抽吸活检，可帮助明确诊断。

【处理原则】

首选手术治疗，其次为化疗及放疗。

1. 单纯胆囊切除术　肿瘤仅限于黏膜层或黏膜下层，单纯胆囊切除术可达到根治的目的。这些病例几乎都是胆囊结石或胆囊息肉样病变行胆囊切除术后偶然发现的胆囊癌。

2. 胆囊癌根治性切除术或扩大的胆囊切除术　肿瘤侵及胆囊肌层或全层，伴区域性淋巴结转移。根治术切除范围包括胆囊、胆囊床外 2cm 肝组织及胆囊引流区淋巴结。扩大的胆囊切除术范围还包括右半肝或右三叶肝切除、胰十二指肠切除、肝动脉和（或）门静脉重建术。临床上虽有手术成功的病例，但实际意义尚在讨论。

3. 不能切除胆囊癌的姑息性手术　术前或术中探查确定肿瘤不能被切除，或已有远处转移，应采用非根治方法缓解症状。主要用于减轻或解除肿瘤引起的黄疸或十二指肠梗阻。如经皮、肝穿刺或经内镜在胆管狭窄部放内支架引流术或胃空肠吻合术等。

【护理评估】

（一）术前评估

1. 健康史

（1）评估患者一般情况：包括饮食习惯，是否有胆囊结石病史。

（2）既往史及家族史：有无胆囊肿瘤或其他肿瘤家族史。

2. 身体状况

（1）局部：腹痛部位及特点，影响疼痛的因素；有无恶心、呕吐或腹胀；腹部是否触及肿大的肝和胆囊；有无移动性浊音。

（2）全身：有无消化道症状，如食欲减退、上腹饱胀等；大便次数、颜色和性状；有无黄疸及黄疸出现的时间、程度，是否伴有皮肤瘙痒。

（3）辅助检查：了解检查结果，评估疾病性质及对手术的耐受力。

3. 心理－社会状况 评估患者的心理状况，以了解其心理变化；患者家庭经济承受能力，家属对患者的关心和支持程度。

（二）术后评估

（1）手术情况：了解麻醉手术类型、病情相关认识、管道护理及并发症。

（2）身体状况：评估患者生命体征及引流管情况；手术切口及敷料情况；有无并发症发生；术后疼痛程度及睡眠情况。

（3）心理－社会状况：评估患者对疾病及术后不适心理反应，患者及家属对术后康复过程及出院指导的掌握程度。

【护理诊断】

1. 焦虑 与对疾病的认识较少、担心预后效果有关。
2. 疼痛 与疾病自身及手术创伤有关。
3. 营养失衡 与肿瘤所致的高代谢状态、摄入不足及吸收障碍有关。
4. 黄疸 与胆管梗阻有关。
5. 潜在并发症 与感染、胆瘘、出血、胰瘘等有关。

【护理措施】

（一）术前护理

1. 心理护理 帮助患者改善不良情绪，帮助患者增加战胜疾病的信心。情绪因素对疾病的发展和治疗效果及预后都有着重要关系。

2. 疼痛护理 根据患者疼痛程度及性质选择相对应的止痛处理措施，改善患者痛苦。

3. 加强营养补充 监测相关营养指标，评估患者营养状况。指导患者禁食油腻食物，选择易消化吸收并富有营养的食物，如新鲜的水果和蔬菜。消化系统不良或者不能经胃肠道进食者可选用肠外营养途径改善患者营养状况。

（二）术后护理

1. 病情观察 密切观察生命体征、腹部体征、伤口及引流情况。

2. 饮食的调节 术后早期禁食，禁食期间可采用肠外途径进行营养支持，维持水、电解质平衡，必要时输注血清白蛋白。胃肠道功能恢复后拔除胃管后从流质逐渐过渡到半流质、普食。

3. 并发症的观察及护理 主要包括感染、胰瘘、胆瘘、出血。术后严密观察患者体温变化及腹胀、腹痛情况等。合理应用抗生素，加强基础治疗。

4. 心理护理 医护人员应鼓励患者保持愉快的心态，树立战胜疾病的信心。充分发挥机体的潜在能力，使患者配合治疗。

【健康指导】

指导患者戒烟酒，少量多餐，均衡饮食。对于行化疗患者，告知其定期复查血常规，白细胞计数低于 $4 \times 10^9/L$ 者，暂停化疗。术后每 3~6 个月复查一次，若出现贫血、发热、黄疸等症状，及时就诊。

第二十三节　急性胰腺炎

【学习目标】

1. 掌握急性胰腺炎的病因、临床表现、处理原则；
2. 掌握急性胰腺炎的护理评估、护理诊断、护理措施；
3. 熟悉急性胰腺炎患者的健康指导。

【重点难点】

1. 急性胰腺炎术后并发症的观察；
2. 坏死组织清除加引流术后护理及健康指导。

【案例介绍】

患者，男，40 岁。因腹痛 1 天入院。患者 1 天前酒席宴会后出现中腹部钝痛，进食鱼汤后上腹痛加重，动则痛甚，解痉药无效，恶心呕吐 5 次，为胃内容物，持续性胀痛，并牵涉到左腰背部，无发热、黄疸、腹泻等。既往曾因饮酒后出现上腹部不适。急诊以“急性胰腺炎”收入。血生化示血淀粉酶 546U/L，WBC $12.9 \times 10^9/L$。

急性胰腺炎指胰腺分泌的胰酶在胰腺内被激活，对胰腺组织自身“消化”而引起的急性化学性炎症，按病理分类可分为水肿性和出血坏死性胰腺炎。前者病情轻，预后好；后者病情险恶，病死率高。

【发病原因】

最常见的病因是胆道疾病和酗酒。在我国的主要病因是胆道疾病，称为胆源性胰腺炎。

1. 胆道疾病　胆总管下端结石嵌顿、胆道蛔虫、Oddi 括约肌水肿和痉挛、壶腹部狭窄，胆汁逆流入胰管而引起急性胰腺炎。

2. 过量饮酒　胰液分泌增加、Oddi 括约肌痉挛，胰管内压力增高，细小胰管破裂，胰液进入胰腺组织间隙，引起一系列的酶性损害及胰腺“自我消化”。

3. 十二指肠液反流　十二指肠内压力增高，十二指肠液向胰管内反流，从而激活蛋白水解酶及磷脂酶 A，导致急性胰腺炎的发生。

4. 代谢性疾病　高脂血症性胰腺炎和高钙血症。

5. 创伤　上腹部钝器伤、贯通伤或手术操作等。

6. 医源性原因　内镜逆行胰胆管造影（ERCP）可导致 2%~10% 的患者发生胰腺炎。

7. 其他　如饮食、感染以及与妊娠有关的代谢、内分泌、遗传和自体免疫性疾病等也可能是胰腺炎的发病因素。

【临床表现】

1. 症状

（1）腹痛：主要症状，常于饱餐和饮酒后突然发作，持续性剧痛，多位于左上腹部，可向左肩及左腰背部放射。胆源性者腹痛始于右上腹，逐渐向左侧转移。病变累及全胰时，疼痛范围较宽并呈束带状向腰背部放射。

（2）腹胀与腹痛同时存在：因肠管浸泡在含有大量胰液、坏死组织和毒素的血性腹水中发生麻痹或梗阻所致，一般较严重。

（3）恶心、呕吐症状：早期即可出现，呕吐往往剧烈而频繁。呕吐物为胃、十二指肠内容物，呕吐后腹痛不缓解。

（4）休克和脏器功能障碍：急性重症胰腺炎可出现休克和多脏器功能障碍。伴急性肺功能衰竭时可出现呼吸困难和发绀；有胰性脑病者可引起中枢神经系统相关症状。

2. 体征　急性水肿性胰腺炎时压痛多局限于中上腹部，通常无明显肌紧张。急性出血坏死胰腺炎压痛较明显，并有肌紧张和反跳痛，范围较广或延及全腹。移动性浊音，肠鸣音减弱或消失。

【实验室及其他检查】

1. 实验室检查

（1）血、尿淀粉酶测定：是最常用的诊断方法。血清淀粉酶在发病数小时后开始升高，24 小时到达高峰，4~5 天后逐渐恢复正常；尿淀粉酶在发病 24 小时后开始升高，48 小时到达高峰，下降缓慢，持续 1~2 周后恢复正常。一般认为血清淀粉酶（正常值 40~180U/dl）或尿淀粉酶（正常值 80~300U/dl）超过正常值上限 3 倍才具诊断价值，淀粉酶值越高诊断正确率越大。但升高的幅度和病变严重程度不呈正比。血清脂肪酶（正常值 23~300U/dl）明显升高具有特异性，是比较客观的诊断依据。

（2）其他项目：包括白细胞增高、肝功能异常、高血糖、低钙血症、血气分析指标异常等。

2. 影像学检查

（1）腹部 B 超：是首选的影像学诊断方法。主要用于诊断胆源性胰腺炎，了解是否存在胆囊结石和胆道结石。但由于上腹部胃肠气体的干扰，可影响诊断的准确性。

（2）增强 CT 扫描：是最具有诊断价值的影像学检查。不仅能诊断急性胰腺炎，还能鉴别是否合并胰腺组织坏死。

（3）MRI：在鉴别胰腺坏死液化、胰腺囊肿、胰腺假性囊肿时有困难，需结合临床或借助 MRI 来加以判断。

【处理原则】

1. 非手术治疗　目的是减少胰液分泌、防止感染及多器官功能障综合征（MODS）的发生。包括禁食、胃肠减压；补液、防治休克；营养支持；镇痛和解痉；抑制胰液分泌及抗胰酶治疗；应用抗生素；中药治疗等。

2. 手术治疗

（1）适应证：不能排除其他急腹症；胰腺和胰周坏死组织继发感染；伴胆总管下端梗阻或胆道感染；合并胰腺假性囊肿或肠穿孔、大出血。

（2）手术方法：最常用的是坏死组织清除加引流术。

（3）胆源性胰腺炎：手术目的是取出结石，解除梗阻，通畅引流。

【护理评估】

（1）健康史和相关因素：患者的饮食习惯，既往有无胆道疾病和慢性胰腺炎病史、内分泌紊乱、长期酗酒史及家族史；

（2）诱发因素：发病前有无饮酒、暴饮暴食、进食油腻食物等；

（3）症状和体征：评估腹痛的部位、程度；呕吐的次数、呕吐物的性质、颜色等情况；生命体征、意识、尿量的变化，有无休克和器官功能障碍；

（4）辅助检查：腹部B超、X线、CT；

（5）实验室检查：血尿淀粉酶值有无异常，有无水、电解质紊乱及凝血功能障碍；

（6）心理及社会支持：患者及家属对疾病的了解，有无不良心理反应，家庭承受能力等。

（7）术后评估：麻醉及手术方式，生命体征、出血、补液；腹部体征；引流情况；有无术后出血、胰瘘、胆瘘等情况。

【护理诊断】

（1）恐惧、焦虑　与起病急而凶险、疾病认识不足有关。

（2）疼痛　与胰腺及其周围组织炎症、胆道梗阻有关。

（3）有体液不足的危险　与炎性渗出、出血、呕吐、禁食等有关。

（4）营养失调：低于机体需要量　与呕吐、禁食、胃肠减压和大量机体消耗有关。

（5）体温过高　与胰腺坏死、继发感染或并发胰腺脓肿有关。

（6）潜在并发症　出血、胰瘘、肠瘘、胆瘘、休克、感染、MODS等。

【护理措施】

（一）非手术治疗护理／术前护理

1. 疼痛护理　禁食水、持续胃肠减压以减少胰液分泌，合理使用抑制胰液分泌和抗胰酶药物，减轻胰液对胰腺及周围组织的刺激；疼痛剧烈时，适当给予解痉镇痛药，并注意观察药物不良反应。

2. 维持体液平衡　严密观察生命体征、意识状态、皮肤黏膜情况；准确记录24小时出入液量，必要时可监测中心静脉压及每小时尿量。监测电解质、酸碱平衡情况。

3. 维持营养供给　禁食期间应给予肠外营养支持，保证营养摄入。

4. 控制感染　体温升高者给予物理降温，必要时予以药物降温；遵医嘱使用敏感、能通过血胰屏障的抗生素控制感染。

5. 心理护理　由于发病突然、病情凶险、病程较长等问题，患者容易产生焦虑悲观消极的情绪。因此，为患者提供舒适的环境，给予安慰鼓励并讲解相关治疗方法和康复知识，能使患者积极参与治疗。

（二）术后护理

本章主要介绍行胰腺及胰周坏死组织清除引流术后患者的护理。

1. 病情观察　密切观察生命体征、神志、腹部体征、面色、尿量；观察伤口敷料有无渗血渗液；引流管是否妥善固定并引流通畅，引流液是否异常；监测血糖有无异常。

2. 体位与休息　待麻醉清醒、生命体征较平稳后，给予半卧位。保持环境清洁安静，有利于术后患者的休息与恢复。

3. 引流管护理　包括胃管、腹腔双套管、胰周引流管、T管、空肠造瘘管、鼻空肠营养管、胃造瘘管及尿管等。在各引流管上注明管道名称及放置时间，分清引流管放置的部位及作用；妥善固定并保持引流通畅，定期更换引流装置，注意无菌操作；准确记录引流液的颜色、性状、量，发现异常，及时报告医生。

（1）腹腔双套管灌洗引流护理：目的是为了冲洗脱落的坏死组织、比较黏稠的脓液或血凝块。主要护理措施包括：①持续腹腔灌洗，保持引流通畅；②观察引流液的颜色、性状、量；③预防感染；④维持出入量平衡；⑤拔管指征：患者体温维持正常10天左右，白细胞计数正常，腹腔引流液少于5ml/d，引流液的淀粉酶测定值正常，B超或CT显示无脓腔形成可考虑拔管。

（2）空肠造瘘管护理：术后可通过空肠造瘘管行肠内营养支持。主要护理措施：①妥善固定；②保持管道通畅营养液滴注前后应使用温开水或生理盐水冲洗管道，持续输注时每4小时应冲洗管道1次；出现滴注不畅或管道堵塞时，可用温水或生理盐水行“压力冲洗”或负压抽吸；③营养液输注注意事项：营养液现配现用，使用时间不超过24小时；注意输注速度、浓度和温度；倾听患者主诉，观察有无腹胀、腹泻等并发症。

4. 并发症的观察及护理

（1）出血：①密切观察生命体征；②观察有无血性液体从胃管、腹腔引流管或手术切口流出，患者有无呕血、黑便、腹部剧痛、腹胀等；③保持引流通畅，准确记录引流液的颜色、量和性状变化；④监测凝血功能，及时纠正凝血功能紊乱；⑤遵医嘱合理使用止血和抑酸药物；⑥应激性溃疡出血应及时处理。

（2）胰瘘：①取半卧位，保持引流通畅；②根据胰瘘程度，采取禁食、胃肠减压、生长抑素静脉泵入等措施，必要时作腹腔灌洗引流；③严密观察引流液，准确记录；④保持腹壁瘘口周围皮肤清洁干燥。

（3）肠瘘：①持续引流管灌洗，低负压吸引，保持引流通畅，冲洗出入量平衡；②保持水、电解质平衡，加强营养支持；③指导患者正确使用造口袋，保护瘘口周围皮肤。

【健康指导】

指导患者劳逸结合，保持良好心情，避免疲劳和情绪激动，合理饮食，不暴饮暴食。定时监测血糖及血脂，必要时使用药物控制。出现胰腺假性囊肿、胰腺脓肿、胰瘘等并发症时，及时就诊。

第二十四节　胰　腺　癌

【学习目标】

1. 掌握胰腺癌的临床表现、处理原则；
2. 掌握胰腺癌的护理评估、护理诊断、护理措施。

【重点难点】

1. 胰十二指肠切除术后并发症的观察；
2. 胰腺癌的处理原则及健康指导。

【案例介绍】

患者，男，52岁，因“上腹部疼痛，黄疸”入院，患者10多天前出现左上腹不适，为持续性胀痛，进食后加重，排气、排便后无明显缓解，伴呃逆，伴厌油腻，伴腰背痛，偶有恶心、呕吐，无腹泻，查体无特殊，血常规基本正常；肿瘤标志物CA19-9 369.61U/mL。上腹部MR+MRCP示1.胰头区囊性灶，多考虑囊肿；2.肝内外肝管扩张，胰管扩张；住院进一步确诊为“胰腺癌”。

胰腺癌（cancer of the pancreas）是发病隐匿，进展迅速、治疗效果及预后极差的消化系统恶性肿瘤，包括胰头癌、胰体尾部癌。

【发病原因】

在胰腺癌致癌因素中，吸烟是唯一公认的危险因素，但发病机制尚不完全清楚。胰腺癌好发于高蛋白、高脂肪摄入及嗜酒、吸烟者。同时胰腺癌患者的亲属患胰腺癌的危险性增高。

【临床表现】

（1）上腹痛、不适：是常见的首发症状。早期因肿块压迫胰管，出现上腹部不适、钝痛、胀痛，由于症状不明显而被忽视。中晚期因癌肿侵及腹膜后神经丛，出现持续性剧烈疼痛。胰体尾部癌的腹痛部位在左上腹或脐周，出现疼痛时已多属晚期。

（2）黄疸：是胰头癌主要的症状，80%患者在发病过程中出现黄疸，进行性加重。大多数患者出现黄疸时已发展到中晚期。

（3）消化道症状：如恶心呕吐、腹胀、食欲不振、腹泻或便秘等，晚期癌肿侵及胃十二指肠，可出现上消化道梗阻或消化道出血。

（4）消瘦和乏力：患者因食欲减退、消化不良、癌肿消耗等造成消瘦、乏力，晚期可出现恶病质等。

（5）其他：部分患者可出现发热、胰腺炎发作、糖尿病、脾功能亢进等。

【实验室及其他检查】

1. 实验室检查

（1）血清生化检查：早期可有血、尿淀粉酶一过性升高；空腹或餐后血糖升高及糖耐量出现异常曲线；另外，继发胆道梗阻或出现肝转移时，常出现血清胆红素升高，以直接胆红素升高为主。

（2）免疫学检查：大多数胰腺癌常用的血清学标志物可升高，包括有糖类抗原、癌胚抗原、胰胚抗原，糖类抗原对胰腺癌敏感性和特异性较好，常用于胰腺癌的辅助诊断和术后随访。

2. 影像学检查

（1）B 超：是胰腺癌患者的首选检查方法。

（2）内镜超声：优于普通 B 超。

（3）CT：增强扫描可获得优于 B 超的效果，是诊断胰腺癌的重要手段。

（4）ERCP：可引起急性胰腺炎或胆道感染，应警惕。

（5）MRI：单纯 MRI 诊断并不优于增强 CT。

（6）MRCP：具有重要的诊断价值，具有无创性，多角度成像，定位准确，无并发症等优点。

【处理原则】

手术切除是胰头癌有效的治疗方法。尚无远处转移的胰头癌，均应争取采取手术切除以延长生命及提高生存质量。

1. 根治性手术治疗

（1）胰十二指肠切除术：即切除胰头（含钩突）、胆囊和胆总管、远端胃、十二指肠及上段空肠、胆囊和胆总管，同时需清除周围淋巴结，切除后再将胰、胆总管和胃肠吻合，重建消化道。

（2）保留幽门的胰头十二指肠切除术（PPPD）：最重要的优点是缩短手术时间，减少术中出血，但同时也使患者术后胃溃疡和胃排空障碍的发生有所增加。

（3）胰体尾部切除术：适用于胰体尾部癌，确诊时多属晚期，因此切除率很低。

2. 姑息性手术　手术方法有胆 - 肠内引流术或经内镜放置内支架，胃 - 空肠吻合术、区域性介入治疗等。

3. 辅助治疗　包括化疗、放射性治疗。

【护理评估】

（一）术前评估

1. 健康史和相关因素　评估患者饮食及生活习惯，既往史及家族史。

2. 身体状况　评估患者生命体征、意识状态、营养状况、皮肤和黏膜情况。

3. 心理 - 社会状况　评估患者及家属对疾病的了解程度，患者对疾病的反应，有无焦虑、恐惧、悲观等不良情绪，患者家庭经济承受能力，取得患者及家属的配合。

（二）术后评估

（1）手术情况：了解手术及麻醉方式、术中出血及补液量及引流管安置情况。

（2）病情观察：密切观察患者生命体征及引流管情况；手术切口，静脉通道等。

（3）心理－社会状况：评估患者有无不适心理反应，患者及家属是否掌握术后康复过程及出院健康指导知识。

【护理诊断】

1. 疼痛　与肿瘤所致胰管或胆总管梗阻、肿瘤侵犯腹腔神经等有关。

2. 焦虑、恐惧　与担心预后、黄疸、严重疼痛等有关。

3. 营养失调　与厌食、呕吐、消化不良及肿瘤消耗等有关。

4. 潜在并发症　术后出血、腹腔脓肿、胰瘘、胆瘘、肠瘘、进行性胆道感染、血糖异常等。

【护理措施】

（一）术前护理

1. 心理护理　护士应耐心倾听、理解患者，有针对性地进行健康指导，使患者保持良好稳定的心理状态来配合手术。

2. 疼痛护理　保持环境舒适安静，指导患者取舒适体位，严重疼痛者按三级止痛原则给予止痛剂。

3. 营养支持　给予高蛋白、高糖饮食，大量补充维生素，合并胆道梗阻患者，必要时给予输血、白蛋白、血浆等来改善患者全身营养状况，纠正贫血及低蛋白血症。给予护肝治疗及补充维生素 C 纠正凝血机制障碍。

4. 肠道准备　术前一天改流质饮食，术前晚、术晨清洁灌肠，备血，术前腹部备皮以减少切口感染的机会，术前预防性应用抗生素。

5. 其他措施　控制血糖，控制感染，术前 3 天预防性使用抗菌药物，做好患者皮肤护理，叮嘱患者勿搔抓。

（二）术后护理

1. 病情观察　严密监测生命体征、面色、意识、尿量、腹腔引流液的颜色及量等；注意血糖有无异常。

2. 营养支持　胃肠减压持续 2~3 天，肠蠕动恢复，肛门排气后可拔除胃肠减压管，指导患者进食清淡、高营养、富含维生素、易消化饮食。禁食期间行静脉营养。

3. 体位与休息　待术后麻醉作用消失，血压平稳后，取半卧位，以利引流和呼吸。术后患者需卧床休息，卧床期间应定时为患者翻身，指导其进行深呼吸、有效咳嗽和肢体活动。

4. 引流管护理　应区分每根引流管放置的部位及其作用，妥善固定各种引流管并做好标记，保持引流通畅，观察并记录引流液的性质和量。

5. 并发症的观察及护理　常见的有：①出血：多发于术后 24 小时内。应严密观察生命体征、腹部体征、引流管的颜色、性状、量。②胰瘘：多发生于术后 5~7 天，是最严重的并发症，表现为胰液经腹腔引流管引流出；③胆瘘：多出现于术后 2~9 天，表现为腹腔引流管中有胆汁样液体引流出。④感染：术后严密观察患者有无高热、白细胞计数升高等。合理使用抗生素，预防肺部感染，严格执行无菌操作技术。⑤血糖异常的观察及护理：动态监测血糖水平，控制血糖在适当水平。

【健康指导】

告知患者注意休息，避免劳累，调节情绪，保持乐观，少量多餐、均衡饮食，以促进身体的全面康复。遵医嘱接受规范的放疗或化疗，放、化疗期间应定期复查血常规，以便及早发现和处理骨髓抑制；术后1年内每3个月复查一次，以后6~12个月复查1次，若出现消瘦贫血、发热、黄疸等症状，及时就诊。

第二十五节 腹部损伤

【学习目标】

1. 掌握腹部损伤的临床表现、处理原则。
2. 掌握腹部损伤护理评估、护理诊断、护理措施。
3. 掌握腹部损伤的健康宣教。

【重点难点】

腹部损伤患者病情的观察及处理。

【案例介绍】

患者，男，55岁，主诉"左上腹部受伤6小时，病情加重1小时"入院。入院7小时前，患者在与人争执时，不慎撞到路旁的大树上，当时腹部疼痛感不强，1小时前感觉左腹部疼痛感加重，头晕、心慌、恶心，冒冷汗，脸色苍白，由家属送至医院。门诊以"外伤"收入院。

腹部损伤(abdominal injury)在外科急症中比较常见，常伴有内脏损伤。降低腹部损伤患者死亡率的关键是早期确诊，及时处理。

【临床表现】

腹部损伤根据损伤部位及脏器不同会有不同的表现。胃、十二指肠、小肠的损伤的共同体征是剧烈腹痛和明显的腹膜炎。但其各自又有不同的特点。

1. 胃损伤　未波及胃壁全层或单纯性后壁损伤时，其症状和体征不典型。若全层破裂，立即出现腹膜刺激征及剧烈腹痛，肝浊音界消失，膈下有游离气体，胃管引流出血性物体。

2. 十二指肠损伤　位于腹腔内可早期引起腹膜炎，有明显的腹膜刺激征。若有损伤发生在腹膜后，早期症状和体征不明显，后期全身情况不断恶化，部分患者呕吐血性物体。

3. 小肠破裂　腹膜炎症状出现比较早，只有少数患者有气腹。部分小肠裂口小或穿破后被食物残渣、纤维蛋白甚至突出的黏膜堵塞的患者，可能无弥漫性腹膜炎的表现。

4. 结肠破裂　腹膜炎出现得晚，但却较严重。

5. 直肠损伤

(1)腹膜反折之上的直肠损伤：其表现与结肠破裂基本相同；

（2）腹膜反折之下的直肠损伤：可引起严重的直肠周围感染；

（3）腹膜外直肠损伤：可表现为血液从肛门排出，直肠指诊可发现直肠内有出血，有时可摸到直肠裂口，怀疑直肠损伤而指诊阴性者，可行结肠镜检查。

【实验室及其他检查】

1. 实验室检查　白细胞计数和中性粒细胞比例明显上升。
2. 专科检查　诊断性腹腔穿刺术穿刺液中淀粉酶含量增高。
3. 影像学检查　X 线检查、B 超检查和 CT 检查。

【处理原则】

一旦确诊为胃、十二指肠、小肠损伤，应立即行手术治疗；结肠破裂、直肠损伤都需要行手术治疗。大部分患者需先采用肠造口术或肠外置术处理。

【护理评估】

（一）术前评估

1. 健康史　一般情况、受伤史、既往史。
2. 身体状况　腹部情况、全身情况、辅助检查。
3. 心理－社会状况　评估患者及家属心理承受能力和对预后的担心程度；评估患者及家属经济承受能力。

（二）术后评估

1. 评估患者疼痛的部位、性质和程度。
2. 评估患者的生命体征变化包括术中手术情况和各留置管道引流情况。
3. 评估患者的腹部体征。
4. 评估患者和家属的焦虑或恐惧程度，鼓励其表达内心感受。

【护理诊断】

1. 体液不足　与损伤致腹腔内出血，严重腹膜炎、呕吐、禁食等有关。
2. 急性疼痛　与腹部损伤有关。
3. 焦虑与恐惧　与意外创伤的刺激、出血及担心预后有关。
4. 知识缺乏　缺乏有关肠道手术的注意事项及结肠造口的护理知识。
5. 自我形象紊乱　与排便方式改变有关。
6. 自理能力缺陷　与手术创伤、术后多处留置引流管和结肠造口有关。
7. 尿潴留　与直肠感染、麻醉后抑制排尿、盆腔神经受损、切口疼痛有关。
8. 潜在并发症　损伤器官再出血、腹腔脓肿、休克。

【护理措施】

（一）急救护理

应分清轻重缓急，首先处理危及生命的情况。

（二）非手术治疗护理/术前护理

1. 一般护理　绝对卧床休息，病情稳定者取半卧位。禁食水、禁止灌肠，遵医嘱予胃肠减压，积极补充液体，维持水电解质平衡。

2. 病情观察　密切观察生命体征变化，了解各项检查指标的数值。记录24小时尿量，合理安排补液。积极纠正休克症状，观察患者腹部体征，发现异常及时报告医师，必要时急诊行手术治疗。

3. 疼痛护理　全身损伤情况未明时，禁用镇痛药。诊断明确者，遵医嘱给予镇静解痉药或镇痛药。

4. 专科用药　应用抗生素，24小时内肌注破伤风抗毒素治疗。根据患者休克情况，积极补充血容量。

5. 心理护理　对患者及家属表示关心的态度。耐心做好各项治疗、操作、检查的解释工作，取得患者及家属的信任，降低患者焦虑程度。

6. 其他护理　对疑有直肠损伤者，绝对禁止向肛管内注入空气、水、钡剂或其他物质，以免感染加速扩散。此外，在直肠穿透性损伤，通常穿孔数应为“双数”。

（三）术后护理

1. 一般护理　根据患者手术方式、麻醉方式及术中情况，给予合适体位。协助患者早期下床活动。禁食水，持续胃肠减压，保持引流通畅，准确记录引流的颜色、性质和量。按医嘱予以静脉补液，维持水、电解质平衡，尤其是长时间禁食患者。指导患者缓解疼痛的方法，如变换体位、分散注意力、减少周围环境刺激、放松疗法以及给予镇痛药并评估镇痛药的效果。指导患者咳嗽和深呼吸时按压伤口法。肠蠕动恢复后，拔除胃管进流质饮食逐渐过渡到普食。遵循少食多餐的原则。

2. 病情观察　术后严密监测患者的生命体征，以及心血管功能状况。准确记录出入量，为治疗提供依据。术后应正确连接引流装置，观察并记录引流液的量、颜色和性状。前几小时内会阴部伤口引流量可能很多，应及时更换并注意无菌操作。注意患者腹部体征的变化，观察患者有无休克征兆，发现异常及时通知医师。

3. 专科用药　保持补液通畅，术后继续使用抑制消化液分泌的药物。合理补充水、电解质及维生素，必要时输新鲜血、血浆、维持水、电解质、酸碱平衡。

4. 结肠造口的护理　严重的会阴损伤、直肠及括约肌几乎全部破坏者，可经腹会阴联合切除广泛损伤的直肠后，做乙状结肠永久性造口，可参照结肠造瘘术后造口的护理。

5. 并发症的观察和护理

（1）受损器官再出血：①禁止随意搬动患者，以免诱发和加重出血；②密切观察患者生命体征变化，若患者突发腹痛剧烈，同时出现休克征兆，腹腔引流管引流出鲜红色血液及时通知医师；③快速建立静脉通路，输血、输液扩充血容量，积极治疗休克；④做好急诊手术准备工作。

（2）腹腔脓肿：①患者体温持续不退或下降后升高；②腹腔引流管引流出浑浊液体，或有异味常提示有腹腔感染；③主要护理措施：合理使用抗生素，较大脓肿行置管引流或手术切开引流；给予患者高蛋白、高热量、高维生素饮食或肠内营养。

【健康指导】

加强宣传，避免意外损伤的发生。普及各种急救知识，在发生意外事故时，能进行简单的急救自救。指导患者和家属护理结肠造口，指导患者进行结肠造口及其周围皮肤的护理。注意饮食卫生，避免食用刺激性食物。适当休息，加强锻炼。若有腹痛、腹胀、肛门停止排便排气等不适，应及时就诊。

第二十六节　腹　外　疝

【学习目标】

1. 掌握腹股沟疝的病因、临床表现、处理原则；

2. 掌握腹股沟疝患者的护理评估、病情观察、治疗要点、围手术期护理措施、手术后并发症观察与处理、出院指导；

3. 熟悉股疝、切口疝、脐疝的病因、临床表现、处理原则。

腹外疝是由腹腔内的脏器或组织连同腹膜壁层，经腹壁薄弱点或孔隙，向体表突出而致。

一、腹股沟疝

【案例介绍】

患者，男，53 岁。因“发现左侧腹股沟可复性包块 3 年”入院，平卧时包块自行回纳，门诊彩超提示“左侧腹股沟疝”。查体示左侧腹股沟处可见椭圆形包块，约 5cm×5cm×5cm，质软，不透光，降入阴囊，手法可还纳复位消失。

腹股沟疝是指发生在这个区域的腹外疝。分为斜疝和直疝两种。疝囊经过腹壁下动脉外侧的腹股沟管深环（内环）突出，称为腹股沟斜疝。疝囊经腹壁下动脉内侧的直疝三角区直接由后向前突出，称为腹股沟直疝。

【发病原因】

发病原因主要分为两种：

1. 腹壁强度减弱　有先天性和后天性两种情况。

2. 腹内压增高　是一种诱发因素，如慢性咳嗽、便秘、晚期妊娠等导致。

【临床表现】

1. 腹股沟斜疝

（1）易复性斜疝：最常见，腹股沟区可复性肿块，平卧休息或用手压可回纳入腹腔。

（2）难复性斜疝：疝内容物不能或不能完全回纳入腹腔内，临床无严重症状。

（3）嵌顿性疝：表现为疝块突然增大，伴明显疼痛，平卧或用手推送不能使疝块回纳。如为肠袢嵌顿，不仅疼痛明显，还可伴有腹部绞痛、恶心、呕吐、停止排便排气、腹胀等机械性肠梗阻的表现。

（4）绞窄性斜疝：肠管嵌顿如不及时解除，最终将发展为绞窄性疝，临床症状多较严重，可伴有肠袢坏死穿孔，急性弥漫性腹膜炎，严重者可发生脓毒症。

2. 腹股沟直疝　腹股沟直疝常见于年老体弱者，其临床特点有别于腹股沟斜疝（表2-1-1）。直疝主要表现为患者站立时，在腹股沟内侧端、耻骨结节外上方出现一半球形肿块，极少发生嵌顿。直疝不会进入阴囊。

表 2-1-1　腹股沟斜疝和腹股沟直疝的鉴别

	斜　疝	直　疝
发病年龄	儿童及成年人	老年人
突出途径	经腹股沟管突出，可进阴囊	由直疝三角突出，甚少进阴囊
疝块外形	椭圆或梨形，上部呈蒂柄状	半球形，基底较宽
回纳疝块后压住深环	疝块不再突出	疝块仍可突出
精索与疝囊的关系	精索在疝囊后方	精索在疝囊前外方
疝囊颈与腹壁下动脉的关系	疝囊颈在腹壁下动脉外侧	疝囊颈在腹壁下动脉内侧
嵌顿机会	较多	极少

【实验室及其他检查】

1. 实验室检查　疝内容物继发感染时，血常规检查提示白细胞计数和中性粒细胞比例升高。

2. 影像学检查　疝嵌顿或绞窄时X线检查可见肠梗阻征象。

3. 专科检查透光试验　因疝块不透光，而鞘膜积液多为透光（阳性）。

【处理原则】

除部分婴儿外，腹股沟斜疝不能自愈，均应尽早实施手术修补。

（一）非手术治疗

1岁以内的婴儿可采用棉线束带法；年老体衰或伴有严重慢性病而禁忌手术者可采用医用疝带，压住腹股沟管深环，防止疝块突出。顶住腹股沟管深环。

（二）手术治疗

腹股沟疝最有效的治疗方法是手术修补。可归纳为以下三类。

1. 疝囊高位结扎术　显露疝囊颈，予以高位结扎或贯穿缝合，切除疝囊。适用于婴幼儿或儿童，以及绞窄性斜疝因肠坏死而局部严重感染者。

2. 疝修补术　在疝囊高位结扎基础上，加强或修补薄弱的腹股沟管前壁或后壁。

3. 无张力疝修补术　利用人工高分子修补材料进行缝合修补，创伤小、术后疼痛轻、康复快、复发率低等优点。

【护理评估】

1. 既往史　有无糖尿病及血糖控制情况，有无慢性咳嗽、便秘、排尿困难、腹水等腹内压增高的情况；有无腹部手术、外伤、切口感染等病史；有无抗凝药物服用史。

2. 全身一般情况及生命体征。

3. 疝块的部位、大小、质地、有无压痛、能否回纳；有无恶心、呕吐、肛门停止排便排气；有无腹膜刺激征、感染征象。

4. 血常规检查有无白细胞计数及中性粒细胞比例的升高，凝血时间是否异常，胸部X线检查有无肺部感染。

5. 患者对疾病的认知及其心理状态等。

【护理诊断】

1. 疼痛　与疝块嵌顿或绞窄、手术创伤有关。

2. 潜在并发症　术后阴囊水肿、切口感染。

3. 知识缺乏　缺乏腹股沟疝成因、预防腹内压升高及促进术后康复的有关知识。

【护理措施】

围手术期护理

（一）患者术前护理

1. 一般护理　积极治疗原发病，如前列腺增生症、支气管炎、便秘等，控制症状。多饮水，进食富含粗纤维的瓜果蔬菜，以保持大便通畅。严格戒烟，预防感冒咳嗽。

2. 活动与休息　疝块较大者减少活动，多卧床休息；离床活动时使用疝带压住疝环口，避免腹腔内容物脱出而造成疝嵌顿。

3. 病情观察　观察疝块还纳情况，动态评估疼痛程度、性质。若出现腹部绞痛、恶心、呕吐、肛门停止排便排气、腹胀等肠梗阻表现，应高度警惕疝嵌顿的可能，需立即报告医师，并配合处理。

4. 维持体液平衡　若发生疝嵌顿或绞窄，应禁食禁饮，留置胃管，持续胃肠减压，予以补液治疗，协助手法复位，并做好紧急手术准备。

5. 用药护理　指导停用抗凝剂，同时检测凝血功能、监测血糖变化。

6. 心理护理　稳定患者情绪，介绍成功病例，树立其战胜疾病的信心。

（二）术后护理

1. 体位与活动　术后当日取平卧位或抬高床头15°，膝下垫一软枕，使髋关节微屈，以减轻腹壁张力。次日可改为半卧位。根据手术方式不同，遵医嘱逐渐离床活动，减少肠粘连发生概率。一般传统疝修补术后3~5日，无张力疝修补术次日即可下床活动。

2. 饮食与排泄护理

（1）术后6小时，若无不适，即可进流质，之后逐步恢复易消化、高纤维素普通饮食。

（2）疝嵌顿或绞窄行手术探查肠切除－肠管吻合术者：则按肠切除术后护理常规禁饮食。

（3）鼓励及时排尿：一旦出现下腹膨隆、尿潴留现象，应及时采取有效的措施解决。

（4）了解肛门排气、排便情况：保持排便通畅，必要时遵医嘱予以缓泻剂或灌肠处理。

3. 病情观察

（1）定时监测血压、脉搏、呼吸、血氧饱和度。

（2）盐袋局部加压 6 小时，咳嗽或喷嚏时用手掌按压以保护切口，有利于止血及补片与组织的贴合。观察切口敷料有无渗血，有异常及时处理。

（3）有无全麻气腹所致肩背痛，腹股沟区疼痛不适感等，充分给予氧气吸入。

4. 疼痛护理　动态评估疼痛程度，合理按时服用止痛药，并观察用药效果。

5. 并发症观察与处理

（1）阴囊水肿：因阴囊比较松弛、位置低，渗血、渗液易积聚于此。术后用软枕或棉垫托起阴囊，予以局部理疗，并密切观察阴囊肿胀情况。

（2）切口感染：注意个人卫生，保持腹股沟及会阴部清洁干燥，一旦敷料潮湿必须立即通知医生，予以换药处理。注意体温、脉搏的变化，观察切口有无红、肿、热、痛，等感染征象，根据病情合理使用抗生素。

【健康指导】

1. 生活规律，注意休息　出院后应逐渐增加活动量，术后 3 个月内应避免重体力劳动或提举重物等。

2. 合理饮食　避免辛辣刺激性食物；多饮水，多食用高纤维饮食，养成定时大便习惯，避免用力排便。

3. 积极治疗原发病　减少和消除引起疝复发的因素；注意保暖，预防感冒；注意避免增加腹内压的动作如剧烈咳嗽、用力排便等。

4. 若出现切口出现红肿，疼痛加重或腹痛、腹胀、排便异常　应及时就诊。

二、股疝

【案例介绍】

患者，女，61 岁。患者于 3 天前无明显诱因发现右侧腹股沟内侧下方有 1 包块，伴有右侧腹股沟区坠胀不适，无明显腹痛腹胀，无恶心呕吐等不适，门诊以“右侧股疝”收入院。查体右侧腹股沟韧带内下方卵圆窝处，可触及椭圆形大小约 4cm×3cm×2cm 质韧包块，仰卧后不能消失，局部无红肿热痛，咳嗽有冲击感，手法不能将其还纳。

腹腔内器官或组织通过股环、经股管向卵圆窝突出形成的疝，称为股疝。多见于中年以上妇女。

【发病原因】

女性骨盆较宽大、肌腱韧带较为薄弱，股管上口宽大松弛而易发病。妊娠后腹内压增高是导致股疝的主要原因。

【临床表现】

股疝表现为腹股沟韧带下方卵圆窝处一半球形突起，往往不大。易复性股疝常无症状，易被疏忽，尤其是肥胖者。如发生嵌顿，除局部明显疼痛外，常伴有较明显的急性机械性肠梗阻症状。

【处理原则】

股疝极易发生嵌顿、绞窄，一旦确诊，应及时手术治疗。目的是关闭股环、封闭股管。常用的手术是 McVay 修补法、无张力疝修补法或经腹腔镜疝修补术。

【护理评估 / 护理诊断 / 护理措施 / 健康指导】

参照本节一、腹股沟疝。

三、切口疝

【案例介绍】

患者，男，33 岁。“发现右下腹阑尾切口下方可复性包块 3 年”，5 年前阑尾手术病史及阑尾伤口感染病史。查体示右下腹可见阑尾切口，切口下方可扪及椭圆形大小约 7cm×4cm×5cm 质软包块，咳嗽有冲击感，手法可将其还纳。仰卧后缩小消失，可扪及腹壁缺损大小约为 4cm×4cm。CT 示阑尾切口疝。

切口疝是发生于腹壁手术切口处的疝，指腹腔内器官或组织自腹壁手术切口突出形成的疝。

【发病病因】

1. 腹部纵行切口　致腹壁强度降低；
2. 手术切口严重感染形成瘢痕　造成腹壁组织破坏；
3. 腹内压过高　致切口内层破裂；肥胖、营养不良、糖尿病等所致的切口愈合不良。

【临床表现】

多数患者无特殊不适，主要症状是腹壁切口处逐渐膨隆，有肿块出现。站立或用力时明显，平卧休息则缩小或消失。疝内容物回纳后，能扪及腹肌裂开所形成的疝环边缘。切口疝疝环一般比较宽大，很少发生嵌顿。

【处理原则】

手术修补为主。较小的切口疝在无张力的条件下拉拢疝环边缘，逐层细致缝合健康的腹壁组织，必要时重叠缝合；较大的切口疝需采用人工高分子修补材料或自体筋膜组织进行修补，以避免术后复发。

【护理评估 / 护理诊断 / 护理措施 / 健康指导】

参照本节一、腹股沟疝。

四、脐疝

【案例介绍】

患者，女，55 岁；因“发现脐部可复性包块 2 个月”。查体示脐部可触及圆形大小约 5cm × 4cm × 3cm 质软包块，无红肿热痛，仰卧后缩小可复，咳嗽有冲击感，手法可将其还纳，手指可扪及脐部肌肉缺损大小约为 3cm × 3cm。初步诊断脐疝。

腹腔内器官或组织通过脐环突出形成的疝称脐疝。

【发病原因】

1. 小儿脐疝　先天性，多见，因脐环闭锁不全或脐部组织强度较差所致。
2. 成人脐疝　后天性，少见，多见于中年经产妇女，也见于肝硬化腹水、肥胖者。

【临床表现】

1. 小儿脐疝　多属易复性，表现为啼哭时出现脐部肿块，安静平卧时肿块消失。疝囊颈一般不大，但却极少发生嵌顿和绞窄。
2. 成人脐疝　由于疝环狭小，发生嵌顿或绞窄者较多。

【处理原则】

1. 未闭锁的脐环　迟至 2 岁时多能自行闭锁，因此除了脐疝嵌顿或穿破等紧急情况外，2 岁之前可采取非手术治疗。2 岁后，如脐环直径仍大于 1.5cm，则需行手术治疗。原则上，5 岁以上儿童脐疝均应采取手术治疗。
2. 成人脐疝　应及时行手术治疗，以切除疝囊，缝合疝环。

【护理评估 / 护理诊断 / 护理措施 / 健康指导】

参照本节一、腹股沟疝。

第二章　骨科常见疾病

骨科专科护理思维导图

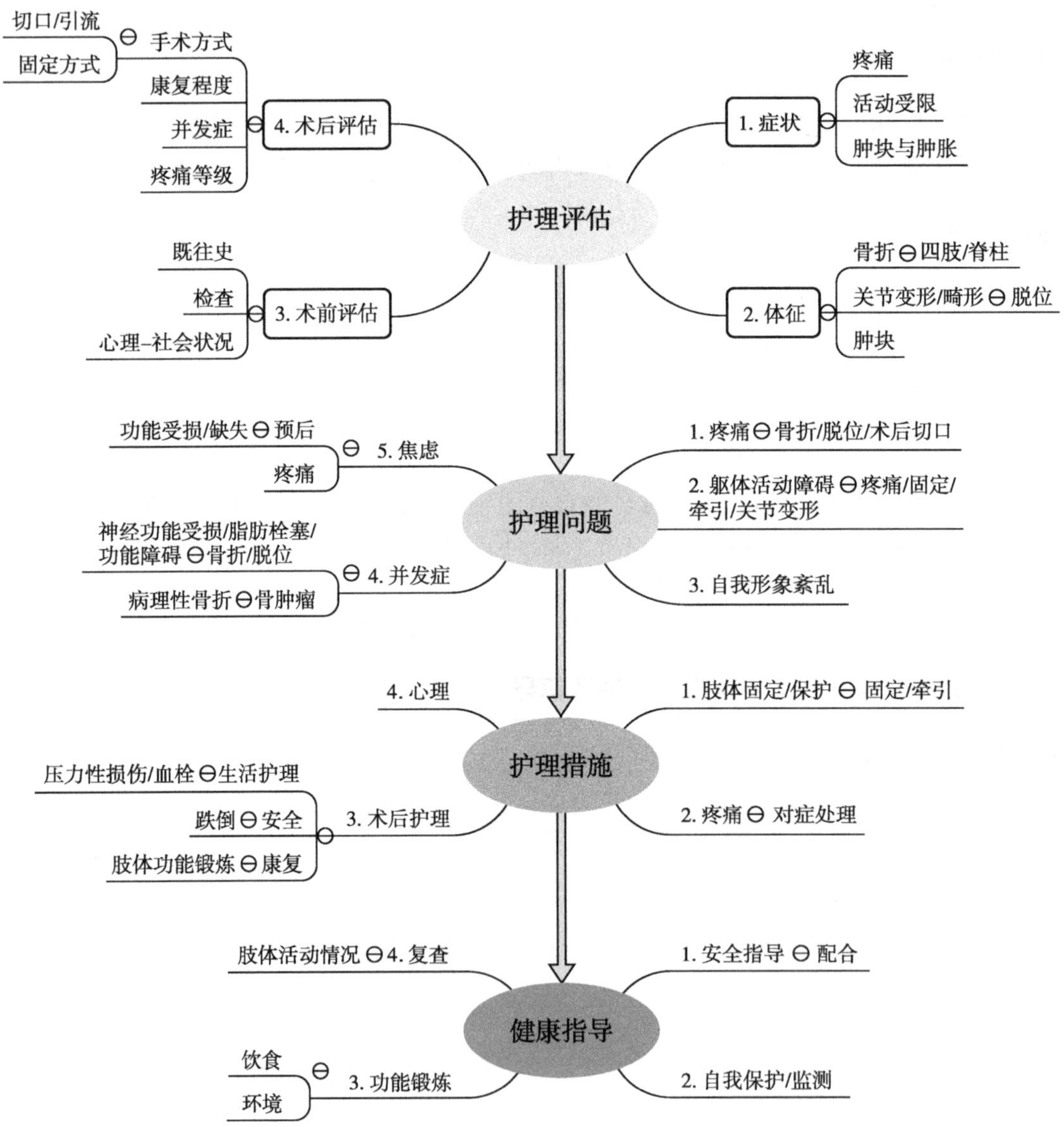

第一节 骨 折

【学习目标】

1. 掌握骨折的发病原因、临床表现、处理原则；
2. 掌握骨折的护理评估、护理诊断、护理措施；
3. 熟悉骨折的健康指导。

【重点难点】

1. 骨折术后病情的观察及并发症预防。
2. 骨折术后功能锻炼指导及注意事项。

一、胫腓骨骨干骨折

【案例介绍】

患者，男，21 岁。因 3 小时前车祸导致左下肢受到强烈撞击，下肢疼痛，肿胀，不能站立行走。神志清楚，无恶心、呕吐。测血压 120/68mmHg，急诊 X 片示“左胫腓骨干骨折”急诊以“左胫腓骨干骨折”收入院。查体无特殊，左下肢局部肿胀疼痛，不能站立行走。

胫腓骨干骨折（fracture of the tibia and fibula）指胫骨平台以下至踝以上部分发生的骨折。约占全身骨折发生的 13%~17%。以青壮年、儿童居多。

【发病原因】

暴力是引起胫腓骨干骨折的主要原因。

【临床表现】

局部肿胀疼痛，不能站立行走。患肢常有畸形，由于胫腓骨表浅，常合并软组织损伤，形成开放性骨折。

【实验室及其他检查】

影像学检查 X 线检查为首选方法，明确骨折部位、类型和移位情况，同时应包括膝关节和踝关节。

【处理原则】

1. 非手术治疗 一般采用手法复位外固定或牵引复位。适用于较为稳定的骨折。
2. 手术治疗 适用于手法复位失败，损伤严重或者开放性骨折者，有髓内针内固定术和钢板螺钉内固定术。

【护理评估】

1. 评估患者的健康史、外伤史、过敏史和既往史等。
2. 评估患者的肢体感觉运动变化，末梢的血运循环情况。
3. 评估患者的意识状态，生命体征、皮肤黏膜情况。
4. 评估患者所做的相关检查及结果，包括血液、影像学检查。
5. 评估患者的心理状态。

【护理诊断】

1. 疼痛 与损伤、牵引有关。
2. 有感染的危险 与损伤有关。
3. 躯体移动障碍 与骨折、制动、固定有关。
4. 有外周神经血管功能障碍的危险 与骨和软组织损伤、外周固定不当有关。
5. 潜在并发症 骨筋膜室综合征、肌萎缩，关节僵硬和深静脉血栓等。
6. 焦虑 与担心骨折预后有关。

【护理措施】

（一）术前护理

1. 体位护理 患肢抬高制动，高于心脏水平 20cm，肢体处于功能位。

2. 饮食指导 鼓励进食营养丰富的食物。

3. 病情观察 观察患者的生命体征，有无休克、骨筋膜室综合征的发生。观察患肢末梢循环及感觉活动情况，如有剧烈疼痛、肿胀、麻木、皮温低、苍白或者发绀，立即报告医生处理。

4. 心理护理 倾听患者的主诉，消除患者负面情绪，增强战胜疾病的信心。

（二）术后护理

1. 病情观察 严密监测生命体征，评估观察患者患肢的感觉运动变化及趾端末梢循环情况。

2. 饮食护理 术后无恶心、呕吐后可少量进半流质饮食，逐渐过渡为高热量高蛋白、高维生素、粗纤维丰富的食物。

3. 伤口及引流管护理 观察伤口敷料情况；妥善固定引流管，避免管道折叠、扭曲、堵塞或者反流，观察引流液的颜色、量及性状。

4. 疼痛护理 遵医嘱使用镇痛药物，指导患者正确使用镇痛泵，评价镇痛效果。

5. 功能锻炼 受伤后早期可进行趾间和足部关节的屈伸活动，髌骨被动活动和股四头肌等长舒张运动。有夹板外固定者进行踝关节膝关节活动，禁止在膝关节伸直的情况下旋转大腿，以防骨不连。去除牵引或者外固定后遵医嘱进行踝关节膝关节的屈伸练习，逐渐下地行走。

6. 并发症预防

（1）感染 保持伤口敷料的干燥，如有渗湿及时告知医生换药。监测体温的变化，遵医嘱使用抗生素等。

（2）骨筋膜室综合征 一旦确诊后立即行局部切开减压，否则会导致缺血性肌挛缩、坏疽、感染甚至感染性休克。

（3）深静脉血栓　加强四肢的主动被动锻炼，保证足够液体摄入及合理饮水量，保持大便通畅，避免下肢静脉穿刺及同一静脉反复穿刺，患肢保暖抬高。遵医嘱使用间歇性充气加压装置和低分子肝素皮下注射等。

7. 心理护理　观察并有针对性地疏导患者的负面情绪，正确认识疾病。

【健康指导】

出院后继续进行功能锻炼，预防肌肉萎缩、关节僵硬或者深静脉血栓等并发症的发生。使用拐杖等辅助用具，练习床下行走。定期复查。若肢体肿胀疼痛明显，肢体麻木发凉，伤口出现红肿热痛或者有分泌物出现时，应及时就医。

二、股骨颈骨折

【案例介绍】

患者，女，65岁。因“摔伤后右髋部疼痛、活动受限3小时”入院。患者于3小时前在下楼梯时不慎摔倒在地，右髋部剧烈疼痛，活动受限，不能站立行走，无出血、昏迷、恶心呕吐、四肢麻木不适。急诊X片示“右股骨颈骨折”，测血压130/80mmHg，急诊以“右股骨颈骨折”收入。入院查体神志清楚，血压130/80mmHg。右下肢短缩外旋畸形，右髋关节活动受限，双下肢感觉及血运正常，足背动脉搏动正常。

股骨颈骨折（fracture of femoral neck）通常指由股骨头下至股骨颈基底部之间的骨折。

【发病原因】

股骨颈骨折的发生常与骨质疏松有关，多发生在老年人，因骨质疏松导致骨量丢失，使患者在遭受轻微外伤即可发生骨折。多为间接外力所致，较大的直接暴力可引起，如车祸、坠落伤等。

【临床表现】

1. 症状　患者一般感觉髋部疼痛，不能站立行走，移动患肢时疼痛加剧。
2. 体征　患侧下肢呈外旋畸形，下肢不能活动，患肢可见短缩，髋部肿胀。

【实验室及其他检查】

影像学检查　X线检查是股骨颈骨折的主要检查方法。X线可见股骨颈有明显骨折线，可伴有骨折部分嵌插或移位。

【处理原则】

非手术治疗适用于无明显移位的骨折，全身情况差或合并有严重心、肺、肝、肾等功能障碍者及脑出血急性期。卧硬板床休息，患侧下肢外展位，行皮肤牵引或穿“丁字鞋”，保持患肢伸直位8~12周。

骨折有移位,全身情况较好的患者可选择人工全髋关节置换术;对全身情况较差合并偏瘫的患者可选择人工股骨头置换术。

【护理评估】

1. 评估患者的生命体征。
2. 评估患者的肢体感觉运动状态,包括肌力与感觉运动变化。
3. 评估患者的既往史,有无高血压、糖尿病等。
4. 评估患者的受伤史及是否有使用抗凝药物。
5. 评估患者所做的相关检查及结果,包括血液、影像学检查。

【护理诊断】

1. 躯体活动障碍　与骨折、牵引有关。
2. 疼痛　与骨折、手术创伤有关。
3. 废用综合征的危险　与骨折、长期卧床有关。
4. 潜在并发症　下肢深静脉血栓、肺部感染、压疮、关节假体脱位、关节假体感染等。
5. 知识缺乏　缺乏与本病有关的知识。

【护理措施】

(一)术前护理

1. 一般护理　取平卧位,保持床单平整、干燥,骨隆突处予以海绵衬垫,指导患者学会抬臀运动使用便器。

2. 病情观察　观察患肢末梢循环,避免因牵引带包扎过紧而压迫血管、神经,引起肢体肿胀、疼痛、麻木等。

3. 牵引护理　保持牵引持续的有效性,及时调整,牵引绳应在滑车沟内,并与牵引肢体呈一条直线,牵引重锤悬空,不可随意取下及增减牵引锤。

4. 疼痛护理　不可随意搬动患肢,根据患者疼痛程度,遵医嘱给予止痛剂,也可分散患者注意力,冷敷,制动。

5. 心理护理　护士多鼓励患者,向患者介绍成功病例,树立其战胜疾病的信心。

(二)术后护理

1. 病情观察　严密监测生命体征,保持呼吸道通畅。观察患肢末梢循环,有无趾端苍白、紫绀、麻木、足背动脉搏动减弱等。

2. 饮食护理　术后无恶心、呕吐可少量进食水,第二天早上可进粥等半流质饮食,逐渐过渡为含粗纤维丰富的普通饮食,防止便秘。

3. 引流管护理　观察伤口敷料情况,避免引流管折叠、扭曲、堵塞。观察引流液的量、性质,异常时应告知医生及时处理。

4. 体位护理　患肢取外展 15°,中立位,两大腿间放置“T”形盒,防止内收外旋,防止髋关节脱位。术后 1~3 天可酌情抬高床头 15~30°,避免髋关节过度屈曲。

5. 疼痛护理　指导患者正确使用镇痛泵,镇痛泵镇痛效果不佳时,遵医嘱使用镇痛药物,并观察用药后的效果及时向医生反馈。

6. 功能锻炼　麻醉清醒即可开始行踝关节背伸与股四头肌等长收缩运动，踝关节背伸运动应最大限度屈伸踝关节，停留至少5秒，放松后再重复，每组重复20次，每天3~5组；术后1~3天可酌情增加直腿抬高锻炼，停留5秒。术后3~5天，摇高床头，逐渐过渡到床边坐、床边站立、扶助行器行走锻炼。

7. 并发症预防

（1）感染　观察患者体温变化；鼓励患者咳嗽、咳痰，必要时行雾化吸入，告知多饮水，尽早拔除尿管，防止泌尿系感染。

（2）压疮　骶尾部、足后跟等骨隆突处予以海绵衬垫，协助患者翻身，指导定时做抬臀运动，预防压疮发生。

（3）下肢深静脉血栓　鼓励行踝关节背伸及股四头肌运动，鼓励早期下床活动；保证足够液体摄入及合理饮水量，保持大便通畅，避免下肢静脉穿刺及同一静脉反复多次穿刺，患肢保暖。遵医嘱使用间歇性充气加压装置或穿弹力袜，使用低分子肝素皮下注射等。

8. 心理护理　鼓励患者间沟通交流，向患者及家属介绍成功病例，树立战胜疾病的信心。

【健康指导】

平卧时髋关节外展15°，中立位，侧卧位时需在两腿间夹一软枕防止髋关节脱位；生活中各种动作需始终保持髋关节活动度需小于90°的原则，防止假体脱位。保持合适的体重，避免关节过度负重。定期复查。积极进行患肢肌肉力量及负重行走的锻炼，穿软底防滑鞋，注意安全防止外伤。

三、锁骨骨折

【案例介绍】

患者，女，45岁。因“2小时前骑车时不慎摔倒，右肩部着地，右肩疼痛肢体功能受限，肩部下垂”就诊。神志清楚，无恶心、呕吐。急诊X片示“右锁骨骨折”，急诊以“右锁骨骨折”收入院。入院查体神志清楚，心率75次/分，血压135/75mmHg，右上臂贴胸不敢活动，局部肿胀疼痛，可触及移位的骨折端。

锁骨骨折（fracture of clavicle）指锁骨的完整性和连续性中断。锁骨呈S形架于胸骨柄与肩峰之间，是连接上肢与躯干之间的唯一骨性支架。锁骨位于皮下，表浅，受外力作用时易发生骨折，发生率占全身骨折的5%~10%。多发生于儿童及青壮年。好发部位为锁骨外、中1/3交界处。

【发病原因】

间接与直接暴力均可引起锁骨骨折，但间接暴力较多。

【临床表现】

临床表现为局部肿胀、皮下淤血、压痛或者畸形。可触及骨擦音及锁骨的异常活动，可触到移位的骨折端。如骨折移位并有重叠，肩峰与胸骨柄间距离变短。患肢肢体活动功能受限，肩部下垂，上臂贴胸不敢活动，并用健手托扶患肘，以缓解因胸锁乳突肌牵拉引起的疼痛。

【实验室及其他检查】

1. 影像学检查　X线检查为首选方法，明确骨折部位、类型和移位情况。一般中1/3锁骨骨折拍摄前后位及向头倾斜45°斜位像。拍摄范围应包括锁骨全长，肱骨上1/3、肩胛带及上肺野，必要时需另拍摄胸片。前后位像可显示锁骨骨折的上下移位，45°斜位像可观察骨折的前后移位。

2. CT检查　多用于复杂的锁骨骨折，如波及关节面及肩峰的骨折。尤其对关节面的骨折，优于X线检查。

【处理原则】

（一）非手术治疗

适用于小儿青枝骨折，成年人无移位的骨折，以“8”字石膏绷带为宜，部分有移位的骨折可在局部麻醉下先行手法复位，之后再施以“8”字石膏固定。

（二）手术治疗

适用于开放骨折；合并血管、神经损伤的骨折；有喙锁韧带断裂的锁骨外端或外1/3移位骨折。内固定方法可视骨折的类型和部位等不同，选择“8”字钢丝、克氏针或钢板螺钉固定。

【护理评估】

1. 评估患者的健康史、外伤史、过敏史和既往史等。
2. 评估患者的肢体感觉运动变化，末梢的血运循环情况。
3. 评估患者的意识状态，生命体征、生活自理能力、皮肤黏膜、疼痛情况和大小便状况。
4. 评估患者所做的相关检查及结果，包括血液、影像学检查。
5. 评估患者的心理状态，有无焦虑，恐惧等不良情绪。

【护理诊断】

1. 疼痛　与损伤、牵引有关。
2. 躯体移动障碍　与骨折、制动、固定有关。
3. 自理缺陷　与骨折、制动有关。
4. 有上肢血液循环障碍的危险　与骨和软组织损伤、外周固定不当有关。
5. 潜在并发症　肌萎缩和关节僵硬等。
6. 焦虑　与担心骨折预后有关。

【护理措施】

（一）术前护理

1. 体位护理　局部固定后，睡硬板床，取半卧位或者平卧位，避免侧卧位。可在两肩胛间，患侧胸壁侧方垫枕，使肩部后伸外展，防止患肢下坠。离床活动时使用三角巾或者前臂吊带将患肢悬吊于胸前，挺胸提肩。

2. 皮肤护理 注意观察三角巾或者前臂吊带接触压迫颈肩部皮肤的完整性，注意衬垫。

3. 饮食指导 给予高蛋白、高维生素、高热量富含粗纤维的食物，大量饮水。

4. 病情观察 观察患者的生命体征，观察患肢肢端末梢循环及感觉活动情况，如肢端有疼痛、麻木、皮温低、苍白或者发绀，应立即报告医生处理，适当调整"8"字石膏绷带。

5. 心理护理 倾听患者的主诉，鼓励患者自护，介绍成功案例，有效消除患者的负面情绪。

（二）术后护理

1. 病情观察 严密监测血压、脉搏、呼吸及氧饱和度。评估观察患者肢体的感觉运动变化及末梢血运循环情况。

2. 饮食护理 术后无恶心、呕吐后可少量进半流质饮食，逐渐过渡为高热量高蛋白、高维生素、粗纤维丰富的食物，保持大小便通畅。

3. 伤口护理 观察伤口敷料情况，若渗血、渗液较多时告知医生换药处理。

4. 疼痛护理 指导患者正确使用镇痛泵，镇痛泵效果不佳时，遵医嘱使用镇痛药物，评价镇痛效果。

5. 功能锻炼 在术后固定期间，应主动进行手指握拳，腕关节的屈伸，肘关节的屈伸，及肩关节的外展、外旋和后伸运动，不宜做肩部的前屈、内收动作。

6. 并发症预防

（1）伤口感染：保持伤口敷料的干燥，如有渗湿，及时告知医生进行换药。严格遵守无菌原则，避免交叉感染，测体温的变化。

（2）复位固定后再错位：复位固定后患肢制动，做好安全健康指导，避免发生跌倒坠床等意外。

（3）血管和神经的损伤：协助患者移动时要防止断端再移位，避免损伤周围组织、血管和神经。遵医嘱行营养神经治疗。

7. 心理护理 鼓励患者自护，观察并有针对性地疏导患者的负面情绪，正确认识疾病。

【健康指导】

功能锻炼应循序渐进，应避免肩部的前屈、内收动作。恢复后期解除外固定后可进行肩部的前屈、旋转。患肢肩部复位固定后，保持固定位至少3周。术后第1、3、6个月进行X线摄片复查。内固定者在骨折完全愈合后应取出内固定物。

四、脊柱骨折

【案例介绍】

患者，男，32岁。因"4小时前从3米高处坠落，腰部剧烈疼痛，活动受限"入院。患者神志清楚，无恶心、呕吐。急诊以"腰椎骨折"收入院。入院查体神志清楚，心率70次/分，血压115/70mmHg。腰部活动受限，局部有压痛，肿胀。

脊柱骨折(fracture of the spine)指脊椎体或其附件发生骨折,脊柱骨折和脱位约占全身骨折的5%~6%,伤情较复杂者常伴发脊髓及神经根损伤。轻者可遗留腰背痛,影响劳动力,重者可造成终身残疾。

【发病原因】

间接暴力是引起脊柱骨折的主要原因。

【临床表现】

1. 临床表现　外伤后脊柱局部疼痛,活动受限、畸形、压痛。腹痛、腹胀,腹膜后血肿刺激腹腔神经节,肠蠕动减慢,出现腹部症状。可有不全或完全瘫痪的表现如感觉、运动功能丧失、大小便障碍等。

2. 体征　局部压痛、肿胀;活动受限和脊柱畸形。

【实验室及其他检查】

影像学检查　X线检查为首选方法,明确骨折部位、类型和移位情况;CT可显示出椎体骨折情况、椎管内有无出血碎骨片的情况,有中柱损伤和神经症状者均应做CT检查;MRI可示脊髓损伤的程度和范围情况。

【处理原则】

1. 急救处理　保持脊柱制动,常用滚动法和平托法,避免导致或者加重脊髓压迫。伴有其他部位并发症或者休克时,应处理紧急问题,抢救生命为先。

2. 一般处理原则　非手术治疗适用于稳定性骨折,未压迫到脊髓采取以绝对卧床休息、持续牵引、石膏固定复位法和腰背肌锻炼的方法。

3. 手术治疗　适用于不稳定性骨折,有移位或者神经症状的患者。治疗方法有骨折切开复位内固定术,椎管减压术,经皮穿刺椎体成形术等。

【护理评估】

1. 评估患者的健康史,外伤史,既往史等;
2. 评估患者的肢体感觉运动状态,包括感觉、肌力、运动变化;
3. 评估患者的意识状态,生命体征、生活自理能力和大小便状况;
4. 评估患者所做的相关检查及结果,包括血液、影像学检查;
5. 评估患者的心理状态。

【护理诊断】

1. 疼痛　与骨折、脊髓神经受到压迫,手术切开有关。
2. 躯体活动障碍　与疼痛、手术有关。
3. 有皮肤完整性受损的危险。
4. 潜在并发症　脊髓损伤、窒息。
5. 知识缺乏　缺乏与本病有关的知识。

【护理措施】

（一）术前护理

1. 体位护理　患者绝对平卧硬板床休息。采用轴线翻身法避免脊柱弯曲。有颈椎骨折的患者颈部制动，两侧可用沙袋固定，遵医嘱给予颈托固定颈部。有颅骨牵引时，翻身时不得放松牵引，翻身角度不得超过 60°。

2. 皮肤护理　定时翻身，保持床单位、衣物的清洁干燥，加强营养，采用合适的减压用具，翻身时避免拖拽患者。

3. 术前准备　术前 1 周戒烟，训练床上大小便。指导进行有效咳嗽，深呼吸。

4. 镇痛处理　进行疼痛评分，遵医嘱给予镇痛措施，并将结果反馈给医生。

5. 心理护理　护士应多鼓励患者，向患者及家属介绍成功病例，树立其战胜疾病的信心。

（二）术后护理

1. 病情观察　给予床边心电监护，严密观测血压、脉搏、呼吸。评估观察患者对痛、温、触觉的感知变化，四肢的运动感觉有无异常。

2. 饮食护理　术后无恶心、呕吐后可少量进半流质饮食，逐渐过渡为含粗纤维丰富的普通饮食，保持大便通畅。多饮水，防止泌尿系感染。增强营养，提高机体抵抗力。

3. 伤口及引流管护理　观察伤口敷料情况，有渗血、渗液告知医生进行换药处理；妥善固定引流管，保持通畅，避免引流管折叠、扭曲、堵塞或者反流，观察引流液的颜色、量及性状。

4. 体位皮肤护理　取平卧位，翻身时采用轴线翻身法。保证头、颈、躯干在同一水平面上。定时翻身，利用减压用具预防压疮的发生。

5. 疼痛护理　指导患者正确使用镇痛泵，镇痛泵镇痛效果不佳时，遵医嘱使用镇痛药物。

6. 功能锻炼　术后第 1 天进行直腿抬高锻炼。锻炼的幅度频次应该循序渐进，同时应该加强四肢关节的活动，预防肌肉萎缩、关节僵硬和深静脉血栓。

7. 并发症预防

（1）感染：遵守无菌操作原则。引流管妥善固定，避免逆行感染。保持伤口敷料的清洁、干燥，长期卧床患者鼓励有效咳嗽及深呼吸，必要时行翻身叩背或者雾化吸入，帮助痰液稀释排出。

（2）压疮：对患者的皮肤状态进行动态评分，给予相应的有效减压措施，定时翻身。更换体位时，避免拖拽患者。加强营养，保持衣物、床单位的清洁干燥。

（3）脊髓损伤：观察患者肢体感觉运动、反射、和括约肌功能是否随着病情发展而变化。并及时向医生报告，协助处理。搬运时保持脊柱的中立位。

8. 心理护理　鼓励患者间沟通交流，向患者及家属介绍成功病例，树立战胜疾病的信心。

【健康指导】

术后佩戴支具至少 3 个月。卧床休息，患者卧床 3 个月后可下地活动，逐渐增加下床活动时间。卧床者应早日进行腰背肌锻炼。加强各关节的主动被动锻炼，以预防关节僵硬和肌肉萎缩。避免外伤、提重物或脊柱负重。定期复诊。

第二节　关节脱位

一、肩关节脱位

【学习目标】

1. 掌握肩关节脱位的发病原因、临床表现、处理原则；
2. 掌握肩关节脱位的护理评估、护理诊断、护理措施；
3. 熟悉肩关节脱位的健康指导。

【重点难点】

1. 肩关节脱位术后体位护理及并发症预防；
2. 肩关节脱位术后功能锻炼指导及注意事项。

【案例介绍】

患者，男，28 岁。因“3 小时前锻炼时向左侧跌倒，以左手掌撑地。左肩剧烈疼痛，活动受限”就诊。神志清楚，无恶心、呕吐。急诊 X 片示“左肩关节脱位”，急诊以“左肩关节脱位”收入院。入院查体神志清楚，心率 70 次 / 分，血压 128/75mmHg，左肩部疼痛肿胀，呈“方肩”畸形，Dugas 征阳性。

关节脱位（dislocation）也称脱臼，是指由于直接或间接暴力作用于关节，或关节有病理性改变，使骨与骨之间相对关节面失去正常的对合关系；失去部分正常对合关系的称半脱位。临床上将肱盂关节脱位称为肩关节脱位。

【发病原因】

常因间接暴力所致，如跌倒时上肢外展外旋，手掌或肘部着地，外力沿肱骨纵轴向上冲击，肱骨头自肩胛下肌和大圆肌之间薄弱部撕脱关节囊，向前下脱出，形成前脱位。

【临床表现】

患侧肩部肿胀、疼痛，主动和被动活动受限。形成“方肩”畸形。肩三角肌塌陷，在腋窝，喙突下或锁骨下可触及移位的肱骨头，关节盂空虚。Dugas 征阳性，即患侧手靠近胸时，手掌不能搭在对侧肩部。

【实验室及其他检查】

X 线检查可明确脱位类型和确定有无骨折情况。

【处理原则】

（一）非手术治疗

一般为手法复位，方法有：①足蹬法；②科氏法；③牵引推拿法。

（二）手术治疗

适应于肩关节前脱位并发肱二头肌长头肌腱向后滑脱阻碍手法复位者；肱骨大结节撕脱骨折，骨折片卡在肱骨头与关节盂之间影响复位者；合并肱骨外科颈骨折，手法不能整复者；合并喙突、肩峰或肩关节盂骨折，移位明显者应采取切开复位。

【护理评估】

1. 评估患者的健康史、手术外伤史、过敏史和既往史。
2. 评估患者的肢体感觉、运动及指端末梢循环情况。
3. 评估患者的意识状态，生命体征、生活自理能力、疼痛情况。
4. 评估患者所做的相关检查及结果，包括血液、影像学检查。
5. 评估患者的心理状态。有无焦虑，恐惧等不良情绪。

【护理诊断】

1. 疼痛　与创伤、脱位有关。
2. 自理缺陷　与脱位、畸形、制动有关。
3. 躯体移动障碍　与脱位、制动、固定有关。
4. 有上肢血液循环障碍的危险　与脱位、外周固定不当有关。
5. 潜在并发症　肌萎缩和关节僵硬等。
6. 焦虑　与担心患肢功能恢复和再脱位有关。

【护理措施】

（一）术前护理

1. 体位护理　指导患肢抬高，利于静脉回流消肿，保持肢体的功能位。

2. 饮食指导　给予高蛋白、高维生素、高热量富含粗纤维的食物。

3. 病情观察　观察患肢端末梢循环及感觉活动情况，如肢端有疼痛、麻木、皮温低、苍白或者发绀，应立即报告医生处理。

4. 疼痛护理　遵医嘱给予镇痛措施；受伤早期局部可进行冷敷，24 小时后热敷，都能起到消肿止痛的作用。

5. 心理护理　在生活上给予帮助，了解患者的需求，尽力满足。有针对性的消除不良情绪，减轻焦虑紧张。

（二）术后护理

1. 病情观察　严密观测血压、脉搏、呼吸及氧饱和度。观察患肢感觉运动及指端末梢循环变化。

2. 饮食护理　术后无恶心、呕吐后可少量进半流质饮食，逐渐过渡为高热量、高蛋白、高维生素、粗纤维丰富的食物，保持大便通畅。

3. 伤口护理　观察伤口敷料情况，若渗血、渗液较多时告知医生进行换药处理。

4. 疼痛护理　指导患者正确使用镇痛泵，镇痛泵效果不佳时，遵医嘱使用镇痛药物，评价镇痛效果。

5. 功能锻炼　指导患者主动进行手指握拳，术后4周患者通常悬吊保护患肢及制动，促进关节盂唇愈合。肘和腕关节要轻柔地进行主动活动锻炼，避免发生关节僵硬和肌肉萎缩，术后约8周进行肩关节活动练习，如爬墙外展法（身体垂直于墙面，手指沿墙徐徐上移）、爬墙上举法（面向墙面，手指沿墙徐徐上移）、弯腰垂臂旋转法（腰弯曲70°左右，患臂自然下垂在胸前旋转）。不可强行牵扳肩关节。术后3个月可以开始过顶运动。

6. 并发症预防

（1）伤口感染　保持伤口敷料的干燥，如有渗湿，及时告知医生进行处理。严格遵守无菌原则，避免交叉感染，监测体温的变化。

（2）复位固定后再脱位　做好安全健康指导，避免发生跌倒坠床等意外，不可超过固定范围活动，应在医护人员的指导下进行功能锻炼，活动适度。

（3）血管和神经的损伤　协助患者移动时要防止断端再移位，手术操作轻柔，避免损伤周围组织、血管和神经。遵医嘱行营养神经治疗。

7. 心理护理　了解患者的需求，尽力满足。有针对性的消除不良情绪，减轻焦虑紧张，正确认识疾病。

【健康指导】

手法复位术术后第1天用前臂吊带悬吊前臂，锻炼前臂的旋前、旋后以及腕关节及各手指的主动活动。术后上臂制动1周，肩部肌肉作等长收缩锻炼，1~2周开始肘关节屈伸锻炼活动，3周后去掉固定开始锻炼站立位正侧面爬墙法，术后4周开始主动功能锻练，加强肩部上举活动锻炼，加强内收外展内旋外旋活动锻炼，术后8周主动锻炼肩部正常活动，促进关节活动度及肌肉力量的恢复。定期进行X线摄片复查。

二、人工髋关节脱位

【学习目标】

1. 掌握人工髋关节脱位的病因、临床表现、处理原则；
2. 掌握人工髋关节脱位的护理评估、护理措施；
3. 掌握人工髋关节脱位的健康指导；
4. 掌握下肢静脉血栓的预防和护理。

【重点难点】

1. 人工髋关节脱位术后体位护理及并发症预防；
2. 人工髋关节脱位后功能锻炼指导及预防再次脱位注意事项。

【案例介绍】

患者，女，72岁。因“左侧全髋关节置换术后4周，1小时前在家站起时不慎跌倒在地，髋部疼痛，活动受限”就诊。神志清楚，无恶心、呕吐。以“左侧人工髋关节脱位”收入院。入院查体：心率66次/分，血压135/75mmHg，双下肢不等长，髋部疼痛不能活动。X线提示人工髋关节的股骨头脱出髋臼。

人工髋关节脱位（dislocation of the artificial hip joint）是指人工关节柄的颈部与髋臼边缘的碰撞，形成杠杆作用后，使得头脱出于臼外，而不能回纳的现象。是人工髋关节置换术后常见的并发症之一。

【发病原因】

1. 人工关节柄的颈部与髋臼边缘的碰撞，然后形成一种杠杆作用，使得头脱出于臼外，而不能回纳。髋关节过度屈曲、内收、内旋，引起的后脱位。违背屈髋不得超过90°的原则。
2. 髋关节后伸、内收、外旋，会引起较少发生的前脱位，常发生于前路手术后，由于一个或两个假体部件过度前倾引起。

【临床表现】

髋部活动障碍，伴有疼痛不适，双下肢长度不等，患侧髋关节呈屈曲、外展、外旋或者内收、内旋位的畸形，可摸到股骨头。

【实验室及其他检查】

X线检查可明确脱位类型。

【处理原则】

（一）非手术治疗

一般为手法复位。脱位后应尽快复位。一经发现髋关节脱位，应立即在麻醉下或不需麻醉，行手法整复。经X线检查证实确已复位后，也可再用髋人字石膏固定在屈曲20°，外展20°，轻度旋转位（前脱位为轻度内旋位，后脱位为轻度外旋位）6周或者行皮牵引。

（二）手术治疗

切开复位适于手法复位失败者，复位后仍反复脱位者，假体置入位置有明显错误者，应针对其原因，施行手术，加强防止再脱位的措施。

【护理评估】

1. 评估患者的健康史、手术外伤史、过敏史和既往史；
2. 评估患者的肢体感觉、运动、末梢循环及髋部肿胀情况；
3. 评估患者的意识状态，生命体征、生活自理能力、疼痛情况和大小便状况；
4. 评估患者所做的相关检查及结果，包括血液、影像学检查；
5. 评估患者的心理状态。

【护理诊断】

1. 躯体活动障碍　与髋部脱位、肢体牵引有关。

2. 疼痛　与关节脱位、手术创伤有关。

3. 有废用综合征的危险　与长期卧床有关。

4. 潜在并发症　下肢深静脉血栓、肺部感染、压疮、关节假体感染等。

5. 知识缺乏　缺乏与本病有关的知识。

6. 焦虑　与关节脱位、再次入院、手术有关。

【护理措施】

（一）术前护理

1. 一般护理　取平卧位，保持床单平整、干燥，骨隆突处予以海绵衬垫，指导患者学会抬臀运动配合使用便器。

2. 病情观察　观察患肢末梢循环，有无趾端苍白、紫绀、麻木等、避免因石膏、牵引带包扎过紧而压迫血管、神经，引起肢体肿胀、疼痛、麻木等。保持肢体功能位，避免压迫腓总神经出现足下垂畸形。

3. 体位护理　手法复位后患肢取外展 15° 中立位，两大腿间放置 "T" 形盒，防止内收外旋，防止髋关节再次脱位。

4. 饮食指导　给予高蛋白、高维生素、高热量、富含粗纤维的食物，足量饮水。

5. 疼痛护理　根据患者疼痛轻重程度，冷敷、牵引制动，遵医嘱给予止痛剂，并评价反馈效果。

6. 心理护理　在生活上给予帮助，了解患者的需求，尽力满足。有针对性的消除不良情绪，减轻焦虑紧张。

（二）术后护理

1. 病情观察　严密监测血压、脉搏、呼吸。保持呼吸道通畅，防止误吸。观察患肢末梢循环，有无趾端苍白、紫绀、麻木、足背动脉搏动减弱等。

2. 饮食护理　术后 6 小时无恶心、呕吐可少量进食水，第二天早上可进粥等半流质饮食，逐渐过渡为含粗纤维丰富的普通饮食，防止便秘。

3. 伤口护理　观察伤口敷料情况，如有渗血、渗液及时告知医生行伤口换药。

4. 体位护理　患肢取外展 15° 中立位，两大腿间放置 "T" 形盒，防止内收外旋，防止髋关节再次脱位。术后 1~3 天可酌情抬高床头 15°~30°，避免髋关节过度屈曲。术后 6 周内避免过度屈髋、内收，穿丁字鞋。术后搬动患者要采用正确姿势，保持髋关节伸直，外展，旋转中立位。

5. 疼痛护理　指导患者正确使用镇痛泵，镇痛泵镇痛效果不佳时，遵医嘱使用镇痛药物。

6. 功能锻炼　麻醉清醒即可开始行踝关节背伸与股四头肌等长收缩运动，踝关节背伸运动应最大限度屈伸踝关节，每个动作停留保持 5~15 秒，放松后再重复，每组重复 20 次，每日 3~5 组；遵医嘱可酌情增加直腿抬高锻炼，不要求抬起的高度，要求抬高停留 5 秒。直至外固定石膏、牵引解除时，逐渐过渡到床边坐、站立、扶助行器行走锻炼。

7. 并发症预防

（1）感染：观察患者体温变化；鼓励患者咳嗽、咳痰，必要时行雾化吸入；保持尿管通畅，告知多饮水，尽早拔管。

（2）压疮：骶尾部、足后跟等骨隆突处予以海绵衬垫，协助患者翻身，指导定时做抬臀运动，预防压疮发生。

（3）下肢深静脉血栓：卧床期间鼓励行踝关节背伸及股四头肌运动，鼓励早期下床活动；保证足够液体摄入及合理饮水量，保持大便通畅，避免下肢静脉穿刺及同一静脉反复多次穿刺，患肢保暖；遵医嘱使用间歇性充气加压装置或穿弹力袜；使用低分子肝素皮下注射等。

8. 心理护理　鼓励患者间沟通交流，向患者及家属介绍成功病例，树立战胜疾病的信心。

【健康指导】

告知正确的坐卧姿、搬运、运动姿势是减少再次髋关节脱位的重要措施。提高认识度，思想上重视加强防范意识。坐位时，身体不可向前倾，双腿伸直坐立，膝盖高度不可超过髋关节，不能坐矮凳，双腿不能交叉盘腿，跷二郎腿。站立时，双腿不能交叉，不要弯腰蹲下去捡东西，可用一些方便装置代劳。避免跪姿、坐沙发和矮凳。排便时应用高的坐便器，上楼时健肢先上，下楼时患肢先下。浴缸中另备座椅，不可直接坐于浴缸内，最好采取淋浴。侧卧时，应该健肢在下，患肢在上，两腿间夹软枕。平时可散步、游泳、跳舞。尽量不做或者少做有损人工关节的活动，如爬山、爬楼梯、跑步等。避免在负重的情况下反复做髋关节屈伸运动，避免剧烈跳跃和急停急转动作，体重超重患者注意控制体重，以免关节过度负重。避免屈髋大于 90° 和下肢内收超过身体中线。定期进行复查。

第三节　骨　肿　瘤

【学习目标】

1. 掌握骨肿瘤的发病原因、临床表现、处理原则；
2. 掌握骨肿瘤的护理评估、护理诊断、护理措施；
3. 掌握骨肿瘤的健康教育；
4. 熟悉：骨肿瘤的相关实验室检查。

【重点难点】

1. 骨肿瘤术后体位护理及并发症预防。
2. 骨肿瘤术后功能锻炼指导及注意事项。

【案例介绍】

患者，男，45 岁。因“左膝部疼痛 1 个月，压痛，左膝部肿胀明显，活动受限”就诊。神志清楚，无恶心、呕吐。以“左膝肿胀待查”收入院。入院查体神志清楚，心率 70 次 / 分，血压 127/78mmHg，左膝疼痛肿胀。X 线提示为骨端偏心性溶骨性破坏而无骨膜反应，界限较为清晰，呈肥皂样改变。确诊为骨巨细胞瘤。

骨肿瘤（bone tumour）是指发生于骨内或起源于骨各组织成分的肿瘤，以及由其他脏器恶性肿瘤转移到骨骼的肿瘤。常见的有骨软骨瘤、骨巨细胞瘤、骨肉瘤等。

【发病原因】

分为原发性和转移性两种。前者来自骨及附属结构，多为良性；后者是由其他部位的恶性肿瘤通过血液或淋巴液转移而来。

【临床表现】

1. 疼痛　是骨肿瘤最常见的症状。绝大部分患者在早期无自觉症状，偶然发现有骨性肿块而就诊。

2. 肿胀和肿块　多位于骨膜下或表浅处，可触及骨膨胀变形。包块生长到一定程度可导致功能障碍和压迫症状，因疼痛肿胀而患部功能将受到障碍，活动受限。可发生病理性骨折和畸形。

3. 后期　由于肿瘤的消耗、毒素的刺激和痛苦的折磨，可出现一系列全身症状，如失眠、烦躁、食欲不振、精神萎靡、面色苍白，进行性消瘦、贫血、恶病质等。

【实验室及其他检查】

1. 放射学检查　对明确骨肿瘤性质、种类、范围及决定治疗方针都是有重要的意义。良性骨肿瘤形态规则，与周围正常骨组织界限清楚，以硬化边为界，骨皮质因膨胀而变薄，但仍保持完整，无骨膜反应；恶性肿瘤的影像不规则，边缘模糊不清，溶骨现象较明显，骨质破坏，变薄，断裂，缺失，原发性恶性肿瘤常出现骨膜反应，其形状可呈阳光放射状，葱皮样及Codman三角。

2. 病理检查　病理组织学检查被认为是一种准确率最高的诊断方法，病理检查尚须结合临床及X线检查。

3. 放射性核素检查　可用于骨转移瘤的早期诊断。

4. CT与磁共振　能较早发现病变组织，准确率高。

【处理原则】

骨肿瘤发生在四肢尽量做到即切除肿瘤又保全肢体的方法。其他部位视累及的部位结合相关专业进行处理。

一般良性肿瘤以手术治疗为主，有刮除植骨术，外生性骨肿瘤切除术，关节置换等。恶性肿瘤采取以手术治疗为主，化学治疗、放射治疗、和生物治疗为辅的综合治疗方法。手术方式有截肢术，保肢治疗或假体置换等。

【护理评估】

1. 评估患者的健康史、过敏史和既往史，家族成员有无肿瘤史等；

2. 评估患者的肢体感觉运动状态、肿块的大小硬度、局部的皮温等；

3. 评估患者的意识状态、生命体征、全身状况、有无恶病质的表现，重要脏器功能、皮肤口腔黏膜；

4. 评估患者所做的相关检查及结果，包括血液、影像学检查等；
5. 评估患者的心理状态，有无焦虑，恐惧 / 自杀倾向等负面情绪。

【护理诊断】

1. 焦虑、恐惧　与疾病、担心预后有关。
2. 疼痛　与肿瘤压迫、手术创伤等有关。
3. 躯体活动障碍　与疼痛、肢体功能受损有关。
4. 有皮肤受损的危险　与长期卧床，放化疗药物外渗有关。
5. 营养不良　与恶病质、食欲不良有关。
6. 潜在并发症　下肢深静脉血栓、肺部感染、压疮、泌尿系感染。自杀倾向等。
7. 知识缺乏　缺乏与本病有关的知识。

【护理措施】

（一）术前护理

1. 体位护理　卧硬板床休息，取适当体位，避免下地负重，翻身时动作轻柔，骨破坏严重者，可对患肢进行牵引或者固定制动，防止病理性骨折的发生。

2. 病情观察　观察患肢末梢循环，肢体感觉运动状态。

3. 皮肤护理　保持床单位、衣物和皮肤的干燥清洁，长期卧床者合理使用减压用具，定时翻身，肢体位于功能位，骨隆突处进行衬垫。

4. 饮食指导　给予高蛋白、高维生素、高热量、富含粗纤维的易消化的食物，加强营养。

5. 疼痛护理　根据三阶梯镇痛原则采取相应措施。操作轻柔、遵医嘱给予止痛剂，提高生活质量。

6. 深静脉血栓的预防　恶性肿瘤是静脉血栓栓塞的高危因素之一。对患者的深静脉血栓风险进行动态评分，采取预防措施。卧床期间鼓励行踝关节背伸及股四头肌运动；保证足够液体摄入及合理饮水量，保持大便通畅，避免下肢静脉穿刺及同一静脉反复多次穿刺，患肢保暖；遵医嘱使用间歇性充气加压装置或穿弹力袜，低分子肝素皮下注射等。

7. 心理护理　向患者和家属介绍疾病相关知识，治疗方案及预后，了解患者的需求，并尽力满足，减轻焦虑紧张。

8. 术前准备　做好术前肠道准备，遵医嘱备血。

9. 放、化疗护理　参照肿瘤常见疾病专科诊疗技术及护理要点。

（二）术后护理

1. 病情观察　严密监测生命体征。术后应遵医嘱适当补液，密切观察血压、尿量的变化及组织灌注情况。

2. 饮食护理　术后 6 小时无恶心、呕吐可少量进食水，第二天早上可进粥等半流质饮食，逐渐过渡为含粗纤维丰富的高蛋白、高热量，高维生素的普通饮食，防止便秘。

3. 伤口引流护理　观察伤口敷料情况，如有渗血、渗液及时告知医生行伤口换药。妥善固定引流管，保持通畅。观察引流液的量、性质，如引流量过多应告知医生及时处理。

4. 体位护理　患肢抬高，保持肢体功能位。根据手术性质和手术部位决定术后体位。膝关节置换术后保持膝关节屈曲 10°~15°，保持中立位，膝下可加以软枕衬垫，增加舒适度。

5. 截肢护理　术后抬高患肢，残肢下以枕头衬垫。换药时遵守无菌操作原则，注意测量体温。出现幻肢痛的患者护士应该引导患者注视残肢，接受现实。必要时遵医嘱给予安慰剂治疗或者交替使用安眠药与镇痛药物。还可通过理疗，封闭，早期佩戴义肢等方法消除幻肢痛。

6. 疼痛护理　指导患者正确使用镇痛泵，镇痛泵镇痛效果不佳时，遵医嘱使用镇痛药物。

7. 功能锻炼　指导踝关节背伸与股四头肌等长收缩运动，还可借助关节被动活动器（CPM），持续练习髋、膝、踝关节。髋关节置换参照股骨颈术后功能锻炼。膝关节置换者注意锻炼屈伸运动。

8. 并发症预防

（1）感染：观察患者体温变化；鼓励患者咳嗽、咳痰，必要时行雾化吸入；保持尿管通畅，告知多饮水，尽早拔管。

（2）压疮：卧床患者的骶尾部、足后跟等骨隆突处予以海绵衬垫，协助患者定时翻身，指导做抬臀运动，预防压疮发生。

（3）下肢深静脉血栓：参照术前措施。

9. 心理护理　多与患者沟通交流，建立良好的社会支持体系。有针对性地疏导不良情绪，正确面对现状，配合治疗。

【健康指导】

残肢的功能锻炼在术后 2 周伤口愈合后进行。俯卧位时练习大腿的内收、后伸；肩关节进行外展、内收及旋转运动。用弹力绷带包扎，均匀地压迫残端，促进软组织的收缩。协助制订康复锻炼计划、指导循序渐进锻炼，掌握各种辅助工具的使用。避免外伤、避提重物和负重，以免出现意外或者发生病理骨折。定期进行复查。需要进行放化疗的患者不要轻易终止疗程。

第四节　腰椎间盘突出症

【学习目标】

1. 掌握腰椎间盘突出症的病因、临床表现、处理原则；
2. 掌握腰椎间盘突出症的护理评估、护理诊断、护理措施；
3. 掌握腰椎间盘突出症的健康教育。

【重点难点】

1. 腰椎间盘突出症术后体位护理及并发症预防。
2. 腰椎间盘突出症术后功能锻炼指导及注意事项。

【案例介绍】

患者，男，55岁。因“近1个月频发腰背部疼痛不适，活动受限”入院。患者近1个月腰痛不适，神志清楚，无恶心、呕吐。门诊以“腰椎间盘突出症”收入院。入院查体心率70次/分，血压125/70mmHg。腰部活动受限，局部有压痛、叩痛，直腿抬高实验阳性。

腰椎间盘突出症（lumbar intervertebral disc herniation）指由于椎间盘变性、纤维环破坏、髓核组织突出刺激压迫马尾神经及神经根所引起的一种综合征。是腰腿痛常见的原因之一。

【发病原因】

致病原因分为外因和内因。外因为外伤、劳累劳损、受寒受湿等，内因为腰椎间盘退行性变。

【临床表现】

（一）症状

1. 腰痛　是最早出现的症状。下腰部和腰骶部明显，多为持久性钝痛。

2. 坐骨神经痛　为本病的主要症状，多为单侧疼痛。典型表现为从下腰部向臀部、大腿后方、小腿外侧直至足部的放射痛，常伴麻木感。

3. 马尾综合征　突出的髓核或者脱垂的椎间盘组织压迫马尾神经，出现鞍区感觉迟钝，大小便功能障碍。

4. 间歇性跛行　行走时随距离增加，腰痛、下肢放射痛、麻木感加重，蹲位或者休息后缓解，再行走再出现的症状。

（二）体征

腰椎侧凸；腰部活动在各方向有不同程度的障碍；病变部位有压痛、叩痛；直腿抬高试验阳性；感觉与运动功能减弱。

【实验室及其他检查】

影像学检查　X线检查可见腰部有无侧凸，椎间隙有无狭窄；CT可见黄韧带是否增厚，椎间盘大小方向；MRI示椎管形态，有无病变和脊髓受压情况。

【处理原则】

1. 非手术治疗　以绝对卧床休息、骨盆牵引、物理理疗和硬膜外封闭术为主。主要作用是减轻去除压迫，消炎镇痛。适用于初发、病程短的患者。

2. 手术治疗　适用于长期保守治疗无效，剧烈疼痛，影响正常生活；急性发作，伴有马尾神经症状；严重压迫神经和硬膜囊或合并有腰椎间盘狭窄的患者。治疗方法有椎板切除术和髓核切除术、椎间盘切除术、脊柱融合术、经皮穿刺髓核摘除术。

【护理评估】

1. 评估患者的健康史，外伤史，既往史，如心脏病、高血压、糖尿病，有无服用抗凝药物等。

2. 评估患者的肢体感觉运动、双下肢肌力状态。

3. 评估患者的意识状态，生命体征、生活自理能力和大小便状况。

4. 评估患者所做的相关检查及结果，包括血液检查、影像学检查。

5. 评估患者的心理状态。有无焦虑，恐惧等不良情绪。

【护理诊断】

1. 疼痛　与脊髓、神经受到压迫，肌肉痉挛、手术切开有关。

2. 躯体活动障碍　与疼痛、手术有关。

3. 潜在并发症　脑脊液漏、神经根粘连。

4. 知识缺乏　缺乏与本病有关的知识。

【护理措施】

（一）术前护理

1. 一般护理　患者平卧硬板床休息，床头可抬高 20°～30°，避免脊柱弯曲。局部可行理疗缓解症状。

2. 佩戴腰围　腰围能起到支撑制动保护作用，增强腰椎稳定性。避免腰部过度屈曲。

3. 术前准备　术前 1 周戒烟，训练床上大小便。指导进行有效咳嗽，深呼吸。

4. 镇痛处理　进行疼痛评分，遵医嘱给予镇痛措施，并将结果反馈给医生。

5. 心理护理　护士应多鼓励患者，向患者介绍成功病例，树立其战胜疾病的信心。

（二）术后护理

1. 病情观察　严密观察血压、脉搏、呼吸。观察下肢的运动感觉有无异常。

2. 饮食护理　术后 6 小时无恶心、呕吐后可少量进半流质饮食，逐渐过渡为含粗纤维丰富的普通饮食，保持大便通畅。多饮水，防止泌尿系感染。

3. 伤口及引流管护理　观察伤口敷料情况，如有渗血、渗液告知医生；妥善固定引流管，保持通畅，避免引流管折叠、扭曲、堵塞。观察引流液的颜色、量、性状，若引流出的液体为淡黄色，并伴有头痛、呕吐、恶心不适时，怀疑脑脊液漏的可能性，应告知医生及时处理。

4. 体位护理　取平卧位，翻身时采用轴线翻身法。保证头、颈、躯干在同一水平面上。

5. 疼痛护理　指导患者正确使用镇痛泵，观察使用镇痛泵的镇痛效果及不良反应，如有恶心、呕吐可暂时夹闭镇痛泵，并遵医嘱给予护胃治疗。镇痛泵镇痛效果不佳时，遵医嘱使用镇痛药物，并将用药后的效果及时向医生反馈。

6. 功能锻炼　术后第一天进行直腿抬高锻炼，预防神经根粘连。术后 1 周行腰背肌锻炼。锻炼的幅度频次应该循序渐进，在不劳累，无痛苦的情况下进行。

（1）挺胸：仰卧位，双肘撑起胸部，使得背部悬空。

（2）五点支撑法（1 周后开始）：仰卧位，下肢屈膝屈髋，双足置于床上，双足支撑体侧，用头、双肘、双足撑起全身，背部悬空。

（3）三点支撑法（2~3 周开始）：患者双臂置于胸前，用头和足部撑于床面上，全身腾空后伸。

（4）背伸法（“小燕飞” 5~6 周开始）：俯卧位，抬头，胸部离开床面，双上肢向后背伸，双膝伸直，从床上抬起双腿。身体两头翘起，双肩后伸，以腹部为支点。

7. 并发症预防

（1）脑脊液漏：加强观察引流液的情况，若引流液为淡黄色，患者出现头痛、恶心、呕吐等症状，应考虑发生脑脊液漏。立即报告医生予以处理，适当抬高床头，去枕平卧，同时应该监测和补充液体及电解质，预防颅内感染。

（2）马尾神经损伤：手术中动作轻柔，术后遵医嘱给予药物减轻神经水肿，营养神经。有尿失禁和尿潴留的患者留置尿管，做好尿道口护理，定时夹闭尿管，锻炼膀胱括约肌。

（3）感染：严格遵守无菌原则。增强营养提高机体免疫力，引流管妥善固定，避免逆行感染。保持伤口敷料的清洁干燥，遵医嘱合理有效使用抗生素。

8. 心理护理　鼓励患者间沟通交流，向患者及家属介绍成功病例，树立战胜疾病的信心。

【健康指导】

佩戴支具3~6个月，平时生活中改正不良姿势，采取正确的卧、坐、立、行、劳作姿势。避免长时间保持一种姿势，应当劳逸结合，避免肌肉劳损。注意腰背部的保暖。合理利用人体力学原理，保护腰背部。避免外伤。避免提重物，脊柱负重。定期复诊。

第五节　颈　椎　病

【学习目标】

1. 掌握颈椎病的发病原因、临床表现、处理原则；
2. 掌握颈椎病的护理评估、护理诊断、护理措施；
3. 掌握颈椎病的健康教育。

【重点难点】

1. 颈椎病术后体位护理及并发症预防。
2. 颈椎病术后功能锻炼指导。

【案例介绍】

患者，男，55岁。因“近1个月频发肩颈部疼痛不适，手指麻木，头昏”入院。患者近1个月来颈肩部疼痛不适，颈部活动受限，神志清楚，伴手指麻木不适，无恶心、呕吐。急诊以“颈椎病”收入。入院查体心率72次/分，血压135/80mmHg。颈部肌肉痉挛，有压痛感，上肢肌腱反射减弱，上肢牵拉实验阳性。

颈椎病（cervical spondylosis）指颈椎间盘退化及其继发性改变，刺激或者压迫相邻的脊髓、神经、血管和食管等组织，并引起相应的症状和体征。

【发病原因】

最基本原因是颈椎间盘退行性变，随年龄增长，颈椎间盘退行性变使得椎间隙狭窄，脊柱稳定性下降，韧带钙化增生，压迫周围脊髓，神经及血管等。其次急性的损伤也能诱发和加重颈椎病；先天性的颈椎管狭窄也是发病原因之一。

【临床表现】

1. 神经根型颈椎病　颈肩部疼痛短期向肩部上肢放射，皮肤有麻木过敏样感，上肢肌力减退，手指动作不灵活。压痛明显，颈部肌肉痉挛，活动受限，上肢腱反射减弱或消失。

2. 脊髓型颈椎病　症状最为严重的一种颈椎病。手部麻木，握力下降，精细活动失调，下肢步态不稳，无力，有踩棉花感。肌力减退，腱反射活跃，腹部、提睾、肛门反射减弱。

3. 椎动脉型颈椎病　眩晕，常伴耳鸣、恶心呕吐、复视；四肢麻木无力；头痛头胀。颈部活动受限，有压痛。

4. 交感神经型颈椎病　交感神经兴奋症状偏头痛、耳鸣、听力下降、心律失常、血压增高及心前区疼痛。交感神经抑制症状畏光、流泪、眼花及血压下降。

【实验室及其他检查】

X 线检查可见颈椎曲度的改变，椎间隙狭窄，后缘骨赘形成，椎间孔狭窄。CT 和 MRI 示颈椎间盘突出，矢状径变小，脊髓受压。

【处理原则】

1. 神经根型、椎动脉型和交感神经型　以非手术治疗为主，减轻去除压迫，消炎镇痛，恢复颈椎的稳定性。有枕颌带牵引、物理理疗、药物治疗等方法。

2. 手术治疗　适用于长期保守治疗无效，疼痛影响生活，病情继续发展的患者。切除椎间盘、骨赘或者椎管扩大成形；植骨、内固定行颈椎融合获取颈椎稳定性。

【护理评估】

1. 评估患者的健康史，既往史如心脏病、高血压、糖尿病，有无服用抗凝药物等。
2. 评估患者的肢体感觉运动、四肢肌力情况，有无行走不稳。
3. 评估患者的意识状态，生命体征、生活自理能力和大小便状况。
4. 评估患者所做的相关检查及结果，包括血液、影像学检查。
5. 评估患者的心理状态，有无焦虑等不良情绪。

【护理诊断】

1. 低效型呼吸形态　与脊髓水肿，术后颈部水肿有关。
2. 疼痛　与脊髓、神经受到压迫，手术有关。
3. 有受伤害的危险　与肢体无力、眩晕有关。
4. 潜在并发症　术后出血，脊髓神经损伤。
5. 知识缺乏　缺乏与本病有关的知识。

【护理措施】

（一）术前护理

1. 一般护理　患者平卧硬板床，保持呼吸通畅，指导主动活动。

2. 病情观察　观察四肢的感觉运动状态，包括肌力、感觉运动的变化。

3. 术前训练　呼吸功能训练，练习深呼吸、吹气球等以增加肺活量；术前 1 周戒烟；颈椎前路患者进行气管、食管推移训练，上身直立，颈部中立位并拢四指将气管朝伤口的反方向推。过程中可能出现咳嗽恶心，以每天 2 次，每次 15 分钟，循序渐进练习，使气管推移超过中线。后路手术患者应进行俯卧位训练，俯卧位，胸下垫软枕，每次 10~30 分钟，最后延长至 3~4 小时。

4. 用物准备　沙袋两个、薄枕、前路手术备气切包。

5. 皮肤准备　行前路手术的男患者剃胡须，后路手术剃头范围枕后至肩胛部。

6. 心理护理　护士应多鼓励患者，向患者介绍成功病例，树立其战胜疾病的信心。

（二）术后护理

1. 病情观察　密切观察生命体征变化，患者面色和颈部切口敷料及颈部肿胀情况，如出现切口敷料渗血较多、颈部肿胀、呼吸困难、烦躁、发绀等症状，警惕局部出血、血肿或喉头水肿压迫气管，应通知医生处理。

2. 饮食护理　术后无恶心、呕吐后可少量进温冷流质饮食，逐渐过渡为普通饮食，食物不可太烫。

3. 引流管护理　观察伤口敷料情况，妥善固定引流管，保持通畅，避免引流管折叠、扭曲、堵塞。观察引流液的量、性质，引流量过多应告知医生及时处理。

4. 体位护理　取平卧位，颈部制动。两侧用沙袋固定，采用轴线翻身法。保证头、颈、躯干在同一水平面上。摇高床头、下床时需佩戴支具固定颈部。

5. 疼痛护理　指导患者正确使用镇痛泵，镇痛泵效果不佳时，遵医嘱使用镇痛药物，观察用药后的效果及时向医生反馈。

6. 功能锻炼　麻醉清醒即可行四肢功能锻炼。可行双足跖屈背伸运动，术后第 1 天，指导患者行直腿抬高至 30° 保持 5~10 秒。两腿交替进行。引流管拔除后，佩戴颈部支具可逐渐过渡到床边坐站、行走锻炼。

7. 并发症预防

（1）术后出血：观察患者生命体征、面色、和颈部肿胀情况，如颈部切口敷料渗血多、肿胀、呼吸困难、烦躁、发绀等症状，警惕局部出血、血肿，通知医生剪开缝线，清除血肿。若仍无改善，应立即行气管切开术。

（2）脊髓神经损伤：手术牵拉和血肿压迫均可损伤脊髓和神经。会出现声嘶，四肢感觉运动障碍，大小便功能障碍。观察患者饮水、进食有无呛咳。手术牵拉造成的损害是可逆的。血肿压迫为渐进的过程。应早发现早处理。

（3）感染：严格无菌操作，保持伤口敷料的干燥，观察体温变化，合理使用抗生素。

（4）植骨脱落、移位：颈椎活动不当使得骨块移位、脱出。术后应避免颈部过度前屈、后伸，动作幅度过大过猛。

8. 心理护理　鼓励患者间交流，介绍成功病例，树立战胜疾病的信心。

【健康指导】

佩戴支具3个月，平时生活中改正不良姿势，防止颈部过度前屈、后伸活动。使用的枕头不宜过高，睡眠时保持良好的体位。劳逸结合，加强颈肩部肌肉的锻炼和手指功能的锻炼，注意颈部的保暖。防止颈部肌肉过度劳累。避免外伤。定期复诊。

第六节 脊髓损伤

【学习目标】

1. 掌握脊髓损伤的病因、临床表现、处理原则；
2. 掌握脊髓损伤的护理评估、护理诊断、护理措施；
3. 掌握脊髓损伤的健康教育。

【重点难点】

1. 脊髓损伤术后体位护理及并发症预防。
2. 脊髓损伤围手术期护理注意事项。

【案例介绍】

患者，男，45岁。因“6小时前砍树时被倒下的树枝砸中颈部，四肢运动感觉功能减退”入院。患者神志清楚，无恶心、呕吐。急诊以“脊髓损伤”收入院，入院查体神志清楚，心率66次/分，血压115/66mmHg。四肢肌力下降，肩锁关节平面以下肢体运动感觉减退。

脊髓损伤（spinal cord injury）指脊髓由于创伤、肿瘤、感染等因素造成的脊髓内出血、水肿、炎症反应，导致脊髓细胞坏死、轴突崩解，并出现肢体感觉、运动及自主神经功能障碍等临床表现。

【发病原因】

脊髓损伤是骨折的主要并发症之一。由于椎体的移位或碎骨片突出于椎管内，使脊髓或马尾神经产生不同程度的损伤。

【临床表现】

1. 脊髓损伤 脊髓休克期间受伤平面以下出现松弛性瘫痪，运动、反射及括约肌功能丧失，有感觉丧失平面，2~4周后逐渐演变成痉挛性瘫痪，表现为肌张力增高，腱反射亢进。

2. 脊髓圆锥损伤 会阴部皮肤鞍状感觉缺失，括约肌功能丧失致大小便不能控制和性功能障碍，双下肢的感觉和运动正常。

3. 马尾神经损伤 表现为损伤平面以下松弛性瘫痪，有感觉及运动功能障碍及括约肌功能丧失，肌张力降低，腱反射消失。

【实验室及其他检查】

影像学检查　X线检查为首选方法，明确骨折部位、类型和移位情况；CT可显示出椎体骨折情况、椎管内有无出血碎骨片的情况，有中柱损伤和神经症状者均应做CT检查；MRI可示脊髓损伤的程度和范围情况。

【处理原则】

1. 非手术治疗　一般采用固定制动，激素冲击治疗，减轻脊髓水肿和继发性损害。

2. 手术治疗　虽能解除对脊髓的压迫、恢复脊柱稳定性，提高生活质量。却无法使受损的脊髓恢复功能。

【护理评估】

1. 评估患者的健康史、外伤史、过敏史和既往史有无慢性病等。
2. 评估患者的呼吸、感觉平面、四肢肌力。
3. 评估患者的意识状态，生命体征、生活自理能力、大小便、皮肤黏膜状况。
4. 评估患者所做的相关检查及结果，包括血液、影像学检查、肌电图检查。
5. 评估患者的心理状态。有无焦虑等不良情绪。

【护理诊断】

1. 低效性呼吸形态　与脊髓损伤、呼吸肌无力、呼吸道分泌物存留有关。
2. 体温过高或者体温过低　与脊髓损伤、自主神经系统功能紊乱有关。
3. 有皮肤完整性受损的危险　与长期卧床和肢体感觉活动障碍有关。
4. 大便失禁　与脊髓损伤有关。
5. 潜在并发症　深静脉血栓、窒息。
6. 废用综合征的危险　与骨折、长期卧床有关。

【护理措施】

（一）术前护理

1. 体位护理　绝对卧硬板床休息。轴线翻身法避免脊柱弯曲。保持肢体功能位，加强四肢的主动被动锻炼，防止足下垂。

2. 皮肤护理　定时翻身，保持床单位、衣物的清洁干燥，加强营养，采用合适的减压用具，避免拖拽患者。

3. 饮食指导　给予营养丰富的食物，加强机体抵抗力。进食含粗纤维的食物，少吃甜食及产气的食物。保持大小便通畅。

4. 病情观察　观察患者的生命体征是否正常，呼吸是否通畅有效，感觉平面。

5. 心理护理　倾听患者的主诉，鼓励自护，给予患者全方位的社会支持。有效消除患者的负面情绪。

（二）术后护理

1. 病情观察　观察生命体征变化、感觉平面变化。

2. 饮食护理 术后无恶心、呕吐后可少量进半流质饮食，逐渐过渡为普通饮食，保持大便通畅。多饮水，增强营养，提高机体抵抗力。

3. 伤口及引流管护理 观察伤口敷料渗血、渗液情况；妥善固定引流管，保持通畅，避免引流管折叠、扭曲、堵塞或者反流，观察引流液的颜色、量及性状。

4. 体位、皮肤护理 取平卧位，保证头、颈、躯干在同一水平面上。定时翻身，利用减压用具预防压疮的发生。肢体放置于功能位，足后垫枕。

5. 功能锻炼 对未瘫痪的肢体，通过哑铃练习握力、拉力来增强上肢力量，预防肌肉萎缩、关节僵硬。对已瘫痪的肢体，每日做被动的全关节活动和肌肉按摩。

6. 并发症预防

（1）压疮：脊髓损伤患者极易发生压疮。定时翻身，采用减压用具，必要时卧气垫床。骨突处皮肤加以保护，保持床单位的清洁，使用便盆和翻身时避免拖、拉。加强营养支持。已发生压疮的患者定时更换敷料，清除坏死组织，必要时植皮。加强交接班。

（2）高热和低热：保证室内温度适宜，体温升高时，以物理降温为主，如冰敷，酒精或者温水擦浴，冰盐水灌肠等。同时也应补充水分及电解质。低温时，注意保暖，物理复温，如电热毯热水袋等，但要注意防烫伤。

（3）呼吸道感染和呼吸衰竭：定时翻身叩背，鼓励深呼吸及有效咳嗽，痰液浓稠不易咳出者应给予雾化吸入，稀释痰液帮助排出。不能自主咳痰的应给予吸痰。保暖勿着凉。气管插管和气管切开者应做好相应的护理。

（4）泌尿系统感染：排尿功能异常者留置导尿，严格遵守无菌原则。定时更换尿管及尿袋，每天 2 次行尿道口消毒，大量饮水。每天饮水量大于 3000ml，尿量在 1500ml 以上。

（5）便秘：指导进食富含粗纤维的食物及蔬果，每天餐后 30 分钟，从右到左沿大肠的走向按摩腹部，刺激肠蠕动。顽固性便秘者遵医嘱给予缓泻剂或者灌肠。

（6）深静脉血栓：加强四肢的被动锻炼，保证足够液体摄入及合理饮水量，保持大便通畅，避免下肢静脉穿刺及同一静脉反复多次穿刺，患肢保暖。遵医嘱使用间歇性充气加压装置，使用低分子肝素皮下注射等。

7. 心理护理 鼓励患者自护，疏导患者的负面情绪，正确认识疾病，面对现实。对生活树立信心。

【健康指导】

指导出院后继续进行康复锻炼，预防肌肉萎缩、关节僵硬、深静脉血栓等并发症的发生。指导使用轮椅助行器等，练习床上坐起，床下行走的方法。定期复查，了解康复进度。

第三章　泌尿外科常见疾病

泌尿外科专科护理思维导图

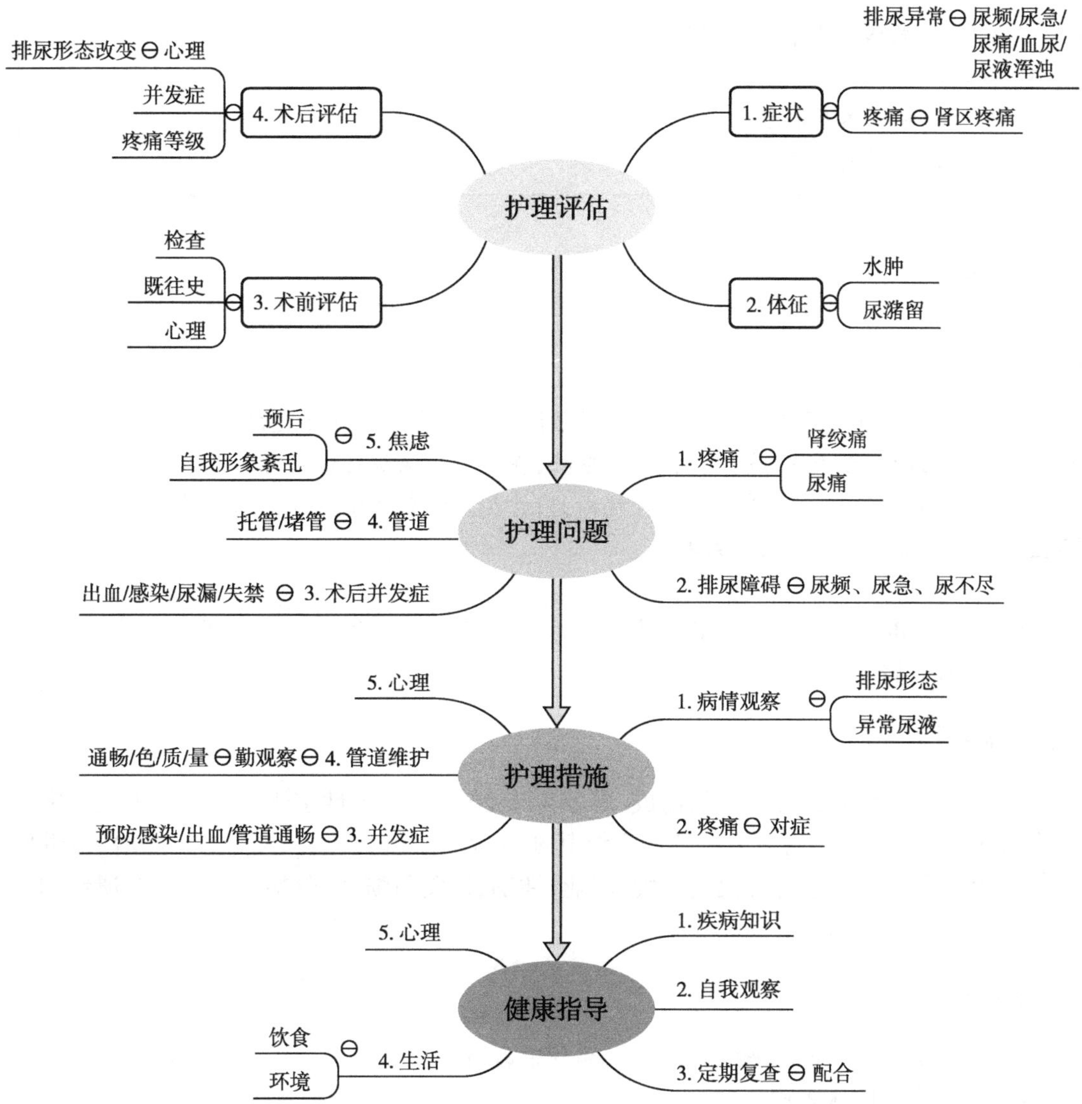

第一节　尿路结石

【学习目标】

1. 掌握尿路结石的病因、临床表现、处理原则；
2. 掌握尿路结石的护理评估、护理诊断、护理措施；
3. 掌握尿路结石术后的健康指导。

【重点难点】

1. 尿路结石术后护理；
2. 尿路结石的并发症预防。

一、肾结石

【案例介绍】

患者，男，29岁。患者于4个月前无明显诱因出现左侧腰部阵发性胀痛，无尿频、尿急、尿痛，无肉眼血尿，无畏寒、发热，无恶心、呕吐，在当地县医院行抗炎治疗后症状缓解。彩超示左肾结石、左肾积水。为进一步治疗就诊，门诊拟“左肾结石，左肾积水”收住入院。查体示左腰部叩击痛（+），无压痛、反跳痛。

肾结石（calculus of kidney）指发生于肾盏，肾盂及肾盂与输尿管连接部的结石。多数位于肾盂肾盏内，肾实质结石少见。

【发病原因】

结石的形成是由无机盐堆积而成，多发生于20~55岁，男性多于女性。最先也最常发生在肾脏，其后随着尿流而流至泌尿系统其他位置。而结石的病因可分为原发性或继发性。一般形成结石因素的可包括年龄、职业、性别、饮食习惯、水分摄入量、气候、遗传和代谢等。

【临床表现】

肾结石最常见的症状是腰痛，血尿，部分患者可自行排出。也可出现发热，无尿，肾积水，肾功能不全等临床表现。

1. 疼痛　常位于患者的脊肋角、腰部、上腹部，多数呈阵发性，亦可为持续性。

2. 血尿　血尿是上尿路结石的另一常见病症，可呈镜下血尿或肉眼血尿。疼痛发作时，常伴血尿，以镜下血尿居多，活动后血尿加重。偶可因无痛血尿而就医。

3. 脓尿　合并感染时可出现，急性发作时可伴有发冷，发热，腰痛，尿频，尿急，尿痛等症状。

4. 排石史　在疼痛和血尿发作时可混有砂砾或小结石排出，结石通过尿道时会出现尿流堵塞并感觉尿道内刺痛，结石排出后尿流立即恢复通畅。

5. 无尿和急性肾功能不全　双侧肾结石，功能性或解剖型孤立肾结石阻塞造成的尿路急性完全性梗阻，可出现无尿和急性肾功能不全的表现（水肿、恶心、呕吐、食欲缺乏等）

6. 肾积水及慢性肾功能不全　单侧肾结石造成的慢性梗阻常不引起症状，长期慢性梗阻的结果可造成患侧肾积水，甚至肾实质萎缩。孤立肾或双侧肾病变严重时可发展为尿毒症，出现贫血，水肿等相应临床症状。

【实验室及其他检查】

1. 影像学检查　泌尿系 X 线平片（KUB）和静脉尿路造影（IVU），X 线平片首选，是诊断肾结石的重要手段。X 线可以初步确定结石的位置，大小和形状。静脉尿路造影可以进一步明确结石的位置，积水和双肾功能情况。

2. 逆行尿路造影　不作为常规检查，仅适用于静脉尿路造影诊断仍不明确者，X 线阴性结石，对碘剂过敏，肾功能极差，静脉尿路造影不显影的患者。

3. B 超检查　可以发现结石，但难以确认结石的具体位置及对肾造成的影响。

4. 核医学检查　放射性核素肾图可以帮助判断肾结石对肾功能及尿液引流的影响。

5. CT 平扫　对肾结石的诊断准确，迅速，准确率在 95% 以上，高于泌尿系 X 线平片和静脉尿路造影，能够准确检查出可能遗漏的小结石，增强 CT 能够显示肾积水的程度，观察肾实质的血供和造影剂的排泌情况，测算肾实质的体积。

6. 磁共振　磁共振水成像能够了解上尿路梗阻的形态，且不需要造影剂即可获得与静脉尿路造影相同的效果。

7. 实验室检查　①尿液，常规可见红细胞，特别在绞痛后出现，对诊断有帮助，合并感染时有脓细胞；②血液，血钙，磷，碱性，尿酸，尿素氮，肌酐。

【处理原则】

1. 非手术治疗

（1）保守治疗：调整饮食结构，可降低结石复发率；每日饮水量 2500~4000ml，保持日尿量在 2000ml 以上；其作用是促进较小结石自行排出；降低成石物质的尿饱和度以阻止结石继续生长；减少尿路感染的机会。

（2）体外冲击波碎石术（extracorporeal shock wave lithotripsy，ESWL）：在 X 线或 B 超定位下，利用高能冲击波聚焦后作用于结石，使之裂解、粉碎成细砂，随尿流排出。临床实践证明它是一种安全有效的非侵入性治疗，大多数的上尿路结石可采用此方法治疗。

2. 手术治疗

（1）经皮肾镜取石或碎石术（percutaneous nephrolitholomy，PCNL）：经腰背部细针穿刺直达肾盏或肾盂，扩张并建立皮肤至肾内的通道，插放肾镜，直视下取石或碎石。此法适用于 >2.5cm 的肾盂结石、部分肾盏结石及鹿角形结石。对结石远端尿路梗阻、质硬结石、残留结石、复发结石尤为适宜。此法可与 ESWL 联合应用治疗复杂性肾结石。

（2）开放手术：开放手术适用于结石远端存在梗阻、部分泌尿系统畸形、结石嵌顿紧密、其他治疗无效、肾积水感染严重或病肾功能丧失的尿石症患者。

【护理评估】

1. 评估患者的疼痛程度及生命体征；
2. 评估患者结石的排出情况；
3. 评估患者梗阻解除情况及肾功能恢复情况；
4. 评估有无发生尿路感染情况。

【护理诊断】

1. 疼痛　与结石刺激引起的炎症、损伤及平滑肌痉挛有关。
2. 知识缺乏　与缺乏预防结石及治疗的相关知识有关。
3. 潜在并发症　感染、出血与肾实质损伤有关。
4. 排尿形态障碍　与结石引起阻塞及手术后留置尿管、肾造瘘有关。

【护理措施】

（一）非手术治疗护理 / 术前护理

1. 疼痛的护理　在明确诊断后可根据疼痛程度遵医嘱给予双氯芬酸钠栓 50mg 纳肛或盐酸哌替啶 50mg 肌注，根据疼痛痛区可热敷，也可遵医嘱给与解痉药物，指导患者放松，分散注意力。

2. 促进排石

（1）鼓励患者多饮水，合并有发热、呕吐等现象，应增加输液量，若患者出现肾功能不全或肾积水时，则限制水量摄入，以免病情加剧。

（2）鼓励患者活动：疼痛缓解或排石时适当做一些跳跃或其他有利于排石的运动，促进结石排出。

（3）病情观察：观察尿液内有无结石排出，排出结石可送检。对有尿路感染患者应给予抗生素控制感染，观察患者有无体温变化。

3. 体外冲击波碎石术护理　向患者及家属解释 ESWL 的方法、碎石效果及配合要求，消除顾虑。鼓励患者多饮水，增加尿量，起内冲洗作用，利于结石排出。观察碎石排出情况，碎石后复查腹部平片，观察结石排出情况。

4. 术前护理

（1）协助做好术前检查，鼓励患者，树立其战胜疾病的信心。

（2）体位训练：术中患者需取截石位或俯卧位。俯卧位时患者呼吸循环受到影响，可能引起不舒适。因此，术前指导患者作俯卧位练习，从俯卧 30 分钟开始，逐渐延长至 2 小时，以提高患者术中体位的耐受性。

（3）术前常规准备：指导禁饮食，术前 KUB，前 1 天备皮、备血，术晨行清洁灌肠。

（二）术后护理

1. 病情观察　严密监测生命体征，观察伤口有无渗血渗液，观察腹部体征、有无腹痛腹胀等。

2. 饮食护理　术后 6 小时指导饮水、进流质，腹腔镜手术，术后排气后进流质饮食。需遵循循序渐进的原则。

3. 疼痛护理　评估疼痛情况，合理应用镇痛药物，提供安静舒适的环境，分散患者注意力。有镇痛泵的患者评估镇痛效果。

4. 引流管的护理　保持引流管通畅，妥善固定，尿管勿扭曲及过度牵拉。观察尿液颜色、性质、量。每天行尿道口护理 2 次，预防尿路感染。做好护理记录。肾造瘘管严格无菌操作，每天更换引流袋，记录引流量。碎石术后于输尿管内放置双“J”管，可起支撑引流作用，还可扩张输尿管，防止输尿管粘连，有助于小结石的排出，防止输尿管内“石街”形成。

5. 并发症护理

（1）尿路梗阻：观察排尿量，如怀疑为输尿管阻塞，限制饮水量，KUB 检查是否有碎石阻塞输尿管通路。

（2）血尿：观察记录血尿情况，按医嘱给予止血剂，没有阻塞的情况下，嘱患者多饮水。

（3）感染：密切监测体温变化，合理应用抗生素，观察腹部体征，是否有腹痛腹胀等。

【健康指导】

定期行尿液化验，X 线或 B 超检查，观察有无残余结石、复发等情况，出现腰痛、血尿等症状及时就诊。多饮水以增加尿量。稀释尿液，使结石不易沉积，有利于细小结石随尿液排出体外。尤其细小结石多饮水时配以药物治疗效果更为理想。解除局部因素尽早解除尿路梗阻、感染、异物等因素，可减少结石形成。饮食指导：清淡易消化饮食，多饮水，根据结石成分调节饮食。活动指导：根据手术情况和个体情况适当活动，劳逸结合，生活规律。

二、输尿管结石

【案例介绍】

患者，男，36 岁，患者 3 天前无明显诱因出现右腰部胀痛不适，间歇发作，疼痛无放射，疼痛较剧烈，伴恶心、呕吐，伴肉眼血尿、尿频、尿急、尿不尽、排尿困难，无畏寒、发热等。门诊予以止痛、解痉治疗后症状缓解，泌尿系彩超示右侧输尿管结石，现以“右侧输尿管结石”收入院。查体示，右肾区压痛（+），叩痛（+）；右输尿管走行区平脐水平，有深压痛。

输尿管结石（ureteral calculi）绝大多数来源于肾脏，多为单侧结石，多发生于中年，男性较女性为高，结石成因及成分与肾结石相似。结石常见于以下部位：①肾盂输尿管连接部；②输尿管跨越髂血管部位；③女性输尿管经过子宫阔韧带的基底部，男性输精管跨越输尿管处；④输尿管膀胱壁段包括膀胱开口处。

【发病原因】

见肾结石章节。

【临床表现】

1. 典型症状　输尿管结石与肾结石的症状基本相同，输尿管中上段结石引起的输尿管绞痛的特点是一侧腰痛和镜下血尿。

2. 疼痛　多呈突发性绞痛，发生在患侧上腹部及肾区，可沿输尿管向下放射到同侧睾丸或阴唇及大腿内侧，同时伴有冷汗，恶心，呕吐，与休克等症状。

3. 血尿　较轻微，大多数仅镜下血尿。但疼痛后血尿增加。

4. 尿频、尿急、尿痛、及同侧肾积水和感染　多见于输尿管下 1/3 段的结石。

5. 无尿　比较少见，双侧输尿管结石可导致无尿。

【实验室及其他检查】

见肾结石章节。

【处理原则】

1. 非手术治疗

结石直径 <0.6cm、表面光滑、无尿路梗阻、无感染，纯尿酸或胱氨酸结石的患者，可行非手术治疗。直径 <0.4cm、表面光滑的结石，多能自行排出。

（1）饮食调节：见肾结石章节。

（2）体外冲击波碎石术：见肾结石章节。

2. 手术治疗

（1）输尿管镜取石或碎石术（ureteroscopic lithotomy or lithotripsy，URL）：输尿管镜经尿道插入膀胱，沿输尿管直视下套石或取石。若结石较大可用超声、液电、激光或气压弹道碎石。适用于中、下段输尿管结石，因肥胖、结石梗阻、停留时间长而用 ESWL 困难者，亦可用于 ESWL 治疗后所致的“石街”处理。

（2）腹腔镜输尿管切开取石术（laparoscopic ureterolithotomy，LUL）：适用于直径大于 2cm 的输尿管结石，或经 ESWL、输尿管镜手术失败者。

【护理要点】

护理要点见本节肾结石部分。

第二节　前列腺增生症

【学习目标】

1. 掌握前列腺增生的病因、临床表现、处理原则；
2. 掌握前列腺增生的护理评估、护理诊断；
3. 掌握前列腺增生的健康指导。

【重点难点】

1. 前列腺增生术后护理；
2. 前列腺增生术后并发症护理。

【案例介绍】

患者，男，72 岁。诉经常有夜尿、排尿费力和尿湿裤子。经追问病史，患者近 1 年来还有排尿迟缓、尿线变细现象。查体示前列腺鸽子蛋大小；前列腺 B 超示前列腺 5.1cmx × 4.4cm × 4.0cm，残余尿量 105.8ml；尿流动力学检查，最大尿流率为 9.3ml/s。以“前列腺增生”收入院。

前列腺增生（benign prostatic hyperplasia，BPH），俗称前列腺肥大，是引起老年男性排尿障碍原因中最常见的一种良性疾病。

【发病原因】

前列腺增生的病因尚未完全明确。目前认为既与雄激素作用有关，又与雌激素作用有关，因此体内雌激素与雄激素平衡失调可能为前列腺增生的病因。

【临床表现】

1. 尿频、尿急　尿频是最常见的早期症状，夜间更为明显。随梗阻加重，残余尿量增多，膀胱有效容量减少，尿频更加明显。前列腺增生若合并感染或结石，可有尿频、尿急、尿痛等膀胱刺激症状。

2. 排尿困难　进行性排尿困难是前列腺增生最主要的症状。典型表现是排尿迟缓、断续、尿细而无力、射程短、终末滴沥、排尿时间延长。如梗阻严重，残余尿量较多，常需要用力并增加腹压以帮助排尿。

3. 尿潴留、尿失禁　严重梗阻者膀胱残余尿增多，长期可导致膀胱无力，发生尿潴留或充盈性尿失禁。前列腺增生的任何阶段，可因气候变化、劳累、饮酒、便秘、久坐等因素，使前列腺突然充血、水肿导致急性尿潴留。

【实验室及其他检查】

1. 直肠指诊　应在排空膀胱后进行，可保证检查的准确性。

2. B 型超声检查　可测量前列腺体积，检查内部结构是否突入膀胱。经直肠超声扫描更为精确。经腹壁超声检查可测量膀胱残余尿，检查前嘱患者尽量排空膀胱，正常人排尿后膀胱内没有或仅有极少残余尿（5ml 以下），如残余尿多余 50ml，则提示膀胱逼尿肌已处于失代偿状态。

3. 尿流动力学检查　前列腺增生早期可发生排尿功能的改变，如最大尿流率及平均尿流率降低，排尿时间延长，尿道阻力增加等。

4. 血清前列腺特异抗原（PSA）测定　前列腺体积较大，有结节或较硬时，应测定血清 PSA，以排除合并前列腺癌的可能性。

【处理原则】

（一）非手术治疗

1. 观察随访　无明显症状或症状较轻者，一般无需治疗，但需密切随访。

2. 药物治疗　适用于刺激期和代偿早期的前列腺增生患者。

（1）α1受体阻滞剂：可有效降低膀胱颈及前列腺平滑肌张力。减少尿道阻力，改善排尿功能。常用药物有特拉唑嗪（terazosin）、哌唑嗪（prazosin）及坦索罗辛（tamsulosin）等。

（2）5α还原酶抑制剂激素类药物：在前列腺内阻止睾酮转变为双氢睾酮，使前列腺体积缩小，改善排尿症状。一般服药3个月后见效，停药后易复发，需长期服用。对于体积较大的前列腺，与α受体阻滞剂同时服用疗效更佳。

（3）植物类药：目前临床也常使用一些植物类药物（包括中草药），这些药物作用机制不十分清楚，部分患者能达到治疗目的。

（二）手术治疗

前列腺增生梗阻严重、残余尿量较多、症状明显而药物治疗效果不好，身体状况能耐受手术者，应考虑手术治疗。手术只切除外科包膜以内的增生部分。手术方式主要有经尿道前列腺切除术（transurethral resection of prostate，TURP）和经尿道前列腺汽化切除术（transurethral vaporization resection，TUVP）、耻骨上经膀胱前列腺切除术和耻骨后前列腺切除术。

（三）其他疗法

用于尿道梗阻较重而又不能耐受手术者。主要包括激光治疗、经尿道气囊高压扩张术、前列腺尿道网状支架、经尿道热疗、体外高强度聚焦超声等。

【护理评估】

1. 评估患者生活习惯，有无其他慢性病，重要器官功能及营养状况，患者对手术的耐受性。

2. 评估患者排尿困难程度、夜尿次数，有无血尿、膀胱刺激症状。

3. 评估患者有无肾积水及程度，肾功能情况。

4. 评估患者是否有焦虑及生活不便；患者及家属是否了解治疗方法及护理方法。

【护理诊断】

1. 排尿障碍　与膀胱出口梗阻有关。

2. 疼痛　与留置尿管、膀胱痉挛有关。

3. 潜在并发症　经尿道电切综合征（TURS）综合征、出血、尿失禁。

【护理措施】

（一）非手术治疗的护理／术前护理

1. 心理护理　尿频尤其是夜尿频繁，不仅令患者生活不便，而且严重影响患者的休息与睡眠；排尿困难与尿潴留也给患者带来极大的身心痛苦。护士应理解患者，帮助其更好地适应前列腺增生给生活带来的不便，给患者解释前列腺增生的主要治疗方法，使患者了解疾病相关知识，鼓励患者树立战胜疾病的信心。

2. 急性尿潴留的预防与护理

（1）预防及避免因受凉、过度劳累、饮酒、便秘引起的急性尿潴留：鼓励患者多饮水、勤排尿、不憋尿；冬天注意保暖，防止受凉；多摄入粗纤维食物，忌辛辣食物，以防便秘。

（2）护理急性尿潴留者：应及时留置导尿管引流尿液，恢复膀胱功能，预防肾功能损害。如无法插入尿管，可行耻骨上膀胱穿刺或造瘘以引流尿液。同时做好留置导尿管或膀胱造瘘管的护理。

（3）药物治疗的护理：观察用药后排尿困难的改善情况及药物的副作用。α 受体阻滞剂的副作用主要有头晕、直立性低血压等，应在睡前服用，用药后卧床休息，以防跌倒。服药期间定时测量血压，并观察药物的不良反应。服药后如出现头晕、头痛、恶心等症状须及时告知医师。5α 还原酶抑制剂起效缓慢，需在服药 4~6 个月后才有明显效果，告知患者应坚持长期服药。

（4）术前准备　①前列腺增生患者大多为老年人，常合并慢性病，术前应协助作好重要器官功能的检查，评估其对手术的耐受力；②慢性尿潴留者，应先留置尿管引流尿液，改善肾功能；尿路感染者，应用抗生素控制炎症；③术前指导患者有效咳嗽、排痰的方法；术前晚灌肠，防止术后便秘。

（二）术后护理

1. 观察病情　持续心电监护，密切观察患者意识、生命体征变化；

2. 饮食　术后 6 小时无恶心、呕吐者，即可进流食。2 天后无腹胀不适可进普食，可进食粗纤维丰富的食物，保持大便通畅。

3. 膀胱冲洗的护理　术后生理盐水持续冲洗膀胱 3~5 天，防止血凝块形成致尿管堵塞。护理：①冲洗液温度控制在 25~30℃，可有效预防膀胱痉挛的发生；②冲洗速度根据尿色而定，色深则快、色浅则慢；③确保膀胱冲洗及引流通畅若血凝块堵塞管道致引流不畅，可采取挤捏尿管、加快冲洗速度、施行高压冲洗、调整导管位置等方法；如无效可用注射器吸取无菌生理盐水进行反复抽吸冲洗，直至引流通畅；④观察、记录引流液的颜色与量，术后均有肉眼血尿，随冲洗持续时间的延长，血尿颜色逐渐变浅；若尿液颜色加深，应警惕活动性出血，及时通知医师，配合处理；准确记录尿量、冲洗量和排出量，尿量 = 排出量 – 冲洗量。

4. 膀胱痉挛的护理　前列腺切除术后患者可能因逼尿肌不稳定、导管刺激、血块堵塞冲洗管等，发生膀胱痉挛。表现为强烈尿意、肛门坠胀、下腹部痉挛，膀胱冲洗速度减慢，甚至逆流，冲洗液血色加深，尿道及膀胱区疼痛难忍等症状。及时安慰患者，缓解其紧张焦虑情绪；术后留置硬脊膜外麻醉导管者，按需定时注射小剂量吗啡有良好效果；也可口服托特罗定缓释片或双氯芬酸钠 50mg 直肠给药。

5. 引流管护理

（1）导尿管：术后利用导尿管的水囊压迫前列腺窝与膀胱颈，起到局部压迫止血的目的。

1）妥善固定导尿管：取一粗细合适的无菌小纱布条缠绕尿管并打一活结置于尿道外口，将纱布结往尿道口轻推，直至压迫尿道外口，注意松紧度合适；将导尿管固定于大腿内侧，稍加牵引，防止因坐起或肢体活动致气囊移位，影响压迫止血效果；

2）保持尿管引流通畅：防止尿管受压、扭曲、折叠；

3）保持会阴部清洁：用碘伏擦洗尿道外口，每天 2 次。

（2）各导管的拔管时间：

1）TURP 术后：5~7 天尿液颜色清澈，即可拔除导尿管；

2）耻骨后引流管：术后3~4天待引流量很少时拔除；

3）耻骨上前列腺切除：术后7~10天拔除导尿管；

4）膀胱造瘘管：通常留置10~14天后拔除。

（3）术后并发症的观察与处理

1）TURS：行TURP的患者因术中大量冲洗液被吸收，血容量急剧增加，出现稀释性低钠血症。患者可在几小时内出现烦躁、恶心、呕吐、抽搐、昏迷，严重者出现肺水肿、脑水肿、心力衰竭等，称为TURS。术后加强病情观察，注意监测电解质变化。一旦出现，立即予氧气吸入，遵医嘱给予利尿剂、脱水剂，减慢输液速度，静脉滴注3%氯化钠纠正低血钠等。

2）尿失禁：术后尿失禁的发生与尿道括约肌功能受损、膀胱逼尿肌不稳定和膀胱出口梗阻等因素有关。多为暂时性，一般无需药物治疗，可作膀胱区及会阴部热敷、针灸等，大多数尿失禁症状可逐渐缓解。指导患者作提肛训练与膀胱训练，以预防术后尿失禁。

3）出血：指导患者术后逐渐离床活动；保持排便通畅，预防大便干结及用力排便时腹内压增高引起出血；术后早期禁止灌肠或肛管排气，以免造成前列腺窝出血。

【健康指导】

注意合理饮食，多饮水，忌食辛辣刺激性食物，戒烟酒。保持大便通畅。术后3~6个月内不提重物，不骑自行车，多饮水，不憋尿，避免长期坐硬椅子，防止盆腔充血引起前列腺窝创面的再出血。观察排尿情况，尿线变细时及时来院扩张尿道。术后两个月内禁止性生活。

第三节　泌尿、男性生殖系统肿瘤

【学习目标】

1. 掌握肾癌、膀胱癌、前列腺癌的病因、临床表现、处理原则；
2. 掌握肾癌、膀胱癌、前列腺癌的护理评估、护理诊断、护理措施；
3. 熟悉肾癌、膀胱癌、前列腺癌的健康指导。

【重点难点】

肾癌、膀胱癌、前列腺癌术后并发症的处理。

一、肾癌

【案例介绍】

患者，男，56岁，患者于半年前体检时发现左腹部肿块，行CT检查示左侧腹膜后占位，于外院治疗后确诊为左肾癌，行保守治疗后症状缓解。于1天前出现腰痛、血尿，排尿困难来我院就诊。门诊以“前列腺恶性肿瘤”收入院。入院查体：体温36.4℃，呼吸72次/分，心率19次/分，血压130/80mmHg。患者精神、饮食、睡眠尚可，大便如常，小便如上述，体力、体重无明显改变。

肾癌（renal carcinoma）是起源于肾实质泌尿小管上皮系统的恶性肿瘤，也称为肾细胞癌（renal cell carcinoma RCC），是最常见的肾实质恶性肿瘤，高发年龄为50~70岁，男女之比为2∶1。

【发病原因】

病因尚不清楚。流行病学研究发现与吸烟、肥胖、职业、高血压、输血史、放射、药物、饮酒、家族史、食物等可能与肾癌发病有关。

【临床表现】

以血尿、肿块和疼痛为主要表现，早期无明显的症状。

【实验室及其他检查】

诊断肾癌需要进行实验室检查、影像学检查和病理学检查。

1. 实验室检查　目的是作为对患者术前一般状况、肝肾功能及预后判定的评价指标，主要包括尿素氮、肌酐、肝功能、全血细胞计数、血红蛋白、血钙、血糖、血沉、碱性磷酸酶和乳酸脱氢酶等。目前，尚无公认的可用于临床诊断肾癌的肿瘤标记物。

2. 常用影像学检查　项目包括胸部X线片（正、侧位）、腹部超声、腹部CT、腹部MRI检查，PET或PET-CT检查一般很少用于诊断肾癌，多是用于晚期肾癌患者以便能发现远处转移病灶或用于对进行化疗、分子靶向治疗或放疗患者的疗效评定。

【处理原则】

1. 手术治疗　为主要治疗方法，包括部分肾切除术，根治性肾切除术。
2. 其他　对放疗及化疗不敏感，免疫治疗对转移癌有一点疗效。

【护理评估】

1. 评估患者自觉症状，如排尿困难、尿频或血尿情况。
2. 评估患者对疾病的认知程度及心理承受能力。

【护理诊断】

1. 营养失调：低于机体需要量　与长期血尿、癌肿消耗、手术创伤有关。
2. 恐惧与焦虑　与知识缺乏，对肾癌认知不够，担心疾病预后有关。
3. 潜在并发症　出血、感染。

【护理措施】

（一）术前护理

1. 心理护理　解释肾癌的治疗方式、注意事项及同种患者治疗后的情况等；鼓励患者表达自身感受；教会患者自我放松的方法；针对个体情况进行个体化心理护理；鼓励患者家属和朋友给予患者关心和支持。

2. 营养支持　根据情况给予高蛋白、高维生素、适当热量、低脂、易消化的少渣食物；不能进食者遵医嘱静脉补充营养；严重贫血者遵医嘱输血。

3. 肠道准备　术前一天进流质饮食，术日晨进行清洁灌肠。

（二）术后护理

1. 外科术后护理常规

（1）麻醉术后护理常规：严密监测生命体征，持续低流量吸氧，床档保护防坠床；

（2）伤口观察及护理：观察伤口有无渗血渗液，若有，应及时通知医生并更换敷料；观察腹部体征，有无腹部疼痛、腹胀等症状；

（3）疼痛护理：评估患者疼痛状况，遵医嘱给予镇痛药物，使用镇痛泵患者注意检查管道是否通畅，评价镇痛效果；

（4）提供安静舒适的环境，做好口腔护理、尿管护理及皮肤护理。

2. 尿管的护理　保持尿管通畅，勿折叠、扭曲、压迫管道，保持有效引流；妥善固定管道，行尿道口护理2次/天，记录24小时尿量，若术后6小时内出现大量血尿应立即通知医生。尿管拔除后观察患者自行排尿情况。

3. 引流管的护理　定时挤压管道，使之保持通畅，每天更换引流袋，观察引流液性质、颜色、量，观察患者切口有无渗血渗液，若无引流液排出，2~3天可拔管。

4. 饮食护理　术后禁食，肛门排气后可少量饮水，3~4小时后无不适症状进流质饮食；逐渐过渡为普食，饮食要注意营养丰富。

5. 并发症的处理及护理

（1）出血：遵医嘱合理使用止血药物。术后密切观察患者生命体征，若短时间出现大量引流液，颜色鲜红且凝固快，血压下降脉搏增快，应立即通知医生。

（2）预防感染：密切监测体温变化，保持切口清洁，敷料渗湿及时更换，保持引流管通畅。遵医嘱应用抗生素预防感染。

【健康指导】

定期复查：患者需定期复查B超、CT和尿常规，有利于及时发现复发或病灶转移。保持行为健康充分休息，适当进行身体锻炼和娱乐活动，健康饮食、加强营养。

二、膀胱癌

【案例介绍】

患者，男，75岁，患者“明显肉眼血尿1个月余，加重5天”，无尿频尿急等不适，既往有多次行膀胱肿瘤电切除术史，现泌尿CT示“膀胱肿瘤”收入院。入院查体　体温36.8℃，心率80次/分，呼吸20次/分，血压150/78mmHg。患者精神，饮食，睡眠尚可，大便如常，小便如上述，体力、体重无明显改变。

膀胱癌（carcinoma of bladder）是泌尿系统最常见的肿瘤，好发于50~70岁，男女发病比例约为 4∶1。大多数患者的肿瘤局限于膀胱，只有 15%~20% 有区域淋巴结转移或远处转移。

【发病原因】

经研究发现在染料、油漆、橡胶塑料等工业或长期接触苯胺类化学物质，容易诱发膀胱癌。吸烟是膀胱癌重要的致癌因素。色氨酸和烟酸代谢异常、膀胱白斑、腺性膀胱炎、尿石等可能是膀胱癌的诱因。

【临床表现】

1. 血尿　为膀胱癌最常见和早期的症状，为全程无痛血尿，偶见终末或者镜下血尿。出血量与肿瘤数目、大小及恶性程度不一致。出血自行停止时，容易造成治愈或者好转的错觉。

2. 尿频、尿痛　膀胱刺激症多出现于晚期症状，因肿瘤瘤体较大或侵入较深的肌层所致，肿瘤坏死、溃疡和合并感染时症状更明显。

3. 排尿困难和尿潴留　肿瘤较大或者堵塞在膀胱出口时易发生。

4. 其他　肿瘤浸润输尿管口可出现肾积水。晚期有水肿、贫血、腹部包块等表现。

【实验室及其他检查】

1. B 超检查　可发现直径≥0.5cm 的肿瘤，可了解肿瘤浸润范围及深度。

2. 尿脱落细胞检查　可找到肿瘤细胞，但不易检出分化良好的细胞。

3. X 线检查　排泄性尿路造影可了解输尿管、肾盂有无肿瘤，膀胱造影可见充盈缺损。肾积水或显影差提示肿瘤浸润输尿管口。

4. CT、MRI　可了解到肿瘤浸润的深度及局部转移病灶。

【处理原则】

1. 手术治疗　原则上 T_a、T_1 及局限的 T_2 期肿瘤，可采用保留膀胱的手术；较大、多发、反复发作的 T_2 期和 T_3、T_4 期肿瘤，应行膀胱全切除术。

2. 化学治疗　有全身化疗及膀胱灌注化疗等方式。全身化疗多用于有转移的晚期患者，药物可选用甲氨蝶呤、长春新碱、阿霉素、顺铂及氟尿嘧啶等。为预防复发，对保留膀胱的患者，术后可采用膀胱内灌注化疗药物，常用药物有卡介苗（BCG）、丝裂霉素、吡柔比星、表柔比星、阿霉素及羟基喜树碱等。每周灌注 1 次，8 次后改为每月 1 次，共 1~2 年。

3. 放射治疗　作为辅助治疗，但其治疗效果尚未定。

【护理评估】

评估患者既往史、工作环境、生活习惯等。

【护理诊断】

1. 恐惧与焦虑　与恐惧癌症、害怕手术、担心疾病预后有关。

2. 自我形象紊乱　与膀胱根治性切除术后排尿方式改变有关。

3. 潜在并发症　出血、感染、尿瘘。

【护理措施】

（一）术前准备

1. 心理护理　见本节肾癌章节。

2. 皮肤与肠道准备　行膀胱全切除术的患者术前应彻底清洁腹壁皮肤，以利于成形皮肤乳头的成活。行膀胱全切回肠代膀胱术的患者需要进行肠道准备，详细见直肠癌患者的护理。

3. 膀胱全切回肠代膀胱术的患者　术日晨留置胃管。其他术前准备同一般手术。

（二）术后护理

1. 外科术后常规护理　见肾癌章节

2. 饮食　经尿道膀胱肿瘤电切术（TUR-BT）术后6小时可进食水，以清淡易消化为主。膀胱部分切除术、全膀胱切除术、膀胱全切回肠代膀胱术后饮食护理同肾癌术后护理。

3. 并发症的处理及护理、管道护理见本节肾癌的护理措施。

【健康指导】

多喝水、勤排尿。勿接触化学致癌物质。适当锻炼身体，增强抵抗力。尿路造口患者应指导其佩戴合适的集尿器，保证有效引流。保持造口周围皮肤清洁，如有异常，及时就医。做好自我护理。告知定期复查的重要性。膀胱癌术后应严格遵医嘱复查。日常生活中衣着宽松，以免摩擦或压迫造口；沐浴：手术切口愈合，可正常沐浴，不会影响造口袋使用时间和身体康复；锻炼和运动：可根据自身耐受力选择一些力所能及的运动，如打太极拳、散步、游泳、跑步、练气功等。

三、前列腺癌

【案例介绍】

患者，男，72岁，患者于13天前检查发现PSA升高，伴下腹部疼痛，伴双侧腰部疼痛不适，伴尿频尿急，无排尿困难，夜尿3~4次，无恶心呕吐，无畏寒发热，自服药物治疗症状稍缓解。门诊以“前列腺恶性肿瘤”收入院。

前列腺癌（carcinoma fo prostate）欧美国家发病率极高，发病率随年龄增加而增高，81~90岁最高。我国近几年来发病率也呈上升趋势。

【发病原因】

病因尚不明确，可能与遗传、年龄、环境、性激素、种族有关。

【临床表现】

早期无明显症状。当肿瘤较大时可出现与前列腺增生相似的症状，如排尿困难、尿潴留、血尿等，晚期可出现骨痛、脊髓受压或者病理性骨折等转移灶的病症。

【实验室及其他检查】

1. 实验室检查　前列腺癌常伴有血清前列腺特异性抗原（PSA）升高，极度升高者多数有转移病灶。

2. 影像学检查　经直肠B超检查发现前列腺内低回声癌结节，可测量肿瘤体积；CT和MRI对诊断其范围有意义。全身扫描可发现骨转移灶。

3. 前列腺活检　确诊依靠经直肠前列腺穿刺活检术。

【处理原则】

1. 前列腺根治性切除术　是局限在包膜内（T1b、T2期）的前列腺癌最佳的治疗方法，仅适于年纪较轻、能耐受手术的患者。

2. 去势治疗　T3、T4期的前列腺癌可手术去势，抗雄激素内分泌治疗。

（1）手术去势：包括包膜下睾丸切除术和双侧睾丸切除术。

（2）药物去势：

1）人工合成的促黄体生成素释放激素类似物：能反馈性抑制垂体释放促性腺激素，使体内雄激素浓度处于去势水平，起到治疗目的。常用药物有醋酸戈舍瑞林、醋酸亮丙瑞林等。

2）雄激素受体阻滞剂：能阻止双氢睾酮与雌激素受体结合，在中枢有对抗雌激素负反馈的作用。

（3）放射治疗：分为内放射和外放射。内放射使用放射性粒子植入治疗主要适用于T2期以内的前列腺癌。外放射适用于内分泌治疗无效者。

（4）化学疗法：适用于内分泌治疗失败者。

【护理评估】

1. 评估患者生命体征、心肺及肝肾功能。
2. 评估患者自觉症状，如排尿困难、尿频或血尿情况。
3. 评估患者有无腰骶部腿部疼痛，有无排便困难，下肢水肿、淋巴结肿大等晚期症状。
4. 对前列腺癌的认知程度及心理承受能力。
5. 评估家庭支持力度。

【护理诊断、护理措施】

参见本节肾癌的护理。

前列腺癌患者特殊护理

1. 尿失禁的护理　指导患者行提肛肌锻炼，尽快恢复尿道括约肌的功能，也可行生物反馈治疗。

2. 勃起功能障碍　是术后常见的并发症，做好心理护理。

【健康指导】

告知患者密切观察排尿情况，有异常及时就诊。前列腺癌根治术后，因尿道与膀胱吻合部位狭窄而造成排尿困难，应定期做尿道扩张。告知患者定期复查PSA的意义。遵医嘱完成放疗、化疗、内分泌治疗及后续治疗。

第四章　胸外科常见疾病

胸外科专科护理思维导图

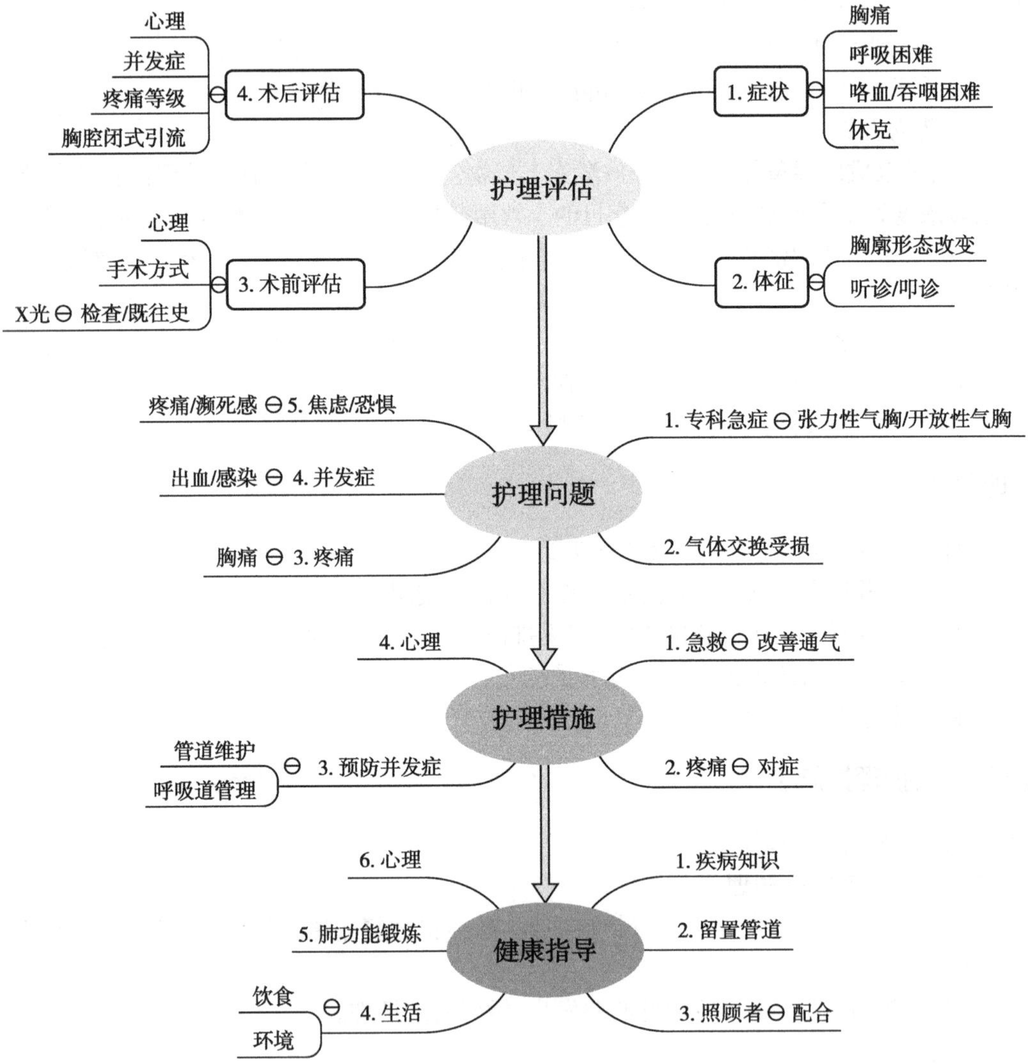

第一节　气　　胸

【学习目标】

1. 掌握气胸的病因、临床表现、处理原则；
2. 掌握气胸的护理评估、护理诊断、护理措施；
3. 掌握气胸的出院健康教育。

【重点难点】

气胸的观察及处理原则。

【案例介绍】

患者，男，26 岁。因“突发胸痛胸闷 2 小时”入院。患者于 2 小时前晨起活动后突然出现胸闷胸痛，伴随呼吸困难，无出血、昏迷、恶心呕吐。急诊胸部 X 线片示“胸膜腔积气”；测血压 141/67mmHg，急诊以“气胸”收入。查体示左侧胸部饱满，叩诊呈鼓音，左肺部呼吸音减弱，双肺部未闻及明显的干湿性啰音。

气胸（pneumothorax）通常指由于呼吸道组织、食管破裂或因胸壁伤口穿破胸膜，空气进入胸膜腔导致。气胸可分为闭合性气胸、开放性气胸和张力性气胸。

【发病原因】

闭合性气胸多合并肋骨骨折，由肋骨断端刺破肺部致空气进入胸膜腔；开放性气胸多由于锐器或弹片火器造成胸部穿透伤所致；张力性气胸多因较大的肺泡破裂、较深大的肺或支气管裂伤导致。

【临床表现】

1. 闭合性气胸

（1）症状：胸痛、胸闷、气促和呼吸困难，与胸膜腔内积气量和肺萎陷程度有关。小量气胸（肺萎陷小于 30%）时，患者一般无特殊症状；中量气胸（肺萎陷 30%~50%）和大量气胸（肺萎陷大于 50%）时，会出现明显的低氧血症的相关症状。

（2）体征：胸部饱满，活动度降低，气管向健侧移位，叩诊呈鼓音，听诊呼吸音减弱或消失。

2. 开放性气胸

（1）症状：明显的呼吸困难、鼻翼扇动、发绀，严重时伴发休克症状。

（2）体征：可闻及气体进出胸腔伤口的吸吮样音，颈部和胸部皮下可触及捻发音，气管向健侧移位，叩诊呈鼓音，听诊呼吸音减弱或消失。

3. 张力性气胸

（1）症状：极度的呼吸困难、发绀、烦躁、意识障碍、昏迷甚至休克。

（2）体征：胸部饱满，呼吸活动度降低，气管向健侧移位，叩诊呈鼓音，听诊呼吸音减弱或消失；颈静脉怒张，皮下气肿明显。

【实验室及其他检查】

1. 影像学检查　胸部X线检查，是气胸的主要检查方法，显示为伤侧胸腔不同程度的肺萎陷和胸膜腔积气，可伴少量胸腔积液，可见纵隔内器官向健侧移位。

2. 诊断性穿刺　胸腔穿刺能确定有无气胸，还能抽出胸膜腔内气体减轻胸腔内压力，减轻症状。张力性气胸者穿刺后有高压气体往外冲出，向外推针筒芯，抽气后能减缓症状但很快又加剧，如此反复。

【处理原则】

1. 闭合性气胸　小量气胸无需特殊处理，一般在1~2周内可自行吸收。中量和大量气胸者，可行胸腔穿刺抽气减轻肺萎陷，必要时行胸腔闭式引流术排气，促进肺扩张，并用抗菌药物防治感染。

2. 开放性气胸　变开放性气胸为闭合性气胸，及时清创并缝合胸壁伤口，行胸腔穿刺排气，必要时行胸腔闭式引流，解除呼吸困难。再给予吸氧、补充血容量并应用抗菌药来预防感染。对怀疑有胸腔内器官损伤或进行性出血者，行开胸手术进行探查。

3. 张力性气胸　迅速排气减压，行胸腔闭式引流术；若有肺和支气管的严重损伤时，胸腔引流管内不断引流出大量气体且呼吸困难无法改善时，应考虑手术探查。

【护理评估】

1. 评估患者的生命体征；
2. 评估患者的呼吸情况及疼痛程度；
3. 评估患者所做的相关检查及结果，包括血液检查、影像学检查（X线、CT等）。

【护理诊断】

通过评估，对于气胸的患者一般可能会存在以下护理问题及护理诊断。

1. 气体交换障碍　与胸部损伤、疼痛、胸部活动受限或肺萎陷有关。
2. 疼痛　与组织损伤有关。
3. 潜在并发症　胸腔或肺部感染。

【护理措施】

1. 一般护理　对于开放性气胸者，立即封闭伤口成为闭合性气胸。胸腔积气多或张力性气胸时，立即协助医师行胸腔穿刺排气或胸腔闭式引流。

2. 病情观察及处理　动态观察生命体征及意识的变化，观察患者有无气促、呼吸困难、发绀和缺氧等症状，有无气管移位和皮下气肿，警惕休克的发生。遵医嘱补液，防止输液过快、过量导致的肺水肿；及时做好术前准备。术后及时做好胸腔闭式引流的护理。保持伤口敷料的清洁及干燥，如伤口渗血渗液后及时更换敷料预防伤口感染；定时测量体温，若体温过高则提示有感染的发生，及时做好记录并告知医生，进行相应的处理。患者咳嗽或咳痰时，指导并协助患者或者家属用双手按压患侧胸部，减轻震动带来的疼痛。

3. 用药护理 合理使用抗菌药物预防感染。了解患者使用的各类药物的作用、不良反应和注意事项，指导患者合理用药。

4. 呼吸道的护理 对于气促及呼吸困难者，指导患者取半卧位，及时给予吸氧；及时清理口腔及呼吸道里的分泌物和痰液；患者痰液黏稠不易咳出时，遵医嘱应用祛痰药或雾化吸入，如痰液仍无法咳出，则使用鼻导管吸痰；协助患者有效咳嗽，促进肺的膨胀。术后患者卧床期间，协助定时翻身、叩背助咳，指导患者深呼吸，防止肺不张和肺部感染等并发症的发生；气管插管或切开者，做好气道的湿化、吸痰，保持呼吸道通畅。

5. 心理护理 护士应关心患者，指导家属给予患者精神上的支持，向患者及家属介绍成功病例，树立战胜疾病的信心。

【健康指导】

告知患者腹式呼吸及有效咳嗽的意义并指导患者训练，坚持做腹式呼吸及有效咳嗽。指导患者循序渐进地锻炼，在痊愈后 1 个月内，不宜做剧烈活动。胸部损伤严重的患者应定期来院复诊，伴有肋骨骨折的患者应来院行胸部 X 线复查骨折愈合情况。

第二节 肋 骨 骨 折

【学习目标】

1. 掌握肋骨骨折的病因、临床表现、处理原则。
2. 掌握肋骨骨折的护理评估、护理诊断、护理措施。
3. 掌握肋骨骨折的健康教育。

【重点难点】

病情观察与护理。

【案例介绍】

患者，男，45 岁。因“车祸伤后 1 小时”入院。患者于 1 小时前被摩托车撞击胸部，出现剧烈疼痛、呼吸困难，无出血、昏迷、恶心呕吐。急诊胸部 X 片示“第 6、7 肋骨骨折”；测血压 148/77mmHg，急诊以“肋骨骨折”收入院。查体示右侧胸壁肿胀，有明显压痛，挤压胸部后疼痛加重，双肺部未闻及明显的干湿性啰音。

肋骨骨折（rib fracture）是最常见的胸部损伤，是由于暴力直接或间接作用于肋骨后，使肋骨的完整性和连续性中断，最易折断的为第 4~7 肋骨。

【发病原因】

多数肋骨骨折因直接或间接的外来暴力所致，部分肋骨骨折因恶性肿瘤发生肋骨转移或严重骨质疏松在轻度受力后所致。

【临床表现】

（1）症状：局部疼痛，深呼吸、咳嗽或变换体位时疼痛加重，部分患者出现咯血，也可因损伤程度不同而出现不同程度的呼吸困难，严重时可出现发绀或休克等症状。

（2）体征：患侧胸壁肿胀，有压痛，可有畸形，可产生骨擦音；多根多处肋骨骨折者，可见反常呼吸运动，也可出现皮下气肿。

【实验室及其他检查】

胸部 X 线和 CT 检查可显示骨折的断裂线、错位或有无血气胸发生等，但若有肋软骨折断，则无法显示。三维重建 CT 可以更好地显示骨折情况。

【处理原则】

1. 闭合性肋骨骨折

（1）固定胸廓：采用多带条胸带、弹性胸带或宽胶布条叠瓦式固定胸廓，可减轻疼痛，并限制骨折断端的活动。

（2）止痛：遵医嘱服用镇痛镇静药，也可用 1% 普鲁卡因做肋间神经及骨折部位的封闭治疗。

（3）建立人工气道：对于多根多处肋骨骨折、不能有效排痰或呼吸者，应实施气管插管或切开，便于抽吸痰液、给氧和辅助呼吸。

（4）处理并发症：主要是用牵引固定来处理反常呼吸，用厚棉垫加压包扎或在患侧胸壁放置牵引支架来减轻或消除胸壁反常运动，促进肺扩张。

（5）预防感染：合理应用抗菌药物。

2. 开放性肋骨骨折　彻底清洁胸壁伤口，缝合后包扎固定；多根多处肋骨骨折者，清创后用不锈钢丝行肋骨断端内固定术；胸膜穿破者，行胸腔闭式引流术；应用抗菌药物预防感染。

【护理评估】

1. 评估患者的生命体征及疼痛程度。
2. 评估患者的呼吸情况及胸廓运动情况，有无反常呼吸运动。
3. 评估患者所做的相关检查及结果，包括血液检查、影像学检查（X 线、CT 等）。

【护理诊断】

通过评估，对于肋骨骨折的患者一般可能会存在以下护理问题及护理诊断。

1. 气体交换障碍　与疼痛、胸廓运动受限和反常呼吸运动有关。
2. 疼痛　与组织损伤有关。
3. 潜在并发症　胸腔或肺部感染。

【护理措施】

1. 一般护理　患者如果出现反常呼吸且危及生命的征象时，应施以急救。

2. 病情观察及处理　术后行床边心电监护,密切观察生命体征及神志的变化,并做好记录。观察患者的呼吸情况及有无皮下气肿,若有呼吸困难或反常呼吸,及时通知医生并协助处理。妥善固定胸部;患者咳嗽或咳痰时,指导并协助患者或者家属用双手按压患侧胸部,减轻震动带来的疼痛。定时测量体温,若体温超过 38.5℃,通知医生处理;保持伤口敷料的清洁及干燥;保持引流管的通畅;指导并鼓励患者有效咳嗽。

3. 用药护理　遵医嘱应用抗菌药物预防感染。了解患者使用的各类药物的作用、不良反应和注意事项,指导患者合理用药。

4. 呼吸道的护理　及时清理口腔和呼吸道里的分泌物和痰液;患者痰液黏稠不易咳出时,遵医嘱应用祛痰药或雾化吸入,稀释痰液便于患者排出;气管插管或切开者,做好气道湿化及吸痰等护理,保持呼吸道的通畅。

5. 心理护理　鼓励患者间沟通交流,向患者介绍成功病例,鼓励家属为患者提供物质及精神上的支持,使患者树立战胜疾病的信心。

【健康教育】

指导患者有效咳嗽的意义并指导患者训练,坚持进行有效咳嗽。指导患者 6 个月内不宜做剧烈活动。在 3 个月后来院行胸部 X 线复查以检查骨折的愈合情况,不适随诊。

第三节　肺　　癌

【学习目标】

1. 掌握肺癌的病因、临床表现、处理原则;
2. 掌握肺癌的护理评估、护理诊断、护理措施;
3. 熟悉肺癌的出院健康指导。

【重点难点】

1. 肺癌患者的健康教育。
2. 肺癌术后观察及护理。

【案例介绍】

患者,男,62 岁。因“刺激性干咳伴胸部不规则隐痛 3 个月余,咳痰带血丝半月余”入院。患者自 3 个月前出现刺激性干咳伴胸部不规则的隐痛,半个月前出现咳痰,痰中带血丝,无食欲减退、体重减轻。门诊胸部 X 片示“左肺部可见边缘不清的块状阴影,胸腔积液”;门诊以“肺部肿瘤”收入。入院查体神志清楚,血压 138/72mmHg,左侧胸部叩诊呈浊音,左肺部呼吸音减弱。

肺癌(lung cancer)是指起源于支气管黏膜上皮的恶性肿瘤,亦称为支气管肺癌。

【发病原因】

长期大量吸烟是肺癌的重要致病因素。长期接触石棉、铜等化学物质或放射性物质也会导致肺癌。人体的免疫状态、代谢活动、遗传因素、肺部感染、结核病史等,可能也与肺癌的发生有关。空气污染与肺癌的发生也有一定的关系。基因表达的变化及基因突变也可导致肺癌的发生。

【临床表现】

1. 早期 常无任何症状,多在检查时发现,癌肿增大后会出现以下表现:胸痛,多为不规则隐痛或钝痛;刺激性咳嗽,常为干咳或带有少量黏液痰,继发肺部感染后,常有大量脓性痰;血痰,中心型肺癌多见;由于癌肿较大引起支气管阻塞,发生肺炎和肺不张,可出现胸闷、气促和发热等临床表现。

2. 晚期 除了发热、食欲减退、体重减轻、倦怠及乏力等全身症状外,还可出现癌肿压迫或侵犯邻近器官组织、发生远处转移的征象。转移至不同部位会有不同临床表现,如侵犯膈神经,可引起同侧膈肌麻痹;侵犯喉返神经,可引起声音嘶哑、声带麻痹等。

3. 副癌综合征 少数患者可出现非转移性的全身症状,如骨关节痛、杵状指、重症肌无力、Cushing 综合征、多发性肌肉神经痛等,手术切除癌肿后症状可消失。

【实验室及其他检查】

1. 影像学检查 胸部 X 线和 CT 检查,可见肺部有边缘不清或呈分叶状的块状阴影,周围有毛刺;有支气管梗阻时存在肺不张;肿瘤坏死液化时可有空洞。X 线检查可发现少数无症状肺癌,CT 检查是发现早期肺癌最有效的手段。

2. 痰细胞学检查 若痰中找到癌细胞即可确诊为肺癌,是普查和诊断的一种简便有效的方法。

3. 纤维支气管镜检查 可直接观察肿瘤的部位、大小及范围,可取病变组织做病理学检查,也可取支气管内分泌物做细胞学检查,诊断中心型肺癌的阳性率较高。

4. 其他 纵隔镜、胸腔镜、肿瘤标记物检查、经胸壁穿刺活组织检查、转移病灶活组织检查、开胸探查等。

【处理原则】

小细胞癌以放射治疗和化学治疗为主,非小细胞癌以手术治疗为主,辅助放射治疗和化学治疗,采用个体化的综合治疗,再结合中医中药和免疫治疗等方法。

1. 手术治疗 目前主要手术方式为肺切除术加淋巴结清扫术,其目的是彻底切除肺部原发癌肿病灶和局部及纵隔淋巴结,最大可能地保留健康肺组织。肺切除术的范围取决于病变的大小和部位。周围型肺癌,一般施行肺叶切除加淋巴结切除术;中心型肺癌,一般施行肺叶或一侧全肺切除加淋巴结切除术。

2. 放射治疗 适用于手术后残留病灶的处理和配合化学治疗,也适用于晚期患者和肿瘤复发患者的姑息性疗法以减轻症状。在不同类型的肺癌中,小细胞癌对放疗的敏感性最高,其次为鳞癌,腺癌最差。

3. 化学治疗　适用于晚期患者，缓解症状；也可与手术、放射治疗综合应用来防止癌肿复发或转移。小细胞癌对化学治疗的敏感性较高，其次为鳞癌，腺癌最差。

4. 其他　中医中药治疗和免疫治疗。通过治疗，可增强患者免疫功能，提高患者机体抵抗力，抵制肿瘤的生长，增强疗效，提高生存质量。

【护理评估】

1. 评估患者的生命体征及神志意识。

2. 评估患者的一般情况，有无吸烟史、吸烟的时间及数量等。

3. 评估患者有无胸痛、呼吸困难、癌肿压迫或侵犯邻近器官组织、发生远处转移的征象。

4. 评估患者所做的相关检查及结果，包括血液检查、影像学检查（X线、CT等）及其他的所有检查。

【护理诊断】

通过评估，对于肺癌的患者一般可能会存在以下护理问题及护理诊断。

1. 气体交换障碍　与肺组织病变、手术、麻醉、支气管阻塞、呼吸道分泌物潴留和肺换气功能降低等因素有关。

2. 营养失调　低于机体需要量　与代谢增加和手术创伤等有关。

3. 焦虑与恐惧　与担心手术、疼痛及疾病的预后等因素有关。

4. 潜在并发症　出血、感染、肺不张、心律失常、支气管胸膜瘘、肺水肿、成人呼吸窘迫综合征。

【护理措施】

1. 一般护理　劝告患者戒烟，减少气管及支气管的分泌物，减小肺部感染的概率；指导患者练习腹式深呼吸及有效咳嗽，促进肺的扩张，有效配合术后康复训练，避免术后肺不张引起的肺部感染。指导患者均衡饮食，提供愉快的进食环境、保持口腔清洁以促进患者的食欲。

2. 病情观察及处理　术后行床边心电监护，密切观察生命体征的变化，并做好记录。密切观察呼吸，预防呼吸暂停及呼吸窘迫的发生，有异常及时通知医生进行处理。观察血压的波动及末梢循环状况，警惕出血或循环血量不足的情况发生。患者麻醉未清醒时，应取平卧位，并将头偏向一侧，以避免呕吐物或分泌物误入呼吸道引起窒息或吸入性肺炎；患者清醒并待血压稳定后，取半卧位；一侧肺叶切除者，可取平卧或健侧卧位；肺段切除术或楔形切除术者，应取健侧卧位，尽量避免患侧卧位，以促进患侧肺扩张；全肺切除术者，可采取1/4侧卧位，避免过度侧卧，以避免纵隔移位和压迫健侧肺而导致呼吸循环功能障碍；有血痰或支气管瘘管者，取患侧卧位。全肺切除术后的患者，保持胸腔引流管呈钳闭状态，以维持气管和纵隔于中间位置，每次放液不宜超过100ml，速度应慢，避免纵隔突然移位导致心脏骤停。

3. 用药护理　患者痰液黏稠不易咳出时，遵医嘱用药给予雾化吸入以稀释痰液，同时根据患者痰液的颜色、气味及黏稠度，遵医嘱予以抗炎、祛痰药物治疗，改善呼吸状况；积极治疗口腔疾病及上呼吸道感染，遵医嘱给予抗菌药物治疗，控制感染；患者若伴随营养不良，经静脉补充营养，以改善营养状况来增强患者的抵抗力，促进术后恢复。

4. 维持体液平衡和补充营养　严格掌握输液量及速度，防止负荷过重导致肺水肿，尤其是全肺切除术后的患者，24 小时补液量应少于 2000ml，液体滴速应以 20~30 滴 /min 为宜；患者恢复意识及肠蠕动后，开始进食，从流质饮食开始，再进半流质饮食，若进食后无不适反应即可改为普食，进清淡易消化性食物，并保证食物富含蛋白质、热量及维生素。

5. 并发症的观察与护理

（1）出血：观察患者的生命体征、神志意识、伤口及引流液的情况，有出血表现时，立即通知医生，并配合医生做好补液、止血等对症处理。

（2）肺炎和肺不张：患者若出现烦躁不安、体温升高、发绀和呼吸困难等症状，可考虑术后发生肺炎和肺不张，对于肺炎和肺不张的发生应提前做好预防措施，应做到：①鼓励患者做腹式深呼吸和有效咳嗽咳痰；②定时叩背松动痰液；③痰液黏稠时遵医嘱给予雾化吸入；④必要时行鼻导管或纤维支气管镜吸痰；保持患者呼吸道通畅，促进肺扩张，预防肺部感染的发生。

（3）心律失常：合并糖尿病、心血管疾病者在术后易并发心律失常，可出现心动过速、心房纤颤、室性期前收缩等表现，因此，术后应持续进行心电监护，有异常及时告知医生，并遵医嘱用抗心律失常药物，观察疗效及副反应。

（4）支气管胸膜瘘：大多数患者由于术中支气管缝合不严密、残端血运不良或缝合处感染破裂而发生支气管胸膜瘘，患者会出现刺激性咳嗽、咳血痰、呼吸困难和呼吸音减弱等症状。此时，应做到以下措施：①立即报告医生；②协助患者取患侧卧位，防止漏液流向健侧；③遵医嘱使用抗生素；④持续行胸腔闭式引流；促使瘘口的愈合。

（5）肺水肿：术后应严格控制输液速度及量，预防肺水肿的发生。患者若出现呼吸困难、发绀、心动过速或咳粉红色泡沫痰等症状，即发生了肺水肿，此时，护理人员应做到：①减慢输液速度，控制液体入量；②给予吸氧，湿化瓶中加入 50% 乙醇以减轻肺泡表面张力；③保持呼吸道通畅；④持续心电监护并遵医嘱用药；⑤给予心理护理。

6. 心理护理　认真耐心地回答患者的问题，以减轻患者的疑惑及焦虑情绪；配合医生向患者及家属详细说明手术方案、治疗的意义及过程，并及时告知其术后可能出现的情况，让患者做好心理准备；向患者介绍成功的手术案例，增强患者战胜疾病的信心；对患者的担心表示理解，给予心理及情感上的支持，关心体贴患者，并动员家属做好患者的安抚工作。

【健康指导】

指导患者出院后坚持进行腹式深呼吸及有效咳嗽，促进肺扩张。告知患者锻炼应循序渐进，逐步增加活动量，出院后半年内，不得从事重体力劳动。预防上呼吸道及肺部感染的发生，避免灰尘、烟雾及化学物品对呼吸道的刺激。定期来院复诊；有胸部疼痛、剧烈咳嗽及咯血等异常情况时，随时来院就诊。

第四节 食 管 癌

【学习目标】

1. 掌握食管癌的病因、临床表现、处理原则。
2. 掌握食管癌的护理评估、护理诊断、护理措施。
3. 掌握食管癌的健康指导。

【重点难点】

1. 食管癌术后并发症的预防和护理。
2. 食管癌的饮食护理。

【案例介绍】

患者，男，68岁。因“进行性吞咽困难3个月余”入院。患者于3个月前出现进行性吞咽困难，进食时有胸骨后烧灼样疼痛，无食欲减退、体重减轻。门诊胸部CT示“食管占位”，门诊以“食管肿瘤”收入。查体示左侧锁骨上可触及一肿大淋巴结，大小约1cm×2cm，质硬，无活动度，无红肿破溃，未与周围组织发生粘连，双肺呼吸音清，未闻及明显干湿性啰音。

食管癌（esophageal carcinoma）是源于食管上皮的消化道恶性肿瘤，其发病率在消化道恶性肿瘤中仅次于胃癌，胸中段食管癌最多见，大多为鳞癌。

【发病原因】

长期进食亚硝胺含量较高的食物可加大食管癌的发生率。长期接触真菌或霉变食物也可能导致食管癌的发生。遗传因素及基因的异常可致食管癌的发病呈家族聚集现象。维生素（A、B_1、B_2、C）及微量元素（如钼、铁、铜、锌、硒）的缺乏是食管癌的危险因素。长期吸烟、饮酒、进过烫过硬食物者，患食管癌的概率明显升高。食管的慢性炎症及黏膜损伤也与食管癌的发病有关。

【临床表现】

1. 早期 一般无症状，在进粗硬食物时可有哽咽感，胸骨后烧灼样、针刺样或牵拉样疼痛。食物通过时缓慢，带有停滞感或异物感。上述症状进展缓慢，时轻时重。

2. 中晚期 临床表现主要为进行性吞咽困难。出现转移，根据转移部位不同会有相应的临床表现。

【实验室及其他检查】

1. 胸腹部CT 能显示癌肿的扩展范围及淋巴结转移情况，辅助判断是否可用手术切除。

2. 食管吞钡造影 造影后可见食管皱襞紊乱、粗糙或有中断的现象；可见食管有明显的不规则狭窄，严重狭窄的食管近端有不同程度的扩张。

3. 纤维食管镜检查及超声内镜检查　食管镜可直视肿块的部位、大小及形态，可取活组织做病理学检查。超声内镜可判断肿瘤侵犯深度、向外扩展的程度及局部淋巴结的转移情况。

【处理原则】

以手术治疗为主，可在内镜下行食管原位癌黏膜切除术，辅以化学治疗、放射治疗、免疫治疗及中医中药治疗等综合治疗。

1. 手术治疗　是食管癌的首选治疗方法。若全身状况良好、癌肿无远处转移时，可行手术治疗。食管切除后通常用胃或结肠来重建代替食管。对于晚期患者、不能根治或放射治疗者、进食困难者，可行姑息性减状手术，如食管腔内置管术、胃造口术或空肠造口术等，来改善患者营养，延长其生命。胸腔镜下食管癌切除已经在临床上广泛应用。

2. 其他治疗　放射治疗常与手术治疗综合应用，可于术前 2~3 周或术后 3~6 周开始放射治疗；同时适用于有手术禁忌证、病变不长、可耐受放射治疗的患者做单纯的放射治疗。化学治疗常与其他治疗方法联合应用来提高疗效。免疫治疗与中医中药治疗也有一定的疗效。

【护理评估】

1. 评估患者的生命体征。

2. 评估患者的一般情况，如饮食习惯、全身状况等。

3. 评估患者有无进行性吞咽困难、癌肿压迫或侵犯邻近器官组织、发生远处转移的征象。

4. 评估患者所做的相关检查及结果，包括血液检查、影像学检查（X 线、CT 等）及其他的所有检查。

【护理诊断】

通过评估，对于食管癌的患者一般可能会存在以下护理问题及护理诊断。

1. 营养失调低于机体需要量　与进食减少或不能进食、消耗增加有关。

2. 体液不足　与吞咽困难、水分摄入不足有关。

3. 潜在并发症　出血、肺不张、肺炎、吻合口瘘、乳糜胸等。

【护理措施】

1. 一般护理　术前 1 周给予患者口服抗生素溶液，可起到局部抗感染的作用；术前 3 天改为流质饮食，术前 1 天禁食；拟行结肠代食管手术者，术前晚给予清洁灌肠或全肠道灌洗，之后禁食禁饮；术前置胃管。做好引流管的护理。

2. 病情观察及处理　术后行床边心电监护，密切观察生命体征的变化，并做好记录。密切观察患者的呼吸，包括频率、形态、节律及有无缺氧征兆，一旦发现异常，及时告知医生。

3. 呼吸道的护理　术前 2 周指导患者严格戒烟，指导患者训练有效咳嗽及腹式深呼吸，预防术后肺炎和肺不张的发生。术后指导患者坚持做深呼吸锻炼，或指导患者吹气球，促使肺扩张；患者卧床期间，协助定时翻身、叩背助咳，促进痰液及分泌物的排出；气管插管或切开者，做好气道的湿化、吸痰，保持呼吸道的通畅；对于咳痰无力、分泌物滞留呼吸道或呼吸道阻塞的患者应使用鼻导管吸痰以保持呼吸道的通畅，必要时行纤维支气管镜吸痰。

4. 饮食护理　术前指导其进高热量、高蛋白及维生素丰富的流质饮食或者半流质饮食；告知不宜进较大和较硬的食物；对于不能口服者，提供肠内或者肠外营养。术后胃肠减压期间绝对禁食，并经静脉补充营养；停止胃肠减压 24h 后，若无吻合口瘘症状时，即可开始进全清流质饮食，少量多次；术后 3 周无特殊不适患者即可进普食，遵循少食多餐、细嚼慢咽的原则；嘱咐患者饭后 2 小时不要平卧或睡眠时抬高床头以避免反酸呕吐等症状；术后避免进生冷、硬质食物，预防后期吻合口瘘的发生。

5. 并发症的预防和护理

（1）出血：密切观察记录引流液的颜色及量、血压变化、尿量及神志，若出现出血征象时，应立即告知医生，做好再次开胸的准备。

（2）吻合口瘘：①妥善进行胃肠减压的护理，保持胃管引流通畅，定时挤压胃管，避免管腔堵塞使胃扩张而并发吻合口瘘；②胃管若脱出，避免盲目插入，以免伤及吻合口造成吻合口瘘。一旦发生吻合口瘘，患者会出现呼吸困难、胸腔积液和寒战、高热等全身中毒症状，此时，应做以下处理：①禁食；②协助医生行胸腔闭式引流术；③给予抗感染及营养支持治疗；④密切观察生命体征，如出现休克，即行抗休克治疗；⑤必要时，协助医生完善术前准备，以备再次手术。

（3）乳糜胸：一旦形成乳糜胸，应做到以下措施：①严密观察患者有无胸闷、气急、心悸及血压下降等症状；②协助处理若确诊形成乳糜胸，及时引流乳糜液，协助医生行胸腔闭式引流术，可采用负压持续吸引，以利于胸膜的粘连；③予以肠外营养治疗。

6. 心理护理　主动关心体贴患者，给予患者心理上的支持，向患者介绍手术成功、预后良好的案例，动员家属做好患者的心理工作，增强患者战胜疾病的信心。

【健康指导】

告知患者选择合理的饮食及注意事项，预防并发症的发生。指导患者不进食霉变的食物，及时补充微量元素及维生素，避免过烫、过硬的食物，积极治疗食管慢性疾病，加大食管癌的普查和筛检工作。指导患者保证充足睡眠，劳逸结合，逐步增加活动量。定期来院复诊，坚持后续治疗；有胸部疼痛、吞咽困难等异常情况时，应及时就诊。

第五节　纵隔肿瘤

【学习目标】

1. 掌握纵隔肿瘤的病因、临床表现、处理原则；
2. 掌握纵隔肿瘤的护理评估、护理诊断、护理措施；
3. 掌握纵隔肿瘤的健康指导。

【重点难点】

纵隔肿瘤术后并发症的观察和护理。

【案例介绍】

患者，女，65岁。因“胸闷、胸痛伴咳嗽、气短2个月余”入院。患者于2个月前出现胸闷、胸痛，咳嗽后出现气短、气促，无食欲减退、体重减轻。门诊胸部X线示“纵隔肿块阴影”；测血压122/74mmHg，门诊以“纵隔肿瘤”收入院。查体示右侧颈部可触及一肿大淋巴结，大小约2cm×2cm，质硬，无活动度，无红肿破溃，未与周围组织发生粘连，双肺呼吸音清，未闻及明显干湿性啰音。

纵隔肿瘤（mediastinal tumor）是指两侧肺之间、胸骨和胸椎之间的器官及其他组织因先天发育异常或后天性囊肿，形成纵隔肿瘤，以神经源性肿瘤、胸腺瘤和畸胎瘤居多。

【发病原因】

环境因素和基因相互作用引起肿瘤的发生，基因的改变是肿瘤的最直接病因。

【临床表现】

良性肿瘤一般无症状或症状轻微，而恶性肿瘤侵蚀程度高，较小时即会出现症状，一般会出现以下症状：常见症状为胸闷、胸痛，也会出现刺激或压迫呼吸系统、神经系统、血管及食管的症状。压迫呼吸系统时，会出现剧烈咳嗽、呼吸困难及发绀等症状；压迫交感神经时，出现Horner综合征；压迫喉返神经可出现声音嘶哑；压迫臂丛神经可出现上臂麻木、肩胛区疼痛并向上肢放射；神经源性肿瘤可压迫脊髓引起截瘫；压迫上腔静脉可出现面部及上肢肿胀发绀、颈静脉怒张等上腔静脉综合征；压迫食管时可出现吞咽困难。部分肿瘤可出现特异性症状，胸骨后甲状腺肿可随吞咽运动上下；破入肺内的畸胎瘤可咳出头发样细毛或豆腐渣样皮脂；胸腺瘤可伴重症肌无力。

【实验室及其他检查】

1. 胸部CT或X线　能显示肿瘤的部位、外形、与邻近组织器官的关系、边缘清晰光滑度及有无钙化或骨影等。
2. 纵隔镜　有助于鉴别诊断，活组织病理检查有助于判断肿瘤的性质。
3. 超声检查　可鉴别肿瘤为实质性、血管性或囊性肿瘤。

【处理原则】

以手术治疗为主，辅以化学治疗和放射治疗。

1. 手术治疗　是纵隔肿瘤的首选治疗方法。绝大多数原发性纵隔肿瘤，无禁忌证时，都可行手术治疗。手术方式可根据肿瘤的大小及部位来决定，有传统开胸手术和微创胸腔镜手术。
2. 放射治疗　适用于恶性淋巴源性肿瘤和已侵犯邻近器官或有远处转移的恶性纵隔肿瘤。
3. 化学治疗　适用于恶性纵隔肿瘤已侵犯邻近器官却无法切除或已有远处转移者。常与其他治疗方法联合应用来提高疗效。

【护理评估】

1. 评估患者的生命体征。

2. 评估患者有无胸闷胸痛或压迫呼吸系统、神经系统、血管及食管的症状。

3. 评估患者所做的相关检查及结果，包括血液检查、影像学检查（X 线、CT 等）及其他的所有检查。

【护理诊断】

通过评估，对于纵隔肿瘤的患者一般可能会存在以下护理问题及护理诊断。

1. 气体交换障碍　与手术、麻醉、呼吸道分泌物潴留、肺换气功能降低等因素有关。

2. 焦虑与恐惧　与担心手术、疼痛、疾病的预后等因素有关。

3. 潜在并发症　出血、重症肌无力危象、上腔静脉综合征等。

【护理措施】

1. 一般护理　术前指导患者戒烟，指导患者训练有效咳嗽及腹式深呼吸。不能经口进食者，提供肠内或者肠外营养。吞咽困难患者谨防窒息，必要时行鼻饲喂养。保持纵隔引流管或胸腔引流管的通畅，妥善护理。

2. 病情观察及处理　观察有无食管或气管压迫症状，若出现，即备氧气和气管切开包。术后行床边心电监护，密切观察生命体征的变化，并做好记录，一旦发现异常，及时告知医生处理。

3. 用药护理　积极应用抗菌药物治疗肺部和呼吸道感染，减少术后并发症的发生。胸腺瘤伴重症肌无力的患者，指导患者按时服用抗胆碱酯酶药物。

4. 呼吸道管理　定时协助患者翻身、叩背助咳，促进痰液及呼吸道分泌物的排出；对于咳痰无力、呼吸道有分泌物滞留或呼吸道阻塞的患者应使用鼻导管或纤维支气管镜吸痰以保持呼吸道通畅。

5. 并发症的预防和护理

（1）出血：纵隔肿瘤手术切除难度较大，创面广，易出现渗血及再出血。对此，应做好以下护理措施：①术后定时检查患者伤口及引流口周围情况，看有无出血、渗血，有则及时通知医生换药并处理；②密切观察患者的生命体征，尤其注意心率及血压的变化，记录患者的出入量，有异常及时告知医生并协助处理；③观察胸腔闭式引流液的颜色、性质及量，若引流出血性液体多于 100ml/h，呈鲜红色，则提示有出血，及时告知医生进行处理；④如患者出现烦躁不安、脉块，血压下降、尿少等休克征象，立即协助医生行抗休克治疗；⑤必要时协助医生完善术前准备以备再次手术。

（2）重症肌无力危象：主要表现为烦躁不安、呼吸困难、发绀、气管内分泌物增多而无力排出，导致严重低氧血症，重者引起急性呼吸衰竭。护理要点为：①手术结束后带气管插管，继续辅助机械通气，慎用镇静、镇痛药物，适当延长气管插管的时间，便于有效清除气道内分泌物；②按医嘱正确用药，对心率慢、分泌物多者适当使用阿托品；③保证呼吸道通畅，痰多且无力咳出者及时给予吸痰，严格执行无菌操作原则。给予痰细菌培养加药敏试验，根据药敏结果选用适合的抗生素；④对机械辅助通气时间长者，可考虑尽早气管切开，防止喉头水肿，同时也便于吸痰；⑤做好患者的心理护理和基础护理，尽早指导患者经口进食，补充必要的营养素。

（3）上腔静脉综合征：多因肿瘤压迫引起上腔静脉综合征，术后均可消除或缓解。其护理要点为：①麻醉清醒后取半卧位，抬高患者床头 30°~45°，有利于上腔静脉的回流，使膈肌下降，增加肺通气量；②观察尿量和头颈、双上肢水肿情况；③控制补液总量和输液速度，适当使用白蛋白及利尿剂，以免加重上腔静脉回流障碍；④监测中心静脉压，根据中心静脉压调整输液或输血的速度。

6. 心理护理　认真耐心地回答患者的问题来减轻患者的疑惑及焦虑。在各项操作及护理前，告知患者操作的目的、方法、配合要点及注意事项，让患者做好充分的心理准备。告知患者术后可能出现的情况，让患者做好心理准备并配合治疗过程。

【健康指导】

指导患者保证充足睡眠，适度活动，逐步增加活动量，避免疲劳。按医嘱长期服用药物，勿自行停药。定期来院复诊，坚持后续治疗。

第六节　专科诊疗技术与护理要点

【学习目标】

1. 掌握胸腔闭式引流术及穿刺术的护理要点；
2. 熟悉胸腔闭式引流术及穿刺术的适应证和禁忌证。

一、胸腔闭式引流术

胸腔闭式引流术是胸外科临床上常用的治疗方法，对胸外科疾病的治疗有极为重要的意义。

【目的】

引流胸膜腔内积气、积血和积液；重建胸腔内负压，保持纵隔的正常位置；促进肺的膨胀。

【适应证】

气胸；血胸；脓胸或心胸外科手术后引流。

【禁忌证】

严重的脏器功能不全，肺及整个半侧胸壁粘连。

【护理要点】

1. 置管位置　根据临床表现和胸部 X 线检查结果决定置管位置，通常在手术室置管，紧急情况下可在急诊室或床旁置管。由于积气向上聚集，因此气胸一般选择在锁骨中线第2肋间置管；胸腔积液一般选择在腋中线和腋后线之间第6或第7肋间隙置管引流；脓胸通常在脓液积聚的最低位置置管引流。

2. 胸腔闭式引流的护理

（1）保持管道的密闭：保持管道的密闭性并定期检查；严密包盖引流管周围；保持水封瓶玻璃管没入水中3~4cm并直立；搬动患者或更换引流瓶时，双向夹闭引流管；若引流管从胸腔滑脱，立即用手顺皮肤纹理方向捏紧伤口处皮肤，或用凡士林纱布和无菌纱布按压伤口。

（2）防止逆行感染：保持引流装置无菌，严格按照无菌技术操作规程定时更换引流瓶；保持胸壁引流口处敷料清洁干燥，有渗血渗液及时更换；保持引流瓶低于引流口60~100cm，防止瓶内液体倒流入胸膜腔。

（3）保持引流通畅：协助患者取半坐卧位，并经常改变体位，依靠重力引流；定时挤压引流管，防止折叠、扭曲或受压；鼓励患者深呼吸和咳嗽，排出胸腔内气体或液体，促进肺扩张。

（4）观察记录引流情况：观察并记录引流液的颜色、性质及量。观察水封瓶里长玻璃管中水柱波动的情况，水柱波动幅度能够反映胸膜腔内负压和无效腔的大小情况，水柱波动的范围大约为4~6cm，一般情况下，如果水柱波动幅度过大，患者可能存在着肺不张；若水柱无波动，则提示着可能发生引流管堵塞或者肺部已经完全扩张；若患者突然表现为气促、胸闷等肺部受压症状，则有可能是血块阻塞引流管，应及时通知医生，挤捏引流管，配合医生做好相应的处理措施。

（5）拔管：在置管48~72h后，引流瓶中若无气体逸出且引流液颜色变浅、24h引流量少于50ml、脓液少于10ml、胸片显示肺扩张良好无漏气、患者无呼吸困难时，即可给予拔管，并用凡士林纱布或无菌厚敷料封闭伤口，再包扎固定。拔管后观察患者有无胸闷、呼吸困难、发绀、渗血渗液或皮下气肿等情况出现，有异常则及时通知医生处理。

二、胸腔穿刺术

胸腔穿刺术是胸外科临床上常用的检查和治疗方法，对胸腔内疾病的诊断和治疗均有重要的意义。

【目的】

引流胸膜腔内积气、积血和积液；重建胸腔内负压；促进肺膨胀；明确病因，诊断疾病。

【适应证】

气胸；胸腔积液；脓胸；向胸腔内注射药物的治疗。

【禁忌证】

体质衰弱、病情危重者；凝血功能障碍、严重出血倾向者；疑为胸腔包虫病患者。

【护理要点】

1. 操作中应密切观察患者的反应　若患者出现头晕、面色苍白、出汗等不适反应，立即停止抽液，并配合医生进行其他对症处理。

2. 严格无菌操作　操作中要防止空气进入胸腔，始终保持胸腔内的负压状态。

3. 操作前后测量患者生命体征　操作后嘱患者卧床休息 30 分钟再行活动。

4. 嘱患者穿刺过程中切勿咳嗽、深呼吸或说话。

5. 一次抽液不宜过快、过多　诊断性抽液抽取 50~100ml 即可。减压抽液时，首次不得超过 600ml，以后每次不超过 1000ml。如为脓胸，每次尽量抽尽，疑有化脓性感染时，用无菌试管留标本。检查瘤细胞，应抽液多于 100ml，立即送检，以免细胞自溶。

第五章　心脏外科常见疾病

心脏外科专科护理思维导图

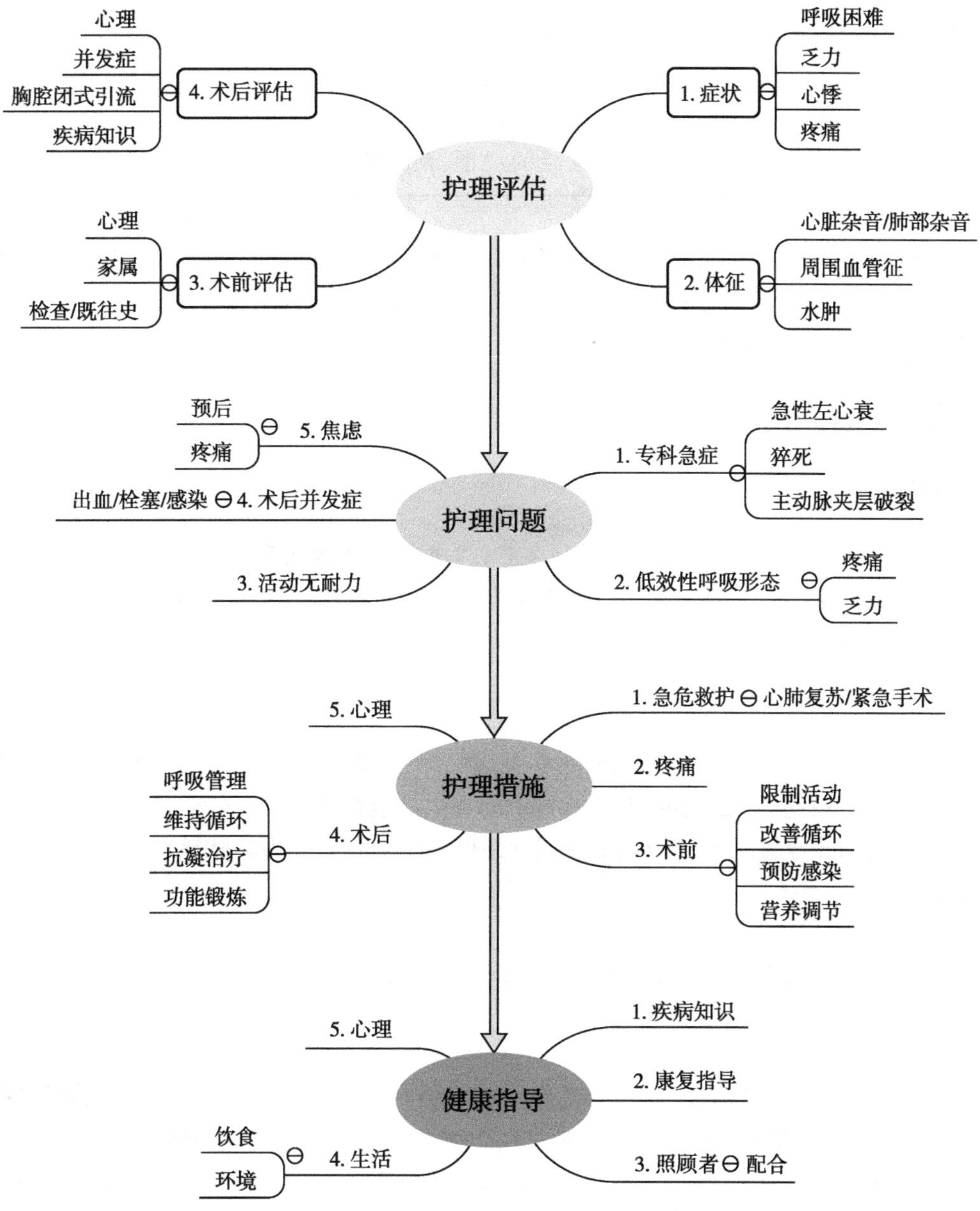

第一节 先天性心脏病

【学习目标】

1. 掌握先天性心脏病的病因、临床表现、处理原则；
2. 掌握先天性心脏病的护理评估、护理诊断、护理措施；
3. 掌握心脏瓣膜病并发症的预防及护理。

【重点难点】

1. 重点 先天性心脏病术后的引流管观察及护理。
2. 难点 心脏瓣膜置换术后并发症的观察、预防及护理。

先天性心脏病是先天性畸形中最常见的一类，约占各种先天性畸形的28%，指在胚胎发育时期由于心脏及大血管的形成障碍或发育异常而引起的解剖结构异常，或出生后应自动关闭的通道未能闭合的情形。

一、动脉导管未闭

【病案介绍】

患儿，女，5岁，出生后体检发现心脏杂音，心脏超声提示先天性心脏病。1周前出现心悸、气促和乏力，以“先天性心脏病、动脉导管未闭”收入院。入院查体示脉搏92次/分，血压111/57mmHg。心音有力，胸骨左缘2~3肋间可及双期杂音，以收缩期为主，触诊可及震颤。

动脉导管未闭是常见的小儿先天性心脏病之一，占先天性心脏病发病率的12%~15%。足月产婴儿出生后约10~20小时内动脉导管即发生功能性关闭，约85%的足月产婴儿在出生后2个月内动脉导管闭合，成为动脉韧带；逾期不闭合者即成为动脉导管未闭。

【发病原因】

与胎儿发育的宫内环境因素、母体情况和遗传基因有关。

【临床表现】

动脉导管细、分流量小者，临床上无症状；动脉导管粗、分流量大者，可出现心悸、气促、咳嗽、乏力和多汗等症状。在胸骨左缘第二肋间可闻及粗糙的连续机器样杂音，杂音占据整个收缩期和舒张期。向颈部和背部传导，局部可触及震颤，肺动脉高压者可闻及收缩期杂音，肺动脉瓣区第二心音亢进左向右分流量大者，因相对性二尖瓣狭窄可闻及心尖舒张中期隆隆样杂音。

周围血管征：由于动脉舒张压降低，脉压增大，出现周围血管征，如颈动脉波动加强、甲床毛细血管搏动、水冲脉和股动脉枪击音，但随着肺动脉压力的增高和分流量的下降而不明显，甚至消失。

【实验室及其他检查】

1. X线检查　心脏轻度扩大，以左心室增大为主。若伴肺动脉高压，则右心室也增大，肺门处近端血管阴影增宽显著。

2. 心电图　左向右分流量少的患者，心电图基本无变化。分流量大的左心室肥大、电轴左偏。若心电图呈双心室肥大或右心室肥大，说明肺动脉压力已较前明显增高。

3. 超声心动图　左侧心房和心室有不同程度的增大。

【处理原则】

主要为手术治疗

1. 适应证和禁忌证　早产儿、婴幼儿反复发生肺炎、呼吸窘迫、心力衰竭或喂养困难者应及时手术治疗。无明显症状者，做主张学龄前择期手术。

2. 手术方法

（1）动脉导管结扎术

（2）动脉导管直视闭合术

（3）肺动脉直视闭合术

（4）导管封堵术

【护理评估】

1. 评估患儿生长发育及生命体征。

2. 评估患儿各项术前检查结果。

【护理诊断】

1. 有感染的危险　与心脏疾病引起的肺充血和机体免疫力低下有关。

2. 低效呼吸型态　与缺氧有关。

3. 潜在并发症　高血压。

【护理措施】

围手术期护理措施

（一）术前护理

1. 注意休息　尽量减少活动量，养成良好的起居习惯。

2. 合理饮食　保证蛋白质、钾、铁维生素的摄入。

3. 避免感染　保持室内空气新鲜，温度、湿度适宜，注意保暖，预防感冒。

4. 心理护理　向患儿及家属介绍手术相关知识，消除其恐惧心理。

（二）术后护理

1. 预防感染　注意保暖，避免感冒。保持手术切口干燥、清洁；做好管道的护理，严格无菌操作；合理使用抗生素，并监测体温。

2. 加强呼吸道管理　鼓励患者深呼吸、咳痰，预防肺不张；密切观察呼吸频率、节律、幅度和双肺呼吸音，及时发现异常。

3. 心包纵隔引流管的护理　定时挤压引流管，观察并记录引流液的颜色、性质和量。若引流量持续2小时超过4ml/（kg·h），考虑有活动性出血，及时报告医生，做好抢救准备。

【健康指导】

注意保暖，预防感冒，感染。术后早期每个月复查一次，视恢复情况，适当延长复查时间。

二、房间隔缺损

【病案介绍】

患儿，男，3岁，因频繁感冒入院检查提示“先天性心脏病、房间隔缺损”收入院。听诊示肺动脉瓣闻及吹风样收缩期杂音。

房间隔缺损（ASD）是左、右心房之间的间隔先天性发育不全导致的左、右心房之间形成的异常通路，是常见的小儿先天性心脏病之一，占我国先天性心脏病的5%~10%。

【发病原因】

见本章节一，主动脉导管未闭。

【临床表现】

继发孔房间隔缺损分流量较小的患者，儿童期可无明显症状，常在体检时发现。一般到了青年期，才出现劳力性气促、乏力、心悸等症状，易出现呼吸道感染和右心衰。原发孔房间隔缺损伴有严重的二尖瓣关闭不全者，早期可出现心力衰竭及肺动脉高压。严重肺动脉高压时，可引起右向左分流，出现发绀。

视诊：原发孔缺损心脏明显增大，心前区隆起。

触诊：心前区有抬举冲动感，少数可触及震颤。

听诊：肺动脉瓣区可闻及2~3级吹风样收缩期杂音，伴亢进。

【实验室及其他检查】

1. X线　主要表现为心脏扩大，尤为右心房和右心室最明显。

2. 心电图　显示P波增高，电轴右偏，大部分病例可有不完全或完全性右束支传导阻滞和右心室肥大。

3. 超声心动图　目前最主要和最有价值的诊断方法。

【处理原则】

以手术治疗为主。适宜年龄2~5岁。

【护理评估】

1. 评估患儿家属心理状态。
2. 评估患儿心功能。
3. 评估患儿循环及呼吸功能。
4. 评估患儿各项检查结果。

【护理诊断】

1. 疼痛　与手术切口有关。
2. 活动无耐力　与氧供需失调有关。
3. 潜在并发症　急性左心衰竭、心律失常。

【护理措施】

围手术期护理措施

（一）术前护理

1. 注意休息　嘱患者尽量减少活动，密切观察有无心力衰竭、感冒或肺部感染。

2. 充分吸氧　予以间断或持续吸氧，提高肺内氧分压，利于肺血管扩张，增加肺的弥散功能，纠正缺氧。

（二）术后护理

有效镇痛，遵医嘱给予镇痛剂。

【健康指导】

术后注意保暖，预防感冒。服用地高辛的患者不可随意增减剂量，以免引起中毒。

三、室间隔缺损

【案例介绍】

患者，女，20 岁，出生后体检即发现先天性心脏病，无症状，1 周前出现心悸、乏力气短，门诊以“先天性心脏病、室间隔缺损”收入院。入院体检心率 95 次 / 分，血压 121/62mmHg，听诊胸骨左缘 2~4 肋间可闻及响亮的全收缩期杂音。

室间隔缺损（VSD）是指室间隔在胎儿期因发育不全导致的左、右心室之间形成异常交通，在心室水平产生左向右的血液分流。可单独存在，也可为复杂先天性心脏病合并室间隔缺损。室间隔缺损在所有先天性心脏病中发病率最高，约占我国先天性心脏病发病率的20%~30%。

【发病原因】

同动脉导管未闭。

【临床表现】

1. 缺损大分流量大者　在出生后即出现症状，婴儿期可表现为反复发生呼吸道感染、充血性心力衰竭、喂养困难和发育迟缓；能度过婴幼儿期的较大室间隔缺损则表现为活动耐力较同龄人差，有劳累后气促、心悸；发展为进行性梗阻性肺动脉高压者，逐渐出现发绀和右心衰竭。

2. 胸骨左缘 2~4 肋间闻及Ⅲ级以上粗糙响亮的全收缩期杂音，向四周广泛传导。分流量大者，心前区轻度隆起，收缩期杂音最响的部位可触及收缩期震颤，心尖部可闻及柔和的功能性舒张中期杂音。肺动脉高压导致分流量减少者，收缩期杂音逐渐减轻，甚至消失，而肺动脉瓣区第二音显著亢进，分裂明显，并可伴肺动脉瓣关闭不全的舒张期杂音。

【实验室及其他检查】

1. X 线　中等或大缺损的典型表现为心影增大，左室增大，肺动脉段凸出，肺血管影显著增粗增多。

2. 心电图　典型者表现为左室扩大改变，出现右室肥厚改变反映肺动脉阻力增加明显。

3. 超声心动图　是诊断室间隔缺损的主要方法。

【处理原则】

主要为手术治疗

1. 适应证和禁忌证　早产儿、婴幼儿反复发生肺炎、呼吸窘迫、心力衰竭或喂养困难者应及时手术治疗。无明显症状者，主张学龄前择期手术。

2. 手术方法

（1）动脉导管结扎术

（2）动脉导管直视闭合术

（3）肺动脉直视闭合术

（4）导管封堵术

【护理评估】

同房间隔缺损

【护理诊断】

1. 生长发育迟缓　与先天性心脏病引起的缺氧，疲乏、营养摄入不足有关。

2. 焦虑与恐惧　与陌生环境、心脏疾病、手术有关。

3. 心输出量减少　与心脏疾病、心功能减退、血容量不足心律失常有关。

4. 气体交换障碍　与缺氧、手术、麻醉、术后伤口疼痛有关。

5. 潜在并发症　感染、心律失常、急性左心衰等。

【护理措施】

（一）术前护理

1. 心理护理　安排与手术成功患者交流，增加对手术治疗的信心。

2. 密切观察生命体征　观察有无心力衰竭及呼吸道感染的发生。

3. 维持循环和呼吸功能稳定　保证休息，指导有效咳痰方法。

（二）术后护理

1. 生命体征　包括血压、呼吸、脉搏、心率、心律、体温。

2. 循环和呼吸功能评估　心功能状况、心电监护指标的动态变化；血氧饱和度和有无缺氧表现；气管插管位置、呼吸状态和肺部呼吸音情况；注意呼吸机的工作状态和各项参数是否正常。

3. 伤口及引流情况　评估手术切口有无渗血、感染等情况；评估心包纵隔引流管位置、是否通畅以及引流情况。

4. 意识情况　评估全麻后清醒程度，清醒后是否躁动以及可能的原因。

5. 外周血管循环状况　观察皮肤色泽、温度、湿度和末梢血管充盈情况。

【健康指导】

保证充足睡眠，出院 3 个月内不要到公共场所活动，预防交叉感染。少食多餐，保证足够的蛋白质和热卡的摄入。保持大便通畅，避免加重心脏的负担。严格遵照医嘱服药，尤其是强心、利尿药，必须绝对控制剂量，按时、按疗程服用。观察药物的疗效和毒、副作用等，并在医师的指导下根据情况调整用药剂量或停药、换药。室间隔缺损修补手术满 3 个月后如无异常发热等情况才可进行预防接种。

四、法洛四联症

【病案介绍】

患儿，男，3 岁，出生时体检即发现先天性心脏病，室间隔缺损。哭闹时唇部及甲床紫绀，杵状指，喜欢蹲踞，呼吸困难加重一周，以“法洛四联症”收入院。入院体检：HR 122 次 / 分，BP 98/52mmHg，患儿口唇、甲床紫绀，杵状指，喜蹲踞，胸骨左缘第 3~4 肋间可闻及Ⅱ ~ Ⅲ级喷射性收缩期杂音，肺动脉瓣区第二音减弱或消失。

法洛四联症（TOF）是右室漏斗部或圆锥动脉干发育不全引起的一种心脏畸形，主要包括 4 种畸形，即肺动脉狭窄、室间隔缺损、主动脉骑跨和右心室肥厚。该病是一种最常见的发绀型先天性心脏病，约占所有先天性心脏病的 12%~14%。

【发病原因】

同动脉导管未闭。

【临床表现】

发绀、喜爱蹲踞和缺氧发作是法洛四联症的主要症状。

1. 紫绀　紫绀是法洛四联症患者的主要症状，大多数出生后3~6个月出现紫绀，新生儿即可出现发绀，啼哭、情绪激动时症状加重，引起喂养困难、生长发育迟缓，体力和活动力较同龄人差，且发绀随年龄增长而加重。

2. 蹲踞　蹲踞是四联症患者的特征性姿态，在儿童多见，青少年和成人少见。任何原因引起肺部血流减少时，均可出现蹲踞。蹲踞时，患儿下肢屈曲，静脉回心血量减少，减轻了心脏负荷；同时增加了体循环阻力，提高了肺循环血液量。

3. 缺氧　表现为活动后突然呼吸困难，发绀加重，出现缺氧性晕厥和抽搐，甚至死亡，常见于漏斗部重度狭窄的患儿。

一般四联症患者生长发育正常。生长发育缓慢主要发生在严重肺动脉狭窄的病例。口唇紫绀轻重直接反映出肺动脉狭窄的程度。缺氧越严重，杵状指(趾)越明显。胸骨左缘2~4肋间可闻及Ⅱ～Ⅲ级喷射性收缩期杂音，肺动脉瓣区第二音减弱或消失，严重肺动脉狭窄者可听不到杂音。

【实验室及其他检查】

1. 实验室检查　四联症患者往往有红细胞增多症，从而血红蛋白含量、血细胞比容和红细胞计数增加，四联症伴有肺动脉狭窄患者的心电图均有电轴右偏和右心室肥厚。

2. X线　心影正常或扩大，肺动脉段凹陷，心尖钝圆，呈“靴状心”。升主动脉增宽，肺血管纹理纤细。

3. 超声心动图　超声心动图和彩色血流多普勒超数均升高，且与发绀呈正比。血红蛋白在150~200g/L，动脉血氧饱和度在40%~90%。超声对四联症伴有肺动脉狭窄有诊断价值。超声心动图显示升主动脉内径增宽，骑跨于室间隔上方，室间隔连续性中断，右心室增大，右室流出道、肺动脉瓣或肺动脉主干狭窄。彩超可见心室水平右向左分流信号。

【处理原则】

主要是手术治疗，包括矫治手术和姑息手术。绝大多数肺动脉及左、右分支发育正常的法洛四联症患儿均应力争在1岁内行矫治手术。对于出生后病情发展严重、婴儿期严重缺氧、屡次发呼吸道感染和晕厥者，或不具备手术医疗条件者可先行姑息手术。

【护理评估】

1. 评估患儿心功能及生命体征。
2. 评估患儿活动度及缺氧程度。
3. 评估患儿各项检查结果。

【护理诊断】

1. 活动无耐力　与发绀和呼吸困难有关。

2. 低效性呼吸形态　与缺氧有关。

3. 潜在并发症　灌注肺、低心排综合征等。

【护理措施】

围手术期护理措施

（一）术前护理

1. 注意休息　严格限制患儿活动量，避免哭闹和情绪激动，减少不必要的刺激，以免加重心脏负担，减少急性缺氧性晕厥的发作。

2. 纠正缺氧　吸氧及药物治疗。

3. 预防感染　注意保暖，预防呼吸道感染；注意口腔卫生防止口腔黏膜感染。

4. 加强营养　进食易消化、高蛋白、高热量、高维生素饮食，避免过饱。

（二）术后护理

1. 病情观察　密切观察患者心率、心律、血压等生命体征的变化。

2. 维持循环功能的稳定。

3. 并发症的预防及护理

（1）灌注肺：是四联症矫治术后的一种严重并发症，发生的原因可能与肺动脉发育差、体－肺侧支多或术后液体输入过多有关。及时清理呼吸道分泌物，并结合肺部体疗协助患者拍背咳痰。严格限制入量。

（2）低心排量：密切观察患者生命体征、外周循环及尿量等，遵医嘱给予强心、利尿药物，并注意保暖。

【健康指导】

预防感冒，保持大便通畅，避免加重心脏负担。医师的指导下根据情况调整用药剂量或停药、换药。婴幼儿应尽量避免地高辛类强心药与钙剂同时服用。手术 3 个月后如无异常发热等情况才可进行预防接种。定期复查，不适随诊。

第二节　心脏瓣膜病

【学习目标】

1. 掌握心脏瓣膜病的病因、临床表现、处理原则；
2. 掌握心脏瓣膜病的护理评估、护理诊断、护理措施；
3. 掌握口服抗凝药物的注意事项。

【重点难点】

1. 瓣膜置换术后心律失常的观察及护理。
2. 心脏瓣膜置换术后并发症的观察、预防及护理。

【病案介绍】

患者，女，22岁，因阵发性胸闷、心悸13年，加重1年，以“二尖瓣狭窄”收入院。入院查体：神志清楚，血压133/77mmHg，心前区无隆起，心率98次/分，律齐，二尖瓣可闻及收缩期吹风样杂音。

心脏瓣膜病是指二尖瓣、三尖瓣、主动脉瓣的瓣膜因风湿热、黏液变性、退行性改变、先天畸形、缺血性坏死、感染或创伤等出现了病变，影响血流的正常流动，从而造成心脏功能异常，最终导致心力衰竭的单瓣或多瓣膜病变。

【发病原因】

各类瓣膜发病原因各有不同。

1. 二尖瓣狭窄　主要由风湿病所致。风湿热反复发作并侵及二尖瓣后，在瓣膜交界处黏着融合，造成瓣口狭窄，瓣叶增厚、挛缩、变硬和钙化等都进一步加重瓣口狭窄，并限制瓣叶活动。

2. 二尖瓣关闭不全　主要由于风湿性炎症累计二尖瓣所致；感染性心内膜炎可造成二尖瓣叶赘生物或穿孔；其他原因所致的腱索断裂、乳头肌功能不全或二尖瓣脱垂等均可造成二尖瓣关闭不全。

3. 主动脉瓣关闭不全　主要是风湿热和老年主动脉瓣变性钙化。此外，梅毒、感染性心内膜炎、马方综合征、先天性主动脉瓣畸形、主动脉夹层等也均可引起主动脉瓣关闭不全。

4. 主动脉瓣狭窄　多由于风湿热累及主动脉瓣所致，也可由于先天性狭窄或老年性主动脉瓣钙化所造成。

【临床表现】

累及不同的瓣膜会有不同临床表现。

1. 二尖瓣狭窄　会出现肺淤血和肺水肿而出现劳力性呼吸困难、咳嗽、咯血、端坐呼吸和夜间阵发性呼吸困难；还可以出现心悸、头晕、乏力等心排量不足的表现。二尖瓣面容，面颊和口唇轻度发绀；右心衰竭可见颈静脉怒张、肝大、腹水和双下肢水肿。多数患者在心尖部能扪及舒张期震颤；右心室肥大者，心前区可扪及收缩期抬举样搏动。

2. 二尖瓣关闭不全　病变轻、心功能代偿良好者可无明显症状；病变较重或病程长者，常见症状为心悸、乏力和劳累后气促等。体征①心尖搏动增强，并向左下移位。心尖部可闻齐全收缩期杂音，向腋部传导，第一心音减弱或消失，肺动脉瓣区第二心音亢进；②晚期患者出现右心衰竭体征，如颈静脉怒张、肝大及周围水肿等。

3. 主动脉瓣关闭不全　轻度关闭不全、心脏功能代偿好的患者无明显症状。关闭不全早期表现乏力、心悸、心前区不适、眩晕和头部强烈搏动感；重度关闭不全者常发生心绞痛、气促、阵发性呼吸困难、端坐呼吸或急性肺水肿。心界向左下方增大，心尖部可见抬举性搏动。胸骨左缘第3、4肋间和主动脉瓣区可闻及叹息样舒张早中期或全舒张期杂音，向心尖传导。

周围血管征：重度关闭不全者出现周围血管征，包括颈动脉搏动明显，水冲脉，股动脉枪击音，口唇、甲床毛细血管搏动等征象。

4. 主动脉瓣狭窄　轻度主动脉瓣狭窄者无明显症状。中度和重度狭窄者可表现为乏力、眩晕、心绞痛、劳累后气促、运动时昏厥、端坐呼吸、急性肺水肿，还可并发感染性心内膜炎，甚至猝死。胸骨右缘第二肋间能扪及收缩期震颤。主动脉瓣区可闻及收缩期喷射性杂音，向颈部传导。主动脉瓣区第二心音延迟并减弱。重度狭窄者血压偏低、脉压小和脉搏细弱。

【实验室及其他检查】

1. 心电图

（1）二尖瓣狭窄：电轴偏右、P 波增宽、呈双峰或电压增高；肺动脉高压者可出现右束支传导阻滞或右心室肥大。

（2）二尖瓣关闭不全：心电图呈现电轴左偏、二尖瓣型 P 波、左心室肥大和劳损。

（3）主动脉瓣关闭不全及主动脉瓣狭窄：常有窦性心动过速，ST 段和 T 波非特异性改变，有时出现心肌缺血改变。

2. X 线

（1）二尖瓣狭窄：心脏影呈梨形。

（2）二尖瓣关闭不全：左心房和左心室均明显扩大。左心房、左心室扩大，二尖瓣活动度大且关闭不全。

（3）主动脉瓣关闭不全及主动脉瓣狭窄：心影基本正常或稍有扩大，通常有肺淤血或肺水肿表现。

另外超声心动图是诊断主动脉瓣关闭不全最为敏感和准确的非侵入性技术。

【处理原则】

（一）二尖瓣狭窄

1. 非手术治疗　适用于无症状或心功能Ⅰ级的患者。注意休息，避免剧烈体力运动，控制钠盐摄入，并积极预防感染，定期（6~12 个月）复查；呼吸困难者口服利尿剂，避免和控制诱发急性肺水肿的因素，如急性感染、贫血等。

2. 手术治疗

（1）适应证：心功能Ⅱ级以上且瓣膜病变明显者，需择期手术。心功能Ⅳ级、急性肺水肿、大咯血、风湿热活动和感染性心内膜炎等情况，原则上应积极内科治疗，病情改善后尽早手术；如内科治疗无效，应急诊手术，挽救生命。已出现心房颤动的患者，心功能进行性减退，易发生血栓栓塞，应尽早手术。

（2）手术方法：经皮穿刺球囊导管二尖瓣交界扩张分离术，在体外循环直视下进行二尖瓣交界切开及瓣膜成形术。

（二）二尖瓣关闭不全

1. 非手术治疗　主要为药物治疗，包括洋地黄制剂、血管扩张剂和利尿剂等，改善心功能和全身状况。

2. 手术治疗　症状明显、心功能改变、心脏扩张者均应及时在体外循环下实施直视手术。手术方法有两种：①二尖瓣修复成形术；②二尖瓣替换术。

（三）主动脉瓣关闭不全及主动脉瓣狭窄

手术治疗：主要为主动脉瓣置换术。若患者出现以下临床征象，如心绞痛、左心衰竭或心脏逐渐增大，可在数年内死亡，故应尽早实施主动脉瓣置换术。

【护理评估】

1. 评估患者生命体征及心功能情况。
2. 评估患者出入量，酸碱平衡情况。
3. 评估患者既往史，有无高血压及糖尿病。
4. 评估患者是否使用抗凝药物。
5. 评估患者所有检查结果。

【护理诊断】

1. 活动无耐力　与心输出量有关。
2. 气体交换受损　与心衰所致肺淤血有关。
3. 潜在并发症　出血、动脉栓塞。

【护理措施】

（一）术前护理

1. 限制患者活动量　促进休息，避免情绪激动，患者感明显呼吸困难、气短时停止活动卧床休息。

2. 改善循环功能，纠正心衰　注意观察心率和血压情况；吸氧，改善缺氧情况；限制液体摄入；遵医嘱应用强心、利尿、补钾药物。

3. 加强营养　指导患者进食高热量、高蛋白及维生素丰富的食物，以增强机体对手术耐受力，限制钠盐摄入。低蛋白血症和贫血者，给予清蛋白、新鲜血输入。

4. 预防感染　①指导患者戒烟；②冬季注意保暖，预防呼吸道和肺部感染；③保持口腔和皮肤卫生，避免黏膜和皮肤损伤；④积极治疗感染灶，预防术后感染性心内膜炎的发生。

5. 心理护理　许多患者因缺乏疾病和手术相关知识，对疾病和手术产生不确定感、恐惧、导致失眠，甚至诱发高血压、心律失常等，护士要从语言、态度、行为上与患者建立信任关系，鼓励患者说出自己的感受和问题，介绍疾病和手术相关知识，使患者积极配合治疗和护理。

（二）术后护理

1. 加强呼吸道管理　①对留有气管插管的患者，及时吸痰和湿化气道；②气管插管拔出后定期协助患者翻身、拍背，指导其咳嗽咳痰，保持气道通畅。

2. 改善心功能和维持有效循环血容量。

3. 加强病情观察　密切观察生命体征，血压，心率；观察尿量、外周血。

4. 补充血容量　记录每小时尿量和 24 小时液体出入量；排除肾功能因素影响，若尿量 <1ml/（kg·h），提示循环血容量不足，及时补液，必要时输血，但术后 24 小时出入量应基本呈负平衡，血红蛋白一般维持在 100g/L 左右。

5. 遵医嘱应用强心、利尿、补钾药物　对服用洋地黄的患者，注意观察其有无洋地黄中毒；若发现心率慢、胃肠道不适、黄绿视等，应立即通知医生。

6. 控制输液速度和输液量 使用血管活性药物应用输液泵控制输液速度和输液量。

7. 抗凝治疗 机械瓣膜置换后的患者，必须终生不间断抗凝治疗；置换生物瓣的患者需抗凝治疗 3~6 个月。行瓣膜置换术的患者，术后 24~48 小时即给予华法林抗凝治疗，抗凝治疗效果以凝血酶原时间活动度国际标准化比值（INR）保持在 2.0~2.5 之间为宜。定期抽血查看 INR，调整华法林的剂量。

【健康指导】

术后患者早期活动能促进康复，并能预防并发症，术后 2~3 天可鼓励患者在床上做如进食、洗漱等低强度运动，病情稳定，生命体征平稳的患者，各种管道拔除后即可下床活动，视病情恢复情况逐渐增加活动量，以舒适为限。术后患者 24h 无出血，遵医嘱口服华法林 2.5~5.0mg，定期查 PT，调整药量，病情稳定后改半个月或 1 个月复查，出院后时间延长，教会患者自己监测生命体征变化，尤其是自测脉搏。及时发现和控制房性早搏、心动过速，预防房颤。在服抗凝药物的过程中，要注意药物的剂量，准确定时服用并记录，合理饮食，避免短时间内进食含大量维生素 K 的食物，降低药物的抗凝作用，严密观察出血情况，如牙龈出血，女患者月经过多、皮肤广泛青紫瘀斑等，如有上述情况，应及时减量或停药，到医院作有关检查，调整药物剂量。定期到医院检查。

第三节 冠状动脉粥样硬化性心脏病

【学习目标】

1. 掌握冠状动脉粥样硬化性心脏病的病因、临床表现、处理原则；
2. 掌握冠状动脉粥样硬化性心脏病的护理评估、护理诊断、护理措施；
3. 掌握冠状动脉搭桥术的健康教育。

【重点难点】

1. 冠状动脉搭桥术后护理；
2. 冠状动脉搭桥术后心排血量的护理。

【病案介绍】

患者，女，58 岁。因“反复胸痛，加重 3 个月”入院。患者多年前无明显诱因出现反复胸痛，与活动无明显关系，部位主要位于胸骨后方，伴有喉部发紧，肩膀后背痛，伴有出汗，持续数分钟，休息或口服速效救心丸后，可缓解；伴有活动后气喘、呼吸困难。行冠脉造影提示前降支 70%~80% 冠状狭窄，对角支近段 60% 弥漫性狭窄。中间支 90% 局限性狭窄。回旋支远段 30%~80% 弥漫性狭窄，钝缘支口部 80% 局限性狭窄。右冠状动脉口部 80% 狭窄。

冠状动脉粥样硬化性心脏病（atherosclerotic coronary artery disease）简称冠心病，是由于

冠状动脉粥样硬化使管腔狭窄或阻塞，引起冠状动脉供血不足，导致心肌缺血、缺氧或坏死的一种心脏病。主要侵及冠状动脉主干及其近段分支，左冠状动脉的前降支和回旋支的发病率高于右冠状动脉。

【发病原因】

主要危险因素有高脂血症、高血压、吸烟与糖尿病等。

【临床表现】

1. 心绞痛　情绪激动、体力劳动或饱餐后，可因心肌需氧量增加而引起或加重心肌供血供氧不足，出现心绞痛。表现为胸闷、胸骨后压榨样疼痛，向上、向左放射至左肩、左臂、左肘甚至小指和无名指。

2. 心肌梗死　冠状动脉急性梗阻或长时间痉挛，以及血管腔内血栓形成，引起心肌梗死。心肌梗死时心绞痛剧烈，持续时间长，休息和含服硝酸甘油片不能缓解；可伴恶心、呕吐、大汗、发热、发绀、血压下降、心律失常、心源性休克、心力衰竭，甚至猝死。

【实验室及其他检查】

1. 心电图　发生心绞痛时R波为主的导联中可见ST段压低，T波低平或倒置的心内膜下心肌缺血性改变，以及室性心律失常或传导阻滞。

2. 实验室检查　急性心肌梗死早期磷酸肌酸激酶及其同工酶的活性或质量、肌红蛋白、肌钙蛋白均出现异常改变。

3. 冠状动脉造影术　可准确了解粥样硬化的病变部位、血管狭窄程度和狭窄远端冠状动脉血流通畅情况。

【处理原则】

冠心病的治疗可分为药物治疗、介入治疗和外科手术治疗。

【护理评估】

1. 评估患者生命体征及疼痛程度。
2. 评估患者既往史　有无高血压、糖尿病等。
3. 评估患者是否口服抗凝药物。
4. 评估患者所做相关检查及结果　包括血常规、凝血常规、磷酸肌酸激酶，肌钙蛋白、心电图及冠脉造影术等。

【护理诊断】

1. 疼痛　与手术创伤有关。
2. 活动无耐力　与心功能不全和心绞痛有关。
3. 焦虑与恐惧　与对疾病、手术及术后经历感到恐惧有关。
4. 潜在并发症　出血、肾衰竭等。

【护理措施】

（一）术前护理

1. 心理护理　取得患者信任，消除其焦虑、紧张、恐惧心理。

2. 减轻心脏负担

（1）适当的活动与休息：避免过度劳累，保证充足的睡眠时间；避免情绪波动；

（2）合理膳食：多食高维生素、粗纤维、低脂的食物，防止便秘；

（3）给氧：间断或持续给氧，以保证重要器官心、脑的氧供，预防组织缺氧发生；

（4）戒烟：术前戒烟3周，有呼吸道感染者应积极抗感染治疗。

3. 术前指导　指导患者深呼吸、有效咳嗽，并训练床上大小便，床上腿部肌肉锻炼等。

（二）术后护理

1. 加强病情监测

（1）患者易出现血压不稳：密切监测血压变化；

（2）观察心率、心律和心电图变化；

（3）观察周围血管充盈情况，监测血氧饱和度和动脉氧分压，防止低氧血症的发生；

（4）观察体温变化：术后早期积极复温，注意保暖，促进末梢循环尽快恢复；

（5）观察患者的呼吸功能：呼吸频率、幅度和双侧呼吸音；

（6）观察取静脉的手术肢体足背动脉波动情况和足趾温度、肤色、水肿情况；

2. 低心排血量的护理

（1）监测心输出量、心排出指数、体循环阻力、和肺循环阻力等数值的变化，及早发现低心排血量，及时报告医师处理；

（2）重视血容量的补充，水、电解质及酸碱平衡紊乱和低氧血症的纠正；

（3）及时、合理、有效的使用正性肌力药物，以恢复心脏和其他重要器官的供血供氧，并观察用药效果；

（4）当药物治疗不佳或反复发作室性心律失常等情况下，可经皮主动脉内球囊反搏。

3. 术后功能锻炼　术后2小时手术肢体可以进行下肢、脚掌和趾的被动功能锻炼；坐位时，注意抬高患肢，避免足下垂；术后24小时根据患者病情鼓励其下床运动，站立时勿持续时间过久；根据患者耐受程度，逐渐进行肌肉压缩运动或股四头肌训练。

4. 并发症的预防和护理

（1）出血：术后应用阿司匹林等进行抗凝治疗，以防搭桥的血管发生梗死，有发生局部和全身出血的可能。密切观察全身皮肤状况及凝血酶原时间；观察手术切口及下肢取血管处伤口有无渗血；观察并记录引流液的量及性质，判断有无胸内出血或心包堵塞的预兆，发现异常及时通知医生并协助处理。

（2）肾衰竭：术后加强肾功能监护，密切观察尿量、尿比重、血钾、尿素氮和血清肌酐等指标的变化；疑为肾衰竭者，限制水和纳的摄入，控制高钾食物的摄入，并停止使用肾毒性药物；若证实为急性肾衰竭，应遵医嘱做透析治疗。

【健康指导】

避免紧张和情绪波动。控制体重，少吃动物脂肪和胆固醇含量高的食物，如蛋黄、动物内脏等，多吃鱼、蔬菜、水果，豆类及其制品。限制食盐，每日 5g 以下。治疗高血压、糖尿病、高脂血症等与冠心病有关的疾病。不吸烟，不酗酒。吸烟是造成心肌梗死、卒中的重要因素，应绝对戒烟。常备药物，如硝酸甘油片，以便应急服用。若持续疼痛或服药不能缓解，应立即送医院急诊。

第四节　胸主动脉瘤

【学习目标】

1. 掌握胸主动脉瘤的病因、临床表现、处理原则；
2. 掌握胸主动脉瘤的护理评估、护理诊断、护理措施；
3. 掌握胸主动脉瘤切除术后的健康指导。

【重点难点】

1. 胸主动脉瘤患者控制血压的重要性；
2. 胸主动脉瘤患者的疼痛管理。

【案例介绍】

患者，男，65 岁。患者于 15 天前突发腰背部疼痛，为刀割样疼痛，急来我院急诊科，急诊行胸腹部 CT 提示“胸腹主动脉瘤，并破裂可能”，遂急诊以“腰痛查因胸主动脉瘤”收入。查体示四肢可触及动脉搏动，指（趾）端感觉运动良好。

各种疾病造成主动脉壁正常结构的损害，尤其是承受压力和维持大动脉功能的弹力纤维层变脆弱和破坏，使局部主动脉在血流压力的作用下逐渐膨大扩张，形成主动脉瘤。胸主动脉各部（包括升主动脉、主动脉弓、降主动脉）均可发生主动脉瘤称为胸主动脉瘤。

【发病原因】

主动脉瘤是多种致病因素相互影响、共同作用的结果，常见的原因包括动脉粥样硬化、主动脉中层囊性坏死、创伤性动脉瘤、感染因素等。

【临床表现】

1. 胸痛　胸背部呈间歇性或持续性胀痛或跳痛，若肋骨、胸骨、脊柱受侵蚀以及脊柱神经受压迫，胸痛加重。

2. 邻近器官组织受压迫和侵蚀的症状

（1）压迫症状：主动脉弓部动脉瘤压迫气管、支气管可引起刺激性咳嗽和呼吸困难；压迫喉返神经引起声音嘶哑；压迫交感神经可引起 Horner 综合征；压迫膈神经引起膈肌麻痹；压迫无名静脉可使左上肢静脉压高于右上肢。急性主动脉夹层动脉瘤压迫和阻塞主动脉的分支导致昏迷、偏瘫（颈动脉受压）、急腹痛（肠系膜动脉受压）、无尿、肢体疼痛等症状。

（2）侵蚀症状：因升主动脉根部动脉瘤累及主动脉瓣环，使其扩大引起主动脉瓣关闭不全的表现。

3. 主动脉瘤破裂的表现 血压增高导致瘤体破裂，表现为急性胸痛、失血性休克、心脏压塞、死亡，是一种极其危险的外科急诊。

【实验室及其他检查】

超声心动图对主动脉根部、升主动脉和主动脉弓的病变诊断准确。CT、MRI检查可清楚地了解主动脉瘤的部位、范围、大小、与周围器官的关系以及动脉瘤体结构。

【处理原则】

主动脉瘤破裂可引起患者死亡，因此无论动脉瘤大小，均应早期手术治疗。行动脉瘤切除、人工血管重建或替换术是目前常用的手术方法。

【护理评估】

1. 评估患者生命体征及疼痛程度；
2. 评估患者既往史 有无高血压、糖尿病等；
3. 评估患者所做检查相关结果 超声心动图、影像学检查（CT/MRI）。

【护理诊断】

1. 疼痛 与肋骨、胸主动脉瘤侵蚀以及脊神经压迫有关。
2. 恐惧 与病情凶险及对疾病预后的不确定性有关。
3. 低效呼吸型态 与手术、术后疼痛有关。
4. 潜在并发症 出血、感染、动脉瘤破裂等。

【护理措施】

（一）术前护理

1. 卧床休息 限制患者运动，绝对卧床休息，保持安静，避免情绪激动，必要时应用镇静剂。

2. 病情监测 严密观察病情变化，监测生命体征和重要器官的功能；主动脉弓部病变的患者注意观察神志的变化。

3. 调整全身状况 改善营养状况，嘱患者多食高蛋白、高纤维素、丰富维生素、易消化的软食，保持大、小便通畅。

4. 疼痛管理 评估疼痛的位置、性质、持续时间、诱因等，集中护理操作，减少环境刺激，指导患者放松的技巧，遵医嘱使用镇静药物。

5. 心理护理 向患者及家属介绍疾病和手术相关知识及术后注意事项。

（二）术后护理

1. 加强病情监测 ①动态监测患者的心率、心率、血压和心电图变化；②监测皮肤温度、色泽，四肢末梢动脉搏动以及动脉血乳酸水平，了解远端血供是否充足；③监测呼吸功能、呼吸频率、呼吸幅度和双侧呼吸音；④观察尿量、尿颜色、尿比重，监测肾功能指标，记录每小时尿量，了解肾功能；⑤观察患者意识状态，四肢活动情况及病理征等，了解中枢神经系统的功能状态。

2. 维持循环和内环境稳定　①补充有效血容量主动脉手术吻合口多，创面大，维持血压稳定同时积极补充循环血量，保证重要器官的血液灌注；②纠正电解质、酸解平衡紊乱，监测血气分析结果，根据血气分析报告及时评估患者的酸碱平衡及电解质情况并提前干预。

3. 加强呼吸道管理　吸氧结合有效的肺部体疗，鼓励患者深呼吸、咳痰，预防肺不张。密切观察患者的呼吸频率、节律、幅度和双肺呼吸音，及时发现异常情况。

【健康指导】

生活规律，注意休息，避免过度劳累，保持心情愉快。严格控制血压、心率，按医生规定的给药途径、方法、时间服用降压药等，养成良好的饮食习惯，定时定量，低盐低脂，加强营养摄入，戒烟戒酒。出院后，按时监测血压，定期复查。

第五节　专科诊疗技术及护理要点

【学习目标】

1. 掌握心包引流、纵隔引流、胸腔引流管的护理要点及注意事项；
2. 掌握心包引流、纵隔引流、胸腔引流管的操作目的。

一、心包引流

心包在心脏外面及大血管根部的网状结构，可分为纤维性心包和浆膜性心包两部分。

【目的】

1. 明确心包积液的病因。
2. 抽取心包积液，以解除填塞症状。
3. 心包内注入药物。

【适应证】

1. 急性心包填塞。
2. 外伤性心包积血与化脓性心包炎。

【禁忌证】

主动脉夹层伴心包积血者。

【护理要点】

1. 定时准确地记录单位时间内引流液的量、颜色，并观察有无凝血块；每 15~30 分钟挤压 1 次,动态观察引流量变化。

2. 患者术后引流量偏多,及时通知医生。如持续 3 小时成人超过 300ml/h 无减少趋势,提示胸腔内有活动性出血。

如果引流量偏多,以后突然减少或引流不畅,经挤压引流管无效,且伴有心率快、血压低、脉压差小、中心静脉压升高、尿量少、末梢凉,精神差者,应考虑心包填塞的可能。

3. 定时拍胸片　了解胸腔或纵隔内渗出液潴留情况。

二、纵隔引流

纵隔是左右纵隔胸膜腔的全部器官、结构与结缔组织的总称。前界为胸骨,后界为脊柱,两侧以纵隔胸膜为界,上方达胸廓上口,下方至膈肌。

【目的】

心脏术后引流出手术部位积血。

【适应证】

1. 纵隔气肿导致纵隔器官受压,影响心肺功能。
2. 纵隔感染局限形成纵隔脓肿者。

【禁忌证】

年老体弱,心肺功能不全者。

【护理要点】

1. 定时准确地记录单位时间内引流液的量、颜色,并观察有无血凝块;每 15~30 分钟挤压 1 次,动态观察引流量变化。
2. 患者术后引流量偏多,及时通知医生。如持续 3 小时成人超过 300ml/h 无减少趋势,提示胸腔内有活动性出血。如引流量偏多,以后突然减少或引流不畅,经挤压引流管无效,且伴有心率快、血压低、脉压差小、中心静脉压升高、尿量少、末梢凉,精神差者,应考虑心包填塞的可能。
3. 定时拍胸片　了解胸腔或纵隔内渗出液潴留情况。

三、胸腔闭式引流

胸腔闭式引流术是依靠水封瓶中的液体,使胸膜腔与外界隔离,保持胸膜腔的负压状态。当胸膜腔内积液或积气形成高压时,胸膜腔内的液体或气体可排至引流瓶内;当胸膜腔内恢复负压时,水封瓶内的液体被吸引至引流管下端,形成负压水柱,阻止空气进入胸膜腔,达到胸膜腔引流和减压的目的。

【目的】

1. 引流胸膜腔内积液、积血及气体　预防感染。
2. 重建胸膜腔内负压　维持纵隔的正常位置。

3. 促进肺膨胀。

【适应证】

气胸、血胸、脓胸或心胸外科手术后引流。

【禁忌证】

严重的脏器功能不全，肺与整个半侧胸壁粘连。

【护理要点】

1. 协助患者取半卧位　利于引流，改善呼吸。

2. 保持管道密闭　引流管周围用凡士林纱布包盖严密，水封瓶内管道下端侵入水面下3~4cm并直立，同时检查各连接处是否密封、牢固，以免发生漏气与滑脱。

3. 保持引流通畅　引流瓶水平面应低于患者胸腔60~100cm，每30~60分钟自上而下向水封瓶方向挤压引流管，观察是否水柱随患者呼吸上下波动，并鼓励患者咳嗽、深呼吸运动及变换体位。

4. 严格无菌操作，防止感染　每天定时更换引流管及水封瓶1次。保持胸壁引流口处敷料清洁干燥，及时更换。

5. 观察和记录观察引流液颜色、性质和量，并准确记录。

6. 拔管指征　一般置管48~72小时，引流量明显减少且颜色变浅，24小时引流量<50ml，脓液<10ml，胸部拍片示肺膨胀良好无漏气，患者无呼吸困难，即可拔管。

7. 拔管后　观察患者有无胸闷、咳嗽、呼吸困难、渗液、出血、皮下气肿等异常，如出现上述情况立即通知医生配合处理。

第六章　血管外科常见疾病

血管外科专科护理思维导图

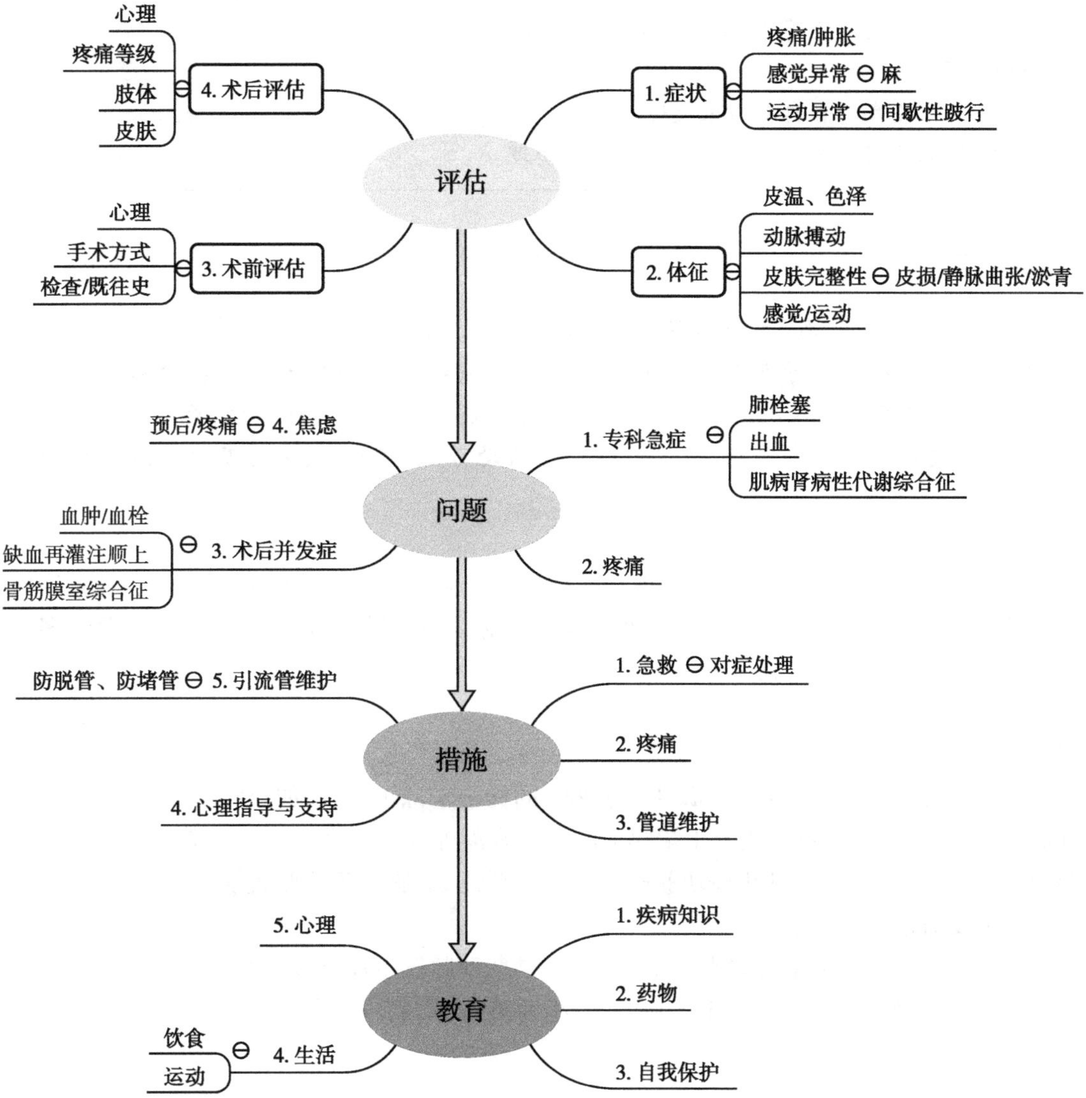

第一节　动脉栓塞

【学习目标】

1. 掌握动脉栓塞的病因、临床表现、处理原则；
2. 掌握动脉栓塞患者的护理评估、护理诊断、病情观察、护理措施；
3. 熟悉抗凝溶栓药物的作用、不良反应及处理。

【重点难点】

1. 动脉栓塞患者典型临床表现。
2. 动脉栓塞患者术后并发症的观察与护理。

【案例介绍】

患者，女，75岁。因“右下肢疼痛5小时”入院。患者既往有房颤病史，高血压病史，无胸闷气促，无心悸。于5小时前突然出现右下肢疼痛伴小腿冰凉。急诊彩超检查示“右下肢动脉栓塞”，收入院；入院查体示右下肢小腿下段以下皮肤苍白，无瘀斑，无坏死、溃疡，皮温较对侧凉。感觉麻木，各关节屈伸活动可，触痛明显，未触及右下肢足背动脉搏动。

动脉栓塞（arterial embolism）是指动脉腔被进入血管内的栓子（血栓、空气、脂肪、癌栓及其他异物）堵塞，造成血流阻塞，继而引起此动脉供血的脏器或肢体急性缺血坏死，多见于下肢，特点是起病急骤，临床表现典型，进展迅速，后果严重。

【发病原因】

动脉血栓的主要来源：①心源性：约90%的栓子来源于心脏，如冠状动脉心脏病、风湿性心脏病时，附着在心室壁或人工瓣膜上的栓子脱落等；②血管源性：如动脉瘤或人工血管腔内血栓脱落；动脉粥样硬化斑块脱落等。③医源性：心脏人工瓣膜置换、动脉造影导致内膜撕裂继发血栓形成并脱落等。

栓子随血流被冲到肢体动脉、脑部、内脏，早期动脉发生痉挛，之后内皮细胞发生变性，动脉腔内继发血栓形成，当严重缺血6~12小时后，组织将发生坏死，肌肉、神经功能逐渐丧失。

【临床表现】

急性动脉栓塞的典型表现包括“5P”征。

1. 疼痛（pain）　患肢剧烈疼痛，往往是最早出现的症状，疼痛部位主要取决于栓塞部位，起于阻塞平面，并延及患肢远端，随着继发性血栓的形成及延伸，疼痛平面可向近端发展。轻微的活动或被动移动肢体均可致疼痛加剧，故患者常有患肢轻微屈曲的强迫体位。

2. 感觉异常（paresthesia）和麻痹（paralysis）　由于神经组织对缺血相当敏感，所以在急性动脉栓塞早期，即出现栓塞平面远端肢体皮肤感觉异常、麻木甚至感觉丧失。随后出现肌力减弱以及不同程度的手足下垂。

3. 无脉（pulselessness）　由于血流阻塞，动脉发生痉挛，栓塞平面远侧动脉搏动明显减弱甚至消失，栓塞平面近侧因血流受阻动脉搏动反而更加强烈。

4. 苍白（pallor）　由于动脉供血障碍，栓塞肢体呈苍白色，有时可见苍白皮肤间散在青紫斑块。肢体缺血进一步发展，肌肉出现僵直，患肢皮肤厥冷，肢端尤为明显。通常在患肢栓塞平面下一手宽处可扪及肢体皮温变温带。

此外，栓塞动脉管腔越大，全身表现也就越重，如出现血压下降、休克、左心衰竭等。栓塞肢体可因组织缺血坏死，导致严重的代谢障碍，如高钾血症、肌红蛋白尿、代谢性酸中毒，最后导致肾功能衰竭。

【实验室及其他检查】

1. 实验室检查　心肌酶谱、肝肾功能等。动脉栓塞时多出现肌酸激酶异常升高，缺血严重时，尤为明显。同时可伴有肌红蛋白升高，甚至出现肌红蛋白尿。坏死物质吸收可导致肾功能异常。

2. 影像学检查　根据患者病情，选择通过彩色超声多普勒、CTA 或 DSA 检查，明确肢体栓塞部位，指导手术治疗。

【处理原则】

根据患者既往史及全身情况，一般分为非手术治疗和手术治疗。

1. 非手术治疗　主要针对：①肢体远端小动脉栓塞，有足够的侧支循环，不影响肢体存活；②全身情况不能耐受手术者；③肢体明显坏死，手术已无法挽救肢体。

2. 手术治疗　大、中动脉栓塞的患者，明确诊断后，若患者全身情况允许，尽早施行动脉切开利用 Fogarty 球囊导管取栓术。

【护理评估】

1. 既往史　冠心病、房颤、糖尿病、高血压、脑梗塞、高脂血症及长期吸烟史。
2. 全身一般情况与生命体征。
3. 疼痛部位、“5P” 征、患肢缺血、坏死及感染情况。
4. 有无肌病肾病性代谢综合征、缺血再灌注损伤，骨筋膜室综合征等并发症的发生。
5. 用药后不良反应及处理后效果。
6. 患者对疾病的认知及其心理状态等。

【护理诊断】

1. 疼痛　与动脉痉挛、动脉内压增高及组织缺血有关。
2. 组织灌注不足　与下肢血流量减少有关。
3. 组织完整性受损的危险　与肢体缺血坏死有关。

4. 潜在并发症　出血、肌病肾病性代谢综合征、缺血再灌注损伤，骨筋膜室综合征。

5. 焦虑与恐惧　与下肢疼痛及担心疾病预后有关。

【护理措施】

患者非手术治疗护理

1. 一般护理　绝对卧床，取头高足底位。保持适宜室温，忌冷热敷及按摩。保持局部皮肤清洁，避免皮损。若局部出现坏死，遵医嘱使用抗生素。

2. 疼痛护理　创造安静舒适的病室环境，动态评估疼痛程度，遵医嘱使用血管扩张剂，及时给予镇痛。

3. 心理护理　理解患者焦虑紧张情绪，鼓励患者表达自身感受，介绍手术治愈病例，树立患者战胜疾病的信心。

围手术期护理

1. 一般护理　多饮水，进低脂易消化饮食，促进造影剂排泄。及时准确评估疼痛程度，合理使用止痛药。

2. 体位与活动　平置患肢，避免屈髋屈膝位，避免活动幅度过大或用力过猛引起切口出血。协助患者定时翻身，取舒适卧位，指导足部踝泵运动。

3. 病情观察

（1）定时监测意识、生命体征、血氧饱和度，疼痛情况。

（2）记录24小时尿量，监测肾功能，注意尿液颜色及量，如有异常及时报告医生。

（3）观察切口敷料有无渗血，患肢皮肤颜色、局部皮温、有无水肿，患肢活动及远端动脉搏动情况。

4. 肢体缺血坏死者，做好截肢相关护理。

5. 并发症观察与处理

（1）肌病肾病性代谢综合征：患者如出现无尿、少尿、肌红蛋白尿，需及时处理，碱化尿液，充分水化，必要时血液透析治疗。

（2）出血：观察患者有无出血倾向，及时监测凝血指标，如有异常及时汇报医生。

（3）缺血再灌注损伤：术后适当抬高患肢，观察尿色及尿量。术中术后及时应用脱水剂及清除氧自由基的药物。

（4）骨筋膜室综合征：密切观察下肢末梢血供情况，及时切开减压。

【健康指导】

1. 坚持戒烟，避免久站久坐，穿宽松的衣裤和鞋袜。

2. 宜选择低脂、低胆固醇、高纤维素饮食，避免辛辣刺激食物。

3. 积极治疗心功能不全、心脏瓣膜疾病等原发病。严格遵医嘱口服抗凝药物，并定期复查凝血功能。服药期间注意大小便颜色、皮肤黏膜情况，有异常及时就诊。

4. 遵医嘱定期复诊，以了解血管通畅情况，调整用药。

第二节　动脉硬化闭塞症

【学习目标】

1. 掌握动脉硬化闭塞症的病因、临床表现、处理原则；
2. 掌握动脉硬化闭塞症患者的护理评估、护理诊断、病情观察、护理措施；
3. 掌握动脉硬化闭塞症患者的手术后并发症观察与处理、健康指导；
4. 熟悉抗凝溶栓药物的作用、不良反应及处理。

【重点难点】

1. 动脉硬化闭塞症患者术后并发症。
2. 动脉硬化闭塞症患者置管溶栓的护理。

【案例介绍】

患者，女，81岁。因“左下肢跛行半年”入院。诊断为下肢动脉硬化闭塞症。患者于半年前无明显诱因出现左下肢间歇性跛行，伴下肢冷感，目前跛行距离小于100m，无静息痛，无局部溃疡。无心慌胸闷等伴随症状。口服硫酸氢氯吡格雷＋阿司匹林，症状无明显改善。当地医院查下肢彩超提示双下肢粥样硬化斑块形成，左下肢股浅动脉闭塞。查体示左小腿皮温凉，足背动脉未扪及，局部无溃疡。

动脉硬化闭塞症（atherosclerosis occlusion，ASO）由于动脉内膜增厚、钙化、继发血栓形成，导致动脉管腔狭窄甚至闭塞的一组慢性缺血性疾病。常发生于全身大、中动脉，累及腹主动脉及其远端主干动脉时，可引起下肢慢性缺血。

【发病原因】

尚不明确，与血管内膜的损伤、脂质代谢紊乱和动脉分叉处血流动力学改变等有关。患病高危因素包括吸烟、高脂血症、糖尿病、高血压、肥胖等。

【临床表现】

起病隐匿，进展缓慢，按Fontaine法分为四期。

Ⅰ期（轻症期）　无明显临床症状，或仅有患肢发麻、怕冷、行走易疲劳等。

Ⅱ期（间歇性跛行期）　活动后出现间歇性跛行，是特征性表现。

Ⅲ期（静息痛期）　安静休息状态下出现患肢疼痛，疼痛剧烈、持续，夜间尤甚，迫使患者屈膝抱足而坐，辗转难眠，或借助肢体下垂以减轻疼痛。远端肢体色暗红或青紫，可伴有水肿。

Ⅳ期（溃疡坏死期）　除静息痛外，症状继续加重，出现趾（指）端发黑、干瘪、坏疽或缺血性溃疡。如继发感染，干性坏疽转为湿性坏疽，出现发热、烦躁等全身毒血症状。

【实验室及其他检查】

1. 实验室检查 血常规、凝血功能、血脂、肝肾功能等。

2. 影像学检查 彩色超声多普勒、CT 血管造影(CTA)及数字减影血管造影(DSA),能显示动脉狭窄或闭塞的部位、范围及侧支循环建立情况和远端动脉主干情况。

3. 专科检查 肢体抬高试验(Buerger 试验)、计算踝/肱指数(ABI)即踝部动脉与同侧肱动脉压比值。正常值为 0.9~1.3,<0.9 表示动脉缺血,<0.4 表示严重缺血。

【处理原则】

根据患者既往史及全身情况,一般分为非手术治疗和手术治疗。

1. 非手术治疗

药物治疗主要是降血脂、抗血小板聚集、抗凝及扩管治疗。

2. 手术治疗

通过手术以重建动脉通路。开放性手术包括:①动脉内膜剥脱术;②取栓术;③旁路转流术;④截肢术。腔内治疗包括:①球囊扩张术;②支架置入术;③置管溶栓术;④吸栓术;⑤斑块旋切术。

3. 创面处理

【护理评估】

1. 既往史 糖尿病、高血压、冠心病、脑梗塞、慢性肾功能不全、高脂血症,有无长期吸烟史;

2. 全身一般情况与生命体征;

3. 患肢缺血情况,有无疼痛及其性质、程度,皮温色泽,有无坏死及感染,肢体远端动脉搏动情况;

4. 有无出血、感染、远端血管栓塞、再灌注综合征等并发症的发生;

5. 用药后不良反应及处理后效果;

6. 患者对疾病的认知及其心理状态等。

【护理诊断】

1. 疼痛 与肢体供血障碍、坏死有关。

2. 组织完整性受损 与患肢局部组织缺血坏死有关。

3. 有跌倒/坠床的危险 与患肢供血不足导致行动乏力、疼痛剧烈有关。

4. 潜在并发症 出血、远端动脉栓塞、缺血再灌注综合征、心脑血管意外。

【护理措施】

患者非手术治疗护理

1. 一般护理 严格戒烟,避免久坐久站,适当的步行,进行 Buerger 运动。评估跌倒/坠床风险,避免患者单独下床活动,卧床期间使用床栏。

2. 疼痛护理 动态评估疼痛程度,及时给予镇痛治疗。

3. 患肢护理　患肢下垂或放置于心脏水平位，观察患肢皮温、色泽及溃疡等变化。避免冷热刺激、免受损伤。注意保持患肢皮肤清洁。若局部皮肤出现溃疡、坏死，应予以换药处理。

4. 用药护理　用药控制原发疾病，同时监测血压、血糖变化，观察药物疗效与不良反应。

5. 心理护理　鼓励患者表达自身感受，利用分散注意力的方法减轻疼痛感，向患者介绍治愈病例，树立患者战胜疾病的信心。

围手术期护理

1. 一般护理　多饮水，进清淡易消化饮食，促进造影剂排泄。及时准确评估疼痛程度，合理使用止痛药。

2. 体位与活动　术后绝对卧床，取平卧位或床头抬高 15°，压迫器加压止血，保持穿刺侧肢体平伸制动 6~24 小时。卧床期间定时协助患者正确的翻身活动。指导足部踝泵运动。拆除压迫器后无出血可下床轻微活动，避免突然增加腹压的动作。

3. 病情观察

（1）定时监测血压、脉搏、呼吸、血氧饱和度。保持血压平稳状态。

（2）观察穿刺点敷料有无渗血、血肿形成，压迫器是否移位，如有异常及时报告医生。

（3）观察患肢肿胀情况；双侧肢体皮温、色泽；双侧肢体动脉搏动强弱。

4. 置管溶栓护理

（1）明确置管部位，识别管道类别，并做好标记：保持微量注射泵给药速度，避免血液回流。提前备好续加药液，更换药液时动作迅速。确保给药途径与剂量的准确。

（2）U 型妥善固定导管：保持管道通畅，防止打折或脱管。

（3）抗凝治疗：可以防止血栓延伸和继发血栓形成。初起以全身肝素化，之后根据 APTT 比率来调整肝素用量并口服抗凝剂维持 3~6 个月。肝素化同时，给予溶栓药物，以激活内源性纤维蛋白溶解系统。依据纤维蛋白原、D– 二聚体、凝血功能监测结果，调整或终止药物剂量。治疗期间需注意患者有无出血征象，警惕重要脏器出血性并发症的发生。

5. 并发症观察与处理

（1）出血与血肿：严密观察局部情况，避免压迫器移位和患者擅自活动。一旦发生，应调整压迫器位置或局部加压包扎止血。同时监测凝血功能，调整抗凝溶栓药物剂量。

（2）远端血管栓塞：患肢原有症状加重，出现肢体疼痛、发绀，皮温降低，远端动脉搏动减弱或消失，需协助医生紧急处理。

（3）缺血再灌注综合征：患肢出现肿胀、疼痛、皮温增高，应配合医生处理。

（4）心脑血管意外：保持患者情绪稳定，血压平稳。如患者出现意识、语言、肢体运动障碍、生命体征异常，需立即救治。

【健康指导】

1. 绝对戒烟，宜选择低盐、低脂、低胆固醇、高纤维素饮食，保持大便通畅。

2. 患肢禁用热疗，适当保暖，注意足部清洁卫生，选择宽松合适的鞋袜，避免外伤感染。

3. 手术后患者严禁突然下蹲、患肢旋转及受压等动作，预防吻合口撕裂或血管扭转。如患肢出现肿胀加重、动脉搏动异常应及时就诊。

4. 按时按量服用抗凝药物，注意观察有无皮肤瘀斑、牙龈出血、血尿、黑便等不良反应，定期复查凝血功能，避免出血风险。

5. 避免剧烈活动，适度锻炼，如散步及Buerger运动，坚持每日少量多次进行，促进侧支循环建立。

6. 遵医嘱定期复诊，以了解血管通畅情况。

第三节 下肢静脉曲张

【学习目标】

1. 掌握下肢静脉曲张的病因、临床表现、处理原则；
2. 掌握下肢静脉曲张患者的护理评估、护理诊断、病情观察、护理措施；
3. 掌握下肢静脉曲张的手术后并发症观察与处理、出院指导；
4. 掌握医用弹力袜使用方法。

【案例介绍】

患者，女，54岁。患者近3年无明显诱因出现久站后左下肢感觉沉重、酸胀、乏力，伴色素沉着，近2个月出现小腿瘙痒，门诊以“左下肢静脉曲张”收入院。查体：神志清楚，血压123/63mmHg。下肢浅静脉扩张、隆起、表面迂曲扩张，小腿色素沉着，无溃烂，足背动脉搏动良好，血运良好，左下肢静脉通畅试验（-），交通静脉瓣膜功能试验（+）。

下肢静脉曲张（varicose veins of lower limb）是指下肢浅静脉瓣膜关闭不全，使静脉内血流倒流，远端静脉淤滞，继而病变静脉壁扩张、变性，出现不规则膨出和扭曲。

【发病原因】

1. 先天因素 静脉壁薄弱、静脉瓣膜缺如、稀少。

2. 后天因素 增加重力作用的行为（长期站立、肥胖、重体力劳动），各种引起腹内压增高的原因（便秘、咳嗽、妊娠等）均可使静脉瓣膜承受过度压力，浅静脉内压力增高。

【临床表现】

病变主要以大隐静脉曲张多见，单独的小隐静脉曲张较少见。多见于左下肢，双下肢可先后发病，表现为长时间站立或行走后出现下肢沉重、酸胀、乏力，平卧时症状缓解。下肢浅静脉扩张、迂曲和隆起，甚至卷曲成团，站立时尤为明显。后期可出现踝部轻度肿胀，皮肤色素沉着、湿疹、皮炎和溃疡形成。

【实验室及其他检查】

1. 影像学检查 下肢深静脉顺行性造影，了解深静脉系统通畅情况，观察有无血栓形成，判断交通支瓣膜功能及解剖部位，并评估深静脉功能；彩色超声多普勒观察瓣膜关闭流动及有无逆向血流。

2. 专科检查　大隐静脉瓣膜功能试验（Trendelenburg 试验）用于判断是否存在隐股静脉瓣膜功能不全；深静脉通畅试验（Perthes 试验）若为阴性，是可以进行静脉曲张手术的重要标志；交通静脉瓣膜功能试验（Pratt 试验）用于定位瓣膜功能不全的交通支静脉。

3. 实验室检查　血浆 D- 二聚体测定，D- 二聚体的含量变化可作为体内高凝状态和纤溶亢进的标志，阳性提示存在血栓可能。用于排除深静脉血栓后的继发性静脉曲张。

【处理原则】

1. 非手术治疗

仅能改善症状，用于病变局限，症状轻微，妊娠或其他原因无法耐受手术的患者。主要采取弹力支持（弹力绷带或弹力袜）和静脉活性药物的应用。

2. 硬化剂注射

利用硬化剂使曲张的浅静脉管壁发生炎症反应，相互粘连而闭塞。适用于静脉曲张轻度且局限，深浅静脉瓣膜功能良好者。

3. 手术治疗

（1）大隐或小隐静脉高位结扎术。

（2）大隐或小隐静脉主干及曲张静脉剥脱术。

（3）交通静脉结扎术。

（4）微创手术静脉腔内激光治疗术。

【护理评估】

1. 健康史　是否从事长期站立工作，重体力劳动，是否肥胖，有无妊娠。

2. 既往史　有无慢性咳嗽及习惯性便秘史，有无家族遗传史，有无下肢深静脉血栓形成，下肢动静脉瘘等疾病。

3. 静脉曲张的部位及程度　局部皮肤营养情况，患肢有无疼痛、肿胀。

4. 患肢有无血栓性静脉炎、湿疹、溃疡、出血等并发症。

5. 静脉曲张对日常生活工作的影响，患者对疾病的认知及其心理状态等。

【护理诊断】

1. 活动无耐力　与下肢静脉回流障碍引起酸胀不适有关。

2. 皮肤完整性受损　与皮肤营养障碍致局部溃疡有关。

3. 潜在并发症　曲张静脉破裂出血、深静脉血栓形成。

【护理措施】

患者非手术治疗护理

1. 一般护理　戒烟，保持大便通畅，避免腹内压增高，降低静脉压。

2. 体位与活动　以卧床休息为主，避免久站或久坐。卧床期间间歇性抬高患肢，高度应高于心脏水平 20~30cm。坐位时双膝勿交叉或盘腿，下床活动时正确使用弹力袜。

3. 病情观察　观察患肢皮肤颜色，有无肿胀、溃疡。创面处有无红肿、渗出等感染征象。

4. 皮肤护理　宜穿着宽松柔软棉质裤装，以减少外力摩擦，活动时避免碰撞外伤。皮肤瘙痒时勿用力抓挠，保持患肢皮肤清洁，协助医生做好皮肤湿疹、溃疡的换药处理。

5. 医用弹力袜的使用要点　①弹力袜的大小应根据个人腿部周径（短袜需测量患肢脚踝处周径和小腿最大直径，长袜需在短袜测量基础上增加大腿中部周径）来选择；②穿弹力袜的最佳时间是清晨起床时，或在穿弹力袜前将腿抬高 5~10 分钟；③准备穿袜子时，注意保持腿部干燥，将袜筒外翻至脚后跟位置，用两手拇指撑开外口，将袜子拉至脚背，调整好脚后跟位置，把袜筒往上翻，拇指在内四指在外，以拇指为引导逐步向上拉起弹力袜，并轻轻牵拉弹力袜的脚尖部分（部分医用弹力袜足趾露出以便检查末梢循环情况），保持袜体无皱褶及足趾良好的活动性；④脱弹力袜时注意从袜口开始，慢而稳地把弹力袜脱下。

围手术期护理

1. 一般护理　多饮水、进食易消化、少刺激性饮食。

2. 病情观察

（1）定时监测血压、脉搏、呼吸、血氧饱和度、体温变化。

（2）观察切口敷料有无渗血；弹力绷带包扎松紧是否适宜。

（3）患肢肿胀及足背动脉搏动情况。

3. 体位与活动　平卧位，使用垫枕抬高患肢，并行足部踝泵运动，6~12 小时后可适当下床活动。

4. 并发症观察与处理

（1）瘀斑和血肿：多发生在术后 3~5 天，对于小的瘀斑和皮下出血可抬高患肢和加压包扎，血肿增大或合并感染时，应及时行手术探查，进行止血，清除血肿和引流。

（2）下肢深静脉血栓形成：术后遵医嘱使用抗凝药物，并使用间歇性充气加压装置或穿弹力袜，以促进静脉回流。如出现患肢肿胀加重，皮温升高，局部持续胀痛伴压痛、浅静脉怒张等，应及时报告医生检查处理。

【健康指导】

1. 注意患肢保暖，避免久站久坐，适当参加体育锻炼，休息时尽量抬高双下肢，长途乘车（机）旅行时经常做足部运动，避免穿戴过紧腰带或紧身衣裤。

2. 合理控制饮食，保持大便通畅，避免肥胖。戒烟，慢性咳嗽患者应积极治疗，避免腹内压增高。

3. 保持下肢皮肤清洁，穿着宽松柔软棉质裤装，以减少外力摩擦，避免用力搔抓皮肤，有皮肤溃烂者遵医嘱进行局部用药或换药处理。

4. 根据医生建议选择合适压力、长短的弹力袜。坚持活动时穿着，夜间睡觉时脱下。

5. 遵医嘱定期复诊，了解患肢静脉回流情况以及皮肤营养障碍性改变情况。

第四节 下肢深静脉血栓

【学习目标】

1. 掌握下肢深静脉血栓的病因、临床表现、处理原则；
2. 掌握下肢深静脉血栓患者的护理评估、护理诊断、病情观察、护理措施；
3. 掌握下肢深静脉血栓患者肺栓塞的观察与处理、出院指导；
4. 熟悉抗栓药物的作用、不良反应及处理。

【重点难点】

1. 下肢深静脉血栓患者围手术期护理。
2. 下肢深静脉血栓患者抗栓治疗。

【案例介绍】

患者，男，48岁。患者左小腿外伤2周，X线未见明显骨折。3天前出现左小腿肿痛，患足不能着地，行走时症状加重，门诊彩超提示左腘静脉及胫静脉后静脉血栓形成。查体示左胫前可见新鲜手术瘢痕，已愈合，左小腿肿胀，腓肠肌压痛，小腿无色素沉着，无溃烂，足背动脉搏动正常，血运良好。

下肢深静脉血栓形成（deep venous thrombosis，DVT）是指血液在下肢深静脉内不正常地凝结，阻塞管腔，导致静脉血流障碍。

【发病原因】

静脉壁损伤、血流缓慢和血液高凝状态是导致深静脉血栓形成的3个主要因素。

【临床表现】

1. 全身反应　一般全身反应轻微，体温升高不超过38.5℃。

2. 疼痛与压痛　局部持续胀痛伴压痛、疼痛性痉挛是最早出现的症状，站立时症状加重，卧床或抬高患肢症状可缓解。

3. 肿胀　最常见的体征，表现为一侧肢体非凹陷性肿胀，站立后肿胀加重，测量双下肢周径，有助于判断肿胀程度。

4. 浅静脉曲张及皮温皮色变化　为继发性代偿反应，由于血液回流受阻，患肢皮肤多呈紫红色，皮温升高。

5. 股青肿　为最严重类型，表现为下肢广泛性高度水肿、疼痛剧烈，患肢皮温降低，皮肤紧绷发亮呈青紫色，肢体远端动脉搏动消失，患者可出现意识障碍、高热，甚至休克。

【实验室及其他检查】

1. 实验室检查　血浆 D- 二聚体测定诊断急性 DVT 的灵敏度较高（>99%），可用于急性 VTE 的筛查、特殊情况下 DVT 的诊断、疗效评估、VTE 复发的危险程度评估。

2. 影像学检查　准确性高，可以有效判断有无血栓、血栓部位、范围等，但因有创操作，因此临床应用受到一定限制。彩色多普勒超声检查是诊断 DVT 的首选，诊断率高，适用于对患者的筛查和监测。肺动脉 CTA，当怀疑患者同时伴有肺栓塞时，需要同时行肺动脉 CTA 检查。

3. 放射性核素检查　是一种无损伤的检查方法，筛选有无肺栓塞的发生，也适合小腿静脉血栓的检测，灵敏度高。

【处理原则】

治疗方法可分为非手术治疗和手术两类。

1. 非手术治疗

（1）药物治疗：包括抗凝、祛聚、活血等药物，统称为抗栓治疗。抗凝治疗是 DVT 的基本治疗。常用抗凝药物包括低分子肝素、维生素 K 拮抗剂、Xa 因子抑制剂等。一般抗凝时间为 3~6 个月。

（2）压力治疗：包括弹力袜治疗及间歇性充气泵压迫治疗，其意义在于减轻肿胀，加快静脉回流，预防或减轻下肢深静脉血栓后遗症。

2. 手术治疗

（1）手术取栓术：消除血栓的有效方法，可迅速解除静脉梗阻。多用于出现股青肿的危重患者。

（2）经导管直接溶栓术：溶栓效果好，出血并发症发生率低。

（3）下腔静脉滤器置入术：预防或减少 PE 的发生，长期置入导致的下腔静脉阻塞和较高的深静脉血栓复发等并发症亦逐渐引起关注。对于抗凝禁忌或有并发症，或在充分抗凝的情况在仍发生 PE 者，建议行下腔静脉滤器置入术。

【护理评估】

1. 既往史　外伤、手术妊娠分娩感染史，有无恶性肿瘤，有无出血性疾病、有无长期卧床史或输液史等；

2. 一般情况与生命体征；

3. 患肢疼痛、肿胀、浅静脉扩张的部位、程度；远端动脉搏动有无减弱或消失；患肢皮肤温度、湿度和色泽有无改变；

4. 有无肺栓塞、出血等并发症的发生；

5. 用药后不良反应及处理后效果；

6. 辅助检查　了解深静脉血栓形成的部位、范围和形态等；了解有无合并肺动脉栓塞；

7. 患者的心理状态及对疾病的认知与遵医行为。

【护理诊断】

1. 下肢疼痛肿胀　深静脉回流受阻有关。

2. 潜在并发症　栓塞、出血。

3. 焦虑与恐惧　患者担心疾病预后有关。

4. 自理缺陷　急性期需绝对卧床有关。

【护理措施】

（一）患者非手术治疗护理

1. 一般护理　进食低脂、高纤维素饮食，避免用力排便，防止血栓脱落及加重心脏负荷。协助床上进食，指导床上大小便，给予生活照料。

2. 体位与活动　绝对卧床 10~14 天，患肢制动抬高患肢 20°~30°。禁止热敷、按摩理疗及剧烈活动，以免血栓脱落并发肺栓塞。

3. 病情观察

（1）患肢温度、色泽和足背动脉波动情况。

（2）每日定位测量并记录患肢不同平面的周径，并与健侧肢体作对比，以判断疗效。

（3）注意全身反应，有无心率、血压及氧饱和度下降、呼吸困难、咯血、发热等。

4. 用药护理　严密观察患者有无出血倾向，如穿刺点青紫、牙龈出血、血尿、黑便等，口服华法林患者应定期复查 INR。

5. 疼痛护理　认真听取患者主诉，根据疼痛评分给予及时有效的止痛处理。

6. 心理护理　尊重理解患者感受，说明遵医行为的重要性，提高患者依从性。向患者介绍治愈病例，树立患者战胜疾病的信心。

（二）围手术期护理

1. 一般护理　戒烟，加强呼吸功能锻炼。多饮水，避免高脂、高胆固醇及辛辣饮食，保持大便通畅，防止因腹压增高而影响下肢静脉回流。

2. 体位与活动　术后绝对卧床，取平卧位或床头抬高 15°，保持穿刺侧肢体平伸制动 6~8 小时，卧床期间进行足部踝泵运动。导管拔出后鼓励患者尽早下床活动，逐渐增加活动量和行走距离。

3. 病情观察

（1）定时监测并记录血压、脉搏、呼吸、血氧饱和度、体温变化。

（2）观察穿刺点敷料有无渗血、血肿形成。

（3）观察患肢肿胀、疼痛改善情况；患肢皮温、色泽、肢体远端动脉搏动情况。

4. 置管溶栓护理

（1）明确置管部位，导管走向，做好标记。

（2）确保导管固定稳妥，防止管道移位、扭曲、折叠。

（3）保持输注通畅，微量注射泵给药速度准确正常。注意患者有无出血征象。

（4）置管部位关节禁止过度屈曲，指导患者学会床上正确的带管活动方法。

（5）严密监测凝血功能，一旦有出血倾向或危急值报告，应立即通知医生调整用药剂量。

5. 肺动脉栓塞观察与处理　DVT 最危险的并发症，易导致患者骤然死亡。若患者出现呼吸困难，胸痛、咯血、低血压、晕厥等，提示有大块肺栓塞可能，须立即将患者平卧，给予高浓度氧气吸入，避免做深呼吸、咳嗽、翻身动作，同时立即报告医生，配合抢救处理。

【健康指导】

1. 保护患肢 正确使用弹力袜以缓解症状,减轻下肢深静脉血栓后遗症的严重程度。

2. 适当加强日常锻炼 避免久坐、久站或长时间行走,当肢体肿胀不适时,应卧床休息,并抬高患肢高于心脏水平 20~30cm,避免过度屈髋屈膝,避免穿戴过紧的腰带与衣裤。

3. 绝对戒烟,多饮水,进食低脂、纤维素饮食,保持大便通畅,避免腹内压升高,影响下肢静脉血液回流。

4. 出院后继续服用抗凝祛聚药物,应观察有无出血倾向,定期复查 INR,并控制在 2.0~3.0 范围。

5. 若需长期输液,应选择合适静脉输注工具,避免同一部位反复穿刺。

6. 告知患者存在血栓反复发生的可能,若出现下肢肿胀疼痛,平卧或抬高患肢仍不能缓解时,应及时就诊。

第七章　神经外科常见疾病

神经外科专科护理思维导图

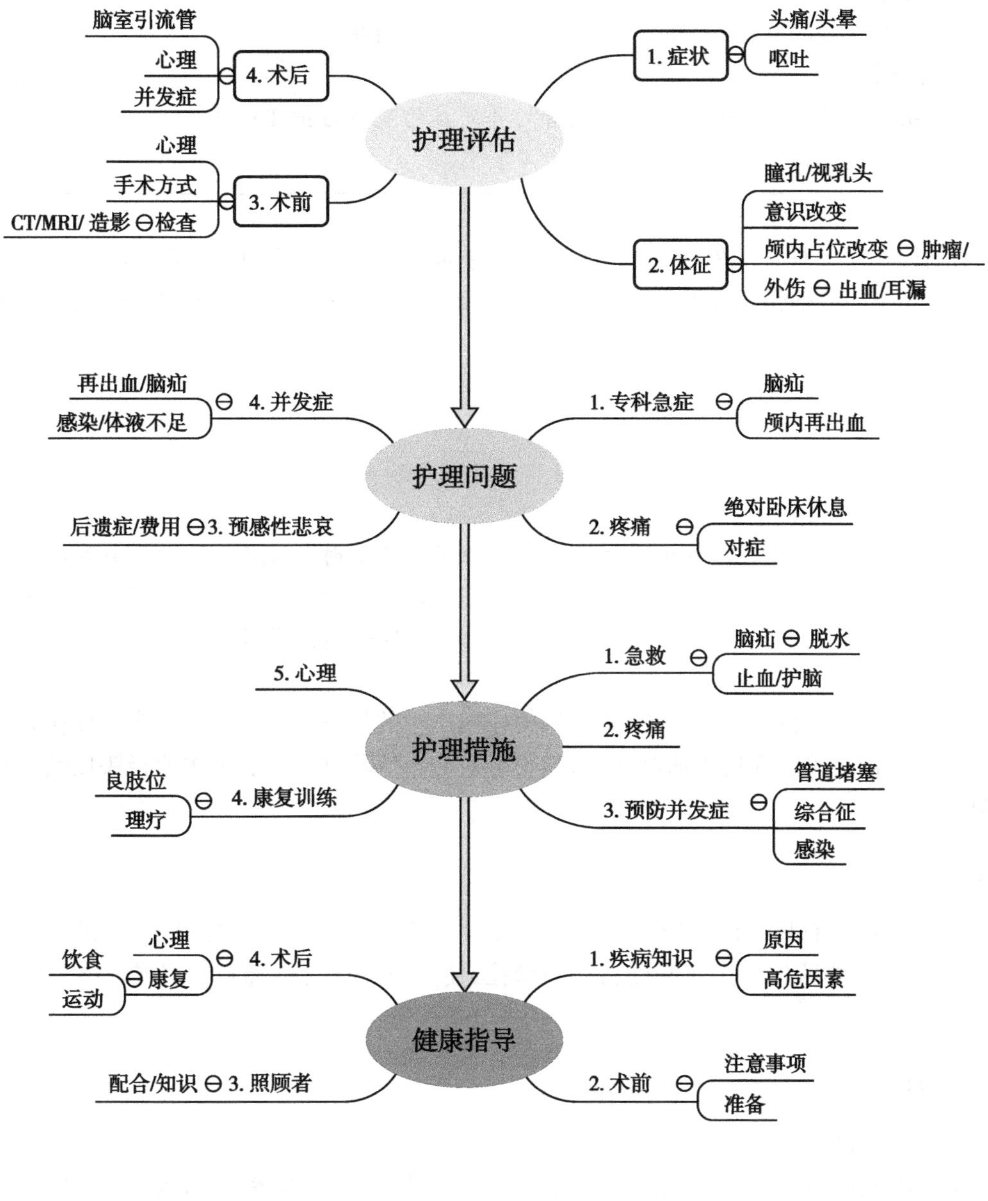

第一节　颅脑损伤

【学习目标】

1. 掌握头皮损伤、颅骨骨折、脑损伤的病因、临床表现、处理原则；
2. 掌握头皮损伤、颅骨骨折、脑损伤的护理评估、护理诊断、护理措施；
3. 掌握头皮损伤、颅骨骨折、脑损伤患者的健康指导。

【重点难点】

1. 头皮损伤、颅骨骨折、脑损伤患者的并发症的观察与护理；
2. 脑损伤患者的病情观察。

颅脑损伤是一种常见外伤，其发生率占全身部位损伤总数的20%，仅次于四肢损伤，但病死率远高于四肢损伤。根据颅脑解剖部位可分为头皮损伤、颅骨损伤与脑损伤，三者可单独存在或合并存在。

一、头皮损伤

【案例介绍】

患者，男，15岁，因“头部外伤后头痛伴出血不止2小时”入院。患者2小时前在学校打篮球时，不慎摔倒，头部着地，神志清楚，头部疼痛，出血不止。急诊CT示“头皮裂伤”。测血压110/75mmHg，行头部伤口清创缝合后，急诊以“头皮裂伤”收入。

头皮损伤是头部因遭受直接或间接暴力作用产生的损伤。分为闭合性头皮损伤和开放性头皮损伤，前者可分为皮下血肿、帽状腱膜下血肿、骨膜下血肿，后者主要指头皮裂伤和头皮撕脱伤。

【发病原因】

头部遭受垂直外力作用所致，其中头皮血肿多为钝器所致，头皮裂伤多为锐器或钝器打击所致；头皮撕脱伤多因发辫受机械力牵拉，使大块头皮自帽腱膜下层或连同骨膜一并撕脱。

【临床表现】

1. 头皮血肿

（1）皮下血肿：因皮下组织层与皮肤层和帽状腱膜层之间连接紧密，故在此层内的血肿不易扩散。血肿周围的组织肿胀增厚，触之有凹陷感，易误诊为凹陷性颅骨骨折。

（2）帽状腱膜下血肿：由小动脉或血管破裂所引起。因帽状腱膜下层组织疏松，血液易向各方向扩展，血液可充满整个帽状腱膜下层，使头顶显著增大，其含血量可达数百毫升。

（3）骨膜下血肿：血肿多局限于某一颅骨范围内，以骨缝为界。

2. 头皮裂伤　头皮血管丰富，出血较多，可引起失血性休克。头皮裂伤较浅时，因断裂血管受头皮纤维隔的牵拉，断端不能收缩，出血量较帽状腱膜全层裂伤者多。由于出血多，常引起患者紧张，使血压升高，加重出血。

3. 头皮撕脱伤　剧烈疼痛和大量出血可导致失血性或疼痛性休克。较少合并颅骨损伤及脑损伤。

【实验室及其他检查】

头颅X线摄片可了解有无合并存在的颅骨骨折。

【处理原则】

1. 头皮血肿　较小者1~2周可自行吸收，无须特殊处理；较大者可在48小时后穿刺抽吸加压包扎。

2. 头皮裂伤　立即加压包扎，清创缝合；必要时使用抗生素和破伤风抗毒素（TAT）预防感染。

3. 头皮撕脱伤　应在压迫止血、预防休克和彻底清创的前提下行头皮再植；若不能再植，应彻底清创后，行颅骨外板多处钻孔，深达板障，待骨孔中长出肉芽后，再行二期植皮术；常规使用抗生素和TAT预防感染。

【护理评估】

1. 了解患者受伤的时间、原因、经过，伤口的大小、部位以及皮肤情况；
2. 评估患者意识、生命体征以及出血情况；
3. 评估患者的疼痛的部位、性质、程度。

【护理诊断】

1. 疼痛　与头皮损伤有关。
2. 自我形象紊乱　与头皮损伤致皮肤组织完整性受损有关。
3. 知识缺乏　缺乏与本病相关的知识。
4. 潜在并发症　感染、失血性休克。

【护理措施】

1. 疼痛护理　评估患者疼痛的程度，解释疼痛发生的机制，伤后48小时内冷敷可减轻疼痛，必要时遵医嘱适当给予镇静、镇痛药，以减轻疼痛。

2. 心理护理　患者常常因意外受伤、局部疼痛、出血等，产生焦虑、恐惧的心理，护士应认真倾听其主诉，解释其发生的原因，给予妥善的治疗、护理，以减轻患者焦虑、恐惧的心理。

3. 疾病观察　密切观察患者的意识、瞳孔及生命体征的变化，及早发现病情变化。有癫痫发作的患者注意观察发作的征兆、持续时间及发作类型；观察有无头痛、呕吐等颅内压增高的症状；早期发现继发脑神经损伤，及时处理。

4. 饮食护理　给予营养丰富的普通饮食，限制饮酒及辛辣刺激的食物。

5. 并发症观察和护理

（1）感染：密切观察感染的征象，遵医嘱合理使用抗生素；动态监测体温变化；枕上垫无菌巾保持伤口敷料干燥，如有渗血、渗液及时处理；鼓励进食营养丰富的食物，增强机体免疫力；指导患者切忌抓挠伤口。

（2）失血性休克：密切观察患者面色、血压变化，建立静脉通道，遵医嘱予补液及血管活性药物治疗，必要时补充血容量。

【健康指导】

注意休息，避免过度劳累；限制烟酒及刺激辛辣的食物；如原有症状加深，不明原因发热应及时就诊；避免抓挠伤口，待伤口痊愈后方可洗头；形象受损者，可暂时戴帽、戴假发修饰，必要时可行整容、美容术。

二、颅骨骨折

【案例介绍】

患者，男，24岁，因“头部外伤后左耳疼痛伴流血3小时余”入院。患者3小时前在餐厅就餐时由于地面滑，患者向前滑倒，当时患者下颌磕到餐椅靠背后摔倒，伤后患者下颌、口腔、左外耳道流血伴左耳疼痛明显，查体示对光反射迟钝，左外耳道有血性液体流出，下颌伤口未见出血，口腔未见出血，四肢活动正常，格拉斯哥评分14分。

颅骨骨折是指受暴力作用所致的颅骨结构改变。按骨折部位可分为颅盖骨骨折和颅底骨折；按骨折形态可分为线性骨折、凹陷性骨折、粉碎性骨折以及穿入性骨折；按骨折与外界是否相通，分为开放性骨折和闭合性骨折。

【发病原因】

由于暴力作用于头部所产生的反作用所致，骨折的形式与外力作用的方式和程度有关。外力作用面积越大、速度越快，颅骨损伤越重。

【临床表现】

1. 颅盖骨骨折

（1）线性骨折：最常见的颅骨骨折，骨折形状、范围、位置及宽窄不一，可出现局部压痛、肿胀，应警惕脑损伤和颅内出血的发生。

（2）凹陷性骨折：好发于额颞部，绝大多数为全层凹陷骨折，个别仅为内板内陷。局部可扪及局限性下陷区，常伴有头皮裂伤和头皮血肿。

（3）粉碎性骨折：以额部多见，骨折线向周围裂开或相互交叉，将颅骨分离成游离的不规则碎片。骨折部位头皮肿胀、青紫瘀斑，引起脑挫裂伤者，出现相应的脑损伤症状。

2. 颅底骨折　主要表现为耳、鼻出血或脑脊液漏；脑神经损伤；皮下或黏膜下淤血斑。

（1）颅前窝骨折：伤后出现血性脑脊液鼻漏，或进入眶内在眼睑和球结膜下形成淤血斑，俗称“熊猫眼”或“眼镜征”。常伴嗅神经损伤导致嗅觉减退或丧失，少数可累及视神经管致视神经损伤。出血经骨折处进入颅内时可形成外伤性颅内积气。

（2）颅中窝骨折：伤后可出现脑脊液耳漏和脑脊液鼻漏，耳后迟发青紫瘀斑，伴面神经和听神经损伤。

（3）颅后窝骨折：伤后出现耳乳部皮下淤血、肿胀，有时可有咽后壁黏膜下淤血，骨折线居内侧者可出现舌咽神经、迷走神经、副神经和舌下神经损伤。

【实验室及其他检查】

1. X 线检查　颅盖骨骨折主要靠颅骨 X 线片确诊，凹陷性骨折者可显示骨折片陷入颅内的深度。

2. CT 检查　有助于了解骨折情况和有无合并脑损伤。

【处理原则】

1. 颅盖骨骨折　线性骨折本身无需处理，但应警惕发生硬脑膜外血肿的可能；凹陷性骨折多数采取手术治疗；粉碎性骨折如骨片无凹陷或错位，未引起脑组织受压者，按线性骨折处理；如骨片有明显凹陷，按凹陷性骨折处理，并修补硬脑膜。

2. 颅底骨折　单纯性的颅底骨折无需特殊处理。若出现脑脊液漏时，按开放性损伤处理，应用 TAT 及抗菌药物预防感染。脑脊液漏大多可在伤后 1~2 周自愈，超过 4 周仍未停止者，可行手术治疗。

【护理评估】

1. 评估患者的生命体征、意识状态及神经系统体征；
2. 评估患者有无局部软组织挫伤、压痛、肿胀或血肿，有无骨片凹陷；
3. 评估患者有无皮下瘀斑、脑脊液漏等；
4. 评估患者及家属对疾病的认识程度。

【护理诊断】

1. 疼痛　与颅骨骨折有关。
2. 有感染的危险　与脑脊液外漏有关。
3. 焦虑 / 恐惧　与对疾病的恐惧以及对疾病的预后担忧有关。
4. 知识缺乏　与缺乏疾病的相关知识有关。
5. 潜在并发症　颅内血肿、颅内压增高、颅内低压综合征。

【护理措施】

1. 一般护理　绝对卧床休息，抬高床头 15°～30°，耳漏者头偏向患侧，头部垫无菌治疗巾，并随时更换；保持漏口局部清洁，消毒外耳道、鼻腔或口腔每天 2 次，嘱患者勿挖鼻、扣耳。避免颅内压骤然升降，切勿用力屏气排便、剧烈咳嗽、打喷嚏或擤鼻涕。

2. 疼痛护理　参考“第一节颅脑损伤”中“患者头皮损伤”相关内容。

3. 病情观察　耳漏患者需注意观察其流出液体的性质有无改变。其他参考“第一节颅脑损伤”中“患者头皮损伤”相关内容。

4. 心理护理 参考“第一节颅脑损伤”中“头皮损伤”相关内容。

5. 并发症观察和护理

（1）脑脊液漏：患者鼻腔或耳道流出淡红色液体，应通知医生，协助检查或鉴别是否有脑脊液漏。脑脊液漏者应用TAT及抗菌药物预防感染，禁忌填塞、冲洗鼻腔、耳道和经鼻腔、耳道药液滴入，禁忌作腰穿；脑脊液鼻漏者禁止经鼻腔置胃管、吸痰。

（2）颅内继发性损伤：颅骨骨折患者可合并脑挫伤、颅内血肿，继发脑水肿导致颅压增高。脑脊液外漏可推迟颅压增高症状的出现，一旦出现颅内压增高的症状，救治更为困难。因此，应密切观察患者的意识、瞳孔、生命体征及肢体活动等情况，及时发现颅压增高及脑疝的早期迹象。

（3）颅内低压综合征：若脑脊液外漏多，可使颅内压过低而导致颅内血管扩张，出现剧烈头痛、眩晕、呕吐、厌食、反应迟钝、脉搏细弱、血压偏低。头痛在立位时加重，卧位时缓解。若患者出现颅压过低表现，可遵医嘱补充大量水分以缓解症状。

【健康指导】

颅骨骨折达到骨性愈合需要一定时间，应避免受伤颅骨局部碰撞或受压。根据体力适当运动，避免劳累。控制不良情绪，保持情绪稳定。合理饮食，多食蔬菜水果，避免辛辣刺激食物，保持大小便通畅。出院后按医嘱服药，定期门诊复查。

三、脑损伤

【案例介绍】

患者，男，29岁，因“头部外伤后意识障碍2小时余”入院。患者2小时前不慎摔伤，头部撞击电线杆，当时立即出现意识不清，具体情况不详，被人发现后急送至医院，全身多处擦伤，患者感头痛、头晕，有频繁恶心呕吐。急诊CT示“额颞叶血肿；头面部皮肤软组织挫裂伤”。查体示对光反射迟钝，全身多处擦伤。四肢活动正常，肌力Ⅴ级。格拉斯哥评分9分。

脑损伤是指暴力作用于头部所发生的脑组织器质性损伤。分为原发性脑损伤和继发性脑损伤两大类，前者包括脑震荡和脑挫裂伤等，后者包括脑水肿和颅内出血等。本节主要介绍脑震荡、脑挫裂伤和颅内出血。

【发病原因】

开放性脑损伤多由锐器或火器直接造成，常伴有头皮裂伤、颅骨骨折和硬脑膜破裂，有脑脊液漏。闭合性脑损伤为头部接触钝性物体或间接暴力所致，脑膜完整，无脑脊液漏。

【临床表现】

1. 脑震荡 意识障碍程度轻，受伤当时即出现短暂意识障碍，一般不超过30分钟，可有逆行性遗忘症，清醒后不能回忆起受伤前及当时的情况。

2. 脑挫裂伤

（1）意识障碍：一般伤后立即出现意识障碍，其程度的持续时间与损伤程度、范围直接有关。多数患者超过半小时，严重者可长期持续昏迷。

（2）局灶症状和体征：依损伤的部位和程度而不同。若伤及脑皮质功能区，可在受伤当时立即出现相应的神经功能障碍或体征，如失语、肢体抽搐、偏瘫等。若伤及“哑区”，可无神经系统缺损的表现。

（3）头痛、呕吐：与颅内压增高、植物神经功能紊乱或外伤性蛛网膜下腔出血有关。

（4）颅内压增高与脑疝：因继发颅内血肿或脑水肿所致。可使早期的意识障碍或偏瘫程度加重，或意识障碍好转后又加重。

（5）原发性脑干损伤：是最严重的特殊类型，常与弥散性脑损伤并存。患者常因脑干网状结构受损、上行激活系统功能障碍而持久昏迷。伤后早期常出现严重生命体征紊乱，表现为呼吸节律紊乱、心率及血压波动明显；双侧瞳孔时大时小，眼球位置歪斜或凝视；亦可四肢肌张力增高，呈“去大脑强直”发作，伴单侧或双侧锥体束征等。

3. 颅内出血　是颅脑损伤中最多见、最危险、可逆的继发性病变，以进行性加重的意识障碍为主。

【实验室及其他检查】

行 CT 检查，可判断脑损伤的类型，了解出血部位、范围以及脑水肿的程度等。

【处理原则】

1. 脑震荡　一般无需特殊处理，卧床休息 1~2 周可自愈。

2. 脑挫裂伤　以非手术为主，减轻脑损伤后的病理生理反应，预防并发症。重度脑挫裂伤经上述治疗无效，颅内压增高明显甚至出现脑疝迹象时，应行脑减压术或局部病灶清除术。

3. 颅内出血　一经确诊应立即行手术治疗，开颅血肿清除术并彻底止血。

【护理评估】

1. 评估患者的意识状态，伤后有无意识障碍，其程度及持续时间。

2. 评估患者的生命体征、瞳孔及神经系统体征的变化，了解有无颅内压增高和脑疝症状。

3. 评估患者的受伤史和受伤时间　了解受伤过程。

4. 评估患者有无脑脊液漏的发生。

【护理诊断】

1. 意识障碍　与脑损伤、颅内压增高有关。

2. 清理呼吸道无效　与脑损伤后意识不清有关。

3. 营养失调　与脑损伤后频繁呕吐有关。

4. 有废用综合征的危险　与脑损伤后意识和肢体功能障碍及长期卧床有关。

5. 潜在并发症　颅内压增高、脑疝、癫痫发作等。

【护理措施】

1. 一般护理　意识清醒患者取斜坡卧位，以利于颅内静脉回流；昏迷或吞咽功能障碍患者取侧卧位或侧俯卧位，以免呕吐物、分泌物误吸。及时清除呼吸道分泌物，保持呼吸道通畅。定时翻身，保持皮肤清洁干燥，预防压疮。留置尿管者，加强会阴部护理每天2次，训练膀胱功能，并定时放尿。

2. 病情观察

（1）意识：密切观察患者意识变化，注意其程度及变化。意识障碍的程度可视为脑损伤的轻重。意识障碍出现迟早和有无加重可作为区别原发性和继发性脑损伤的重要依据。

（2）生命体征：为避免患者躁动影响结果的准确性，应先测呼吸，再测脉搏，最后测血压。若伤后血压上升、脉搏缓慢有力、呼吸深慢，提示颅内压升高，警惕颅内血肿或脑疝发生。

（3）神经系统体征：原发性脑损伤引起的偏瘫等局灶症状，在受伤当时已出现，且不再继续加重；伤后一段时间才出现一侧肢体运动障碍且进行性加重，同时伴有意识障碍和瞳孔变化，多为小脑幕切迹压迫中脑的大脑脚，损害其中的锥体束纤维所致。

（4）其他：观察有无脑脊液漏，有无剧烈头痛、呕吐、烦躁不安等颅内压增高表现或脑疝先兆。

3. 饮食护理　加强营养支持，及时、有效补充能量和蛋白质以减轻机体损耗。

4. 并发症预防

（1）蛛网膜下腔出血：遵医嘱给予镇静镇痛药物。病情稳定，排除颅内血肿及颅内压增高、脑疝后为解除头痛可以协助医师行腰椎穿刺，放出血性脑脊液。

（2）消化道出血：遵医嘱补充血容量、停用激素，应用止血和抑酸的药物。

（3）外伤性癫痫：应用抗癫痫药物预防发作。癫痫发作时使用地西泮10~30mg静脉缓慢注射，直至控制抽搐。

（4）颅内压增高和脑疝：应用甘露醇等脱水药物，以降低颅内压。如发生脑疝，确诊后应立即采取紧急降低颅压的措施，为手术争取时间。

【健康指导】

生活规律，注意劳逸结合。鼓励患者制订具体计划，加强功能锻炼，提升生活自理能力。有癫痫发作者不可单独外出，按医嘱定时服药，做好安全防护。颅骨缺损的患者要注意保护缺损的部位，外出戴安全帽。定期门诊行CT复查，如有不适随时就诊。

第二节　颅内肿瘤

【学习目标】

1. 掌握神经胶质瘤、垂体腺瘤、颅咽管瘤的、临床表现、处理原则；
2. 掌握神经胶质瘤、垂体腺瘤、颅咽管瘤的护理评估、护理诊断、护理措施；
3. 掌握神经胶质瘤、垂体腺瘤、颅咽管瘤患者的健康教育。

【重点难点】

神经胶质瘤、垂体腺瘤、颅咽管瘤患者的术后并发症预防。

颅内肿瘤（intracranial tumors）又称脑肿瘤，是指发生于颅腔内的神经系统肿瘤，包括起源于颅内及椎管内各组织的原发性肿瘤，以及由身体他处转移到神经系统的继发性肿瘤。临床最常见的是原发性肿瘤，其中神经胶质瘤最常见，发病率约占颅内肿瘤的40%~50%；垂体腺瘤约占10%；颅咽管瘤约占5%。

一、神经胶质瘤

【案例介绍】

患者，男，48岁，因“间断性头痛10天余”入院。患者约10天前无明显诱因出现头痛，无呕吐及意识障碍等，自行买药口服后症状少许好转，行头颅CT示“颅内占位病变伴广泛水肿”，简单治疗后，为求进一步诊治，来我院就诊，门诊以“颅内占位”收入院。

神经胶质瘤（glioma）又称胶质细胞瘤，是由神经外胚叶衍化而来的胶质细胞发生的肿瘤，是颅内最常见的恶性肿瘤。

【发病原因】

病因尚不明确，可能与肿瘤起源、外伤、遗传、感染等因素有关。

【临床表现】

主要有两方面的表现。一是颅内压增高症状，如出现头痛、呕吐、视力减退、复视、癫痫发作和精神症状等。另外是由肿瘤压迫、浸润、破坏脑组织所产生的神经功能缺失。

【实验室及其他检查】

CT或MRI检查是诊断颅内肿瘤的首选方法，结合二者的检查结果，不仅能明确诊断，而且能确定肿瘤的位置、大小及瘤周组织情况。

【处理原则】

以手术治疗为主，手术方法是肿瘤切除术。术后辅以放射治疗、化学药物治疗、免疫治疗。

【护理评估】

1. 评估患者的意识、瞳孔及生命体征；
2. 评估患者有无肢体功能障碍、言语障碍及视力障碍；
3. 评估患者有无颅内压增高的症状，如头痛、呕吐等；
4. 了解患者及家属对疾病的认知程度及对术后预期效果的期望值。

【护理诊断】

1. 头痛 与肿瘤压迫有关。
2. 有受伤的危险 与癫痫发作有关。

3. 恐惧　与担心疾病预后有关。

4. 潜在并发症　癫痫、颅内压增高。

【护理措施】

（一）术前护理

1. 疼痛护理　评估患者疼痛的部位和程度，避免引起颅内压增高的因素，保持环境安静、睡眠充足等，以利于减轻头痛。必要时遵医嘱使用止痛药物，并观察药物疗效及副作用。

2. 病情观察　密切观察患者的意识、瞳孔以及生命体征的变化，观察有无癫痫、颅内压增高的表现，并及时采取措施。

3. 心理护理　加强对患者的心理疏导，主动讲解疾病相关知识，以消除患者恐惧的心理，提高战胜疾病的信心。

（二）术后护理

1. 病情观察　术后 48~72 小时为脑水肿发生的高峰期。术后 3 天继续观察意识、瞳孔、神经系统及生命体征变化，警惕颅内压增高。

2. 切口引流护理　管道放置正确的高度，妥善固定，保持引流通畅。观察引流液的颜色、量、性状。避免引流液逆流造成颅内感染。

3. 体位护理　麻醉未清醒者取去枕平卧位，头偏向健侧。清醒后，血压稳定者，抬高床头 15°~30°，以减轻脑水肿。

4. 并发症的预防

（1）颅内出血：术后最严重的并发症。严密观察患者意识、瞳孔及生命体征变化，意识障碍加重、血压升高、脉搏、呼吸减慢是小脑幕切迹疝的早期征象，一旦发现及时报告医生。

（2）脑水肿：术后 3~5 天是脑水肿的高峰期，患者常出现头痛、呕吐现象，应及时使用脱水剂治疗，以降低颅内压，缓解脑水肿，严格控制输液量和速度，避免加重脑水肿，注意纠正电解质紊乱。

（3）癫痫：由于脑组织缺氧，大脑皮质运动区手术刺激所致。表现为意识障碍、肢体抽搐，遵医嘱给予抗癫痫的药物。

【健康指导】

神经胶质瘤易复发，患者应在了解疾病的基础上，掌握预防、控制及康复等方面的知识。生活规律，避免过度劳累；肢体活动障碍者，加强肢体功能锻炼。根据医嘱按时服药，定期门诊复查，如有不适及时就诊。

二、垂体腺瘤

【案例介绍】

患者，女，54 岁，因“右眼失明 1 个月余”入院。患者于 2013 年出现视力进行性下降，发现鞍区占位，未予特殊治疗，3 年来患者视力逐渐减退，现右眼失明，左眼可见光感。无恶心、呕吐。门诊行MRI检查示"鞍区巨大占位",急诊以"垂体瘤"收入院。患者神志清楚,精神可,饮食睡眠可,大小便正常。查体示右侧瞳孔4mm,左侧瞳孔2.5mm,光反射消失,自动体位。

垂体腺瘤(pituitary adenoma)是发生于垂体前叶的良性肿瘤,是蝶鞍区常见的良性肿瘤。

【发病原因】

尚无确切定论,可能的原因主要有下丘脑起源说和垂体起源说两种学说。

【临床表现】

内分泌功能紊乱、头痛、视力视野障碍以及其他神经和脑损害,如视力降低、视野缺损、尿崩、性欲降低、头痛等。

【实验室及其他检查】

1. 内分泌检查　通常采用放射免疫法测定激素水平。
2. 影像学检查　行X线平片、CT、MRI等检查,以明确肿瘤部位、性质、大小。行视觉诱发电位(VEP)检查,协助判断视觉的损害情况。

【处理原则】

1. 手术治疗　是垂体腺瘤最主要的治疗方法。
2. 药物治疗　目前主要分两大类,一是多巴胺受体兴奋类药物,如溴隐亭具有降低血清PRL、血清GH、血清ACTH的水平和缩小肿瘤体积的作用;另一类为生长抑素治疗GH腺瘤。
3. 放疗治疗　适用于手术不彻底或可能复发的垂体腺瘤及原发腺癌等。

【护理评估】

1. 评估患者有无颅内压增高症状,如头痛情况;
2. 评估患者有无视力及视野的改变;
3. 评估患者有无内分泌功能改变;
4. 经鼻蝶窦手术入路者应了解有无鼻部疾患和手术史。

【护理诊断】

参照本节"神经胶质瘤"。

【护理措施】

(一)术前护理

参见本节"一、神经胶质瘤"相关内容。

(二)术后护理

1. 病情观察　定期询问患者感受,听取其主诉。重点观察患者视力变化,注意术前和术后对比，若有异常及时通知医生。

2. 切口护理　经鼻蝶入路手术者，观察鼻腔内填塞的凡士林纱条有无渗血、渗液，若敷料渗湿，及时更换。若出血严重时需通知医生重新填塞，必要时重新手术止血。

3. 并发症预防

（1）出血：最危险的并发症。术后 24~48 小时内应特别注意患者意识、瞳孔的变化，发现异常及时通知医生处理。

（2）尿崩症：准确记录 24 小时出入量和每小时尿量，排除其他外界因素后，每小时尿量超过 200ml，且尿液颜色淡，提示发生尿崩的可能，遵医嘱予垂体后叶素控制尿量。

（3）脑脊液漏：密切观察鼻部渗出液的颜色、量和性状，与脑脊液漏鉴别，如发现异常及时通知医生处理。

（4）颅内感染：术后应用抗生素，注意体温变化，预防颅内感染。

【健康指导】

注意休息，劳逸结合，忌烟酒。避免用力咳嗽、擤鼻涕，勿掏挖鼻孔，保持大便通畅。功能性垂体腺瘤患者，按医嘱服药，抽血复查激素水平前，停药时间听从内分泌科医师的指导。定期门诊复查，术后 3 个月复查 MRI，如鼻腔内有清亮液体流出，或其他紧急情况，应及时到医院就诊。

三、颅咽管瘤

【案例介绍】

患者，男，58 岁，因“发现鞍区占位并伽马刀术后 5 年，视力下降半年余”入院。患者约 5 年前出现头昏，完善头颅 MRI 示鞍区占位，遂于外院行伽马刀治疗，术后患者一般情况尚可，去年 10 月开始双眼视力下降，右眼为甚，在眼科专科医院对症治疗后未见好转，行鞍区磁共振复查示“鞍区占位增大”，为求进一步诊治，来我院就诊，门诊以“鞍区占位”收入院。查体示左眼视力 0.6，右眼视力 0.2，双瞳孔等圆等大 2.5mm，光反射灵敏，四肢活动正常。

颅咽管瘤（craniopharyngioma）是一种良性的先天性颅内肿瘤，起源于原始口腔胚叶所形成的颅咽管残余上皮细胞。

【发病原因】

病因尚不明确，可能与以下因素有关：基因与遗传因素；电离辐射与非电离辐射，饮食、吸烟及饮酒等不良生活习惯；脑外伤、病毒感染等既往史。

【临床表现】

1. 颅内压增高的症状　如出现头痛、恶心、呕吐等。
2. 视力视野改变　如视力减退、不同的视野缺损。
3. 垂体功能低下　表现为垂体性侏儒、无第二性征等。

4. 下丘脑损害　如嗜睡、尿崩症等。

【实验室及其他检查】

1. 内分泌检查　颅咽管瘤的血清 GH、FSH、LH、ACTH 等均可低下，有时 PRL 升高。

2. 影像学检查　MRI 扫描是诊断颅咽管瘤的首选方法。X 线平片或 CT 检查，可发现蝶鞍改变、鞍区钙化等征象；CT 和 MRI 结合可基本明确肿瘤性质。

【处理原则】

1. 手术治疗　为颅咽管瘤的主要的治疗方法。

2. 放射治疗　肿瘤复发患者或没有二次手术机会的患者可选择放射治疗。

【护理评估】

需要评估患者有无神经功能受损，如视力视野，其他评估内容参照本节“神经胶质瘤”。

【护理诊断、护理措施及健康指导】

参照本节“神经胶质瘤”。

第三节　脑血管疾病

【学习目标】

1. 掌握颅内动脉瘤、颅内动脉畸形的病因、临床表现、处理原则；
2. 掌握颅内动脉瘤、颅内动脉畸形的护理评估、护理诊断、护理措施；
3. 熟悉颅内动脉瘤、颅内动脉畸形患者的健康指导。

【重点难点】

颅内动脉瘤、颅内动脉畸形的术后的并发症预防。

脑血管疾病是发生在脑部血管，因颅内血液循环障碍而造成脑组织损害的一组疾病。具有发病率高、死亡率高、致残率高及复发率高的“四高特点”。

一、颅内动脉瘤

【案例介绍】

患者，女，58 岁，因“突发意识障碍 3 小时”入院。患者 3 小时前工作时突发倒地，当时意识丧失，呼之不应，不伴大小便失禁，休息 10 分钟后患者神志较前好转，能够睁眼，双上肢可见不自主活动，可间断发声，无法正确交流及对答，立即呼叫 120 送至我院，路途中多次呕吐，呕吐非喷射性，呕吐物为食物残渣，无明显咖啡渣样物质和出血。急诊行头部 CT 示“蛛网膜下腔出血”，急诊以“蛛网膜下腔出血”收入院。患者神志不清，体力、睡眠、食欲差，大小便未解。患者既往有高血压，未规律服药及监测。查体示血压220/109mmHg。瞳孔等大等圆3mm，对光反射迟钝，被动体位。

颅内动脉瘤（cerebral aneurysms）是由于局部血管异常改变，产生的脑血管瘤样突起，是引起自发性蛛网膜下腔出血的最常见原因。

【发病原因】

发病原因尚不甚清楚，但以先天性因素最为多见，多发生在颅内Willis环的动脉分叉处，与此处动脉中层最薄弱而又承受血流冲击力最大有关。后天因素为动脉硬化。此外，感染、创伤等因素也可诱发动脉瘤。

【临床表现】

1. 局灶性症状　小而未破裂的动脉瘤，临床可无任何症状。较大的动脉瘤可压迫邻近结构，产生相应的局灶症状，如动眼神经麻痹，表现为患侧眼睑下垂、瞳孔散大、眼球内收和上、下视不能，直接或间接对光反应消失。

2. 动脉瘤破裂出血症状　发病急剧。患者出现剧烈头痛、频繁呕吐、颈项强直、意识障碍等。动脉瘤破裂后未得到及时诊治，死亡率极高。

【实验室及其他检查】

1. 影像学检查　头颅CT检查可明确有无蛛网膜下腔出血，是诊断蛛网膜下腔出血（subarachnoid，SAH）首选。MRI检查可初步了解动脉瘤的大小及位置。

2. 脑血管造影　是诊断颅内动脉瘤的金标准，对判明动脉瘤的准确位置、形态、内径、数目、血管痉挛和确定手术方案都十分重要。

【处理原则】

（一）非手术治疗

主要是防止出血或再出血。

（二）手术治疗

是最根本的治疗。常用的手术方式有开颅夹闭术和血管内介入栓塞治疗。

【护理评估】

1. 评估患者的意识、瞳孔、生命体征以及肢体运动状态，有无偏瘫失语等症状。
2. 评估患者的起病方式，有无脑外伤、高血压及动脉粥样硬化等高危因素。
3. 评估患者恶心、呕吐的程度。
4. 评估患者的家庭和经济状况，是否积极配合治疗。

【护理诊断】

1. 有再出血的危险　与动脉瘤破裂出血有关。

2. 清理呼吸道无效　与患者颅内破裂出血引起意识障碍有关。

3. 有废用综合征的危险　与意识障碍致长期卧床有关。

4. 知识缺乏　与缺乏颅内动脉瘤破裂的预防知识有关。

5. 潜在并发症　颅内压增高、脑血管痉挛、脑缺血。

【护理措施】

（一）非手术治疗护理/术前护理

1. 一般护理　指导患者绝对卧床休息，抬高床头 15°~30° 以利颅内静脉回流，减轻脑水肿。饮食宜清淡、少盐、富含纤维素，保持大便通畅，便秘者给予缓泻剂；避免用力排便、剧烈咳嗽，防止颅内压增高加重出血。

2. 病情观察　密切观察患者意识、瞳孔、生命体征及神经系统体征的变化，发现异常及时告知医生。

3. 专科用药护理　遵医嘱给予解痉、镇静、脱水等治疗，维持正常血压，降低颅内压。

4. 心理护理　消除恐惧心理，保持情绪稳定，以利病情控制。

（二）术后护理

1. 病情观察　密切观察患者的意识、瞳孔、肢体感觉、运动、语言等神经系统体征，注意有无偏瘫、肢体麻木、失语及癫痫发作。监测生命体征变化，给予氧气吸入，保持呼吸道通畅。

2. 体位护理　全麻术后未清醒患者，去枕平卧，头偏向一侧，以防误吸引起窒息；清醒后，血压平稳者，抬高床头 15°~30°。介入栓塞治疗的患者术后绝对卧床 24 小时，术侧下肢制动 8~12 小时。

3. 切口及引流管护理　行开颅手术患者，术后观察切口敷料情况，若发现渗液、渗血过多，及时告知医生处理。妥善固定头部引流管，保持引流管通畅，密切观察引流液的颜色、量、性状，控制引流速度，并做好记录。

4. 皮肤护理　定时翻身，防止局部长时间受压；保持床单位平整，保持皮肤清洁、干燥，避免理化因素刺激。

5. 用药护理　遵医嘱使用钙通道阻滞药、升压、扩容等治疗，防止脑血管痉挛和缺血。

6. 饮食护理　术后当日禁食，次日给予流质或半流质饮食，昏迷患者经鼻饲提供营养。

7. 心理护理　增强患者战胜疾病的信心，保持乐观的情绪。

（三）并发症预防

1. 术后继发出血　密切观察意识、瞳孔及生命体征的变化，并做好记录，如有异常及时告知医生处理。嘱患者勿用力排便、剧烈咳嗽，避免情绪激动，避免一切导致出血的诱发因素。

2. 脑血管痉挛　密切观察病情变化，如出现头痛、短暂的意识障碍、失语、偏瘫等一过性神经功能障碍，及时报告医生处理。遵医嘱使用尼莫地平针静脉泵入，用药期间监测心率、血压的变化。

3. 脑积水 观察意识状态及头痛情况，遵医嘱使用脱水剂，定期复查头部 CT。

4. 脑梗死 严密观察患者的意识及肢体活动情况，遵医嘱给予扩血管、扩容、溶栓治疗。

5. 癫痫 注意安全防护，遵医嘱应用抗癫痫的药物，一旦发作及时控制，并做好记录。

【健康指导】

学会自我监测血压，按医嘱服药，不可擅自停药、换药。注意休息，劳逸结合，避免情绪激动和剧烈运动。合理饮食，饮食宜清淡、低盐、富含纤维素，保持大小便通畅。每 3~6 个月门诊复查一次，如有异常及时就诊。

二、颅内动静脉畸形

【案例介绍】

患者，男，21 岁，因“突发意识不清 10 分钟”入院。患者约 4 小时前无明显诱因突发意识不清，不能唤醒，约 10 分钟后清醒，随后感头痛、头晕，无呕吐、抽搐、大小便失禁，被家属急送当地医院，头颅 CT 示脑出血，急诊以“脑出血”收入院。患者精神、饮食欠佳，大小便正常。

颅内动静脉畸形（cerebral arteriovenous malformation，AVM）是一种脑血管的先天性发育异常，发病年龄多在 20~30 岁，男性稍多于女性。

【发病原因】

先天性发育异常。

【临床表现】

1. 颅内出血 最常见的首发症状。出血后可出现意识障碍、头痛、呕吐等症状；少量出血时症状不明显。

2. 癫痫 是较常见的首发症状，可在颅内出血时出现，也可单独出现。若长期癫痫发作，脑组织缺血不断加重，致使患者智力减退。

3. 头痛 一半患者有头痛史，为单侧局部或全头痛，间断性或迁移性。

4. 进行性神经功能障碍 未破裂出血的动静脉畸形中，4%~12% 为急性或进行性神经功能障碍，颅内出血可致急性神经功能障碍。

【实验室及其他检查】

脑血管造影是最可靠、最重要的诊断方法。头部 MRI 扫描及 CT 检查也有助于诊断。

【处理原则】

处理原则是阻断供血动脉及切除畸形血管团，解决及预防出血，治疗癫痫，消除头痛，恢复神经功能。手术治疗是最根本的治疗方法，其中动静脉畸形血管切除术是最可靠的治疗方法。对于血流丰富且体积较大者可进行血管内介入治疗。

【护理评估】

1. 评估患者的意识、瞳孔及生命体征的变化。
2. 评估患者有无出血、癫痫、头痛、神经功能障碍等临床表现及其程度。
3. 评估有无呼吸道梗阻、癫痫等诱发颅内再出血的因素。
4. 评估有无头痛、呕吐、意识障碍、脑膜刺激征等出血征象。
5. 评估患者及家属的认知程度。

【护理诊断】

1. 头痛　与颅内出血有关。
2. 有受伤的危险　与意识障碍、癫痫发作有关。
3. 知识缺乏　与缺乏相关疾病知识有关。
4. 潜在并发症　颅内压增高、畸形血管团再次破裂出血。

【护理措施】

（一）术前护理

1. 一般护理　指导患者绝对卧床休息，保持大小便通畅，避免情绪激动、用力排便、剧烈咳嗽等，防止颅内压增高加重出血。

2. 病情观察　密切观察意识、瞳孔、生命体征及肢体活动等。注意有无癫痫发作，遵医嘱应用抗癫痫药物，做好安全防护。

3. 疼痛护理　了解并避免加重患者疼痛的因素，遵医嘱予镇痛药物治疗。

4. 心理护理　加强护患沟通，介绍疾病相关知识，缓解其焦虑情绪。

（二）术后护理

1. 病情观察　密切观察患者意识、瞳孔及生命体征的变化，早期发现颅内出血的征兆。严密观察患者有无癫痫发作的前驱症状，以做好急救措施。保持呼吸道通畅，给予持续低流量吸氧。

2. 引流管护理　保持引流管通畅，防止引流管扭曲、折叠。严密观察引流液的颜色、量和性状，警惕活动性出血的发生。

3. 体位护理　全麻未清醒者，去枕平卧，头偏向一侧，利于呼吸道分泌物或呕吐物排出，防止误吸。预防颅内压增高，抬高床头 15°~30°。介入栓塞术后常规卧床 6~24 小时，术侧下肢制动，健侧翻身。

4. 饮食护理　术后禁饮禁食 6 小时，无恶心、呕吐可少量流质饮食，然后逐渐过渡为含粗纤维丰富的普通饮食，防止便秘。

5. 并发症的预防

（1）脑血管痉挛：注意患者有无头痛、呕吐以及癫痫等神经系统状态；术后根据患者情况调控血压于稳定适中水平；遵医嘱应用尼莫地平针静脉泵入。

（2）再出血：术后严密观察患者意识、瞳孔、生命体征的变化。密切观察引流液的颜色、量及性状，如颜色由浅变深，提示有再出血的可能，及时报告医生处理。遵医嘱给予镇静、抗癫痫对症治疗，防止患者躁动和癫痫发作。

【健康指导】

保持良好的生活习惯，注意休息，避免情绪激动、精神刺激和酗酒。有癫痫史者避免单独外出、高空作业，按时服用抗癫痫药物。饮食宜低盐、易消化，注意少量多餐。保持大便通畅，避免用力排便。出院后定期门诊复查，如有不适及时就诊。

第四节　椎管内肿瘤

【学习目标】

1. 掌握椎管内肿瘤的病因、临床表现、处理原则；
2. 掌握椎管内肿瘤的护理评估、护理诊断、护理措施；
3. 熟悉椎管内肿瘤患者的健康指导。

【重点难点】

椎管内肿瘤患者的术后并发症预防。

【案例介绍】

患者，男，46 岁，因“腰腿痛半年加重 1 个月”入院。患者因半年前无明显诱因出现腰腿疼痛无法缓解，外院行腰椎 MRI 检查示腰椎间盘突出，遂行局部理疗，无明显缓解，近 1 个月余腰腿疼痛明显加重，当地医院行胸腰部 MRI 检查示“胸椎退变，纵隔内主动脉弓旁长 T_2 信号灶，腰椎退行性变，$L_{1/2}$ 层面椎管内占位”，考虑肿瘤性病变，建议增强扫描。现患者疼痛明显加重，左侧为甚，平卧加重。不伴大小便失禁等症，遂来我院门诊，为求进一步诊治，门诊以“椎管占位性病变”收入院。

椎管内肿瘤（intraspinal tumor）又称脊髓肿瘤，是指生长于脊柱和脊髓相邻组织如神经根、脊膜、血管、脂肪组织及胚胎组织等的原发或转移性肿瘤。

【发病原因】

椎管内肿瘤有原发或继发，可发生在脊椎的任何节段，因胸段最长，故肿瘤的发生率也相应较高。肿瘤位于髓内和硬脊膜外者在成人较常见，肿瘤位于髓内者约占 1/4，硬脊膜外者占 1/5。

【临床表现】

随肿瘤增大，脊髓和神经根受到进行性压迫和损害，临床表现分为三期。

1. 刺激期　属早期，肿瘤较小。主要表现为神经根症状，“夜间痛”和“平卧痛”为其特征性表现。

2. 脊髓部分受压期　肿瘤增大直接压迫脊髓，出现脊髓传导束受压症状，表现为受压平面以下肢体的运动和感觉障碍。

3. 脊髓瘫痪期　脊髓功能因肿瘤长期压迫而完全丧失，表现为压迫平面以下的运动、感觉和括约肌功能完全丧失，直至完全瘫痪。

【实验室及其他检查】

1. 脑脊液检查　脑脊液蛋白含量增加，而脑脊液细胞计数正常，即蛋白细胞分离现象，是诊断椎管内肿瘤的重要依据。

2. 影像学检查　脊髓 MRI 检查可清晰显示肿瘤的形态、大小及与邻近结构的关系，其信号依肿瘤的性质不同而变化，是目前最有诊断价值的辅助检查方法。X 线脊柱平片、脊髓造影、CT 等检查也可协助诊断。

【处理原则】

椎管内肿瘤尤其是髓外肿瘤，一旦诊断明确，应尽早手术切除，多能恢复健康。对于恶性肿瘤术后均可进行放射治疗，多能提高治疗效果。

【护理评估】

1. 评估患者的意识状态、生命体征。
2. 评估患者的肢体运动状态，包括肢体感觉、活动和肌力的情况。
3. 评估患者的疼痛程度，是否有感觉功能障碍、感觉异常等。
4. 评估患者有无排尿、排便异常等。
5. 评估患者有无焦虑、紧张等情绪。

【护理诊断】

1. 疼痛　与肿瘤压迫脊髓、神经有关。
2. 有外伤的危险　与肢体活动障碍有关。
3. 焦虑　与担心疾病预后有关。
4. 潜在并发症　脊髓水肿或损伤。

【护理措施】

（一）术前护理

1. 疼痛护理　了解并避免加重患者疼痛的因素。如指导患者采取适当体位，减少神经根刺激，以减轻疼痛。同时遵医嘱给予镇痛药物。

2. 病情观察　及时发现病情变化，如有异常，及时报告医生。

3. 心理护理　加强与患者的沟通，介绍疾病相关知识及预后情况，以减轻患者紧张、恐惧心理。

（二）术后护理

1. 病情观察及处理　严密观察患者的意识、瞳孔、生命体征、尿量的变化，并准确做好记录。给予持续低流量吸氧保持呼吸道通畅。

2. 切口与引流管护理　严密观察切口敷料情况，若发现渗液、渗血过多，及时告知医生处理。留置引流管的患者密切观察引流管的颜色、量、性状，保持引流管通畅，并做好记录。

3. 肢体感觉、运动的观察　注意观察患者肢体感觉、活动和肌力的情况，并与术前比较，发现异常及时报告医生处理。

4. 体位护理　术后卧硬板床，去枕平卧6小时，头偏一侧，以防呕吐误吸。术后12小时内取平卧位，以利手术切口压迫止血。之后每2小时翻身1次，必须轴线翻身，使其头、颈、肩、躯干处于同一轴线，严禁拖、拉，动作轻柔，缓慢移动身体，避免扭曲，以预防脊髓损伤造成严重后果。

5. 饮食护理　麻醉未清醒时禁食；清醒后6小时给予高蛋白质、高热量、高维生素及粗纤维的饮食，加强营养，以促进机体康复。

6. 功能锻炼　指导患者早期活动，加强肢体功能锻炼，预防关节畸形、足下垂等。

7. 并发症预防

（1）脊髓水肿或损伤：密切观察患者呼吸及血氧饱和度的变化，保持呼吸道通畅。遵医嘱应用脱水剂，以减轻脊髓水肿。

（2）感染：密切观察生命体征变化，定时监测体温。严格无菌操作，每天行口腔护理、尿道口护理2次。鼓励患者多饮水，定时夹闭和开放尿管，训练膀胱功能。术后尽早拔除导尿管，防止泌尿系感染。保持呼吸道通畅，加强翻身叩背，遵医嘱行雾化吸入，促进痰液排出，防止坠积性肺炎的发生。

（3）压疮：定时翻身，防止局部长时间受压；保持床单位平整，保持皮肤清洁、干燥，避免理化因素刺激；加强营养支持，提高机体抵抗力。

【健康指导】

卧硬板床，注意一字型翻身，防止脊柱扭曲，造成脊髓再损伤。观察切口情况，保持伤口的清洁、干燥，如有红、肿、渗液等及时就诊。注意休息，劳逸结合，避免重体力劳动。按医嘱服药，不可擅自停药、换药。出院后定期门诊复查，如出现不适及时就诊。

第五节　专科诊疗技术及护理要点

一、颅内压监测

【学习目标】

1. 掌握颅内压监测、脑室引流、脑血管介入治疗的概念；
2. 熟悉颅内压监测、脑室引流、脑血管介入治疗的适应证和禁忌证。

【重点难点】

颅内压监测、脑室引流、脑血管介入治疗的护理要点。

颅内压（ICP）是指颅内容物对颅腔所产生的压力，通常用脑脊液的压力来代表。成人颅内压的正常值为5~15mmHg，儿童为3.5~7.5mmHg。颅内压监测是将导管或微创压力传感器探头安置于颅腔内，导管与传感器的另一端与ICP监护仪连接，将ICP压力动态变化转为电信号，显示于示波屏或数字仪上，并用记录器连接描记处压力曲线，以便随时了解ICP的一种技术。

【目的】

根据ICP高低及压力波型，可及时准确地分析患者ICP的变化，以判断颅内伤情和脑水肿的情况，为诊疗提供依据。

【适应证】

1. 重中型颅脑损伤，GCS评分小于9分者。
2. 颅内肿瘤患者术前、术中、术后均可。

【禁忌证】

1. 意识清楚患者，GCS评分大于12分者。
2. 凝血功能障碍者。

【护理要点】

1. 做好患者及家属的健康宣教，讲解使用颅内压监护仪的目的，以取得配合。
2. 密切观察患者意识、瞳孔、生命体征以及肢体活动的变化。
3. 严密观察患者体温的变化，将体温控制在36~37℃。如体温升高，应及时采取降温措施，如物理降温或药物降温，降温期间加强皮肤护理，避免冻伤和压疮。
4. ICP监护时取去枕平卧位，抬高床头15°~30°，防止加重脑水肿，引起颅内压升高。
5. 保持引流管通畅，防止引流管堵塞、扭曲、脱出。准确记录引流液的量、颜色及性状，引流管高度一般高于侧脑室平面以上10~20cm，以维持正常颅内压。
6. 适当限制患者头部活动范围，避免过度活动使引流管受到牵连、滑脱。
7. 监测期间应避免患者躁动，躁动会使ICP值升高。
8. 密切关注ICP值的变化。成人平卧时，ICP正常值为5~15mmHg；ICP>20mmHg（排除外界干扰因素），应立即报告医生；ICP<5mmHg时，注意观察是否引流过度，可在医生允许的情况下抬高引流管高度，防止脑疝的发生。
9. 在ICP监测过程中将预防颅内感染作为护理重点，严格无菌操作。颅内压监护装置放置时间不宜过长，一般3~5d，不超过1周。
10. 在监测过程中如发现颅内压缓慢升高，伴有呼吸困难、血氧饱和度下降，而患者意识瞳孔无明显变化时，应考虑有呼吸道阻塞。及时清除呼吸道分泌物，保证呼吸道通畅。如翻身叩背、有效吸痰和提高氧流量均不能使SPO_2和ICP恢复正常的，必要时行气管插管或气管切开。

二、脑室引流

脑室引流是将脑脊液、颅内出血引流到体外，调节及控制颅内压的一种方法。正常脑脊液为无色透明液体，无沉淀。

【目的】

脑室引流是经颅骨钻孔穿刺侧脑室，放置引流管将脑脊液引流至体外，其主要目的有：

1. 排放脑脊液　暂时缓解由于各种病变导致脑系统扩大而引起的脑积水、脑疝形成，是一种紧急抢救措施。

2. 进行脑室系统的检查　以明确诊断和方位。

3. 脑室内术后放置引流管　引流脑脊液，以减轻脑膜刺激症及蛛网膜黏连，术后早期还可起到控制颅内压的作用。

4. 经脑室外注入药物　以治疗颅内感染。

【适应证】

1. 颅内压增高出现脑危象者。
2. 出血破入脑室，并发脑室积血或脑积水。
3. 做脑脊液分流术，放置各种引流管。
4. 脑室内注入药物以治疗颅内感染。

【禁忌证】

1. 穿刺部位有明显感染者。
2. 硬膜下积脓或脑脓肿者。
3. 脑血管畸形，特别是巨大型、高流量型或位于侧脑室的血管畸形，脑室穿刺可引起大出血。
4. 弥散性脑肿胀或脑水肿，脑室狭小者。
5. 严重颅内高压，视力低于 0.1 者。
6. 脑室内巨大占位病变。

【护理要点】

1. 密切观察患者的意识、瞳孔及生命体征的变化，并做好记录。注意观察患者有无头痛，呕吐等颅内压增高症状，如有异常及时告知医生处理。

2. 严格遵守无菌操作原则，妥善固定引流管，维持正常颅内压。

3. 保持引流管引流通畅，不可使引流管受压、扭曲、折叠，适当限制患者头部活动范围，活动及翻身时应避免牵拉引流管。

4. 搬动患者时先夹闭引流管，待患者安置好后再打开引流管。

5. 引流管最高处一般高于侧脑室平面以上 10~20cm 以维持正常颅内压，不可随意移动引流瓶的高度，位置过高影响脑脊液引流，使颅内压增高，过低使脑脊液流失，导致颅内压低。

6. 准确记录脑脊液的颜色、量及性状。正常脑脊液无色透明，无沉淀，术后 1~2 天脑脊液可略成血性，以后转为橙黄色。脑室引流时间不宜超过 5~7 天，时间过长有可能发生颅内感染。

7. 控制引流速度及量，术后早期尤其要注意控制引流速度，若引流过快过多，可使颅内压骤然降低，导致意外发生。每日引流量不超过 500ml。

8. 观察脑室引流管波动情况，注意检查管路是否堵塞。引流不通畅时，应及时告知医生处理。

9. 若患者存在意识障碍或烦躁者应适当行保护性约束。

三、脑血管介入治疗

脑血管介入治疗是指在 X 线摄片条件下，经血管途径借助导引器械（穿刺针、导管、导丝等）递送特殊材料进入中枢神经系统病变区进行治疗的一种无需开颅手术的微创疗法。其优点是治愈率高、术后恢复快、患者易于接受。

【适应证】

1. 颅内血管性病变　如动脉瘤、血管畸形等。
2. 脑内和蛛网膜下腔出血的病因检查。
3. 观察占位病变的血供与邻近血管的关系及某些肿瘤的定性。

【禁忌证】

1. 对造影剂和麻醉剂过敏者。
2. 有严重出血倾向者。

【护理要点】

1. 术前护理

（1）询问病史，完善术前检查：做好患者及家属的健康指导，介绍血管内介入治疗的必要性、治疗效果和并发症等，使其配合治疗。

（2）加强与患者家属的沟通，使其给予患者精神与经济上的支持。

（3）遵医嘱给予尼莫地平口服或静脉泵入，以预防脑血管痉挛。

（4）行常规术前准备：如备皮（经股动脉者备双侧腹股沟及会阴部）；抗生素皮试；碘过敏试验；术前禁食（局麻 4~6 小时，全麻 9~12 小时）；全麻者或局部操作时间长者术前需留置导尿；术前 30min 给予镇静药物。

2. 术后护理

（1）密切观察患者生命体征的变化，给予心电监护及低流量氧气吸入，保持呼吸道通畅。

（2）严密观察患者意识、瞳孔、运动、感觉及语言功能等，如有异常及早处理。

（3）患者取平卧位，术侧下肢伸直制动 24 小时，腹股沟股动脉穿刺处压迫 6 小时，观察有无出血及血肿。观察动脉穿刺远端的血液循环情况，如皮肤的色泽、温度，观察足背动脉搏动。

（4）术后绝对卧床休息 2 天，限制体力活动 3~4 周。麻醉清醒 6h 后给予流质饮食，鼓励患者多饮水，促进造影剂排出。给予高蛋白、高热量、高维生素、易消化的饮食，保持大便通畅。

（5）保持患者情绪稳定，必要时遵医嘱给予冬眠合剂、镇静药物。

（6）术后继续使用尼莫地平静脉泵入或口服，积极防治脑血管痉挛。

（7）意识障碍或躁动者给予适当约束，防止患者抓脱。

第三篇　妇产科护理专业理论

第一章　妇科常见疾病

妇科专科护理思维导图

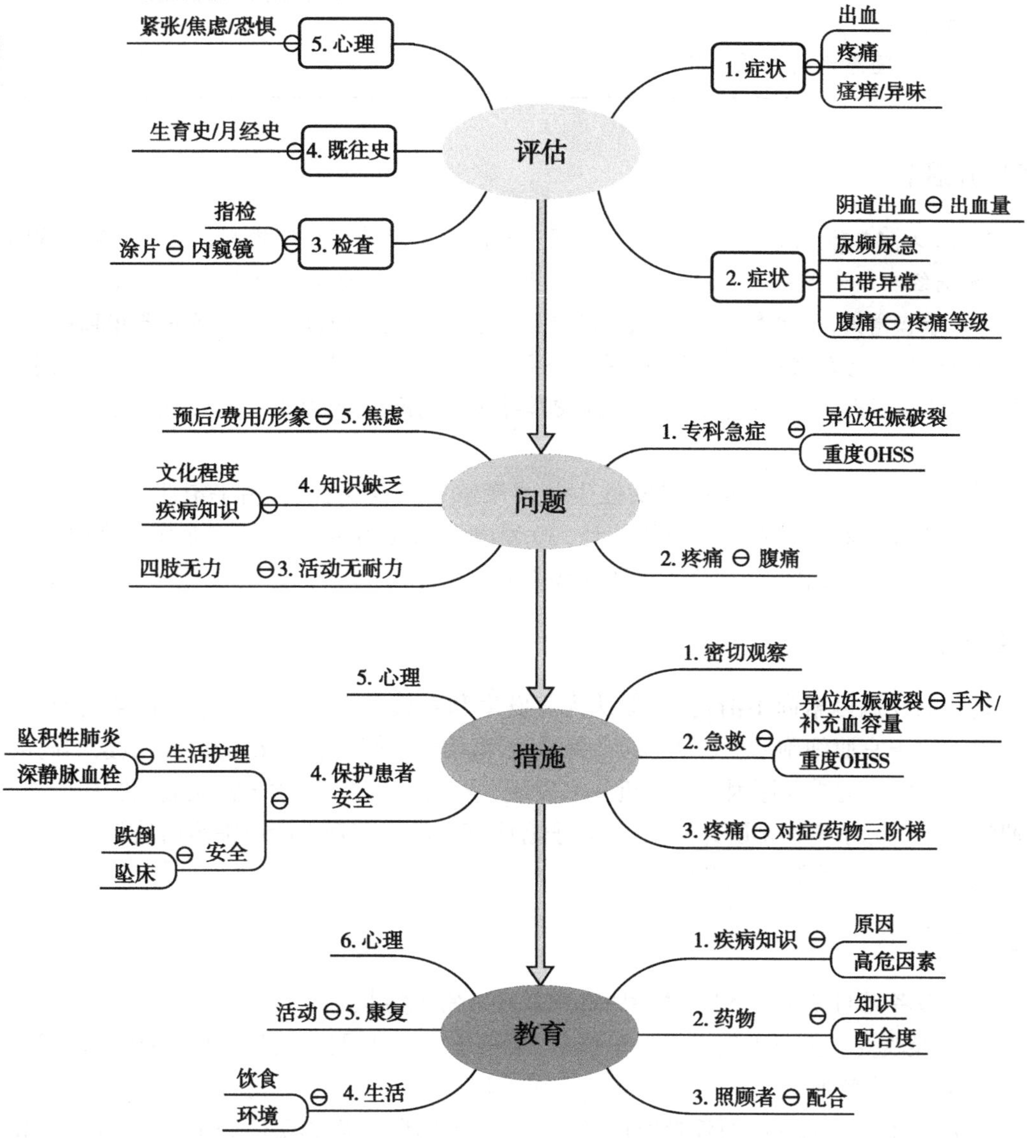

第一节　子宫肌瘤

【学习目标】

1. 掌握子宫肌瘤患者的病因、症状、体征、处理原则；
2. 掌握子宫肌瘤患者的护理评估、病情观察、治疗要点、护理措施；
3. 了解子宫肌瘤的实验室及其他检查。

【重点难点】

子宫肌瘤患者的健康教育。

【案例介绍】

患者，女，44 岁。因“发现子宫肌瘤 5 年”入院。患者平素月经规则，13 岁初潮，7/30 天，量中，无痛经。患者 5 年前发现子宫肌瘤，直径约 2cm 大小，曾口服中成药治疗，后定期复查。彩超提示子宫增大，子宫多发性肌瘤，宫颈肥厚并多发纳氏囊肿，门诊以“多发子宫肌瘤”收入院。专科检查示宫颈肥厚，子宫前位，增大如孕 2 月 + 大小，后壁可及一直径约 4cm 质硬包块。彩超提示子宫增大，子宫多发性肌瘤，宫颈肥厚并多发纳氏囊肿，双附件区未触及明显异常。

子宫肌瘤（uterine myoma）是女性生殖器最常见的良性肿瘤，由平滑肌及结缔组织组成。常见于 30~50 岁妇女。据尸检统计，30 岁以上妇女约 20% 有子宫肌瘤。因肌瘤多无或很少有症状，临床报道发病率远低于肌瘤真实发病率。

【发病原因】

确切的发病因素尚不清楚，一般认为其发生和生长可能与女性性激素长期刺激有关。雌激素能使子宫肌细胞增生肥大，肌层变厚，子宫增大，故认为肌瘤组织对雌激素的高度敏感性是发生肌瘤的重要原因之一。近年来发现，孕激素也可以刺激子宫肌瘤细胞核分裂，促进肌瘤生长。分子生物学研究结果提示，子宫肌瘤是由单克隆平滑肌细胞增殖而成，多发性子宫肌瘤则由不同克隆细胞形成。

【临床表现】

多数患者无明显症状，仅在体检时偶尔发现。常见症状如下。

1. 月经改变　主要表现为月经量增多，经期延长，一旦肌瘤发生坏死、感染可出现持续性或不规则阴道流血。

2. 白带增多　肌壁间肌瘤使宫腔、宫腔内膜面积增大、内膜腺体分泌增加，并伴盆腔充血致白带增多；黏膜下肌瘤可能会发生感染、坏死，产生脓血性排液。

3. 腹部包块　当肌瘤增大使子宫超过 3 个月妊娠大时可触及，肌瘤较小时在腹部摸不到包块。

4. 腰酸、下腹坠胀及腹痛。

5. 压迫症状　肌瘤增大时可压迫邻近器官，压迫膀胱时可出现尿频、尿潴留，压迫直肠可出现里急后重、排便困难等症状。

6. 继发性贫血。

7. 不孕或流产。

【实验室及其他检查】

1. 妇科检查　通过双合诊/三合诊发现，不同类型子宫肌瘤有相应的局部体征。检查时可发现子宫为不规则或均匀增大，表面呈节状，质硬、无压痛。黏膜下肌瘤突出于宫颈口或阴道内，呈红色，表面光滑；伴有感染时表面则有渗出液覆盖或形成溃疡。

2. 超声检查　B型超声提示大小、多少和部位。

3. 子宫输卵管造影　可见增大的宫腔和宫腔内充盈缺损。

4. 腹腔镜检查　为诊断子宫肌瘤的最佳方法。镜下见到典型的病灶或者对可疑病变组织进行活体组织检查可确诊。

【处理原则】

根据患者的年龄、症状、肌瘤大小和数目、生长部位及对生育功能的要求等情况进行全面分析后选择处理方案。

1. 保守治疗

（1）随访观察：肌瘤大小、症状是否明显，定期复查。

（2）药物治疗

1）常用雄激素：如丙酸睾酮注射液用以对抗雌激素，促使子宫内膜萎缩，直接作用于平滑肌，使其收缩而减少出血。

2）抗雌激素制剂：他莫昔芬（三苯氧胺）治疗月经明显增多者。

3）促性腺激素释放激素类似物：通过降低体内雌激素水平达到治疗目的。

4）其他药物：米非司酮，每日12.5mg，作为术前用药或提前绝经使用。

2. 手术治疗　手术仍然是目前子宫肌瘤的主要治疗方法。适应证包括月经过多致继发贫血，药物治疗无效；严重腹痛、性交痛或慢性腹痛、有蒂肌瘤扭转引起的急性腹痛；有膀胱、直肠压迫症状；能确定肌瘤是不孕或反复流产的唯一原因者；手术途径可经腹、经阴道或采用宫腔镜及腹腔镜进行，术式有如下两种：

（1）肌瘤切除术：适用于希望保留生育功能的患者，可在宫腔镜下切除肌瘤。

（2）子宫切除术：无保守生育功能的患者可行腹腔镜下全子宫切除术。

【护理评估】

1. 健康史　了解患者的月经史、孕育史、家族史及手术史。

2. 身体评估　根据子宫肌瘤的临床表现进行评估。

3. 心理评估　理解并尊重患者的问题，耐心解答，让患者消除顾虑，积极配合治疗。

4. 辅助检查　妇科检查与盆腔检查是临床常用的辅助检查，可了解肌瘤类型和大小的位置。

【护理诊断】

1. 知识缺乏　缺乏子宫切除术后保健知识。

2. 感染的危险　与手术时间及伤口创面大小有关。

3. 潜在并发症　下肢静脉血栓的形成。

【护理措施】

（一）患者保守治疗的护理

1. 提供疾病相关知识，给予情感支持，帮助患者增强信心。

2. 医护配合，积极处理，缓解患者各种不适。

（二）手术患者的护理

目前有条件的医院首选腹腔镜手术治疗子宫肌瘤，其手术创伤小、恢复快、术后粘连少。我们应根据手术要求，配合医师认真做好术前准备。

腹腔镜手术患者的护理

（1）术前准备

1）全面评估患者的身心状况，加强营养，增强体质，促进术后康复。

2）保持外阴清洁干燥，做好会阴护理，阴道出血期间，禁止盆浴及性生活。

（2）协助术后康复

1）连续心电监护，遵医嘱给予抗炎治疗，注意输液滴速，保持尿管通畅，指导患者多饮水，防止尿路感染，认真观察尿量及尿色。

2）注意观察伤口情况，鼓励患者尽早下床活动，以尽快排出腹腔气体。一般术后第1天可进食半流质饮食，肠蠕动恢复后可进普食。

3）指导患者进行床上肢体活动，防止静脉血栓及压疮的发生。严密观察患者的生命体征变化，发现异常及时通知医师配合处理。

4）为患者提供随访及出院后的健康指导。

【健康指导】

子宫肌瘤剥除术后或子宫次全切术后1个月复查，禁止性生活1个月。子宫肌瘤剥除术后，根据情况避孕1~2年。子宫全切术后2个月复查，禁止性生活3个月，休息3个月，半年内避免重体力劳动。

第二节　宫　颈　癌

【学习目标】

1. 掌握子宫颈癌的病因、临床表现、处理原则；

2. 掌握子宫颈癌患者的护理评估、护理诊断、护理措施。

【重点难点】

1. 宫颈癌患者的术前术后护理；
2. 宫颈癌患者术后并发症的观察。

【案例介绍】

患者，女，55岁。因“异常阴道出血3天”入院，既往月经规律，13岁初潮，月经6/30，绝经5年。行子宫及双附件彩超提示宫底体萎缩，未见明显异常，宫颈增大，质地不均，近宫颈外口宫颈后壁肌层内实质性占位病变，局部浆膜层未见明显连续中断，盆腔未见明显积液。宫颈活检病检示（宫颈活检组织）鳞状细胞癌，行化疗后1个月患者无腹痛、阴道出血等不适，门诊以“宫颈癌新辅助化疗后”收入院，入院后完善相关检查，在全麻腹腔镜下行广泛全子宫切除术＋双侧附件切除术＋盆腔淋巴结清扫术＋盆腔粘连松解术，术后恢复良好，康复出院。

宫颈癌是妇科最常见的恶性肿瘤之一，发病率居女性恶性肿瘤的第二位，仅次于乳腺癌。原位癌的高发年龄为30~35岁，浸润癌为50~55岁，严重威胁妇女的生命。

【发病原因】

宫颈癌的病因尚不清楚，目前认为是多因素共同作用的结果，常见诱因如下。

1. 病毒感染　人乳头瘤病毒（HPV）感染是宫颈癌的主要危险因素。

2. 不良性行为及婚育史　女性16岁以前有性生活经历、多个性伴侣、早婚、早育、多产等。

3. 其他　宫颈癌还与经济状况、种族和地理因素有关。

【临床表现】

1. 阴道不规则流血　早期表现为少量血性白带或者性交后出血。对于绝经后阴道出血者，应引起重视，注意寻找原因。宫颈癌的阴道出血往往极不规则，晚期出血较多。

2. 疼痛　为晚期症状，表示宫颈旁有明显浸润。由于病变累及神经，可出现严重持续性腰骶部或坐骨神经痛。当盆腔病变广泛时，可导致下肢肿痛、输尿管阻塞等。

3. 阴道分泌物增多　患者有白色或血性、稀薄如水样或米泔样排液，伴有腥臭味。晚期可有大量脓性或淘米水样恶臭白带。

【实验室及其他检查】

1. 生化检查　血、尿常规检查，以及肝肾功能、凝血功能、性激素全套、血型检查以确保手术的安全。

2. 心电生理检查　常规心电图检查，排除心脏疾病。

3. 专科检查　妇科检查、子宫颈刮片细胞学检查、阴道镜检查、宫颈和宫颈管活体组织检查等，主要是为了帮助疾病性质的诊断以及了解不同临床分期患者的局部体征。

【处理原则】

根据临床分期、患者年龄、生育要求及全身情况等，综合分析后制订个性化治疗方案。

1. 手术治疗　适用于Ⅰa~Ⅱa的早期患者，无严重并发症及手术禁忌证者。根据病情选择术式，既要考虑手术的根治性以减少并发症，又要考虑尽量为患者保留阴道及卵巢的功能，兼顾疾病治愈和保证生活质量。

2. 放射治疗　早期患者以局部腔内照射为主，体外照射为辅；晚期则以体外照射为主，腔内照射为辅。

3. 化学药物治疗　简称化疗，适用于晚期或复发转移患者，一般采用联合化疗，化疗途径常用静脉或介入化疗。

【护理评估】

1. 评估患者的健康史。
2. 评估患者的身心状况。
3. 相关检查　子宫颈刮片细胞学检查是普查的常用方法。
4. 评估患者术后胃肠道功能及排尿功能恢复情况。

【护理诊断】

1. 恐惧　与确诊宫颈癌需要进行手术治疗及担心预后有关。
2. 营养失调：低于机体需要量　与癌症、化疗药物的治疗反应有关。
3. 排尿异常　与宫颈癌根治术后影响膀胱正常张力有关。
4. 睡眠形态紊乱　与环境变化有关。

【护理措施】

1. 术前护理

（1）心理护理：宫颈癌根治手术涉及生殖器官的摘除和生育能力的丧失，患者思想负担较重，护士应多与患者交流，实时了解患者心理动态，使用通俗易懂的语言向患者解释相关的专业知识，介绍成功病例，帮助患者树立战胜疾病的信心，以积极的态度迎接手术。

（2）皮肤准备：行手术区域皮肤准备，备皮范围为上至剑突下、下至两大腿上1/3处及外阴部，两侧至腋中线，并注意清洁脐孔。

（3）肠道准备：术前1~3天进无渣半流质饮食，术前1天给予口服缓泻剂并观察排便情况，直至排出清亮液体为止；术前晚、术日晨行清洁灌肠；术前禁食8小时，禁饮4小时。

（4）阴道准备：指导患者保持外阴清洁，每日清洗外阴，必要时遵医嘱给予阴道灌洗上药。

（5）术前功能锻炼：指导患者术前练习深呼吸及有效咳嗽，学会翻身，以预防术后发生坠积性肺炎；练习床上使用便盆排便；指导患者学会训练盆底肌肉功能的方法，以利于术后排尿功能的恢复。

2. 术后护理

（1）伤口观察及护理：术后严密监测生命体征，观察切口有无渗血、渗液。

（2）疼痛护理：指导患者可通过分散注意力、听音乐等方法来缓解疼痛。

（3）管道护理：宫颈癌术后患者常规留置尿管及腹腔/阴道引流管，留置管道期间，应妥善固定，防止脱落，保持通畅，勿使导管打折弯曲；准确记录引流情况。

（4）活动及饮食指导：鼓励患者早期床上活动，经常改变体位，促进有效通气，早期下床活动也有利于预防下肢静脉血栓的形成；术后6小时内禁饮食，6小时后未排气的患者应以流质饮食为主，如白开水、米汤、鱼汤等，通气后的患者可进半流质饮食，如稀饭、面条、粥等，排便后即可逐步向正常饮食过渡，但应避免食用牛奶、豆制品、甜食等消化过程中易产气的食物，以免引起腹胀。

3. 并发症的观察

（1）会阴水肿：宫颈癌根治术患者因行盆腔淋巴结清扫术，淋巴回流受阻，可能会出现会阴水肿，应注意观察，一旦出现，及时给予50%硫酸镁外阴湿敷，或者使用大黄、芒硝外敷消肿。

（2）下肢静脉血栓：若患者出现一侧肢体突然肿胀，局部感觉疼痛，行走时加剧，应警惕下肢静脉血栓形成的可能，及时告知医生，对症处理。术后应督促患者早期活动以预防此并发症。

【出院指导】

保持心情愉快，合理安排休息及活动的时间，保证充足的睡眠，避免重体力劳动。食用富有营养的高蛋白、高维生素的饮食和新鲜的蔬菜水果，忌用烟酒、辛辣生冷刺激的食物，保持大便通畅。向患者说明定期随访的重要性，一般认为，出院后第1年内，出院后1个月行首次随访，以后每2~3个月复查一次；出院后第2年，每3~6个月复查一次；出院后3~5年，每半年复查一次；第6年开始，每年复查一次。出现任何症状，均应及时随诊。

第三节　子宫内膜癌

【学习目标】

1. 掌握子宫内膜癌症患者的病因、症状、体征、处理原则；
2. 掌握子宫内膜癌症患者的护理评估、病情观察、治疗安全、护理措施；
3. 熟悉腹腔镜手术治疗子宫内膜癌的围手术期护理要点。

【重点难点】

1. 子宫内膜癌患者的护理评估；
2. 子宫内膜癌的观察要点。

【案例介绍】

患者，女，48岁，因“月经紊乱1年+，不规则阴道流血1个月余”入院。行分段诊刮术病理检查示“子宫内膜非典型增生伴癌变（高-中分化内膜样腺癌）及鳞化”。查体无特殊，拟行手术治疗。

子宫内膜癌（endometrial carcinoma）是发生于子宫内膜的一组上皮恶性肿瘤，以来源于子宫内膜腺体的腺癌最常见。为女性生殖道三大恶性肿瘤之一，占女性全身恶性肿瘤 7%，占女性生殖道恶性肿瘤 20%~30%。平均发病年龄为 60 岁，其中 75% 发生于 50 岁以上妇女。近年发病率在世界范围内呈上升趋势。

【发病原因】

目前认为子宫内膜癌有两种发病类型。Ⅰ型是雌激素依赖型其发生可能是在无孕激素拮抗的雌激素长期作用下，发生子宫内膜增生症（单纯型或复杂型，伴或不伴不典型增生），继而癌变。临床上可见于无排卵性疾病（无排卵性功血，多囊卵巢综合征）、分泌雌激素的卵巢肿瘤（颗粒细胞瘤、卵泡膜细胞瘤）、长期服用雌激素的绝经后妇女以及长期服用他莫昔芬的妇女。Ⅱ型是非雌激素依赖型（non-estrogen independent），发病与雌激素无明确关系。这类子宫内膜癌的病理形态属少见类型，如子宫内膜浆液性癌、透明细胞癌、腺鳞癌、黏液腺癌等。

【临床表现】

1. 绝经后阴道流血　主要表现为绝经后不规则阴道流血，量一般不多。尚未绝经者可表现为经量增多、经期延长或月经紊乱。绝经时间越长，出现阴道流血者，发生子宫内膜癌的概率越高。

2. 月经紊乱　围绝经期妇女月经紊乱，40 岁以下妇女月经紊乱或经量增多。

3. 阴道排液　多为血性或浆液性分泌物，合并感染则有脓性或脓血性排液，有恶臭。

4. 疼痛　下腹疼痛可由宫腔积脓或积液引起，晚期癌瘤浸润周围组织或压迫神经时可引起下腹及腰骶部疼痛，并向下肢及足部放射。

【辅助检查】

1. 细胞学涂片　阴道脱落细胞学涂片，宫腔细胞学涂片，但不能作为诊断依据。

2. 影像学检查　经阴道 B 型超声检查可了解子宫大小、宫腔形状、宫腔内有无赘生物、子宫内膜厚度、肌层有无浸润及深度，可对异常阴道流血的原因作出初步判断并为进一步检查的选择提供参考。磁共振成像（MRI）对肌层浸润深度和宫颈间质浸润有较准确的判断，计算机体成像（CT）可协助判断有无子宫外转移。

3. 分段诊断性诊刮　是确诊子宫内膜癌的最主要的方法。先刮取子宫颈管，后依次刮取子宫体各部的内膜组织，做好标记后送病理检查。

4. 宫腔镜检查术　可直接观察宫腔及宫颈管内有无癌灶存在，癌灶的生长情况，并可取活组织送病理检查。

5. 其他　淋巴造影及血清 CA125 检测以便临床分期。

【处理原则】

1. 手术治疗　子宫内膜癌的治疗已趋于以手术治疗为主，辅以放疗、化疗和激素等综合治疗，是子宫内膜癌的首选治疗方法。

2. 放射治疗　是治疗子宫内膜癌有效方法之一，适用于已有转移或可疑淋巴结转移及复发的内膜癌患者。

3. 药物治疗

（1）激素治疗：适用于晚期或癌症复发者，不能手术切除或年轻、早期、要求保留生育功能者，临床上常使用孕激素及抗雌激素制剂进行治疗。

（2）化学药物：适用于晚期不能手术或治疗后复发者。常用的化疗药物有顺铂、丝裂霉素、紫杉醇等，可单独或联合应用。

【护理评估】

1. 健康史　评估患者的月经史、婚育史，了解患者有无高危因素存在（肥胖、高血压、不孕不育等）。

2. 身心状况　评估患者的一般情况，有无严重的并发症，了解患者诊治的经过及心理状态。

3. 相关检查　评估患者所做的检查及结果，包括生化检查、影像学检查。

【护理诊断】

1. 焦虑　与住院、需接受的诊治方案有关。

2. 知识缺乏　缺乏术前常规、术后锻炼及活动方面的知识。

3. 睡眠形态紊乱　与环境（住院）变化有关。

【护理措施】

1. 普及防癌知识　大力宣传定期进行防癌检查的重要性，中年妇女应每年接受1次妇科检查，注意子宫内膜癌的高危因素和人群。督促围绝经期、月经紊乱及绝经后出现不规则阴道流血者，进行必要检查以排除子宫内膜癌的可能，并接受正规治疗。

2. 提供疾病知识、缓解焦虑　评估患者对疾病及有关诊治过程的认知程度，鼓励患者及其家属讨论有关疾病及治疗的疑虑，耐心解答增强治病信心。为患者提供安静、舒适的睡眠环境，减少夜间不必要的治疗程序。

3. 协助患者配合治疗。

（1）为需要接受手术治疗的患者提供腹部及阴道手术患者的护理活动：患者术后需严密观察并记录出血情况；此期间患者应减少活动。

（2）使患者了解孕雌激素治疗的作用机制：孕激素以高效、大剂量、长期应用为宜，告知患者用药的不良反应为水钠潴留、药物性肝炎等，但停药后即好转。帮助患者树立配合治疗的耐心和信心。

（3）他莫昔芬（TMX）：用药后不良反应有潮热、急躁等类似围绝经期综合征的表现；轻度的白细胞、血小板计数下降等骨髓抑制表现；还可有头晕、恶心、呕吐、不规则少量阴道流血、闭经等，指导患者进食清淡易消化饮食。

（4）晚期病例及考虑化疗者：按照化疗患者提供相应的护理。

（5）使接受放疗的患者理解术前放疗可缩小病灶为手术创造条件；术后放疗是子宫内膜癌患者最主要的术后辅助治疗方法，可以降低局部复发，提高生存率，取得患者配合。

【健康指导】

普及防癌知识，定期进行防癌检查。重视高危患者，对高危患者进行随访。休息3个月，禁止性生活3个月。随访时间术后2年内，每3~6个月1次；术后3~5年每6~12个月1次。内容包括妇科检查、阴道残端细胞学检查、腹部盆腔B超等。

第四节　卵巢肿瘤

【学习目标】

1. 掌握卵巢肿瘤的病因、临床表现、处理原则；
2. 掌握卵巢肿瘤患者的护理评估、护理诊断、护理措施。

【重点难点】

卵巢肿瘤患者的术后护理。

一、卵巢恶性肿瘤

【病例介绍】

患者，女，59岁，因"绝经后阴道出血"来我院就诊，彩超提示盆腔包块，考虑为盆腔恶性肿瘤。为求进一步诊治，门诊以"盆腔包块"收入院。自起病来，患者精神力稍差，睡眠一般。饮食如常，大小便正常，近期体重无明显变化。

卵巢恶性肿瘤是女性生殖器常见的肿瘤之一，发病率仅次于子宫颈癌，居女性恶性肿瘤的第二位，但因卵巢癌致死者，占各类妇科肿瘤的首位，对妇女生命造成严重威胁。

【发病原因】

1. 年龄因素　卵巢肿瘤可发生于任何年龄，根据肿瘤的组织学类型不同，其好发年龄也有差异。
2. 遗传与家庭因素　约20%~25%卵巢肿瘤患者有家族史。
3. 生育史　卵巢肿瘤患者平均妊娠数低，未孕妇女发病多。

【临床表现】

1. 腰腹部疼痛　与卵巢邻近的组织如受到癌肿浸润或发生粘连，易引起腰腹部隐痛、钝痛。
2. 出现腹水　多为血性，部分患者可能出现胸水。
3. 胃肠道症状　卵巢肿瘤会使周围的韧带受到压迫、牵拉，加上腹水刺激，卵巢肿瘤的早期往往会出现胃肠道症状。

4. 外阴及下肢水肿　随着卵巢肿瘤的增大，盆腔静脉受压，导致血流不畅，妨碍淋巴回流，致使外阴及下肢出现水肿。

5. 月经过少或过多　随着肿瘤增大，癌细胞会破坏卵巢正常组织，导致卵巢功能失调，引起月经过少或闭经。

6. 性激素紊乱　有些卵巢肿瘤分泌雌激素过多，卵巢癌的早期可引起性早熟，月经失调或绝经后阴道出血。

【实验室及其他检查】

1. 心电图检查。
2. 肝胆胰脾泌尿系等部位的 B 超检查。
3. 手术相关的生化检查，相关血清肿瘤标记物 CA125，CA199 等。
4. 胸部 CT 检查、盆腔 MRI

【处理原则】

1. 手术治疗　早期患者的手术方式分为全面分期手术和保留生育功能的分期手术。全面分期手术的范围包括双侧附件、子宫、大网膜切除和盆腔及腹膜后淋巴结清扫术。

2. 化学治疗　简称化疗，全身性化疗是一项重要的辅助治疗的方法。一些晚期患者，经化疗后肿块可以缩小，为手术时满意减瘤创造有利条件。

3. 放射治疗　简称放疗，无性细胞瘤对于放疗最为敏感，手术后再用放疗多能控制病情。

【护理评估】

1. 疾病史　了解患者的月经史、孕育史、家族史和手术史。
2. 身体评估　评估患者有无腹水，占位性病变对身体的影响及围手术期的身体状态。
3. 心理评估　了解患者心理状态，为患者解疑答惑。
4. 相关检查　根据检查结果和患者病情明确护理诊断。

【护理诊断】

1. 预感性悲哀　与确诊卵巢癌需要行手术治疗有关。
2. 活动无耐力　与恶性病变，疼痛不适有关。
3. 有受伤的危险　与药物，体质虚弱有关。
4. 营养失调：低于机体需要量，与恶性肿瘤消耗有关。
5. 有血栓形成的危险　与恶性肿瘤血液黏稠度有关。
6. 感染　与恶性肿瘤免疫力低下有关。

【护理措施】

1. 术前护理

（1）心理护理：入院后及时给予护理评估，了解患者的心理状态，建立良好的护患关系，介绍卵巢癌的相关知识，手术方法及成功病例，消除患者焦虑情绪，鼓励患者以积极的生活态度迎接手术。

（2）营养支持：术前根据患者的身体状况，给予合理的饮食。对于一般状况患者，指导患者摄入高热量、高蛋白、高维生素易消化的食物。对于营养状况较差者，除饮食外，还要给予静脉补充营养，纠正水、电解质紊乱，改善全身的营养状况，提高机体抵抗力，使患者能够耐受手术。

（3）皮肤准备：根据手术范围剔除手术野皮肤毛发，备皮范围为上自剑突下、下至两大腿上 1/3 处及外阴部，两侧至腋中线。注意动作轻柔，以免损伤皮肤引起感染。并落实患者三短九洁。

（4）肠道准备：术前第 3 天及以前为普食，同时给予口服奥硝唑分散片 0.5g，每天两次。术前第 2 天为半流质，术前 1 天为无渣流质饮食。并给予口服缓泻剂并观察排便情况，直至排出清亮液体为止；术前晚、术日晨行清洁灌肠；术前晚 8 时禁食，晚 10 时禁饮。

（5）阴道准备：指导患者保持外阴清洁，每日清洗外阴，必要时遵医嘱给予阴道灌洗上药。

（6）术前功能锻炼：指导患者术前练习深呼吸及有效咳嗽，学会翻身，以预防术后发生坠积性肺炎；练习床上使用便盆排便；指导患者学会训练盆底肌肉功能的方法，以利于术后排尿功能的恢复。

2. 术后护理

（1）伤口观察及护理：开腹患者术后给予腹部切口压沙袋 8 小时，起到压迫止血防止切口裂开的作用。术后严密监测生命体征，观察切口及腹腔引流切口有无渗血、渗液。

（2）疼痛护理：观察患者疼痛的部位、性质及程度，向患者及家属解释疼痛的原因，让患者从心理上正视术后伤口的疼痛。指导患者用分散注意力的方法来缓解疼痛，例如听音乐、聊天等。

（3）管道护理：卵巢癌术后留置腹腔引流管，应妥善固定引流管，防止脱管，避免非计划性拔管的发生，保持引流管通畅，每日更换引流袋，并准确记录引流液的颜色、性质及量。

（4）饮食指导：术后 6 小时内禁饮食，6 小时后未排气的患者应以流质饮食为主，如白开水、米汤、鱼汤等，通气后的患者可进半流质饮食，如稀饭、面条、粥等，排便后即可逐步向正常饮食过渡。

（5）活动：防止深静脉血栓形成。术后在营养及精神状态允许的情况下，鼓励患者及早下床活动。术后 5 天，遵医嘱给予肝素钠 0.4ml 皮下注射预防下肢静脉血栓，每天 1 次。每天对患者进行深静脉血栓评分，根据评分进行相应的护理。出现高危评分患者，及时上报，请护理专家会诊，制订护理方案，并落实到位。

3. 并发症的观察

（1）下肢静脉血栓：若患者出现一侧肢体突然肿胀，局部感觉疼痛，行走时加剧，应警惕下肢静脉血栓形成的可能，及时告知医生，对症处理。

（2）肠梗阻：若患者术后出现呕吐，肛门停止排便排气，腹胀腹痛难忍时，应警惕出现了肠梗阻，嘱患者立即禁食禁饮，及时告知医生，给予胃肠减压，人工肛门排气等有效措施。

【健康指导】

嘱患者保持良好的心理状态正确对待疾病，并嘱咐家属为患者创造宽松和谐的家庭氛围。患者宜生活规律，劳逸结合，少食多餐，多食新鲜蔬菜、水果、鲜蛋、瘦肉加强营养，禁烟酒。加强体格锻炼，增强机体抵抗力，多与人交流，适时参加一些喜欢的文体活动。遵医嘱按时服药及定期随访，随访时间，术后第1年内，每个月复查1次；术后第2年，每3个月复查1次；术后3~5年视病情每4~6个月复查1次；术后5年以上者每年复查1次。

二、卵巢良性肿瘤

【病例介绍】

患者，女，35岁。患者因自觉右下腹有一隆起物，于我院行彩超发现右侧卵巢囊肿，考虑为畸胎瘤，现患者无特殊不适，无腹痛，阴道出血等不适。为求进一步诊治，门诊以“盆腔包块”收入院。自起病来，患者精神力稍差，睡眠一般。饮食如常，大小便正常，近期体重无明显变化。

卵巢良性肿瘤占女性生殖器良性肿瘤的1/4~1/3，可发生于任何年龄，多见于生育年龄妇女。卵巢良性肿瘤可发生蒂扭转，引起患者突发下腹部剧烈疼痛，往往需要紧急手术治疗，手术不及时会导致肿瘤坏死、感染、破裂等严重并发症。

【发病原因】

同本节“一、卵巢恶性肿瘤”。

【临床表现】

卵巢良性肿瘤早期多无症状，常在妇科检查时被发现，或待肿瘤长大后有并发症时才被患者察觉。

1. 腹部肿块　患者自觉下腹肿块逐渐增大或在腹部触及包块。包块活动度良，叩诊实音，无移动浊音。

2. 腹痛　卵巢良性肿瘤一般无腹痛，当出现腹痛尤其是突然发生者，多系卵巢肿瘤蒂扭转所致，偶为肿瘤破裂、出血或感染。

3. 压迫症状　巨大的卵巢良性肿瘤可产生压迫症状，可出现心悸、呼吸困难，下肢水肿，排尿困难，腹胀食欲减退等症状。

【实验室及其他检查】

同本节“一、卵巢恶性肿瘤”。

【处理原则】

卵巢良性肿瘤一经确诊，应手术治疗。

1. 年轻、有生育要求卵巢良性肿瘤患者　尽可能保留正常卵巢功能，应行患侧卵巢囊肿剥除或患侧卵巢切除术。

2. 围绝经期妇女　可根据情况及患者意愿进行有效沟通，行患侧附件切除或子宫及双附件切除术。

【护理评估】

同本节一、卵巢恶性肿瘤。

【护理诊断】

1. 焦虑　与对疾病的认识有关。
2. 活动无耐力　与术后禁食禁饮有关。
3. 感染　与术后抵抗力降低有关。

【护理措施】

同卵巢恶性肿瘤。

【健康指导】

嘱患者保持良好的心理状态正确对待疾病，并嘱咐家属为患者创造宽松和谐的家庭氛围。患者宜生活规律，劳逸结合，少食多餐，多食新鲜蔬菜、水果、鲜蛋、瘦肉加强营养，禁烟酒。加强体格锻炼，增强机体抵抗力，多与人交流，适时参加一些喜欢的文体活动。遵医嘱按时服药及定期随访，随访时间，术后1个月到门诊复查，有身体不适情况，随时就诊。

第五节　异位妊娠

【学习目标】
1. 掌握异位妊娠的病因、症状、体征、处理原则；
2. 掌握异位妊娠的护理评估、病情观察、治疗要点、护理措施；
3. 掌握异位妊娠患者的健康指导。

【病例介绍】

患者，女，30岁。因“停经35天，不规则阴道流血伴下腹部胀痛5天”收入院。患者诉平时月经规则，5~7天/28~30天。因明显诱因出现少量阴道流血，色暗红，淋漓不尽，均未超过平时月经量，并伴有下腹胀痛，以左下腹明显，偶有肛门坠胀感，今因下腹部胀痛加重，尿HCG(+)，B超提示左侧附件区包块，为了进一步治疗，以“异位妊娠”收入院。患者平素健康状况良好，未婚，正常性生活5年，一直采用工具或者药物避孕，近3个月取消避孕措施。入院查体：血HCG 1500.00IU/L，B超示宫腔内未见孕囊，子宫左侧可见1cm×3cm包块，血红蛋白90g/L。

受精卵在子宫体腔以外着床发育，称为异位妊娠，是妇科常见急腹症之一。根据受精卵在子宫体腔外种植位置不同分为输卵管妊娠、卵巢妊娠、腹腔妊娠及宫颈妊娠等，其中以输卵管妊娠最为常见。

【发病原因】

输卵管炎症是输卵管妊娠的主要病因，炎症使黏膜皱襞粘连，管腔变窄，或纤毛功能受损，管壁与邻近器官粘连，致使输卵管扭曲，受精卵运行受阻而发生异位妊娠。另外输卵管妊娠史或手术史、输卵管发育不良或功能异常、内分泌失调等都是发生异位妊娠的诱因。

【临床表现】

1. 停经　大部分患者有停经史，输卵管间质部妊娠停经时间较长。

2. 腹痛　是患者就诊的主要症状，常有一侧下腹部隐痛或酸胀感，当发生流产或破裂后，患者突感一侧下腹撕裂样痛，常伴有恶心、呕吐。

3. 不规则阴道流血　是子宫内膜剥离所致，量少呈暗红色或深褐色，一般不超过月经量。

4. 晕厥与休克　由腹部剧烈疼痛及腹腔内急性大出血所致，休克程度与出血量不呈正比，常表现为面色苍白、出冷汗、血压下降。

5. 腹部包块　输卵管妊娠流产或破裂形成的血肿时间较长患者，由于血液凝固、机化并与周围组织粘连形成包块。

【实验室及其他检查】

1. 生化检查　尿或血 HCG 测定是早期诊断异位妊娠的重要方法。

2. 超声诊断　异位妊娠的声像特点：子宫腔体内空虚，无妊娠环，宫旁有稠密的光点围绕。

3. 阴道后穹窿穿刺　输卵管妊娠流产或破裂患者可抽出暗红色不凝血，适用于腹腔内有出血的患者。

4. 诊断性刮宫　以排除宫内妊娠流产患者，刮出物病检，若未见绒毛有助于诊断异位妊娠。

5. 腹腔镜检查　是异位妊娠诊断的金标准，腹腔镜下可见一侧输卵管肿大，表面蓝紫色，腹腔内无出血或少量出血。腹腔内有大量出血或休克的患者，禁止做腹腔镜检查。

【处理原则】

异位妊娠的治疗包括药物治疗和手术治疗。

1. 药物治疗　主要适用于早期输卵管妊娠、要求保存生育能力的年轻患者。适应证主要是患者无药物治疗的禁忌证、输卵管妊娠未发生破裂、妊娠囊直径小于 4cm，血 HCG 小于 2000IU/L、无明显内出血。

2. 手术治疗　主要是保守治疗和根治手术，保守手术治疗适用于有生育要求的年轻女性，根治手术适用于无生育要求的输卵管妊娠、内出血并发生休克的急诊患者。

（1）保守手术：根据受精卵着床部位及输卵管病变情况来选择，如果是伞部妊娠可行挤压将妊娠产物挤出，壶腹部妊娠可行输卵管切开取胚术，峡部妊娠可行病变节段切除和残端吻合。

（2）根治手术：输卵管妊娠和卵巢妊娠手术可以行开腹或腹腔镜手术，间质部妊娠应在破裂前进行手术，避免发生大量出血而休克，对于生命体征不稳定的患者，应立即打开腹腔，取出病变的输卵管，快速进行止血，控制出血，加快输液速度，待血压上升后继续进行手术，必要时进行输血。

【护理评估】

1. 评估患者的月经史、孕产史　询问患者是否存在不孕、盆腔炎、放置宫内节育器等与发病相关的高危因素。

2. 评估患者的身心状况　如果患者腹腔内出血较多时可出现面色苍白，血压下降等休克症状，检查患者腹部有明显压痛、反跳痛，叩诊时有移动性浊音，血凝后下腹部可触及包块。阴道后穹窿饱满，有触痛，将宫颈轻轻上抬或左右摇摆时会引起剧烈疼痛。

3. 评估患者的心理状况　由于腹腔内大出血和剧烈腹痛，患者和家属都毫无准备，患者出现激烈的反应和恐慌，会出现哭泣、自责、抑郁等行为。

4. 评估患者所做的相关检查和结果　包括血液的检查、B超、阴道后穹窿穿刺、诊断性刮宫等。

【护理诊断】

1. 疼痛　与输卵管膨胀和血液局部刺激及放射有关。
2. 恐惧　与生命受到威胁及担心疾病预后有关。
3. 有体温升高的危险　与无菌性组织创伤和感染有关。
4. 潜在并发症　失血性休克与妊娠囊破裂导致腹腔内大出血有关。

【护理措施】

1. 接受手术治疗患者的护理

（1）严密监测患者的生命体征：积极配合医生纠正患者休克症状，迅速建立静脉通路，交叉配血，做好输液输血的准备，按急诊手术要求迅速做好手术前的准备：包括备皮、备血、留置导尿。

（2）术后护理：严密监测患者的生命体征并做好记录，观察患者腹痛及阴道出血情况，注意调节输液速度，防止肺水肿的发生，去枕平卧6h，注意观察患者尿量、血压，开腹患者腹部切口加压沙袋8h，防止切口渗血。对于有腹腔引流管的患者，应做好引流管护理，防止引流管弯曲、打折，保持引流通畅，严密观察引流液的颜色、量和形状，准确进行记录。对于病情稳定患者，术后6h后协助翻身，鼓励术后24h下床活动，促进排气，防止肠粘连和下肢静脉血栓的形成。术后肛门未排气前，进食流质饮食，避免进食糖类、奶类、豆制品等易产气的食物，肛门排气后可进食半流质饮食，逐渐过渡到普通饮食。饮食以清淡、易消化为主。术后指导患者注意个人卫生，保持外阴清洁，防止感染。

（3）心理护理：护士应主动关心、开导患者，减轻患者恐惧心理，协助患者接受手术治疗方案，树立战胜疾病的信心。

2. 接受非手术治疗患者的护理

（1）监测患者生命体征是否平稳，观察患者腹痛情况。

（2）遵医嘱为患者进行血 HCG、生化、血常规等血液检查。

（3）准确测量患者身高、体重，准确配置药液，严格 2 人核对。

（4）指导患者在病室进行活动，多饮食，多排尿，来减轻药物的副作用。

（5）遵医嘱定期对患者进行血 HCG 的监测，判断治疗效果。

（6）指导患者摄取富含铁蛋白的食物，比如黑木耳、动物肝脏、绿叶蔬菜等，以促进血红蛋白的增加，增强患者抵抗力。

【健康指导】

指导患者注意休息，2 个月内避免体力劳动、腹部受压运动。加强营养，纠正贫血，提高机体抵抗力，保持外阴清洁，禁止性生活 1 个月。定期复查血 HCG、B 超；加强健康指导，采取有效的避孕措施，制订家庭护理计划。

第六节　子宫内膜异位症

【学习目标】

1. 掌握子宫内膜异位症患者的病因、症状、体征、处理原则；
2. 掌握子宫内膜异位症患者的护理评估、病情观察、治疗安全、护理措施；
3. 掌握子宫内膜异位症的护理诊断和护理要点。

【案例介绍】

患者，女，32 岁。因“经期腹部切口疼痛”入院。患者于 2015 年行剖宫产后，腹部切口触及核桃大小包块，并出现经期腹部切口疼痛不适、痛经，但可耐受，经期结束后疼痛消失，呈进行性加重，不伴有恶心呕吐及其他不适。门诊 B 超示剖腹产切口距皮下 1cm 处，左右两侧可见 1.2cm×0.8cm，1.5cm×1.1cm 低回声结节，以“子宫内膜异位症”收入院。患者神志清楚，精神可；体力如常；饮食、睡眠如常；大、小便如常。查体示右下腹距脐右缘约 3cm 处可触及 1 约核桃大小肿物，活动欠佳，压痛明显，与周围组织界限尚清。

子宫内膜异位症是指当具有生长能力的子宫内膜组织出现在子宫腔被覆内膜及宫体肌层以外的其他部位，简称内异症。异位内膜可侵犯全身任何部位，绝大多数位于盆腔脏器和壁腹膜，以卵巢、宫骶韧带最为常见，其次为子宫及其他脏腹膜、阴道直肠膈等。

【发病原因】

其病因及发病机制尚未明确，目前最为学术界所接受的理论学说为子宫内膜种植学说。此病主要是由于患者在月经期间经血从子宫口流出时，小部分经血夹杂子宫内膜碎片经由输卵管进入腹腔，在盆腔脏器中种植并形成子宫内膜异位病灶组织。除此以外，遗传、环境、炎症以及自身机体的免疫功能等因素也参与了子宫内膜异位症的发生。

【临床表现】

1. 下腹痛与痛经 疼痛是内异症的主要症状，典型症状为继发性痛经、进行性加重。疼痛多位于下腹、腰骶及盆腔中部，有时可放射至会阴部，肛门及大腿，常于月经来潮时出现，并持续至整个经期。

2. 不孕 50% 的子宫内膜异位症患者伴有不孕。

3. 月经不调 15%~30% 患者有经量增多、经期延长、月经淋漓不尽或经前期点滴出血。可能与病灶破坏卵巢组织、影响卵巢的内分泌功能导致排卵障碍和黄体功能不良或合并有子宫腺肌病和子宫肌瘤有关。

4. 性交疼痛 发生于子宫直肠窝、阴道直肠隔的子宫内膜异位症，使周围组织肿胀而影响性生活。

5. 其他 盆腔外任何部位有异位内膜种植生长时，均可在局部出现周期性疼痛、出血和肿块，并出现相应症状。

【实验室及其他检查】

1. 妇科检查 生育年龄女性有继发性痛经且进行性加重、不孕或慢性盆腔痛，盆腔检查扪及与子宫相连的囊性包块或盆腔内有触痛性结节，有轻压痛，子宫骶韧带、子宫后壁或直肠子宫陷凹处可触及不规则的硬结节，触痛明显。

2. 超声检查 B 型超声检查可以确定卵巢子宫内膜异位囊肿的位置、大小和形状，并可发现盆腔检查未能扪及的包块，是鉴别卵巢异位囊肿和膀胱、直肠内异症的重要方法。

3. 血清 CA125 测定 子宫内膜异位症的患者通常伴有不同程度的 CA125 升高，定期测定可作为监测异位内膜病变活动情况。但不能单独依靠血清 CA125 值来鉴别子宫内膜异位症和卵巢癌。

4. 腹腔镜检查 为诊断子宫内膜异位症的最佳方法。镜下见到典型的病灶或者对可疑病变组织进行活体组织检查可确诊，所以腹腔镜是治疗子宫内膜异位症最常用的方法。

【处理原则】

治疗内异症的目的在于减灭和消除病灶、缓解并解除疼痛、改善和促进生育、减少和避免复发。

1. 期待疗法 对于轻度内异症患者定期随访。随访期间如发现症状或体征加剧时应改用其他治疗方法。

2. 药物治疗

（1）口服避孕药：临床常用低剂量高效孕激素和炔雌醇复合制剂，用法为每天 1 片，连续用 6~9 个月，此法用于轻度内异症患者。

（2）孕激素类药物：临床上常用醋酸甲羟孕酮、甲地孕酮或炔诺酮等，一般连续使用半年。

（3）米非司酮：为孕激素受体调节剂，能抑制排卵，干扰子宫内膜的完整性。用药治疗后造成闭经使病灶萎缩闭经，长期疗效有待考证。

（4）促性腺激素释放激素激动剂（GnRH-a）：其作用是能促进垂体细胞释放 LH 和

FSH，抑制垂体分泌促性腺激素，导致卵巢激素水平明显下降，出现暂时性闭经。

3. 手术治疗　腹腔镜手术是子宫内膜异位症首选的治疗方法，目前认为以腹腔镜确诊、手术联合药物治疗是内异症治疗的金标准。手术方式有以下三种。

（1）保留生育功能手术：适用于药物治疗无效、年轻和有生育要求者。

（2）保留卵巢功能的手术：即切除病灶及子宫，至少保留一侧卵巢或部分卵巢，适用于年龄45岁以下且无生育要求的重症患者，术后复发率为5%。

（3）根治性手术：即切除盆腔内所有异位病灶及子宫、双附件，适用于45岁以上的重症患者，术后几乎不复发。

4. 手术与药物联合治疗　手术治疗前给予3~6个月的药物治疗，使异位病灶缩小、软化，有利于缩小手术范围和手术操作。

【护理评估】

1. 疾病史　了解患者的月经史、孕育史、家族史及手术史。

2. 身体评估　评估患者痛经的程度、疼痛评分、有无性交痛及不孕等症状。

3. 心理评估　理解并尊重患者的问题，耐心解答，让患者消除顾虑，积极配合治疗。

4. 辅助检查　B型超声检查可确定异位囊肿的位置、大小及形状，是最常用的检查手段。对于盆腔子宫内膜异位症，盆腔CT及MRI也具有一定的诊断价值。

【护理诊断】

1. 疼痛　与子宫内膜异位种植有关。

2. 性功能紊乱　与疾病导致的性交痛有关。

3. 自我形象紊乱　与疾病引起的不孕有关。

4. 恐惧、焦虑　与担心疾病预后及复发有关。

【护理措施】

1. 保守疗法的护理

药物治疗的患者应了解目前用药目的、剂量、具体方法及所用药物可能出现的不良反应及处理方法。责任护士应明确患者的用药类型和具体情况，并耐心给予具体的指导，使患者正确掌握。

2. 手术患者的护理

（1）术前准备

1）全面评估患者的身心状况，准备术前用物。

2）给予患者心理护理：向患者讲述手术目的、过程和注意事项以消除焦虑紧张情绪。

3）做好术前准备工作：术前的各项检查完善，皮肤准备、备血、肠道准备等，并留置导尿管带入手术室。

（2）术中护理：注意观察患者生命体征的变化情况，发现异常及时与医师联系并配合处理。

（3）术后护理

1）术后根据手术需要拔除尿管的时间，通常于术后24小时拔除。

2）严密观察患者的生命体征变化：发现异常及时通知医师配合处理。

3）一般术后24小时内，可按医嘱给予止痛药物以缓解患者的不适，并向其说明术后出现肩背部、肋骨缘及上肢不适等症状是因腹腔残留气体所致，术后会逐渐缓解，使其安心。

4）注意观察伤口情况，鼓励患者尽早下床活动，以尽快排出腹腔气体。一般术后第1天可进食半流质饮食，肠蠕动恢复后可进普食。

5）行全子宫切除术者：术后3个月内禁止性生活、盆浴，术后6周门诊复查。

6）遵医嘱给予抗生素治疗。

【健康指导】

指导患者规律运动有可能减少异位症的发生，月经期可适当运动，不做剧烈运动，避免高度精神紧张；做好避孕措施，避免人工流产；术后禁性生活1个月，1个月门诊复查。

第七节　功能失调性子宫出血

【学习目标】

1. 掌握功能失调性子宫出血的病因、临床表现、处理原则；
2. 掌握功能失调性子宫出血的护理评估、护理诊断、护理措施。

【重度难点】

功能失调性子宫出血患者的护理评估。

功能失调性子宫出血（简称功血），是由于调节生殖的神经内分泌机制失常引起的异常子宫出血，全身及内外生殖器官无明显器质性病变。功血可发生于月经初潮至绝经前的任何年龄，分为无排卵型和排卵型两类。

一、无排卵型功血

【病例介绍】

患者，女，48岁。因"阴道流血增多，伴有较多积血块"入院。患者于3个月前不明原因出现月经周期缩短至20~25天。经期延长达5~10天不等。月经量多伴有少量小血块。经期用卫生巾3~4包。有轻微腹痛，每月经期过后出现轻度疲乏无力、头晕，活动后加重。自认为月经紊乱，未行任何检查及治疗。本次月经来潮阴道流血持续10余天。量时多时少。自测尿HCG（-）。无腹痛发热来我院就诊。诊断为"功能失调性子宫出血"。

【发病原因】

引起无排卵功血的原因，在青春期更年期不同。青春期功血多由于下丘脑－垂体与卵巢轴发育成熟不全或延迟，在下丘脑－垂体与卵巢之间尚未建立起完善的反馈调节机制，因而卵巢中虽有卵泡发育但不能排卵。围绝经期功血主要是由于卵巢功能自然衰退，卵泡数量减少且成熟障碍。

【临床表现】

1. 无规律子宫出血，血量时多时少，或突然增多。闭经时间长者，可能会突发出血且量多，并可持续数月不止。月经周期短于 21 天，时流时止。

2. 体检　生殖器检查正常，或双侧卵巢对称性轻度增大。

3. 基础体温　为单相型。

4. 失血过多　可引起贫血，严重者可出血头晕、心慌、气短、乏力、水肿、食欲不振等现象。

【实验室及其他检查】

1. 生化检查　血、尿常规检查，以及凝血功能检查排除全身性出血性疾病。

2. 影像学检查　B 超检查可以发现小型子宫肌瘤（肌壁间）及小型卵巢肿瘤，并可发现宫腔病变及测定子宫内膜的厚度等。

3. 诊断性刮宫　出血量多或持久不停的已婚患者，应首先采用诊断性刮宫术止血，并能探查宫腔，确定有无器质性疾病，病检子宫内膜。

4. 宫颈黏液结晶　流血前宫颈黏液中见羊齿状结晶者，提示为无排卵型出血。

5. 宫腔镜检查　有助于发现小型宫腔息肉、黏膜下子宫肌瘤等，并可在直视下选点活检，增加了该类器质性疾病的检出率。

【处理原则】

药物治疗：青春期少女应以止血和调整周期为主，促使卵巢恢复功能和排卵。更年期妇女止血后以调整周期，减少经量为原则。

1. 止血　大出血患者，要求在性激素治疗 6 小时内见效，24~48 小时内出血基本停止。常见内分泌药物有雌激素、孕激素、雄激素、抗前列腺素及其他止血药。雌激素适用于青春期功血尤其示内源性雄激素不足者，一般用已烯雌酚或苯甲酸雌二醇。在更年期患者止血时配伍使用睾丸酮，可增强止血效果。出血期间服用前列腺合成酶抑制剂可使子宫内膜剥脱时出血减少。

2. 调整月经周期　在止血后继续用药以控制周期，使无流血期延长至 20 日。一般连续用药 3 个周期，常用的调整月经周期的方法有雌孕激素序贯法和雌孕激素合并应用。

3. 手术治疗无效时，行宫腔镜手术。

【护理评估】

1. 健康史　评估时注意了解患者发病年龄、月经史、婚育史及发病诱因，有无性激素治疗不当及全身性疾病史。

2. 身体状况

（1）月经紊乱：最常见症状是子宫不规则出血。特点是月经周期紊乱。经期长短不一，经量多少不定。可先有数周或数月停经，然后阴道流血，量较多，持续 2~3 周或更长时间，不易自止。无腹痛或其他不适。

（2）贫血：因出血多或出血时间长，患者出现头晕、乏力、面色苍白等贫血征象。

（3）体格检查：包括全身检查和妇科检查，排除全身性疾病及生殖器官器质性病变。

3. 心理－社会状况　青春期患者常因害羞而不及时诊治，生育期患者担心影响生育而焦虑，围绝经期患者因治疗效果不佳或怀疑肿瘤而焦虑、紧张、恐惧。

【护理诊断】

通过护理评估，对于功能失调性子宫出血的患者一般可能会存在以下护理问题及护理诊断。

1. 贫血　与该病出血量多或出血时间长有关。
2. 知识缺乏　与健康宣教不够全面有关。
3. 有感染的危险　与大量出血导致机体抵抗力下降有关。
4. 焦虑　与月经紊乱、担心严重疾病或治疗效果不佳有关。

【护理措施】

宫腔镜手术治疗患者的护理

（1）术前积极配合医生完善相关检查：给予备皮备血及留置导尿管。做好饮食指导。

（2）术后应严密观察患者生命体征变化，做好记录：观察阴道出血情况。保持静脉通道通畅，注意调节滴速，遵医嘱记录出入量或必要时严密监测水电解质情况，防止水中毒的发生。保持尿管通畅，观察尿量及颜色。如有异常及时告知医生。对于因气管插管所致的咽喉疼痛及痰液较多者，可指导患者多饮水，或遵医嘱给予雾化吸入。做好术后的饮食指导。术后6小时后可少量饮水，8小时后根据患者情况逐渐恢复进食。注意进易消化饮食。避免含糖类饮食，以防肠胀气。术后6小时协助患者翻身及活动四肢。鼓励患者早期下床活动，促进各系统功能的恢复，防止盆腔粘连及静脉血栓的形成。

（3）心理护理：护士应做好术前术后的心理护理。讲解宫腔镜手术的特点及方法，指导并训练患者有效咳嗽、深呼吸及床上肢体活动。使患者消除紧张、恐惧心理。

【健康指导】

加强营养，注意休息，保持心情舒畅；强调严格遵医嘱用药的必要性。避免药物使用不当导致异常出血；月经期避免剧烈活动，禁止盆浴及性生活。

二、排卵型功血

【案例介绍】

患者，女，26岁。因“阴道流血增多，月经周期缩短”入院。患者于3个月前原因不明出现月经周期缩短至20天。经期延长至10天。月经量多伴有少量小血块。经期用卫生巾3~4包。月经来潮时伴有轻微腹痛，有短期乳房胀痛。自认为月经紊乱，未行任何检查及治疗。本次月经来潮阴道流血持续10天。自测尿HCG（－）。无腹痛发热来我院就诊。诊断为“功能失调性子宫出血”。患者精神、食欲差，大小便已解。

【发病原因】

引起排卵功血的原因主要有：

1. 黄体功能不足　月经周期中有卵泡发育及排卵，但黄体期孕激素分泌不足或黄体过早衰退，导致子宫内膜分泌不良。

2. 子宫内膜脱落不全　由于黄体萎缩不全，雌激素不能迅速下降。

3. 子宫内膜修复延长　由于月经期子宫内膜剥脱后，下1周期新的卵泡发育迟缓或欠佳，所分泌的雌激素不足，以致子宫内膜不能如期再生修复，而使月经延长。

4. 排卵期出血　由于排卵期激素短暂下降，使子宫内膜失去激素的支持而出现部分子宫内膜脱落引起撤退性出血，当雌激素分泌足够量时则内膜又被修复而止血。

【临床表现】

月经间期出血

（1）黄体功能异常所致

1）黄体功能不全：表现为月经周期缩短，月经频发，有时月经周期虽在正常范围内，但是卵泡期延长，黄体期缩短。

2）黄体萎缩不全：表现为月经周期正常，但经期延长，常在点滴出血后才有正式的月经来潮，以后又常淋漓数日。黄体功能异常者常合并不孕或流产。

（2）围排卵期出血：出血期少于或等于7天，出血停止后数天又出血，量少，多数持续1~3天，时有时无。

【实验室及其他检查】

1. 生化检查　血、尿常规检查，以及凝血功能检查排除全身性出血性疾病。

2. 影像学检查　B超检查可以发现小型子宫肌瘤（肌壁间）及小型卵巢肿瘤，并可发现宫腔病变及测定子宫内膜的厚度等。

3. 诊断性刮宫　出血量多或持久不停的已婚患者，应首先采用诊断性刮宫术止血，并能探查宫腔，确定有无器质性疾病，病检子宫内膜。

【处理原则】

（一）患者月经过多的治疗

1. 药物治疗

（1）止血药：如氨甲环酸、酚磺乙胺、维生素K。

（2）宫腔放置左炔诺孕酮宫内缓释系统：放置后，该系统可在宫腔内释放左炔诺孕酮，有效期一般为5年。

2. 手术治疗　同无排卵型功血。

（二）月经间期出血的治疗

建议首先对患者进行1~2个周期的观察，测定基础体温，明确出血类型，排除器质性病变后再进行干预。

1. 围排卵期出血　采取止血等对症治疗。

2. 经前期止血　出血前补充孕激素或HCG，卵泡期应用枸橼酸氯米芬促排卵、改善卵泡发育及黄体功能。

3. 月经期延长周期5~7天　给予小剂量雌激素帮助修复子宫内膜，或枸橼酸氯米芬促卵泡正常发育，或在前个周期的黄体期应用孕激素促进子宫内膜脱落。

4. 月经间期出血　一般于月经第1~5天开始，周期性使用口服避孕药3~6个周期。

【护理评估】

1. 健康史　评估时注意了解患者发病年龄、月经史、婚育史及发病诱因，有无性激素治疗不当及全身性疾病史。

2. 身体状况

（1）月经紊乱：最常见症状是子宫不规则出血。特点是月经周期紊乱。

（2）贫血：因出血多或出血时间长，患者出现头晕、乏力、面色苍白等贫血征象。

（3）体格检查：包括全身检查和妇科检查，排除全身性疾病及生殖器官器质性病变。

3. 心理－社会状况　青春期患者常因害羞而不及时诊治，生育期患者担心影响生育而焦虑，围绝经期患者因治疗效果不佳或怀疑肿瘤而焦虑、紧张、恐惧。

【护理问题、目标及措施、健康指导】

见本节一、同无排卵型功血。

第八节　卵巢过度刺激综合征

【学习目标】

1. 掌握卵巢过度刺激征患者的病因、症状、体征、处理原则；

2. 掌握卵巢过度刺激征患者的护理评估、病情观察、治疗安全、护理措施。

【重点难点】

1. 卵巢过度刺激征患者的护理评估。

2. 卵巢过度刺激征的观察要点。

【案例介绍】

患者，女，27岁。患者因胚胎移植术后15天，腹部胀痛9天收入院。患者因有正常性生活未避孕未孕2年+，在我院B超检查提示多囊卵巢综合征，要求辅助生殖技术助孕。LMP2015年12月6日，31天前在我院生殖中心促排卵治疗11天后，18天前取卵，15天前移植胚胎2枚。9天前患者出现左下腹部疼痛，伴剑突下胀痛，恶心感，无呕吐，无肛门坠胀感，行血HCG检查示275.5IU/L。B超提示双侧卵巢略增大（左卵巢4.7cm×3.9cm，右卵巢4.3cm×3.7cm），考虑卵巢过度刺激征（轻度），为了进一步治疗，以“卵巢过度刺激征”收入院。

卵巢过度刺激综合征（ovarian hyperstimulation syndrome，OHSS）是发生在辅助生育技术促排卵后引起严重医源性并发症，多见于促性腺激素（HMG/HMG hCG 等）治疗期间，是一种人体对促排卵药物产生的过度反应，以卵巢增大、毛细血管通透性增加、异常体液和蛋白外渗进入人体第三间隙为特征而引起的一系列临床症状的并发症。

【发病原因】

1. 卵巢对促排卵药物高度敏感（高敏卵巢） 常见于多囊卵巢患者及年轻患者。
2. 使用 HCG 促排卵或维持妊娠黄体。
3. 早孕期的内源性 HCG 分泌。
4. 既往有 OHSS 患者。

【临床表现】

OHSS 主要临床表现为卵巢囊性增大，毛细血管通透性增加，体液聚集于组织间隙，引起腹腔积液、胸腔积液，伴局部或全身水肿。一般将 OHSS 分为轻、中、重三度。

1. 轻度　血 E2 水平至少达 1500pg/ml，卵巢增大，但直径≤5cm，可伴有轻度腹胀不适、恶心、呕吐或腹泻等。

2. 中度　在轻度基础上，B 超证实有腹水，卵巢直径超过 5cm，但小于 12cm，可伴有腹胀、腹痛等。

3. 重度　在中度的基础上出现胸水、腹水，呼吸困难，卵巢增大≥12cm，重度低蛋白血症，肝功能异常，少尿，红细胞比容 >45% 等。

【辅助检查】

1. 实验室检查　OHSS 可表现为血细胞比容和白细胞计数升高，低钠低蛋白血症。重度 OHSS 可出现肝功能不全（表现为肝细胞损害）和胆汁淤积，碱性磷酸酶、谷丙转氨酶、谷草转氨酶、胆红素、肌酸激酶增高。

2. 肝活检　可见脂肪肝变性、Kuffer 细胞增生。

3. B 超检查　可见卵巢增大、卵泡黄素囊肿、轻度者卵巢增大 <8cm，中度为 8~12cm、重度为 12cm 以上，同时可见腹腔积液、胸腔积液或心包积液。

【处理原则】

1. 轻度　一般不需特殊处理，鼓励患者少量多次饮水，大多数患者可在 1 周内恢复。

2. 中度　指导患者自我检测，包括卧床休息，摄入足够液体，监测腹围、尿量及体重，部分患者可住院观察。

3. 重度　应住院治疗，治疗目的在于保持足够血容量，纠正血液浓缩，维持正常尿量，最大程度改善症状，避免严重并发症发生，如休克、血栓栓塞、水电解质平衡紊乱、肝肾功能异常等。OHSS 出现卵巢破裂、内出血严重时应手术治疗。全身状况不良时应注意预防感染，严重者果断终止妊娠。

【护理评估】

1. 健康史　评估患者有无停经史、早孕反应及其出现时间,阴道流血量、腹痛等,是否为辅助生育,有无服用促排卵药。

2. 身心评估

(1)症状和体征评估:患者有无恶心、呕吐、腹泻等症状,有无全身水肿、有无呼吸困难等症状。

(2)心理-社会评估:患者多数担心胎儿安危。

【护理诊断】

1. 舒适的改变　与疾病引起的腹胀和腹水有关。

2. 体液过多　与疾病有关。

3. 焦虑　与担心疾病的预后有关。

4. 营养失调　与低于机体需要量有关。

【护理措施】

1. 一般护理

(1)环境与休息:保持病室温湿度适宜,定时通风;患者取半卧位,以缓解因腹胀引起的呼吸困难;避免突然改变体位,以免增大的卵巢发生扭转或破裂。

(2)饮食护理:鼓励患者少吃多餐,给予高热量、高维生素、高蛋白饮食。

(3)预防血栓形成:鼓励患者慢速翻身、活动四肢、按摩双腿、服用肠溶阿司匹林片。

2. 病情观察　严密观察尿量的变化,定时测体重、腹围及记录24小时出入量。密切观察恶心、呕吐、腹水程度,监测患者生命体征变化并做好护理记录。

3. 正确测量体重、腹围和出入量

(1)正确测量体重和腹围:每日为患者定时测量体重和腹围并做好记录,以动态了解腹水情况。为保证测量值准确,每日清晨保持空腹、排空大小便,穿单件病号服测量。测量腹围时让患者平卧于床上,双手放于身体两侧,双腿平伸,以脐部为中心,切面与躯干长轴垂直,统一规定呼气末测量。

(2)准确记录24小时出入量:观察尿量,保持每日尿量>500ml。让患者使用有刻度的杯子喝水,同时为患者提供有刻度的量杯测量尿量,分别在每天下午4点和次日晨进行总结,以保证治疗及时有效。

4. 穿刺放腹水的护理　协助患者取半卧位,以便于引流。放腹水过程中要严密观察患者神志、面色、心率、脉搏和血压的变化,注意有无咳嗽,呼吸困难等不适,及时听取患者的不适主诉并积极查找原因。进行各项护理操作时要轻柔,严格按无菌操作原则放腹水后,让患者卧床休息,腹部放置沙袋,腹带包扎压迫2~4小时,以避免腹压突然下降引起的不良后果;患者反复多次放腹水,严密观察腹腔穿刺处有无红肿、渗液等感染的征象;保持覆盖的敷料干净,如有渗出应及时更换。

5. 用药护理　准确掌握各种药物的作用以及使用方法,了解患者的药物过敏史,在用药过程中注意观察患者有无不良反应。

6. 心理护理　患者常表现出紧张、恐惧、焦虑、担心疾病预后等心理。要多与患者交流，讲解疾病的特点和治疗过程。同时要做好患者家属的工作，让他们不但给予生活上的照顾还要给予心理支持。

【健康指导】

指导患者出院后按时服用保胎药，保持愉快心情。同时注意休息，保证足够睡眠。合理饮食，多吃高热量、高维生素、高蛋白、低盐易消化食物。出院后应按时进行产科门诊定期检查（每周），每天监测腹围、体重，如有腹痛、腹胀、阴道流血等应及时就诊。门诊监测血 HCG 变化，一周后复查 B 超，若有异常应随诊。保持会阴部清洁，禁性生活 3 个月。

第二章 产科常见疾病

产科专科护理思维导图

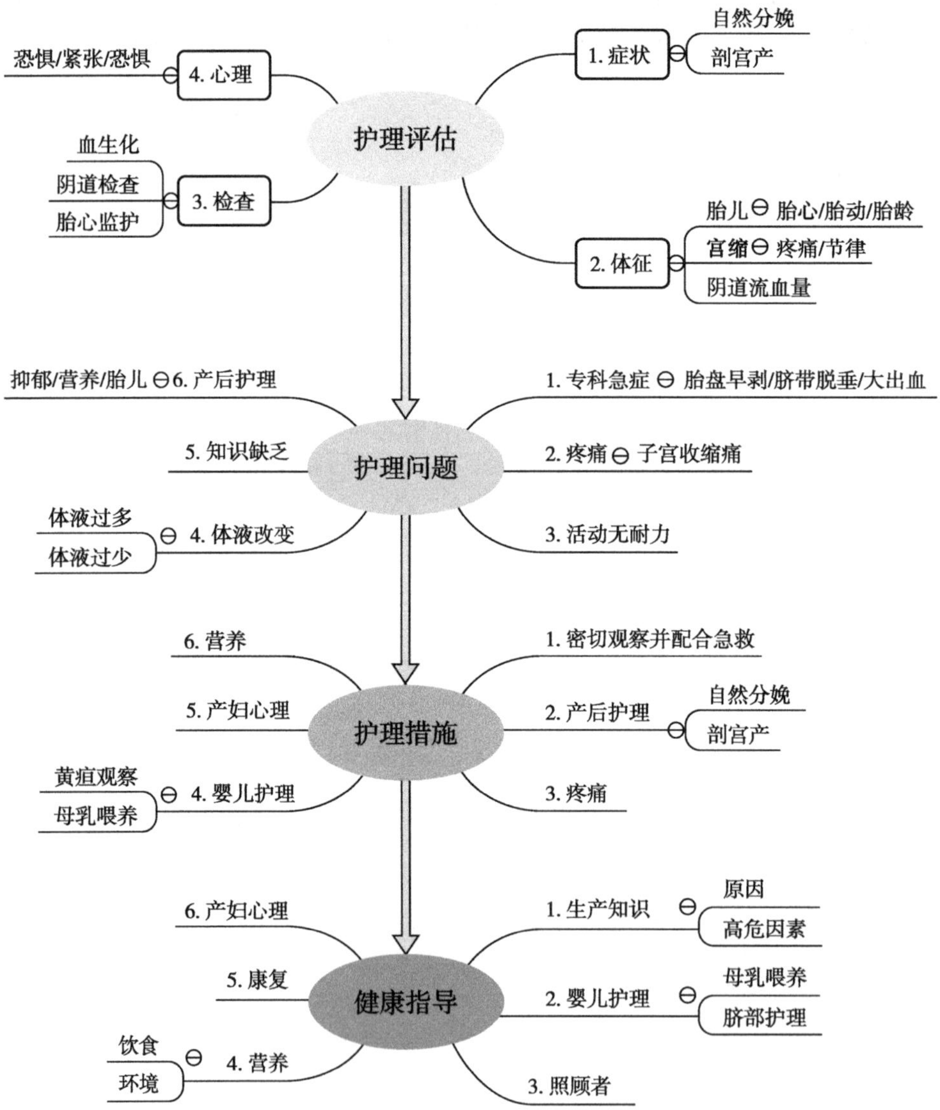

第一节　胎膜早破

【学习目标】

1. 掌握胎膜早破的病因、临床表现、处理原则；
2. 掌握胎膜早破患者的护理评估、护理诊断、护理措施；
3. 掌握胎膜早破患者的健康指导。

【重点难点】

胎膜早破患者的健康指导。

【案例介绍】

患者，女，30岁。门诊以“孕2产0孕38^{+2}周先兆临产，胎膜早破”收入院。患者自诉阴道流液两小时余。入院查体：胎心130次/分，规律，羊水颜色清亮，pH试纸变色；BP 112/70mmHg、心率86次/分。患者精神好，情绪紧张。患者平素月经规律，无痛经，LMP 2016.07.21，EDC 2017.4.28。孕早期有明显恶心呕吐等早孕反应。孕4+月自觉胎动，孕5+月阴道少量出血，口服保胎药5天后好转。孕期无头昏、视物模糊，无心慌、胸闷等不适。产前检查唐氏筛查低危，未查糖筛。

胎膜早破是指在临产前胎膜自然破裂。是常见的分娩并发症，其发生率在妊娠满37周为10%，妊娠不满37周的胎膜早破发生率为2.0%~3.5%，胎膜早破对妊娠和分娩均造成不利影响，可导致早产及围生儿死亡率的增加，可使孕产妇宫内感染率和产褥感染率增加。

【发病原因】

1. 感染　感染和胎膜早破互为因果关系，而且感染是胎膜早破的最重要原因。
2. 营养因素。
3. 子宫颈功能不全。
4. 宫腔内压力异常。
5. 创伤和机械性刺激。

【临床表现】

1. 症状　孕妇突感有较多液体自阴道流出，可混有胎脂及胎粪，继而少量间断排出。当咳嗽、打喷嚏、负重等腹压增加时，羊水即流出。

2. 体征　行肛诊检查，触不到羊膜囊，上推胎儿先露部可见到流液量增多。羊膜腔感染时母儿心率增快，子宫压痛。

【实验室检查】

主要采用阴道流液酸碱度检查：正常阴道液呈酸性，pH 呈酸性，pH 为 4.5~5.5；羊水的 pH 为 7~7.5；尿液 pH 为 5.5~6.5。用 pH 试纸检查，若流出液 pH ≥7.0 时，视为阳性，胎膜早破的可能性极大，但要注意受血液、尿液、宫颈黏液、精液及细菌污染时可出现假阳性。

【处理原则】

主要原则为预防发生感染和脐带脱垂。

1. 预防感染　嘱孕妇保持外阴清洁，放置吸水性较好的护理垫，勤换护理垫，保持清洁干燥，防止上行感染；严密观察患者生命体征，进行白细胞计数，了解是否存在感染；按医嘱一般于胎膜破裂后 12 小时给予抗生素预防感染。

2. 预防脐带脱垂　胎先露未衔接者胎膜破后应绝对卧床，可取平卧位或左侧卧位，尽量避免不必要的肛查和阴道检查，监测胎心率的变化并指导患者自计胎动。

【护理评估】

1. 病史　详细询问病史，了解诱发胎膜早破的原因，确定胎膜破裂的时间，孕周、孕产次，是否有宫缩及感染征象。

2. 身心状况　观察孕妇阴道流液的量、颜色、性状。是否有咳嗽、打喷嚏、负重等增加腹压的动作后，流出液体。

【护理诊断】

1. 有感染的危险　与胎膜破裂后下生殖道内病原体上行感染有关。

2. 有胎儿受伤的危险　与脐带脱垂和早产儿肺部不成熟有关。

3. 焦虑　与保胎或引产的抉择困难，担心胎儿预后有关。

【护理措施】

1. 预防胎膜早破发生　加强孕期卫生宣传和保健，积极防治下生殖道感染；妊娠后期禁止性交；避免负重及腹部撞击；宫颈内口松弛者应于妊娠 14~16 周行宫颈环扎术及时发现胎位异常并矫正。

2. 配合医生进行相应处理

（1）防止脐带脱垂：胎膜早破孕妇应住院待产；密切监测胎心变化；抬高臀部，绝对卧床休息。

（2）保胎治疗：若孕龄 <37 周且 >30 周，无产兆，无感染征象者，应保持外阴清洁，置消毒会阴垫，至少每 4 小时更换一次；严密观察，嘱孕妇多饮水，以增加羊水量，争取延长胎龄。

（3）适时终止妊娠。

（4）预防感染：提高早产儿存活率；可给予地塞米松 10mg 肌注，每天 2 次，用 2 天，促胎肺成熟；给予抗生素预防感染；分娩结束后给予抗生素控制感染。

【健康指导】

加强孕期卫生宣传和保健，积极防治生殖道感染。妊娠后期禁止性交，避免负重及腹部撞击。宫颈内口松弛者，应于妊娠14~16周行宫颈环扎术。定时产前检查，发现胎位异常及时纠正。

第二节 胎盘早剥

【学习目标】

1. 掌握胎盘早剥的病因、临床表现、处理原则；
2. 掌握胎盘早剥患者的护理评估、护理诊断、护理措施；
3. 熟悉胎盘早剥患者的健康指导。

【重点难点】

1. 胎盘早剥患者的护理措施；
2. 胎盘早剥患者的临床表现及分类。

【案例介绍】

患者，女，27岁，急诊以“孕3产0孕33^{+3}周先兆早产、脐带绕颈、妊娠期高血压”收入院。入院查体BP 151/112mmHg、心率102次/分、胎心音不清、波动在150~168次/分。患者精神可，饮食可，大小便正常，体力无改变。患者平素月经规律，无痛经，LMP2016.08.21，EDC2017.5.28。孕早期有明显恶心呕吐等早孕反应。孕4+月自觉胎动。孕期无头昏、视物模糊，无心慌、胸闷等不适。产前检查唐氏筛查低危。OGTT 4.6~6.7~4.9mmol/L。患者自诉今晨驾车外出约1.5小时后轻度疲劳，偶感腹部发紧，胎动频繁。今晨01:30开始出现持续性腹痛，伴腹泻1次，因腹痛加剧来我院急诊。胎心彩超检查提示单胎、头位，未见胎心搏动，BPD 8.1cm，羊水量正常，胎盘后壁，厚约5.8mm，脐带绕颈1周。有少量阴道流血，未破水。

妊娠20周后或分娩期，正常位置的胎盘在胎儿娩出前，部分或全部从子宫壁剥离，称为胎盘早剥（placental abruption）。发病率在国外为1%~2%，国内为0.46%~2.1%。属于妊娠晚期严重并发症，起病急、发展快，若处理不及时可危及母儿生命。

【病因】

胎盘早剥确切的原因及发病机制尚不清楚，可能与下述因素有关。

1. 孕妇血管病变。

2. 宫腔内压力骤减胎膜早破（妊娠足月前）；双胎妊娠分娩时，第一胎儿娩出过快；羊水过多时，人工破膜后羊水流出过快，宫腔内压力骤减，子宫骤然收缩，胎盘与子宫壁发生错位而剥离。

3. 机械性因素 外伤尤其是腹部直接受到撞击或挤压；脐带过短（<30cm）或因脐带绕颈、绕体相对过短时，分娩过程中胎儿下降牵拉脐带；羊膜腔穿刺时，刺破前壁胎盘附着处血管，胎盘后血肿形成引起胎盘剥离。

【临床表现】

根据病情严重程度将胎盘早剥分为3度。

1. Ⅰ度 以外出血为主，多见于分娩期，胎盘剥离面积小，常无腹痛或腹痛轻微，贫血体征不明显。腹部检查见子宫软，大小与妊娠周数相符，胎位清楚，胎心率正常，产后检查见胎盘母体面有凝血块及压迹即可诊断。

2. Ⅱ度 胎盘剥离面1/3左右，常有突然发生的持续性腹痛、腰酸或腰背痛，疼痛的程度与胎盘后积血多少呈正比。无阴道流血或流血量不多，贫血程度与阴道流血量不相符。腹部检查见子宫大于妊娠周数，宫底随胎盘后血肿增大而升高。胎盘附着处压痛明显（胎盘位于后壁则不明显），宫缩有间歇，胎位可扪及，胎儿存活。

3. Ⅲ度 胎盘剥离面超过胎盘面积1/2，临床表现较Ⅱ度加重。可出现恶心、呕吐、面色苍白、四肢湿冷、脉搏细数、血压下降等休克症状，且休克程度大多与母体血液丢失量成比例。腹部检查见子宫硬如板状，宫缩间歇时不能松弛，胎位扪不清，胎心消失。如无凝血功能障碍属Ⅲa，有凝血功能障碍者属Ⅲb。

【实验室及其他检查】

1. B型超声检查 可协助了解胎盘的部位及胎盘早剥的类型，并可明确胎儿大小及存活情况。典型声像图显示胎盘与子宫壁之间出现边缘不清楚的液性低回声区即为胎盘后血肿，胎盘异常增厚或胎盘边缘“圆形”裂开。同时可排除前置胎盘。需要注意的是，B型超声检查阴性结果不能完全排除胎盘早剥。尤其是子宫后壁的胎盘。

2. 实验室检查 包括全血细胞计数及凝血功能检查。Ⅱ度及Ⅲ度患者应检测肾功能及二氧化碳结合力，有条件时应做血气分析，并做DIC筛选试验（包括血小板计数、凝血酶原时间、血纤维蛋白原测定），结果可疑者，进一步做纤溶确诊试验（包括凝血酶时间、优球蛋白溶解时间和血浆鱼精蛋白副凝试验），血纤维蛋白原<250mg/L为异常，如果<150mg/L，对凝血功能障碍有诊断意义。情况紧急时，可抽取肘静脉血2ml放入干燥试管中，7分钟后若无血块形成或形成易碎的软凝血块，说明凝血功能障碍。

【处理原则】

1. 纠正休克 应迅速补充血容量。及时输新鲜血液，尽快改善血液循环。

2. 及时终止妊娠 胎盘早剥一旦确诊，必须及时终止妊娠。终止妊娠的方法根据孕妇病情、胎儿宫内状况、产程进展及胎次等情况而定。

3. 防治并发症 主要并发症有凝血功能障碍、产后出血、急性肾衰竭，一旦出现并发症，进行对症处理。

【护理评估】

1. 病史 孕妇在妊娠晚期或临产时突然发生腹部剧痛，有急性贫血或休克征象，应引起高度重视。护士需结合有无妊娠高血压或高血压病史、胎盘早剥史、慢性肾炎史、仰卧位低血压综合征史及外伤史等，进行全面评估。

2. 身心状况 胎盘早剥孕妇发生内出血时，严重者常表现为急性贫血和休克症状，而无阴道流血或有少量阴道流血。因此对胎盘早剥孕妇除进行阴道流血的量、色评估外，应重点评估腹痛的程度、性质，孕妇的生命体征和一般情况，以及时、正确了解孕妇身体状况，关注孕妇及家属情绪。

【护理诊断】

1. 有受伤的危险 与发生抽搐有关。
2. 潜在并发症 弥散性血管内凝血。
3. 潜在并发症 产后大出血。
4. 恐惧与胎盘 早剥起病急、进展快，危及母儿生命有关。
5. 预感性悲伤 与死产有关。

【护理措施】

1. 心理护理 加强与孕妇的沟通，允许孕产妇及家属表达心理感受，鼓励提问并给予解释，消除他们的恐惧和悲伤情绪。

2. 孕期护理

（1）加强产期检查：积极防治妊娠高血压疾病、慢性高血压、慢性肾炎等疾病。

（2）绝对卧床休息：取左侧卧位，间断吸氧，改善胎儿血氧供应。

3. 观察病情变化

（1）严密监测生命体征，并及时记录。

（2）监测宫缩、胎心胎动情况，观察产程进展。

（3）观察有无凝血功能障碍或肾衰竭等并发症。

4. 预防产后出血 观察子宫收缩及阴道流血情况，及时给予子宫收缩剂，必要时做好子宫切除手术准备。

【健康指导】

1. 宣讲胎盘早剥有关知识 及时防治妊娠期高血压疾病、慢性高血压等疾病。
2. 死产者 指导退奶，产褥期禁止性生活及盆浴，预防感染。
3. 产后 42 天门诊复查。

第三节　前置胎盘

【学习目标】

1. 掌握前置胎盘的定义，主要的护理诊断，采取的护理措施。

2. 熟悉前置胎盘的病理生理，临床表现及分类，诊断检查，治疗原则，能进行护理评估与健康指导。

3. 了解前置胎盘的现状与发展趋向。

【重点难点】

前置胎盘的护理评估、临床表现、处理原则。

【案例介绍】

患者，女，39岁。已婚，4/0，主诉停经37周。LMP2011年1月22日，量与性状同前。停经2+月有少量阴道流血，诊断为先兆流产，黄体酮针肌注+中草药口服保胎（具体不详）1个月治疗血止。孕3个月在医院B超检查发现中央性前置胎盘，无阴道流血至今。现无阴道流血及流液，无下腹痛及下腹胀来我院入院待产，查胎心正常，胎动可及。门诊拟“孕4产0孕37周LOA待产；中央性前置胎盘”收住入院。入院查体：T 36.7℃，P 80次/分，R 19次/分，BP 112/70mmHg。产科检查骨盆外测量（23cm~25cm~18cm~9cm），宫高35cm，腹围97cm，胎重估计3595g，胎心136次/分，胎动可及，宫缩无，胎膜未破，羊水未见。

正常妊娠时胎盘附着于子宫体部的前壁、后壁或者侧壁。妊娠28周后，若胎盘附着于子宫下段、下缘达到或覆盖宫颈内口，位置低于胎先露部，称为前置胎盘（placenta previa）前置胎盘是妊娠晚期严重并发症之一，也是妊娠晚期阴道流血最常见的原因。其发病率国外报道0.5%，国内报道0.24%~1.57%。

【发病原因】

尚不清楚。多次流产及刮宫、高龄初产妇（>35岁）、产褥感染、剖宫产史、多孕产次、孕妇不良生活习惯（吸烟或吸毒妇女）、辅助生殖技术受孕、子宫形态异常、妊娠中期B型超声检查提示胎盘前置状态等为高危人群。

【临床表现】

1. 症状　妊娠晚期或临产时，发生无诱因、无痛性反复阴道流血是前置胎盘的主要症状，偶有发生于妊娠20周左右者。阴道流血时间的早晚、反复发作的次数、流血量的多少与前置胎盘的类型有关。由于反复多次或大量阴道流血，患者出现贫血，贫血程度与出血量呈正比，出血严重者可发生休克，还能导致胎儿缺氧、宫内窘迫，甚至死亡。

2. 体征　大量出血时可有贫血貌、脉搏微弱增快、血压下降等出血性休克表现。腹部检查子宫大小与停经月份相符，由于胎盘覆盖宫颈内口影响胎先露入盆，胎先露部多高浮。可在耻骨联合上方听到胎盘血管杂音。

【处理原则】

临床处理包括抑制宫缩，尽可能延长孕周，据类型决定分娩方式。原则是抑制宫缩、止血、纠正贫血和预防感染。根据阴道流血量、有无休克、妊娠周数、产次、胎位、胎儿是否存活、是否临产及前置胎盘类型等综合做出决定。凶险性前置胎盘处理，应当在有条件的医院待产。

1. 期待疗法　适用于妊娠 <34 周、胎儿体重 <2000g、胎儿存活、阴道流血量多、一般情况良好的孕妇。

2. 一般处理　取侧卧位，绝对卧床休息，血止后方可轻微活动；禁止性生活、阴道检查及肛查；密切观察阴道流血量；一般不采用阴道 B 型超声检查。胎儿电子监护仪监护胎儿宫内情况，包括胎心率、胎动计数等；为提高胎儿血氧供应，每天间断吸氧，每次 20 分钟；纠正孕妇贫血，补充铁剂，维持正常血容量，血红蛋白低于 70g/L 时，应输血，使血红蛋白≥100g/L，血细胞比容 >0.30。

3. 药物治疗　必要时给予地西泮等镇静剂。在保证孕妇安全的前提下尽可能延长孕周，抑制宫缩，以提高围产儿存活率，出血时间久，应用广谱抗生素预防感染，估计孕妇近日需终止妊娠，若胎龄 <34 周，促胎肺成熟。妊娠 35 周以后子宫生理性收缩频率增加，前置胎盘出血率随之上升，可适时终止妊娠。资料表明，妊娠 36 周以后择期终止妊娠时，围产儿结局明显好于等待至 36 周以上自然临产者。

4. 紧急转运　如患者阴道流血多，怀疑凶险性前置胎盘，当地无医疗条件处理，应建立静脉通道，输血输液，止血，抑制宫缩，由有经验的医师护送，迅速转诊到上级医疗机构。

5. 终止妊娠

（1）终止妊娠指征：孕妇反复发生多量出血甚至休克者，无论胎儿成熟与否，为孕妇安全应终止妊娠；胎龄达妊娠 36 周以上；胎儿成熟度检查提示胎儿肺成熟者；胎龄妊娠 34 周出现胎儿窘迫征象，或胎儿电子监护发现胎心异常、监测胎肺未成熟者，经促胎肺成熟处理胎儿已死亡或出现难以存活的畸形，如无脑儿。

（2）剖宫产指征：完全性前置胎盘，持续大量阴道流血；部分性和边缘性前置胎盘出血量较多，先露高浮，胎龄达妊娠 36 周以上，短时间内不能结束分娩，有胎心、胎位异常。

（3）阴道分娩：适用于边缘性前置胎盘、枕先露、阴道流血不多、无头盆不称和胎位异常，估计在短时间内能结束分娩者。可在备血、输液条件下人工破膜，破膜后，胎头下降压迫胎盘前置部位而止血，并可促进子宫收缩加快产程。若破膜后胎先露部下降不理想，仍有出血或分娩进展不顺利，应立即改行剖宫产术。

【护理评估】

1. 病史　除个人健康史以外，在孕产史中尤其注意识别有无剖宫产术、人工流产术及子宫内膜炎等前置胎盘的易发因素；此外妊娠经过中特别 28 周后，是否出现无痛性、无诱因、反复阴道流血症状。并详细记录具体经过及医疗处理情况。

2. 身心状况　由于反复或大量阴道出血突然发生，使孕妇及家属感到母儿的生命将受到威胁，表现出紧张、害怕、甚至恐惧。由于住院造成孕妇生活环境的改变、生活不便及治疗费用等因素，也会给孕妇及家属的情绪带来一定影响。

【护理诊断】

1. 自理能力缺陷　与期待疗法需要卧床休息有关。
2. 恐惧　与反复阴道流血，担心自身及胎儿安危有关。
3. 有感染的危险　与机体抵抗力下降、细菌侵入子宫创面有关。
4. 潜在并发症　失血性休克、胎儿窘迫。

【护理措施】

1. 对前置胎盘期待疗法的孕妇　嘱其绝对卧床休息，取左侧卧位。给予高蛋白富有营养的饮食，增强机体抵抗力。加强巡视，及时了解和满足孕妇的基本生活需要，提供良好的生活护理。注意观察生命体征及阴道流血量，发现异常，及时报告医生，并配合处理。

2. 对阴道大出血的孕妇　①严密观察并记录其生命体征、面色变化、阴道流血量；②迅速建立静脉通道，遵医嘱吸氧、输血、输液，补充血容量，尽快恢复正常血压；③严禁肛查，以防再次大出血，需做阴道检查时，必须在有输血、输液及手术的条件下进行；④协助终止妊娠，行剖宫产术者迅速做好急诊术前准备，术中配合应急抢救工作；对阴道分娩者须行人工破膜，使胎先露下降压迫胎盘止血，做好阴道助产手术的准备和新生儿抢救的准备；胎儿胎盘娩出后立即给予宫缩剂，以防产后出血。

【健康指导】

产前，鼓励孕妇进高营养饮食，保持大便通畅，情绪稳定，保持外阴清洁，以防早产及感染。产后，嘱产妇注意休息，补充铁剂，纠正贫血。鼓励产妇尽早下床活动，以利恶露排出。加强母乳喂养，宣教母乳喂养及新生儿护理的有关知识；新生儿死亡者指导回奶。产褥期禁止盆浴及性生活，注意外阴清洁，防止感染。指导避孕措施，剖宫产术者 2 年后方可再孕。

第四节　胎 儿 窘 迫

【学习目标】

1. 掌握胎儿窘迫的临床表现、处理原则；
2. 掌握胎儿窘迫形成患者的护理评估、护理诊断、护理措施；
3. 熟悉胎儿窘迫形成的原因。

【重点难点】

胎儿窘迫形成患者的临床表现及治疗护理。

【案例介绍】

患者，女，30岁。已婚，主诉停经38周。门诊以“孕1产0孕38^{+2}周待产，胎儿宫内缺氧”收入院。入院查体T 36.7℃，P 80次/分，R 19次/分，BP 117/68mmHg。意识清，心肺听诊无特殊，腹膨隆，无压痛。产科检查宫高36cm，腹围107cm，先露头，半入，胎心126次/分，胎动可及，胎膜未破，羊水未见。

胎儿窘迫（fetal distress）指胎儿在子宫内因急性或慢性缺氧危及其健康和生命的综合症状。急性胎儿窘迫多发生在分娩期；慢性胎儿窘迫常发生在妊娠晚期，但在临产后常表现为急性胎儿窘迫。

【发病原因】

母体血液含氧量不足、母胎间血氧运输及交换障碍、胎儿自身因素异常，均可导致胎儿窘迫。

1. 胎儿急性缺氧　系因母胎间血氧运输及交换障碍或脐带血循环障碍所致。常见因素有：①前置胎盘、胎盘早剥；②脐带异常，如脐带绕颈、脐带真结、脐带扭转、脐带脱垂、脐带血肿、脐带过长或过短、脐带附着于胎膜等；③母体严重血循环障碍致胎盘灌注急剧减少，如各种原因导致休克等；④缩宫素使用不当，造成过强及不协调宫缩，宫内压长时间超过母血进入绒毛间隙的平均动脉压；⑤孕妇应用麻醉药及镇静剂过量，抑制呼吸。

2. 胎儿慢性缺氧　①母体血液含氧量不足，如合并先天性心脏病或伴心功能不全、肺部感染、慢性肺功能不全、哮喘反复发作及重度贫血等；②子宫胎盘血管硬化、狭窄、梗死，使绒毛间隙血液灌注不足，如妊娠期高血压疾病、慢性肾炎、糖尿病、过期妊娠等；③胎儿严重的心血管疾病、呼吸系统疾病，胎儿畸形，母儿血型不合，胎儿宫内感染、宫内出血及颅脑损伤，致胎儿运输及利用氧能力下降等。

【临床表现】

胎儿窘迫的主要表现为胎心音改变、胎动异常及羊水胎粪污染或羊水过少，严重者胎动消失。根据其临床表现，可以分为急性胎儿窘迫和慢性胎儿窘迫。产时胎心率变化是急性胎儿窘迫的重要征象，CST或者OCT等出现频繁的晚期减速或可变减速；羊水胎粪污染和胎儿头皮血pH下降，出现酸中毒。慢性胎儿窘迫主要发生在妊娠晚期，常延续至临产并加重，主要表现为胎动减少或消失，NST基线平直，胎儿发育受限，胎盘功能减退，羊水胎粪污染等。

【实验室及其他检查】

1. 胎盘功能检查　出现胎儿窘迫的孕妇一般24小时尿E3值急骤减少30%~40%，或于妊娠末期连续多次测定在10mg/24小时以下。

2. 胎心监测　胎动时胎心率加速不明显，基线变异率<3次/分，出现晚期减速、变异减速等。

3. 胎儿头皮血血气分析　pH<7.20。

【处理原则】

急性胎儿窘迫者，积极寻找原因并给予及时纠正，采取果断措施，改善胎儿缺氧状态。宫口未开且情况不严重者，给予左侧卧位，吸氧，如胎心率变为正常，可继续观察；宫口开全胎头双顶径已达坐骨棘平面以下，应尽快经阴道助娩；如因催产素使宫缩过强造成胎心率减慢者，应立即停用催产素，阴道检查除外脐带脱垂并评估产程进展，纠正脱水、酸中毒、低血压及电解质紊乱。病情紧迫或经上述处理无效者，立即行剖宫产结束分娩。慢性胎儿窘迫应针对病因，根据孕周、胎儿成熟度及胎儿缺氧程度决定处理。首先应指导孕妇左侧卧位，定时间断吸氧，积极治疗妊娠并发症，加强胎儿监护，注意胎动变化。如果无法改善，则应在促胎肺成熟后迅速终止妊娠。

【护理评估】

（一）致病因素

母体因素，如妊娠高血压综合征、重度贫血、急产、产程延长、多胎妊娠等；胎盘、脐带因素，如胎盘早剥、前置胎盘、脐带绕颈、打结等；胎儿因素，如胎儿畸形、先天性心血管疾病、胎儿宫内感染等。

（二）身心状况

1. 急性胎儿窘迫

（1）胎心率变化：是急性胎儿窘迫最明显的临床征象。胎儿缺氧初期胎心率 >160 次 / 分，随后胎心率减慢 <120 次 / 分，当胎心率 <100 次 / 分，胎儿处于危险期。

（2）羊水胎粪污染：胎儿缺氧，肠蠕动亢进，肛门括约肌松弛，使胎粪排入羊水中，羊水呈浅绿色，黄绿色、进而呈混浊棕黄色。

（3）胎动：最初表现为胎动频繁，继而转弱及次数减少，进而消失。

2. 慢性胎儿窘迫　常表现为胎动减慢，12 小时胎动计数少于 10 次（正常妊娠近足月时胎动超过 10 次 /12 小时）。

【护理诊断】

1. 有受伤危险　与胎儿在宫内缺氧有关。

2. 焦虑　与担心胎儿安危有关。

3. 预期性悲哀　与胎儿可能死亡有关。

【护理措施】

1. 对急性胎儿窘迫的产妇　嘱取左侧卧位，间歇吸氧，提高胎儿血氧供给量，纠正胎儿缺氧。遵医嘱给予 5% 碳酸氢钠 250ml 静脉滴注，及早纠正酸中毒。对使用缩宫素引起宫缩过强而造成心率减慢的产妇，应立即停止滴注缩宫素或用抑制宫缩的药物，继续监测胎心变化，如缺氧不能纠正，应协助医生结束分娩，做好剖宫产术前准备，做好新生儿窒息抢救准备。

2. 对慢性胎儿窘迫的产妇　嘱产前定期检查，取左侧卧位，定时吸氧。积极治疗孕妇并发症。

3. 告知产妇夫妇目前胎儿真实情况及预期结果　帮助他们面对现实，对他们的疑虑给予适当的解释，以减轻焦虑，取得配合。

【健康指导】

对有妊娠并发症的孕妇，告之定期产前检查，积极治疗并发症，防止胎儿窘迫发生。指导孕、产妇自我监护，嘱其每天数胎动，告知其正常为每小时 3~5 次，如 12 小时胎动计数少于 10 次应及时就诊。

第五节　早　　产

【学习目标】

1. 掌握早产的临床表现及诊断、预防及处理原则；
2. 掌握早产患者的护理评估、护理诊断、护理措施；
3. 熟悉早产的分类及形成原因。

【重点难点】

早产患者的预防及护理。

【案例介绍】

患者，女，27 岁。已婚，主诉停经 36 周。LMP2016 年 8 月 22 日，量与性状同前。停经 3+月起定期产前检查，未见明显异常。现无阴道流血及流液，伴不规则腹痛及下腹胀来我院入院，查胎心正常，胎动可及。门诊以“孕 3 产 0 孕 36^{+2} 周先兆临产”收入院。入院查体 T 36.7℃，P 80 次 / 分，R 19 次 / 分，BP 100/62mmHg，产科检查宫高 33cm，腹围 97cm，胎儿体重估计 2700g，胎心 136 次 / 分，胎动可及，宫缩不规则，胎膜未破，羊水未见。

早产（preterm birth）指妊娠满 28 周至不足 37 周（196~258 天）间分娩者。此时娩出的新生儿称为早产儿（preterm neonates），体重为 1000~2499g。

【发病原因】

早产按原因可分为 3 类自发性早产、未足月胎膜早破早产和治疗性早产。

1. 自发性早产　最常见的类型，约占 45%。发生的机制主要为：①孕酮撤退；②缩宫素作用；③蜕膜活化。

2. 未足月胎膜早破早产　病因及高危因素包括 PPROM 史、体重指数（BMI）<19.8kg/m^2、营养不良、吸烟、宫颈功能不全、子宫畸形（如中隔子宫、单角子宫、双角子宫等）、宫内感染、细菌性阴道病、子宫过度膨胀、辅助生殖技术受孕等。

3. 治疗性早产　由于母体或胎儿的健康原因不允许继续妊娠，在未足 37 周时采取引产或剖宫产终止妊娠，即为治疗性早产。

【临床表现】

早产的主要临床表现是子宫收缩，最初为不规则宫缩，常伴有少许阴道流血或血性分泌物，以后可发展为规则宫缩，其过程与足月临产相似，胎膜早破较足月临产多。宫颈管先逐渐消退，然后扩张。

【实验室及其他检查】

腹部触诊检查宫缩情况，结合阴道分泌物的生化指标检测，超声评估胎儿成熟度、胎方位等，核实孕周；观察产程进展，确定早产的进程。

【处理原则】

若胎儿存活，无胎儿窘迫、胎膜完整，在母胎情况允许时，通过休息和药物治疗控制宫缩。尽量维持妊娠至足月；若胎膜已破，早产已不可避免时，则应尽可能地预防新生儿并发症以提高早产儿的存活率。

【护理评估】

1. 病史

详细评估可致早产的高危因素，如孕妇以往有流产、早产史或本次妊娠有阴道流血史，则发生早产的可能性大，应详细询问并记录患者既往出现的症状和接受治疗的情况。

2. 身心状况

妊娠晚期者子宫收缩规律（20分钟≥4次），伴以宫颈消退≥75%以及进行性宫口扩张2cm以上时，可诊断为早产者临产。早产已不可避免时，孕妇常会不自觉地把一些相关的事情与早产联系起来而产生自责感；由于怀孕结果的不可预知，恐惧、焦虑、猜疑也是早产孕妇的常见情绪反应。

【护理诊断】

1. 自理能力缺陷　与病情需卧床休息有关
2. 有新生儿受伤的危险　与早产儿发育不成熟有关
3. 焦虑　与担心早产儿预后有关

【护理措施】

1. 嘱孕妇绝对卧床休息，取左侧卧位，以增加子宫胎盘的血液灌流量。

2. 严密观察并记录宫缩、阴道流血、胎膜破裂、胎心等情况，发现异常，及时报告医生。

3. 嘱孕妇在妊娠晚期避免重体力劳动，禁止性生活，以防早产发生，指导孕妇认识早产的征象，若出现临产先兆，应及时就诊；指导产妇产后避孕，无子女者至少6个月后方可再孕，再孕时应加强产前保健及监护，避免再次发生早产。

【健康指导】

产前，鼓励孕妇进高营养饮食，保持大便通畅，情绪稳定，保持外阴清洁，以防早产。指导孕妇定期产前检查，积极治疗并发症，防止胎儿早产发生。指导孕妇自我监护，嘱其每日数胎动，告知其正常为每小时 3~5 次，如 12 小时胎动计数少于 10 次应及时就诊。

第六节　双 胎 妊 娠

【学习目标】

1. 掌握双胎妊娠的类型及特点、临床表现、处理原则；
2. 掌握双胎妊娠形成患者的护理诊断、护理措施；
3. 掌握双胎妊娠患者的健康指导。

【重点难点】

双胎妊娠患者的并发症。

【案例介绍】

患者，女，29 岁。孕 30^{+4} 周先兆早产，双胎，瘢痕子宫，因停经 30^{+4} 周不规则下腹阵痛半天于 2016 年 11 月 5 日入院。孕 2+月 B 超诊断宫内妊娠，双胎。患者 2014 年 2 月因胎膜早破在当地卫生院剖宫产一次，2015 年 12 月自然流产 1 次。

一次妊娠宫腔内同时有两个或两个以上胎儿时称为多胎妊娠，以双胎妊娠多见。近年辅助生殖技术广泛开展，多胎妊娠发生率明显增高。多胎妊娠易引起妊娠期高血压疾病、妊娠期肝内胆汁淤积症、贫血、胎膜早破及早产、胎儿发育异常等并发症。单绒毛膜双胎还可能合并双胎输血综合征、选择性生长受限等特殊并发症，因此多胎妊娠属高危妊娠范畴。本节主要讲述双胎妊娠。

【双胎类型及特点】

1. 双卵双胎　两个卵子分别受精形成的双胎妊娠，称为双卵双胎。双卵双胎约占双胎妊娠的 70%，与应用促排卵药物、多胚胎宫腔内移植及遗传因素有关。

2. 单卵双胎　由一个受精卵分裂形成的双胎妊娠，称为单卵双胎。单卵双胎约占双胎妊娠 30%，形成原因不明，不受种族、遗传、年龄、胎次、医源的影响。

【并发症】

1. 孕妇的并发症

（1）妊娠期高血压疾病：比单胎妊娠多 3~4 倍，且发病早、程度重，容易出现心肺并发症及子痫。

（2）妊娠期肝内胆汁淤积症：发生率是单胎的 2 倍，胆酸常高出正常值 10 倍以上，易引起早产、胎儿窘迫、死胎、死产，围产儿死亡率增高。

（3）贫血：是单胎的 2.4 倍，与铁及叶酸缺乏有关。

（4）羊水过多。

（5）胎膜早破。

（6）宫缩乏力。

（7）胎盘早剥。

（8）产后出血。

2. 围产儿并发症

（1）早产：约50%双胎妊娠并发早产，其风险约为单胎妊娠的7~10倍，多因胎膜早破或宫腔内压力过高及严重母胎并发症所致。

（2）脐带异常：单羊膜囊双胎易发生脐带互相缠绕、扭转，可致胎儿死亡。脐带脱垂也是双胎常见并发症，多发生在双胎胎位异常或胎先露未衔接出现胎膜早破时，以及第一胎儿娩出后，第二胎儿娩出前，是胎儿急性缺氧死亡的主要原因。

【处理原则】

1. 妊娠期处理及监护

（1）补充足够营养：进食含高蛋白质、高维生素以及必需脂肪酸的食物，注意补充铁、叶酸及钙剂，预防贫血及妊娠期高血压疾病。

（2）防治早产：是双胎产前监护的重点，双胎孕妇应增加每天卧床休息时间，减少活动量，产兆若发生在34周以前，应给予宫缩抑制剂。一旦出现宫缩或阴道流液，应住院治疗。

（3）及时防治妊娠期并发症：妊娠期发现妊娠期高血压疾病、妊娠期肝内胆汁淤积症等应及早治疗。

2. 终止妊娠的指征　①并急性羊水过多，压迫症状明显，孕妇腹部过度膨胀，呼吸困难，严重不适；②胎儿畸形；③母亲有严重并发症，如子痫前期或子痫，不允许继续妊娠时；④已到预产期尚未临产，胎盘功能减退者。

3. 分娩期处理　多数双胎妊娠能经阴道分娩。产程中应注意：①产妇应有良好体力，应保证产妇足够的摄入量及睡眠；②严密观察胎心变化；③注意宫缩及产程进展。双胎妊娠有下列情况之一，应考虑剖宫产：①第一胎儿为肩先露、臀先露；②宫缩乏力致产程延长，经保守治疗效果不佳；③胎儿窘迫，短时间内不能经阴道结束分娩；④联体双胎孕周>26周；⑤严重妊娠并发症需尽快终止妊娠，如重度子痫前期、胎盘早剥等。

4. 无论阴道分娩还是剖宫产，均需积极防治产后出血：①临产时应备血；②胎儿娩出前需建立静脉通道；③第二胎儿娩出后立即使用宫缩剂，并使其作用维持到产后2小时以上。

【护理诊断】

1. 有受伤的危险　与双胎妊娠引起早产有关。

2. 潜在并发症　早产、脐带脱垂或胎盘早剥。

【护理措施】

（一）妊娠期的护理

嘱孕妇加强产前检查，及早发现和处理各种并发症；加强营养，更多补充铁剂及钙剂；

妊娠晚期避免过度劳累，孕期末2个月禁止性生活；多卧床休息以防早产。

（二）分娩期的护理

严密观察产程进展，做好输血及手术助产准备。

1. 第一胎娩出后，应立即断脐，防止第二胎失血，同时腹部固定第二胎儿胎方位，使其保持纵产；勤听胎心。

2. 当第二胎儿前肩娩出时，腹部放砂袋或用腹带紧裹腹部，以防腹压骤降引起休克和产后出血。

3. 检查胎盘　根据胎盘的组成情况，判定单卵双胎或双卵双胎。

（三）产后的护理

产后2小时观察产妇生命体征、宫缩情况及阴道流血量，发现异常及时报告医生处理。

【健康指导】

加强营养，科学地喂养新生儿，按时进行母婴复诊检查。

第七节　妊娠高血压

【学习目标】

1. 掌握妊娠期高血压形成的病因、临床表现、处理原则；
2. 掌握妊娠期高血压形成患者的护理评估、护理诊断、护理措施；
3. 掌握妊娠期高血压形成患者的健康指导。

【重点难点】

妊娠期高血压形成患者的护理评估。

【案例介绍】

患者，女，27岁，已婚。因“孕38^{+2}周，全身水肿3天，视物模糊1天”于2017年1月13日上午9:00来我院就诊，入院前3天自觉全身水肿，未行特殊处理，于昨日出现视物模糊，伴晨起头晕，无心慌、胸闷等不适，于当地诊所测血压180/100mmHg，无腹痛阴道出血和流水，今来我院，门诊测血压140/90mmHg，门诊以“孕3产1孕38^{+2}周头位待产，瘢痕子宫，妊娠期高血压疾病”收入院。停经后，精神，饮食，睡眠好，大小便正常，体力无变化，体重渐增。平素身体良好，否认“高血压”“糖尿病”“肾炎”“冠心病”等病史。否认“肝炎”“结核”等传染病史。

妊娠期高血压疾病是妊娠与血压升高并存的一组疾病，发生率约5%~12%。该组疾病严重影响母婴健康，是孕产妇和围产儿病死率升高的主要原因，包括妊娠期高血压、子痫前期，子痫、以及慢性高血压并发子痫前期和慢性高血压合并妊娠。前三种疾病与后两种在发病机制及临床处理上略有不同。

【发病原因】

病因　至今病因不明，因该病在胎盘娩出后常很快缓解或可自愈，有学者称之为“胎盘病”，但很多学者认为是母体、胎盘、胎儿等众多因素作用的结果。关于其病因主要有以下学说：

（1）遗传因素：妊娠期高血压疾病具有家族倾向性，提示遗传因素与该病发生有关，但遗传方式尚不明确。

（2）营养缺乏：已发现多种营养缺乏如低白蛋白血症、钙、镁、锌、硒等缺乏与子痫前期发生发展有关。

（3）胰岛素抵抗：近年研究发现有妊娠期高血压疾病患者存在胰岛素抵抗，高胰岛素血症可导致 NO 合成下降及脂质代谢紊乱，影响前列腺素 E2 的合成，增加外周血管的阻力，升高血压。因此认为胰岛素抵抗与妊娠期高血压疾病的发生密切相关。

【临床表现】

1. 妊娠期高血压　妊娠期出现高血压，收缩压≥140mmHg 和（或）舒张压≥90mmHg，于产后 12 周内恢复正常；尿蛋白（-）；产后方可确诊。少数患者可伴有上腹部不适或血小板减少。

2. 子痫前期

（1）轻度：妊娠 20 周后出现收缩压≥140mmHg 和（或）舒张压≥90mmHg 伴蛋白≥0.3g/24h，或随机尿蛋白（+）。

（2）重度：血压和尿蛋白持续升高，发生母体脏器功能不全或胎儿并发症。出现下述任一不良情况可诊断为重度子痫前期：①血压持续升高收缩压≥160mmHg 和（或）舒张压≥110mmHg；②蛋白尿大于 5.0g/24h 或随机蛋白尿≥（+++）；③持续性头痛或视觉障碍或其他脑神经症状；④持续性上腹部疼痛，肝包膜下血肿或肝破裂症状；⑤肝脏功能异常肝酶 ALT 或 AST 水平升高；⑥肾脏功能异常少尿（24 小时尿量 <400ml 或每小时尿量 <17ml）或血肌酐 >106μmol/L；⑦低蛋白血症伴胸腔积液或腹腔积液；⑧血液系统异常；血管内溶血、贫血、黄疸或血 LDH 升高；⑨力衰竭、肺水肿；⑩胎儿生长受限或羊水过少；早发型，即妊娠 34 周以前发病。

3. 子痫　子痫前期基础上发生不能用其他原因解释的抽搐。

子痫发生前可有不断加重的重度子痫前期，但也可发生于血压升高不显著、无蛋白尿病例。通常产前子痫较多，发生于产后 48 小时者约 25%。子痫抽搐进展迅速，前驱症状短暂，表现为抽搐、面部充血、口吐白沫、深昏迷；随之深部肌肉僵硬，很快发展成典型的全身高张、阵挛、惊厥，有节律的肌肉收缩和紧张，持续约 1~1.5 分钟，其间患者无呼吸动作；此后抽搐停止，呼吸恢复，但患者仍昏迷，最后意识恢复，但困惑、易激惹、烦躁。

4. 慢性高血压并发子痫前期　慢性高血压孕妇妊娠前无蛋白尿，妊娠后出现蛋白尿≥0.3g/24h；或妊娠前有蛋白尿，妊娠后蛋白尿明显增加或血压进一步升高或出现血小板减少。

5. 妊娠合并慢性高血压　妊娠 20 周前收缩压≥140mmHg 和（或）舒张压≥90mmHg（除外滋养细胞疾病），妊娠期无明显加重；或妊娠 20 周后首次诊断高血压并持续到产后

12周以后。

【实验室及其他检查】

（1）妊娠期高血压应进行以下常规检查：血常规；尿常规；肝功能、血脂；肾功能、尿酸；凝血功能；心电图；胎心监测；B型超声检查胎儿、胎盘、羊水。

（2）子痫前期、子痫视病情发展、诊治需要应酌情增加以下有关检查项目：眼底检查；凝血功能系列［血浆凝血酶原时间、凝血酶时间、部分活化凝血活酶时间、血浆纤维蛋白原、凝血酶原国际标准化比率、纤维蛋白（原）降解产物、D-二聚体、3P试验、AT-ID］；B型超声等影像学检查肝、胆、胰、脾、肾等脏器；电解质；动脉血气分析；心脏彩超及心功能测定；脐动脉血流指数、子宫动脉等血流变化、头颅CT或MRI检查。

【处理原则】

妊娠期高血压疾病治疗的目的是控制病情、延长孕周、确保母儿安全。治疗基本原则是休息、镇静、解痉，有指征地降压、利尿，密切监测母胎情况，适时终止妊娠。

应根据病情轻重分类，进行个体化治疗。妊娠期高血压应休息、镇静、监测母胎情况，酌情降压治疗；子痫前应镇静、解痉，有指征地降压、利尿，密切监测母胎情况，适时终止妊娠；子痫应控制抽搐，病情稳定后终止妊娠。

【护理措施】

1. 心理护理　患者的主要心理状态是顾虑因高血压影响胎儿的营养，又恐惧病情的发展，而孕妇的心理状况又直接影响其血压及治疗的过程。消除思想顾虑和焦急的情绪是主要的心理护理，对于所出现的心理状况予以相应的解释和支持。向患者说明及时认真治疗可以取得较好效果，与孕妇一起听胎心音，解释目前胎儿的状况，允许家属陪伴，消除患者的孤独感，并提供倾诉的环境和机会，有助于稳定孕妇的情绪，使患者保持身心平静，精神愉快乐观，并积极配合治疗与参与护理活动。

2. 一般护理

（1）卧床休息：左侧卧位，可使右旋子宫向左方移位，并解除对下腔静脉的压迫，有利于改善肾和胎盘的血液循环。对降低血压，促进排尿具有良好的作用。

（2）饮食护理：孕期应维持高蛋白，适量钠的饮食，可补充尿中流失的蛋白质，减少水肿及血管内缺血的危险。指导患者摄入足够的水分和富含纤维素的事物。

3. 对症护理

（1）间断吸氧：每日2~3次，每次3分钟，可增加血氧含量，改善组织和脏器的缺氧情况。

（2）观察血压的变化：定时查眼底，根据血压的变化尤其是舒张压的变化和眼底动脉血管痉挛的程度，来评估病情的变化。

4. 用药护理

在给予患者的解痉、降压、扩容、镇静、利尿等药物时，应注意药物的作用、剂量、用法及副作用，$MgSO_4$是解痉的首选药物。$MgSO_4$用过量会引起呼吸和心率的抑制，甚至死亡。因此，用药时要注意用药的监护指标：①膝反射存在；②呼吸每分钟大于16次；③尿量每小时大于 30ml，24 小时大于 600ml。$MgSO_4$ 过量将出现中毒症状，首先表现为膝反射的迟钝或消失，而后出现呼吸抑制，心跳骤停。因此，在应用 $MgSO_4$ 前应准备好 10% 葡萄糖酸钙 10ml 作静脉推注。钙离子能与镁离子争夺神经细胞上的同一受体，阻止镁离子的继续结合从而防止中毒现象的进一步加深。

【健康指导】

卧位适量活动，保证充足休息，环境安静，左侧卧位，适当抬高下肢。饮食摄入充足的优质蛋白质、补充维生素、铁、钙，减少钠盐的摄入，每人每天不超过 3~5 克。少食用动物性脂肪，以植物油代替。多食水果蔬菜，保持大便通畅，适量饮水。监测血压，若有头疼、头晕、眼花等症状，及时通知医务人员。自数胎动，定时监测胎心。若有阴道流血、流液、腹痛等情况及时通知医务人员。保持个人卫生每天刷牙洗脸洗脚，勤换衣服，保持床单位的清洁。

第八节 妊娠合并糖尿病

【学习目标】

1. 掌握妊娠合并糖尿病患者的病因、临床表现、处理原则；
2. 掌握妊娠合并糖尿病患者的护理诊断、护理措施；
3. 熟悉妊娠合并糖尿病患者的健康指导。

【重点难点】

妊娠合并糖尿病患者的护理措施。

【案例介绍】

患者，女，36 岁，孕 5 产 2，孕 8 个月引产 1 个，顺产 1 个，健在，刮宫 2 个。因停经 38^{+3} 周入院，停经后无明显早孕反应，停经 4 个月自感胎动持续至今，2 个月前查血糖正常，近 2 个月出现口渴、多饮，1 天约饮 3500~5000ml，多尿（尿量较平时明显增多），近五天出现双踝关节以下水肿，休息后不能缓解。孕期喜食糖，体重由 130 斤增至 156 斤，孕期无头昏眼花，无畏寒发热，无腹痛腹泻，无阴道流血流液，无用药史。饮食与既往无特殊，大便正常。既往无特殊，无家族糖尿病史。查体心率 55 次 / 分，其余生命体征正常。双踝关节以下水肿。胎心 135 次 / 分。辅查彩超示胎头双顶径 8.7cm，胎盘 3 级，羊水 4.5cm，随机血糖 19.9mmol/L，空腹血糖 10.5mmol/L，ECG 未见异常。尿常规葡萄糖 +++。蛋白质阴性。尿酮体阴性。血常规正常，BT、CT 正常，入院诊断 1. 足月孕；2. 妊娠糖尿病。

妊娠合并糖尿病有两种情况，一种为原有糖尿病（diabetes mellitus，DM）的基础上合并妊娠，又称糖尿病合并妊娠；另一种为妊娠前糖代谢正常，妊娠期才出现的糖尿病，称为妊娠期糖尿病（gestational diabetes mellitus，GDM）。

【发病原因】

在妊娠早中期，随孕周增加，胎儿对营养物质需求量增加，通过胎盘从母体获取葡萄糖是胎儿能量的主要来源，孕妇血浆葡萄糖水平随妊娠进展而降低，空腹血糖约降低 10%。

【临床表现】

妊娠期有三多症状（多饮、多食、多尿），或外阴阴道假丝酵母菌感染反复发作，孕妇体重 >90kg，本次妊娠并发羊水过多或巨大胎儿者，应警惕合并糖尿病的可能，但大多数妊娠期糖尿病患者无明显的临床表现。

【处理原则】

1. 糖尿病患者可否妊娠的指标

（1）糖尿病患者于妊娠前应确定糖尿病严重程度：未经治疗的 D、F、R 级糖尿病一旦妊娠，对母儿危险均较大，应避孕，不宜妊娠。

（2）器质性病变较轻、血糖控制良好者：可在积极治疗、密切监护下继续妊娠。

（3）从妊娠前开始，在内科医师协助下严格控制血糖值：确保受孕前、妊娠期及分娩期血糖在正常范围。

2. 分娩期处理

（1）一般处理：注意休息、镇静，给予适当饮食，严密观察血糖、尿糖及酮体变化，及时调整胰岛素用量，加强胎儿监护。

（2）阴道分娩：临产时情绪紧张及疼痛可使血糖波动，胰岛素用量不易掌握，严格控制产时血糖水平对母儿均十分重要。临产后仍采用糖尿病饮食，产程中一般应停用皮下注射胰岛素。

（3）剖宫产：在手术前 1 天停止应用晚餐前精蛋白锌胰岛素，手术日停止皮下注射所有胰岛素，一般在早晨监测血糖及尿酮体。根据其空腹血糖水平及每日胰岛素用量，改为小剂量胰岛素持续静脉滴注。

（4）产后处理：产褥期胎盘排出后，体内抗胰岛素物质迅速减少，大部分 GDM 患者在分娩后即不再需要使用胰岛素，仅少数患者仍需胰岛素治疗。

（5）新生儿出生时处理：新生儿出生时应留脐血，进行血糖、胰岛素、胆红素、血细胞比容、血红蛋白、钙、磷、镁的测定。

【护理评估】

（一）病史

评估糖尿病病史及糖尿病家族史，有无复杂性外阴阴道假丝酵母菌、不明原因的反复流产、死胎、巨大儿或分娩足月新生儿呼吸窘迫综合征史、胎儿畸形、新生儿死亡等不良孕产史等。

（二）身心状况

1. 症状与体征

评估孕妇有无糖代谢紊乱综合征，即三多一少症状（多饮，多食，多尿，体重下降），重症者症状明显。孕妇有无皮肤瘙痒，尤其外阴瘙痒。评估糖尿病孕妇有无产科并发症，如低血糖、高血糖、妊娠期高血压疾病、酮症酸中毒、感染等。确定胎儿宫内发育情况，注意有无巨大儿或胎儿生长受限。

2. 心理－社会评估　由于糖尿病疾病的特殊性，应评估孕妇及家人对疾病知识的了解程度，认知态度，有无焦虑、恐惧心理，社会及家庭支持系统是否完善。

（三）诊断检查

1. 血糖测定　两次或两次以上血糖 >5.8mmol/L 者。

2. 糖筛查试验　用于 GDM 筛查，建议孕妇于 24~28 周进行。

3. OGTT（75g 糖耐量试验）　禁食 12 小时后，口服葡萄糖 75g。

【护理诊断】

1. 营养失调低于或高于机体需要量　与血糖代谢异常有关。

2. 知识缺乏　缺乏饮食控制的相关知识。

3. 有胎儿受伤的危险　与血糖控制不良导致胎盘功能低下、巨大儿、畸形儿有关。

【护理措施】

（一）非孕期

为确保母婴健康，减少畸形儿及并发症的发生，显性糖尿病妇女在妊娠前应寻求产前咨询和详细的评估，由内分泌科医师和产科医师共同研究，确定糖尿病的病情程度。

（二）妊娠期

1. 入高危门诊　①按期检查，产科、内科共同监护；②重视尿糖、尿酮体、B 超和宫底高度监测等，及早发现胎儿畸形和巨大儿；③指导孕妇自查尿糖；④向孕妇讲解糖尿病相关知识和控制血糖方法与母儿预后，减少她们的焦虑情绪。

2. 饮食控制　控制热卡，补充维生素、钙、铁，多吃蔬菜和豆制品。提倡多食绿叶蔬菜，豆类，粗谷物，低糖水果等，并坚持低盐饮食。

3. 适量运动　缓步行走或同等量活动，如上臂运动，每次 20~40min，

4. 正确使用胰岛素　用药期间，观察有无酮症酸中毒和血糖异常变化的临床症状，以便能作进一步检查，积极处理。

5. 胎儿监护　加强高危孕妇的管理。

6. 预防感染，向孕妇讲解糖尿病患者发生感染的危险因素、易感部位并落实预防措施。

（三）分娩期

1. 陪伴分娩　提供心理支持，鼓励进食，保证热量供应，防止低血糖的发生，促进产程进展。

2. 严密监测产程进展和胎儿情况　若胎心异常或 CST 出现晚期减速，立即报告医生。

3. 做好术前准备、助产器械准备和新生儿急救准备。

4. 糖尿病孕妇孕周已接近足月，并伴有其他并发症，需终止妊娠　应按医嘱对剖宫产孕妇术前注射地塞米松，以促进胎儿肺泡表面活性物质的产生，促进胎肺成熟，减少新生儿呼吸窘迫综合征。

5. 监测血糖、尿糖动态，预防低血糖。

6. 预防产后出血　注射宫缩剂如催产素或麦角新碱。

7. 产后注意及时按医嘱调整胰岛素用量。

（四）产褥期

1. 胎盘排出后，抗胰岛素的激素迅速下降　产后24h内应按医嘱及时调整胰岛素剂量，并继续监测血糖变化以防低血糖休克的发生。

2. 给予产褥期一般护理　防止念珠菌等感染。用抗生素3~5d，腹部伤口延迟1天拆线。

3. 指导喂养　重症糖尿病孕妇不宜哺乳，应退乳；轻症给予母乳喂养，做到尽早吸吮和按需哺乳。

4. 糖尿病婴儿护理　不论体重多少，都应按早产儿护理，预防新生儿低血糖的发生。

5. 出院指导　鼓励坚持母乳喂养，加强产褥期保健，合理安排饮食，加强产后随访。

【评价】

患者住院期间基础护理好，掌握了本病的相关知识，能在医护人员的指导下很好地控制血糖。

【健康指导】

饮食原则清淡，不宜过咸过油，控制植物油及动物脂肪的用量，多选用蒸、煮、炖等，少用煎炸等烹调方式。少食多餐，控制甜食、水果及脂肪含量高的食品。建议选择生糖指数低的食物。适当参加室外活动，尤其是每餐后散步，建议1小时左右。如不适宜行走，建议可以在家中进行上半身运动，冬季以微微出汗为宜。妊娠期糖尿病血糖控制的标准早晨空腹3.3~5.6mmol/L，餐后2小时血糖4.4~6.7mmol/L，夜间4.4~6.7mmol/L，三餐前3.3~5.8mmol/L。如测2~3天血糖在正常范围，可以改成每天随机测2次。

第九节　妊娠合并心脏病

【学习目标】

1. 掌握妊娠合并心脏病的诊断；
2. 掌握妊娠合并心脏病的防治及并发症；
3. 掌握妊娠合并心脏病护理评估、护理诊断及护理措施。

【重点难点】

妊娠合并心脏病的护理诊断及护理措施。

【案例介绍】

患者，女，34岁，因停经9个月，下腹疼痛伴心悸，气促1天入院。患者既往月经规律，末次月经2009年2月17日，预产期2010年11月24日，孕早期无病毒感染及毒物环境接触史，孕4+月自觉胎动，孕期无头昏、眼花。1周前感冒后咳嗽，未处理。既往发现“先天性心脏病”10 多年，未行治疗。入院查 T37.8℃，P130 次 / 分，R26 次 / 分，BP108/72mmHg，急性痛苦病容，呼吸急促，双肺底可闻及湿啰音，心脏各瓣膜听诊区均可闻及吹风样杂音，心率 130 次 / 分，腹膨隆、肝脾肋下未扪及，双下肢轻度水肿。

妊娠、分娩、及产褥期均可使心脏病患者的心脏负担加重而诱发心力衰竭，是孕产妇死亡的重要原因之一，是我国孕产妇死亡的第二位，为非直接产科死因的第一位。

【发病病因】

由于妊娠子宫增大，血容量增多，加重了心脏负担，分娩时子宫及全身骨骼肌收缩使大量血液涌向心脏，产后循环血量的增加，均易使有病变的心脏发生心力衰竭。同时，由于长期慢性缺氧，致胎儿宫内发育不良和胎儿窘迫。目前在妊娠合并心脏病患者中，先天性心脏病占 35%~50%，位居第一，其余依次为风湿性心脏病、妊娠期高血压疾病性心脏病、围产期心肌病、贫血性心脏病及心肌炎等。

【临床表现】

1. 心衰的早期表现　为轻微活动即有心慌、胸闷、气短，脉搏在 110 次 / 分以上，呼吸在 24 次 / 分以上及肺底部可听到少量持续性湿啰音等。

2. 较严重时表现为咳嗽、咯血及粉红色泡沫样痰（其内可找到心衰细胞）、唇面发绀、颈静脉怒张、下肢明显水肿、静卧休息时呼吸脉搏仍快、肺底部有持续性湿啰音及肝脾肿大、压痛等。

3. 最严重时表现为端坐呼吸、口周颜面发绀更重、心动过速或心房纤颤等。

【处理原则】

1. 妊娠心衰　危及母儿生命，严格掌握继续妊娠指征。

2. 孕期加强心功能监测　预防心衰发生。

3. 一旦发生心衰　根据孕周和母儿情况积极抗心衰治疗和病因治疗，或同时促胎肺成熟，适时终止妊娠。

【护理评估】

（一）患者致病因素

应注意询问有无心脏病史，以及是否有贫血、感染、过度劳累、情绪激动等诱因。

（二）身心状况

1. 躯体表现

（1）心脏病的症状及体征：心悸、气短、呼吸困难、水肿、乏力等，有舒张期杂音或粗糙的收缩期杂音、心律失常、心脏扩大等。

（2）早期心衰的表现：

1）轻微活动后即感心慌、气短、胸闷；

2）休息时心率超过 110 次 / 分，呼吸大于 20 次 / 分；

3）夜间常感胸闷、憋气而需要坐起或到窗口呼吸新鲜空气；

4）肺底部有少量持续性湿啰音，咳嗽后不消失。

（3）判断心功能状态根据下述标准进行分级：

1）Ⅰ级：日常体力活动不引起不适。

2）Ⅱ级：日常体力活动稍感不能胜任。

3）Ⅲ级：日常体力活动明显受限制，轻微活动即感心悸、气急，休息后无不适。

4）Ⅳ级：不能胜任任何活动，休息时仍有心慌、呼吸困难等心力衰竭表现。

2. 心理状态　合并心脏病的孕妇产前常有恐惧感，担心自己的健康状况，能否承受妊娠到足月，能否安全分娩等。产后常因无法完全自理和照顾新生儿，而出现沉默寡言、自责、抑郁等心理反应。

（三）实验室及其他检查

血白细胞总数及分类计数测定，了解有无继发感染。评估心电图及超声心动图检查情况，如心律失常、心肌劳损等改变，瓣膜病变和结构异常等。高危妊娠监护，了解胎儿发育和宫内安危等情况。

【护理诊断】

1. 潜在并发症　心力衰竭。
2. 活动无耐力　与心排出量下降有关。
3. 自理能力缺陷　与心功能不全需卧床休息有关。
4. 焦虑　与担心自身及胎儿安全有关。

【护理措施】

（一）非孕期

根据心脏病的种类、病情、心功能及是否手术矫治等具体情况，决定是否适宜妊娠。对不宜妊娠者，指导患者采取有效措施严格避孕。

（二）妊娠期

1. 加强孕期检查。

增加产前检查的次数，尽早发现诱发心力衰竭的各种潜在危险因素。做到孕 20 周前每 2 周查 1 次，孕 20 周后每 1 周查 1 次，并根据病情需要再增加检查次数，了解心脏功能情况及胎儿宫内情况。心功能Ⅰ～Ⅱ级者，应在妊娠 36~38 周入院待产。对心功能在Ⅲ级或以上，有心力衰竭者，应立即入院治疗。

2. 减轻心脏负担　预防心力衰竭。

3. 急性心力衰竭的紧急护理

（1）体位：患者取坐位，双腿下垂，必要时应用四肢轮流结扎法，以减少静脉回心血量，减轻心脏负担。

（2）吸氧：

立即高流量加压吸氧，以增加气体交换面积，一般可以用 50% 的酒精置于氧气的过滤瓶中，随氧气吸入。

（3）遵医嘱用药：

吗啡 5~10mg 静脉缓注，可使患者镇静以减少躁动所带来的额外的心脏负担，同时舒张小血管以减轻心脏负荷。快速利尿剂呋塞米 20~40mg 静注，2min 内推完，可利尿，缓解肺水肿。血管扩张剂硝酸甘油以 10μg/min 开始，每 10min 调整 1 次，每次增加 5~10μg，使收缩压维持在 100mmHg 左右。洋地黄类药物可增强心肌收缩力。氨茶碱用以解除支气管痉挛，缓解呼吸困难。用药后观察，注意观察药物疗效与不良反应。

【健康指导】

宣传计划生育对心脏病患者的重要性，并给予避孕指导。对心功能Ⅲ级或Ⅲ级以上的妇女，应告知避孕的重要性或劝其绝育。妊娠期应指导孕妇合理饮食并避免感冒、便秘、劳累、激动等诱因，防止心衰发生。告知孕妇加强产前检查，必要时提前住院待产。教会产妇自我监护心功能的方法，如出现早期心衰表现，应及时就诊。

第十节　妊娠合并贫血

【学习目标】

1. 掌握妊娠合并贫血的影响、病因、诊断；
2. 掌握贫血对妊娠的防治和处理；
3. 掌握妊娠合并贫血的护理评估、护理诊断、护理措施及健康指导。

【重点难点】

妊娠合并贫血的健康指导。

【案例介绍】

患者，女，32 岁，1 胎 0 产，妊娠 38^{+3} 周，左枕前，停经 45 天因“先兆流产”于我院保胎治疗 25 天后好转出院，有头孢类过敏史，产前检查，HB 为 97g/L，无头晕眼花心悸，诊断为轻度贫血。

贫血是妊娠期较常见的并发症，属高危妊娠范畴。由于妊娠期血容量增加，且血浆增加多于红细胞增加，血液呈稀释状态，又称“生理性贫血”。贫血在妊娠各期对母儿均可造成一定危害，在某些贫血较严重的国家和地区，是孕产妇死亡的重要原因之一。在妊娠期各种类型贫血中缺铁性贫血最常见。

【病因】

（一）缺铁性贫血

1. 铁的需要量增加是缺铁的主要原因。
2. 孕妇每日需铁 4mg，每日饮食中含铁 10~15mg，吸收率仅有 10%（1~1.5mg）。
3. 妊娠后半期铁的最大吸收率达 40%。仍不能满足要求。如不补充铁剂，易耗尽体内储存铁而造成贫血。

（二）巨幼细胞贫血

1. 叶酸和维生素 B_{12}　是 DNA 合成的重要辅酶。缺乏可使 DNA 合成障碍，全身细胞受累，尤以造血系统最明显，特别是红细胞系统。

2. 来源缺乏或吸收不良　偏食、慢性消化系统疾病，烹调方法不当。

3. 妊娠期需要量增加　正常妇女每日需要叶酸 50~100μg，孕妇每日需 300~400μg。

4. 排泄增多　叶酸在尿中排泄增多。

（三）再生障碍性贫血

因骨髓造血干细胞数量减少和质的缺陷导致造血障碍，引起外周全血细胞（红细胞、白细胞、血小板）减少为主要表现的一组综合征。

【临床表现】

轻度贫血多无明显症状，重者可表现为面黄、水肿、头晕、心慌、气短及食欲不振等，甚至可发生贫血性心脏病及心衰。巨幼红细胞性贫血多出现在妊娠后期或产褥期。

轻度贫血对妊娠可无明显影响。严重者可引起早产或死产，分娩时易出现宫缩乏力，产后易发生乏力性子宫出血，有时较少量的出血即可引起休克或死亡，产后易感染。新生儿的血红蛋白多属正常，但因铁的储备不足，日后易发生贫血。

【处理原则】

（一）缺铁性贫血

1. 治疗原则　补充铁剂，去除导致缺铁的原因。

2. 补充铁剂　以口服给药为主，硫酸亚铁 0.3g，每天 3 次，同时服维生素 C 0.3g 及 10% 稀盐酸 0.5~2ml，促进铁的吸收。

3. 输血　当 Hb<60g/L，接近预产期或短期内需剖宫产术者，应少量多次输血。输浓缩红细胞更好。

4. 产时产后处理　中重度贫血产时应配血备用。缩短产程，预防产后出血，产后抗感染治疗。

【护理评估】

1. 病史询问　有无营养不良史或慢性失血性疾病，尤以消化道慢性失血或月经过多更为常见。

2. 身心状况　孕妇面色略显苍白，轻者无明显症状，重者可有头晕、头痛、乏力、易倦、心悸、食欲不振、腹胀、腹泻等表现。

【护理诊断】

1. 活动无耐力　与贫血有关。

2. 有外伤的危险　与贫血有关。

3. 有胎儿受伤的危险　与贫血导致胎儿缺氧有关。

4. 有感染的危险　与贫血导致免疫力低下有关。

5. 知识缺乏　缺乏与孕期保健相关知识。

【护理措施】

1. 提供安静的休息环境 保证患者睡眠充足。

2. 介绍病室环境，让患者能很快适应；保持周围环境中没有障碍物，以降低受伤的危险。嘱患者如有头晕则不要下床；如行走中出现头晕，应及时扶物站立或蹲下，以防摔倒。教会患者自测脉搏，如活动后脉搏大于100次/分，须及时休息并给予吸氧。遵医嘱抽查血红蛋白，以指导临床用药和评估患者活动量的多少。

3. 积极纠正母体贫血 遵医嘱给予铁剂治疗，并观察药物疗效，向患者介绍饮食治疗贫血的作用，纠偏食习惯，教会患者自计胎动次数，每天3次，每次数小时，发现异常，如胎动频繁或减少，应及时报告医师。

4. 向患者讲明缺铁性贫血的危害 积极治疗原发病。

【健康指导】

向患者讲解缺铁性贫血对母婴的危害。积极治疗原发病，纠正孕前期贫血。向妊娠期生理性贫血的患者介绍饮食治疗的作用，让其纠正偏食习惯，进食含铁量较多的食物，添加含铁量丰富的强化食品。向接受药物治疗的患者讲明药物名称、用药目的、剂量、方法、可能出现的副作用及应对措施。严重贫血不宜母乳喂养者，向患者及家属讲解不宜母乳喂养的原因，并教会人工喂养常识及方法。

做好出院指导，如产后1个月内禁洗盆浴，产后6周内禁止性生活，注意避孕等；应让患者了解产后42天返院检查的内容、具体时间、地点及联系人等。产褥期间出现不适或异常症状，需及时到医院就诊。

第十一节 瘢痕子宫妊娠

【学习目标】

1. 掌握瘢痕子宫妊娠的病因、临床表现、处理原则；
2. 掌握瘢痕子宫妊娠的护理诊断及护理措施；
3. 掌握瘢痕子宫妊娠的健康指导。

【重点难点】

瘢痕子宫妊娠的护理措施。

【案例介绍】

患者，女，22岁，因停经39^{+}周，无腹痛，无阴道流血，无阴道流水，自觉胎动正常，于10月4日入院待产。入院查体示T36.8℃，P80次/分，BP110/60mmHg。患者平素月经规则5/30天，2009年曾剖宫产1女，个人无烟酒嗜好，无吸毒史，无放射性物质接触式，无药物过敏史，无遗传病史。查体无特殊，拟行剖宫产术。

瘢痕子宫即子宫有大的瘢痕。瘢痕由剖宫产术，子宫肌瘤剔除术，子宫畸形矫治术，人工流产等造成，其中以剖宫产术居多。这种情况子宫不易怀孕，一旦怀孕容易造成子宫破裂，或者宫外孕之类。

【病因】

由于前次手术（尤其子宫下段剖宫产）瘢痕极有可能形成憩室，与宫腔内膜不平整，妊娠时受精卵易着床于瘢痕处，可能发生凶险性前置胎盘、胎盘植入、子宫瘢痕处穿透破裂出血等严重危及孕妇生命的情况。

【临床表现】

以阴道不规则流血，清宫时大量出血或清宫后反复流血，子宫壁异常包块，HCG 持续不降，或腹腔内出血等为主要症状。

【处理原则】

1. 胚胎着床在没有瘢痕的部位　孕产期处理中可做正常的围产保健，孕晚期再根据瘢痕的情况制订分娩计划和分娩时可能碰到问题的预案。

2. 胚胎着床在子宫下段前壁前次剖宫产瘢痕处　这是最严重的孕早期就出现的问题。一旦在孕早期发现，尽早终止妊娠。有剖宫产史的妇女在做人工流产时一定要做 B 超，看孕囊和前次剖宫产瘢痕的关系，这非常重要。所以有剖宫产史的妇女，首先要确定此次怀孕的位置，是不是瘢痕妊娠。

3. 胚胎着床在其他部位的子宫瘢痕处　比如肌瘤的瘢痕、切纵隔的瘢痕。这种情况也有两种发展趋势，第一种是肌壁间妊娠，持续生长也能造成肌壁出血、破裂，发生率非常低，但是要警惕，需要和滋养细胞疾病来鉴别。发现后要尽早终止妊娠。

【护理诊断】

1. 焦虑 / 恐惧　与环境陌生、担心母婴是否安全有关。
2. 知识缺乏　与缺乏瘢痕子宫手术知识有关。
3. 潜在并发症：体液不足　与产后出血有关。
4. 潜在并发症：感染　与手术切口、阴道流血、留置导尿有关。
5. 疼痛　与手术切口、子宫收缩有关。
6. 自理能力受限　与切口疼痛、静脉输液、留置导尿有关。
7. 知识缺乏　缺乏母乳喂养与新生儿护理有关。

【护理措施】

1. 病情观察

（1）生命体征变化；

（2）子宫收缩情况，阴道流血量，色；

（3）切口敷料是否干燥；

（4）留置导尿是否通常，尿液性质，色，量。

2. 基础护理

（1）保持床单元清洁，环境整洁，每天开窗通风30分钟两次；

（2）监测生命体征，观察阴道出血量，及时更换会阴垫；

（3）口腔护理，会阴冲洗每日两次；

（4）协助翻身及生活护理。

3. 专科护理

（1）按产科一般护理常规护理；

（2）遵医嘱予补液、抗炎、缩宫治疗、预防大出血；

（3）清淡易消化饮食，保持大便通畅，防止腹压增高；

（4）心理护理；

（5）指导母乳喂养，挤奶，并使之熟练掌握；

（6）指导新生儿护理。

【健康指导】

饮食指导：术后严格去枕平卧，禁食禁饮，6小时后可饮少量多次萝卜汤，通气后进食清淡易消化饮食，逐渐向普食过渡。活动指导：术后去枕平卧，6小时后主动翻身，尿管拔除后可下床活动，下床时宜慢，防跌倒。剖宫产后再孕需在3年以后，因为剖宫产后宫壁的刀口在短期愈合不佳，过早的怀孕，由于胎儿的发育使子宫不断增大，子宫壁变薄，尤其是手术切口处，使结缔组织缺乏弹力，新鲜的瘢痕在妊娠末期或分娩过程中很容易胀破，而造成腹腔大出血甚至威胁生命，因此再次妊娠在术后3年较为安全。

第十二节　专科诊疗技术及护理

【学习目标】

1. 掌握产后按摩子宫定义和目的；
2. 掌握产后按摩子宫的适应证和禁忌证。

【重点难点】

产后按摩子宫的护理要点。

按摩子宫是预防和治疗产后宫缩乏力性出血最直接有效的方法之一，是降低产后出血发病率的重要措施，同时也是降低产妇死亡率的重要措施。

【目的】

促进子宫收缩，减少产后出血的发生。

【适应证】

产后子宫收缩乏力，产后出血，产后子宫复旧不良。

【禁忌证】

1. 急性脊柱损伤伴有脊柱或椎体滑脱者。
2. 严重的骨关节、软组织或肌肉疾患。
3. 严重的心、脑、肾功能不全。
4. 严重的神经、精神疾病。

【护理要点】

（一）操作前准备

1. 了解、熟悉产妇的病情。向产妇及家属详细说明操作的目的及方法，以取得产妇和家属的配合。

2. 对于要实施按摩子宫的产后宫缩乏力性出血的产妇，在胎儿胎盘娩出后应仔细检查有无软产道裂伤。

3. 进行按摩子宫操作前，查看膀胱的充盈程度。

4. 产妇取膀胱截石位，遮盖腿及腹部，注意保暖。

（二）操作中护理

1. 实施体外按摩子宫仍收缩欠佳，阴道出血较多时，可行腹部－阴道子宫按摩法。

2. 观察子宫底的高度，感受子宫底的硬度及形状。

3. 按摩子宫时，注意观察产妇的面色、表情及阴道出血颜色、性质、量。倾听产妇的主诉。

4. 按摩子宫，阴道出血仍不见好转及时通知医生。

5. 按摩子宫的力度要适当，手法要正确，切忌使用暴力。

6. 如恶露有异味，常提示有感染的可能，及时报告医生，配合做好血及组织培养标本的收集，应用抗生素。

7. 行腹部－阴道子宫按摩法时应严格无菌操作。

（三）操作后护理

1. 加强产后观察，顺产后产妇留产房观察 2 小时，观察产妇生命体征、子宫收缩、阴道出血情况及膀胱充盈情况。

2. 鼓励新生儿早吸吮、早开奶，促进子宫收缩。

3. 做好产妇产后健康宣教。

第四篇　儿科护理专业理论

儿科专科护理思维导图

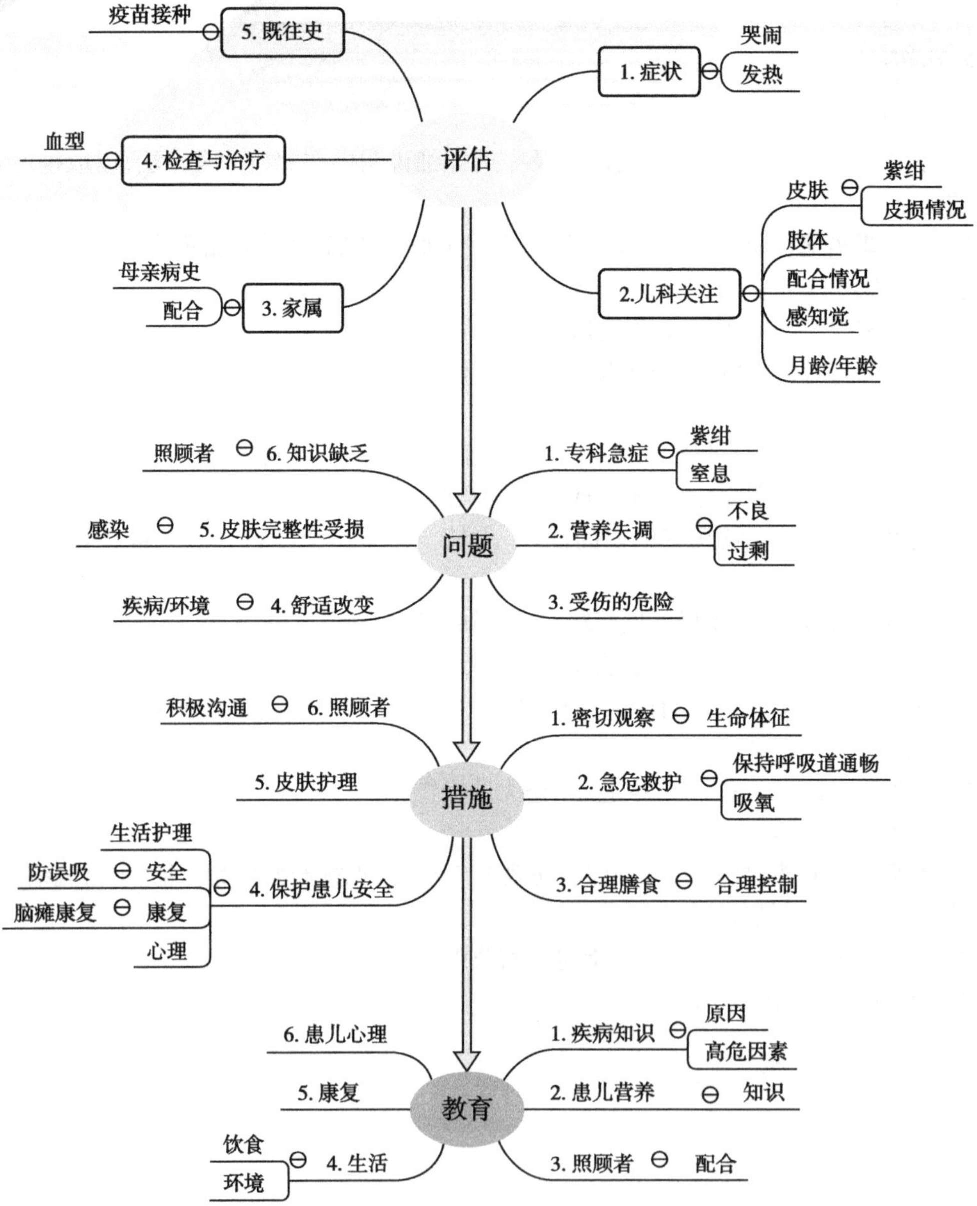

第一章　儿童生长发育规律及影响因素

一、生长发育规律

生长发育，不论总的速度或各器官、系统的发育顺序，都遵循一定的规律。认识总的规律性有助于对儿童生长发育状况进行正确评价和指导。

1. 生长发育是连续的、有阶段性的过程　生长发育在整个儿童时期不断进行，但各年龄阶段生长发育有一定的特点，不同年龄阶段生长速度不同。

2. 各系统、器官生长发育不平衡　人体各器官、系统的发育顺序都遵循一定规律。如神经系统发育较早，大脑在生后2年内发育较快；淋巴细胞在儿童期发展迅速，于青春期前达到高峰，以后逐渐下降；生殖系统发育较晚。各系统发育速度的不同于儿童不同年龄阶段的生理功能有关。

3. 生长发育的个体差异　儿童生长发育虽按一定的总规律发展，但因受遗传、环境的影响，个体存在很大差异，每个个体的生长发育水平并不会完全相同。因此，儿童生长发育水平虽有一定的正常范围，但并不是绝对的。评价时需考虑个体不同的影响因素，才能作出正确的判断。

4. 生长发育的一般规律　生长发育遵循由上到下、由近到远、由粗到细、由低级到高级、由简单到复杂的规律。如出生后运动发育的规律是抬头→抬胸→坐→立→行；从臂到手，从腿到脚；从全掌到手指；先画直线后图形。先会看、听、感觉事物，再逐渐有记忆、思维、分析、判断。

二、影响生长发育的因素

1. 遗传因素　父母亲的遗传因素决定小儿生长发育的“轨道”。在异常情况下，遗传代谢性疾病、内分泌障碍、染色体畸形等会严重影响生长发育。

2. 环境因素

（1）营养：儿童的生长发育需要充足的营养素的供给。这其中也包括宫内胎儿的生长发育。

（2）疾病：疾病对生长发育的阻碍作用很明显。

（3）母亲的情况：孕母的生活环境、情绪、营养及疾病等因素会影响胎儿在宫内的发育。

（4）家庭和社会环境：家庭和社会环境对儿童的影响越来越重要。良好的居住环境配合良好的生活习惯，辅之以科学的护理、优良的教养、体育锻炼、完善的医疗保健服务及良好的社会环境都能促进儿童生长发育达到最佳的状态。

第二章　各年龄期儿童的特点及保健

儿童在不同年龄阶段其解剖、生理和生长发育特点、疾病的预防、保健及护理等方面各不相同，为了能区别对待不同年龄的儿童，将儿童时期划分为七个年龄期。

一、胎儿期

从卵子和精子结合开始到胎儿娩出称为胎儿期，约40周（280天）。此期胎儿以肌肉发育和脂肪累积为主，体重迅速增加，出生后大多能存活。胎儿完全依赖母体生存，孕母的健康、营养、情绪及疾病都直接影响到胎儿的生长发育，应重视孕期保健及胎儿保健。

1. 预防遗传性疾病与先天畸形　应大力提倡和普及婚前检查及遗传咨询，禁止近亲结婚；孕母应避免接触放射线和化学毒物；预防孕期感染，特别是孕早期；不吸烟和酗酒；患有严重心、肝、肾疾病以及糖尿病、甲状腺功能亢进或低下、结核病等慢性疾病的孕母应在医师的指导下用药；高危产妇除定期检查外，应加强观察，一旦出现异常，及时就诊，必要时终止妊娠。

2. 保证充足营养　胎儿生长发育所需的营养物质完全依赖孕母供给。因此，孕母要注意膳食搭配，保证各种营养物质的摄入，尤其是铁、钙、锌、维生素D等营养素的补充；同时应注意避免营养物质摄入过多而导致胎儿过大，影响分娩。

二、新生儿期

从胎儿娩出脐带结扎开始到出生后满28天，称新生儿期（从孕期满28周至生后7天称围生期）。这一期小儿脱离母体，开始独立生活，内外环境发生巨大变化，而新生儿生理调节功能还不成熟，对外界适应能力差，易受外界环境影响而发病，新生儿期常见疾病产伤、窒息、溶血、感染、硬肿、先天畸形等。新生儿期不仅发病率高，而且死亡率也高，故此期应特别加强护理，注意保暖，合理喂养，预防感染。

1. 出生时的护理　新生儿娩出后迅速清理口腔内的分泌物，保证呼吸道通畅；严格消毒、结扎脐带；记录出生时Apgar评分、体温、呼吸、心率、体重与身长；评估为高危的新生儿应送入新生儿重症监护室；提倡母婴同室，尽早喂母乳。新生儿出院回家前应根据要求进行遗传代谢病筛查和听力筛查。

2. 新生儿家居保健　新生儿居室应阳光充足，室内温度应保持在22~24℃，湿度为55%~65%为宜；保持皮肤清洁，避免损伤；注意脐部护理，预防感染；提倡母乳喂养，指导母亲正确的哺乳方法和技巧；父母应多与婴儿交流，抚触有利于早期的情感交流；应尽量避免过多的外来人员接触；应接种卡介苗和乙肝疫苗。

三、婴儿期

指出生28天后到满1周岁。此期为小儿生长发育最迅速的时期，为第一个生长高峰，故对营养和热量的摄入相对较大，但小儿消化功能尚未完善，易发生营养和消化紊乱，此期从母体获得的抗体逐渐消失，而自身免疫功能尚未成熟，故在6个月后易患传染病和感染性疾病。因此此期保健要点应提倡母乳喂养，合理添加辅食，按免疫规划程序做好预防接种，并重视卫生习惯的培养和早期教育。

1. 合理喂养　提倡母乳喂养至少4~6个月，部分母乳喂养或人工喂养儿则首选配方奶。4个月以上的婴儿要按时添加换乳食物，向家长介绍换乳食物添加的原则和顺序、食物的选择和制作方法等。根据具体情况指导断奶，断奶应采用渐进的方式，以春秋季为宜，并重视安排断奶后的饮食。

2. 体格检查　坚持户外活动，进行空气浴、日光浴和主、被动体操，有利于生长发育。定期进行体格检查，便于早期发现缺铁性贫血、佝偻病、营养不良、发育异常等疾病予以及时的干预和治疗。应按计划免疫程序完成基础免疫。

3. 早期教育　给予各种感知觉的刺激，促进大脑发育。预防异物吸入及窒息。

四、幼儿期

从1周岁后到满3周岁之前为幼儿期。此期生长发育速度较前稍减慢，活动范围增大，接触外界环境机会增多，智能发育较突出，运动、语言、社会适应能力逐渐增强，乳牙出齐，断乳后饮食从乳类逐渐转为成人食物，此期小儿识别危险的能力和自身防护能力尚不足，易发生意外伤害，且机体免疫功能仍较差，故此期保健要点是加强防护，防止意外伤害；注意断乳后的喂养，加强预防接种，早期教育，培养良好的习惯和形成良好人格。

1. 合理安排膳食　幼儿应供给足够的能量和优质蛋白，在2~2.5岁以前，乳牙未出齐，食物应细、软、烂，食物的种类和制作方法需要经常交换，做到多样化，菜色美观，以增进幼儿食欲。

2. 早期教育　应重视与幼儿的语言交流，通过游戏、讲故事、唱歌等促进幼儿语言发育与大运动能力的发展。培养良好的卫生习惯，定时洗澡、勤换衣裤、勤剪指甲，养成饭前、便后洗手等良好的卫生习惯。

3. 预防疾病和意外　继续加强预防接种和防病工作，还应注意异物吸入、烫伤、跌伤等意外伤害的预防。

五、学龄前期

自3周岁后到6~7岁为学龄前期。此期体格发育稳步增长，大脑发育更趋完善，理解能力增强，好奇、好问、好模仿，并可用语言或简单文字表达客观事物。免疫功能逐渐增强，感染性疾病减少，而免疫性疾病（风湿热、急性肾炎等）开始增多。故此期的保健重点是做好早期教育，培养良好的道德品质和生活自理能力，为入学做好准备；预防免疫性疾病和意外伤害。

1. 合理营养　接近成人，食品制作要多样化，保证能量和蛋白质的摄入。注意培养儿童饮食习惯和良好的进餐礼仪。

2. 早期教育　已有部分自理能力，如进食、洗脸等，其动作缓慢、不协调，需其他人协助，应鼓励儿童自理。应通过游戏、体育活动增强体质，在游戏中学习遵守规则和与人交往，培养良好的道德品质。

3. 预防疾病和意外　通过游戏和体育活动，增强儿童体质，体格检查 1~2 次 / 年，继续监测生长发育，预防接种可在此期间进行加强，开展安全教育，采取相应的安全措施，预防溺水、外伤、误服药物等意外伤害发生。

六、学龄期

从 6~7 岁至青春期之前为学龄期。这一阶段体格生长仍稳步增长，肌肉发育速度增快，肌力增强，乳齿开始逐渐被恒齿代替。除生殖系统外，身体各器官系统都已逐步发育成熟。智能发育更为成熟，理解、分析、综合能力增强，是接受系统科学文化教育的重要时期，也是儿童心理发展上的一个重大转折时期。感染性疾病发病较前低，故本期保健要点是在互爱、尊重与支持的气氛中给予孩子更多的爱。注意安排有规律的生活、学习和锻炼，保证充足的营养及休息；合理用眼，注意口腔卫生，预防近视、龋齿、蛔虫病的发生。对免疫性疾病（急性肾炎、风湿热等）的前驱疾病进行预防及彻底治疗。

1. 合理营养　要求营养充分均衡，以满足儿童体格生长、心理和智力发展、紧张学习等需求，重视早餐和课间餐，注意早餐质量，以保障体格发育，重视补充强化铁食品，纠正不良饮食习惯。

2. 体格锻炼　每天进行适量的体育锻炼，以促进体力、耐力的发展，应注意内容适当，循序渐进，不能操之过急。

3. 预防疾病和意外　保证充分的睡眠和休息，每年体检一次，宣传常见传染病知识；做到早发现、早报告、早隔离、早治疗；注意口腔卫生，预防龋病；预防近视，保护视力，正确坐姿，积极开展眼保健操，如发生近视，要及时就医；进行法制教育，应学习交通规则和意外事故的防范知识，减少伤残的发生。

七、青春期

从第二性征出现到生殖功能基本发育成熟、身高停止增长的时期为青春期，一般女孩从 11~12 岁到 17~18 岁，男孩从 13~14 岁到 18~20 岁。此期生殖系统迅速发育，日趋成熟，同时体格生长速度加快，呈现第二个生长高峰。由于与社会接触增多，外界环境对其影响越来越大，常出现心理、行为、精神等方面的不稳定，可出现甲状腺增大、高血压、月经失调等，故此期的保健要点是加强对青少年的教育和引导，使之树立正确的人生观和培养良好的道德品质；学习生理、心理卫生和性知识；保证充足的营养，加强体格锻炼，增进青少年的健康。

1. 供给充足营养　青少年消耗增加，必须供给充足的营养。

2. 健康宣教　培养良好的卫生习惯，加强少女经期指导，注意会阴卫生，避免坐浴等；保证充足的睡眠，以满足迅速生长需求，养成早睡早起的习惯。

3. 进行性教育　家长、学校和保健室可通过多种方式对其进行正确的性教育，使其了解基本的生理现象，并在心理上有正确的认识。

4. 品德教育　提供适宜的学习条件，培养良好的学习习惯，需接受系统的法制教育，学习助人为乐、勇于上进的道德风尚。

第三章　新生儿常见疾病

第一节　新生儿的分类

【学习目标】

掌握新生儿的分类。

【重点难点】

新生儿的出生胎龄分类、出生体重分类。

一、根据出生时胎龄分类

1. 足月儿　指胎龄满 37 周至未满 42 周（260~293 天）的新生儿。

2. 早产儿　指胎龄小于 37 周（<259 天）的新生儿。其中胎龄小于 28 周者称为极早早产儿。

3. 过期产儿　指胎龄大于等于 42 周（≥294 天）的新生儿。

二、根据出生时体重分类

1. 正常出生体重儿　指出生体重为 2500~4000g 的新生儿。

2. 低出生体重儿　指出生体重小于 2500g 的新生儿。其中体重小于 1500g 的新生儿称极低出生体重儿；体重小于 1000g 的新生儿称超级低出生体重儿。

3. 巨大儿　指出生体重大于或等于 4000g 的新生儿。

三、根据出生体重与胎龄的分类

1. 适于胎龄儿　指出生体重在同胎龄平均体重的第 10~90 百分位的新生儿。

2. 小于胎龄儿　指出生体重在同胎龄平均体重的第 10 百分位以下的新生儿。

3. 大于胎龄儿　指出生体重在同胎龄平均体重的第 90 百分位以上的新生儿。

四、根据生后周龄分类

1. 早期新生儿　指出生 1 周以内的新生儿。

2. 晚期新生儿　指出生第 2~4 周的新生儿。

五、高危儿

指已发生和有可能发生危重情况的新生儿而需密切观察的新生儿。包括以下几种情况：

1. 孕母存在高危因素　如年龄超过40岁或小于16岁；有慢性疾病如糖尿病、慢性肾脏疾病、心脏疾病、肺脏疾病、高血压、贫血、血小板减少症等；羊水过多或过少；妊娠早期或晚期出血；羊膜早破和感染。

2. 出生过程存在高危因素　如早产或过期产，急产或滞产，胎儿胎位不正，臀位产，羊水被胎粪污染，脐带过长（>70cm）或过短（<30cm）或被压迫，剖宫产。

3. 胎儿和新生儿存在高危因素　如多胎、胎儿心率或节律异常，有严重先天畸形，Apgar评分低于7分，新生儿出生时面色苍白或青紫，呼吸异常，低血压，出血等。

第二节　正常新生儿的特点及护理

【学习目标】

1. 掌握新生儿的外观特点及生理特点；
2. 掌握新生儿的护理诊断、护理措施。

【重点难点】

新生儿特殊的生理状态。

新生儿指出生后脐带结扎至28天的婴儿。

【新生儿特点】

（一）新生儿的外观特点

正常新生儿体重在2500g以上（约3000g），身长在47cm以上（约50cm），哭声响亮，肌肉有一定张力，四肢屈曲，皮肤红润，胎毛少，耳壳软骨发育好，指（趾）甲达到或超过指（趾）端，乳晕清楚，乳头突起，乳房可扪到结节，整个足底有较深的足纹，男婴睾丸下降，女婴大阴唇覆盖小阴唇。

（二）新生儿的生理特点

1. 呼吸系统　胎儿呈腹膈式呼吸，呼吸中枢调节功能不够完善，新生儿的呼吸较表浅，节律不均，频率较快（40~60次/分）。

2. 循环系统　新生儿心律波动较大，为120~160次/分，熟睡时可减至70次/分，哭闹时可达180次/分，均属正常范围。新生儿血压在50/30mmHg至80/50mmHg的范围。

3. 消化系统　新生儿胃呈水平位，食管下端括约肌松弛而幽门括约肌发达，故新生儿易出现溢奶、吐奶的情况。新生儿生后12~24h排胎粪，2~3天排完。胎粪为墨绿色，黏稠状，3~4天转为过渡性大便，若超过24h未见胎粪排出，应积极查明原因。

4. 泌尿系统　正常足月新生儿93%于生后24h内开始排尿，正常尿量为1~3ml/kg，每小时尿量<1.0ml/kg为少尿，每小时<0.5ml/kg为无尿。如生后48h无尿，需要检查原因。

5. 血液系统　足月儿刚出生时白细胞较高，第3天开始下降。由于胎儿肝脏维生素K储量少，凝血因子活性低，故生后常规注射维生素K_1。

6. 神经系统　足月儿大脑皮质兴奋性低，睡眠时间长，每天达20~22h。新生儿已经具备的原始反射包括觅食反射、吸吮反射、握持反射、拥抱反射和交叉伸腿反射。

7. 免疫系统　新生儿的特质性免疫和非特质性免疫均不成熟，唯有免疫球蛋白 IgG 可以通过胎盘由母体获得，IgA 和 IgM 不易通过胎盘，因此新生儿易感染，且感染易扩散，多以革兰阴性菌为主。

8. 体温调节　新生儿的体温调节中枢功能不够完善，出生后环境温度低于宫内温度。一般 1h 内可下降 2~3℃，然后逐渐回升并波动在 36~37.2℃之间。

9. 常见的几种特殊生理状态

（1）生理性体重下降：新生儿出生数日内，因丢失水分较多及胎粪排除，出现体重下降，但一般不超过 10%，生后 10 天左右恢复到出生时体重。

（2）生理性黄疸：值得注意的是一些新生儿血清总胆红素值即使在“生理性黄疸”所定义的值以下但也出现了神经系统后遗症，因此临床的实际病情观察至关重要。

（3）乳腺增大：生后第 3~5 天，男、女新生儿均可发生乳腺肿大，切勿挤压，以免感染。一般生后 2~3 周内消退。

（4）“马牙”和“螳螂嘴”：新生儿上腭中线和齿龈切缘上常有黄白色小斑点，俗称“马牙”，系上皮细胞堆积或黏液腺分泌物积留所致，于生后数周至数月自行消失。新生儿面颊部有脂肪垫，俗称“螳螂嘴”，对吸乳有利，不应挑割，以免发生感染。

（5）假月经：有些女婴生后 5~7 天阴道可见血性分泌物，可持续 1 周，称假月经，一般不必处理。

（6）粟粒疹：新生儿生后 3 周内，可在鼻尖、鼻翼、面颊部长出细小的、白色或黑色的、突出在皮肤表面的皮疹，系新生儿皮脂腺功能未完全发育成熟所致，多自行消退，一般不必处理。

【常见护理诊断 / 问题】

1. 有窒息的危险　与呛奶、呕吐有关。
2. 有体温失调的危险　与体温调节中枢发育不完善有关。
3. 有感染的危险　与新生儿免疫功能不足及皮肤黏膜屏障功能差有关。

【护理措施】

1. 保持呼吸道通畅　新生儿娩出后，一切操作均应在保暖条件下进行。在新生儿开始呼吸前应迅速清理呼吸道，保持新生儿舒适体位，俯卧时头侧向一侧，专人看护。

2. 保暖　新生儿出生后应注意保暖，新生儿室的室温以 22~24℃为宜，相对湿度在 55~65%。每张床最好拥有 $3m^2$ 的空间，床间距宜在 1m 以上。

3. 合理喂养　目前国内外正常足月儿均提倡及早哺乳，人工喂养者，奶具严格消毒。喂哺后婴儿宜向右侧卧，注意观察有无溢奶或呕吐，防止吸入窒息。

4. 预防感染

（1）严格执行消毒隔离制度：接触新生儿前后勤洗手，避免交叉感染。各类医疗器械定期消毒，定期对病房做细菌培养监测。

（2）保持脐部清洁干燥：有分泌物者先用 3% 的过氧化氢棉签擦拭，再用 0.2%~0.5% 的碘伏棉签擦拭，并保持干燥。

(3)做好皮肤护理：体温稳定后，每天沐浴1次，以保持皮肤清洁和促进血液循环。

5. 确保安全　避免让新生儿处于危险的环境，如高空台面，可能触及的热源、电源及尖锐物品等。照顾者指甲要短而钝。

第三节　早产儿的特点及护理

【学习目标】

1. 掌握早产儿的外观特点及生理特点；
2. 掌握早产儿的护理诊断、护理措施。

【重点难点】

早产儿的护理措施。

【案例介绍】

患儿，男，1h5min，因"胎龄36^{+1}周，生后间断呻吟1h"入院，孕1产1孕36^{+1}周，因"脐带绕颈、胎儿宫内缺氧？"行剖宫产娩出，出生体重2150g，羊水清亮，脐带绕颈1周，胎盘无异常，出生时1分钟Apgar评分8分，5分钟评分9分。患儿出生后不久出现间断呻吟，唇周发绀，无明显气促，无吐沫，无抽搐、呼吸暂停，以"早产儿"收治。

早产儿又称未成熟儿，指胎龄不足37周的活产婴儿。其组织器官的成熟度和功能较足月儿差，因此更需耐心、仔细护理，以降低其死亡率。

【发病原因】

1. 母亲因素　高热，创伤，内分泌失调，生殖器异常，营养不良，妊娠高血压综合征。
2. 胎盘因素　前置胎盘，胎盘早剥，胎膜早破，胎位异常。
3. 胎儿因素　多胎、畸形。

【临床表现】

(一)外观特点

1. 头部　头大，头长为身长的1/3，囟门宽大，颅缝可分开，头发呈短绒样，耳壳软，缺乏软骨，耳舟不清。

2. 皮肤　呈鲜红薄嫩，水肿发亮，胎毛多，胎脂丰富皮下脂肪少，指(趾)甲软，不超过指(趾)端。

3. 乳腺结节　不能触到，36周后触到直径小于3mm乳腺结节。

4. 胸腹部　胸廓呈圆筒形，肋骨软，肋间肌无力，吸气时胸壁易凹陷，腹壁薄弱，易有脐疝。

5. 足跖纹　仅在足前部见1~2条足跖，足跟光滑。

6. 生殖系统 男性睾丸未降或未全降，女性大阴唇不能盖住小阴唇。

（二）生理特点

1. 呼吸系统 早产儿呼吸中枢发育不成熟，呼吸表浅而不规则，常出现呼吸暂停现象。

2. 循环系统 早产儿心率快，血压较足月儿低，部分可伴有动脉导管未闭。

3. 消化系统 早产儿吸吮能力差，吞咽反射弱，容易呛奶而发生乳汁吸入。胃贲门括约肌松、容量小，易发生胃食管反流和溢乳。早产儿各种消化酶不足，尤其是胆酸的分泌较少，对脂肪的消化吸收较差。

4. 血液系统 早产儿血小板数量较足月儿略低，贫血常见；维生素 K、铁、维生素 D 贮存较足月儿低，更易发生出血、贫血和佝偻病。

5. 泌尿系统 早产儿肾脏浓缩功能差，肾小管对醛固酮反应低下，排钠分数高，易产生低钠血症。葡萄糖阈值低，易发生糖尿。

6. 神经系统 神经系统的功能与胎龄有密切关系，胎龄越小，反射越差。早产儿易发生缺氧，导致缺氧缺血性脑病。此外，由于早产儿脑室管膜下存在发达的胚胎生发层组织，因而易导致颅内出血。

7. 免疫系统 早产儿皮肤娇嫩，屏障功能弱，体液及细胞免疫功能均很不完善，IgG 和补体水平较足月儿更低，极易发生各种感染。

8. 体温调节 早产儿体温调节功能差，棕色脂肪少，产热少，而体表面积相对大，皮下脂肪少，易散热，同时汗腺发育不成熟和缺乏寒冷发抖反应，常因寒冷而导致硬肿症的发生。

【实验室及其他检查】

1. 出生时红细胞（6~7）$\times 10^9$/L，血红蛋白 140~200g/L，生后 6 周左右，降至 70~100g/L 的最低点，平均红细胞体积（MCV）为（115 ± 5.0）fL。

2. 血小板计数小于（310 ± 68）$\times 10^9$/L。

3. 白细胞总数 15×10^9/L，生后 6~12h 达（21~28）$\times 10^9$/L，然后逐渐下降，1 周时平均为 12×10^9/L。

4. 尿浓度仅为 550mOsm/kg · H_2O，足月儿为 700mOsm/kg · H_2O。

【处理原则】

1. 有围生期窒息者出生后立即进行复苏。

2. 注意保暖。有条件者置入暖箱，维持体温在正常范围，减少能量消耗。

3. 尽早开奶，防止低血糖。

4. 治疗各种原发疾病及并发症。

【护理评估】

1. 评估患儿胎儿期情况及出生史，有无诱发因素。

2. 评估患儿精神反应、生命体征、有无呼吸暂停和呼吸困难。

3. 评估患儿所做的相关检查及结果，包括血液检查、影像学检查。

4. 评估患儿喂养耐受情况。

【护理诊断】

1. 自主呼吸障碍　与呼吸中枢不成熟、肺发育不良、呼吸肌无力有关。

2. 有感染的危险　与免疫功能不足及皮肤黏膜屏障功能差有关。

3. 体温过低　与体温调节功能差有关。

4. 营养失调:低于机体需要量　与吸吮、吞咽、消化功能差有关。

【护理措施】

1. 保暖　早产儿在暖箱中,根据其体重调节暖箱温度,体重在1501~2000g者,暖箱温度在32~33℃;体重在1001~1500g者,暖箱温度在33~34℃;体重<1000g者,暖箱温度宜在34~35℃。维持一定的湿度,一般箱内相对湿度55%~65%,将有助于稳定早产儿的体温。

2. 合理喂养　尽早开奶,以防止低血糖。提倡母乳喂养,无法母乳喂养者,以早产儿配方乳为宜。喂乳量根据早产儿耐受力而定,以不发生胃潴留及呕吐为原则(表4-3-1)。吸吮能力差和吞咽不协调者可用鼻饲喂养,能量不足者以静脉高营养补充并合理安排,补液与喂养时间交叉,尽可能减少血糖浓度波动。

表4-3-1　早产儿哺乳量与间隔时间

出生体重	<1000g	1000~1499g	1499~1999g	2000~2499g
开始量(ml)	1~2	3~4	5~10	10~15
每天隔次增加量(ml)	1	2	5~10	10~15
哺乳间隔时间(h)	1	2	2~3	3

3. 维持有效呼吸　保持呼吸道通畅,避免颈部弯曲、呼吸道梗阻。勿常规用氧,仅在发生发绀及呼吸困难时吸氧,且不宜长期持续使用。呼吸暂停者给予拍打足底、托背、刺激皮肤等处理。

4. 密切观察病情　早产儿病情变化快、常出现呼吸暂停等生命体征的改变,应加强巡视,密切观察病情变化。

5. 预防感染　早产儿室工作人员应严格执行消毒隔离制度,接触患儿前应严格执行手卫生,防止交叉感染;护理和操作时应按无菌技术操作;避免过分拥挤,防止空气污染和杜绝乳制品污染。

【健康指导】

护理早产儿要注意保暖;精心喂养;预防感染,保持良好的卫生习惯;适当抚触,增进感情,促进生长发育,定期进行生长发育监测。

第四节　新生儿黄疸

【学习目标】

1. 掌握新生儿黄疸的病因、临床表现、处理原则；
2. 掌握新生儿黄疸的护理评估、护理诊断、护理措施；
3. 熟悉生理性黄疸与病理性黄疸的区别。

【重点难点】

1. 新生儿黄疸的护理；
2. 早期诊断病理性黄疸。

【案例介绍】

患儿，女，3天，因“皮肤进行性黄疸2天”入院，系孕3产2孕37^{+6}周，因“前次剖宫产”行剖宫产娩出，出生体重3780g，羊水清亮，胎盘粘连致密，脐带无异常，Apgar评分9~10分。患儿生后第2天出现皮肤黄染，由颜面部渐扩展至全身，无嗜睡，无激惹、抽搐，无发热，无气促、青紫，经皮胆红素测定最高20.7mg/dl，以“新生儿黄疸”收治。

新生儿黄疸是指新生儿时期，由于胆红素代谢异常引起血中胆红素水平升高而出现于皮肤、黏膜及巩膜黄染为特征的病症。

【发病原因】

1. 生理性黄疸　与新生儿胆红素代谢特点有关，包括胆红素生成相对较多；肝细胞对胆红素的摄取能力不足；血浆白蛋白联结胆红素的能力差；胆红素排泄能力缺陷；肠肝循环增加。

2. 病理性黄疸

（1）胆红素生成过多。

（2）肝脏胆红素代谢障碍。

（3）胆汁排泄障碍。

【临床表现】

1. 生理性黄疸　黄疸在生后2~3天内出现，4~5天达高峰，一般情况良好，足月儿于2周内消退，早产儿可延到3~4周消退。

2. 病理性黄疸　黄疸在生后24h内出现；黄疸程度重，持续时间长，血清胆红素>205.2~256.2μmol/L（12~15mg/dl）；黄疸退而复现；血清结合胆红素>26μmol/L（1.5mg/dl）。

【实验室及其他检查】

1. 生理性黄疸　血清胆红素测定在生后 1 周内，均超过 34.2μmol/L（2mg/dl）。足月新生儿生理性黄疸血清胆红素值不超过 205.23μmol/L（12mg/dl），早产儿较足月儿为重，峰值可达 171~205μmol/l（10~12mg/dl），但不超过 256.5μmol/L（15mg/dl）。

2. 病理性黄疸　足月儿血清总胆红素超过 205.2μmol/L（12mg/dl），早产儿超过 256.5μmol/L（15mg/dl）；发展快，血清胆红素每日上升 >85μmol/L（5mg/dl）；血清结合胆红素 >26μmol/L（1.5mg/dl）。

【处理原则】

（一）生理性黄疸

不需治疗，注意新生儿的保暖，适当提早喂养，供给足够的水分和热能，及早排出胎便，减少胆红素的肠肝循环，可以减轻生理性黄疸的程度。

（二）病理性黄疸治疗

1. 病因治疗　明确病理性黄疸的原因，有针对性地去除病因。
2. 药物治疗　适当用酶诱导剂、血浆、白蛋白，及时纠正酸中毒和缺氧。
3. 蓝光治疗　降低血清胆红素，给予蓝光治疗。
4. 换血疗法　清除血液内血清胆红素。

【护理评估】

1. 评估患儿胎儿期情况及出生史，有无诱发因素。
2. 评估黄疸出现时间与程度。
3. 评估患儿所做的相关检查及结果，包括血液检查、影像学检查。
4. 评估患儿家长对本病的认识。

【护理诊断】

1. 潜在并发症　胆红素脑病。
2. 知识缺乏（家长）　缺乏黄疸护理的有关知识。

【护理措施】

1. 观察病情，作好相关护理。

（1）密切观察病情：注意皮肤黏膜，巩膜的色泽，根据患儿皮肤黄染的部位和范围，估计血清胆红素的近似值，评价进展情况。注意神经系统的表现，如患儿出现拒食嗜睡，肌张力减退等胆红素脑病的早期表现，立即通知医生，做好抢救准备。观察大小便次数，量及性质，如存在胎粪延迟排出，应予灌肠处理，促进粪便及胆红素排出。

（2）喂养：黄疸期间常表现为吸吮无力，纳差，应耐心喂养，按需调整喂养方式如少量多次，间歇喂养等，保证奶量摄入。

2. 针对病因的护理，预防核黄疸的发生。

（1）实施光照疗法和换血疗法：并做好相应护理（表 4-3-2，表 4-3-3）。

（2）遵医嘱给予白蛋白和酶诱导剂，纠正酸中毒：以利于胆红素和白蛋白的结合，减少胆红素脑病的发生。

（3）合理安排补液计划：根据不同补液内容调节相应的速度，切忌快速输入高渗性药物，以免血脑屏障暂时开放，使已与白蛋白联结的胆红素也进入脑组织。

若为母乳性黄疸，嘱可继续母乳喂养，如吃母乳后仍出现黄疸，可改为隔次母乳喂养逐步过渡到正常母乳喂养。若黄疸严重，患儿一般情况差，可考虑暂停母乳喂养，黄疸消退后再恢复母乳喂养。发生胆红素脑病者，注意后遗症的出现，给予康复治疗和护理。

表 4-3-2　健康足月儿光疗血清总胆红素水平 μmol/L（mg/dl）

时龄	24~48h	48~72h	>72h
总胆红素	≥265.5（15）	≥307.8（18）	≥342（20）

表 4-3-3　早产儿光疗血清总胆红素水平

体重（g）	健康儿		高危儿	
	μmol/L	mg/dl	μmol/L	mg/dl
<1000	85.5~119.7	5~7	68.4~102.6	4~6
1001~1500	119.7~171.0	7~10	102.6~136.8	6~8
1501~2000	171.0~205.2	10~12	136.8~171.0	8~10
2001~2500	205.2~256.5	12~15	171.0~205.2	10~12
>2500	256.5~308.0	15~18	205.2~256.5	12~15

* 高危儿：围产期窒息、酸中毒、呼吸窘迫综合征、高碳酸血症、低蛋白血症

【健康指导】

护理黄疸患儿要早期喂食，少量多餐，加强代谢；适当日光沐浴；仔细观察黄疸进展情况、有无精神状态改变，及大小便的颜色、量、次数等；防治感染，保持良好的卫生习惯；不适随诊。

第五节　新生儿缺氧缺血性脑病

【学习目标】

1. 掌握新生儿缺氧缺血性脑病的病因、临床表现、处理原则；
2. 掌握新生儿缺氧缺血性脑病患者的护理评估、护理诊断、护理措施；
3. 掌握新生儿缺氧缺血性脑病患者的健康指导。

【重点难点】

新生儿缺氧缺血性脑病患者的护理评估。

【案例介绍】

患儿,男,30分钟,因"胎龄27周,窒息复苏后反应差,气促30分钟"入院,系孕2产1,孕27周,因"胎膜早破"顺产娩出,出生体重1030g,出生时胎膜早破约36h,羊水清亮,胎盘脐带无异常。出生时Apgar评分1分钟3分,予以清理呼吸道,吸痰,气管插管,5分钟Apgar评分7分,10分钟评分9分,患儿生后反应差,气促明显,偶有吐沫,无明显呻吟,无抽搐,有呼吸暂停,以"早产儿"收治。入院脑CT提示双侧额、颞顶叶可见对称性片状低密度影,CT值约8.6~9.8HU,脑沟脑池未见增宽或狭窄,脑室不大,形态,位置正常,中线结构居中。

新生儿缺氧缺血性脑病(hypoxic ischemic encephalopathy,HIE)是由于各种围生期因素引起的缺氧和脑血流减少或暂停而导致胎儿和新生儿的脑损伤,是新生儿窒息后严重并发症,病情重,病死率高,少数幸存者可产生永久性神经功能缺陷如智力障碍、癫痫、脑性瘫痪等。

【发病原因】

各种原因导致的脑组织缺氧缺血。

【临床表现】

1. 意识障碍　主要表现为不同程度的兴奋与抑制。过度兴奋易激惹,肢体颤抖,睁眼时间长,凝视等。过度抑制嗜睡,失去正常的醒觉睡眠周期,甚至昏迷。

2. 肌张力异常　如增强,常表现为肢体过度屈曲,被动活动阻力增高,下肢往往重于上肢,严重时表现为过伸。肌张力减弱则表现为头竖立差,围巾征肘过中线,腘窝角>90°,甚至四肢松软。

3. 原始反射异常　主要是吸吮、拥抱反射,轻时表现为活跃,重时减弱、消失。

4. 颅内压升高　随脑水肿加重,可表现出前囟张力增高,颅缝分离。严重颅内压升高时常伴呼吸异常和不同形式的惊厥,以微小型、阵挛型多见,可间断发作或频繁发作,脑损伤更重者,可出现持续强直发作。

5. 脑干症状　重度脑病多出现,如中枢性呼吸衰竭、呼吸节律不整、呼吸暂停。瞳孔对光反射迟钝或消失,也可出现眼球震颤等表现。

【实验室及其他检查】

1. 化验检查

(1)缺氧、酸中毒程度:出生时可通过脐动脉血、新生儿血进行血气分析,了解宫内缺氧状况。通过生化方法测定酸中毒程度。

(2)代谢紊乱及多脏器损害:缺氧后的脑损害往往与全身代谢紊乱及其他脏器损害并存,可定时测定血糖、血钠、血钙等,缺氧、酸中毒后上述指标多降低。心肌酶谱及肌钙蛋白、肌酐、尿素氮水平升高。

(3)脑损伤的严重程度:脑组织损伤后,磷酸肌酸激酶脑型同工酶在血及脑脊液中均可敏感反应。

2. 脑电生理检查　最常用的是 EEG，在生后 1 周内进行。表现为脑电活动延迟、异常放电、缺乏变异、背景活动异常等。

3. 脑影像学检查　影像学检查的基础是新生儿 HIE 的病理改变。常采用的检查方法是 B 超、CT、MRI，恰当选择可清晰地显示疾病各期的脑结构改变，指导临床诊治。

【处理原则】

1. 支持疗法

（1）维持良好的通气、换气功能：使血气和 pH 保持在正常范围，酌情给予氧疗，必要时人工正压通气；应用 5% 碳酸氢钠纠正酸中毒。

（2）维持各脏器血流灌注：使心率、血压保持在正常范围，根据病情应用多巴胺。如效果不佳，可加用多巴酚丁胺及营养心肌药物。

（3）维持血糖正常：以保持神经细胞代谢所需能量。根据病情尽早开奶或喂糖水，保证热量摄入。

2. 对症处理

（1）控制惊厥：HIE 患儿常在生后 12h 内产生惊厥，在除外低血糖、低血钙后，首选苯巴比妥控制惊厥，降低脑代谢。

（2）降低颅内压：如有颅内压升高表现，可及时应用小剂量甘露醇，必要时加呋塞米，使颅内压下降。

（3）清除脑干症状：重度 HIE 临床出现呼吸节律异常，瞳孔改变时，可应用纳洛酮，无效及时予以恰当的呼吸支持措施。在内环境稳定的基础上，酌情选用营养脑细胞、促进神经细胞生长的药物。

3. 亚低温治疗　降低脑组织氧耗量，保护血脑屏障，保护脑细胞。

【护理评估】

1. 评估患儿胎儿期情况及出生史，有无诱发因素。
2. 评估患儿意识、反应、四肢肌张力、原始反射等。
3. 评估患儿呼吸频率、节律，有无呼吸暂停及呼吸困难。
4. 评估患儿所做的相关检查及结果，包括血液检查、影像学检查。

【护理诊断】

1. 低效性呼吸形态　与缺氧缺血致呼吸中枢损害有关。
2. 潜在并发症　颅内压升高、呼吸衰竭。
3. 有失用性综合征的危险　与缺氧缺血导致的后遗症有关。

【护理措施】

1. 给氧及时清除呼吸道分泌物，保持呼吸道通畅　根据患儿缺氧情况，选择合适的给氧方式，可给予鼻导管吸氧或头罩吸氧，如缺氧严重，可考虑气管插管及机械辅助通气。

2. 监护　严密监护患儿的呼吸、血压、心率、血氧饱和度等，注意观察患儿的神志、瞳孔、前囟张力及抽搐等症状，观察药物反应。

3. 亚低温治疗的护理

（1）降温：亚低温治疗时采用循环水冷却法进行选择性头部降温，起始水温保持在10~15℃，直至体温降至35.5℃时开启体部保暖，头部采用覆盖铝箔的塑料板反射热量。脑温下降至34℃时间应控制在30~90分钟，否则将影响效果。

（2）维持亚低温治疗：是使头颅温度维持在34~35℃，由于头部的降温，体温亦会相应的下降，易引起新生儿硬肿症等并发症，因此在亚低温治疗的同时必须注意保暖，可给予远红外保暖。在保暖的同时要保证亚低温的温度要求。患儿给予持续的肛温监测，以了解患儿体温波动情况，维持体温在35.5℃左右。

（3）复温：亚低温治疗结束后，必须给予复温。复温宜缓慢，时间>5h，保证体温上升速度不高于每小时0.5℃，避免快速复温引起的低血压，因此复温过程中仍须肛温监测。

（4）监测：在进行亚低温治疗的过程中，给予持续动态心电监护、肛温监测、SpO_2监测、呼吸监测及每小时测量血压，同时观察患儿的面色、反应、末梢循环情况，总结24h的出入液量，并做好详细记录。

4. 早期康复干预　对疑有功能障碍者，将其肢体固定于功能位。早期给予患儿动作训练和感知刺激，促进脑功能的恢复。向患儿家长耐心细致地解答病情，以取得理解；恢复期指导家长掌握康复干预的措施，以得到家长最佳的配合并坚持定期随访。

【健康指导】

护理新生儿缺氧缺血性脑病患儿：要注意保暖；精心喂养；防止感染，保持良好的卫生习惯；适当抚触，增进感情，促进生长发育；早期康复训练，定期监测运动和智力发育，定期随访。

第六节　新生儿呼吸窘迫综合征

【学习目标】

1. 掌握新生儿呼吸窘迫综合征的病因、临床表现、处理原则；
2. 掌握新生儿呼吸窘迫综合征的护理评估、护理诊断、护理措施；
3. 熟悉新生儿呼吸窘迫综合征的健康指导。

【重点难点】

新生儿呼吸窘迫综合征的护理措施。

【案例介绍】

患儿，男，3h，因“呼吸急促伴颜面青紫3h”入院，系孕2产2，孕33周，因“胎膜早破5h，胎儿宫内窘迫”行剖宫产娩出，出生体重2050g，羊水清亮，胎盘脐带无异常，出生时1分钟Apgar评分6分，5分钟7分，10分钟8分。出生后20分钟患儿出现呼吸急促、呻吟伴口吐白沫，肺部听诊呼吸音粗，未闻及湿啰音，以“新生儿呼吸窘迫综合征”收治。

新生儿呼吸窘迫综合征（Newborn Respiratory Distress Syndrome，NRDS）又称肺透明膜病（hyaline membrane disease；HMD）；系指因肺表面活性物质不足导致进行性肺不张，出生后不久即出现进行性呼吸困难、青紫、呼气性呻吟、吸气性三凹征和呼吸衰竭。

【发病原因】

新生儿呼吸窘迫综合征主要是由于缺乏肺泡表面活性物质所引起，导致肺泡进行性萎陷。

【临床表现】

多为早产儿，刚出生时哭声可正常，6~12h 内出现呼吸困难，逐渐加重，伴呻吟、烦躁，严重时发生呼吸暂停，皮肤因缺氧而发青发灰，缺氧严重者在出生 3 天之内即死亡。病情较轻的起病较晚，可在生后 24~48h 左右发病，呼吸困难不明显，皮肤青紫程度较轻，采取治疗措施后 3~4 天可好转。

【实验室及其他检查】

1. 实验室检查

（1）泡沫试验。

（2）卵磷脂 / 鞘磷脂值。

（3）血液生化检查。

2. X 线检查　胸片表现较特异，对 RDS 诊断非常重要。①毛玻璃样改变；②支气管充气征：在普遍性肺泡不张（白色）的背景下，呈树枝状充气的支气管（黑色）清晰显示；③白肺。

【处理原则】

1. 肺表面活性物质治疗　早期给药是治疗成败的关键，一旦出现呼吸困难、呻吟，立即给药，不要等到 X 线出现典型的 RDS 改变。

2. CPAP　CPAP 能使肺泡在呼气末保持正压，防止肺泡萎陷，并有助于萎陷的肺泡重新打开。

3. 机械通气　如用 CPAP 后出现反复呼吸暂停、$PaCO_2$ 升高、PaO_2 下降，应改用机械通气。也可采用高频通气，减少传统正压通气所致的副作用。

4. 支持疗法　及时纠正因缺氧、高碳酸血症导致的酸碱、水电解质、循环功能失衡。

【护理评估】

1. 评估患儿胎儿期情况及出生史，有无诱发因素。

2. 评估患儿精神反应、生命体征、有无呼吸暂停和呼吸困难，呼吸窘迫出现时间与程度。

3. 评估患儿所做的相关检查及结果，包括血液检查、影像学检查。

4. 评估患儿家长对本病的认识及经济承受能力。

【护理诊断】

1. 自主呼吸障碍　与 PS 缺乏导致的肺不张、呼吸困难有关。

2. 气体交换受损 与肺泡表面活性物质缺乏、肺泡萎缩及肺透明膜形成有关。

3. 有感染的危险 与免疫功能不足及皮肤黏膜屏障功能差有关。

4. 体温过低 与体温调节功能差有关。

5. 营养失调低于机体需要量 与摄入量不足有关。

6. 恐惧(家长) 与患儿病情危重,预后差有关。

7. 潜在并发症 湿肺、B组链球菌肺炎、膈疝。

【护理措施】

1. 保持呼吸道通畅及时清理呼吸道分泌物 如分泌物较黏稠,可先行雾化吸入,待痰液稀释后再吸痰。

2. 用氧的护理 一旦出现呼气性呻吟,应及早采取持续鼻塞气道正压呼吸,CPAP可增加肺功能残气量,防止肺泡萎缩和肺不张,使血氧分压上升,及早应用可减少呼吸机的使用。当采取气管插管用氧时,如用纯氧CPAP后,病情仍无好转者,应及时进行气管插管呼吸机治疗,采用间歇正压通气加呼气末正压通气。

3. 观察和记录患儿呼吸情况 呼吸困难是否有进行性加重,有无鼻翼扇动、三凹征及呼吸暂停,观察紫绀程度、听诊双肺呼吸音的改变等。

4. 观察患儿精神状态 检查肌张力是否有低下,分析X线胸片、血气分析等检查结果。

5. 营养和热量供给 按医嘱给予静脉全营养液治疗,控制输液速度,加强巡视,防止液体渗出引起皮肤坏死。

6. 做好口腔护理 可采用无菌生理盐水进行口腔内清洁。严格执行消毒隔离规范,严格无菌操作。

7. 预防感染 严格执行消毒隔离制度,避免交叉感染。

【健康指导】

护理新生儿呼吸窘迫综合征患儿:要注意保暖;精心喂养;防止感染,保持良好的卫生习惯;适当抚触,增进感情,促进生长发育;定期随访。

第七节 脐 炎

【学习目标】

1. 掌握脐炎的病因、临床表现、处理原则;

2. 掌握脐炎患儿的护理评估、护理诊断、护理措施;

3. 熟悉脐炎患儿出院后的健康指导。

【重点难点】

脐炎患儿的护理措施。

【案例介绍】

患儿，男，7天，因"发现脐周红肿、脓性分泌物2天"入院，系孕1产1孕39^{+5}周顺产娩出，出生体重3360g，羊水清亮，胎盘脐带无异常，Apgar评分9~10分。患儿生后5天脐蒂脱落，脐部出现脓性分泌物，脐周皮肤红肿，经门诊检查，以"新生儿脐炎"收治。

脐炎系因断脐时或出生后处理不当，脐残端被细菌入侵、繁殖所引起的急性炎症，也可由于脐血管置保留导管或换血时被细菌污染而导致发炎。

【发病原因】

可由任何化脓菌引起，但最常见的是金黄色葡萄球菌，其次为大肠埃希菌、铜绿假单胞菌、溶血性链球菌等。脐带创口未愈合时，爽身粉等异物刺激可引起脐部慢性炎症而形成肉芽肿。

【临床表现】

1. 轻者　脐轮与脐周皮肤轻度红肿，可伴有少量浆液性分泌物。重者脐部及脐周明显红肿发硬，脓性分泌物较多，常有臭味。

2. 慢性脐炎　常形成脐肉芽肿，表现为一小的樱红色肿物，表面可有脓性溢液，可经久不愈。

【实验室及其他检查】

1. 血象检查　白细胞正常或升高，伴有全身感染症状时白细胞总数及中性粒细胞均升高。

2. 细菌学检查　取创面分泌物进行涂片染色或细菌学培养。疑有败血症时行血培养检查。

【处理原则】

1. 轻者　脐周无扩散者局部用2%碘酒及75%酒精清洗，每天2~3次。

2. 有明显脓液、脐周有扩散或有全身症状者　除局部消毒处理外，可先根据涂片结果经验性地选用适当抗生素，以后结合临床疗效及药敏试验再决定如何用药。

3. 慢性肉芽肿　可用硝酸银棒或10%硝酸银溶液涂擦，大肉芽肿可用电灼、激光治疗或手术切除。

【护理评估】

1. 评估患儿脐部情况是否干燥，有无红肿及分泌物。

2. 评估患儿精神反应及生命体征。

3. 评估患儿所做的相关检查及结果，包括血液检查、影像学检查。

【护理诊断】

1. 皮肤完整性受损　与脐炎感染性病灶有关。

2. 潜在并发症　有并发败血症、腹膜炎的可能。

【护理措施】

1. 保持脐部清洁干燥，从脐带的根部由内向外环形彻底清洗消毒，尿布不宜遮盖脐部，避免刺激感染。

2. 保持患儿安静，避免哭闹。

3. 合理喂养，少量多次，奶后观察有无呕吐及腹胀。

4. 协助医生采集脐部分泌物标本，及时送检。

5. 如有腹膜炎及败血症的症状，及时通知医生，脐周有扩散或全身症状者除局部消毒处理外，可按细菌培养和药物敏感试验选用抗生素。

6. 脐带残端长时间不脱落，应观察是否断脐时结扎不牢，应考虑重新结扎。

【健康指导】

进行脐部护理时，应先洗手，注意腹部保暖；如脐部潮湿、渗液采用正确的消毒方法消毒脐部并保持清洁干燥；勤换尿布，避免大小便污染，保持局部清洁卫生。

第四章　儿科常见疾病

第一节　腹　泻　病

【学习目标】

1. 掌握腹泻病的病因、症状体征、处理原则；
2. 掌握腹泻病的护理评估、病情观察、治疗要点；
3. 熟悉腹泻病的健康指导。

【重点难点】

腹泻病的护理措施。

【案例分析】

患儿，男，10 个月龄。因腹泻、发热 2 天入院。患儿于 2 天前出现腹泻伴发热，体温最高 39.3℃，大便 15 余次 / 日，黄色水样便，量多，未见黏液脓血便，时有呕吐，4~5 次 / 天，无气喘及呼吸困难，无畏寒、抽搐。

腹泻病（infantile diarrhea）是指由多种病原、多种因素引起的，以大便次数增多和性状改变为特点的消化道综合征。一年四季均可发病，但夏季发病率最高。

【发病原因】

引起婴幼儿腹泻的病因分为感染性及非感染性原因。

1. 感染因素　感染因素主要包括病毒感染（以轮状病毒最为常见）、细菌感染（主要为腹泻大肠埃希菌）、真菌感染、寄生虫感染、肠道外感染。

2. 非感染因素　常见的是食源性因素，由于没有定时喂养、食物的质和量不合宜等可导致腹泻。同时气候突然变冷、腹部受凉或天气过热等都可引发消化功能紊乱而引起腹泻。

【临床表现】

腹泻起病可急可缓，多以胃肠道症状为主，表现为食欲缺乏，可有溢奶或者呕吐，大便次数增多，每次大便量少而稀薄或带水，呈黄色或黄绿色，有酸味，粪质少，常可见白色或黄白色奶瓣和泡沫。重者除有较重的胃肠道症状外，还有明显的脱水、电解质紊乱及全身中毒症状。

【实验室及其他检查】

1. 血常规　细菌感染时白细胞总数及中性粒细胞上升，寄生虫及过敏性腹泻时嗜酸性粒细胞上升。

2. 大便常规　肉眼检查大便性状，如颜色、外观、是否有黏液脓血等；镜检是否有白细胞、红细胞及脂肪球等。如金黄色葡萄球菌肠炎典型大便为暗绿色，量多，带黏液，少数为血便。大便镜检有大量脓细胞和成簇的革兰阳性球菌。

3. 病原学检查　细菌性肠炎可培养出致病菌；真菌性镜检可见真菌孢子和菌丝；病毒性肠炎可做病毒分离等检查。

4. 血液生化　测定血电解质可知晓电解质丢失情况，为治疗提供依据。

【处理原则】

1. 一般治疗　调整饮食，强调继续进食，根据疾病的特殊病理生理状况、患儿平时的饮食习惯及个体消化吸收功能进行合理调整，以满足生理需要，补充疾病消耗，缩短腹泻后的康复时间。

2. 纠正水电解质及酸碱平衡紊乱　口服补液盐可用于预防脱水及纠正轻、中度脱水，中、重度脱水，伴周围循环衰竭者则需要静脉补液治疗。重度酸中毒或经补液后仍有酸中毒症状者，可给予5%碳酸氢钠纠正酸中毒；低钾血症者遵循“见尿补钾”的原则，可口服或静脉补充，但静脉补钾浓度不超过0.3%，切不可推注。

3. 药物治疗

（1）控制感染：一般病毒性肠炎以饮食疗法和支持疗法为主，多不需用抗生素。其他肠炎对因选药，如大肠埃希菌肠炎可选用抗革兰阴性杆菌的抗生素。

（2）肠道微生态疗法：常用双歧杆菌、嗜酸乳杆菌等，可助于恢复肠道正常菌群的生态平衡，抵御病原菌侵袭，控制腹泻。

（3）肠黏膜保护剂：常用蒙脱石散，用以维护和修复肠黏膜屏障功能。

（4）预防并发症：迁延性、慢性腹泻常伴营养不良或其他并发症，病情复杂，必须采取综合治疗措施。

【护理评估】

1. 评估喂养史　如喂养方式、喂养何种乳品、冲调浓度、喂哺次数及每次量、添加换乳期食物及断奶情况；注意有无不洁饮食史、食物过敏史、腹部受凉或过热致饮水过多；询问患儿粪便长时期的性状变化情况，腹泻开始的时间、次数、颜色、性状、量、气味，有无呕吐、腹胀、腹痛或里急后重等不适；了解是否有上呼吸道感染、肺炎等肠道外感染病史；既往有无腹泻史，有无其他疾病及长期使用抗生素病史。

2. 评估患儿神志及生命体征　评估患儿体重、前囟、眼窝、皮肤黏膜、循环状况和尿量等；评估脱水程度和性质，有无低钾血症和代谢性酸中毒等症状；检查肛周皮肤有无红肿、糜烂、破损。

3. 评估实验室检查结果及临床意义。

4. 评估家长对疾病的心理反应及认识程度、文化程度、喂养及护理知识等；评估患儿家庭居住环境、经济状况、卫生习惯等。

【护理诊断】

1. 腹泻 与感染、喂养不当、肠道功能紊乱等有关。
2. 体液不足 与腹泻、呕吐致体液丢失过多和摄入不足有关。
3. 营养失调：低于机体需要量 与腹泻、呕吐丢失过多和摄入不足有关。
4. 体温过高 与肠道感染有关。
5. 有皮肤完整性受损的危险 与大便刺激臀部皮肤有关。
6. 知识缺乏 家长缺乏喂养知识及相关的护理知识。

【护理措施】

1. 一般护理 因限制饮食过严或禁食过久会造成患儿营养不良，甚至并发酸中毒，导致疾病迁延不愈，从而影响生长发育，故腹泻患儿应继续进食，满足生理需要；对于腹泻呕吐严重者，可暂禁食4~6h（不禁水），待好转后继续喂食。由少到多，由稀到稠；母乳喂养者可继续哺乳，减少哺乳次数，缩短每次哺乳时间，暂停换乳期食物；人工喂养者可喂米汤、酸奶、脱脂奶等，待腹泻次数减少后给予流质或半流质饮食如粥、面条，少量多餐，随着病情稳定和好转，逐步过渡到正常饮食。对于发热患儿，要做好体温护理，若患儿体温<38.5℃，可给予物理降温，如多饮水、洗热水澡、穿宽松透气吸汗的衣物等；若患儿体温≥38.5℃，则要进行药物降温，如口服退热剂，或经肛门塞栓剂。告知家长选用吸水性强、柔软布质或纸质尿布，勤更换，避免使用不透气塑料布或橡皮布；每次便后用温水清洗臀部并擦干，以保持皮肤清洁、干燥。

2. 病情观察及处理 密切监测患儿生命体征，如神志、体温、脉搏、呼吸、血压等；观察大便情况并记录大便次数、性状、量、颜色、气味等，作好动态比较，为输液方案和治疗提供依据；观察全身中毒症状，如发热、精神萎靡、嗜睡、烦躁等；观察水、电解质和酸碱平衡紊乱症状如脱水情况及其程度、代谢性酸中毒、低钾血症表现。

3. 用药护理 口服补液盐用于腹泻时预防脱水及纠正轻、中度脱水；静脉补液适用于中、重度脱水或吐泻严重或腹胀的患儿，严格遵医嘱选用针对病原菌的抗生素以控制感染。

4. 心理护理 小儿腹泻、呕吐严重者可出现脱水征，或疾病迁延不愈，家长会出现焦虑、恐惧等心理，护士应主动向家长讲解疾病的起因、进展及预后，多向家长讲解相关护理知识，取得家长的信任和协助。

【健康指导】

指导护理：向家长解释腹泻的病因、潜在并发症以及相关的治疗措施；指导家长正确洗手并作好污染尿布及衣物的处理、出入量的监测以及脱水表现的观察；说明调整饮食的重要性；指导家长配制和使用ORS溶液，强调应少量多次饮用，呕吐不是禁忌证。

做好预防，指导合理喂养，提倡母乳喂养，避免在夏季断奶，逐步添加辅食，防止过食、偏食及饮食结构的突然变动。注意饮食卫生，食物要新鲜，食具定期消毒。饭前便后洗手，勤剪指甲。培养养成良好的卫生习惯。加强体格锻炼，适当户外活动；注意气候变化，防止过热或受凉。避免长期滥用广谱抗生素。

第二节　支气管肺炎

【学习目标】

1. 掌握支气管肺炎形成的病因、临床表现、处理原则；
2. 掌握支气管肺炎患儿的护理评估、护理诊断、护理措施；
3. 熟悉支气管肺炎患儿的健康指导。

【重点难点】

支气管肺炎患儿的护理措施。

【案例介绍】

患儿，男，1岁半。因“间断发烧1周，咳嗽3天”入院。患儿1周前无明显诱因出现间断发热，最高39℃，每次发热持续2h，给予口服退热药、头孢类药物，体温可恢复正常。3天前出现咳嗽，为单声阵咳，可闻及痰声，无咯血、气喘、皮疹，为进一步治疗，于门诊就诊，门诊以“支气管肺炎”收入。患儿精神、食欲正常。既往体质尚可，无特殊病史。查体：体温39.5℃，脉搏138次/分，呼吸42次/分。患儿急性面容，神志清楚，发育正常，口周略发绀，鼻翼扇动。咽部充血红肿，双侧扁桃体肿大，充血，胸廓对称，可见吸气三凹征，双肺呼吸音粗糙，可闻及湿啰音。

支气管肺炎（bronchopneumonia）是指不同的病原体或其他因素所致的肺部炎症。是婴幼儿时期最常见的一种疾病。

【发病原因】

常见的病原体为病毒和细菌，病原体常由呼吸道入侵，少数经血行入肺。

【临床表现】

本病发病大多较急，发病前数日多数患儿有上呼吸道感染。

1. 呼吸系统症状和体征　主要表现为发热、咳嗽、气促、肺部固定的中、细湿啰音。

（1）发热：多数为不规则热，亦可为弛张热或稽留热。

（2）咳嗽：频繁咳嗽。早期为刺激性干咳，恢复期咳嗽有痰。

（3）气促：多在发热、咳嗽之后出现。呼吸可达40~80次/分，重者可有鼻翼扇动、点头呼吸、三凹征、口唇发绀。

（4）肺部啰音：肺部体征早期不明显或仅呼吸音粗糙，以后可听到较固定的中、细湿啰音。

2. 循环系统表现　轻度缺氧可致心率加快，重症肺炎可合并心肌炎、心力衰竭，表现为面色苍白、心律不齐、呼吸困难加重等。

3. 神经系统表现 轻度缺氧表现为精神萎靡、烦躁不安或嗜睡；发生脑水肿时，出现意识障碍、惊厥、前囟膨隆，呼吸不规则等。

4. 消化系统表现 轻者常有食欲减退、呕吐、腹胀；重者可发生中毒性肠麻痹，表现为频繁呕吐，严重腹胀，呼吸困难加重。

【实验室及其他检查】

1. 血常规 病毒感染者白细胞计数正常或偏低；细菌感染者白细胞计数增高，中性粒细胞增高。

2. X线检查 早期肺纹理增粗，以后渐出现大小不等的斑片状阴影或融合成片，可伴有肺气肿或肺不张。

3. 病原学检查 取鼻咽拭子或气管分泌物做细菌分离鉴定。病原的分离为确定感染的最可靠方法。

【处理原则】

根据患者发病的轻重缓急，一般分为急性期和恢复期。

1. 急性期治疗 控制炎症、改善通气功能、对症治疗、防止并发症发生。

（1）根据不同病原体选择抗生素：使用原则早期、联合、足量。葡萄球菌性肺炎易复发及产生并发症，体温正常后继续用药2周，总疗程6周。支原体肺炎至少用药2~3周。

（2）对症治疗：有缺氧症状时及时吸氧；发热、咳嗽、咳痰者，给予退热、祛痰、止咳，及时清除鼻痂，鼻腔分泌物和吸痰；保持呼吸道通畅，喘憋严重者可用支气管解痉剂。高热患儿可物理降温或药物降温。

2. 恢复期治疗 保持呼吸道通畅，多饮水，保证足够的营养。

【护理评估】

1. 评估患儿的生命体征。

2. 评估患儿有无发热、咳嗽、咳痰，气促、心率增快的表现。

3. 评估患儿的发病时间及目前的治疗方式，对于使用抗感染、抗病毒、祛痰、止咳药要注意评估用药后的效果。

4. 评估患儿所做的相关检查及结果，包括血液检查，影像学检查等。

【护理诊断】

通过评估，对支气管肺炎的患者一般可能会存在以下护理问题及护理诊断。

1. 气体交换受损 与肺部炎症有关。

2. 清理呼吸道无效 与呼吸道分泌物过多，患儿体弱无力排痰有关。

3. 体温过高 与细菌感染或病毒感染有关。

4. 营养失调 与摄入不足、消耗增加有关。

5. 知识缺乏 缺乏本病相关的知识。

6. 潜在并发症 脓气胸、心力衰竭、中毒性脑病、中毒性肠麻痹。

【护理措施】

1. 一般护理　保持室内空气新鲜，室温20℃左右，温度55%~65%，以防呼吸道分泌物变干，不易咳出。嘱患儿卧床休息，减少活动，尽量避免哭闹，以减少氧的消耗；穿衣合适，以免引起不安和出汗；内衣应宽松，以免影响呼吸；保持皮肤清洁，使患儿感觉舒适，以利于休息。

2. 病情观察　观察患儿呼吸情况，及时清除患儿口鼻分泌物；经常变换体位，以减少肺部淤血，促进炎症吸收，可进行雾化吸入使痰液变稀薄利于咳出。必要时吸痰，但不能过频，否则可刺激黏液产生过多。密切观察患儿体温、神志、面色、呼吸、心率等变化。当患儿出现心力衰竭的表现时及时报告医生，并减慢输液速度，做好抢救准备。若患儿咳粉红色泡沫样痰，考虑肺水肿，可给予20%~30%乙醇湿化的氧气。密切观察患儿意识、瞳孔、囟门及肌张力等变化，若有烦躁、嗜睡、惊厥、肌张力增加等表现应及时报告医生。如患儿病情突然加重，出现剧烈咳嗽、呼吸困难、烦躁不安、胸痛及一侧呼吸运动受限，提示出现了脓胸、脓气胸，应及时报告医生并配合胸穿或胸腔闭式引流。

3. 用药护理　了解患儿使用药物的作用、不良反应及注意事项。抗生素一般用至体温正常后的5~7天，临床症状、体征消失后3天，指导患者合理使用口服药。

4. 饮食护理　给予足量的维生素和蛋白质，少量多餐。进食困难的患儿，可按医嘱静脉补充营养。鼓励患儿多饮水，利于痰液咳出，同时防止发热导致的脱水。

5. 心理护理　主动关心和安慰患儿，及时向患儿家长讲解疾病相关知识，使其树立信心，配合医护人员抢救与治疗。

【健康指导】

指导家长加强患儿营养，培养良好的饮食和卫生习惯。多饮水，保证足够的营养。指导患儿及家长适当开展户外活动，进行体格锻炼，增强机体对气温变化的适应能力；避免受凉或过热；避免到人多拥挤的公共场所，以免交叉感染；积极预防营养不良、各种传染病，增强机体的免疫能力。教会家长处理呼吸道感染的方法，使患儿在疾病早期能得到及时控制。定期健康检查，按时预防接种。

第三节　支气管哮喘

【学习目标】

1. 掌握支气管哮喘的病因、临床表现、护理诊断与护理措施；
2. 掌握支气管哮喘的护理评估、处理原则、健康指导；
3. 熟悉支气管哮喘实验室检查结果的临床意义。

【重点难点】

支气管哮喘的用药指导。

【案例分析】

患儿，女，4岁。因咳嗽咳痰1天，喘息3h入院。患儿1天前无明显诱因出现打喷嚏、流眼泪、咳嗽，咳白色黏液痰，3h前在咳嗽后出现喘息，呼吸急促，遂来我院门诊就诊，门诊以“支气管哮喘”收入院。患儿婴儿期有湿疹史，既往有反复咳嗽喘息史，以冬春季多发。入院查体：体温36.9℃．脉搏120次/分，呼吸45次/分，血压99/66mmHg，血氧饱和度94%。患儿精神欠佳，口唇轻度发绀，有鼻翼扇动，轻度吸气性三凹征，双肺呼吸音粗，可闻及喘鸣音。

支气管哮喘（bronchial asthma），简称哮喘，是由多种细胞，特别是嗜酸性粒细胞、肥大细胞和T淋巴细胞等共同参与的气道慢性炎症性疾病，是儿童期最常见的慢性呼吸道疾病。这种慢性炎症可导致易感个体气道高反应性，出现广泛多变的可逆性气流受限，从而引起反复发作的喘息、咳嗽、呼吸困难或胸闷等症状，尤其在夜间和（或）清晨发作或加剧。

【发病原因】

病因尚未完全清楚。本病大多为多基因遗传病，遗传过敏体质与本病有密切的关系，多数患儿有过敏性鼻炎、湿疹和（或）药物食物过敏史，部分患儿伴有轻度免疫缺陷，吸入或食入过敏原或呼吸道感染、强烈的情绪变化、剧烈运动、冷空气、职业粉尘及气体等均可发病。

【临床表现】

哮喘的典型症状是咳嗽、喘息、呼吸困难及胸闷，呈阵发性发作，以夜间和清晨为重。婴幼儿起病较缓，常于发病前1~2天有上呼吸道感染；年长儿起病较急，发作前常有刺激性干咳、打喷嚏、流眼泪等先兆症状，继而出现喘息、呼吸困难，多在夜间发作。严重者出现烦躁不安、面色苍白、鼻翼扇动、口唇发绀、甚至大汗淋漓，被迫取端坐位。体检可见桶状胸、三凹征，同时颈静脉显著怒张，肺部布满哮鸣音，严重者气道广泛堵塞，哮鸣音消失，称闭锁肺，为哮喘最危险的体征。

【实验室及其他检查】

1. 血常规检查　发作时可有嗜酸性粒细胞增高，并发细菌感染时可有白细胞增高，中性粒细胞比例增高，如与病毒感染有关，一般白细胞计数正常或减低。

2. 胸部X线检查　早期哮喘发作时可见两肺透明度增加，呈过度充气状态，急性期胸片正常或呈间质性改变，可有肺气肿或肺不张。

3. 过敏原测试　用过敏原做皮肤试验，试验阳性可明确过敏原，其次通过测定血清特异性IgE可了解患儿的过敏状态，一般过敏性哮喘患儿血清IgE可较正常人高2~6倍。

4. 肺功能检查　适用于5岁以上患儿。1秒用力呼气容积占用力肺活量（FEV_1/FVC）比值及呼气峰流速（PEF）值均降低。FEV_1/FVC正常值成人>75%，儿童>85%。$FEV_1/FVC<70\%$可选用支气管舒张试验，评估气流受限的可逆性。若$FEV_1/FVC \geq 70\%$则可用支气管激发试验测定气道反应性。支气管激发试验阳性和支气管舒张试验阳性，是诊断支气管哮喘的有利依据。

【处理原则】

坚持长期、持续、规范、个体化的治疗原则。急性发作期重点为抗炎、平喘，以便快速缓解症状；慢性持续期和临床缓解期坚持长期抗炎，降低气道反应性，防止症状加重和预防复发，同时避免接触危险因素，如过敏原、冷空气、呼吸道感染等。注重将药物治疗和非药物治疗相结合，重视哮喘防治教育、提高患儿生命质量，加强患儿心理护理。

【护理评估】

1. 评估患儿的神志、精神状态，生命体征的变化，有无病情加重的表现。
2. 评估患儿的呼吸频率、深度，有无呼吸困难的表现。
3. 评估患儿能否有效咳出痰液，注意痰液的黏稠度、颜色和量。
4. 评估患儿的焦虑程度、情绪反应等，是否需要心理抚慰。

【护理诊断】

1. 低效性呼吸型态　与支气管痉挛、气道阻力增加有关。
2. 清理呼吸道无效　与呼吸道分泌物黏稠、体弱无力排痰有关。
3. 焦虑　与哮喘反复发作有关。
4. 知识缺乏　缺乏有关哮喘的防护知识。

【护理措施】

慢性持续期主要是告知患儿及家长掌握哮喘基本的防治知识，提高用药的依从性，避免各种诱发因素，巩固治疗效果。

急性期的护理措施如下。

1. 一般护理　给患儿提供一个安静、舒适的环境，室内空气清新，温湿度适宜，禁放花草，禁用毛毯，护理操作应尽可能集中进行。

2. 观察病情　动态监测生命体征，注意呼吸困难的表现，密切监测患儿是否有烦躁不安、大汗淋漓、气喘加剧、心率增快、血压下降，呼吸音减弱等情况，应及时报告医师，共同抢救。

3. 专科护理　保持呼吸道通畅，缓解呼吸困难。患儿于坐位或半卧位，以利于呼吸；给予面罩或鼻导管吸氧，预防酸中毒，定时进行血气分析，根据情况及时调整氧流量，氧浓度以40% 为宜。遵医嘱给予支气管扩张剂和糖皮质激素，并评价其效果和副作用。给予雾化吸入、拍背，以促进痰液的排出，必要时吸痰。保证患儿摄入足够的水分，以降低分泌物的黏稠度。有感染者遵医嘱对症给予抗生素治疗。指导患儿做深而慢的呼吸运动。

4. 用药护理　使用茶碱类药物时注意浓度不宜过高，静脉滴注速度不宜过快，以防中毒症状发生，如恶心、呕吐、心慌等；使用 β_2 受体激动剂如沙丁胺醇做雾化时，保证有效的治疗剂量，不可过大，以免引起头晕、心悸、手指震颤等。

5. 心理护理　哮喘发作时安抚患儿，尽量满足患儿的合理要求，采取措施缓解患儿的恐惧心理。允许患儿及家长表达感情，向患儿及家长解释哮喘的诱因、治疗过程及预后，指导他们以正确的态度对待患儿。

【健康指导】

有过敏史的患儿应避免接触过敏原，积极治疗和清除感染灶，避免接触各种危险因素，如吸入性或食入性过敏原，呼吸道感染、强烈的情绪变化、剧烈运动、冷空气等；介绍哮喘的防治知识，指导家长给患儿增加营养，多进行户外活动，多晒太阳，增强体质，预防呼吸道感染；教会患儿及家长辨认哮喘发作的早期征象、表现及处理方法；教会患儿及家长正确选用长期预防与快速缓解的药物，安全用药，并掌握不良反应的预防和处理对策；及时就医，以控制哮喘严重发作。

第四节　室间隔缺损

【学习目标】

1. 掌握室间隔缺损的病因、临床表现、处理原则；
2. 掌握室间隔缺损的护理评估、病情观察、护理措施；
3. 熟悉室间隔缺损的健康指导。

【重点难点】

室间隔缺损患儿的护理评估。

【案例介绍】

患儿，男，1岁6个月。出生后即出现喂养困难，吸吮时气急，苍白，1年以来已5次肺部感染，查体生长发育落后，胸骨左缘第3~4肋间可闻及Ⅲ~Ⅳ级粗糙的全收缩期杂音，肺动脉第二心音增强。心电图示左、右心室均肥大，彩色多普勒超声可见心室内有左向右分流。

室间隔缺损（ventricular septal defect，VSD）是最常见的先天性心脏病，发病率约占小儿先天性心脏病的30%~50%。

【发病原因】

室间隔缺损是心脏胚胎发育异常而形成左、右心室间的异常通道，它可单独存在，也可与其他心脏畸形同时存在。缺损大致可分为3种类型：

1. 小型室间隔缺损　缺损直径 <5mm 或缺损面积 ≤ $0.5cm^2/m^2$ 体表面积。
2. 中型室间隔缺损　缺损直径 5~10mm 或缺损面积 $0.5{\sim}1.0cm^2/m^2$ 体表面积。
3. 大型室间隔缺损　缺损直径 >10mm 或缺损面积 > $1.0cm^2/m^2$ 体表面积。

【临床表现】

小型缺损可无症状，一般活动不受限制，生长发育不受影响。缺损较大时，患儿多生长迟缓，体重不增，有消瘦、喂养困难，活动后乏力、气短、多汗，易反复呼吸道感染，易导致充血性心力衰竭等。大型缺损伴有明显肺动脉高压时（多见于儿童或青少年期），出现青紫并逐渐加重，此时心脏杂音较轻而肺动脉第二心音显著亢进。室间隔缺损易并发支气管炎、充血性心力衰竭、肺水肿及感染性心内膜炎。

【实验室及其他检查】

1. X线检查　小型室间隔缺损心肺X线检查无明显改变，中型缺损心影轻度到中度增大，以左心室增大为主，主动脉弓影较小，肺动脉段扩张，肺野充血。大型缺损心影中度以上增大，多以右心室增大为主，肺动脉段明显突出，肺野明显充血。

2. 心电图　小型缺损心电图可正常或表现为轻度左心室肥大；中型缺损主要为左心室舒张期负荷增加表现，以左心室肥厚为主；大型缺损为双心室肥厚或右心室肥厚。症状严重、出现心力衰竭时，可伴有心肌劳损。

3. 超声心动图　二维超声可从多个切面显示缺损的直接征象–回声中断的部位、时相、数目与大小等。彩色多普勒超声可显示分流的起源、部位、数目、大小及方向。

4. 心导管检查　心导管检查可进一步证实诊断及进行血流动力学检查，评价肺动脉高压的程度、计算肺血管阻力及体肺分流量等。

【处理原则】

1. 内科治疗

（1）防治并发症：主要是防治感染性心内膜炎、肺部感染和心力衰竭。

（2）介入性心导管术：通过介入性心导管术封堵肌部室间隔缺损是可行的，但难度较大。

2. 外科治疗　中型缺损临床上有症状者宜于学龄前期在体外循环心内直视下做修补术。大型缺损在6个月以内发生难以控制的充血性心力衰竭和反复罹患肺炎、生长缓慢者应予以手术治疗；6个月~2岁的婴幼儿，虽然心力衰竭能控制，但肺动脉压力持续升高、大于体循环的1/2，或2岁以后肺循环血量与体循环血量的比>2∶1，亦应及时手术修补缺损。

【护理评估】

1. 评估患儿的精神状态、生长发育情况　检查有无呼吸急促、心率加快、鼻翼扇动，以及肺部啰音、肝脏增大等心力衰竭的表现。有无杵状指（趾），胸廓有无畸形，有无震颤，听诊心脏杂音的位置、时间、性质和程度。

2. 评估母亲妊娠史　尤其是妊娠初期2~3个月内有无感染史、接触放射线史、用药史及吸烟史、饮酒史；了解发现患儿患心脏病的时间，有无喂养困难、声音嘶哑、苍白多汗、反复呼吸道感染，是否喜欢蹲踞，有无阵发性呼吸困难或突然昏厥发作。

3. 评估X线、心电图、超声心动图、血液检查的结果及临床意义。较复杂的畸形还应该取得心导管检查和心血管造影的诊断资料。

【护理诊断】

1. 活动无耐力　与缺氧及循环血量减少有关。

2. 营养失调　与组织缺氧及喂养困难有关。

3. 有感染的危险　与机体免疫力下降有关。

4. 潜在并发症　心力衰竭、脑缺氧发作、脑血栓。

【护理措施】

1. 一般护理　病室保持安静、整洁，维持适宜的温度、湿度，有利于患儿休息。患儿应与其他感染性疾病患儿隔离，随时增减衣服。保证营养供给，小婴儿喂哺时应取斜抱位间歇喂乳。喂哺应少量多餐，喂乳后右侧卧位，以免呕吐窒息。评估活动量，依据测评结果制订适合患儿活动量的生活制度。

2. 用药护理　做小手术前后，应给与抗生素预防感染。除严重的心力衰竭外，均应按时预防接种。一旦发生感染应积极治疗。

3. 病情观察　严格控制输液量和速度，密切观察病情，如出现心力衰竭的早期表现，应立即吸氧，报告医生，并按心力衰竭护理；手术或创伤后应密切观察，如出现寒战、发热、皮肤瘀点、胸痛、咳嗽、咯血等，提示感染性心内膜炎，遵医嘱进行抗感染治疗。

4. 心理护理　应建立良好的护患关系，消除患儿的紧张心理；让家长和年长患儿了解本病是可以通过手术治愈或者部分矫治，以解除其焦虑。

【健康指导】

指导家长根据患儿不同年龄做好家庭护理，正确喂养。制订适合患儿活动量的生活制度，合理安排患儿生活，做到劳逸结合。防寒保暖。按期预防接种。注意饮食卫生，避免腹泻、呕吐。加强安全，防止受伤。

第五节　充血性心力衰竭

【学习目标】

1. 掌握充血性心力衰竭的病因、临床表现、护理措施；

2. 掌握充血性心力衰竭的护理评估、护理诊断、护理措施；

3. 掌握充血性心力衰竭的健康指导。

【重点难点】

洋地黄中毒的观察与处理。

【案例介绍】

患儿，男，8 个月。因“咳嗽 4 天，喘息 1 天”入院。患儿于入院前 4 天无明显诱因出现咳嗽，较频繁，每次 3~4 声有痰咳不出，1 天前无明显诱因出现喘息，口周发绀，偶有呛奶。在我院门诊静脉滴注头孢曲松钠，已连用 3 天，效果不明显。

充血性心力衰竭(congestive heart failure,CHF)简称心衰,是指心脏工作能力(心肌收缩或舒张功能)下降,即心排出量绝对或相对不足,不能满足全身组织代谢的需要的病理状态。心力衰竭是儿童时期的危重症之一。

【发病原因】

1. 原发性心肌收缩功能或舒张功能障碍。
2. 心脏负荷过度。

【临床表现】

1. 年长儿心力衰竭的症状和体征与成人相似。主要为心排血量不足,体循环及肺静脉淤血表现。

(1)心排血量不足:乏力、多汗、食欲减退、心率快、呼吸浅快等。

(2)体循环淤血:颈静脉怒张、肝肿大、压痛、肝颈静脉回流征阳性、尿少和水肿。

(3)肺静脉淤血:呼吸困难、气促、咳嗽、端坐呼吸、肺底部闻及湿啰音和奔马律。

2. 婴幼儿常表现为呼吸浅快,频率可达50~100次/分钟,肺部可闻及干、湿性啰音或哮鸣音。哭声低弱,喂养困难,烦躁多汗,体重增长缓慢,肝脏进行性肿大,水肿首先见于颜面、眼睑等部位,严重时鼻唇三角区呈现青紫。

【实验室及其他检查】

1. 动脉血气分析 急性左心衰竭常伴低氧血症,应监测动脉氧分压(PaO_2)、二氧化碳分压($PaCO_2$)和氧饱和度。
2. 心电图 可助病因诊断及洋地黄用药。
3. 超声心动图 可见心房和心室腔扩大,M型超声显示心室收缩延长,射血分数降低。
4. 胸部X线 检查心影多呈普遍性增大,心脏搏动减弱,肺纹理增多,肺淤血。

【处理原则】

积极治疗原发病,去除病因,改善心功能,减少水、钠潴留,降低氧耗和纠正代谢性紊乱。

1. 一般治疗 卧床休息可减轻心脏负担,可取平卧位或半卧位,应尽力避免患儿烦躁、哭闹,必要时可适当应用苯巴比妥钠等镇静药。

2. 洋地黄类药物 洋地黄能增强心脏的收缩力、减慢心率,从而增加心搏出量,改善体、肺循环。

(1)剂量和用法:基本原则是首先达到洋地黄化量,即心肌收缩达到最大效果必需的剂量,然后根据病情需要继续用持续量来补充每天从体内消失的量,以维持疗效。

(2)洋地黄化法:如病情较重或不能口服者,可选用毛花苷或地高辛静脉注射,首次给洋地黄化总量的1/2,余量分2次,每隔4~6h给1次,多数患儿可于8~12h内达到洋地黄化;能口服的患儿开始给予口服地高辛,首次给予洋地黄化总量的1/3或1/2,余量分2次,每隔4~6h1次。

(3)维持量洋地黄化后12h可开始给予维持量,维持量疗程视病情而定。

3. 利尿剂 水、钠潴留为心力衰竭的一个重要病理生理改变,合理应用利尿剂为治疗心力衰竭重要措施。当使用洋地黄类药物而心力衰竭仍未完全控制，或伴有显著水肿者，宜加用利尿剂。对急性心力衰竭或肺水肿者可选用快速强效利尿剂。

4. 血管扩张剂　小动脉扩张可降低心脏的后负荷，从而增加心脏排血量；小静脉扩张可降低心脏前负荷，使肺充血症状得到缓解。

【护理评估】

1. 评估有无心力衰竭的诱发因素。

（1）心血管因素：1 岁以内发病率较高，常见有无先天性心脏病、心肌炎、心瓣膜狭窄、肥厚型心肌病等。

（2）非血管因素：常见于支气管肺炎、支气管哮喘、急性肾炎、严重贫血、维生素 B_1 缺乏、电解质紊乱等。

2. 评估患儿生命体征　主要观察有无乏力、多汗、食欲减退、心率过快、呼吸增快、尿量情况，有无下肢水肿，评估有无体循环淤血或肺静脉淤血。

3. 评估患儿发生心力衰竭的时间及治疗方法　使用洋地黄类药物、利尿剂和血管扩张剂要注意观察心率和血压的变化。

4. 评估患儿的实验室检查及结果　包括心电图及影像学检查等。

【护理诊断】

1. 心排血量减少　与心肌收缩力下降有关。

2. 体液过多　与心排血量下降，静脉回流受阻，体循环淤血有关。

3. 气体交换受损　与肺循环淤血、肺水肿有关。

4. 生活自理缺陷　与婴儿缺乏自理能力有关。

5. 焦虑　与家长缺乏疾病有关知识及疾病危重程度有关。

6. 潜在并发症　洋地黄中毒。

【护理措施】

1. 一般护理　卧床休息以减少耗氧量，减轻心脏负担，患儿宜取半卧位或坐位，以利于呼吸运动。病房应安静舒适，各种治疗和护理操作应集中进行，尽量避免各种刺激，避免患儿烦躁、哭闹，必要时可适当应用镇静药。婴儿应少量多次哺喂，防止呛咳。

2. 病情观察　密切观察神志、瞳孔、生命体征、尿量、肢体温度及精神状态等，进行心电监护和氧饱和度监测。准确记录 24h 液体出入量，尿布采取称重方式估计尿量。每天早喂奶前测量体重 1 次。注意观察利尿剂的治疗作用及不良反应，观察水肿的变化。长期应用者注意心音、心律及电解质的变化。必要时给予氧气吸入。

3. 用药护理　严格按时按量给药，准确抽取及核对药物剂量。利尿药尽量在早晨及上午给予，避免夜间尿量过多而影响休息。使用洋地黄的注意事项：用药前了解患儿用药情况，尤其是洋地黄类药物情况，以防药物过量。用药前了解心、肾功能。用药前后测量心率、心律。婴儿心率 <100 次 / 分，幼儿 <80 次 / 分，学龄儿 <60 次 / 分应停药并报告医生。洋地黄治疗有效的反应为心率减慢，心音增强，呼吸平稳，尿量增加，水肿减轻，缺氧改善，肝回缩。中毒最常见的表现是心律失常，如房室传导阻滞、室性期前收缩、阵发性心动过速、心动

过缓；其次是胃肠道反应，有食欲不佳、恶心、呕吐；神经系统症状如嗜睡、头晕等少见。

洋地黄中毒的处理：立即停药，注意补充钾盐。小剂量钾盐能控制洋地黄引起的室性期前收缩和阵发性心动过速。轻者每天用氯化钾0.075~0.1g/kg，分次口服；严重者每小时0.03~0.04g/kg静脉滴注，总量不超过0.15g/kg，滴注时用10%葡萄糖溶液稀释成0.3%浓度。肾功能不全合并房室传导阻滞时忌用静脉给钾。

4. 心理护理　护士应主动关心、开导患儿及家长，鼓励或组织病友间交流经验，树立其战胜疾病的信心。为患儿制订合理的生活作息时间及饮食方案，并让家长参与其中。在为患儿做治疗，护理过程中，向家长做好介绍、解释工作，及时通报病情进展。稳定家长情绪，加强沟通交流，提供必要的情绪支持。

【健康指导】

以通俗易懂的语言向家长介绍心力衰竭的病因、诱因、防治方法及一般护理等。根据不同病情制订适当的休息、饮食及生活制度，减少焦虑恐惧。教会年长儿自我检测脉搏的方法。使家长了解所用药物的名称、剂量、给药时间、方法及常见副作用。为家长提供急救中心及医院急诊室电话。

第六节　急性肾小球肾炎

【学习目标】

1. 掌握急性肾小球肾炎的病因、临床表现、处理原则；
2. 掌握急性肾小球肾炎的护理评估、护理诊断、护理措施；
3. 熟悉急性肾小球肾炎的健康指导。

【重点难点】

急性肾小球肾炎患儿的护理措施。

【案例介绍】

患儿，男，10岁。因感冒后出现眼睑水肿，并伴有肉眼血尿，不伴皮疹，红斑，关节痛，在外院就诊，查尿蛋白诊断为急性肾小球肾炎，遂来我院治疗。患儿平素无不良嗜好，发育正常，营养佳，神志清楚，无慢性病容。眼睑水肿，并伴有肉眼血尿，不伴皮疹、红斑、关节痛。

急性肾小球肾炎（acute glomerulonephritis，AGN）简称急性肾炎，广义上是指一组病因不一，临床表现为急性起病，多有前驱感染，并伴有不同程度的蛋白尿，以水肿、血尿和高血压为特点的肾小球疾患。

【发病原因】

本病主要为A组β溶血性链球菌中的致肾炎菌株感染后引起的免疫复合物性肾炎，继发于呼吸道感染和皮肤感染。除β溶血性链球菌外，其他细菌、病毒、疟原虫、肺炎支原体、白色念珠菌、丝虫、钩虫、血吸虫、弓形虫、梅毒螺旋体等也可导致急性肾小球肾炎。

【临床表现】

本病常在前驱感染后1~3周起病，临床表现轻重不一。

1. 一般病例症状

（1）水肿、少尿：常为最常见和最早出现的症状，70%先眼睑水肿而后波及全身，为非凹陷性。尿量减少，甚至无尿。

（2）血尿：起病时几乎都有血尿，轻者仅有镜下血尿，30%~70%患儿有肉眼血尿，尿一般为茶色或烟灰水样（酸性尿），洗肉水样（中性或弱碱性）。肉眼血尿常在1~2周内消失，后转为镜下血尿，镜下血尿可持续数月。

（3）高血压：约30%~80%患儿在发病后早期有高血压，学龄前小儿>120/80mmHg，学龄儿>130/90mmHg，并伴有头痛、头晕、恶心等表现，1~2周内随着利尿剂的使用可降至正常。

2. 严重病例　部分患儿在疾病第1~2周以内可出现下列严重症状。

（1）严重循环充血：由于水、钠潴留，血浆容量增加而出现循环充血。①轻者仅有呼吸、心率增快，肺部有湿啰音；②严重者出现呼吸困难、端坐呼吸、颈静脉怒张、咳粉红色泡沫痰、心脏扩大，甚至出现奔马律，肝脾大而硬，水肿加剧，少数可突然发生，病情急剧恶化。

（2）高血压脑病：由于脑血管痉挛，导致缺血、缺氧、血管渗透性高而发生脑水肿或血压急剧增高时，可出现高血压脑病。常发生在疾病早期，血压可达150~160mmHg/100~110mmHg以上。年长儿会主诉剧烈头痛、呕吐、复视或一过性失明，严重者突然出现惊厥、昏迷。

（3）急性肾功能不全：①疾病早期常出现少尿或尿闭等症状，可出现暂时性氮质血症、电解质紊乱和代谢性酸中毒；②一般持续3~5日，在尿量逐渐增多后，病情好转，不超过10天；③若持续数周仍不恢复则预后严重。

3. 非典型表现　少数患儿临床症状不典型。

（1）无症状性急性肾炎：为亚临床症状，患儿仅有镜下血尿或仅有血清C3降低而无其他临床表现。

（2）肾外症状性急性肾炎：部分患儿水肿和（或）高血压明显，有时甚至出现高血压脑病或严重循环充血，而尿改变轻微或尿常规检查正常可有链球菌前驱感染和血清C3水平明显降低。

（3）肾病综合征表现的急性肾炎：少数患儿起病伴水肿和蛋白尿突出，伴轻度低蛋白血症和高胆固醇血症，呈肾病综合征表现。

4. 体征　体检时在咽部、颈部淋巴结、皮肤等处发现前驱感染未彻底治愈的残迹。

【实验室及其他检查】

1. 尿液检查　尿常规、尿沉渣检查，尿蛋白+~+++之间，镜下除见大量红细胞外，可见透明、颗粒或红细胞管型。

2. 血液检查　血常规、血沉、肾功能、血清抗链球菌溶血素“O”抗体（ASO）和血清补体等，ASO 阳性率为 50%~80%，通常于链球菌感染后 2~3 周出现，3~5 周达高峰，50% 患者半年内恢复。血清 C3 下降，6~8 周时多恢复正常。常见轻度贫血，血沉增快。少尿期有轻度氮质血症，尿素氮、肌酐暂时升高。

【处理原则】

病初卧床休息，限制钠盐及蛋白质入量。有感染灶时用青霉素 10~14 天；青霉素过敏者改用红霉素，避免使用肾毒性药物；出现高血压脑病症状时立即用硝普钠静脉滴注；严重循环充血时给予强效利尿剂；急性肾功能不全时维持水电解质平衡，必要时透析治疗。

【护理评估】

1. 评估患儿有无发热、乏力、头痛及食欲减退等前期感染症状。
2. 评估患儿是否有血尿及水肿情况，了解水肿开始的时间、持续时间、发生部位、发展顺序和程度。
3. 评估患儿生命体征，包括神志、呼吸、脉搏、血压、心率及体重等。
4. 评估实验室检查结果，注意有无蛋白尿。
5. 评估患儿家长的心理和对本病的认识程度。

【护理诊断】

1. 体液过多　与肾小球滤过率下降有关。
2. 活动无耐力　与水肿、高血压有关。
3. 焦虑　与病程长及缺乏对本病认识有关。
4. 潜在并发症　高血压脑病、严重循环充血、急性肾功能不全。

【护理措施】

1. 一般护理

（1）休息：严格卧床休息 2 周；待水肿消退、血压下降、肉眼血尿消失后可在室内轻度活动；病后 3 个月内避免剧烈活动；Addis 计数正常则恢复正常生活。

（2）饮食管理

1）严重病例：食盐每日 60mg/kg。

2）有氮质血症时：蛋白质每日 0.5g/kg。

3）供给高糖、高维生素饮食：以满足小儿能量需要。

4）除非严重少尿或循环充血：一般不必严格限水。

5）在尿量增加、氮质血症消除后：应尽早恢复蛋白质供应，以保证小儿生长发育的需要。

2. 对症护理　有水肿、高血压者，应严格限制水、钠的摄入，准确记录 24h 液体出入量，必要时遵医嘱给予利尿剂和降压药。

3. 观察病情　应用利尿剂时每日测量体重，了解患儿水肿增减情况，做好 24h 出入量的记录，每天 2 次尿常规检查。若持续少尿则提示可能发生肾衰竭；若突然出现血压升高、剧烈头疼、呕吐、一过性失明、惊厥等，则提示发生高血压脑病；若发生呼吸困难、青紫、颈静脉怒张、心率增快等，则提示可能发生严重循环充血，应配合医生积极救治。

4. 用药护理　注意观察药物的疗效和药物的不良反应。使用利尿剂应注意低血容量、低血钾症、低血钠症的发生；使用降压药时，应严密监测血压和心率，避免患儿突然站立，防止直立性低血压的发生。

5. 心理护理　给予患儿和家长情感支持，肾脏疾病往往病程长，迁延不愈，家长在精神上、经济上都有较大负担，年长儿因怕耽误学习思想负担也较重。护士应态度和蔼，关心体贴患儿，耐心向患儿和家长讲解病情、治疗情况及预后，增强其战胜疾病的信心，消除其紧张、焦虑心理。

【健康指导】

根据患儿及家长的文化程度和理解能力，选择适当方式介绍患儿的病情、护理要点和预后，告知本病是一种自限性疾病，预后良好。指导家长按医嘱正确给药，介绍药物可能出现的副作用，解除患儿及家长的疑虑。指导患儿及家长出院后1~2个月内适当限制活动量，定期复查尿常规，随访半年。本病预防的重点是防治链球菌感染，如加强营养和体格锻炼，增强体质，避免或减少上呼吸道感染和皮肤感染。一旦发生感染，应尽早应用抗生素彻底治疗。感染后1~3周内应随访尿常规，及时发现和治疗本病。急性肾炎痊愈后再次发病极少见，无需定期给予长效青霉素。

第七节　缺铁性贫血

【学习目标】

1. 掌握缺铁性患儿护理措施与并发症的观察及处理；
2. 掌握缺铁性患儿的临床表现、处理原则；
3. 掌握缺铁性患儿的护理评估、护理措施及健康教育。

【重点难点】

1. 缺铁性贫血的预防；
2. 并发症的观察及处理。

【案例介绍】

患儿，男，10个月，因发现面色苍白2个月入院。患儿入院前2个月，家长发现患儿面色苍白，活动如常，无发热、皮肤黏膜无黄染，无便血、呕吐及皮肤出血。未给予特殊处理。入院前1个月开始，面色苍白逐渐加重，来我院就诊，门诊以“缺铁性贫血”收入院，患儿精神食欲差。患儿无特殊病史。入院查体：体温36.5℃，脉搏125次/分，呼吸30次/分，面色苍黄，贫血貌，口唇黏膜苍白，全身皮肤未见黄染、皮疹及出血点，颈部浅表淋巴结肿大。颈软，毛发稀黄。腹部平软，肝肋下2.5cm，剑突下3cm，无触痛。脾肋下刚触及。甲床苍白并有反甲。

缺铁性贫血（iron deficiency anemia，IDA）是由于体内铁缺乏致使血红蛋白合成减少，临床上以小细胞低色素性贫血、血清铁蛋白减少和铁剂治疗有效为特点的贫血症。

【发病原因】

铁是构成血红蛋白必需的原料，任何引起体内铁缺乏的原因均可导致贫血。

1. 铁摄入量不足 是导致缺铁性贫血的主要原因。

2. 先天储铁不足 早产、双胎、失血、孕母严重缺铁等均可使胎儿储铁减少，易发生缺铁性贫血。

3. 生长发育快 婴儿期生长发育较快，如不及时添加含铁丰富的食物，易致缺铁。

4. 铁的吸收障碍 食物搭配不合理、慢性腹泻都会降低铁的吸收，增加铁的排泄。

5. 铁的丢失过多。

【临床表现】

1. 一般表现 皮肤黏膜渐苍白，以口、唇黏膜和甲床最明显。患儿易疲乏，不爱活动。体重不增或增长缓慢。年长儿可诉头晕、耳鸣、眼前发黑等。

2. 髓外造血表现 肝、脾轻度肿大；年龄愈小、病程愈长、贫血愈严重，肝脾肿大愈明显，淋巴结肿大较轻。

（1）消化系统表现：食欲减退、呕吐、腹泻，少数有异食癖，重者可出现萎缩性胃炎或吸收不良综合征等。

（2）神经系统表现：常有烦躁不安、易激惹或精神不振，注意力不集中，智力多较同龄儿低。

（3）心血管系统表现：明显贫血时心率加快、心脏扩大，重者可发生心力衰竭。

（4）其他表现：如皮肤干燥、毛发枯黄易脱落、反甲等。

【实验室及其他检查】

1. 血常规 血红蛋白降低比红细胞数减少明显，呈小细胞低色素性贫血。白细胞、血小板一般无改变。

2. 骨髓象增生活跃 以中、晚期幼红细胞为主，粒细胞和巨核细胞一般无明显异常。

3. 铁代谢的检查 血清铁蛋白测定可较敏感地反映体内贮存铁情况，是诊断缺铁性贫血的敏感指标。

【处理原则】

关键是去除病因和铁剂治疗。

1. 一般治疗 加强护理，保证睡眠充足；避免感染，如已伴发感染者积极控制感染；重度贫血患儿应注意保护心脏功能；根据患儿消化能力，适当补充含铁丰富且易吸收的食物。

2. 去除病因 饮食不当者纠正饮食习惯或食物构成；慢性失血性疾病，如钩虫病等应及时治疗。

3. 铁剂治疗 多采用口服，一般应在血红蛋白达正常水平后继续服用6~8周。常用口服剂有硫酸亚铁、富马酸亚铁等。对于口服铁剂不能耐受或吸收不良、胃肠疾病手术不能口服者可采用注射铁剂如右旋糖酐铁。

4. 输血治疗　一般不需要输血。重度贫血或合并心力衰竭、感染、急诊手术者可输注红细胞制剂,以尽快改善贫血症状,但是应注意输注的量和速度,贫血越严重,每次输注量应越少。

【护理评估】

1. 评估患儿的生命体征。

2. 评估患儿贫血症状,包括皮肤黏膜、眼结膜及甲床等,评估患儿是否存在脑缺氧的表现,注意有无眼花、头晕、晕厥等。

3. 评估患儿的发病时间及目前的治疗方式,对于使用口服铁剂治疗要注意观察疗效及副作用。

4. 评估患者所做的相关检查及结果,包括血液检查、骨髓象、铁代谢的检查。

【护理诊断】

对于缺铁的患儿一般可能会存在以下护理问题及护理诊断。

1. 活动无耐力　与贫血致组织器官缺氧有关。

2. 营养失调:低于机体需要量　与铁的供应不足、吸收不良、丢失过多或消耗增加有关。

3. 知识缺乏　家长及年长患儿缺乏营养知识和本病的防治知识。

4. 有感染的危险　与细胞免疫功能降低有关。

【护理措施】

1. 一般护理　轻度贫血者,生活要有规律,劳逸结合,适当运动,但应避免剧烈运动,活动间歇充分休息,保证足够睡眠;严重贫血者,应根据其活动耐力下降情况制订活动强度,以不感到累为止。

2. 病情观察　密切观察患儿生命体征、临床表现、注意有无头晕、眼花、晕厥、出血等表现,及时发现并处理。

3. 用药护理　了解患儿使用各类药物的作用、不良反应和注意事项,指导患儿合理使用口服铁剂,口服铁剂对胃肠道有刺激,可致恶心、呕吐、腹泻和便秘、厌食、胃部不适及疼痛,宜从小剂量开始逐加至足量,副作用明显者可饭后或两餐之间服用。液体铁剂可使牙齿变黑,应用吸管或者滴管送服。铁剂可与维生素 C、果汁等同服,以利于吸收。

4. 饮食护理　提倡母乳喂养。及时添加含铁丰富的辅食;向家长及年长患儿解释不良饮食习惯会导致本病,纠正不良的饮食习惯;告之家长富含铁且易吸收的食物包括动物血、瘦肉、鱼类、动物肝脏、大豆及其制品。

5. 心理护理　护士应主动关心、开导患儿及家属,使家属明确及时治疗和精心护理对小儿健康成长及职能发展的重要性,从而改善焦虑等不良心理,积极主动配合治疗及护理。

【健康指导】

向家长及年长患儿讲解疾病本病相关知识和护理要点。指导合理喂养,提倡母乳喂养,及时添加富含铁且吸收率高的辅食;坚持正确用药。

强调贫血纠正后,仍要坚持良好的饮食习惯,合理安排小儿饮食,这是防止本病复发及保证小儿正常生长发育的关键。因缺铁性贫血致智力减低、成绩下降者，应加强教育与训练，减轻自卑心理。

第八节　病毒性脑炎

【学习目标】

1. 掌握病毒性脑炎的病因、护理措施、护理评估；
2. 掌握病毒性脑炎的临床表现、处理原则、护理诊断、健康指导；
3. 熟悉病毒性脑炎实验室检查结果的临床意义。

【重点难点】

病毒性脑炎患儿的护理措施。

【案例介绍】

患儿，男，1岁6个月。因咳嗽3天，发热半天，惊厥1次入院。患儿于入院前3天无明显诱因出现咳嗽，不频繁，夜间较重，每次7~8声，无痰，不伴喘息及发憋，流少许清涕，无鼻阻塞。入院前半天出现发热，未测体温，无寒战及惊厥，呕吐1次，呈非喷射性，量少，家长诉为患儿以手探口所致，入院前约1.5h，患儿突然出现惊厥，表现为意识丧失，双目上翻，牙关紧闭，口周略发绀，口中无吐沫，四肢节律性抽动，无大小便失禁。病后精神及进食欠佳，大便稀糊状，每天2次，无脓血，小便外观正常。

病毒性脑炎（viral encephalitis）是指由多种病毒感染引起的颅内急性炎症，病毒主要累及脑实质。多数患儿病程呈自限性。

【发病病因】

临床工作中，目前仅能在1/4~1/3的中枢神经病毒感染病例中确定其致病病毒，其中80%为肠道病毒，其次为虫媒病毒、腺病毒、单纯疱疹病毒、腮腺炎病毒和其他病毒等。

【临床表现】

多呈急性起病，病情轻重差异取决于脑膜或脑实质受累的相对程度。一般说来病毒性脑炎的临床经过较脑膜炎严重，重症脑炎更易发生急性期死亡或后遗症。病毒性脑炎通常起病急，其临床表现因脑实质部位的病理改变、范围和严重程度而有所不同。

1. 前驱表现　急性感染期症状，如发热、头痛、呕吐等。

2. 中枢神经系统表现

（1）惊厥：多为全身性，严重者呈惊厥持续状态。

（2）意识障碍：轻者反应淡漠、迟钝、嗜睡；重者谵妄甚至昏迷。

（3）颅内压增高：头痛、呕吐，婴幼儿有前囟饱满，严重者并发脑疝。

（4）运动功能障碍：因受损部位不同，可出现偏瘫、面瘫、不自主运动、吞咽障碍等。

（5）神经情绪异常：因病变累及颞叶边缘系统，可出现烦躁、幻觉、失语、定向障碍等。

一般病程为 2~3 周，多数患儿可完全恢复，少数病例可有癫痫、偏瘫及智力低下等后遗症。

【实验室及其他检查】

1. 脑电图　病程早期以弥漫性或局限性异常慢波背景活动为特征，少数伴有棘波、棘－慢复合波。慢波背景活动只能提示脑功能异常，不能显示病毒感染性质。少数患者脑电图也可正常。

2. 脑脊液检查　外观清亮，压力正常或增加。白细胞数正常或轻度增多，在病程早期以中性粒细胞为主，后期逐渐以淋巴细胞为主，蛋白含量一般正常或轻度升高，糖和氯化物含量均正常。涂片和培养无细菌发现。

3. 病毒学检查　部分患儿脑脊液培养及特异性抗体检测为阳性，恢复期血清特异性抗体滴度高于急性期 4 倍以上有诊断意义。可通过 PCR 检测脑脊液病毒 DNA 或 RNA 帮助明确病原。

4. 神经影像学检查　磁共振检查能发现弥漫性脑水肿，皮质、基底节、脑桥及小脑的局灶性异常。

【处理原则】

本病无特异性治疗。但由于病程呈自限性，急性期正确的支持与对症治疗是保证病情顺利恢复、降低病死率和致残率的关键。主要治疗原则是维持水、电解质平衡与合理营养供给，对营养状况不良者给予静脉营养或白蛋白。控制脑水肿和颅内高压；控制惊厥发作，可给予止惊剂，如止惊剂治疗无效，可在控制性机械通气下给予肌肉松弛剂；抗病毒治疗，呼吸道和心血管功能的监护与支持等治疗。

【护理评估】

1. 评估患儿生命体征、意识状态、营养状况、皮肤情况。
2. 评估患儿疼痛的部位和特征。
3. 评估患儿损伤肢体的活动能力。
4. 评估患儿的心理状况，有无紧张、焦虑、烦躁不安等。

【护理诊断】

1. 体温过高　与病毒血症有关。
2. 头痛　与颅高压引起的脑膜刺激征有关。
3. 急性意识障碍　与脑实质炎症有关。
4. 有窒息的危险　与呕吐及意识不清有关。
5. 潜在并发症　颅内压增高征与颅内感染有关。

【护理措施】

1. 一般护理　保持病室安静、空气清新，温湿度适宜。制订饮食计划，保证足够的摄入量，给予易消化的流质或半流质饮食。对昏迷和吞咽困难的患儿，应尽早给予鼻饲，并做好口腔护理。

2. 对症护理　密切监测生命体征，体温高于38.5℃时，及时给予退热处理，以减少大脑氧耗，防止高热惊厥的发生。对于存在肢体运动功能障碍的患儿应协助进食、洗漱、大小便，每2h翻身一次，预防压疮。轻拍背部促进痰液排出，避免坠积性肺炎和肺不张。保持肢体功能位，并对患侧肢体进行功能训练，待病情稳定后，尽早进行肢体的康复训练。

3. 病情观察　密切监测患儿生命体征，观察瞳孔大小及呼吸节律，预防脑疝的发生。意识障碍患儿密切观察神志、生理反应、心率及呼吸节律和频率的变化，及时判断病情的发展。对于惊厥反复发作的患儿，要及时记录发作时间、间隔时间、持续时间及伴随症状，报告医生及时给予对症处理。

4. 用药护理　遵医嘱使用抗病毒、退热、止惊和降低颅内压药物时，应掌握给药方法和药物毒副作用。对于多次、反复使用镇静剂的患儿要密切监测其心率、呼吸和神志，避免发生中枢神经抑制。

5. 心理护理　对患儿及家长给予安慰、关心和爱护，缓解焦虑的心理，鼓励家长树立战胜疾病的信心。

【健康指导】

向患儿及家长讲解疾病相关知识，指导用药，并示范日常生活护理技术和运动障碍肢体功能训练技术。对有定向障碍、记忆力和智力障碍的患儿指导家长早期干预和训练，经常与患儿交流，促进其语言功能的恢复，对患儿肢体肌肉进行按摩及做伸缩运动，活动时要循序渐进、注意安全。

第九节　热性惊厥

【学习目标】

1. 掌握热性惊厥形成的病因、临床表现、处理原则；
2. 掌握热性惊厥患儿的护理评估、护理诊断、护理措施；
3. 熟悉热性惊厥患儿的健康指导。

【重点难点】

热性惊厥患儿的急救护理要点。

【案例介绍】

患儿，男，2岁。因“发热1天，抽搐1次”入院，患儿1天前出现发热，体温最高39.5℃，无吐泻，20分钟前在家突然出现双眼上翻，牙关紧闭，口吐少许白沫，四肢抖动，呼之不应，持续约1分钟缓解，家属急抱患儿来我院就诊，门诊以“热性惊厥”收入院。患儿既往无高热惊厥史。入院查体：体温 39℃，P 125 次/分，R 30 次/分，双侧瞳孔等大等圆，对光反应灵敏，咽红，双扁桃体Ⅱ度肿大，充血，双肺呼吸音粗，未闻及干湿啰音。

热性惊厥（convulsion）是由单纯发热诱发的惊厥，发病年龄多为 6 个月 ~3 岁，常发生于急性上呼吸道感染或其他感染性疾病初期。

【发病原因】

小儿神经系统发育尚未成熟，脑神经细胞分化不全，抑制能力较差，以至弱的刺激也能导致神经细胞异常放电而发生惊厥。

【临床表现】

1. 单纯性热性惊厥

（1）多呈全身强直－阵挛性发作：持续数秒至数分钟，可伴有发作后短暂嗜睡。

（2）不伴神经系统异常体征：发作一周后脑电图无异常。

（3）在一次病程中，大多只发作一次。

2. 复杂性热性惊厥

（1）一次惊厥发作持续 15 分钟以上。

（2）在 24h 以内发作≥2 次。

（3）惊厥形式呈局限性或不对称性。

【实验室及其他检查】

1. 生化检查　血液常规、脑脊液检查。

2. 影像学检查　CT、MRI。

3. 心电生理检查　常规心电图、脑电图。

【处理原则】

1. 镇静止惊

（1）地西泮：首选药，疗效快，5 分钟内生效，但作用短暂，必要时半小时后可重复一次。

（2）苯巴比妥：新生儿惊厥首选药。作用维持时间较长，但有呼吸抑制及降低血压等副作用。

（3）10% 水合氯醛加等量生理盐水保留灌肠。

2. 对症治疗　降低体温、防治脑水肿、降低颅内压。

3. 病因治疗　针对引起惊厥的不同病因，予以相应治疗。

【护理评估】

1. 评估患儿生命体征，既往有无抽搐窒息史、发作前有无征兆、发作表现。

2. 评估患儿意识状态，颅内压情况，肢体运动情况，脑膜刺激征、神经反射。

3. 评估患儿发作时间及目前治疗方式，对于使用镇静药物要注意评估患儿的神志、呼吸情况。

4. 评估患儿所做的相关检查，包括血、尿、便常规检查、血生化检查、脑脊液检查、眼底检查等。

【护理诊断】

通过评估，对于高热惊厥的患儿存在以下护理问题及护理诊断。

1. 急性意识障碍　与惊厥发作有关。
2. 有窒息的危险　与惊厥发作、意识障碍、咳嗽和呕吐反射减弱导致误吸有关。
3. 有受伤的危险　与抽搐、意识障碍有关。
4. 体温过高　与感染或惊厥持续状态有关。
5. 恐惧　与家长缺乏惊厥急救护理及预防知识有关。
6. 潜在并发症：脑水肿。

【护理措施】

1. 一般护理　保持环境整洁，空气清新，适宜的温度和湿度，避免声、光刺激，各种操作尽量集中进行，动作轻柔敏捷。患儿清醒后给于高热量、高蛋白、高维生素饮食，做好口腔护理，及时更换汗湿的衣服。

2. 病情观察　密切观察患儿生命体征、意识、瞳孔及体温、惊厥发作的次数、频率、持续和间歇时间及伴随症状，及时发现并发症先兆，通知医生处理，发热时应及时采取正确合理的降温措施。

3. 用药护理　了解患儿使用各类药物的作用、不良反应和注意事项，指导患儿合理使用口服药，对于有使用降颅内压药物的患儿要注意观察药液是否外渗。

4. 止惊护理　惊厥发作时应就地抢救，让患儿平卧，头偏向一侧，解开衣领，指压人中穴，清除患儿口鼻腔内分泌物、呕吐物等，保持气道通畅。将舌轻轻向外牵拉，防止舌后坠阻塞呼吸道造成呼吸不畅，并给予吸氧，必要时吸痰。遵医嘱给予止惊药物。

5. 预防外伤　对已出牙的患儿上下臼齿之间垫牙垫，防止舌咬伤；牙关紧闭时，勿用力撬开，以免损伤牙齿；床边放置床挡，以防坠床，并将床上硬物移开；勿强力按压或牵拉患儿肢体，以免骨折或脱臼；对有可能发生惊厥的患儿要有专人守护，以防发作时受伤。

6. 心理护理　应及时向患儿家长讲解疾病相关知识，使其树立信心，配合医护人员抢救与治疗。

【健康指导】

对高热惊厥的患儿向家长说明仍有可能再发生惊厥，介绍高热时应采取的降温方法，同时讲解惊厥发作时的急救方法，保持安静，不能摇晃、大声喊叫患儿，以免加重惊厥导致机体损伤。发作缓解时迅速将患儿送往医院查明原因。

第十节　川　崎　病

【学习目标】

1. 掌握川崎病的病因、临床表现、护理措施；
2. 掌握川崎病的护理评估、护理诊断、处理原则；
3. 熟悉川崎病的健康指导。

【重点难点】

川崎病患儿的护理措施。

【案例介绍】

患儿，男，3岁。因反复发热伴颈部包块5天入院，患儿入院前5天无明显诱因出现发热，体温最高40.0℃，无畏寒、抽搐、咳嗽、呕吐、腹痛、腹泻等表现，自服对乙酰氨基酚后热退，6h后再次发热，体温同前。家长发现患儿颈部包块，直径约1cm左右，活动，质中，有压痛，于当地医院诊断为颈部淋巴结炎，使用青霉素治疗，患儿仍反复发热，入院前1天出现唇红，伴皲裂，为进一步治疗入院。患儿入院后精神差，进食少，大、小便正常。

川崎病（kawasaki disease，KD）又称皮肤黏膜淋巴结综合征，是1967年由日本川崎富作首先报道并命名。本病是一种以全身性中、小动脉炎为主要病理改变的急性发热性出疹性疾病。最严重的危害是冠状动脉损伤引起的冠状动脉扩张和冠状动脉瘤形成，是儿童期后天性心脏病的主要病因之一。

【发病原因】

1. 病因　病因不明，流行病学资料提示可能与立克次体、丙酸杆菌、葡萄球菌、链球菌、逆转录病毒、支原体感染有关，但均未能证实。

2. 发病机制　本病的发病机制尚不清楚，目前认为是易患宿主对多种感染病原体触发的一种免疫介导的全身性血管炎。

【临床表现】

1. 主要表现

（1）发热：为最早出现的症状，体温38~40℃，呈稽留热或弛张热，持续7~14天甚至更长，一般抗生素治疗无效。

（2）黏膜表现：双眼球结膜充血，于起病3~4天出现，无分泌物或流泪，热退后消散；口唇潮红、皲裂或出血，口腔黏膜呈弥散性充血，舌乳头突起、充血，呈草莓舌。

（3）手足症状：急性期手足硬性水肿和掌跖红斑，恢复期指（趾）端甲下和皮肤交界处出现膜状脱皮，这一症状为本病较特征性的表现。指、趾甲有横沟。

（4）皮肤表现：多形性红斑和猩红热皮疹，常在第1周出现，肛周皮肤发红、脱皮。

（5）颈淋巴结肿大：单侧或双侧颈淋巴结肿大，坚硬有触痛，表面不红，无化脓。病初出现，热退时消散。有时亦伴枕后、耳后淋巴结肿大。

2. 心脏表现　于病程第1~6周可出现心包炎、心肌炎、心内膜炎和心律失常。发生冠状动脉瘤或狭窄者可无临床表现，少数可有心肌梗死的症状。冠状动脉损害多发生于病程的第2~4周，但也会发生于疾病恢复期。心肌梗死和冠状动脉瘤破裂可致心源性休克甚至猝死。

3. 其他　可有间质性肺炎、无菌性脑膜炎、消化系统症状、关节痛、关节炎等。

【实验室及其他检查】

1. 血液检查　周围血白细胞增高，以中性粒细胞为主，伴核左移。轻度贫血，血小板早期正常，第2~3周时增多。血沉增快，C反应蛋白等急相蛋白、血浆纤维蛋白原和血浆黏度增高，血清转氨酶升高。

2. 免疫血检查　血清IgG、IgM、IgA、IgE升高；总补体和C3正常或增高。

3. 心电图　心包炎时可有广泛ST段抬高和低电压；心肌梗死时ST段明显抬高、T波倒置及异常Q波。

4. 胸部平片　可示肺纹理增多、模糊或有片状阴影，心影可扩大。

5. 超声心动图　急性期可见心包积液，左室内径增大，二尖瓣、主动脉瓣或三尖瓣反流；可有冠状动脉异常，如冠状动脉扩张、冠状动脉瘤、冠状动脉狭窄。

6. 冠状动脉造影　此检查是诊断冠状动脉病变最精准的方法，可确定冠状动脉瘤的类型、分级和部位。

7. 多层螺旋CT　在检测冠状动脉狭窄、血栓、钙化方面的能力明显优于超声心动图，可部分取代传统的冠状动脉造影。

【处理原则】

对症、支持疗法，减少血管炎症和对抗血小板凝集、防止或减少心肌的损害。应用阿司匹林辅以双嘧达莫治疗，可以起到抗炎、抗凝、减少冠状动脉病变的作用。

【护理评估】

1. 评估患儿有无发热、关节疼痛，是否伴有皮疹等；既往有无心脏疾病或关节炎病史。

2. 评估患儿手足硬肿及全身皮疹症状，有无进行性加重等。

3. 评估患儿心率，有无心音减弱、奔马律及心脏杂音，同时了解超声心动图及实验室检查结果。

4. 评估家长的心理状态，有无焦虑，对本病病因及护理方法、药物的副作用、疾病的预后和复发的预防等知识的认识程度。

【护理诊断】

1. 体温过高　与感染、免疫反应等因素有关。

2. 皮肤完整性受损 与小血管炎有关。

3. 焦虑 与家长缺乏对疾病的认识有关。

4. 潜在并发症 心脏受损。

【护理措施】

1. 一般护理 及时降低体温,急性期应绝对卧床休息,保持病室适当的温湿度。监测体温变化,观察热型及伴随症状,警惕高热惊厥的发生。观察口腔黏膜情况,每日口腔护理2~3次,以保持口腔清洁,防止继发感染与增进食欲。给予清淡的高热量、高维生素、高蛋白质的流质或半流质饮食,鼓励患儿多饮水。保持皮肤清洁,衣服质地柔软而清洁,以减少对皮肤的刺激,每次便后清洗臀部,勤剪指甲,以免擦伤,对半脱的痂皮应用干净剪刀剪除,切忌强行撕脱,防止出血和继发感染。

2. 病情观察 注意观察药物的疗效和副作用,如阿司匹林的出血倾向和丙种球蛋白的变态反应,一旦发生,及时处理。严密观察患儿有无心血管损害的表现,如有无心动过速、心律失常、心音异常、有无心脏杂音、心电图异常,立即进行心电监护,根据心血管损害程度采取相应的护理措施。

3. 用药护理 阿司匹林是治疗川崎病的首选药物,它具有抗炎、抗凝的作用,从而防止血栓形成和冠状动脉阻塞,此药物可直接刺激胃黏膜,出现上腹不适、恶心、呕吐等,为了减少药物对胃黏膜的刺激,应采用饭后服药。另外此药物可抑制血小板凝集和减少凝血酶原而引起出血,要保持室内空气湿润,防止鼻黏膜过于干燥而出血。

4. 心理护理 家属因为患儿病情会产生不安的心理,应及时向家属交代病情及治疗方案,给予心理支持,给患儿制订合理的娱乐活动和休息,多给予心理支持和安慰,减少各种不良刺激。

【健康指导】

急性期患儿绝对卧床休息,避免增加心脏负担,恢复期可适当活动,告知家长饮食宜富含纤维,保持大便通畅,预防感染,保持规律的生活节奏,保证适当的活动与休息。告知家长服药的长期性,树立信心,按疗程、剂量服用药物,注意观察药物不良反应,定期来院复查,不可擅自减量或停药。接受川崎病治疗的患儿如需接种麻风疫苗至少应间隔11个月,其余的预防接种在3个月后正常进行。冠状动脉病变是最严重的并发症,合并冠状动脉瘤者长期服用阿司匹林需限制活动,每月复诊1次,半年检查1次超声心动图,直至冠状动脉扩张消失。指导家长观察病情,定期带患儿复查,对于冠状动脉病变的患儿,于出院后1个月、3个月、6个月及1年全面检查1次。

第十一节　肠　套　叠

【学习目标】

1. 掌握肠套叠的病因、临床表现、护理诊断、护理措施；
2. 掌握肠套叠的治疗原则、护理评估、护理诊断；
3. 熟悉肠套叠的健康指导。

【重点难点】

重点肠套叠的临床表现、护理措施。

【案例介绍】

患儿，男，9个月。因呕吐、腹泻伴果酱样大便1天入院，呕吐6~7次，呕吐物为胃内容物，解果酱样大便，伴哭闹不止，门诊腹部立位片示肠梗阻。腹部超声可见套筒征。查体腹部稍胀，触诊可在右上腹季肋下触及腊肠样肿块。

肠套叠（intussusception）是指部分肠管及其肠系膜套入邻近肠腔内造成的一种绞窄性肠梗阻，为婴幼儿时期常见的急腹症之一。新生儿罕见，1岁以内患儿约占60%，2岁以内患儿约占80%。

【发病原因】

分为原发性和继发性两种。95%为原发性，多见于婴幼儿，与婴儿回盲部系膜固定未完善、活动度较大有关；5%为继发性，多为年长儿，发生肠套叠的肠管可见明显的器质性原因。此外，饮食改变，腹泻及病毒感染等引起肠蠕动的节律紊乱，也会诱发肠套叠。

【临床表现】

分为急性肠套叠和慢性肠套叠，2岁以下婴幼儿多为急性发病。

（一）急性肠套叠

1. 腹痛　呈阵发性、规律性、突发性的剧烈肠绞痛，常由肠系膜受牵拉和套叠鞘部发生强烈收缩所致，患儿突然哭闹不安，屈膝缩腹，面色苍白，出汗，拒食，持续数分钟后缓解，可安静或入睡，间歇10~20分钟肠蠕动又出现，如此反复发作。

2. 呕吐　在腹痛后数小时发生，为早期症状。早期为反射性呕吐，呕吐物为胃内容物，初为乳汁、乳块或食物残渣，后可含胆汁；晚期由于肠管梗阻，可吐出粪便样液体。

3. 血便　为重要症状，约85%的患儿在发病后6~12h发生，为果酱样黏液血便，直肠指检时可发现血便。出现症状的最初几小时大便可正常，以后大便逐渐减少或无便。

4. 腹部包块　右上腹部可触及套叠肿块，呈腊肠样，表面光滑，略有弹性，稍可移动，有轻微触痛。晚期病例发生肠坏死或腹膜炎时，出现腹胀、腹水、腹肌紧张和压痛，不易扪及肿块，有时腹部扪诊和直肠指检双合检查可触及肿块。

5. 全身情况　患儿早期一般情况良好，体温多正常，无全身中毒症状。随着病程延长，病情加重，并发肠坏死或腹膜炎时，全身情况恶化，常有高热、严重脱水、嗜睡、昏迷及休克等中毒症状。

（二）慢性肠套叠

慢性肠套叠年龄越大，发病过程越缓慢。主要表现为阵发性腹痛，腹痛时上腹或脐周一般可触及肿块，不痛时腹部柔软平坦无包块，病程有时长达十余日。年长儿由于肠腔较宽阔，可无梗阻现象，肠管亦不易坏死。呕吐少见，便血也发生较晚。

【实验室及其他检查】

1. 血常规　白细胞和中性粒细胞可有轻度增高，红细胞初期降低，后增高。

2. 大便常规　血便，无白细胞、脓细胞，呈果酱样。

3. 腹部B超　套叠横断面扫描可见“同心圆”或“靶环状”；纵断面扫描可见“套筒征”。

4. 空气灌肠　将空气经由肛门注入，在X线下可见杯口阴影，且能清楚看见套叠头的块影，可同时进行复位治疗。

5. 钡剂灌肠　用于慢性肠套叠的疑难病例，钡剂注入后可清楚看见套叠部位充盈缺损和钡剂前端的杯口影。

【处理原则】

急性肠套叠是一种危及生命的急症，复位是紧急的治疗措施，一旦确诊需立即进行。肠套叠在48h内，全身情况良好，腹部不胀，无明显脱水及电解质紊乱者，给予保守治疗帮助排便。若肠套叠时间超过48~72h，或保守治疗无效、腹胀明显影响呼吸，疑有肠坏死或穿孔，及合并小肠结肠炎不能控制者均需手术治疗。现多主张早期进行根治术。

【护理评估】

1. 评估喂养史　如喂养方式、喂养何种乳品、冲调浓度、喂哺次数及每次量、添加换乳期食物及断奶情况；既往有无腹泻史，有无其他疾病及长期使用抗生素病史。

2. 评估患儿的精神状态，了解腹痛的特点及部位，腹痛开始时的时间、程度及持续时间；评估呕吐物及大便的次数、性状、颜色、量；评估腹部触诊情况，有无包块、腹胀、腹水、腹肌紧张及压痛；评估患儿有无脱水、高热、嗜睡、昏迷及休克等中毒症状。

3. 评估血常规、大便常规、腹部B超、空气灌肠、钡剂灌肠等检查结果及临床意义。

4. 评估家长对疾病的心理反应及认识程度、文化程度、喂养及护理知识等。

【护理诊断】

1. 疼痛　与肠系膜受牵拉和肠管强烈收缩有关。

2. 知识缺乏　患儿家长缺乏有关疾病护理的相关知识。

【护理措施】

1. 一般护理　食用高蛋白、粗纤维，易消化食物，适当限制盐的摄入量，少量多餐。

2. 病情观察 健康婴幼儿突然发生阵发性腹痛、呕吐、便血和腹部扪及腊肠样肿块时可确诊肠套叠，应密切观察腹痛的特点及部位，以助于诊断；密切观察患儿腹痛、呕吐、腹部包块情况。严格掌握灌肠疗法的适应证和禁忌证及复位成功的表现。灌肠疗法有复发的可能，若患儿仍然烦躁不安，阵发性哭闹，腹部包块仍存在，应怀疑是否套叠还未复位或又重新发生套叠，应立即通知医师作进一步处理。

3. 专科护理 术前密切观察生命体征、意识状态、有无水电解质紊乱、出血及腹膜炎等征象，作好术前准备；向家长说明选择手术治疗的原因、目的和注意事项，消除其心理负担，争取对治疗和护理的支持与配合。术后应注意维持胃肠减压功能，保持胃肠道通畅，预防感染及吻合口瘘。患儿排气、排便后方可拔除胃肠引流管，逐渐恢复由口进食。

4. 心理护理 向患儿家长讲解非手术疗法或手术疗法的必要性，减轻家长对手术的恐惧心理。

【健康指导】

肠套叠常继发于腹泻、上呼吸道感染、饮食不当所致的肠道功能紊乱。出院时要教会家长对患儿的生活护理，加强母乳喂养的指导，合理添加辅食及营养，以满足婴儿的生长发育需要。指导及时添加果汁、米糊、蛋黄、菜泥等辅食。叮嘱家长注意小儿饮食卫生，防止腹泻及呼吸道感染。如遇到小儿腹胀、呕吐、腹泻时，应暂停添加辅食；告知肠套叠的临床症状，如再次出现应及时就诊。

术后指导：术后 1 个月内避免较剧烈的活动，防止伤口撕裂、保持伤口敷料清洁干燥，必要时回院换药、加强营养，食用高蛋白、粗纤维，易消化食物，适当限制盐的摄入量，少量多餐。术后两周复查，如有异常及时就诊。

第十二节 先天性巨结肠

【学习目标】

1. 掌握先天性巨结肠的病因、临床表现、护理措施；
2. 掌握先天性巨结肠的处理原则、护理诊断、护理评估及观察要点；
3. 掌握先天性巨结肠的健康指导。

【重点难点】

先天性巨结肠患儿的护理措施。

【案例介绍】

患儿，女，12 岁。以“腹胀伴停止排气、排便 4 天”收入院，生命体征平稳，营养不良，下腹部膨隆，无压痛，反跳痛。直肠指诊肛门口无外痔，肛门括约肌紧张度正常，直肠壶腹部明显空虚感，肠腔内充满粪块。指套退出后有较多稀便流出，指套无染血。

先天性巨结肠(congenital megacolon)又称先天性无神经节细胞症,是由于直肠或结肠远端的肠管持续痉挛,粪便淤滞在近端结肠而使该段肠管肥厚、扩张。本病是较常见的先天性肠道发育畸形,发病率 1/5000~1/2000,男女比为(3~4):1,有遗传倾向。

【发病原因】

目前认为本病是多基因遗传和环境因素共同作用的结果。其基本病理变化是局部肠壁肌间和黏膜下神经丛缺乏神经节细胞,致该段肠管收缩狭窄呈持续痉挛状态,痉挛肠管的近端因肠内容物堆积而扩张,在形态上可分为痉挛段、移行段和扩张段 3 部分。根据病变肠管痉挛的长度,可分为常见型(病变自肛门向上达乙状结肠远端,约占 85%)、短断型(病变局限于直肠下端,约占 10%)、长段型(病变肠段延伸至降结肠以上,约占 4%)、全结肠型(约占 1%)、全胃肠型(罕见)。

【临床表现】

1. 症状

(1)胎粪排出延迟、顽固性便秘和腹胀:患儿生后 24~48h 内多无胎便或仅有少量胎便排出,生后 2~3 天出现腹胀、拒食、呕吐等急性低位性肠梗阻表现,以后逐渐出现顽固性便秘。患儿数天甚至 1~2 周以上排便一次,腹胀明显,可见肠型和蠕动波,经灌肠排出奇臭粪便和气体后症状好转,后又反复,严重者必须依赖灌肠才能排便。

(2)呕吐、营养不良、发育迟缓:由于功能性肠梗阻,可出现呕吐,量不多,呕吐物含少量胆汁,严重者可见粪液。由于腹胀、呕吐、便秘使患儿食欲下降,影响营养吸收致营养不良、发育迟缓。

(3)并发症常见:并发小肠结肠炎、肠穿孔及继发感染。

2. 体征　腹胀明显,腹壁浅静脉扩张,可见肠型及蠕动波,以左腹为主,腹肌软,肝肋下 2cm 处可触及,脾未触及肿大,触及其他包块,腹水征阴性,肠鸣音稍弱。肛查未触及直肠包块,触到直肠有空虚感,拔出手指后,有恶臭气体和大便排出。

【实验室及其他检查】

1. X 线检查　一般可确诊。腹部平片多显示低位不完全性肠梗阻,近端结肠扩张,盆腔无气体或少量气体。

2. 直肠、肛门检查　测定直肠、肛门内外括约肌的反射性压力变化,内括约肌发射性松弛过程消失,直肠肛门抑制反射阴性。2 周内新生儿可出现假阴性,故不适用。

3. 肌电图检查　可见低矮波形,频率低,不规则,波峰消失。

【处理原则】

少部分慢性及轻症患者可选用灌肠等保守治疗;对于全身情况良好者,应尽早实施根治术,切除无神经节细胞段和部分扩张结肠;对于新生儿或全身情况较差或并发小肠结肠炎的患儿,应先行结肠造瘘术,待症状缓解后再行根治术。

【护理评估】

1. 评估患儿营养情况,有无营养不良,发育迟缓等情况。

2. 评估腹部体征,有无肠型和蠕动波,是否有腹痛、腹胀情况。

3. 评估呕吐物的颜色、性状和量;观察大便的性状、颜色、气味,是否是陈旧性奇臭粪便,是否有腹泻。

4. 评估患儿的实验室检查及结果。

5. 评估患儿及家长的心理状态及对本病的认识程度。

【护理诊断】

1. 舒适的改变　与排便困难、腹胀有关。

2. 营养失调低于机体需要量　与便秘、腹胀引起食欲减退有关。

3. 有感染的危险　与营养状况差,抵抗力低下有关。

4. 知识缺乏　家长缺乏疾病治疗及护理的相关知识。

【护理措施】

1. 一般护理　清洁肠道、解除便秘。口服缓泻剂、润滑剂,帮助排便;使用开塞露、扩张等刺激括约肌,诱发排便;部分患儿需用生理盐水进行清洁灌肠,每天 1 次,肛管插入深度要超过狭窄段肠管。忌用清水灌肠,以免发生水中毒。给予高蛋白、高热量、高维生素、易消化吸收的饮食,少量多餐,尽量满足患儿饮食要求。遵医嘱口服抗生素,检查脏器功能并做相应处理。

2. 病情观察　灌洗后应严密观察患儿有无呕吐、发热、腹胀、昏迷等水中毒、脱水的症状出现,以及做肛检时有无大量恶臭粪便和体液排出。观察有无腹膜刺激征,如压痛、反跳痛、腹肌紧张、腹胀等情况,如有异常情况发生,立即通知医生,并做好术前准备。

3. 专科护理　做好肛门周围皮肤护理,尽量暴露肛门周围皮肤,保持局部皮肤及床单的清洁,干燥。用呋喃西林棉球清洁肛门周围皮肤,及时祛除粪便及分泌物,保持肛周皮肤清洁,减少因肠液刺激引起的肛门红肿糜烂。肛门周围皮肤出现轻度红肿,给予凡士林或红霉素软膏外涂肛周。

4. 心理护理　医护人员要充分理解患儿家长的心情,及时疏导家长的不良情绪。指导家长对患儿进行合理喂养,做好皮肤护理。向患儿家长讲解本病的发生发展及转归,使家长了解有关疾病的知识,积极配合治疗。

【健康指导】

告知家属要注意饮食卫生,合理喂养,注意饮食和排便情况。避免到空气不流通的公共场合玩耍,预防感染,特别注意腹部不要受凉。对于手术患儿,应指导家长术后 2 周左右开始每天扩肛 1 次,坚持 3~6 个月,同时训练排便习惯,以改善排便功能,如不能奏效,应进一步检查和处理;扩肛:出院患儿由专科护士进行电话回访,上门询诊或患儿定时返院进行检查并予以指导。定期随诊,确定是否有吻合口狭窄。

第十三节 麻 疹

【学习目标】

1. 掌握麻疹的病因、临床表现、处理原则；
2. 掌握麻疹患儿的护理评估、护理诊断、护理措施；
3. 熟悉麻疹患儿的健康指导。

【重点难点】

麻疹患儿的病情观察。

【案例介绍】

患儿，男性，1 岁 2 个月。因“发热、出疹、咳嗽伴呼吸困难半天”入院。患儿于 4 天前开始发热伴流眼泪及流涕，曾服“阿莫西林”治疗，疗效不佳，仍高热不退，1 天前自耳后、颈部及面部出现较多小红疹，逐渐遍及胸背及四肢，同时出现咳嗽，于半天前咳嗽变成犬吠样咳嗽，并出现呼吸困难、烦躁不安，门诊以“麻疹”收入院。患儿既往无特殊病史，未接受麻疹疫苗注射，患儿堂姐 3 岁，半月前患麻疹，患儿与其接触较密切。入院查体：体温 38.8℃，呼吸急促，有吸气性喉鸣音，耳后发际、颈部、面部及躯干部可见较多暗红色斑丘疹，压之褪色，双手及双足心亦见有皮疹。前囟闭合，双眼畏光，多泪，结膜充血明显，双肺呼吸音粗，可闻及较多干啰音，生理反射存在，病理反射征未引出。

麻疹（measles）是由麻疹病毒引起的一种急性出疹性呼吸道传染病，本病传染性强，几乎所有未接受免疫的儿童接触麻疹后都会发病，病后大多可获得终身免疫。

【发病原因】

麻疹患者是唯一的传染源。感染早期，病毒在患者呼吸道大量繁殖，含有病毒的分泌物经过患者的呼吸、咳嗽或喷嚏排出体外并悬浮于空气中，麻疹病毒通过呼吸道进行传播，与患者密切接触或直接接触患者的鼻咽部分泌物亦可感染麻疹。

【临床表现】

1. 临床表现特点　分为潜伏期、前驱期、出疹期、恢复期四个期。

2. 各分期表现

（1）潜伏期：平均为 10 天左右。潜伏期末可有低热，全身不适。

（2）前驱期：亦称出疹前期，从发热开始至出疹，常持续 3~4 天。发热为首发症状，多为中度以上发热，同时伴有咳嗽、喷嚏、咽部充血等上呼吸道感染症状；麻疹黏膜斑是第 2 磨牙相对的颊黏膜上，可见散在灰白色斑点，周围有红晕，可融合扩大成片，出疹后 1~2 天逐渐消失，是麻疹早期的特异性体征。

（3）出疹期：开始为淡红色斑丘疹，压之褪色，散在分布，疹间皮肤正常。出疹高峰期皮疹增多，部分融合，呈暗红色。此时全身中毒症状加重，可出现高热、嗜睡，重者有谵妄、抽搐等表现。

（4）恢复期：出疹 3~4 天后皮疹按出疹的先后顺序开始消退，随着皮疹隐退，体温逐渐降至正常，疹退后皮肤有棕色色素沉着伴糠麸样脱屑，一般为 7~10 天痊愈。

【实验室及其他检查】

1. 血常规　血白细胞总数正常或减少，淋巴细胞相对增多。

2. 多核巨细胞检查　于出疹前 2 天至出疹后 1 天，取患者鼻、咽分泌物或尿沉渣涂片，可见多核巨细胞或包涵体细胞，阳性率高。

3. 血清学检查　进行麻疹病毒特异性 IgM 抗体检测，敏感性和特异性均好，出疹早期即可出现阳性。

4. 病毒分离　前驱期或出疹初期取血、尿或鼻咽分泌物进行麻疹病毒分离。出疹晚期较难分离到病毒。

【处理原则】

目前尚无特效的药物治疗，主要为对症治疗、加强护理和预防并发症。

1. 一般治疗　卧床休息，保持室内空气新鲜，避免对流风。衣被厚薄适宜，出汗后及时更换衣被。保持水、电解质及酸碱平衡，必要时静脉补液。

2. 对症治疗　高热时可酌情使用少量退热剂，但应避免急骤退热，特别是在出疹期。烦躁不安者可适当给予镇静剂。频繁剧咳可用镇咳祛痰剂或雾化吸入。继发细菌感染可给予抗生素。WHO 推荐给患儿补充高剂量维生素 A，利于预防并发症及患儿恢复。

3. 并发症的治疗　有并发症者给予相应治疗。

【护理评估】

1. 评估患儿的生命体征、意识状态、营养状况。
2. 评估患儿的皮疹及疹间皮肤消退情况。
3. 评估患儿的发病时间及使用药物后的效果。
4. 评估患儿所做相关检查及结果，包括血常规、血清学检查等。

【护理诊断】

通过评估，对于麻疹患儿一般可能会存在以下护理问题及护理诊断。

1. 体温过高　与病毒血症、继发感染有关。
2. 皮肤完整性受损　与麻疹病毒引起的皮损有关。
3. 营养失调：低于机体需要量　与食欲下降、高热消耗增加有关。
4. 知识缺乏　缺乏本病有关的知识。
5. 潜在并发症　肺炎、脑炎、心肌炎。

【护理措施】

1. 一般护理　卧床休息至皮疹消退、体温正常。保持室内空气新鲜，室内温湿度适宜，防止受凉。给予清淡、易消化、营养丰富的流质饮食或半流质饮食，少量多餐，鼓励多饮水。恢复期应添加高蛋白、高热量及多种维生素的食物。

2. 病情观察　密切观察患儿神志、呼吸、皮疹情况，注意有无咳嗽、呼吸困难等表现。特别注意处理高热时需兼顾透疹，不宜强行降温，尤其禁用冷敷及乙醇擦浴。如体温升至40℃以上时，可用小剂量退热剂或温水擦浴。

3. 用药护理　了解患儿使用退热剂、祛痰剂等药物的作用、不良反应和注意事项，指导家长合理使用口服药。

4. 皮肤护理　勤换内衣，保持皮肤清洁、干燥。剪短指甲，避免患儿抓伤皮肤引起继发感染。用生理盐水或2%硼酸溶液洗漱口腔，眼部炎性分泌物多易形成眼痂，应避免强光刺激，洗净后滴入抗生素眼药水或眼膏，加服鱼肝油预防干眼症；防止眼泪及呕吐物流入耳道，引起中耳炎；鼻腔分泌物多时易形成鼻痂，需保持鼻腔通畅。

5. 心理护理　护士主动关心患儿，为患儿安排轻松的游戏活动，鼓励患儿适量活动，保持积极良好的情绪，促进疾病的康复。

【健康指导】

向家长介绍麻疹的流行特点、病程、隔离时间、早期症状、并发症及预后，强调隔离的重要性隔离患儿至出疹后5天，并发肺炎者延长至出疹后10天；告诉家长预防感染传播的方法，指导家长患儿的房间应通风并用紫外线照射消毒，患儿的玩具、衣物应在户外阳光下暴晒。教会家长对患儿进行病情观察、皮肤黏膜的护理、合理营养的方法等。

第十四节　水　痘

【学习目标】

1. 掌握水痘的临床表现、护理措施、处理原则；
2. 掌握水痘的护理评估、护理诊断、健康指导；
3. 熟悉水痘实验室检查的临床意义。

【重点难点】

水痘的护理措施。

【案例介绍】

患儿，男，4岁。因发热5天，伴全身丘疹、水疱3天入院。患儿5天前出现发热，胸、背、颈部皮肤出现红色斑丘疹，逐渐变成水疱，皮疹增多，面部、头皮、躯干、四肢出现米粒至黄豆大小水疱。出疹前有发热，打喷嚏、流涕，呕吐，进食减少。患儿母亲11天前患水痘，现已基本痊愈，遗留少许痂皮未脱落。查体：头面部、躯干、四肢密集红色斑丘疹，米粒至黄豆大小水疱，疱周有红晕，少数结痂，四肢远端皮损较少，口腔及外阴黏膜有水疱，左侧额面部数个水疱破溃有渗液。

水痘（chickenpox，varicella）是由水痘－带状疱疹病毒引起的一种传染性极强的出疹性疾病。主要见于儿童，以 2~6 岁多见，20 岁以后发病者 <2%。其临床特点为皮肤黏膜相继出现或同时出现斑疹、丘疹、疱疹和结痂等各类皮疹，全身症状轻微。患儿感染后可获得持久的免疫力，但以后可以发生带状疱疹。冬、春季节多发。病毒存在于患儿呼吸道分泌物及疱疹液中，主要经飞沫或接触传播，水痘患儿是唯一的传染源，从发病前 1~2 天至病损结痂为止，均有较强的传染性。

【发病原因】

水痘－带状疱疹病毒属疱疹病毒 α 亚科，可在人胚中成纤维细胞、甲状腺细胞中繁殖，引起局灶性细胞病变。

【临床表现】

1. 典型水痘　潜伏期一般为 2 周左右。前驱期为 1 天左右，表现为低热、不适、厌食等，第 2 日出现皮疹。水痘皮疹特点首发于头、面和躯干，继而扩展至四肢，呈向心性分布；皮疹最初为红色斑疹或丘疹，继之发展为清亮、椭圆形的水疱，周围伴有红晕。疱液先透明而后浑浊。水疱易破溃，2~3 天迅速结痂；皮疹陆续分批出现，伴明显痒感。在疾病的高峰期可见到斑疹、丘疹、疱疹和结痂同时存在，为水痘皮疹的重要特征；黏膜皮疹还可出现于口腔、眼结膜、生殖器等处，易破溃形成浅溃疡。水痘多为自限性疾病，10 天左右痊愈，全身症状较轻。皮疹结痂后一般不留痕迹。

2. 重型水痘　多发生于恶性疾病或免疫功能低下的患儿。患儿持续高热和全身中毒症状明显，皮疹分布广泛，易融合成大疱型疱疹或出血性皮疹，可继发感染或因伴发血小板减少而发生暴发性紫癜。

3. 先天性水痘　母亲在妊娠早期感染水痘致胎儿多发性先天畸形，患儿常在 1 岁以内死亡，存活者常留有严重神经系统损伤；若母亲在发生水痘数天后分娩则可导致新生儿水痘，死亡率高，达 25%~30%。

【实验室及其他检查】

1. 血常规　白细胞总数正常或稍低，继发细菌感染时可增高。

2. 疱疹刮片检查　刮取新鲜疱疹基底组织和疱疹液涂片，可发现多核巨细胞及核内包涵体。

3. 血清学检查　血清水痘病毒特异性抗体 IgM 抗体检测，可帮助早期诊断。抗体在出疹 1~4 天后出现，2~3 周后出现滴度增高 4 倍以上即可确诊。

【处理原则】

水痘是自限性疾病，无并发症时以一般治疗和对症处理为主。患儿应隔离，加强生活护理。保持空气流通，给予足够的水分和易消化食物。皮肤瘙痒者可使用炉甘石洗剂。早期使用抗病毒药物，首选阿昔洛韦，一般在出疹48h内开始使用。继发感染时给予抗生素治疗。

【护理评估】

1. 评估患儿的生命体征、营养状况、精神状况。

2. 评估患儿出疹情况，观察有无浅表淋巴结肿大、全身皮肤有无水肿及出血点、皮肤瘙痒程度、皮肤是否完好。有无前驱症状，有无水痘患儿的接触史，是否使用过糖皮质激素和免疫抑制剂等。

3. 评估患儿的发病时间及目前治疗方式是否有效，有无继发皮肤细菌感染、肺炎、脑炎等并发症。

4. 评估患儿的实验室检查及结果，包括血液检查、疱疹刮片检查。

【护理诊断】

1. 皮肤完整性受损　与水痘病毒引起的皮疹及继发感染有关。

2. 体温过高　与病毒血症有关。

3. 有传播感染的危险　与呼吸道及疱液排出病毒有关。

4. 潜在并发症　继发皮肤感染。

【护理措施】

水痘是自限性疾病，无并发症时以一般护理和对症护理为主。为避免皮肤留有瘢痕，皮肤护理是关键。

1. 一般护理　卧床休息到退热、症状减轻。保持室内空气新鲜，温湿度适宜，衣被清洁，不宜过厚，以免患儿不适而增加皮肤瘙痒感。勤换内衣，保持皮肤清洁、干燥。给予富含营养的清淡饮食，多饮水，保证机体足够的营养。

2. 皮肤护理　促进和恢复皮肤的完整性，剪短指甲，婴儿可戴连指手套，避免抓破皮疹，引起继发感染或留下瘢痕；为减少皮疹瘙痒，可在疱疹未破溃处涂炉甘石洗剂或5%碳酸氢钠溶液；疱疹已破溃、有继发感染者，局部用抗生素软膏，或遵医嘱口服抗生素控制感染。

3. 病情观察　咽部肿胀严重者可出现呼吸及吞咽困难，应密切观察患儿呼吸、脉搏、血压，及时发现病情变化，通知医生并配合吸痰，必要时行气管切开。重症患者还可并发神经系统疾病、肺炎、心包炎、心肌炎等。应密切观察及早发现，并给予相应的治疗和护理。水痘继发病毒性肺炎、脑炎者较为少见。密切观察患儿体温变化，患儿中、低度发热时，不必用药物降温。如有高热，可用物理降温或适量的退热剂，使用药物降温后注意观察患儿体温、血压、尿量等。出汗多者，应及时更换衣物保持皮肤清洁，鼓励患儿多饮水，以防虚脱。

4. 预防感染传播

（1）管理传染源：隔离患儿至皮疹全部结痂为止。易感儿接触后应隔离观察3周。

（2）保护易感儿：保持室内空气新鲜，托幼机构应做好晨间检查、空气消毒。

5. 心理护理　护士应主动关心患儿及其家属，安抚患儿情绪，患儿瘙痒时指导家长勿紧张焦虑，分散患儿注意力，缓解患儿痛苦。告知患儿家属水痘为儿童常见病，预后好，减轻家属担忧情绪。

【健康指导】

水痘传染性极强，皮疹瘙痒明显，应向家长介绍水痘皮疹的特点、护理要点及隔离的重要性，以取得家长的配合。对社区人群进行相关知识宣教，重点应加强预防知识教育，如流行期间避免易感儿去公共场所。水痘患儿隔离治疗期间，让家长有充分的思想准备，以免引起焦虑。无并发症的患儿可在家中隔离治疗，指导家长进行皮肤护理，防止继发感染，并给予患儿足够的水分和营养。

第十五节 猩 红 热

【学习目标】

1. 掌握猩红热的病因、临床表现、护理措施；
2. 掌握猩红热的处理原则、护理诊断、护理评估及观察要点；
3. 熟悉猩红热的健康指导。

【重点难点】

猩红热患儿的护理措施。

【案例介绍】

患儿，女，5岁，因发热3天，皮疹1天入院。于3天前出现无明显诱因的发热，最高体温可达39℃，伴咽痛，打喷嚏，流清涕、咳嗽。在家服用“清开灵”等治疗，效果不佳，于1天前全身出现较多小红疹，全身皮肤发红尤以胸背部严重，脐周腹痛，且持续疼痛。为进一步治疗，于门诊就诊，门诊以“猩红热”收入。既往体质尚可，无传染病史。查体：体温38℃，脉搏112次/分，呼吸36次/分。热性病容，精神稍差，颈部及颌下淋巴结肿大，颈部、面部及全身皮肤布满针尖大小的红色丘疹，触之似砂纸感，疹间皮肤充血明显，压之暂苍白，约数秒钟可恢复红色。

猩红热（scarlet fever）是由一种A组溶血性链球菌所致的急性呼吸道传染病，临床以发热、咽峡炎、全身弥漫性红色皮疹及疹退后皮肤脱屑为特征。多见于3~7岁儿童。

【发病原因】

病原菌为A组β溶血性链球菌，该菌能产生三种抗原性不同的红疹毒素，均能致发热和猩红热皮疹，细菌的外毒素可引起发热、头痛等全身中毒症状。

猩红热通过飞沫传播，带菌者和不典型病例为主要传染源，急性患儿应及时隔离，直接传播机会较少。皮肤脱屑本身没有传染性。儿童普遍易感，冬、春季为发病高峰。

【临床表现】

1. 临床表现的特点

（1）潜伏期：通常为2~3天。

（2）前驱期：一般不超过24h，少数可达2天。起病急骤，从发热到出疹时间约数h到24h，以畏寒、高热、头痛、咽痛为主。

（3）出疹期：皮疹特点为全身皮肤弥漫性发红，其上有点状红色皮疹，高出皮面，压之褪色，疹间无正常皮肤，以手按压则红色可暂时消退数秒钟，出现苍白的手印，此种现象称为贫血性皮肤划痕，为猩红热的特征之一。在皮肤褶皱处，皮疹密集成线压之不退，称为帕氏线，为猩红热的特征之二。前驱期或出疹期，舌质淡红，其上被覆灰白色苔，边缘充血水肿，舌刺突起，2~3天后舌苔由边缘消退，舌刺红肿明显，突出于舌面上，形成"杨梅"样舌，为猩红热的特征之三。部分病例还可出现口周苍白区。

2. 恢复期的特点　一般情况好转，体温降至正常。皮疹于3~5天后颜色转暗，逐渐隐退，并按出疹先后顺序脱皮，皮疹愈多，脱屑愈明显，轻症者呈细屑状或片屑状，重症者有时呈大片脱皮，以指（趾）部明显。此期1周左右。个别患儿可持续长达6周。

【实验室及其他检查】

1. 血常规　白细胞总数增加，以中性粒细胞为主。

2. 血清学检查　链球菌感染患者于感染后1~3周至病愈后可检出链球菌溶血素抗体。可用免疫荧光法检测咽拭子涂片进行快速诊断。

3. 细菌培养　咽拭子或伤口细菌培养有A组乙型溶血性链球菌生长。

【处理原则】

根据患者发病的轻重缓急，对症治疗。

1. 一般治疗　做好呼吸道隔离，急性期卧床休息。供给充分的营养及热量。发热、咽痛期间可给予流质或半流质饮食，保持口腔清洁，较大儿童可用温盐水漱口。高热患儿应使用物理或药物降温。

2. 抗菌治疗　青霉素是治疗猩红热的首选药物，能预防急性肾小球肾炎、急性风湿热等并发症的发生，治疗开始愈早，预防效果愈好。

【护理评估】

1. 评估患儿有无与猩红热患者接触史及既往史。

2. 评估患儿有无发热、咽痛、皮疹等身体状况。

3. 评估患儿发病时间及目前的治疗方式，使用青霉素药物后效果的观察。

4. 评估患儿所做的相关检查及结果，包括血常规、血清学检查。

【护理诊断】

通过评估，对于猩红热形成的患儿一般可能会存在以下护理问题及护理诊断。

1. 体温过高　与链球菌感染有关。与毒血症有关。

2. 有传播感染的危险 与呼吸道排出病原有关。

3. 舒适度减弱 咽痛、头痛、皮肤瘙痒与炎症反应及皮疹有关。

4. 有皮肤完整性受损的危险 与病原毒素引起的皮疹有关。

5. 知识缺乏 缺乏本病相关的知识。

6. 潜在并发症 化脓性感染、风湿热、肾小球肾炎等。

【护理措施】

1. 一般护理 观察体温变化，高热时可用物理降温，必要时遵医嘱使用退热剂，及时更换汗湿衣物。保持室内空气流通，温湿度适宜。保持口腔清洁，鼓励患儿多饮水或用温盐水漱口；咽部疼痛明显时，给予富有营养、易消化的流质、半流质或软食，忌酸、辣、干、硬食物。保证患儿有足够的休息时间，可指导患儿通过分散注意力的方式缓解疼痛，如听音乐、看电视等。

2. 病情观察 密切观察有无发热、胸闷和心前区有无疼痛，防止风湿性心肌炎。观察患儿关节处有无红肿热痛，防止风湿性关节炎。观察患儿尿量，小便颜色、性状、下肢及眼睑部有无水肿，防止急性肾炎。

3. 用药护理 了解患儿使用各类药物的作用、不良反应和注意事项，观察青霉素使用后疗效，出现异常反应及时报告医生处理。

4. 减轻疼痛 保持口腔清洁，鼓励患儿多饮水或用温盐水漱口；咽部疼痛明显时，给予富有营养、易消化的流质、半流质或软食，忌酸、辣、干、硬食物。保证患儿有足够的休息时间，可指导患儿通过分散注意力的方式缓解疼痛，如听音乐、看电视等。

5. 保持皮肤清洁 告知患儿尽量避免抓挠皮肤，勤剪指甲，避免患儿抓伤皮肤引起继发感染。沐浴时避免水温过高，避免使用刺激性强的肥皂或沐浴液，以免加重皮肤瘙痒感。向患儿及家长讲解疾病的临床表现及病程，告知患儿脱皮时待皮屑自然脱落，不宜人为剥离，以免损伤皮肤。

6. 预防感染 明确诊断后及时进行呼吸道隔离，隔离期限至少为 1 周。病情不需住院患儿，尽可能在家隔离治疗。最好咽拭子培养 3 次阴性后解除隔离。对密切接触者应严密观察，有条件可做咽拭子培养。对可疑病例，应及时采取隔离措施。

7. 心理护理 护士应主动关心患儿，对其家属进行疾病健康护理宣教，帮助患儿早日康复。

【健康指导】

向患儿及家长解释疾病的相关知识，如疾病的传播方式、主要的临床表现等。加强卫生宣教，平时注意个人卫生，勤晒被褥，注意室内空气流通，流行季节儿童避免去公共场所，以杜绝猩红热的暴发流行。

第五篇　急诊科护理专业理论

急诊专科护理思维导图

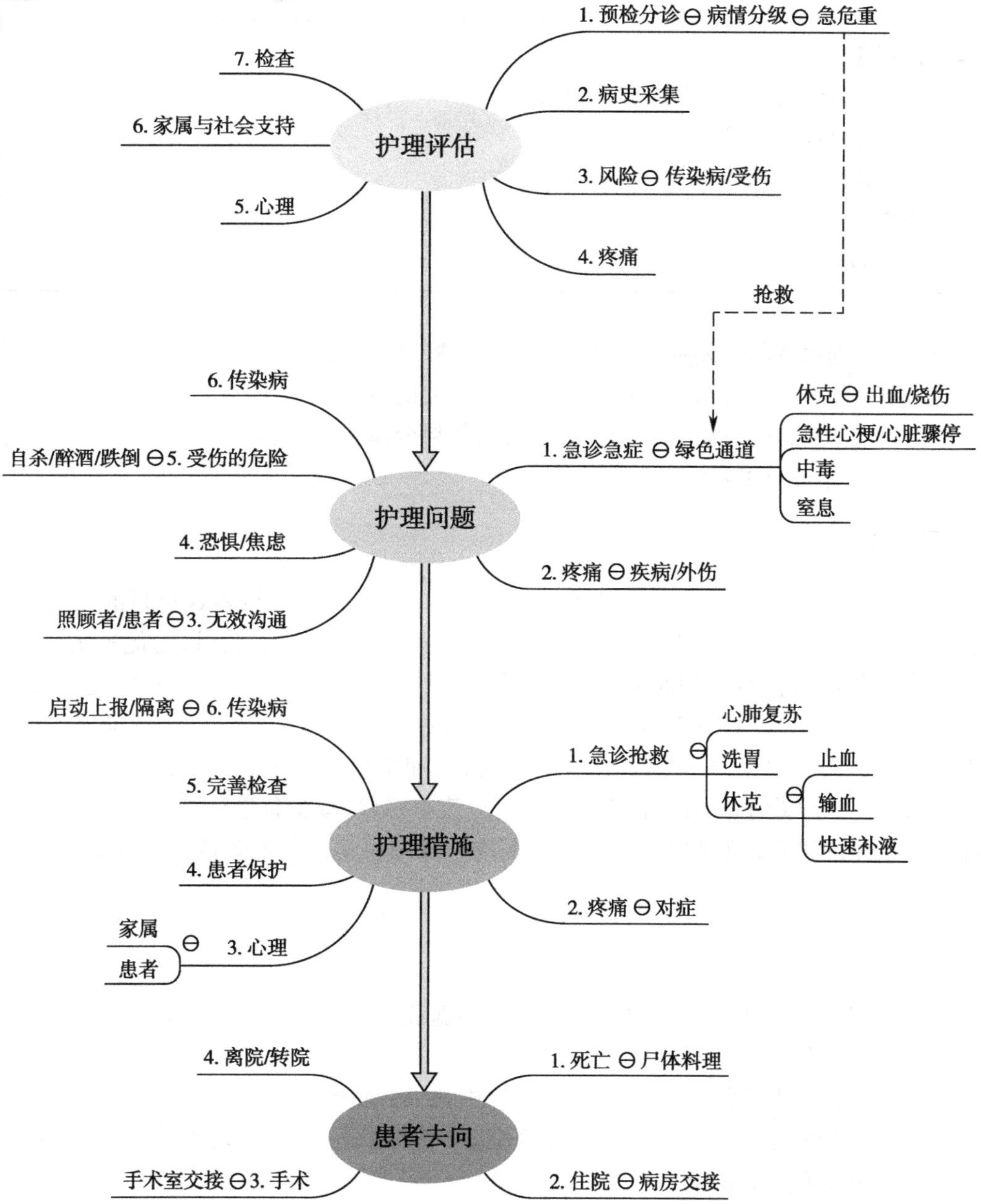

第一章　急诊预检分诊与分级

【学习目标】

1. 掌握四级病情分级法及就诊分区；
2. 熟悉分诊的作用；
3. 了解分诊护士的资质。

【重点难点】

分诊的注意事项。

分诊是根据患者的主要症状和体征，区分病情的轻重缓解及隶属专科，进行初步诊断，安排救治顺序的过程。分诊是急诊护理工作中重要的专业技术，所有的急诊救治患者均要先通过护士分诊后，才能得到专科医生的诊治，如果分诊错误，则可能延误了危重患者的抢救治疗时间，甚至危及患者生命。

【分诊目的】

急诊分诊是急诊工作的重要组成部分，通过对患者的主观与客观资料的收集，评估患者病情的危急程度，迅速确认紧急的、具有生命危险的患者，确定就诊的优先次序，使患者因为恰当的原因在恰当的时间、恰当的治疗区域获得恰当的治疗与护理，使危重患者立即得到急救措施，以减少患者的病死率及致残率，提高患者的生存质量；同时，通过安排患者就诊的先后顺序，充分利用急诊科资源，增加急诊的工作效率，减少患者的等待时间；另外，对急诊科难于容纳的非急诊患者可分流至门诊，减少急诊科的拥挤，使急诊工作有计划有秩序的进行，做到“忙而不乱，快而准”，合理科学地分配急诊科医疗资源和医疗空间。

【分诊的作用】

1. 对患者的症状、体征给予快速的评估　根据危急程度，安排优先诊治顺序，使危重症患者得到及时就治。

2. 给予患者初步的急救措施　如止血、包扎、吸氧、输液。

3. 根据病情安排患者进行简单的化验检查　如血、尿、粪常规、心电图检查、微量血糖测定等，缩短患者的候诊时间。

4. 迅速准确的分诊　可以减少患者因各种会诊、检查而耽误时间，缩短了患者的看病时间，避免在会诊、检查过程中因病情变化而延误治疗。

5. 对候诊的患者进行监督　发现病情变化及时重新评估，调整分类级别。

6. 使患者得到医护人员的关心　减轻患者与家属的焦虑程度。

7. 通过分诊、交流，使急诊资源充分利用　减少确实需要急救措施患者的等候时间。

8. 给予患者及家属医疗咨询　提高适当的健康指导，改善医疗服务质量，提高患者的满意度。

9. 在遇有枪伤、殴打、车祸等患者时应向有关机构报警。

10. 遇到成批伤病员时及时通知上级，协助调配抢救人员。

【四级病情分级法】

1. Ⅰ级　患者病情危重，需立即救治，否则危及生命。如心搏骤停、呼吸骤停、窒息、心肌梗死、严重心律失常、高血压危象、休克、急性中毒、呼吸困难、严重创伤、大出血、大面积烧伤、癫痫持续状态等，需立即安置于抢救室进行抢救。

2. Ⅱ级　患者病情较重，有潜在的危及生命的可能。如胸痛、危重急腹症、哮喘、高热（体温大于40℃）、持续性呕吐或腹泻、中度创伤等，可安排于各专科诊室优先就诊。

3. Ⅲ级　患者病情相对稳定，可在3~6h内治疗。如轻度腹痛、轻度外伤、脓肿、阴道出血但生命体征稳定且非怀孕者，可安排于候诊室候诊。

4. Ⅳ级　患者病情轻，无生命危险。如感冒、低热、咽喉痛、慢性病无急性发作者等，在急诊科患者量多时，可安排至门诊就诊。

【就诊分区】

A区为抢救区（红区），对即可有生命危险的危重患者，需要立刻送到抢救区展开抢救，即病情分级Ⅰ级患者。

B区为危重症区（黄区），对于暂时没有生命危险，但需要尽快完成检查和治疗者，安排在抢救区或留观区就诊，即病情分级Ⅱ级患者。

C区为一般急症区（绿区），主要使用于一般急症患者就诊，安排在留观区或流水就诊，即病情分级Ⅲ、Ⅳ级患者。

三区相对独立又相互联系。

【分诊注意事项】

1. 在多人等候分诊时　分诊护士应先为危重患者分诊，先抢救后挂号。医生未到达前应给予相应的急救措施，如心肺复苏、止血包扎、吸氧、开通静脉通道等。

2. 定时评估候诊区的患者　及时发现及处理病情恶化的患者。

3. 对每个患者都应做好分诊记录　包括生命体征、分诊时间、所做的检查结果等。

4. 分诊时护士应保持高度的警惕性　及时发现随时出现的危重患者。

5. 对于年老体弱者、年幼者要特别关注　因其对疾病的反应能力较差，分诊护士对其病情评估不可掉以轻心，即便不能安排优先就诊，也要加强巡视，及时发现病情变化。

【分诊护士的资质】

1. 接受急诊分诊系统的培训，且至少具有一定的急诊临床护理工作经验，以确保分诊质量。

2. 善于沟通　能够在短时间内迅速与患者和家属建立良好的护患关系。
3. 具有良好的心理素质　能够承受不同的外界压力和突发事件以及各种变化。
4. 决策果断，应变能力强。
5. 善于提问，能够视具体情况提出相关问题。
6. 拥有丰富的急诊常见疾病、相关的人体解剖、病理和生理知识。
7. 熟练掌握和应用护理评估技能评估患者。
8. 掌握疾病控制和感染预防的相关知识。
9. 善于学习，不断提高急诊分诊水平。
10. 掌握急诊相关的法律医学知识，具有较强的急救能力。

第二章　急诊急症鉴别常规

第一节　发　　热

【学习目标】

1. 掌握发热的定义、临床表现及病因鉴别；
2. 熟悉发热的分诊评估要点、分诊思路；
3. 了解发热的实验及其他检查的意义。

【重点难点】

发热的症状处理措施。

发热（fever）是指机体在致热原作用下，使体温调节中枢的调定点上移而引起的调节性体温升高。可分为感染性发热和非感染性发热两大类，以感染性发热常见。

发热过程一般分为三个时期。

体温上升期：特点为产热大于散热。主要表现为疲乏无力、皮肤苍白、干燥无汗、畏寒、甚至寒战。体温上升分骤生和渐升。

高热持续期：特点为产热和散热在较高水平趋于平衡。主要表现为面色潮红、皮肤灼热、口唇干燥、呼吸脉搏加快、头痛、头晕、食欲下降、全身不适、软弱无力。

退热期：特点为散热大于产热，体温恢复至正常水平。主要表现为大量出汗、皮肤潮湿。体温下降可有骤退和渐退两种方式。

【临床表现】

（一）基本表现

1. 体温升高

（1）口腔内舌下温度 >37.5℃。

（2）直肠温度（肛温）>37.6℃。

（3）腋温 >37.5℃。

2. 发热临床分度（口腔内舌下温度）

（1）低热：37.4~38℃。

（2）中等热度：38.1~39℃。

（3）高热：39.1~41℃。

（4）超高热：>41℃。

3. 热型

（1）稽留热：体温持续在 39~40℃左右，持续数天或数周，24 小时波动范围不超过 1℃。

常见于肺炎球菌肺炎、伤寒等。

（2）弛张热：体温在39℃以上，24小时内温差达1℃以上，体温最低时仍高于正常水平。常见于败血症、风湿热、化脓性疾病等。

（3）间歇热：体温骤然升高到39℃以上，持续数小时或更长，然后下降至正常或正常水平以下，经过一个间歇，体温再次升高，反复发作，即高热期和无热期交替出现。常见于疟疾。

（4）不规则热：发热无一定规律，且持续时间不定。常见于流行性感冒、癌性发热。

（二）伴随症状

1. 畏寒，寒战，出汗，盗汗。

2. 全身不适，疲乏。

3. 头痛，肌肉酸痛，肌肉痉挛。

4. 易怒，意识状态改变。

【病因鉴别】

1. 感染性疾病　所有感染性疾病均可引起发热

（1）上呼吸道感染，肺炎。

（2）泌尿系统感染。

（3）肠道感染和菌痢、伤寒等。

（4）急性病毒型肝炎。

（5）感染性心内膜炎。

（6）败血症。

（7）结核病。

（8）疟疾。

（9）局部脓肿，蜂窝织炎。

2. 结缔组织和过敏反应性疾病

（1）系统性红斑狼疮。

（2）风湿热，风湿性关节炎。

（3）类风湿关节炎。

（4）急性皮肌炎。

（5）结节性多动脉炎。

（6）血清病。

（7）药物热。

3. 血液病，恶性肿瘤

（1）急性白血病。

（2）淋巴瘤。

（3）恶行组织细胞疾病。

（4）其他肿瘤（如转移癌）。

4. 组织坏死

（1）急性心肌梗死。

（2）急性胰腺炎。

（3）脏器出血，栓塞或血栓形成。

（4）大面积烧伤。

（5）急性溶血。

5. 其他

（1）中毒脱水。

（2）甲亢危象。

（3）痛风发作。

（4）恶性高热、中枢性高热。

（5）中暑。

【分诊评估要点】

1. 病史评估

（1）询问发病过程：发热开始时间、持续时间、体温是否有变化规律，伴随症状。

（2）发病诱因：外伤史；手术分娩史；急、慢性病史；接触史（身边有无类似患者、有无到过疫区等）；发作前周围环境温度和湿度。

（3）分诊检查：测量生命体征；观察患者精神状态、意识、面色、有无畏寒、寒战、出汗等。

2. 外院检查、用药、治疗情况　有无使用过退热药物。

【分诊思路】

发热分诊思路见图 5-2-1。

【实验室及其他检查】

1. 实验室检查　血常规、尿常规、电解质、肝肾功能、血培养、超敏C反应蛋白、血糖。

2. 其他检查　心电图、胸片或肺部 CT、头部 CT（合并头痛、意识障碍或精神状态改变）、腹部 B 超或 CT。

【症状处理措施】

1. 物理降温

（1）散热：低温环境，解开衣服。

（2）对流：患者置于通风环境。

（3）传导：冰袋、亚低温治疗。

（4）蒸发：喷射冷雾。

（5）特殊方法：冰水浴、冰水洗胃、冰水灌肠、体外循环。

2. 药物降温

（1）非甾体抗炎药：如双氯芬酸钠。

（2）糖皮质激素。

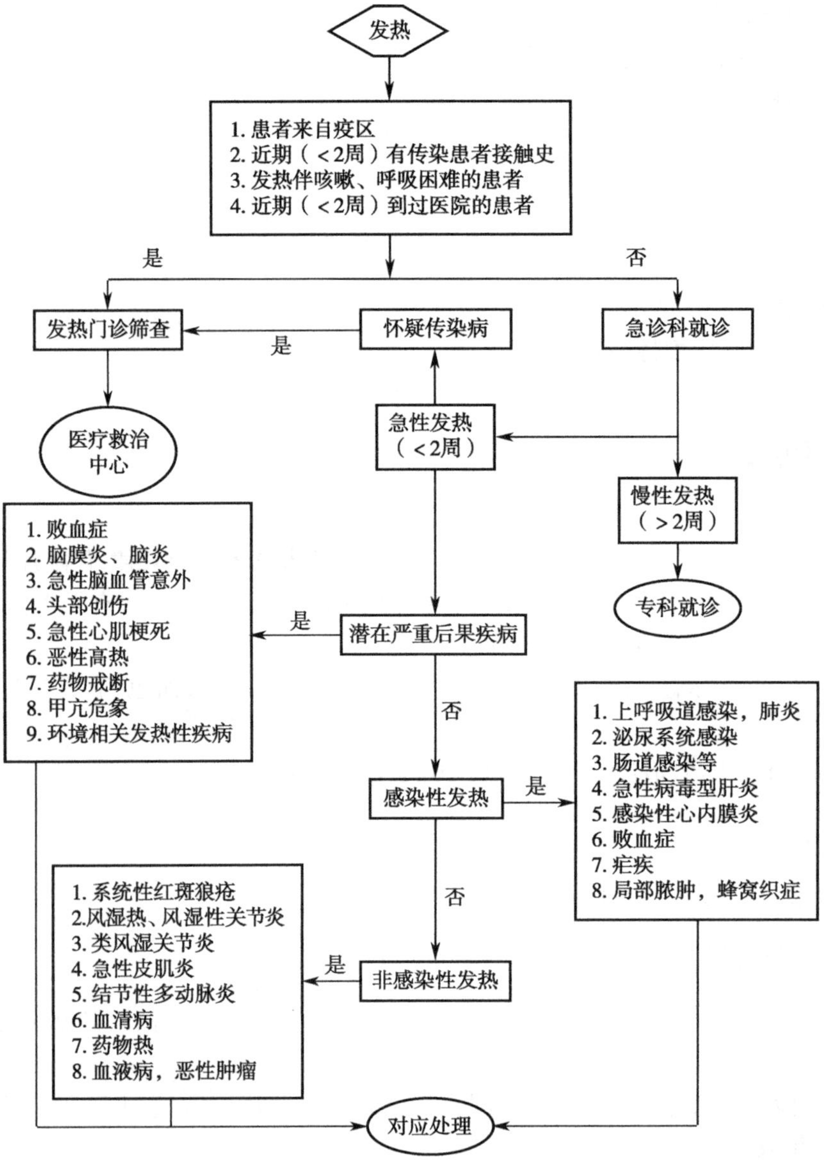

图 5-2-1　发热分诊思路

3. 基本治疗

（1）发热患者均应受到重视，尤其是高龄患者、孕妇、有癫痫发作史，T>40℃。

（2）密切观察生命体征变化。

（3）气道呼吸循环支持。

（4）建立静脉通道，给予补液，纠正水、电解质、酸碱平衡紊乱。

（5）对于生命体征不稳定、严重脱水、出现中枢神经系统症状的应行心电监护。

4. 支持治疗

（1）抗感染治疗。

（2）对症治疗。

第二节　意 识 障 碍

【学习目标】

1. 掌握意识障碍的定义、临床表现及病因鉴别。
2. 熟悉意识障碍的分诊评估要点、分诊思路。
3. 了解意识障碍的实验及其他检查的意义

【重点难点】

意识障碍的症状处理措施。

意识障碍（disturbance of consciousness）是指患者自我的感知和客观环境的识别活动发生不同程度的丧失或抑制，是大脑功能紊乱产生的严重症状之一。按照生理与心理学基础可将意识障碍分为觉醒障碍（觉醒度下降，即狭义的意识障碍）和意识内容障碍两大类，前者表现为嗜睡、昏睡和昏迷；后者表现为意识模糊和瞻望。脑和脑干功能活动的不同抑制程度决定了不同的意识障碍水平。

【临床表现】

（一）基本表现

1. 以觉醒度改变为主的意识障碍，可分为以下 3 级：

（1）嗜睡：主要表现为病理性睡眠过多过深，能被各种刺激唤醒，且能正确回答问题和做出正确反应，但刺激去除后很快入睡。

（2）昏睡：较嗜睡深而又较昏迷稍浅的意识障碍。患者不能自动醒转，在持续强烈刺激下能睁眼、呻吟、躲避，可做简短而模糊的回答，但反应时间持续很短，很快又进入昏睡状态。昏睡时可见到运动性震颤、肌肉粗大抽动或刻板的动作、强握和吸吮反射。

（3）昏迷：患者意识完全丧失，各种强刺激不能使其觉醒，无目的的自主互动，不能自发睁眼。昏迷按严重程度分为浅昏迷和深昏迷。

1）浅昏迷：仅对剧痛刺激有防御性反应和痛苦表情，不能言语，可有无意识的自发动作，各种生理反射都存在，生命体征平稳。

2）深昏迷：对外界的任何刺激均无反应，全身肌肉松弛，无任何自主运动。眼球固定、瞳孔扩大、各种反射全部消失，大小便失禁，生命体征不稳定。

2. 以意识内容改变为主的意识障碍，可分以下 2 种：

（1）意识模糊：表现为注意力减退，情感反应淡漠，定向力障碍，活动减少，语言缺乏连贯性，对外界刺激可有反应，但低于正常水平。

（2）瞻望状态：表现为意识内容清晰度降低，伴有睡眠－觉醒周期紊乱和精神运动性行为。患者常表情恐惧，发生躲避，逃跑或攻击行为，以及运动兴奋等，患者语言可增多，不连贯或不易理解，有时大喊大叫，发作具有波动性，发作时意识障碍明显，间歇期可完全清楚，往往随病情变化而变化，时间长短不一。

（二）伴随症状

1. 发热。

2. 恶心、呕吐。
3. 眩晕。
4. 意识障碍。

【病因鉴别】

1. 颅内器质病变。
2. 外源性损伤或代谢障碍
（1）高温中暑、触电、淹溺。
（2）严重感染、肝性脑病、肺性脑病、尿毒症。
（3）低血糖、糖尿病酮症酸中毒。
（4）急性心肌梗死、严重心律失常。
（5）急性中毒、药物滥用。
（6）水、电解质及酸碱平衡紊乱。

【分诊评估要点】

1. 病史评估
（1）询问发病过程：急性起病、亚急性起病、逐渐发生、反复发作、一次性发作；发病时间；持续时间，伴随症状。
（2）发病诱因：既往病史；突发事件、创伤、情绪改变、服药或药物滥用、特殊环境作业。
（3）分诊检查：测量生命体征、心电图及血糖；评估患者目前意识障碍级别及瞳孔情况；四肢活动情况；有无呼吸困难、发绀、打鼾等呼吸异常情况。
2. 外院检查、用药、治疗情况。

【分诊思路】

分诊思路具体见图 5-2-2。

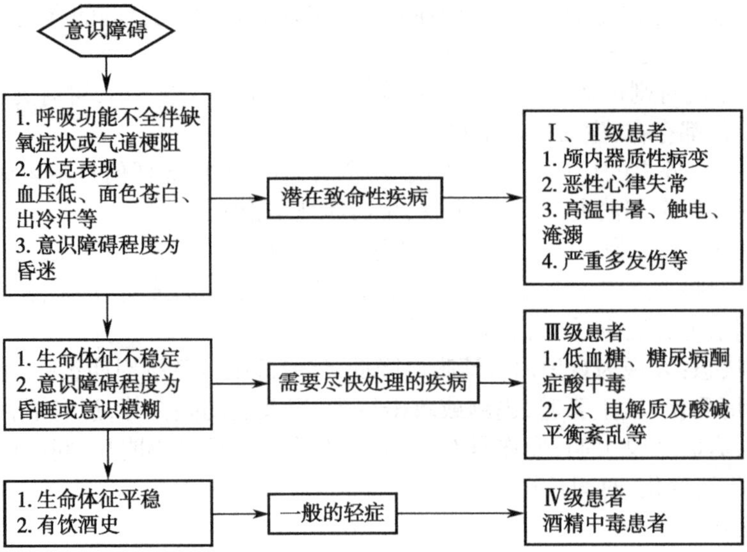

图 5-2-2 意识障碍的分诊思路

【实验室及其他检查】

1. 实验室检查　血糖、血常规、尿常规、电解质、肝肾功能、动脉血气分析、血氨。
2. 其他检查　心电图、头部 CT、胸片或肺部 CT（合并发热）。

【症状处理措施】

1. 保持呼吸道通畅，清理呼吸道，给予氧气吸入。
2. 对于躁动患者保护性约束，防止误伤。
3. 密切监测生命体征，定时评估意识的变化。
4. 建立静脉通道，遵医嘱用药。

第三节　头　　痛

【学习目标】
1. 掌握头痛的定义、临床表现及病因鉴别。
2. 熟悉头痛的分诊评估要点、分诊思路。
3. 了解头痛的实验及其他检查的意义。
【重点难点】
头痛的症状处理措施。

头痛（headache）是临床常见的症状，通常将局限于头颅上半部，包括眉弓、耳轮上缘和枕外隆突连线以上部位的疼痛统称为头痛。各种原因刺激颅内外的疼痛敏感结构都可引起头痛。

【临床表现】

（一）基本表现

1. 偏头痛　常见的原发性头痛，主要因为颅内外血管收缩与舒张功能障碍引起，特征为发作性、搏动样头痛，多由偏头痛家族史。

2. 颅内高压性头痛　持续性的整个头部胀痛，阵发性加重，伴有喷射性呕吐及视力障碍。

3. 颅外局部因素所致头痛　常见局部性因素有眼源性头痛、耳源性头痛及鼻源性头痛。

4. 紧张性头痛　多表现为持续性闷痛、胀痛，是临床常见的慢性头痛。

（二）伴随症状

1. 发热。
2. 心悸、恶心、呕吐。
3. 眩晕、耳鸣。

4. 先兆症状，如视觉或其他感觉障碍。

5. 肢体运动障碍、意识障碍

【病因鉴别】

1. 感染性疾病

（1）脑膜炎。

（2）颅内脓肿。

（3）颅内寄生虫感染。

（4）其他系统急性感染引起发热性疾病：如上呼吸道感染、肺炎等。

2. 血管性疾病

（1）蛛网膜下腔出血。

（2）硬膜下或硬膜外血肿。

（3）脑实质内出血。

（4）缺血性脑病。

（5）高血压急症。

（6）脑外伤引起的脑震荡、脑挫伤、颅内血肿、脑外伤后遗症。

3. 占位性疾病

（1）颅内肿瘤。

（2）颅内转移性癌。

4. 头面、颈部神经性疾病

（1）脑神经痛。

（2）视神经炎。

（3）三叉神经痛。

5. 颅外疾病

（1）急性化脓性鼻窦炎。

（2）急性乳突炎或牙龈炎。

（3）青光眼。

6. 其他疼痛

（1）慢性头痛复发或偏头痛。

（2）紧张性头痛。

（3）月经期及绝经期疼痛。

（4）癔症性头痛等。

【分诊评估要点】

1. 病史评估

（1）询问发病过程：急性起病、亚急性起病、逐渐加重、反复发作；头痛的部位；发病时间；持续时间，伴随症状。

（2）发病诱因：上呼吸道感染；情绪、睡眠、精神状况。

（3）相关既往病史：偏头痛、青光眼、紧张性头痛等。

（4）分诊检查：测量生命体征、体温；评估患者目前意识障碍级别及瞳孔情况；疼痛评分；患者面色情况、有无大汗等。

2. 外院检查、用药、治疗情况　是否使用止痛药物。

【分诊思路】

分诊思路具体见图 5-2-3。

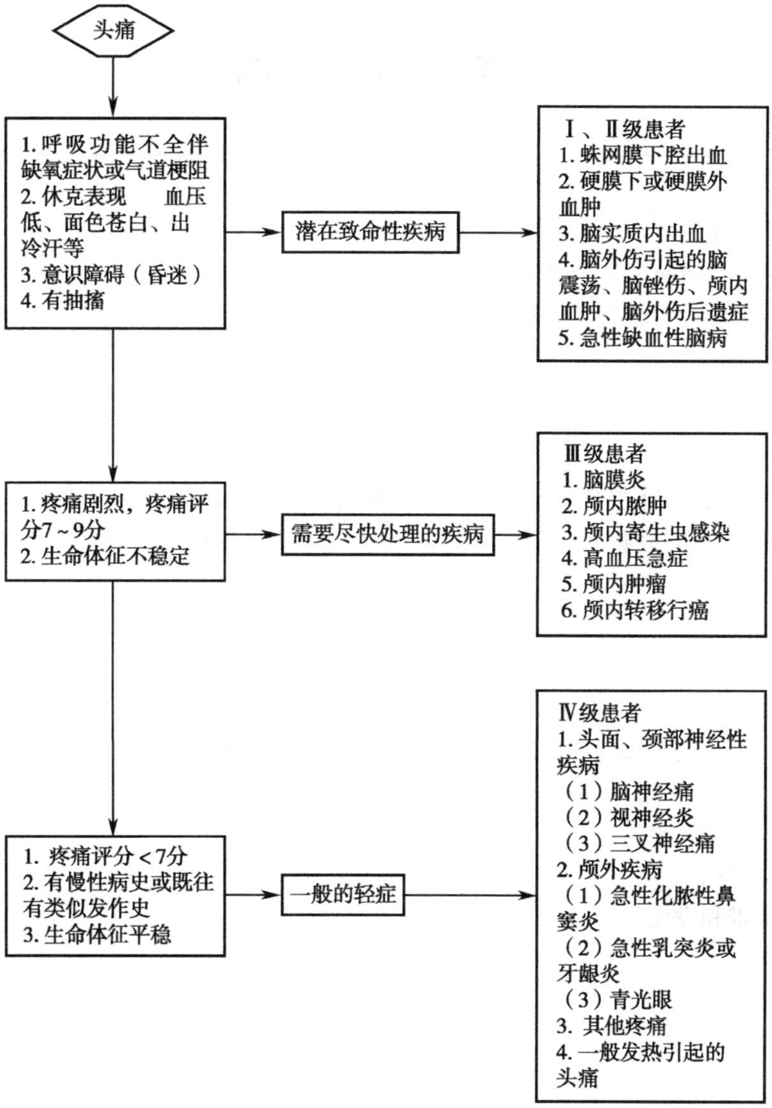

图 5-2-3　头痛的分诊思路

【实验室及其他检查】

1. 实验室检查　血常规、肾功能、电解质、血糖、脑脊液检查。

2. 其他检查　头部 CT 及 MRI、脑电图、脑血管造影、脑血管数字减影血管造影。

【症状处理措施】

1. 密切监测生命体征，对于发热患者给予物理或药物降温。
2. 建立静脉通道，遵医嘱给予对症处置。
3. 给予氧气吸入，保持呼吸道通畅，必要时建立人工气道。
4. 尽快完善头部CT检查，明确病因。

第四节 胸 痛

【学习目标】

1. 掌握胸痛的定义、临床表现及病因鉴别。
2. 熟悉胸痛的分诊评估要点、分诊思路。
3. 了解胸痛的实验及其他检查的意义。

【重点难点】

胸痛的症状处理措施。

胸痛（chest pain）是主观感觉胸部（从颌部到上腹部）刺痛、锐痛、钝痛、闷痛或压迫感等不适，是急诊常见的症状之一，其病因各异，且危险性存在较大的差别。本章节主要讨论非创伤性胸痛。

【临床表现】

（一）基本表现

胸部的一种不适感或疼痛感，有时会伴有背部的疼痛或肩、胳膊、手、下颌及牙齿的疼痛。

（二）伴随症状

1. 心慌、心悸。
2. 呼吸困难和发绀。
3. 晕厥。
4. 大汗。
5. 恶心、呕吐。

【病因鉴别】

1. 心血管系统疾病

（1）急性心肌梗死。

（2）主动脉夹层。

（3）急性冠脉综合征。

（4）不稳定性心绞痛。

（5）冠状动脉痉挛。
（6）变异性心绞痛。
（7）心肌炎。
（8）心脏瓣膜病。
（9）肥厚型心肌病。
2. 呼吸系统疾病
（1）肺栓塞。
（2）张力性气胸。
（3）自发闭合性气胸。
（4）纵隔炎。
（5）胸膜炎。
（6）肺部肿瘤。
3. 消化系统疾病
（1）食管破裂。
（2）食管贲门撕裂。
（3）胆囊炎。
（4）胰腺炎。
（5）食管痉挛或反流。
（6）消化性溃疡。
4. 其他　肋软骨炎、肋间神经痛、带状疱疹等。
5. 心脏神经官能症　除外器质性疾病。

【分诊评估要点】

1. 病史评估
（1）询问发病过程：发病缓急；疼痛的性质、部位及发射区；疼痛持续的时间；与体位和呼吸的关系；诱发因素及缓解因素，伴随症状。
（2）发病诱因：发病前运动情况；情绪变化情况。
（3）相关既往病史：冠心病、食管炎、带状疱疹、肺部肿瘤等。
（4）分诊检查：测量生命体征、对比双上肢血压、疼痛评分；完善心电图；评估患者意识、有无面色苍白、大汗、呼吸困难的症状。
2. 外院检查、用药、治疗情况　是否有近期心电图、发病后服用药物情况。

【分诊思路】

分诊思路具体见图 5-2-4。

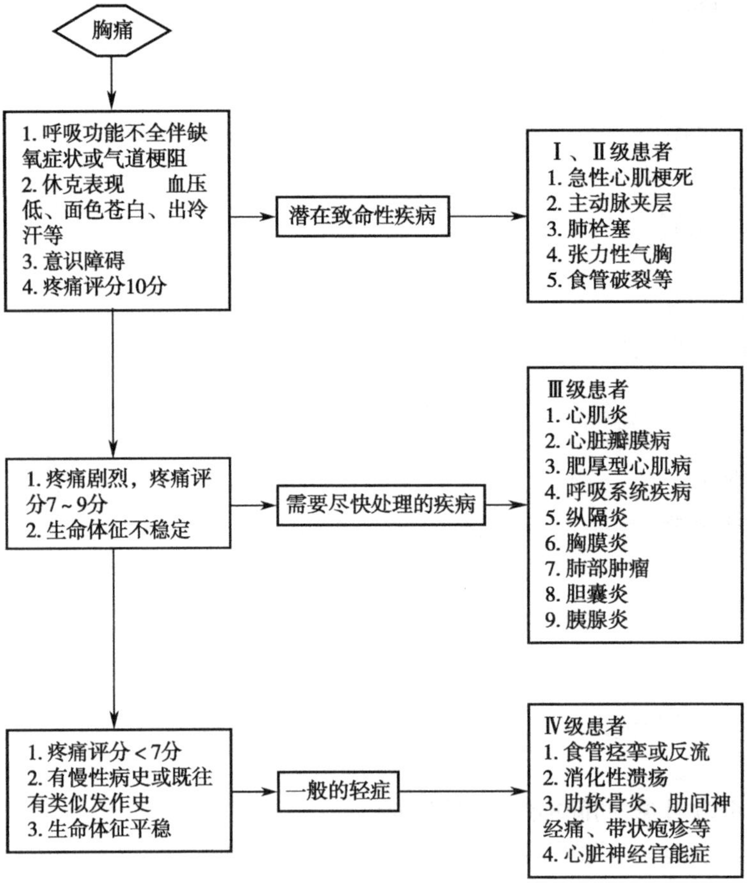

图 5-2-4 胸痛的分诊思路

【实验室及其他检查】

1. 实验室检查 血常规、电解质、肾功能、心肌损伤标志物，肌钙蛋白（TNI）、肌酸激酶同工酶（CK-MB）、凝血常规、D- 二聚体（考虑肺栓塞）。

2. 其他检查 心电图、肺部 CT 或血管造影、肺动脉造影、食管水溶性造影剂 X 线检查。

【症状处理措施】

1. 卧床休息，给予氧气吸入。

2. 监测生命体征，完善心电图。

3. 建立静脉通道，给予对症药物治疗。

4. 急查血 血常规、电解质、肾功能、心肌损伤标志物等。

5. 怀疑主动脉夹层的患者 对比监测双上肢、双下肢的血压及桡动脉、足背动脉搏动情况。

6. 考虑急性冠脉综合征的患者 10 分钟内复测第二份心电图，并与第一份对比。

7. 观察胸痛的部位、性质、疼痛程度 有无缓解、疼痛难忍的患者，遵医嘱给予镇痛、镇静。

第五节　咯　　血

【学习目标】

1. 掌握咯血的定义、临床表现及病因鉴别。
2. 熟悉咯血的分诊评估要点、分诊思路。
3. 了解咯血的实验及其他检查的意义。

【重点难点】

咯血的症状处理措施。

咯血（hemoptysis）是指喉及喉以下呼吸道及肺组织的血管破裂导致的出血并经咳嗽动作从口腔排出。根据咯血量，临床对咯血分为痰中带血、少量咯血（每天 <100ml）、中等量咯血（每天 100~500ml）、大量咯血（每天 >500ml 或 1 次 >300ml）。

【临床表现】

（一）基本表现

1. 鲜红色血沫或黏稠血块。
2. 胸闷、喉痒、咳嗽。

（二）伴随症状

1. 呛咳、胸痛、呼吸困难。
2. 意识障碍。
3. 发热。
4. 脓痰。
5. 皮肤黏膜出血。

【病因鉴别】

1. 呼吸系统疾病

（1）支气管扩张。
（2）肺结核。
（3）肺部肿瘤。
（4）急性左心衰。
（5）肺栓塞。

2. 心血管系统疾病

（1）二尖瓣狭窄。
（2）肺动脉高压。

3. 胸部外伤或肺部有创医疗操作。
4. 全身出血倾向性疾病。

【分诊评估要点】

1. 病史评估

（1）询问发病过程：咯血次数、咯血量，伴随症状。

（2）发病诱因：反复咳嗽；有无外伤。

（3）相关既往病史：支气管扩张、肺结核、肺部肿瘤等。

（4）分诊检查：测量生命体征；患者意识及精神情况；面色有无苍白、有无冷汗。鉴别咯血与呕血；区分口腔、鼻咽喉出血性疾病。

2. 外院检查、用药、治疗情况。

【分诊思路】

分诊思路具体见图 5-2-5。

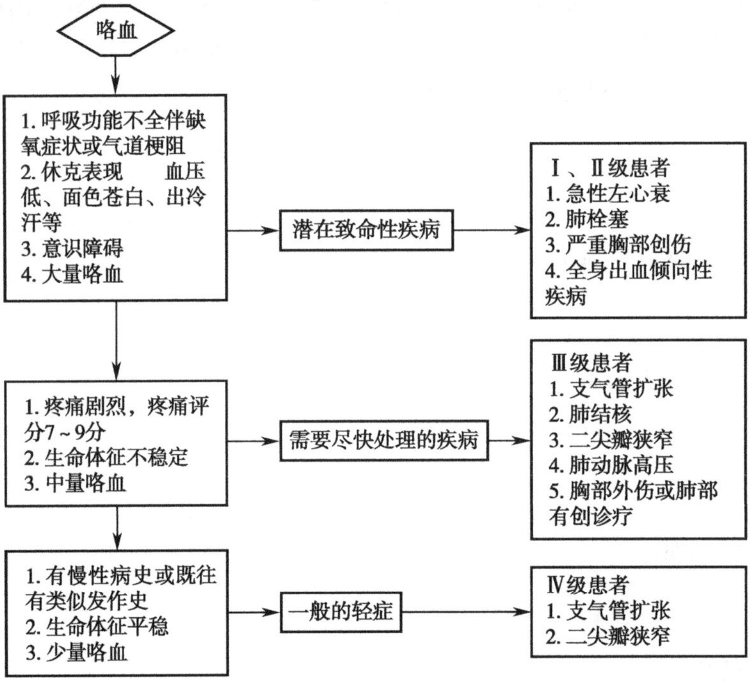

图 5-2-5　咯血的分诊思路

【实验室及其他检查】

1. 实验室检查　血常规、凝血常规、D- 二聚体、痰培养。

2. 其他检查　肺部 CT 或 CTA、支气管镜或纤维支气管镜检查。

【症状处理措施】

1. 尽快清除呼吸道阻塞的血块和积血　保持呼吸道通畅，给予氧气吸入，解除通气障碍，必要时行气管插管或切开。

2. 监测生命体征　尤其是血氧饱和度，密切观察病情变化，及时清除口腔分泌物及血块。

3. 建立静脉通道　遵医嘱给予止血药物（如垂体后叶素、止血芳酸等）。

4. 药物治疗无效的患者　可尽快行纤维支气管止血、动脉造影与栓塞治疗或紧急外科手术治疗。

第六节　呕血与黑便

【学习目标】

1. 掌握呕血与黑便的定义、临床表现及病因鉴别。
2. 熟悉呕血与黑便的分诊评估要点、分诊思路。
3. 了解呕血与黑便的实验及其他检查的意义

【重点难点】

呕血与黑便的症状处理措施。

呕血与黑便（Hematemesis and melena）见于上消化道疾病或全身性疾病导致的上消化道出血。上消化道疾病患者一般都有黑便，但不一定有呕血。

【临床表现】

（一）基本表现

1. 呕血

（1）呈鲜红色或血块：提示出血量大且速度快，血液在胃内停留时间短，未经胃酸充分混合即呕出。

（2）呈棕褐色咖啡渣样：则提示血液在胃内停留时间长，经胃酸作用形成酸性血红蛋白所致。

2. 黑便

（1）柏油样黑便：黏稠而发亮，是因为血红蛋白中铁与肠内硫化物作用形成硫化铁所致。

（2）出血量大且速度快时：血液在肠内推进快，粪便可呈暗红甚至鲜红色。

（二）伴随症状

1. 失血性周围循环衰竭表现　头昏、心悸、乏力、出汗、口渴、晕厥等。

2. 休克表现　面色苍白、口唇发绀、皮肤湿冷等。

3. 呕吐、发热。

【病因鉴别】

1. 上消化道疾病

（1）食管疾病和损伤。

（2）胃、十二指肠疾病和损伤。

（3）空肠疾病。

2. 上消化道邻近组织或器官疾病

（1）胆道、胰腺疾病。

（2）其他：胸或腹主动脉瘤、肝或脾动脉瘤破裂入食管、胃或十二指肠，纵隔肿瘤或脓肿破入食管。

3. 门静脉高压引起食管胃底静脉曲张破裂出血或门静脉高压性胃病

4. 全身性疾病

（1）血液病：白血病、血友病、再生障碍性贫血、血小板减少性紫癜、弥散性血管内凝血及其他凝血机制障碍。

（2）应激相关胃黏膜损伤：严重感染、休克、创伤、手术、脑血管意外或其他颅内病变等应激状态下，发生急性糜烂出血性胃炎以及应激性溃疡等急性胃黏膜损伤，统称为应激相关胃黏膜损伤。应激性溃疡可引发大出血。

（3）急性感染性疾病。

【分诊评估要点】

1. 病史评估

（1）询问发病过程：呕血与黑便的量、性质、持续的时间；伴随症状。

（2）发病诱因：是否长期服用抗凝药、非甾体抗炎药、糖皮质激素等药物；长期饮酒；近期手术、创伤史。

（3）相关既往病史：胃、十二指肠溃疡；肝硬化等胃肠道病史。

（4）分诊检查：测量生命体征；患者意识及精神情况；面色有无苍白、有无冷汗；四肢皮肤温度、色泽、有无黄疸。

2. 外院检查、用药、治疗情况。

【分诊思路】

分诊思路具体见图 5-2-6。

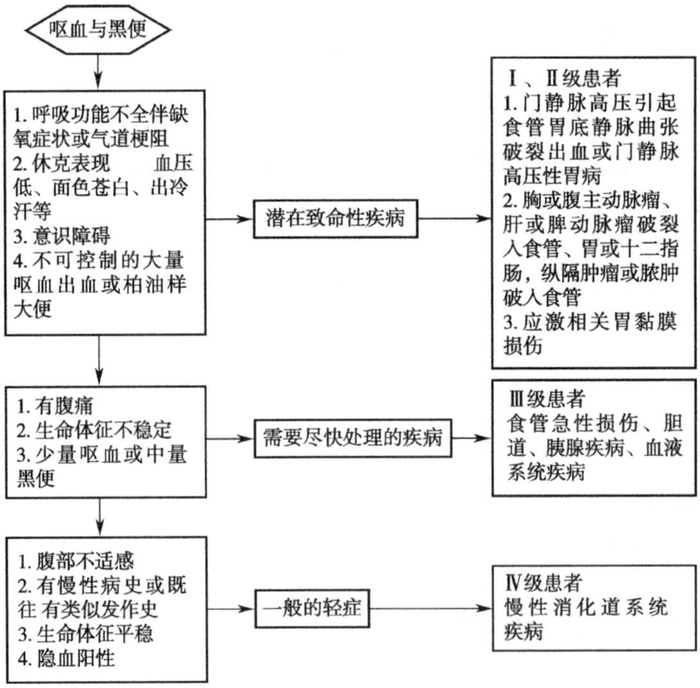

图 5-2-6　呕血与黑便的分诊思路

【实验室及其他检查】

1. 实验室检查　血常规、呕吐物和粪便隐血试验、血型、交叉配血、输血前检查、凝血常规。

2. 其他检查　胃镜、肠镜、腹腔动脉造影。

【症状处理措施】

1. 建立静脉通道　积极抗休克治疗，保持呼吸道通畅，及时清理呼吸道分泌物。

2. 密切监测生命体征　观察患者意识、四肢皮肤温度、色泽变化。

3. 记录呕血与黑便的量、性质。

第七节　腹痛与腹泻

【学习目标】

1. 掌握腹痛与腹泻的定义、临床表现及病因鉴别。

2. 熟悉腹痛与腹泻的分诊评估要点、分诊思路。

3. 了解腹痛与腹泻的实验及其他检查的意义

【重点难点】

腹痛与腹泻的症状处理措施。

腹痛（Abdominal pain）是指有各种原因引起的腹腔内外脏器病变而表现为腹部疼痛或不适的症状，是急诊科常见的临床症状之一。因病情复杂、表现多样，若延误诊治极易发生严重后果，甚至死亡。

腹泻（Diarrhea）是指排便次数明显超过平日习惯的频率，粪质稀薄，水分增加，或含未消化食物或脓血、黏液。分急性腹泻和慢性腹泻。

【临床表现】

（一）基本表现

1. 腹痛

（1）腹痛可表现为隐痛、钝痛、灼痛、胀痛、刀割样疼痛、钻疼。

（2）可为持续性疼痛、阵发性疼痛、逐渐减轻或加重。

（3）疼痛的影响因素为进食、呕吐、排尿、排气、呼吸、体位等。

2. 腹泻

（1）急性腹泻：起病急，排便 >10 次 / 天，粪便量多而稀薄，伴肠鸣音，肠绞痛和里急后重。

（2）慢性腹泻：起病缓慢，病程 2 个月以上，每天排便次数增多，伴或不伴肠绞痛，会与便秘交替出现。

（二）伴随症状

1. 腹痛

（1）恶心、呕吐、呕血。

（2）腹泻、黑便、便秘、腹胀。

（3）腰疼、血尿、排尿困难。

（4）阴道出血、停经、月经不规律。

（5）发热、寒战、黄疸。

（6）食欲不振、厌食、体重下降。

2. 腹泻

（1）脱水。

（2）发热和里急后重。

（3）体重下降。

（4）肢体发麻。

【病因鉴别】

（一）腹痛

1. 右上腹

（1）胆囊炎，胆管炎。

（2）十二指肠溃疡（穿孔，炎症）。

（3）胃炎。

（4）胰腺炎。

（5）肝炎，肝脓肿，肝淤血，肝大。

（6）膈下脓肿。

（7）肺炎，胸膜炎。

（8）肾绞痛，肾结石，肾盂肾炎。

（9）心绞痛，心肌梗死，心包炎。

2. 左上腹

（1）消化性溃疡。

（2）胃炎。

（3）胰腺炎。

（4）脾脏肿大，破裂，梗死。

（5）膈下脓肿。

（6）肺炎，胸膜炎。

（7）心绞痛，心肌梗死，心包炎。

（8）肾绞痛，肾结石，肾盂肾炎。

（9）缺血性结肠炎。

（10）肠梗阻。

3. 右下腹

（1）阑尾炎。

（2）盆腔炎性病变。
（3）宫外孕，黄体破裂，卵巢囊肿蒂扭转，流产，子宫内膜异位。
（4）尿路感染，结石。
（5）结肠肿瘤，炎性肠病。
4. 左下腹　憩室炎。
5. 盆腔炎性疾病。
（1）宫外孕，黄体破裂，卵巢囊肿蒂扭转，流产，子宫内膜异位。
（2）尿路感染，结石。
（3）肠梗阻。
（4）腹主动脉瘤。
（5）炎性肠病，结肠肿瘤。
（6）粪便嵌塞。
6. 弥漫性腹膜炎。
7. 胰腺炎。
8. 肠梗阻。
9. 阑尾炎。
10. 肠系膜缺血 / 栓塞。
11. 十二指肠穿孔。
12. 急性胃肠炎。
13. 炎性肠病。
14. 腹主动脉瘤。
15. 急性尿潴留。
16. 中毒性盆腔炎疾病。
17. 尿毒症，糖尿病酮症酸中毒。
（二）腹泻
1. 高渗性腹泻
（1）服用高渗性药物：如硫酸镁、甘露醇等。
（2）食用高渗性食物：乳糖不耐受症。
2. 吸收不良性腹泻
（1）肠黏膜吸收功能减损。
（2）肠黏膜面积减少，如短肠综合征。
（3）肠黏膜充血，如门静脉高压和右心衰竭。
（4）先天性选择吸收障碍。
3. 分泌性腹泻
（1）细菌性肠毒素：如霍乱。
（2）内源性促分泌物：如血管活性肠肽、降钙素等。
（3）去污剂和药物：番泻叶、芦荟、酚酞等。
4. 渗出行腹泻
（1）感染性腹泻。

（2）缺血性腹泻。

（3）放射性炎症。

（4）肠道肿瘤。

（5）炎性肠病：如克罗恩病、溃疡性结肠炎。

【分诊评估要点】

1. 病史评估

（1）询问发病过程：疼痛的部位及范围、疼痛的性质、持续性疼痛或阵发性疼痛、有无放射性或转移行疼痛；腹泻持续的时间、次数、性状、颜色，伴随症状。

（2）发病诱因：不正常饮食或酗酒；外伤；有无进食不洁食物，女性应询问月经史。

（3）相关既往病史：阑尾炎、肾结石、胆囊炎等。

（4）分诊检查：测量生命体征；患者意识及精神情况；面色有无苍白、有无冷汗；有无呼吸困难；四肢皮肤温度、色泽、有无黄疸；有无压痛、反跳痛、腹肌紧张等。

2. 外院检查、用药、治疗情况　是否应用过止痛、止泄的药物。

【分诊思路】

1. 腹痛

腹痛分诊思路具体见图 5-2-7。

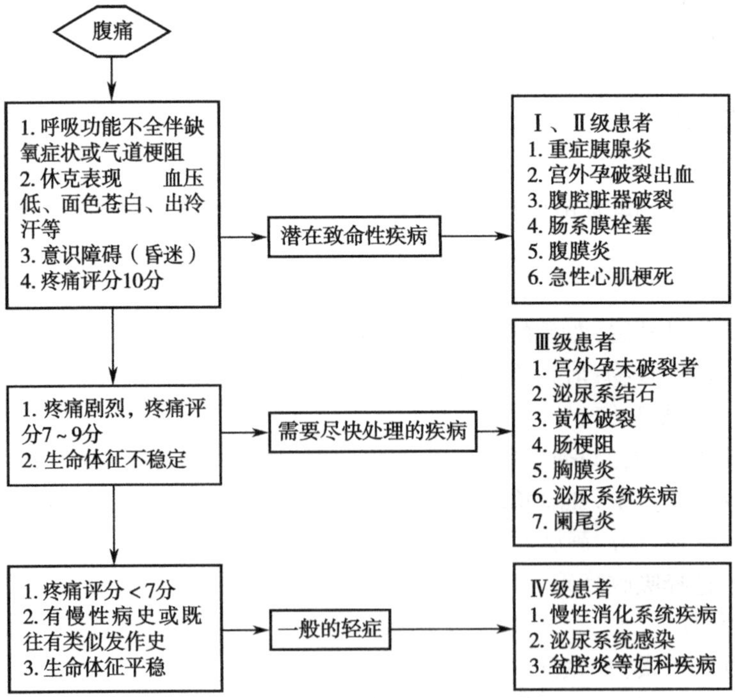

图 5-2-7　腹痛分诊思路

2. 腹泻

腹泻分诊思路见图 5-2-8。

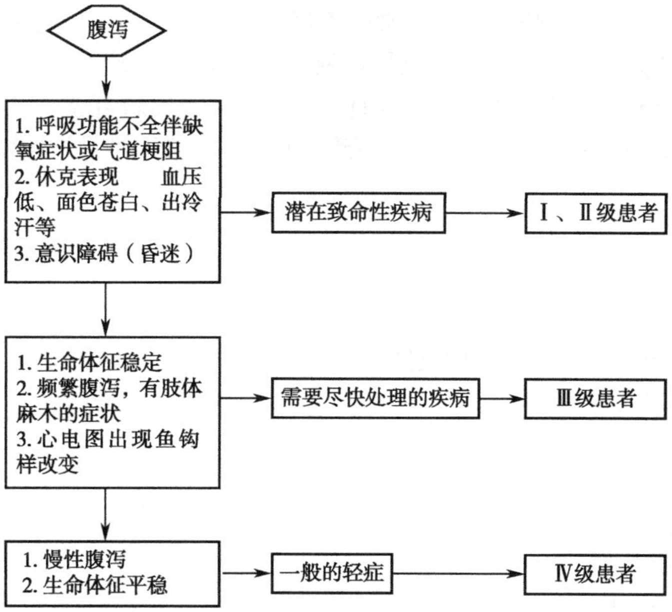

图 5-2-8 腹泻分诊思路

【实验室及其他检查】

1. 实验室检查 血常规、尿常规、大便常规、血淀粉酶、腹水检查、心肌损伤标志物 肌钙蛋白（TNI）、肌酸激酶同工酶（CK-MB）。

2. 其他检查 心电图、腹部 X 线、腹部 B 超、腹 CT 及血管造影、消化内镜。

【症状处理措施】

1. 完善心电图 排除心血管系统疾病。
2. 尽快明确诊断 尤其是生命体征不平稳的患者。
3. 建立静脉通道 给予补液等治疗。
4. 给予镇痛、止泄药物后，应观察用药后效果。

第八节 呼吸困难

【学习目标】

1. 掌握呼吸困难的定义、临床表现及病因鉴别；
2. 熟悉呼吸困难的分诊评估要点、分诊思路；
3. 了解呼吸困难的实验及其他检查的意义。

【重点难点】

呼吸困难的症状处理措施。

呼吸困难（Dyspnea）是呼吸时有异常的不舒适感，患者主观上感到空气不足、呼吸费力、客观上出现呼吸频率、节律的改变及辅助呼吸肌参与呼吸运动等体征。分为肺源性呼吸困难和心源性呼吸困难。肺源性呼吸困难时由于呼吸系统疾病引起通气和（或）换气功能障碍，造成机体缺氧和（或）二氧化碳潴留所致。心源性呼吸困难是指各种心血管疾病引起的呼吸困难。

【临床表现】

（一）基本表现

1. 气短、呼吸气不够的感觉，有窒息感。
2. 呼吸急促、费力。
3. 喘鸣。
4. 呼吸窘迫。

（二）伴随症状

1. 发热、出汗。
2. 皮肤、黏膜发绀。
3. 咳嗽、咳痰、喘息。
4. 水肿。
5. 焦虑不安。
6. 定向力障碍、烦躁、易怒。
7. 意识障碍。

【病因鉴别】

1. 生理性

（1）剧烈运动、长时间潜水。

（2）吸入高浓度二氧化碳或进入低氧浓度空间。

（3）高原反应。

2. 肺源性病变

（1）肺炎、支气管炎、慢性阻塞性肺病。

（2）哮喘、肺部肿瘤。

（3）胸腔积液、气胸、胸廓变形。

（4）急性呼吸窘迫综合征。

（5）急性肺损伤、肺水肿。

（6）急性呼吸衰竭。

（7）肺栓塞。

3. 心源性病变

（1）心源性哮喘、急性左心衰。

（2）右心衰竭、心包积液、心脏压塞等。

4. 上呼吸道梗阻

（1）气管异物。

（2）严重过敏反应。

（3）会厌炎。

5. 代谢性中毒

（1）糖尿病酮症酸中毒。

（2）代谢性酸中毒。

6. 中枢神经系统病变

脑出血或颅脑损伤引起中枢神经系统病变。

7. 血液循环源性

（1）大出血。

（2）严重贫血。

8. 其他

（1）甲状腺功能亢进。

（2）过度通气综合征。

【分诊评估要点】

1. 病史评估

（1）询问发病过程：起病时间及症状、患者自我感觉，伴随症状。

（2）发病诱因：接触过敏源；季节变化；感染；外伤或异物梗阻；情绪紧张或恐怖感。

（3）相关既往病史：过敏病史、心功能不全、慢阻肺病史等。

（4）分诊检查：测量生命体征；注意呼吸频率、节律、深度，有无“三凹征”；有无颈静脉怒张或下肢水肿；胸廓起伏是否对称，有无哮鸣音、啰音等。

2. 外院检查、用药、治疗情况。

【分诊思路】

分诊思路见图 5-2-9。

【实验室及其他检查】

1. 实验室检查　血糖、血常规、动脉血气分析、B 型脑钠肽、心肌损伤标志物：肌钙蛋白（TNI）、肌酸激酶同工酶（CK-MB）。

2. 其他检查　心电图、肺部 CT、肺血管造影、头部 CT（怀疑脑血管病变）。

【症状处理措施】

1. 给予高流量氧气吸入，使血氧饱和度维持在 90% 以上。

2. 保持呼吸道通畅，对于呼吸道分泌物较多的患者，应及时吸引。

3. 建立静脉通道，遵医嘱给予对症支持治疗。

4. 密切监测生命体征及神志变化。

5. 对于出现意识障碍的患者，应配合医生给予气管插管、气管切开等人工气道，使用呼吸机辅助呼吸。

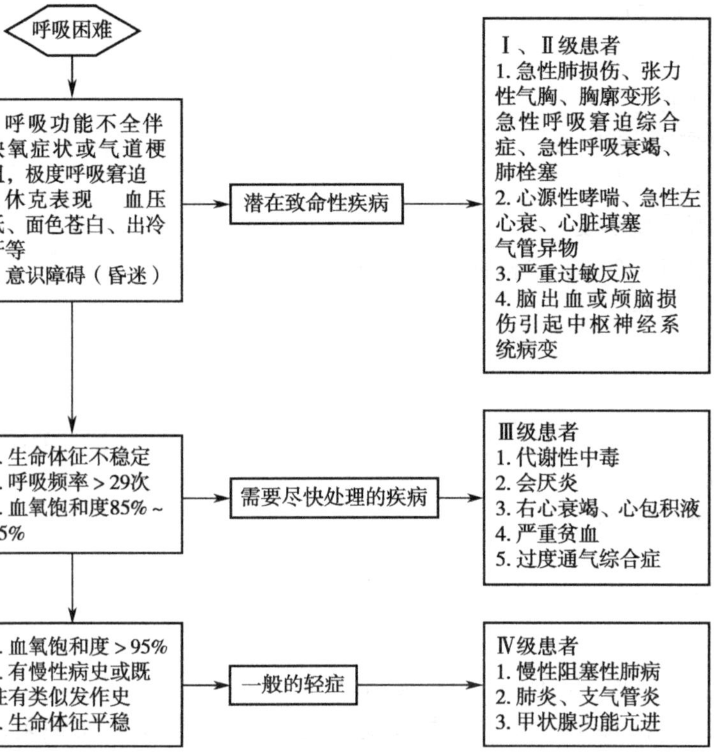

图 5-2-9　呼吸困难的分诊思路

第九节　抽搐与晕厥

【学习目标】

1. 掌握抽搐与晕厥的定义、临床表现及病因鉴别；
2. 熟悉抽搐与晕厥的分诊评估要点、分诊思路；
3. 了解抽搐与晕厥的实验及其他检查的意义。

【重点难点】

抽搐与晕厥的症状处理措施。

抽搐（Convulsion）是指全身或局部成群骨骼肌的不自主收缩，常导致关节的运动或强直。

晕厥（Syncope）是各种原因导致一过性脑供血不足引起的发作性短暂意识障碍。

【临床表现】

（一）基本表现

1. 抽搐

（1）全身或局部骨骼肌强直性或痉挛性抽搐。

（2）短暂快速触电样肌肉重复收缩。
（3）快速、重复、刻板的不随意运动。
2. 晕厥
（1）晕厥先兆：头昏、恍惚、视物模糊或双眼发黑。
（2）意识丧失：数秒钟至数分钟内可恢复如常，伴肢体乏力感。
（二）伴随症状
1. 抽搐
（1）头痛。
（2）大小便失禁。
（3）皮肤黏膜发绀、呼吸暂停。
（4）舌咬伤。
（5）牙关紧闭、双眼上翻。
2. 晕厥
（1）心率减慢或增快，血压下降。
（2）面色苍白，伴冷汗。
（3）意识不清，嗜睡。
（4）恶心、呕吐。

【病因鉴别】

（一）抽搐
1. 中枢神经系统异常
（1）原发性癫痫。
（2）脑血管意外。
（3）脑外伤。
（4）颅内占位性病变、脑水肿。
（5）中枢神经系统感染、寄生虫病。
2. 代谢和系统性疾病
（1）低氧血症。
（2）脑灌注不足。
3. 其他
（1）高热。
（2）破伤风。
（3）维生素 D 缺乏、甲状旁腺功能减退。
（4）低钠血症、高钠血症、低钙血症、低镁血症。
（5）低血糖。
（6）尿毒症脑病、肝性脑病。
（二）晕厥
1. 反射性晕厥
（1）血管迷走性晕厥。

（2）直立性低血压性晕厥。
（3）排尿性晕厥。
（4）颈动脉窦综合征。
（5）咳嗽性晕厥。
2. 心源性晕厥
（1）阿－斯综合征。
（2）房室传导阻滞。
（3）阵发性心动过速。
（4）病窦综合征。
3. 脑源性晕厥
（1）短暂性脑缺血发作。
（2）高血压脑病。
（3）脑动脉粥样硬化。
4. 其他　低血糖、过度通气综合征、重度贫血、高原性晕厥。

【分诊评估要点】

1. 病史评估
（1）询问发病过程：抽搐与晕厥发作持续时间、发作次数、有无外伤，其他伴随症状。
（2）发病诱因
1）抽搐：高热、感染、外伤或动物咬伤等。
2）晕厥：体位改变、剧烈咳嗽、情绪紧张等。
（3）相关既往病史：癫痫、既往晕厥病史。
（4）分诊检查：测量生命体征；检查有无跌倒致伤。
2. 外院检查、用药、治疗情况　癫痫患者是否规范服药。

【分诊思路】

抽搐、晕厥分诊思路分别见图 5-2-10、图 5-2-11。

【实验室及其他检查】

1. 实验室检查　血糖、电解质、动脉血气分析、肝肾功能、脑脊液检查。
2. 其他检查　心电图、脑电图、头部 CT 或 MRI、肌电图、超声心动图、倾斜试验。

【症状处理措施】

（一）抽搐
1. 平卧位，头偏一侧保持气道开放，清除分泌物。
2. 用压舌板或开口器固定磨牙处，防止舌咬伤。
3. 镇静解痉，遵医嘱给予地西泮、苯妥英钠、咪达唑仑等。
4. 高热患者给予降温处理。
5. 给予保护性约束，防止意外伤害或拔管。

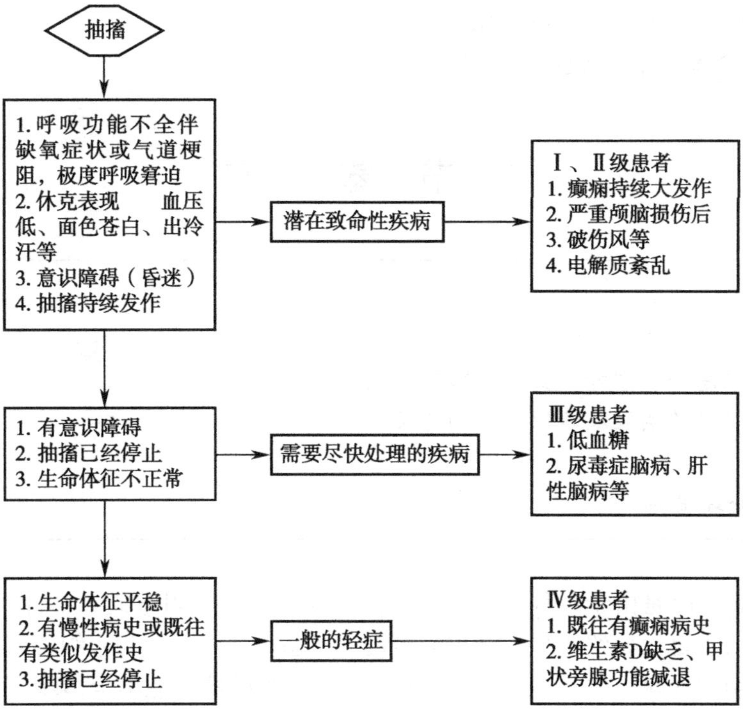

图 5-2-10　抽搐分诊思路

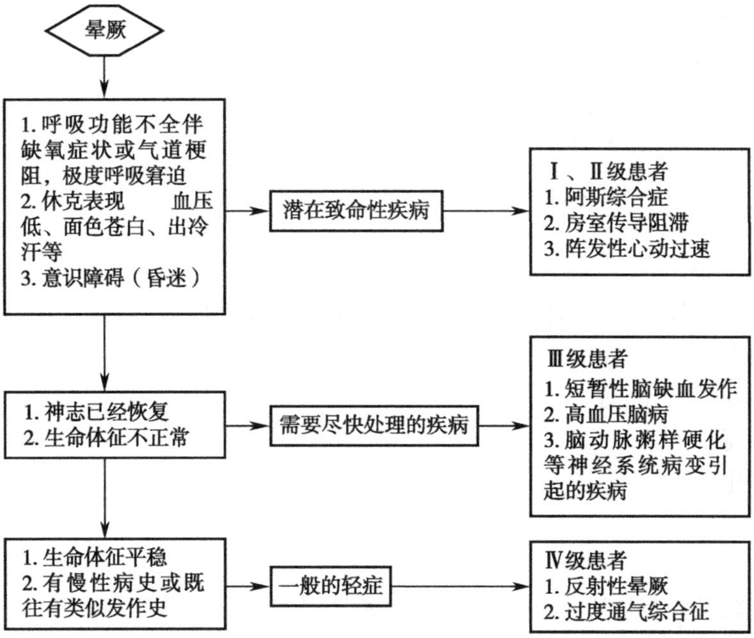

图 5-2-11　晕厥分诊思路

6. 监测生命体征，给予氧气吸入。

（二）晕厥

1. 立即平卧，防止摔伤。

2. 保持呼吸道通畅，防止误吸，给予氧气吸入。

3. 监测生命体征，防治致命性心律失常。

第十节　窒　　息

【学习目标】

1. 掌握窒息的定义、临床表现及病因鉴别；
2. 熟悉窒息的分诊评估要点、分诊思路；
3. 了解窒息的实验及其他检查的意义。

【重点难点】

窒息的处理措施。

窒息（asphyxia）是由于某种原因导致人体呼吸过程出现阻塞或异常，使气流进入肺脏受阻或吸入氧气不足而导致的呼吸停止或衰竭的状态。可引起全身组织、器官缺氧，二氧化碳潴留而引起组织代谢异常，导致体内酸碱平衡紊乱、多脏器功能不全、衰竭而死亡。

【临床表现】

（一）基本表现

1. 张口瞪眼，呼吸困难。
2. 皮肤、甲床、口唇青紫、发绀。
3. 咳嗽、喘息或咳嗽无力。
4. 患者双手掐脖，不能说话。
5. 心跳加速。

（二）伴随症状

1. 三凹征　胸骨上窝、锁骨上窝、肋间隙，在吸气时出现明显凹陷。
2. 大小便失禁。
3. 坐立不安、手足乱动。
4. 意识障碍。
5. 呼吸停止。

【病因鉴别】

1. 机械性窒息，因机械作用引起气道阻塞或呼吸障碍

（1）绞、缢、扼颈等。

（2）用物堵塞呼吸道。

（3）压迫胸腹部不能正常呼吸。

（4）异物卡喉或气管。

（5）溺水或被沙石填埋等。

（6）密闭环境中氧气供应不足。

2. 中毒性窒息

（1）一氧化碳中毒。

（2）氰化物中毒。

3. 病理性窒息

（1）重症肺炎大量分泌物阻塞呼吸道。

（2）炎症引起的急性喉头水肿。

（3）脑组织障碍引起的中枢性呼吸停止。

（4）大咯血血块阻塞呼吸道。

（5）大面积肺栓塞或肺梗死。

【分诊评估要点】

1. 病史评估

（1）询问发病过程：起病时间及症状、患者自我感觉，伴随症状。

（2）发病诱因：外伤、溺水或掩埋；异物梗阻；接触有毒物质；处于密闭环境。

（3）相关既往病史：大咯血。

（4）分诊检查：测量生命体征，尤其是血氧饱和度；患者意识情况；呼吸道有无异物或大量分泌物；皮肤黏膜、甲床颜色等。

2. 外院检查、用药、治疗情况。

【分诊思路】

所有引起窒息的病因均是危险和致命性，均应首先处置。

【实验室及其他检查】

1. 实验室检查　血糖、血常规、动脉血气分析、B 型脑钠肽。

2. 其他检查　心电图、肺部 CT、喉镜、支气管镜或纤维支气管镜检查。

【症状处理措施】

1. 给予高流量氧气吸入，使血氧饱和度维持在 90% 以上。

2. 解除窒息因素，保持呼吸道通畅，可使用海姆立克急救法或经内镜（喉镜、支气管镜、纤维支气管镜）取出异物。

3. 建立静脉通道，遵医嘱给予对症支持治疗。

4. 密切监测生命体征及神志变化，对于呼吸道分泌物较多的患者，应及时吸引。

5. 对于出现意识障碍的患者，应配合医生给予气管插管、气管切开等人工气道，使用呼吸机辅助呼吸。

第三章　急诊常见急危重症的急救护理

第一节　急性冠状动脉综合征

【学习目标】

1. 掌握急性冠脉综合征的病因、临床表现、处理原则；
2. 掌握急性冠脉综合征的护理评估、危急值的临床意义及转运注意事项；
3. 熟悉急性冠脉综合征的常用药物的相关知识。

【重点难点】

1. 急性冠脉综合征的急救护理措施。
2. 急性冠脉综合征的急救流程和配合要点。

【病例介绍】

患者，男性，70岁，退休，体重80kg，主诉胸闷2天，2小时前出现心前区压榨性疼痛并进行性加重，休息后未缓解，自服速效救心丸及硝酸甘油未缓解，在家属陪同下，步行入我院急诊。查体示无特殊，心电图示：①窦性心律；②V1~V6，ST-T段弓背样上抬>0.3mv。实验室检查示TNI 1ng/ml。血糖6.7mmol/L。给予替格瑞洛180mg，心内会诊后，建议行急诊PCI。

急性冠状动脉综合征（Acute coronary syndromes，ACS）是以冠状动脉粥样硬化斑块破裂或侵袭，继发完全或不完全闭塞性血栓形成为病理基础的一组临床综合征，包括急性ST段抬高性心肌梗死、急性非ST段抬高性心肌梗死和不稳定型心绞痛（UA）。

【发病原因】

不稳定粥样硬化斑块破溃后继发的血栓形成造成相应冠状动脉不完全阻塞是本病最常见的原因，本病常见于老年、男性及绝经后女性、吸烟、高血压、糖尿病、高脂血症、腹型肥胖及有早发冠心病家族史的患者。饱餐特别是进食大量脂肪后、重体力活动、情绪过分激动、血压剧升或用力解大便均可能诱发冠状动脉斑块脱落或血管痉挛导致发病。

【临床表现】

1. 症状　以发作性胸痛为主要表现。

（1）典型表现：为发作性胸骨后闷痛，紧缩压榨感或压迫感、烧灼感，可向左上臂、下颌、颈、背、肩部或左前臂尺侧放射，呈间断性或持续性，伴有出汗、恶心、呼吸困难、窒息感、甚至晕厥，持续>10~20分钟，含硝酸甘油不能完全缓解时常提示急性心肌梗死。部分患者在急性心肌梗死发病前数日有乏力，胸部不适，活动时心悸、气急、烦躁、心绞痛等前驱症状。

（2）不典型表现：牙痛、咽痛、上腹隐痛、消化不良、胸部针刺样痛或仅有呼吸困难。这些常见于老年、女性、糖尿病、慢性肾功能不全或痴呆症患者。临床缺乏典型胸痛，特别当心电图正常或临界改变时，常易被忽略和延误治疗，应注意连续观察。大多数 ACS 患者无明显的体征。

2. 体征　常见于重症患者。

皮肤湿冷、面色苍白、烦躁不安、颈静脉怒张等，听诊可闻肺部啰音、心律不齐、心脏杂音、心音分裂、第三心音、心包摩擦音和奔马律。

【实验室及其他检查】

1. 心电图　主诉胸痛的患者，心电图是首要检查。

（1）特异性改变：ST 段抬高的心肌梗死心电图表现如下。

1）面向坏死区周围心肌损伤的相邻导联上出现 ST 段弓背向上抬高 >0.3mv，面向透壁心肌坏死区的导联上出现宽而深的 Q 波（病理行 Q 波），面向损伤区周围心肌缺血区的导联出现 T 波倒置；

2）在面向心肌坏死区的导联则出现相反的改变，及 R 波增高，ST 段压低和 T 波直立并增高。

（2）动态改变：ST 段抬高的心肌梗死心电图演变过程如下。

1）在起病数小时内：可无异常或出现异常高大两肢不对称的 T 波，为超级性期改变；

2）数小时后：ST 段明显抬高，弓背向上，与直立的 T 波连接，形成单相曲线；数小时至 2 天内出现病理性 Q 波，同时 R 波减低，为急性期改变；

3）如果早期不进行治疗干预：抬高的 ST 段可在数天至 2 周内逐渐回到基线水平，T 波逐渐平坦或倒置，为亚急性期改变。

4）数周至数月后：T 波呈 V 形倒置，两支对称，为慢性期改变。T 波倒置可以永久存在，也可在数月至数年逐渐恢复。

（3）定位诊断

ST 段抬高的心肌梗死的定位和范围：V1~V3 导联提示前间壁；V3~V6 导联提示前壁；V1~V6 提示广泛前壁；Ⅱ、Ⅲ、aVF 提示下壁；Ⅰ、aVL 提示高侧壁；V7~V9 提示后壁；V3r~V5r 提示右室。

2. 血清心肌坏死标志物

（1）肌钙蛋白（TNI 或 TNT）：最特异性指标，正常值为 0.01~0.023ng/ml。

（2）肌酸激酶同工酶（C–MB）：特异性较高，正常值为 0~25IU/L。

（3）肌红蛋白（MB）：有助于早期诊断，但是特异性较差，正常值为 20~80 μ g/L。

3. 冠状动脉造影

可以提供冠状动脉病变的部位、性质、范围、侧支循环情况等的准确资料，为经皮冠状动脉介入治疗（PCI）提供手术依据。

4. 疾病危急值

（1）心电图：①急性心肌损伤；②急性心肌梗死。

（2）生化检查：①肌酸激酶同工酶 >50U/L；②肌酸激酶 >1000U/L；③ TNI>1.0ng/ml。

【处理原则】

1. 快速改善冠脉血流，减少心肌耗氧，减少急性心肌梗死后心肌坏死的程度和范围，尽快恢复心肌血液灌注。

2. 保护和维持心脏功能。

3. 及时发现并处理严重心律失常、心源性休克等并发症。

【护理评估】

1. 评估患者的生命体征、意识状态（格拉斯哥评分，表 5-3-1）、疼痛程度（疼痛评估量表，表 5-3-2）。

表 5-3-1　格拉斯哥（GCS）评分

项目	评分	
睁眼（E）	自行睁眼	4
	呼叫时睁眼	3
	疼痛刺激时睁眼	2
	任何刺激不睁眼	1
言语反应（V）	正常	5
	有错语	4
	词不达意	3
	不能理解	2
	无语言	1
非偏瘫侧运动反应（M）	正常	6
	疼痛时能拨开医生的手	5
	疼痛时有逃避反应	4
	疼痛时呈屈曲状态	3
	疼痛时呈伸展状态	2
	无运动	1

1. 评定时间 2 分钟，优点　简单、可靠。
2. 最大得分 15 分，预后最好；最小得分 3 分，预后最差；≥8 分，恢复机会大；3~5 分有潜在死亡危险，尤其是伴有瞳孔固定或缺乏眼前庭反射。
3. 记录方式为 E V M，字母间用数字表示。
4. ≥13 分为轻度损伤；9~12 分为中度损伤；≤8 分为严重损伤。

表 5-3-2　数字疼痛评分表

疼痛等级	评分	临床表现	
无痛	0	无痛	
轻度疼痛（不影响睡眠）	1~3	安静平卧时痛，翻身、咳嗽、深呼吸时疼痛	1 分　安静平卧不痛，翻身咳嗽时疼痛
			2 分　咳嗽疼痛，深呼吸不痛
			3 分　安静平卧不痛，咳嗽深呼吸疼痛
中度疼痛（入眠浅）	4~6	安静平卧时有疼痛，影响睡眠	4 分　安静平卧时间隙疼痛
			5 分　安静平卧时持续疼痛
			6 分　静卧时疼痛较重
重度疼痛（睡眠严重受扰）	7~10	翻转不安、无法入睡、全身大汗、无法忍受	7 分　疼痛较重，翻转不安，疲乏，无法入睡
			8 分　持续疼痛难忍，全身大汗
			9 分　剧烈疼痛无法忍受
			10 分　最疼痛，生不如死

小于或等于 3 分，无需用药；大于或等于 4 分，根据 WHO 三阶梯止痛原则给药。口服、按时、按阶梯、个性化、注意具体细节

2. 评估患者的疼痛部位、疼痛性质、持续时间、缓解因素；评估该类患者是否存在高危因素，包括吸烟、高血压、糖尿病、高脂血症、腹型肥胖及早发冠心病家族史等。

3. 评估患者的发病时间及目前的治疗方式，对于使用镇痛药物的要注意呼吸及意识的变化；使用抗凝药物的要注意皮肤黏膜出血情况；使用降压药物要注意血压波动情况。

4. 评估患者所做的相关检查及结果，包括心电图的动态变化、血液检查的变化、影像学检查（CT、冠状动脉造影等）。

【护理诊断】

1. 疼痛　胸痛与心肌受损或坏死有关。
2. 潜在并发症　恶性心律失常、猝死。
3. 潜在并发症　心力衰竭。

【急救护理措施】

1. 一般护理

（1）平卧位，限制活动：床上大小便，降低心肌耗氧量。

（2）吸氧，3~5L/min：对于血氧饱和度低的患者可以给予面罩大流量氧气吸入。

（3）立即行 18 导联心电图。

（4）监测心电、血压、血氧饱和度：根据患者情况调整监测频率，监测患者随机血糖。

（5）建立静脉通道，注意滴速。

（6）急查血：如 TNI，血常规、电解质、肾功能、心肌酶、血型、输血前检查等。

（7）备除颤仪。

2. 病情观察及处理

（1）ACS 患者病情危重、变化迅速、随时可能出现严重并发症。

（2）认真细致的观察患者的精神状况、面色、意识、呼吸、注意有无出冷汗、四肢末稍发凉等。

（3）经常询问患者有无胸痛、胸闷，并注意伴随的症状和程度、持续时间。

（4）严密观察心率和心律、心电图的波形变化，及时识别各种心律失常，报告医生配合处理。

（5）转运前做好风险评估（转运风险评估，表 5-3-3）向患者及家属做好告知。转运途中应严密观察，携带便携式转运监护仪及除颤仪，及时发现并处理室颤及心跳骤停。

表 5-3-3　患者转运风险评估标准

项目	评分依据		
	5 分	3 分	1 分
生命体征	稳定	仪器或药物维持稳定	高危状态
神志	清醒	昏睡或谵妄	昏迷
瞳孔	正常	不等大或对光反射消失	散大
静脉通道	无	头皮针或浅静脉留置针 1~2 条	深静脉置管或静脉通道≥3 条
各类管道	无	1~2 条	≥3 条
呼吸支持	无	通气导管或面罩给氧或人工气道内给氧	人工气道接呼吸机辅助呼吸
出血部位固定	无	普通止血包扎	加压包扎止血或止血带止血
卧位	自动体位	限制体位	强迫体位
头部脊柱肢体保护	自动体位	绝对卧床限制活动	上颈托或脊柱板
移动患者方式	指导协助下挪动	2 人或 2 人以上搬动	3 人或 3 人以上平行同轴搬动
患者安全	防护床栏	床栏及四肢约束	床栏及全身约束
呼吸机	正常运转 / 无	1 项指标异常报警	2 项指标异常以上报警
监护仪	正常运转 / 无	1 项指标异常报警	2 项指标异常以上报警

评估携带仪器及药物

①呼吸机②监护仪③氧枕④氧气瓶⑤吸引器⑥呼吸囊⑦气管插管箱⑧急救箱⑨药物⑩其他（请列出）

A 级（≤40 分）提示转运风险高，在转运途中极有可能发生病情变化或意外，应先联系转运电梯及相关科室，携带急救物品，严密监测生命体征，医生、护士及陪检人员协助转运。

B 级（41~50 分）提示转运时有发生病情变化或意外的可能，需要高度重视并做好相应的预防措施，由护士及陪检人员协助转运。

C 级（≥51 分）提示患者病情暂时稳定，由陪检人员转运。

3. 专科用药护理

（1）镇痛：遵医嘱使用吗啡肌肉、皮下、静脉推注，必要时可以使用镇痛泵。吗啡可以抑制中枢交感神经，扩张血管，降低外周阻力，降低心肌耗氧量和左心室舒张末压，对心肌缺血性损伤有保护作用,能减少梗死病灶,减少心肌细胞死亡。使用时应观察有无呼吸抑制、瞳孔缩小、嗜睡不醒等。用药后可能会出现尿潴留。

（2）抗凝治疗:替格瑞洛 180mg、拜阿司匹林 300mg 嚼服。有助于改变病情的进展和减少心肌梗死、心肌梗死复发和死亡。使用前注意询问有无消化道出血或牙龈出血等慢性出血情况。

（3）控制血压:静脉泵入硝酸甘油或乌拉地尔。硝酸酯类药物可以扩张静脉血管、降低心脏前负荷和减少左心室舒张末容积、从而降低心肌耗氧量。使用时应监测血压。

4. 专科诊疗技术及护理

（1）心电图机

1）复查心电图时,心电图机应使用与第一份心电图相同的心电图机。

2）复查心电图时,胸导联应放置部位应该较前一致。

（2）心电监护仪

1）对于 ST 段抬高的心梗患者,监护仪心电示波应该选择对应导联。

2）根据患者血压情况、所用药物,调整血压监护频率。

3）此类患者有发生恶性心律失常的可能,在放置电极片时应该避开除颤部位。

（3）除颤仪

1）电极板上均匀涂抹导电膏。

2）电极板之间的距离应该大于 10cm。

3）给予电极板向下大于 10kg 的压力。

5. 心理护理

（1）允许患者表达内心感受,给予心理支持,鼓励患者战胜疾病的信心。

（2）简明扼要的解释疾病过程与治疗,说明不良情绪对疾病的影响。

（3）医护人员工作应紧张有序,提高患者安全感和信任感。

（4）保证患者充分休息。

【健康指导】

1. 疾病知识指导　调节饮食,低盐低脂糖尿病饮食,多食用粗纤维食物,保持大便通畅,戒烟戒酒。

2. 日常工作与生活　适当运动,避免从事重体力或精神紧张的工作。

3. 心理指导　调节不良情绪,保持心情舒畅。

4. 用药指导与病情监测　规律服药,不得擅自增减服药,提高药物依从性,定期门诊随访,在家自测血压、心率、血糖。如有不适应及时就医。

5. 随身携带阿司匹林、硝酸甘油以及一份基础心电图,并经常更新。

【抢救配合要点】

1. 入院 5min 内完善第一份 12 导心电图。对于怀疑右室或后壁异常时,加做 18 导心电图。10min 内复查第二份常规心电图,并与第一份心电图行对比,观察有无动态变化,若患者主诉疼痛缓解或加剧,应复查心电图。

2. 急诊 PCI　常用右手桡动脉为穿刺点,故留置静脉通道应避开右手。

3. 但凡胸痛患者均应测量两侧上肢血压。

【抢救流程】

流程见图 5-3-1。

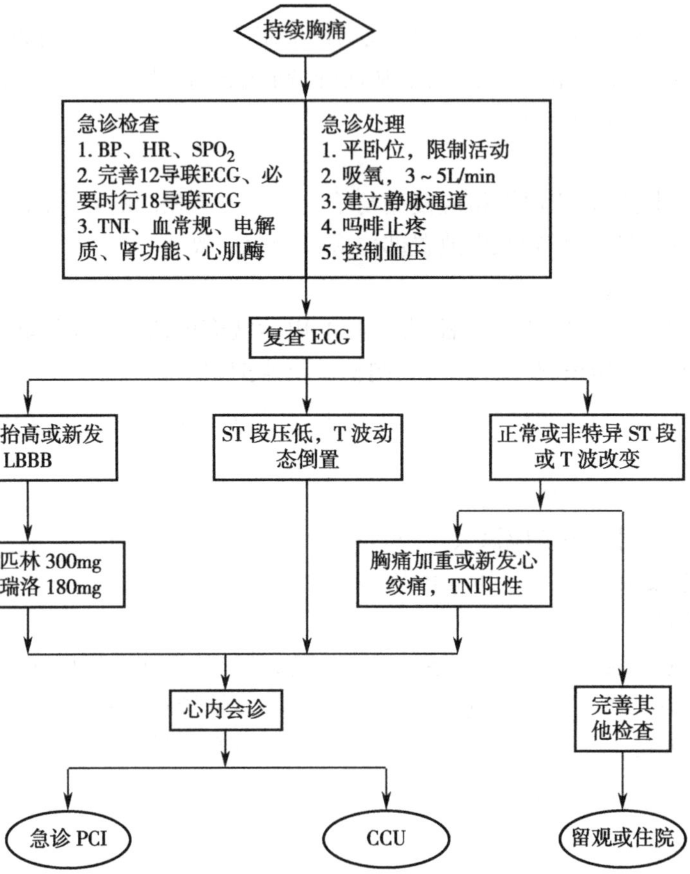

图 5-3-1　急性冠脉综合征抢救流程图

第二节　急性呼吸衰竭

【学习目标】

1. 掌握急性呼吸衰竭的病因、临床表现、处理原则；
2. 掌握急性呼吸衰竭的护理评估、危急值的临床意义及转运注意事项；
3. 熟悉急性呼吸衰竭的常用药物的相关知识。

【重点难点】

1. 急性呼吸衰竭的急救护理措施。
2. 急性呼吸衰竭的急救流程和配合要点。

【病例介绍】

患者，男性，71 岁，退休，主诉着凉后间断发热 1 周，在附近诊所给予消炎药物治疗，具体不详，因喘息加重伴呼吸困难 3 小时入院，吸烟 40 年，既往有慢性阻塞性肺炎病史。查体示意识清楚、烦躁、端坐呼吸、面色及口唇紫绀、皮肤湿冷、耸肩呼吸、三凹征明显，心率 130 次 /min，血压 165/89mmHg，呼吸 39 次 /min，血氧饱和度 75%，体温 36.0℃。双肺呼吸音低，散在哮鸣音，动脉血气分析 pH 7.39、PaO_2 45mmHg、$PaCO_2$ 85mmHg，白细胞 19×10^9/L。给予面罩给氧 8L/min，给予平喘、抗炎对症支持治疗后，症状缓解，血氧饱和度维持在 95% 左右。

急性呼吸衰竭（Acute respiratory failure）是在较短时间内突然各种原因引起的肺通气和（或）换气功能严重障碍，以致在静息状态下亦不能维持足够的气体交换，导致低氧血症伴或不伴高碳酸血症，从而引起一系列病理生理功能改变和代谢紊乱的临床综合征。因机体不能很快代偿，如不及时抢救，将危及患者生命。由于临床表现缺乏特异性，明确诊断需依据动脉血气分析。

按动脉血气分析分类：

Ⅰ型呼吸衰竭　又称缺氧性呼吸衰竭，无二氧化碳潴留，动脉血气分析特点血氧分压（PaO_2）低于 8kPa（60mmHg），二氧化碳分压正常或降低，见于换气功能障碍疾病。

Ⅱ型呼吸衰竭　又称碳酸性呼吸衰竭，既有缺氧，又有二氧化碳潴留，动脉血气分析特点：动脉血氧分压（PaO_2）低于 8kPa（60mmHg），伴有二氧化碳分压（$PaCO_2$）高于 6.65kPa（50mmHg），系肺泡通气不足所致。

【发病原因】

参与肺通气和肺换气的任何一个环节的严重病变都可导致呼吸衰竭。急性呼吸衰竭常见病因有脑部疾患、脊髓疾患、神经肌肉疾患、胸部疾患、气道梗阻、肺疾患、血管疾患、电击、中毒、溺水、严重贫血、尿毒症、代谢性酸中毒等。

【临床表现】

除原发疾病的临床表现外，主要为缺氧和二氧化碳潴留所致的呼吸困难和多脏器功能障碍。

1. 呼吸困难　早期表现为呼吸频率增加，鼻翼扇动，辅助呼吸机参与，出现“三凹征”有时会出现呼吸节律紊乱，表现为陈－施呼吸、叹息样呼吸。

2. 发绀　是缺氧的典型表现，当血氧饱和度低于 90% 时，出现口唇、指甲发绀，贫血患者往往并不明显。

3. 精神－神经症状　迅速出现精神紊乱、躁狂、昏迷、抽搐等症状。严重的二氧化碳潴留会导致肺性脑病，出现表情淡漠、肌肉震颤、间歇性抽搐、昏睡甚至昏迷。

4. 循环系统表现　多数患者出现心动过速，严重缺氧和酸中毒时，可引起周围循环衰竭、血压下降、心肌损害、心律失常甚至心脏骤停。

5. 消耗和泌尿系统表现　可损害肝、肾功能，并发肺心病时出现尿量减少，部分患者会出现因为应激性溃疡而发生上消化道出现。

【实验室及其他检查】

1. 动脉血气　对于判断呼吸衰竭和酸碱失衡的严重程度及指导治疗具有重要意义，可以判断是否存在呼吸衰竭、呼吸衰竭的类型以及是否存在酸碱平衡紊乱。

2. 血常规　了解患者感染情况，判断患者诱发因素，指导抗感染药物的使用。

3. 电解质　呼吸性酸中毒合并代谢性酸中毒时，常伴有高钾血症；呼吸性酸中毒合并代谢性碱中毒时，常有低钾和低氯血症。

4. 血清心肌坏死标志物　判断缺氧对心肌的损害情况。

5. 胸部X线或CT　了解肺部病变程度和范围，明确是否存在感染、占位性病变、气胸等情况。如果怀疑是中枢性因素引起的呼吸衰竭，加做头部CT。

6. 纤维支气管镜　对于明确气道情况和取得病理学证据具有重要意义。

7. 疾病危急值　动脉血气分析：①pH<7.2；②氧分压<45mmHg；③二氧化碳分压>70mmHg。

【处理原则】

1. 加强呼吸支持，包括保持呼吸道通畅、纠正缺氧和改善通气；

2. 对呼吸衰竭的病因和诱发因素积极治疗；

3. 加强支持治疗和其他重要脏器功能的监测与支持，防治并发症。

【护理评估】

1. 评估患者生命体征、意识状态、面色及口唇紫绀情况、呼吸频率及节律等。

2. 评估患者的主要症状及伴随症状，如咳嗽、咳痰、呼吸困难、咯血、胸痛等表现及特点，询问有无诱因、症状加剧或缓解的相关因素或规律性等。

3. 评估患者用药及治疗后效果。使用呼吸兴奋剂、平喘药物后呼吸困难缓解程度、血氧饱和度及动脉血气情况。

4. 评估患者相关检查及结果，包括血常规、电解质、动脉血气、痰液检查、影像学检查（CT）。根据患者血氧饱和度及动脉血气结果调整给氧浓度或呼吸机参数；根据患者电解质结果补充电解质、纠正酸碱平衡。

【护理诊断】

1. 潜在并发症　重要器官缺氧性损伤。

2. 清理呼吸道无效　与呼吸道感染、分泌物过多或黏稠、咳嗽无力及大量液体和蛋白质漏入肺泡有关。

【急救护理措施】

1. 一般护理

（1）半卧位：给予氧气吸入，对于血氧饱和度低的患者可以给予面罩大流量氧气吸入，依旧不能纠正低氧血症的，及时建立人工气道使用呼吸机辅助呼吸。

（2）保持呼吸道通畅：及时清除呼吸道分泌物。

（3）检测生命体征：建立静脉通道，遵医嘱用药。

（4）急查血常规、动脉血气分析。

2. 病情观察及处理

（1）观察患者的呼吸频率与节律、有无发绀，监测氧饱和度及动脉血气分析变化，评价用氧效果。

（2）观察患者意识及神经系统的表现，如头痛、瞳孔的变化。

（3）鼓励患者咳嗽、咳痰，必要时吸痰，注意观察痰的颜色、性质、量。

（4）转运前做好风险评估，向患者及家属做好告知。转运途中应严密观察血氧饱和度、呼吸频率、节律以及意识程度的改变。携带手动吸痰器，及时清除口鼻腔分泌物，保持呼吸道通畅。若使用人工气道，在转运途中应该妥善固定，防止脱出。

3. 专科用药护理

（1）呼吸兴奋剂：常用药物为尼可刹米，可以使呼吸加深加快，增加通气量，常规剂量为0.375g 加生理盐水稀释后静脉泵入，根据血氧饱和度及动脉血气调整尼可刹米的用量。使用时应该注意有无血压升高、心悸、出汗、呕吐、震颤及肌僵直，如有应及时停药以防止惊厥。如果出现惊厥，应及时静脉注射苯二氮䓬类药或小剂量硫喷妥钠。

（2）平喘：常用药物为氨茶碱或多索茶碱，可以缓解支气管痉挛引起的呼吸困难，输注时应该控制滴数，缓慢滴入。

（3）糖皮质激素：甲强龙或地塞米松。

4. 专科诊疗技术及护理

（1）动脉血气分析

1）严格无菌操作。

2）避免针头在管腔内移动，以免损伤血管壁导致血栓形成。

3）拔针后应加压按压穿刺点 10 分钟，以免渗血导致局部血肿。

（2）机械性通气

1）严重通气和换气功能障碍：经现有治疗无效者应及时配合医生行气管插管呼吸机辅助呼吸。

2）对于插管不配合或烦躁不安的患者：可使用咪达唑仑等镇静药物。

3）根据患者血氧饱和度及动脉血气结果调整呼吸参数。

4）气管插管应固定牢固：防止松脱及患者拔管。

5. 心理护理　患者因为呼吸困难、预感病情危重、可能危及生命，常会产生紧张、焦虑情绪。应该多了解和关心患者的心理状况，特别是对建立人工气道和使用机械通气的患者，应经常巡视，让患者说出或写出引起或加剧焦虑的因素，指导患者放松、分散注意力，以放松紧张和焦虑情绪。

【健康指导】

1. 向患者及家属讲解疾病的发生、发展和转归。
2. 指导患者有效咳嗽和咳痰技巧。
3. 增强体质，合理运动和休息，戒烟，避免吸入刺激性气体。
4. 若有气促、发绀等情况，及时就医。

【配合要点】

1. 促进排痰，及时将患者口鼻腔分泌物吸引干净，保持呼吸道通畅。
2. 密切观察患者意识及血氧饱和度，将气管插管用物备好，随时准备建立人工气道。
3. 准备镇静药物，行气管插管患者不配合时，便于使用。

【抢救流程】

流程见图 5-3-2。

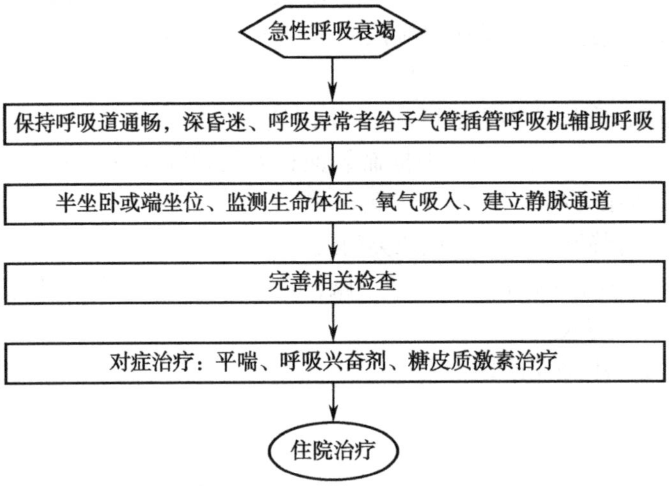

图 5-3-2　急性呼吸衰竭抢救流程

第三节　急性心力衰竭

【学习目标】

1. 掌握急性心力衰竭的病因、临床表现、处理原则。
2. 掌握急性心力衰竭的护理评估、危急值的临床意义及转运注意事项。
3. 熟悉急性心力衰竭的常用药物的相关知识。

【重点难点】

1. 急性心力衰竭的急救护理措施。
2. 急性心力衰竭的急救流程和配合要点。

【病例介绍】

患者，女性，67 岁，夜间入睡后突感胸闷、憋气惊醒，气促不能平卧，伴大汗，家属联系 120 急入我院。既往有高血压、冠心病病史，长期服用拉西地平片，家属诉 2 天前淋雨后出现咳嗽、咳痰等感冒症状，在家自服阿莫西林等药物。查体示神清精神差、端坐喘息，烦躁、嘴唇紫绀、皮肤湿冷伴大汗，咳粉红色泡沫样痰，心率 140 次 /min，血压 195/119mmHg，呼吸 35 次 /min，体温 38.0℃。血氧饱和度 80%，腹部查体无异常，听诊两肺可闻及哮鸣音与湿啰音，心率增快，心尖部可听着奔马律，第一心音低。ECG 示窦性心动过速，BNP 13500pg/ml。pH 7.39、PaO_2 45mmhg、$PaCO_2$ 35mmhg，床边 X 线示肺门增大，肺门有蝴蝶状阴影并向周围扩大，并向周围扩大，心界增大，心尖搏动减弱。

急性心力衰竭（Acute heart failure，AHF）指因某种原因在短时间内使心肌收缩功能障碍和（或）舒张功能障碍，使心脏泵血功能降低而导致心排出量减少，导致组织灌注不足和急性淤血的临床综合征。

急性心力衰竭可以表现为急性起病或慢性心力衰竭急性失代偿状态。

临床上以急性左心衰较为常见，表现为急性肺水肿，严重者发生心源性休克及心搏骤停等，抢救是否及时合理与预后密切相关。

急性右心衰比较少见，多由大块肺栓塞引起，也可见于右室心肌梗死。即急性肺源性心脏病。

【发病原因】

心脏解剖或功能的突发异常，心脏收缩力突然严重减弱或左室瓣膜急性反流，心排出量急剧减少，左室舒张末压迅速升高，肺静脉回流不畅，导致肺静脉压快速升高，肺毛细血管压随之升高使血管内液体渗入到肺间质和肺泡内，形成急性肺水肿，导致急性左心衰。

1. 急性弥漫性心肌损害　如急性心肌炎、急性广泛性心肌梗死或心肌缺血等，可致心肌收缩无力。

2. 急性血流动力学障碍　如急性瓣膜穿孔、高血压、梗阻性肥厚型心肌病、静脉输液过多、过快等。

3. 慢性心衰急性加重　在原有心脏病的基础上因为感染、心律失常、输液过多过快、电解质紊乱、酸碱平衡紊乱、妊娠、贫血、药物使用不当、体力或情绪负荷突发增加等引起慢性心衰急性加重。

【临床表现】

（一）以肺循环淤血及心排出量低为主要临床表现

为突发的严重呼吸困难，呼吸频率常达到 30~40 次 /min，强迫坐位，不能平卧，发绀、咳粉红色泡沫样痰、大汗、口唇轻微发绀、两肺可闻及哮鸣音与湿啰音，心率增快，心尖部可听着奔马律，第一心音低。病情危急，极重者可迅速发生心源性休克、昏迷而导致死亡。

（二）左心衰竭会导致不同程度的呼吸困难

1. 劳力性呼吸困难　左心衰最早出现的症状，主要表现为从事较重体力工作后突发呼吸困难，休息后能缓解。因运动增加回心血量，左心房压力增加，加重肺淤血。

2. 夜间阵发性呼吸困难　入睡后突发胸闷、憋气而惊醒，被迫坐起，轻者短时间能缓解，重者会出现“心源性哮喘”。因平卧增加回心血量，加重肺淤血；夜间迷走神经张力增加，小支气管收缩；膈肌上抬，减少肺活量。

3. 端坐呼吸　为严重肺淤血表现患者不能平卧，静息状态下仍觉呼吸困难。

【实验室及其他检查】

1. 脑钠肽（BNP）　心衰定量标志物，增高的程度与心衰的严重程度呈正相关，可作为评定心衰的进程和预后的指标。

2. 心电图　可帮助了解有无心律失常、急性心肌损伤等表现，指导用药。治疗心衰的很多药物，急性心梗患者禁用或慎用。

3. 动脉血气　了解酸碱平稳和机体缺氧情况。

4. 血常规　了解患者感染情况，判断患者诱发因素，指导抗感染药物的使用。

5. 电解质　了解患者有无电解质紊乱的情况，指导电解质补充。

6. 血清心肌坏死标志物　了解心衰等心肌损伤情况，指导临床用药。

7. 肾功能　严重的左心衰竭行血液再分配时，首先是肾脏血流量明显较少，会导致急性肾功能损害。

8. 胸部 X 线或 CT　心影大小及外形是病因诊断的重要参考资料，根据心影扩大和动态改变也间接反映心脏功能状态。

9. 疾病危急值

（1）BNP>1000pg/ml。

（2）放射 X 线：急性肺水肿。

【治疗原则】

1. 迅速改善纠正组织缺氧，减轻心脏负荷，增加心排出量。

2. 纠正诱因、治疗病因，尽快改善症状。

3. 稳定血流动力学状态，同时避免或减少心肌损害。

【护理评估】

1. 评估患者的生命体征，有无交替脉和血压下降，意识与精神状况；是否采取半卧位或端坐位。

2. 评估患者的呼吸困难的特点和严重程度，皮肤黏膜发绀情况；有无咳嗽、咳痰、痰中带血或咳粉红色泡沫样痰，双肺有无湿啰音或哮鸣音；心脏是否扩大，心尖搏动的位置和范围，心率是否加快，有无心尖部舒张期奔马律、病理性杂音等；有无恶心、呕吐、食欲不振、腹胀、体重增加及身体低垂部位水肿等情况。评估患者心功能（心功能分级，表 5-3-4）。评估患者有无呼吸道感染、心律失常、过度劳累等诱发因素。

表 5-3-4　心功能分级

Ⅰ级	患者患有心脏病但活动量不受限制，平时一般活动不引起疲乏、心悸、呼吸困难或心绞痛。
Ⅱ级	心脏病患者的体力活动受到轻度的限制，休息时无自觉症状，但平时一般活动下可出现疲乏、心悸、呼吸困难或心绞痛。
Ⅲ级	心脏病患者体力活动明显限制，小于平时一般活动即引起上述的症状。
Ⅳ级	心脏病患者不能从事任何体力活动。休息状态下也出现心衰的症状，体力活动后加重。

3. 评估患者的发病时间及目前治疗方式，使用吗啡应该注意呼吸及意识的变化；使用利尿药物应注意水、电解质及酸碱平衡的情况；使用血管扩张剂应监测血压情况；使用洋地黄制剂应警惕洋地黄中毒等。

4. 评估患者的所做的相关检查及结果　重点了解患者 BNP 及影像学检查，以判断有无心力衰竭及严重程度。查看血常规、电解质、动脉血气结果了解患者目情况。

【护理诊断】

1. 气体交换受阻　与左心衰致肺淤血有关。
2. 潜在并发症　心源性休克。
3. 活动无耐力　与心排出量下降有关。

【急救护理措施】

1. 一般护理

（1）体位：端坐位或半坐位，双下肢下垂，减少回心血量，减轻心脏负荷。患者常躁动，注意防止跌倒、坠床。

（2）氧疗：纠正缺氧，面罩加压给氧，维持血氧饱和度≥95%。如经上述方法给予氧疗后 PaO_2 仍 <60mmHg 时应做好机械通气治疗的准备。

（3）静脉通道：建立两条静脉通道，控制液体滴数，避免加重心衰，遵医嘱给药。

（4）完善心电图，急查血。

（5）持续心电、血压、血氧饱和度监测。

2. 病情观察及处理

（1）保持呼吸道通畅：及时清除呼吸道分泌物，注意观察患者呼吸音、咳嗽、咳痰的情况。

（2）监测生命体征：注意观察心律、心率、血压、呼吸的变化，当患者出现血压下降、心率增快，应警惕心源性休克。

（3）观察意识及精神状态变化：由于心排出量减少，脑供血不足、缺氧以及二氧化碳潴留，可导致患者出现头晕、烦躁、迟钝、嗜睡、晕厥等症状，使用吗啡后尤其应该注意神志和呼吸的变化。

（4）记录 24 小时尿量，观察患者皮肤颜色、肢体水肿、出汗情况、情绪变化以及患者的主观感受。

（5）转运前做好风险评估，向患者及家属做好告知：转运途中应严密观察血氧饱和度、呼吸频率、节律以及意识程度的改变。携带手动吸痰器，及时清除口鼻腔分泌物，保持呼吸道通畅。若使用人工气道，在转运途中应该妥善固定，防止脱出。

3. 专科用药护理

（1）吗啡：可静脉缓慢推注，不仅可以使患者镇静，较少躁动带来的心脏负担，同时可以使小血管舒张而减小心脏负荷，而且可以松弛支气管平滑肌改善通气。可间隔 15min 重复使用，共 2~3 次，老年体弱患者应减少剂量或改为肌内注射。使用后应该注意呼吸抑制和低血压的发生。

（2）快速利尿：利尿剂使急性心力衰竭时最常用的药物，通过排钠排尿减少心脏负荷，缓解肺淤血症状有显著效果，除利尿作用外还可扩张静脉。可使用呋塞米20~40mg直接静脉推注，必要时可追加使用。使用后应该观察尿量的变化，在大量排尿的同时应该关注患者电解质补充情况，尤其钾的补充情况，低钾会导致恶性心律失常。患者若出现全身软弱无力、腹胀、腱反射消失、恶心呕吐等症状应考虑低钾、低钠。

（3）血管扩张剂：可以减低心脏前、后负荷，改善心功能，减低心肌耗氧量，常用药物有硝普钠、硝酸甘油、酚妥拉明及乌拉地尔。应从小剂量、低速度开始，保证血压平稳、可控的下降到预期范围，2小时内，血压下降不超过原血压的20%~25%，若血压明显下降，心率显著增快并伴有出汗、胸闷、气急等症状应及时通知医师，立即停药，加快输液，抬高双下肢。同时应注意局部皮肤有无静脉炎及外渗的情况。其中硝普钠应该现配现用，避光输注。

（4）氨茶碱：能减轻支气管痉挛，同时有强心利尿的作用，使用时会出现心律失常、血压下降、尿量增多等情况，故需要密切监护。输注时应控制滴数。

（5）正肌力药物：小剂量多巴胺［<5μg/（kg·min）］可以减低外周血管阻力，扩张肾、冠状动脉和脑血管；多巴酚丁胺可以增加心输出量。改善肺淤血情况。

（6）强心剂：毛花苷C0.2~0.4mg稀释后缓慢推注，洋地黄类药物使用前应注意患者心率需要>60次/min，若出现恶心、呕吐、厌食、黄视、绿视应考虑是否出现中毒情况，近期使用过洋地黄制剂或急性心肌梗死不宜使用。

（7）碳酸氢钠：若患者出现酸中毒，需要使用碳酸氢钠纠正酸碱失衡。

4. 心理护理　恐惧或焦虑可导致交感神经系统兴奋性增高，使呼吸困难加重，医护人员在抢救室必须保持镇静、操作熟练、忙而不乱，使患者产生信任与安全感。避免在患者面前讨论病情，以减少误解，必要时可留一名家属陪护，护士应与患者及家属保持密切接触，提供情感支持。

【健康指导】

指导患者注意避免心衰的诱因，如气候变化时要及时增减衣物，预防感冒。以乐观的态度对待生活，情绪稳定，切忌大起大落过于激动。控制活动强度，可做日常家务及轻体力劳动，活动要以不出现心悸、气急为原则。夜间睡眠充足，白天养成午睡的习惯。指导患者注意体重变化，观察足踝部有无水肿，有无气急加重，夜尿增多，厌食，上腹饱胀感，如有心衰复发，应及时就医。服用洋地黄类药物，指导患者自测脉搏，若有异常并出现厌食，视物模糊，应警惕洋地黄中毒反应，及时就医。在静脉输液前，主动告知医护人员病情，在输液时控制输液量和输液速度。

【配合要点】

1. 心电图　患者常躁动不能配合，可先行6导（只夹肢体导联）心电图做参考，待患者平稳后复查12导心电图。

2. 慎用乙醇湿化　后期患者往往会使用头孢类抗生素，避免出现双硫仑反应加重病情。

3. 因为疾病导致患者烦躁不配合，应预防跌倒坠床。

【抢救流程】

流程见图 5-3-3。

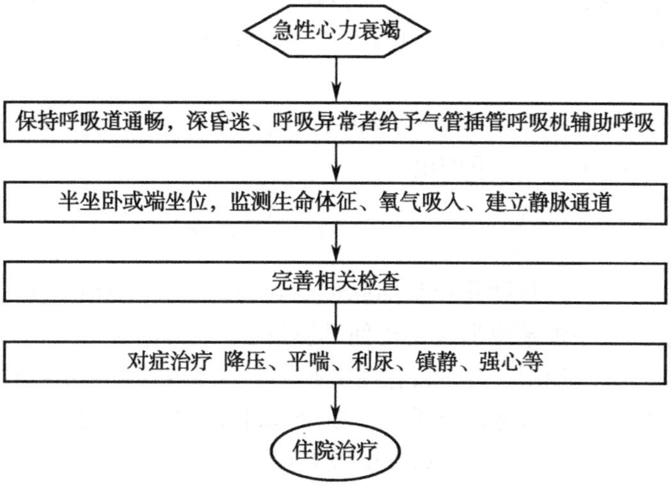

图 5-3-3　急性心力衰竭抢救流程图

第四节　急性脑卒中

【学习目标】

1. 掌握急性脑卒中的病因、临床表现、处理原则；
2. 掌握急性脑卒中的护理评估、危急值的临床意义及转运注意事项；
3. 熟悉急性脑卒中的常用药物的相关知识。

【重点难点】

1. 急性脑卒中的急救护理措施；
2. 急性脑卒中的急救流程和配合要点。

【病例介绍】

患者，男性，75 岁，突发意识不清，右侧肢体偏瘫伴大小便失禁 3h，家属联系 120 急入我院。既往有高血压病史 20 年，未规律服药，无糖尿病及冠心病病史，长期饮酒及吸烟。查体示意识浅昏迷，GCS 评分 9 分，双侧瞳孔等大等圆，对光放射正常，心率 90 次 /min，血压 195/119mmHg，呼吸 25 次 /min，体温 37.0℃，血氧饱和度 99%，血糖 5.7mmol/L，心电图未见明显异常。给予乌拉地尔静脉泵入控制血压，头部 CT 示左侧基底核区脑出血，出血量约 50ml，中线右移动 2mm。立即给予 20% 甘露醇静脉滴注。

急性脑卒中(Acute stroke)，也称急性脑血管事件，是指由于急性脑循环障碍所致的局限或全面脑功能缺损综合征。依据病理性质分两种类型：出血性脑卒中和缺血性脑卒中。

缺血性脑卒中是指各种原因所致脑部血液供应障碍，导致脑组织缺血、缺氧性坏死，出现相应神经功能缺损。占全部脑卒中的60%~70%。按照病理机制将脑梗死分为脑血栓形成、脑栓塞和腔隙性脑梗死。其中脑血栓形成和脑栓塞是急诊科常见的脑血管急症。

出血性脑卒中占全部脑卒中的30%~40%，是指原发性非外伤性脑实质内出血，根据出血部位不同分为脑出血和蛛网膜下腔出血。

【发病原因】

缺血性脑卒中是在脑动脉硬化或脑动脉炎症导致血管腔狭窄的基础上，因为各种原因导致硬化斑块破裂或血小板聚集形成血栓使动脉管腔闭塞，也可因为各种栓子脱落随血液进入动脉管腔，使动脉管腔闭塞，而导致急性供血中断，导致供血区域缺血性坏死。

出血性脑卒中最常见病因是高血压合并细、小动脉硬化，当用力或情绪激动等外加因素致使血压突然升高时，原本薄弱的动脉管壁破裂出血。高危因素包括：高血压、吸烟、糖尿病、高脂血症、肥胖、嗜酒和药物滥用、心房颤动、久坐不动的生活习惯。

【临床表现】

脑卒中患者的临床表现与卒中部位、面积、受损区侧支循环等情况有关。

1. 原因不明的突发剧烈头痛　其中动脉瘤性蛛网膜下腔出血的患者常将头痛描述为“一生中经历的最严重的头痛”；
2. 眩晕、失去平衡或协调性；
3. 恶心、呕吐　脑出血时常呈喷射样呕吐；
4. 一侧面部或肢体突发麻木或乏力　严重者出现偏瘫；
5. 不同程度的意识障碍　昏迷患者常伴有鼾鸣音；
6. 双侧瞳孔不等大；
7. 吐词不清或理解有困难；
8. 吞咽困难或流涎。

【实验室及其他检查】

1. 血糖　鉴别血糖异常引起的意识障碍。

2. CT　有助于早期脑卒中的鉴别，使确诊出血性脑卒中的首选方法，发病后即可出现边界清楚的高密度影，可清晰、准确显示出血部位、出血量大小、血肿形成、脑水肿情况等。缺血性脑卒中发病24小时内一般无改变，24小时后常呈低密度影像。

3. MRI　诊断早期缺血性脑卒中的重要手段，敏感性和特异性非常高。判断出血性脑卒中的出血灶和演进过程优于CT，且更易发现脑血管畸形、肿瘤、血管瘤等病变。

4. 其他检查　包括血常规、血脂、肝肾功能、凝血常规、心电图等，有助于了解患者的全身状态。

5. 疾病危急值　脑疝、颅内急性大面积脑梗死或脑出血。

【处理原则】

急性脑卒中处理的原则是在抢救患者生命的同时，尽早明确病因及类型。

1. 保持呼吸道通畅，防止误吸；
2. 维持生命体征、减轻和控制脑水肿，防止再出血；
3. 保护神经功能、减低脑代谢、减轻脑损伤；
4. 预防和治疗各种并发症；

【护理评估】

1. 评估患者的生命体征、意识状态。

2. 评估患者的肢体运动状态，包括四肢肌力（肌力评分，表 5-3-5）；感觉状态；评估患者卒中严重程度，评估该类患者是否存在高危因素，如高血压、吸烟、糖尿病、高脂血症、肥胖、嗜酒和药物滥用、心房颤动、久坐不动的生活习惯。

表 5-3-5　肌力分级

0 级	肌肉完全麻痹，触诊肌肉完全无收缩力
Ⅰ级	肌肉有主动收缩力，但不能带动关节活动【可见肌肉轻微收缩】
Ⅱ级	可以带动关节水平活动，但不能对抗地心引力【肢体能在床上平行移动】
Ⅲ级	能对抗地心引力做主动关节活动，但不能对抗阻力，肢体可以克服地心引力，能抬离床面。
Ⅳ级	能对抗较大的阻力，但比正常者弱【肢体能对抗外界阻力的运动】
Ⅴ级	正常肌力

3. 评估患者的发病时间及目前治疗方式，对使用 20% 甘露醇脱水降颅内压的患者应该密切关注有无药物外渗及肾功能损害；使用降压药物的患者应密切监测血压，防止血压波动或骤降。

4. 评估患者的所做的相关检查及结果，包括血液检查及头部 CT 检查。

【护理诊断】

1. 有受伤的危险　与脑出血导致脑功能损害、意识障碍有关。
2. 潜在并发症　脑疝。

【急救护理措施】

1. 一般护理

（1）安置患者平卧位，抬高床头 12°~30°，避免情绪紧张。

（2）保持呼吸道通畅，给予氧气吸入，呕吐的患者头偏向一侧，及时吸引分泌物，持续低氧合症的给予人工气道辅助通气。

（3）明确监测患者生命体征，观察意识、瞳孔及肢体肌力情况。

（4）建立静脉，遵医嘱给药。

（5）完善心电图，急查血。

（6）躁动不安的患者及时给予保护性约束或适当镇静。

（7）迅速护送行头部CT，明确诊断，联系相关科室会诊。

2. 病情观察及处理

（1）保持呼吸道通畅，及时清除口鼻腔分泌物，防止误吸，若患者出现大量呕吐时，应配合医生应气管插管术及胃肠减压。

（2）动态评估患者的意识状态、生命体征、肢体活动能力、语言能力。

（3）严密监测血压，应用输液泵输入降压药物，及时控制血压。

（4）转运前做好风险评估，向患者及家属做好告知。转运途中应严密观察生命体征以及意识程度的改变。携带手动吸痰器，及时清除口鼻腔分泌物，保持呼吸道通畅。若使用人工气道，在转运途中应该妥善固定，防止脱出。

3. 专科用药及护理

（1）镇静：烦躁患者，在遵医嘱给予镇静药物时，如地西泮、咪达唑仑等，从小剂量开始，注意意识及呼吸的改变。

（2）脱水降颅内压：通常使用20%甘露醇、呋塞米等药物，如使用20%甘露醇应选择较粗血管输入，保证15~30分钟内输完，注意保护血管及局部组织，密切观察药物有无外伤。使用时应该监测患者内环境，防止水、电解质平稳紊乱和酸碱失衡。用药期间若出现血尿、少尿、无尿、蛋白尿、尿素氮升高应警惕肾功能损害。

（3）控制高血压：过高的血压易导致继续出血，必须及时控制。在严密血压监护条件下，使用微量泵给予降压药物，常用降压药物有乌拉地尔、尼卡地平等，应根据血压情况随时调整泵速，防止血压骤然下降或较大波动，可将血压控制在170~180/95~100mmHg的水平。

4. 专科诊疗技术及护理　亚低温治疗：在应用肌松剂和控制呼吸的基础上，采用亚低温治疗仪进行全身及局部降温，将温度控制在32~35℃，可以减轻脑水肿，减少自由基生成，促进神经功能恢复，改善患者预后。

5. 心理护理　患者病情危重，可危及生命，患者及家属会产生紧张、焦虑情绪，应该多告知患者目前病情及治疗进展，多了解和关心患者的心理状况，指导患者放松、分散注意力，以放松紧张和焦虑情绪，配合疾病治疗。

【健康指导】

控制血压，避免血压骤然升高。用药指导与病情监测：告知患者和家属疾病的病因、相关危险因素和防治原则，遵医嘱用药，如有不适应及时就医。教会患者及家属自我护理的方法和康复训练技巧，认识到坚持康复训练的意义。

【抢救配合要点】

1. 舌根后坠的患者给予口咽通气管协助呼吸。
2. 平稳降压，降压幅度在20%左右。
3. 备好气管插管用物和呼吸机。

【抢救流程】

流程见图 5-3-4。

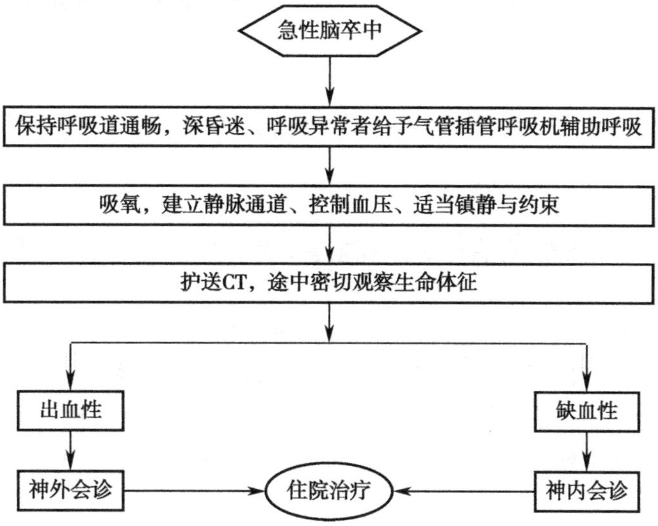

图 5-3-4　急性脑卒中抢救流程图

第五节　急 性 创 伤

【学习目标】

1. 掌握急性创伤的病因、临床表现、处理原则；
2. 掌握急性创伤的护理评估、危急值的临床意义及转运注意事项；
3. 熟悉急性创伤的常用药物的相关知识。

【重点难点】

1. 急性创伤的急救护理措施；
2. 急性创伤的急救流程和配合要点。

【病例介绍】

患者，男性，29 岁，半小时前被汽车撞伤，右侧下肢明显畸形，联系 120 急入我院。查体示头面部可见较大面积擦伤，胸部体检未见异常，腹部肌张力高，右下肢明显畸形，有一长约 5cm 开放性伤口，可见骨端外漏。立即建立大口径留置针通道两条，快速补液，对右下肢外伤给予包扎固定，急查血常规、头胸全腹 CT，右下肢 X 线。结果示：血红蛋白 90g/L；头部 CT 未见明显异常；胸部 CT 示右侧气胸，多根肋骨骨折；腹部 CT 可见游离气体，空腔脏器破裂；右下肢胫腓骨粉碎性骨折。

急性创伤的定义分为广义和狭义之分，广义的急性创伤是指人体受到突发外界物理性、化学性或生物性致伤因素作用或侵袭后发生组织结构破坏和功能障碍。狭义的急性创伤是指人体突发遭受到机械性因素所造成的组织结构性破坏和功能障碍。严重创伤常为多部位、多组织的多发伤，病情危重，伤情复杂变化迅速，死亡率高。本章节主要讲解为狭义性的急性严重创伤。

【发病原因】

交通事故、高空坠落、机械事故、打架斗殴、重物挤压等各种物理性致伤因素。

【临床表现】

创伤对机体是一种强烈、有害的刺激和损害，使局部损伤影响到全身，造成全身的功能和代谢改变。

1. 局部表现　疼痛、肿胀、功能障碍、创面或伤口等。
2. 全身表现　低血压、低氧合症、低血容量性休克、内环境紊乱等。
3. 机体外伤特征性表现　多根肋骨骨折出现反常呼吸的连枷胸；腹部脏器破裂出现的腹膜刺激征；泌尿系统损伤出现的血尿以及颅骨骨折出现的脑脊液外露等。

【实验室及其他检查】

1. 患者生命体征稳定者　可根据受伤部位及时性 X 线、CT 检查等。
2. 对生命体征不稳定者　可行床边 B 超、X 线以及各种诊断性穿刺术检查等。
3. 其他检查　心电图、血常规、电解质、肝肾功能、血糖、糖化血红蛋白、血型、交叉配血、输血前检查等，有助于了解患者的全身状态，为患者急诊手术做术前准备。

【处理原则】

急性创伤的伤情严重，发病机制错综复杂，病变相互影响，形成恶性循环，若处理不当，将严重威胁患者生命安全，在就诊过程中要遵循“先救命、后治伤”的原则。

1. 保持呼吸道通畅　清理呼吸道分泌物，维持正常氧合和通气功能；
2. 控制出血　紧急控制明显或隐蔽性活动性内出血，避免再出血诱因；
3. 加强监护　及时发现和纠正休克；
4. 抗休克治疗　及时给予输液、输血扩充血容量，保持机体正常血液循环；
5. 急诊手术治疗　做好术前准备，一旦需要手术干预，分秒必争。

【护理评估】

1. 评估患者的生命体征、意识状态。
2. 评估患者的伤情，包括创伤严重程度（CRAMS 评分，表 5-3-6）；了解受伤部位，检查受伤处有无伤口、出血；有无血肿、异物、青紫、瘀斑、肿胀、疼痛及功能障碍；有无合并伤及其他脏器损伤等；有无休克及其他并发症发生。
3. 评估患者的发病时间及目前的治疗方式，对于需要急诊手术的患者，应做好术前准备工作。
4. 评估患者所做的相关检查及结果，包括血液检查、影像学检查（X、CT 等）。

表 5-3-6　创伤（CRAMS）评分

参数	2 分	1 分	0 分
循环（C）	毛细血管充盈正常（SBP>100mmHg）	毛细血管充盈迟缓（85mmHg<SBP<100mmHg）	毛细血管无充盈（SBP<85mmHg）
呼吸（R）	正常	>35 次 / 分	无自主呼吸
胸腹（A）	均无压痛	胸或腹压痛	连枷胸、板状腹或深穿伤
运动（M）	遵嘱运动	只有疼痛反应	无反应
语言（S）	回答切题	错乱、语无伦次	发声听不清或不能发声
CRAMS 分级　9~10 分轻伤；7~8 分重伤；≤6 分极重伤			

【护理诊断】

1. 体液不足　与伤后失血、失液有关。

2. 潜在并发症　低血容量性休克。

【急救护理措施】

1. 一般护理

（1）平卧位，快速进行伤情评估：评估内容包括　C（循环）、R（呼吸）、A（腹部）、S（脊柱）、H（头部）、P（骨盆）、L（四肢）、A（动脉）、N（神经），同时根据患者的意识、生命体征、面色、受伤部位与程度，迅速做出正确判断。

（2）保持呼吸道通畅：头偏向一侧，迅速清除口鼻腔分泌物，确保呼吸道通畅、防止窒息，必要时配合行气管插管术。怀疑有颅底骨折的患者通过鼻腔吸引切勿过深。

（3）建立静脉通道：建立两条以上的大口径静脉留置针通道，必要时配合医生行中心静脉置管术。

（4）控制出血：对有明显外伤出血的患者，立即用无菌敷料包扎止血，减少出血量，对于残端或内脏外露的切勿还纳，可用大小合适的无菌器械覆盖。

（5）完善心电图及血标本采集：了解患者目前机体情况，同时做好术前准备。

（6）留置尿管、胃肠减压。

2. 病情观察及处理

（1）保持呼吸道通畅，维持患者呼吸功能。

（2）积极抗休克治疗：保持输液通畅，积极补充有效循环血量，按照医嘱输液，必要时输血。注意不要在受伤肢体的远端建立静脉通道，以免补充的液体进入损伤区。

（3）严格遵守无菌技术：开放性伤口遵医嘱给予破伤风抗毒素治疗，对于活动性较大的出血伤口应该及时清创缝合。

（4）维持水、电解质和酸碱平衡：保护重要脏器，给予营养支持，配合医生对各脏器损伤的治疗。

（5）缓解疼痛：遵医嘱使用镇静、止痛药物，肢体受伤给予绷带、夹板、石膏、支架等维持有效固定和制动姿势，避免因为活动而加重病情。

（6）伤情瞬息万变：病情观察不能局限于目前诊断，由于外伤受力部位、方式、力量、体位不同可造成各种意想不到的伤害，护士要全面掌握各种外科体征及表现，给医生诊断提供依据。

（7）严密监测生命体征和体征变化：记录输液量、尿量及各项抢救措施，发现病情变化，及时通知医生处理。

（8）转运前做好风险评估：向患者及家属做好告知。转运途中应严密观察生命体征以及意识程度的改变。

3. 专科用药护理

（1）先晶后胶，以晶为主，提高血容量，疏通微循环，防治 DIC。

（2）尽快配血，尽早输血，尽量输新鲜全血。

（3）大量输液、输血会加重患者低体温，直接影响休克的复苏，应主要保暖。

4. 心理护理　患者会有不同程度紧张和恐惧心理，这些不良情绪会使心率呼吸加快、加重出血，同时减低机体抵抗力和应激能力。此时护士应沉着、冷静、有条不紊、以高超的技能、娴熟的操作、和蔼的态度取得患者信任，积极配合治疗，同时安慰家属情绪。

【健康指导】

1. 普及安全知识，加强安全防护意识，避免受伤。一旦受伤，应及时到医院就诊，接受正确的处理，以免延误抢救。

2. 伤后恢复期加强功能锻炼，促进机体功能恢复，防止肌肉萎缩和关节僵硬等并发症的发生。

【抢救配合要点】

1. 严重污染伤口应及早配合行清创术，防止感染加重。

2. 外漏组织严禁回纳体内，可用大小适宜的无菌容器包裹。

3. 防治挤压综合征　若受压肢体出现肿胀、压痛、皮温下降、感觉异常、出现茶褐色或血尿，应警惕挤压综合征，通知医生及时处理。

【抢救流程】

流程见图 5-3-5。

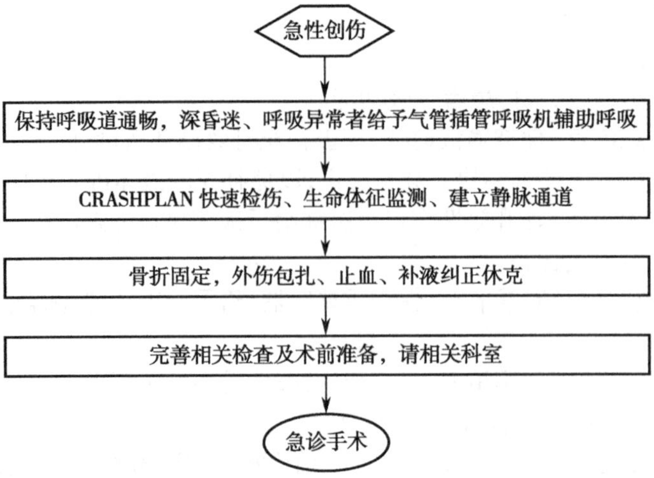

图 5-3-5　急性创伤抢救流程图

第六节　急性颅脑损伤

【学习目标】

1. 掌握急性颅脑损伤的病因、临床表现、处理原则。
2. 掌握急性颅脑损伤的护理评估、危急值的临床意义及转运注意事项。
3. 熟悉急性颅脑损伤的常用药物的相关知识。

【重点难点】

1. 急性颅脑损伤的急救护理措施。
2. 急性颅脑损伤的急救流程和配合要点。

【病例介绍】

患者，女性，31 岁，骑电动车 1 小时前被汽车撞倒，头部着地，意识丧失，联系 120 急入我院。查体示意识浅昏迷，GCS 评分 10 分，双侧瞳孔等大等圆，对光放射迟钝，心率 90 次 /min，血压 155/109mmHg，呼吸 28 次 /min，体温 36.7℃。血氧饱和度 80%。患者头部可见一长约 10cm 开放性伤口，深达颅骨，可见右侧耳内有血色液体流出，立即建立大口径留置针通道两条，快速补液，对头部外伤给予加压包扎，给予面罩吸氧，血氧饱和度持续较低水平，口腔大量血性分泌物，立即配合医生行气管插管术，呼吸机辅助呼吸，头部 CT 检查结果示颅底骨折、硬膜下血肿、脑挫伤。

急性颅脑损伤指暴力作用于头颅引起的损伤，包括头皮损伤、颅骨损伤和脑损伤，其中最重要的是脑损伤，包括脑组织直接受损以及继发性病变，是一直常见外伤，发病急、病情重、死亡率高。

【发病原因】

各种暴力等机械力致伤所致，多因交通事故、高处坠落、失足跌倒、工伤事故等导致。

1. 直接暴力　指暴力直接作用于头部而引起的损伤。

（1）加速性损伤：相对静止的头颅受到暴力打击，如重物砸伤，也称冲击伤；

（2）减速性损伤：运动的头颅突然撞到静止的物体上，如高空坠落，也称冲击伤；

（3）挤压性损伤：头颅在相对固定的情况下，受到挤压，如车轮碾压。

2. 间接暴力　指暴力间接作用于头部而引起的损伤。

（1）传递性损伤：机械力作用在身体其他部位而后传递至颅脑的损伤，如高空坠落时，机械力作用于脊柱上传到头部；

（2）甩鞭性损伤：机械力作用在身体其他部位使其停止移动，但是头部依旧处于运动状态，导致头部受到剪切力的损伤，如急剧减速，头部和躯体突然停止导致的损伤；

（3）胸部挤压伤：胸部受到巨大压力致使上腔静脉的血流逆行灌入颅内，如交通事故撞伤胸部后，头面部出现青紫。

【临床表现】

1. 意识障碍 最为常见的症状；分原发性意识障碍和继发性意识障碍。

2. 头痛和呕吐 头部剧烈胀痛并进行性加重，伴反复呕吐者，应高度警惕颅内血肿。

3. 瞳孔改变

（1）伤后立即出现单侧瞳孔散大，光反应消失，但患者神志清楚：可能是颅底骨折致动眼神经损伤所致的动眼神经原发性损伤；

（2）双侧瞳孔缩小，光反应消失，伴有中枢性高热等生命体征异常：表示脑干受损范围较广，病情危重；

（3）双侧瞳孔散大，光反应消失：表示脑疝晚期，病情危重。

4. 颅底骨折表现

（1）颅前窝骨折：伤后数小时内出现“熊猫眼”征，为眶周皮下和球结合膜下蓝紫色瘀斑；

（2）颅中窝骨折：脑脊液鼻漏或耳漏；

（3）颅后窝骨折：伤后 2~3 天出现乳突部皮下淤血。

【实验室及其他检查】

CT 能快速确诊任何颅脑损伤，提高确诊时间，大大减少死亡率和致残率。

【处理原则】

保持呼吸道通畅，控制颅内压，预防抽搐发作，有手术指针尽快手术。

【护理评估】

1. 评估患者的生命体征、意识状态。

2. 评估患者的伤情，包括创伤严重程度；了解受伤部位，检查受伤处有无伤口、出血；有无血肿、异物、青紫、瘀斑、肿胀、疼痛及功能障碍；有无合并伤及其他脏器损伤等；有无休克及其他并发症发生。

3. 评估患者的发病时间及目前的治疗方式，对于需要急诊手术的患者，应做好术前准备工作。

4. 评估患者所做的相关检查及结果，包括血液检查、影像学检查（X、CT 等）。

【护理诊断】

1. 有受伤的危险 与脑外伤导致脑功能损害、意识障碍有关。

2. 潜在并发症 脑疝、颅内感染、失血性休克

【急救护理措施】

1. 一般护理

（1）伤情判定：意识评估、创伤评分、测量生命体征，检查头部受伤情况有无合并其他部

位的损伤，对伤口行初步处理。

（2）保持呼吸道通畅：及时清除口鼻腔分泌物，意识障碍伴大量分泌物或持续低血氧时行立即气管插管术。

（3）建立静脉通道：积极抗休克治疗，保持输液通畅，积极补充有效循环血量，按照医嘱输液，必要时输血。注意不要在受伤肢体的远端建立静脉通道，以免补充的液体进入损伤区。为减轻脑水肿，应限制钠盐摄入量，可输入平衡液。

（4）遵医嘱给予破伤风治疗，在避免休克的基础上应用 20% 甘露醇脱水治疗。

（5）完善心电图，采集血标本，做好术前准备。

2. 病情观察及处理

（1）密切观察意识变化：意识障碍是颅脑损伤患者最常见的变化之一。观察患者的意识状态，不仅应了解有无意识障碍，还应注意意识障碍程度及变化。意识障碍出现的迟早和有无继续加重可作为区别原发性和继发性颅脑损伤的重要依据。如患者出现意识进行性加重，出现喷射性呕吐、瞳孔散大，应警惕脑疝。

（2）观察瞳孔变化：可因动眼神经、视神经及脑干部位的损伤引起。观察对比两侧瞳孔的形状、大小及对光发射。伤后一侧瞳孔进行性散大、对侧肢体瘫痪、意识障碍，提示脑受压或脑疝；双侧瞳孔散大、对光反射消失、眼球固定伴深昏迷或去皮质强直，多为原发性脑干损害或临终表现；双侧瞳孔大小形状多变，对光反射消失，伴眼球分离或异位，常时中脑损伤的表现；眼球震颤常见于小脑或脑干损伤。

（3）密切观察生命体征：

1）体温：伤后早期，由于组织创伤反应，可出现中等程度的发热；若损伤累积间脑或脑干，可导致体温调节紊乱，出现体温不升或中枢性高热；伤后即发生高热，多因视丘下部或脑干损伤；伤后数日体温升高，常提示有感染并发症。

2）脉搏、呼吸、血压：注意呼吸节律和深度、脉搏快慢和强弱以及血压和脉压变化。若伤后血压上升，脉搏缓慢有力、呼吸深慢，提示颅内压升高，警惕颅内血肿或脑疝发生；枕骨大孔疝患者可突然发生呼吸心跳停止；闭合性脑损伤呈现休克征象时，应检查有无内脏出血。

（4）了解患者疼痛情况：遵医嘱使用镇静、止痛药物，避免因为疼痛导致患者烦躁不配合而加重病情。

（5）监测水、电解质和酸碱平衡情况：维持重要脏器功能，给予营养支持，配合医生对各脏器损伤的治疗。

（6）伤情瞬息万变：病情观察不能局限于目前诊断，由于外伤受力部位、方式、力量、体位不同可造成各种意想不到的伤害，护士要全面掌握各种外科体征及表现，给医生诊断提供依据。

（7）准确记录输液量、尿量及各项抢救措施，发现病情变化，及时通知医生处理。

（8）转运前做好风险评估：向患者及家属做好告知。转运途中应严密观察生命体征以及意识程度的改变。

3. 心理护理　患者病情危重，可能危及生命，患者及家属会产生紧张、焦虑情绪，应该多告知患者目前病情及治疗进展，多了解和关心患者的心理状况，以放松紧张和焦虑情绪，配合疾病治疗。

【健康指导】

保证营养摄入，神经功能缺损者应坚持功能锻炼。避免搔抓伤口，可用护理垫消毒伤口，待伤口愈合后方可洗头。定期门诊复诊，如有不适及时就诊。

【抢救配合要点】

1. 一般外伤加压包扎止血；脑组织膨出伤口应先用无菌纱布保护，再用纱布架空包扎，避免脑组织受压；插入颅内致伤物应固定不可贸然拔除；耳漏或鼻漏不能填堵。

2. 无休克指征时应控制液体滴数，避免短时间内输入大量液体，加重脑水肿。

3. 严密观察意识、瞳孔、呼吸及头痛、呕吐情况。

4. 躁动患者应给予保护性约束或适当镇静。

【抢救流程】

流程见图 5-3-6。

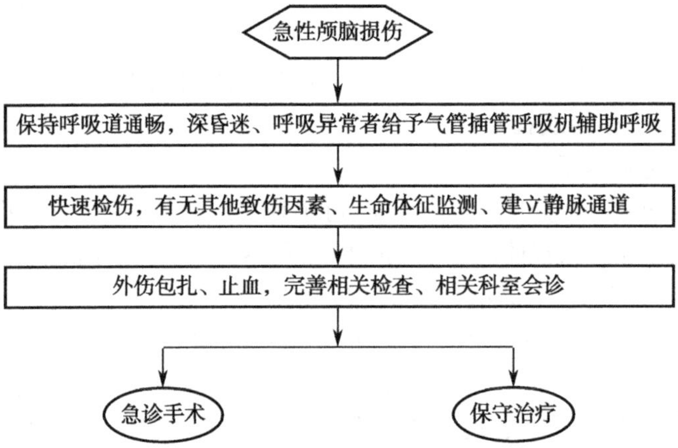

图 5-3-6　急性颅脑损伤抢救流程图

第七节　急 性 中 毒

【学习目标】

1. 掌握急性中毒的病因、临床表现、处理原则；
2. 掌握急性中毒的护理评估、危急值的临床意义及转运注意事项；
3. 熟悉急性中毒的常用药物的相关知识。

【重点难点】

1. 急性中毒的急救护理措施；
2. 急性中毒的急救流程和配合要点。

【病例介绍】

患者，女性，38 岁，因与邻居争吵自服有机磷农药约 250ml，被家属发现后，联系 120 急入我院。查体示意识昏迷，GCS 评分 6 分，双侧瞳孔呈针尖样，对光放射迟钝，可闻及刺鼻大蒜味，心率 120 次 /min，血压 105/59mmHg，呼吸 28 次 /min，体温 36.7℃。血氧饱和度 99%。急查胆碱酯酶 200U/L。立即建立大口径留置针通道两条，快速补液，留置胃管，行机洗胃，为刺鼻大蒜味。

急性中毒（acute poisoning）是指有毒的化学物质短时间内或一次性超量进入人体而造成组织、器官实质性或功能性损害。急性中毒发病急、病情重、病情发展迅速，死亡率高。

【发病原因】

1. 职业性中毒　在工作过程中，不注意劳动保护或违反劳动安全防护制度，密切接触有毒原料、中间产物或成品而发生的中毒。

2. 生活性中毒　由于误食或意外接触有毒物质、用药过量、自杀或故意投毒谋害等原因使过量毒物进入人体而引起的中毒。

【临床表现】

1. 眼部症状　瞳孔缩小可见于有机磷、吗啡、麻醉剂等中毒；瞳孔扩大可见于阿托品、曼陀罗等中毒；视物模糊可见于甲醇、砷化物等中毒。

2. 气味　有机磷中毒有特殊的蒜臭味；乙醇中毒有酒味；氯化氯代胆碱等有鱼腥样臭味；硫化氢类中毒有臭鸡蛋味。

3. 皮肤　亚硝酸盐中毒皮肤呈青紫色；一氧化碳中毒口唇呈樱桃红色；氰化物中毒可表现为紫绀。

4. 意识变化　大部分急性中毒患者，意识程度会有进行性改变。

5. 其他变化　呼吸系统、循环系统、消耗系统、神经系统、泌尿系统、血液系统都会出现不同程度的影响。

【实验室及其他检查】

1. 血液检查

（1）外观：①褐色：见于高铁血红蛋白血症，如亚硝酸盐、苯胺、硝基苯等中毒；②粉红色：见于急性溶血，如砷化氢、苯胺、硝基苯等中毒。

（2）生化检查：①肝功能异常：见于四氯化碳、硝基苯、毒蕈、氰化物、蛇毒、乙酰氨基酚、重金属中毒；②肾功能异常：见于氨基糖苷类抗生素、蛇毒、生鱼胆、毒蕈、重金属等中毒；③低钾血症：见于可溶性钡盐、排钾利尿药、氨茶碱等中毒。

（3）凝血功能检查：凝血功能异常多见于抗凝血类灭鼠药、水杨酸类、肝素、蛇毒、毒蕈等中毒。

（4）动脉血气分析：低氧血症见于刺激性气体、窒息性毒物等中毒；酸中毒见于水杨酸类、甲醇等中毒。

（5）异常血红蛋白检测：碳氧血红蛋白浓度增高见于CO中毒；高铁血红蛋白血症将于亚硝酸盐、苯胺、硝基苯等中毒。

（6）酶学检查：全血胆碱酯酶活力下降见于有机磷杀虫剂、氨基甲酸酯类杀虫药等中毒。

2. 尿液检查

（1）肉眼血尿：见于影响凝血功能的毒物中毒。

（2）蓝色尿：见于含亚甲蓝的药物中毒。

（3）绿色尿：见于麝香草酚中毒。

（4）橘黄色尿：见于氨基比林等中毒。

（5）灰色尿：见于酚类中毒。

（6）结晶尿：见于扑痫酮、磺胺等中毒。

（7）镜下血尿或蛋白尿：见于生鱼胆、汞等中毒。

3. 毒物检测　理论上是诊断中毒最为客观的方法，其特异性强，应采集患者的血、尿、粪、呕吐物、剩余食物、首次抽吸的胃内容物、遗留毒物、药物和容器等送检，检验标本尽量不添加防腐剂，并尽早送检。但因毒物检查敏感性较低，价值技术条件限制和毒物理化性质的差异，很多中毒患者体内并不能检测到毒物，因此，诊断中毒不能过分依赖毒物检测。

4. 影像学检查　某些药物是属于非放射性通透性如铁盐或持续释放性钾盐，可在腹部X线或CT上看到，对重金属和三氯乙烯中毒也有重要意义。鸦片类、柳酸类（水杨酸类）中毒，以及吸入刺激性气体的患者会有肺水肿表现。

【处理原则】

急性中毒的特点是发病急、来势凶、发展快、病情多变。因此，医护人员必须争分夺秒地进行有效救治。

1. 停止毒物接触。
2. 清除体内未吸收的毒物。
3. 促进已吸收毒物的排出。
4. 应用特殊解毒药物。
5. 维持重要脏器功能。

【护理评估】

1. 评估患者的生命体征、意识状态。

2. 评估患者接触史，查明毒物接触证据　急性中毒临床表现复杂，多数症状缺乏特异性，因此接触史对于确诊具有重要意义。①神志清楚者可询问患者本人，神志不清或企图自杀者应向患者的家属、同事或现场目击者了解情况。②怀疑生活性中毒者，应详细了解患者的居住环境、既往病史、家属状态、长期服药种类、家中药物有无缺失、发病时身边有无药瓶、药袋等。③怀疑食物中毒时，应了解进餐地点、餐饮种类、同时进餐者有无类似症状发生，注意查看剩余食物、呕吐物或呕吐物的气味、性状、是否有药物残渣等并及时送检。④怀疑CO中毒时，需查问室内炉火、烟道、通风情况、有无煤气泄漏、当时同室其他人员有无中毒表现。⑤对于职业性中毒，应详细询问职业史，包括工作、工龄、接触毒物种类和时间、环境条件、防护措施、先前是否发生过类似事故以及在相同工作条件下，其他人员有无发病等。

3. 评估患者的发病时间及目前治疗方式，了解药物相关副作用，注意用药后观察。

4. 评估患者所做的相关检查及结果，包括血液检查、影像学检查等。

【护理诊断】

急性意识障碍：与乙酰胆碱作用与中枢神经系统有关。

【急救护理措施】

1. 一般护理

（1）保持呼吸道通畅：深昏迷、呼吸异常者给予气管插管呼吸机辅助呼吸。

（2）建立静脉通道，监测生命体征，给予对症处理。

（3）终止毒物接触：脱去污染衣物，剔除头发，冲洗皮肤，口服毒物呕吐应立即将呕吐物清除。

（4）患者神志清楚，毒物危险小，可给予口服催吐洗胃，意识不清或毒物危害大应立即给予机洗胃，强酸强碱腐蚀毒物禁止洗胃，口服鸡蛋清或牛奶。

（5）洗胃完毕后，可以给予导泻或经胃管全肠道冲洗。

（6）中毒严重、有适应证的患者可以给予血液净化治疗。

（7）应用特殊解毒药物，观察用药后效果。

2. 病情观察及处理

（1）及时发现患者是否新出现烦躁、惊厥、昏迷等神志改变以及昏迷程度是否发生变化。及时发现瞳孔大小及对光反射的变化，早期甄别脑水肿、酸碱失衡等。

（2）密切观察患者神志、瞳孔、体温、脉搏、呼吸、血压、心律、血氧饱和度等生命体征的变化，及时发现呼吸频率、节律变化，及时发现并处理各种心律失常。

（3）密切观察皮肤色泽、湿润度、弹性的变化，如有皮肤溃疡、破损应及时处理，防治感染。

（4）详细记录出入量：密切观察患者的尿量、尿液的性状、口渴情况、出汗情况，注意血压与尿量的关系，及时给予适量补液。

（5）严重呕吐、腹泻者：应详细记录呕吐物及排泄物的颜色和量，必要时送检。

（6）了解患者血电解质、血糖、肝肾功能、动脉血气分析等结果，以便及时对症处理。

（7）应用特殊解毒药物：观察用药后效果。

3. 专科用药护理　对于部分毒物中毒，在清除毒物的同时，可尽快使用有效拮抗剂和特效解毒剂行解毒。

（1）金属中毒解毒药：此类药物多属于螯合剂，可与重金属形成稳定、无毒、可溶的螯合物而排出体外，如依地酸钙钠、二巯丙醇、二巯丙磺钠等。

（2）高铁血红蛋白血症解毒药：小剂量亚甲蓝可使高铁血红蛋白还原为正常血红蛋白，用于治疗亚硝酸盐、苯胺、硝基苯等中毒引起的高铁血红蛋白血症。注意药液外渗会引起组织坏死，且大剂量亚甲蓝的效果相反，可引起高铁血红蛋白血症。

（3）氰化物中毒解毒药：一般使用亚硝酸盐－硫代硫酸钠疗法，可形成毒性低的硫氰酸盐排出体外。

（4）有机磷杀虫剂中毒解毒药：如阿托品、碘解磷定、氯解磷定、戊乙奎醚等。

（5）无特异性解毒剂或有效拮抗剂的毒物：需要给予对症支持治疗，维持重要脏器功能。

4. 专科诊疗技术及护理

（1）洗胃

1）尽早洗胃：一般服毒后6小时内洗胃效果最好。洗胃时注意保护呼吸道，防止误吸。

2）禁忌证：吞服强腐蚀性毒物；活动性消化道出血；食管胃底静脉曲张或上消化道大出血病史者。

3）根据毒物性质，选择适当洗胃液：毒物性质不明时，可用清水洗胃。

4）结合导泻、灌肠等治疗手段：加快毒物排除，减少毒物吸收。

（2）血液净化治疗

1）血液透析：一般应在12小时内使用，时间过长毒物与血浆蛋白结合后不易透出。可用水溶性强、蛋白结合率低的药物，如水杨酸类、氨茶碱类、醇类等。

2）血液灌流：是目前最常用的中毒抢救措施，对水溶性、脂溶性毒物均有吸附作用，能清除血液中镇静催眠药、解热镇痛药、有机磷杀虫药、百草枯、毒鼠强等，血液灌流会对输入治疗性药物进行吸附，故行血液灌流时应停止非必须支持性治疗，保证药物治疗效果。

3）血浆置换：主要用于蛋白结合率高、分布容积小的大分子物质，特别是蛇毒、毒蕈等生物毒及砷化氢等溶血性毒物，减轻脏器损害。

5. 心理护理

患者病情危重，可能危及生命，患者及家属会产生紧张、焦虑情绪，应该多告知患者目前病情及治疗进展，多了解和关心患者的心理状况，以放松紧张和焦虑情绪，配合疾病治疗。

【健康指导】

生产和使用有毒物质时，应该做好个人防护，严格遵守作业规程，避免应为错误操作而中毒。对于自杀患者，告知药物中毒对人体损伤是不可逆的，家属应该做好药物的保管工作，避免再次发生自杀事件。误服患者，应告知药物应遵医嘱服用，并分类放置，易混淆的应做明确标识，单独存放。毒害物质应用原包装保存，不应混放或置于食品、饮料包装内。如果出现误服，就医时应该携带药物的说明书，便于医生了解药物性质，给予针对性的治疗。

【抢救配合要点】

尽快清除患者身体附着毒物，并擦拭患者身体，必要时剔除头发。

【抢救流程】

流程见图5-3-7。

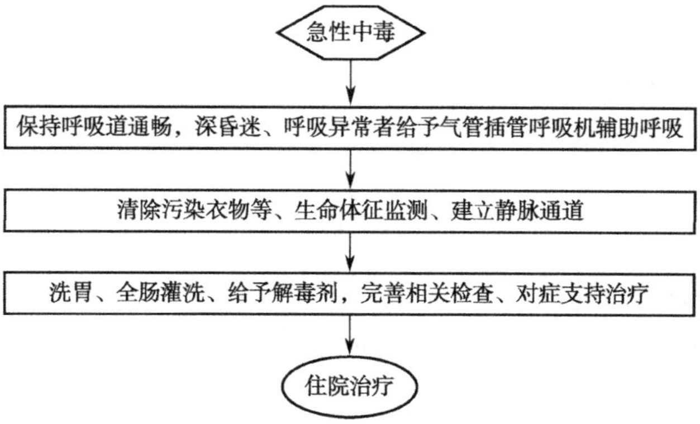

图 5-3-7　急性中毒抢救流程图

第八节　呼 吸 困 难

【学习目标】

1. 掌握呼吸困难的定义、临床表现及病因鉴别；
2. 熟悉呼吸困难的分诊评估要点、分诊思路；
3. 了解呼吸困难的实验及其他检查的意义。

【重点难点】

呼吸困难的症状处理措施。

呼吸困难（Dyspnea）是呼吸时有异常的不舒适感，患者主观上感到空气不足、呼吸费力、客观上出现呼吸频率、节律的改变及辅助呼吸肌参与呼吸运动等体征。分为肺源性呼吸困难和心源性呼吸困难。肺源性呼吸困难时由于呼吸系统疾病引起通气和（或）换气功能障碍，造成机体缺氧和（或）二氧化碳潴留所致。心源性呼吸困难是指各种心血管疾病引起的呼吸困难。

【临床表现】

（一）基本表现

1. 气短、呼吸气不够的感觉，有窒息感。
2. 呼吸急促、费力。
3. 喘鸣。
4. 呼吸窘迫。

（二）伴随症状

1. 发热、出汗。
2. 皮肤、黏膜发绀。
3. 咳嗽、咳痰、喘息。
4. 水肿。

5. 焦虑不安。
6. 定向力障碍、烦躁、易怒。
7. 意识障碍。

【病因鉴别】

1. 生理性
（1）剧烈运动、长时间潜水。
（2）吸入高浓度二氧化碳或进入低氧浓度空间。
（3）高原反应。
2. 肺源性病变
（1）肺炎、支气管炎、慢性阻塞性肺病。
（2）哮喘、肺部肿瘤。
（3）胸腔积液、气胸、胸廓变形。
（4）急性呼吸窘迫综合征。
（5）急性肺损伤、肺水肿。
（6）急性呼吸衰竭。
（7）肺栓塞。
3. 心源性病变
（1）心源性哮喘、急性左心衰。
（2）右心衰竭、心包积液、心脏压塞等。
4. 上呼吸道梗阻
（1）气管异物。
（2）严重过敏反应。
（3）会厌炎。
5. 代谢性中毒
（1）糖尿病酮症酸中毒。
（2）代谢性酸中毒。
6. 中枢神经系统病变
脑出血或颅脑损伤引起中枢神经系统病变。
7. 血液循环源性
（1）大出血。
（2）严重贫血。
8. 其他
（1）甲状腺功能亢进。
（2）过度通气综合征。

【分诊评估要点】

1. 病史评估
（1）询问发病过程：起病时间及症状、患者自我感觉，伴随症状。

（2）发病诱因：接触过敏原；季节变化；感染；外伤或异物梗阻；情绪紧张或恐怖感。

（3）相关既往病史：过敏病史、心功能不全、慢阻肺病史等。

（4）分诊检查：测量生命体征；注意呼吸频率、节律、深度，有无“三凹征”；有无颈静脉怒张或下肢水肿；胸廓起伏是否对称，有无哮鸣音、啰音等。

2. 外院检查、用药、治疗情况

【分诊思路】

具体见图 5-2-9。

【实验室及其他检查】

1. 实验室检查　血糖、血常规、动脉血气分析、B 型脑钠肽、心肌损伤标志物：肌钙蛋白（TNI）、肌酸激酶同工酶（CK-MB）。

2. 其他检查　心电图、肺部 CT、肺血管造影、头部 CT（怀疑脑血管病变）。

【症状处理措施】

1. 给予高流量氧气吸入，使血氧饱和度维持在 90% 以上。
2. 保持呼吸道通畅，对于呼吸道分泌物较多的患者，应及时吸引。
3. 建立静脉通道，遵医嘱给予对症支持治疗。
4. 密切监测生命体征及神志变化。
5. 对于出现意识障碍的患者，应配合医生给予气管插管、气管切开等人工气道，使用呼吸机辅助呼吸。

第九节　过敏性休克

【学习目标】

1. 掌握过敏性休克的病因、临床表现、处理原则；
2. 掌握过敏性休克的护理评估、危急值的临床意义及转运注意事项；
3. 熟悉过敏性休克的常用药物的相关知识。

【重点难点】

1. 过敏性休克的急救护理措施；
2. 过敏性休克的急救流程和配合要点。

【病例介绍】

患者，男性，29 岁，因春游接触花粉后出现干咳伴喉部瘙痒，继而全身瘙痒伴红疹，约半小时后出现恶习呕吐，意识丧失，呼之不应，由 120 急入我院。120 给予地塞米松 10mg+0.9% 氯化钠注射液 100ml 静脉滴注。查体示意识昏睡，GCS 评分 12 分，全身大块斑丘样红疹，口唇轻度发绀，心率130次/min，血压80/49mmHg，呼吸35次/min，体温36.7℃。血氧饱和度90%。双肺可闻及湿啰音，心电图示窦性心动过速。家属诉患者既往有花粉过敏史。动脉血气分析pH 7.41，PaO_2 63mmHg，$PaCO_2$ 37mmHg，建立大口径留置针通道两条，快速补液，给予抗过敏、抗组胺等对症治疗后神志较前恢复，红疹有所消退，诉喉头发痒。

过敏性休克（anaphylactic shock）是外界某些抗原性物质进入已致敏的机体后，通过免疫机制在短时间内触发的一种严重的全身过敏性反应，多突然发生且严重程度剧烈，若不及时处理，常可危及生命。

【发病原因】

外界抗原性物质进入人体内能刺激免疫系统产生相应的特异性抗体，特异性抗体与皮肤、支气管、血管壁"靶细胞"结合。

当同一种抗原再次与已致敏的个体接触时，能激发广泛的Ⅰ型变态反应，使得"靶细胞"释放各种组胺、血小板激活因子等，造成多器官水肿、渗出等过敏性表现，继而出现休克表现。

绝大多数过敏性休克是典型的Ⅰ型变态反应。

【临床表现】

1. 皮肤黏膜表现　过敏性休克最早且最常出现的症状，包括皮肤潮红、瘙痒，继以广泛的荨麻疹和（或）血管神经性水肿；还可出现喷嚏、水样鼻涕、音哑。

2. 呼吸道阻塞症状　是本症最多见的表现，也是最主要的死因。由于气道水肿、分泌物增加，喉头及支气管痉挛，患者出现喉头堵塞感、胸闷、气急、憋气、发绀，会因窒息导致死亡。

3. 循环衰竭表现　血压低于90/60mmHg，患者出现心悸、出汗、面色苍白、脉搏细速；然后发展为肢体发冷、发绀、血压迅速下降，乃至测不到血压。

4. 意识的改变　往往先出现恐惧感、烦躁不安，随着脑缺氧和脑水肿加重，可发生意识不清或完全丧失。

5. 其他症状　抽搐、肢体强直、大小便失禁等。

【实验室及其他检查】

1. 动脉血气掌　握机体缺氧情况及是否有酸碱平衡紊乱。
2. 心肌酶、肌钙蛋白　了解过敏性休克对肌肉及心脏的损伤。
3. 心电图　了解过敏性休克对心脏的损伤。

【处理原则】

1. 迅速脱离过敏原。
2. 保持呼吸道通畅维持呼吸功能。
3. 保证血容量及时纠正休克。
4. 纠正水电解质及酸碱失衡。

【护理评估】

1. 评估患者的生命体征、意识状态。

2. 评估患者皮肤黏膜表现，有无潮红、瘙痒、荨麻疹或神经性水肿；评估呼吸道梗阻情况，有无窒息感、呼吸困难；评估循环情况，有无心悸、出汗、面色苍白等；评估既往过敏病史，有无类似接触时后出现过敏症状。

3. 评估患者的发病时间及目前治疗方式。

4. 评估患者所做的相关检查及结果，包括血液检查、影像学检查等。

【护理诊断】

1. 气体交换受损　与喉头水肿、支气管痉挛、呼吸道分泌物增多、肺组织灌注不足有关。

2. 组织灌注量改变　与有效循环血量减少、体液分布异常有关。

【急救护理措施】

1. 一般护理

（1）平卧位，注意保暖：如伴有低血压，应抬高双腿，促血液回流。

（2）保持呼吸道通畅：给予氧气吸入，及时吸引分泌物。

（3）建立两条静脉留置针通道：快速输入液体，纠正休克。

（4）药物治疗

1）肾上腺素：0.1% 肾上腺素 0.5~1ml 皮下注射，静脉推注时应 1∶10 稀释后缓慢注射。

2）糖皮质激素：大剂量糖皮质激素静脉滴注或推注。

3）吸入 β 肾上腺素类药物：对未出现呼吸道梗阻，意识清楚，以气道痉挛为主的患者可以给予使用。

4）其他抗过敏药物：抗组胺药物、钙剂、维生素 C 等。

（5）留置尿管：监测尿量。

2. 病情观察及处理

（1）若患者出现严重喘息、喉头水肿、弥漫性舌部、面部、颈部肿胀和低氧血症：应立即通知医生，配合行气管插管术或气管切开术。

（2）监测患者生命体征及尿量：及时发现并处理休克进展。

（3）观察患者皮肤黏膜表现：潮红、瘙痒、荨麻疹或神经性水肿有无减轻或消失。

（4）转运前做好风险评估：向患者及家属做好告知。转运途中应严密观察血氧饱和度、呼吸频率、节律以及意识程度的改变。携带手动吸痰器，及时清除口鼻腔分泌物，保持呼吸道通畅。若使用人工气道，在转运途中应该妥善固定，防止脱出。

3. 专科用药护理

（1）盐酸肾上腺素：应该密切注意患者血压、心率与心律变化，多次应用还需监测血糖变化。

（2）糖皮质激素：用药期间会导致血糖升高、糖尿病倾向、电解质紊乱，以及诱发或加重消化道溃疡、真菌与病毒感染等。应密切关注有无隐性出血。

（3）抗组胺药物：应用后可致嗜睡等副作用，应区分药物副作用与病情变化导致的意识改变。

4. 心理护理　患者病情危重，可能危及生命，患者及家属会产生紧张、焦虑情绪，应该多告知患者目前病情及治疗进展，多了解和关心患者的心理状况，以放松紧张和焦虑情绪，配合疾病治疗。

【健康指导】

避免接触过敏源物质，注意饮食禁忌。对已明确的致敏药物，嘱其以后绝对禁用，疑似致敏药物也应尽量避免应用。使用药物后，出现不明原因的皮肤异常，应考虑药物过敏的可能，须及时就医。

【抢救配合要点】

进行性呼吸困难或出现喉头水肿的患者，应该立即给予气管插管建立人工气道，不能配合的患者应使用镇静药物。

【抢救流程】

流程见图 5-3-8。

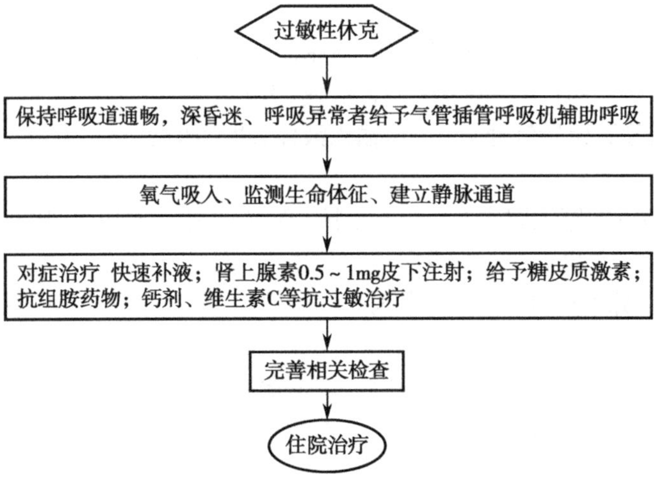

图 5-3-8　过敏性休克抢救流程图

第十节　溺　　水

【学习目标】

1. 掌握溺水的病因、临床表现、处理原则。
2. 掌握溺水的护理评估、危急值的临床意义及转运注意事项。
3. 熟悉溺水的常用药物的相关知识。

【重点难点】

1. 溺水的急救护理措施。
2. 溺水的急救流程和配合要点。

【病例介绍】

患者，男性，29 岁，1h 前工作时不慎落水，不会游泳，被工友救起后，出现咳嗽伴呼吸困难，未给予特殊处理，在家属陪同下入院。查体示既往体健，意识清楚，烦躁，口唇及四肢紫绀，咳粉红色泡沫样痰，眼球充血，心率 110 次 /min，血压 102/67mmHg，呼吸 35 次 /min，体温 36.7℃。血氧饱和度 90%。双肺呼吸音低，可闻及湿啰音，肺 CT 示肺水肿，动脉血气分析 pH 7.39，PaO_2 65mmHg，$PaCO_2$ 35mmHg，心电图未见明显异常。给予氧气吸入等对症治疗后，紫绀恢复，呼吸困难症状缓解，血氧饱和度 97%。

溺水（drowning）又称淹溺，是人淹没于水或其他液体中，由于液体、污泥、杂草等物堵塞呼吸道和肺泡，或因为咽喉、气管发生反射性痉挛，引起窒息和缺氧，肺泡失去通气、换气功能，使得机体出现严重缺氧、高碳酸血症、代谢性酸中毒。

【发病原因】

常见原因有失误落水、意外事故如洪水等灾害，或跳水自杀者。

根据发生机制，淹溺可分两类：湿性淹溺和干性淹溺。湿性淹溺是指人入水后，喉部肌肉松弛、吸入大量水分，进入呼吸道和肺泡发生窒息，水大量进入呼吸道数秒后神志丧失，发生呼吸停止和心搏停止。湿性淹溺约占淹溺者的 80%~90%。干性淹溺是指人入水后，因受强烈刺激（惊慌、恐惧、骤然寒冷等），引起喉痉挛导致窒息，呼吸道和肺泡很少或无水吸入，约占淹溺者的 10%~20%。

【临床表现】

临床表现个体差异较大，与溺水时间长短、吸入水量、吸入水的性质及器官损害范围有关。

1. 症状　淡水淹溺者可有头痛、视觉障碍、剧烈咳嗽、胸痛、呼吸困难、咳粉红色泡沫样痰。海水淹溺者口渴感明显，最初数小时可有寒战、高热。

2. 体征　皮肤发绀、颜面肿胀、球结膜充血。淡水淹溺者常出现精神状态改变，烦躁不安，抽搐、昏迷和肌张力增加。呼吸表浅、急促或停止。肺部可闻及干湿啰音，偶尔有哮鸣音。腹部膨隆，低体温。

【实验室及其他检查】

1. 血、尿检查　淡水淹溺者可出现血液稀释或红细胞溶解，出现低钠、低氯血症，血钾升高，血和尿中出现游离血红蛋白，海水淹溺者出现血液浓缩，轻度高钠血症或高氯血症，可伴血钙、血镁增高。重症出现凝血功能障碍。

2. 心电图　轻症无特异性改变，重症出现室性心律失常、房室传导阻滞等。

3. 动脉血气　几乎所有患者都有不同程度的低氧血症，约 75% 病例有明显混合型酸中毒。

4. 反射性检查　胸片及肺部 CT 常显示斑片状浸润，有时出现典型肺水肿征象。

【处理原则】

1. 保持呼吸道通畅
2. 保证血容量、维持循环稳定
3. 防治低体温
4. 纠正水电解质及酸碱失衡
5. 积极预防并发症

【护理评估】

1. 评估患者的生命体征、意识状态。

2. 评估患者淹溺发生的时间、地点和水源性质以及现场施救情况；口鼻腔有无水草、泡沫、污泥等；有无剧烈咳嗽、胸痛、呼吸困难、咳粉红色泡沫样痰等；皮肤发绀情况、球结膜是否有充血等；肺部有无干湿啰音或哮鸣音等。

3. 评估患者用药及治疗后效果。使用药物后呼吸困难缓解程度、血氧饱和度及动脉血气情况。

4. 评估患者相关检查及结果　包括血液检查、影像学检查。

【护理诊断】

气体交换受损：与误吸、气管内异物、气道痉挛有关。

【急救护理措施】

1. 一般处理

（1）平卧位，换下湿衣服，注意保暖。

（2）清理呼吸道异物，保持呼吸道通畅：给予高流量氧气吸入，必要时配合气管插管使用机械通气。

（3）建立静脉通道：淡水淹溺者严格控制输液速度，防止短时间内进入大量液体，加重血液稀释和肺水肿。海水淹溺者切忌输入生理盐水。

（4）防止低体温：加盖棉被、提高室温、液体加温输入（43℃）等方法，使用热水袋或烤灯应防止烫伤。

（5）密切观察病情变化：必要时行中心静脉压监测，密切监测生命体征、尿量、意识的改变。

2. 病情观察及处理

（1）严密观察呼吸频率、深度，判断呼吸困难的程度。观察有无咳痰，痰的性质及颜色。观察患者皮肤黏膜的发绀转变情况，

（2）观察心率、节律变化：发现心律失常立即通知医生处理，防止诱发室颤。

（3）注意患者意识变化：昏迷患者应观察瞳孔变化。

（4）观察患者尿量、颜色。

3. 专科用药护理

（1）给予支气管扩张药、糖皮质激素、抗生素、外源性表面活性物质。

（2）维持水、电解质和酸碱平衡。

4. 心理护理　消除患者的焦虑与恐惧心理，解释治疗措施及目的，使其能积极配合。对自杀淹溺的患者应尊重其隐私，注意引导他们正确对待人生、事业和他人等，提高其心理承受能力。同时做好其家属的思想工作，协同帮助患者消除自杀念想。

【健康指导】

有慢性或潜在疾病者，不宜从事水上工作或运动。由于酒精能损害判断能力和自我保护能力，下水作业前不要饮酒。避免在情况复杂的自然水域游泳，或在深水区潜泳或跳水。下水前做好充分准备工作，不要在水温较低的水域游泳。不要单独下水作业或游泳，并准备救生器材。经常进行游泳、水上自救互救知识和技能训练。

【抢救配合要点】

1. 注意保暖　防治低体温。
2. 首先应该检查患者呼吸道是否异物　解除患者窒息因素。

【抢救流程】

流程见图 5-3-9。

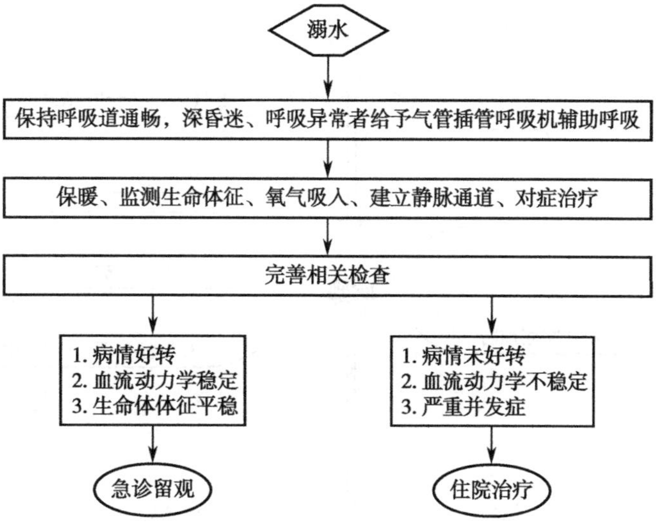

图 5-3-9　溺水抢救流程图

第六篇 重症科护理理论及专业知识

重症医学科专科护理思维导图

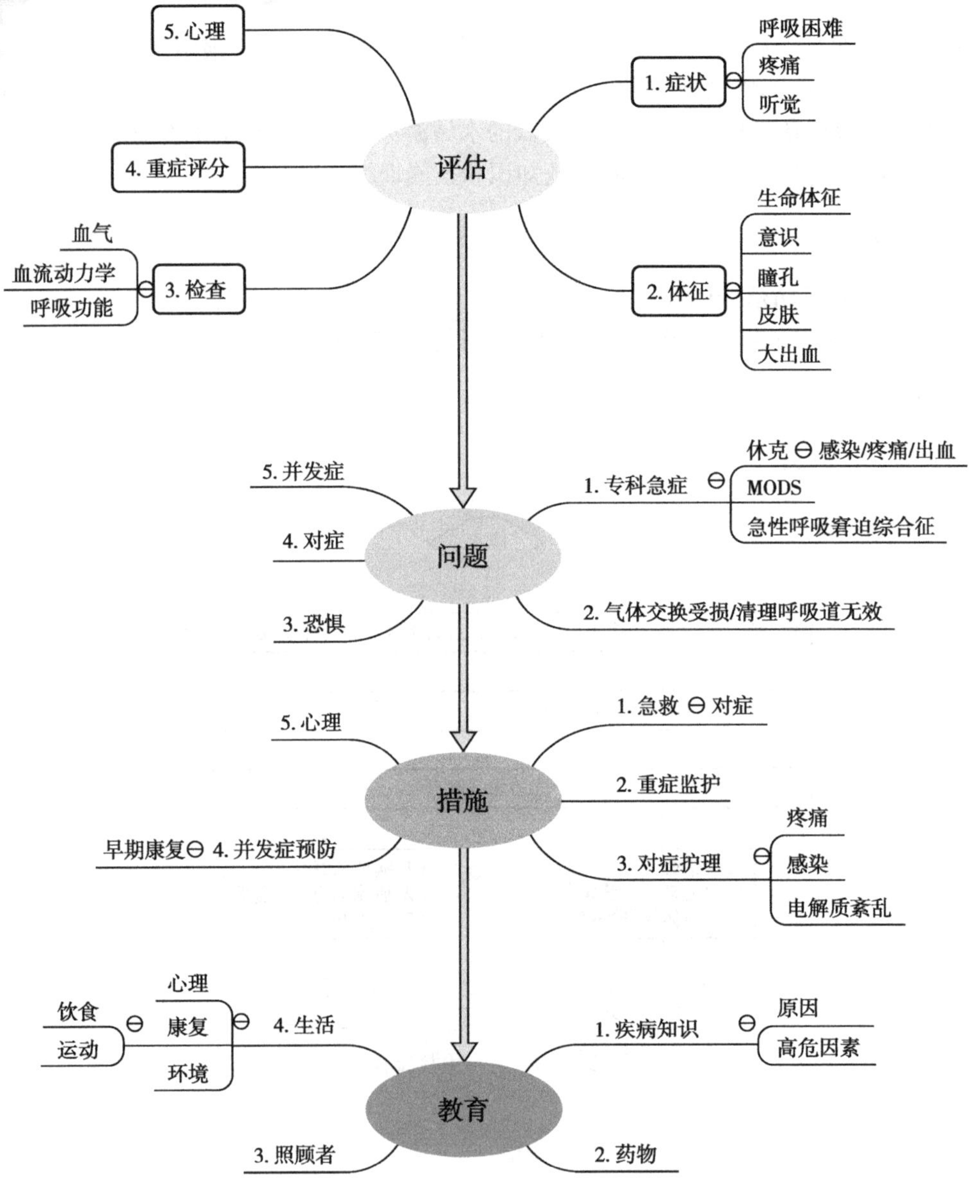

第一章　重症科常见疾病

第一节　休　　克

【学习目标】

1. 掌握休克患者的护理要点。

2. 掌握休克患者的常见病因、临床表现、处理原则。

【重点难点】

休克患者的护理要点。

休克是一种由于组织灌注不足产生的综合征，具体说是由各种严重致病因素（创伤、感染、低血容量、心源性和过敏等）引起有效血量不足的急性微循环障碍，组织和脏器灌注不足，组织与细胞缺血、缺氧、代谢障碍和器官功能受损为特征的综合征。是一序贯性变化，从亚临床变化发展成为多器官功能障碍综合征（MODS），其死亡率较高。

【常见病因】

1. 失血与失液

（1）失血：一般快速失血量超过总血量的20%左右，即可引起休克，超过总血量的50%则往往导致迅速死亡。

（2）失液：剧烈呕吐、腹泻、肠梗阻、大汗淋漓可导致失液，体液丢失也可引起有效循环血量的锐减。

2. 烧伤　大面积烧伤，伴有血浆大量丢失，可引起烧伤性休克。烧伤性休克早期与疼痛及低血容量有关；晚期可继发感染，发展为败血症休克。

3. 创伤　严重创伤可导致创伤性休克，尤其是在战争时期多见，这种休克的发生与疼痛和失血有关。

以上三种休克共同环节都有血容量降低，可统称为低血容量性休克。

4. 感染　严重感染，特别是革兰阴性细菌感染常可引起感染性休克。

5. 过敏　给过敏体质者注射某些药物（如青霉素）、血清制剂或疫苗可引起过敏性休克，这种休克属Ⅰ型变态反应。

6. 急性心力衰竭　大面积急性心肌梗死、急性心肌炎、心脏压塞及严重的心律失常（房颤与室颤），引起心输出量明显减少，有效循环血量和灌流量下降，称为心源性休克。

7. 强烈的神经刺激　剧烈疼痛、高位脊髓麻醉或损伤，可引起神经源性休克。

【临床表现】

休克的临床表现各有其特点，但其总的表现大致相似。一般来说，代偿期的脉搏血压、尿量均可表现正常，临床上可能只有少许皮肤色泽改变或神情紧张，不易察觉，因此仔细采集病史尤为重要。失代偿期可有以下改变：

1. 意识与表情　患者早期可有精神紧张、焦虑、烦躁不安和精神异常；随着休克的进展，可出现神志淡漠、意识模糊、嗜睡和昏迷。

2. 皮肤黏膜　可表现为四肢冰冷潮湿或呈花斑状，皮肤苍白，过敏性休克时则可表现为皮肤潮红。

3. 脉搏与血压　可有脉搏增快，心排血量增加，外周血管收缩，使血压正常或稍低（偶有上升），故不能仅以血压作为判断休克的指标。随休克进展，脉搏细速，血压下降，脉压差减小。最终脉搏、血压可测不出。

4. 末梢循环　四肢末端充盈减慢，温度下降，发绀，进而四肢冰冷、皮肤黏膜发绀或瘀斑。

5. 呼吸　早期可无明显变化，随休克进展，可出现呼吸急促，晚期因严重酸中毒可出现呼吸慢而深，呼吸节律改变甚至停止。感染性休克在病程早期即可出现急性呼吸窘迫综合征。

6. 尿量　尿量减少，晚期可无尿，但严重的感染性休克早期即可出现少尿。

7. 体温　体温可下降或不升，伴感染者可有高热。

【处理原则】

各型休克虽病因各异，但共同的救治原则是就地抢救，不宜搬动，吸氧保暖，消除病因，补液扩容，正确使用血管活性药物，防止水、电解质、酸碱失衡，防治并发症等综合治疗。

【护理要点】

（一）心源性休克。

1. 绝对卧床休息，根据病情给予休克体位。如发生心搏骤停，则按心搏骤停抢救。

2. 严密观察病情，注意神志的变化　有无皮肤湿冷、花斑、发绀、心前区疼痛等。血压、脉搏及呼吸每 15~30min 测量 1 次，测量脉搏时间为 30s，当脉搏不规则时连续测 1min，注意心律、心率、中心静脉压的变化及每小时尿量，做好记录，及时告知医生。

3. 给予氧气吸入，流量 2~4L/min，必要时监测血气分析。

4. 建立静脉通道，按医嘱应用血管活性药物，注意调节药物浓度滴速，使收缩压维持在 90~100mmHg 水平，注意输液通畅，防止药物外渗。

5. 注意保暖，避免受凉，保暖以加盖棉被为宜不宜使用热水袋，以防烫伤。按时翻身做好口腔及皮肤护理，预防压疮。

6. 关心体贴患者，做好健康指导及心理护理。

（二）失血性休克

1. 立即建立 1~2 条静脉输液通道，保证输血输液通畅。

2. 抽血做交叉配血试验，准备输血并按医嘱准备平衡液碳酸氢钠等。

3. 妥善安排输注液体的先后顺序，在尚未配好新鲜血时输注平衡液，1h 内输液 1500~2000ml，晶体与胶体比例为（2.5~3）：1。必要时采取加压输液方法，大量快速输液时注意监测中心静脉压，防止急性左心衰竭发生。

4. 配合病因治疗的护理 创伤引起大出血和（或）有手术适应证的内脏出血者，应尽快争取手术止血，做好术前准备的护理。食管静脉破裂大出血者，应尽快使用三腔三囊管压迫止血。

5. 病情观察

（1）监测血压脉搏呼吸：每 15~30min/ 次并记录，注意体温变化，同时应观察神志、皮肤色泽和肢体温度，记录尿量，监测中心静脉压。

（2）根据尿量、中心静脉压、血压、心率、皮肤弹性，判断患者的休克程度：若中心静脉压低血压低心率快、皮肤弹性差、尿量少，则提示血容量不足，应给予补液、输血；若中心静脉压高血压低、心率快、尿量少，提示心功能不全，应给予强心利尿。若心率快，尿量少、中心静脉压及血压波动正常可用冲击实验。方法：取等渗盐水 250mL 于 5~10 分钟内静脉注入，若尿量增多、中心静脉压不变可考虑为血容量不足；若尿量不见增多、中心静脉压升高 2cmH_2O 可考虑为心功能不全。

6. 采取平卧位 以利脑部血液供应或将上身和下肢适当抬高 10° ~30° 以利呼吸和下肢静脉回流，保持患者安静，减少搬动。

7. 保持呼吸道通畅，氧流量 6~8L/min，必要时床边紧急气管插管或气管切开，给予呼吸机辅助通气。

8. 输注血管活性药物的注意事项

（1）滴速必须均匀：避免血压急骤上升或下降，如无医嘱不可中断，每 15~30min 测血压、脉搏和呼吸各 1 次，详细记录。

（2）血管扩张药物：必须在补充血容量充足的前提下应用，否则可导致血压急剧下降。

（3）患者在四肢厥冷、脉微细和尿量少的情况下，不能使用血管收缩药来提高血压，以防止引起急性肾衰竭。

（4）血管收缩药和血管扩张药可按医嘱合用：以调节血管张力并有强心作用。

9. 防治继发感染 严格无菌操作。保持皮肤清洁干燥，定时翻身，防止压疮发生。定时叩背吸痰，防止肺部感染。更换各引流袋及尿袋，每日擦洗会阴 2 次。

10. 密切观察急性肾衰竭、呼吸窘迫综合征、酸中毒等并发症，施行相应护理。

（三）感染性休克

1. 严密观察患者的神志、生命体征 感染性休克患者表现为过度兴奋、躁动、嗜睡、定向力异常及异常的欣快，要注意患者的意识和对人、时间、地点的定向力。每 15~30min 测量脉搏、血压、呼吸各 1 次，观察呼吸频率、节律和用力程度、胸廓运动的对称性，并做好记录，发现异常及时通知医生处理。

2. 改善微循环 迅速建立两条静脉通道，给予扩容、纠正酸中毒、抗休克等治疗。输液滴数宜先快后慢，用量宜先多后少，尽快改善微循环，逆转休克状态。

3. 给予氧气吸入 3~4L/min，并给予加盖棉被或应用热水袋保温，改善末梢循环，热水袋温度 50~60℃，避免过热引起烫伤。

4. 保持呼吸道通畅 使用呼吸机通气者，评估患者吸痰指征，听诊双肺呼吸音，按需给予吸痰护理。

5. 认真记录24h尿量　尿量能正确反映肾脏微循环血液灌流情况，若尿量持续<30ml/h，提示有休克；如无尿>12h，血压正常，提示可能发生急性肾衰竭。出现异常及时通知医生对症处理。

6. 加强皮肤护理　保持皮肤清洁、干燥，每2h翻身1次，预防褥疮，每日口腔护理、会阴擦洗2次，防止感染。

7. 加强营养　给予高蛋白、高热量、高维生素饮食，增强患者的抵抗力。

8. 做好心理护理　消除患者的恐惧心理，使其积极配合治疗、护理。

（四）过敏性休克

1. 立即停药，就地抢救患者取平卧位。

2. 立即皮下注射0.1%盐酸肾上腺素0.5~lml，小儿酌减。

3. 根据医嘱给予地塞米松5~10mg加入50%葡萄糖溶液40ml静脉注射；氢化可的松100~200mg加入10%葡萄糖液250ml静脉滴注。

4. 氧气吸入4~6L/分。

5. 保持呼吸道通畅　有喉头水肿呼吸抑制时，遵医嘱给予呼吸兴奋药，必要时可做气管插管或气管切开。

6. 肌内注射抗组胺类药物　异丙嗪、苯海拉明等。

7. 密切观察病情　及时测量生命体征并采取相应的措施。

8. 心搏骤停时　按心肺复苏抢救程序进行抢救。

第二节　急性呼吸窘迫综合征

【学习目标】

1. 掌握急性呼吸窘迫综合征的护理要点
2. 熟悉急性呼吸窘迫综合征的临床表现

【重点难点】

急性呼吸窘迫综合征的护理要点。

急性呼吸窘迫综合征（ARDS）是指患者在严重损伤如休克、严重创伤和严重感染后所发生的急性、进行性、缺氧性呼吸困难及顽固性低氧血症。

【常见病因】

1. 肺脏的间接损伤　休克、严重外伤、严重感染、体外循环术后、药物中毒等。

2. 肺脏的直接损伤　刺激性气体（如二氧化硫、氧气、光气、烟雾）和液体（如胃液、痰或海水）吸入，肺内严重感染（细菌性、病毒性、真菌性）和胸部外伤等。

【临床表现】

患者起病急，在肺脏的直接或间接损伤后突然发生。临床症状有呼吸困难、发绀，并进行性加重。主要体征为呼吸急促,呼吸频率一般在 35 次 /min 以上。胸部听诊在早期有干性啰音和哮鸣音,进而可听到湿啰音,有肺部实变体征。动脉血气分析氧分压低于 60mmHg(8kPa)。一般给氧治疗氧分压不能恢复,血氧分压 / 吸氧浓度在 200mmHg(26.7kPa)。

【处理原则】

临床拟诊 ARDS 患者的治疗第一步是分析有无合并其他导致急性呼吸窘迫的疾病,并予相应的处理。

迄今为止,没有特效的治疗措施。诊断后的第 1~2 周是治疗的关键时期,这与患者的转归密切相关。据统计,绝大部分 ARDS 死亡患者多发生在起病后 2 周内,尤其是第 1 周内。早期诊断、早期合理的治疗是改善预后的根本所在。

【护理要点】

1. 严密观察并记录　监测心律、脉搏、血压,尤其是使用机械通气和 PEEP 后,严密的监测和记录可早期识别心排血量降低。

2. 记录每小时尿量　心排血量降低直接反映在尿量改变上,每小时尿量低于 30ml 常常是心排血量降低的第一症状。

3. 评估意识状态　心排血量降低引起脑缺血缺氧,出现意识障碍。

4. 监测肺动脉压、中心静脉压和心排血量。

5. 心脏和肺听诊　肺部啰音和异常心音可能提示心衰。

6. 监测体重　体重改变可反映液体容量状态。

7. 预防皮肤破损和感染　由于缺氧和心排血量降低,皮肤破损危险性增加,容易出现感染和败血症,因此应保持皮肤清洁干燥,保护受压部位,防止压疮发生。

8. 维持液体平衡　按医嘱严格控制静脉输入液体的量和速度,并防止脱水。

9. 药物护理　按医嘱使用镇痛镇静和肌松剂降低心脏负荷。

第三节　肺　栓　塞

【学习目标】

1. 掌握肺栓塞的护理要点。

2. 掌握肺栓塞的临床表现。

【重点难点】

肺栓塞的护理要点。

肺栓塞是指来自于静脉系统内或右心的栓子进入肺动脉及其分支,阻断肺组织血液供应所引起的病理和临床症状。栓子分血栓性和非血栓性,以血栓性栓子最常见。血栓性栓子主要来自于大腿深静脉,特别是髂静脉、股静脉和腿弯部的静脉。非血栓性栓子为脱落的肿瘤细胞、骨折或创伤时的骨组织和脂肪滴、分娩时的羊水静脉输入时的异物颗粒和气泡等。

【常见病因】

各类心脏病，合并房颤、心力衰竭和亚急性细菌性心内膜炎者发病率较高，以右心腔血栓最多见，是我国肺栓塞的最常见原因。其次，长期卧床、静脉曲张、静脉插管、盆腔和髋部手术、肥胖、糖尿病、避孕药或其他原因的凝血机制亢进等，容易诱发静脉血栓形成。另外，还可见于肿瘤细胞脱落，妊娠和分娩导致的静脉血栓形成和羊水栓塞，以及长骨骨折致脂肪栓塞，意外事故和减压病造成空气栓塞，寄生虫和异物栓塞，静脉输注时的空气和异物等。

【临床表现】

1. 常见症状　呼吸困难、胸痛和咳嗽最常见，此外有心悸、恐惧、出汗、咯血、晕厥、发热等。应注意肺栓塞的临床表现可从无症状到突然死亡。

2. 常见体征　呼吸增快、肺部啰音或哮鸣音、心动过速、发绀、胸膜摩擦音等。

3. ABGs 检查　示低氧血症和低碳酸血症。

4. X 线片检查　示肺动脉高压，右心扩大，肺部血流量减少。

【处理原则】

治疗包括吸氧止痛、纠正休克和心力衰竭以及舒张支气管等对症治疗措施，此外还包括抗凝、溶栓和手术治疗。

【护理要点】

护理措施重点为促进通气和氧合，防治低血压，监测出血情况，提供舒适的环境和情感支持，预防并发症发生，健康指导。

1. 促进通气和氧合。

2. 心排血量降低和低血压护理。

3. 抗凝溶栓治疗期间监测出血情况。

（1）观察患者有无明显的或隐蔽性出血症状和体征：包括齿龈出血、血尿、便血、呕血、伤口出血、注射部位出血、关节疼痛或活动障碍、腹痛、神经症状等。

（2）监测凝血功能：有异常及时报告医生。

（3）确保抗凝药物准确输入体内：可使用微量注射泵。

（4）抗凝过度：对抗性药物治疗，如肝素治疗者准备鱼精蛋白，华法林治疗者准备维生素 K_1。

（5）注意药物的拮抗作用和协同作用。

（6）避免有创性操作：如注射静脉穿刺，尤其是溶栓治疗期间。

（7）注射动静脉穿刺：后应按压穿刺部位足够的时间，防止出血。

【健康指导】

指导患者了解肺栓塞的诱因、病因和病理生理，采取预防深静脉血栓的措施，熟知深静脉血栓的症状和体征(小腿深部锐痛、压痛,皮肤发红)。指导患者按时服药,不可随意增减药物。警惕抗凝治疗中出现出血并发症。

第四节 多器官功能衰竭

【学习目标】

1. 掌握多器官功能障碍综合征的护理要点、处理原则。
2. 掌握多器官功能障碍综合征的临床表现、常见原因。

【重点难点】

多器官功能障碍综合征的护理要点。

多器官功能障碍综合征(MODS)是指机体器官功能正常或相对正常的情况下受到严重感染、创伤、烧伤等打击后,同时或序贯发生两个或两个以上器官功能障碍以致衰竭的临床综合征。具有高发病率,高死亡率,高耗资的特点,是当前重症患者中后期死亡的主要原因。

【常见病因】

1. 严重感染。
2. 严重创伤、烧伤。
3. 各型休克。
4. 超量输血(>3L/d)。
5. 急性药物或毒物中毒等。

【临床表现】

MODS的临床表现复杂,个体差异很大,一般情况下,MODS的病程大约14~21d,并经历四个阶段,表6-1-1。每个阶段有其典型的临床特征,发展迅速,患者可能死于任何一个阶段。机体出现以下特点。

表 6-1-1 MODS 的临床分期和特征

项目	第一阶段	第二阶段	第三阶段	第四阶段
一般情况	正常或轻度烦躁	急性病容,烦躁	一般情况差	濒死感
循环系统	容量需要增加	高动力状态,容量依赖	休克,心输出量下降,水肿	血管活性药物维持血压,SvO_2下降
呼吸系统	轻度呼碱	呼吸急促,呼碱,低氧血症	严重低氧血症,ARDS	高碳酸血症,气压伤
肾脏	少尿,利尿剂反应差	肌酐清除率下降,轻度氮质血症	氮质血症,有血液透析指征	少尿,血透时循环不稳定

续表

项目	第一阶段	第二阶段	第三阶段	第四阶段
胃肠道	胃肠胀气	不能耐受食物	肠梗阻,应激性溃疡	腹泻,缺血性肠炎
肝脏	正常或轻度胆汁淤积	高胆红素血症,PT延长	临床黄疸	氨基转移酶升高,严重黄疸
代谢	高血糖,胰岛素需要量增加	高分解代谢	代酸,高血糖	骨骼肌萎缩,乳酸酸中毒
中枢神经系统	意识模糊	嗜睡	昏迷	昏迷
血液系统	正常或轻度异常	血小板降低,白细胞增多或减少	凝血功能异常	不能纠正的凝血障碍

1. 高分解代谢为特征的代谢紊乱,同时并存能源利用障碍,导致 MODS 的进展、恶化。

2. 组织细胞的缺氧　表现为“氧供依赖”和“高乳酸性酸中毒”。

3. MODS 各器官功能障碍的始发时间不一致,但临床以呼吸系统常见。

【处理原则】

1. 控制原发病　控制和治疗原发病是 MODS 治疗的关键。

2. 改善氧代谢　纠正组织缺氧是治疗 MODS 主要治疗目标。

3. 代谢支持和调理

（1）代谢支持:为机体提供适当的营养底物,以维持细胞代谢的需要,而不是提供较多的营养底物,以满足机体营养的需求（与营养支持有区别）。

（2）代谢调理:从降低代谢率或促进蛋白质合成的角度,使用药物和生物制剂,以调理机体的代谢。

4. 抗凝治疗　MODS 易合并凝血功能的紊乱,凝血功能的紊乱进一步促进 MODS 的进展,因此抗凝治疗十分必要。

5. 器官功能支持疗法　器官功能的支持治疗非常重要,避免任何可能对器官功能有损害的治疗措施。

6. 免疫调节治疗　基于炎症反应失控是导致 MODS 的本质性原因,免疫调控实际上是 MODS 病因治疗的重要方面。

【护理要点】

（一）病情观察

1. 严密监测神志及瞳孔变化　每小时 1 次。

2. 中心静脉压（CVP）监测　CVP 是反映血容量的一个重要指标,CVP 小于 5cmH_2O 为低压,应补充血容量;CVP 大于 15cmH_2O 时输液应慎重,并密切注意心功能改变。

3. 密切监测心率、血压、血氧饱和度变化　每 30~60min 1 次。

4. 严密观察出入液量　肾功能障碍时,患者的饮食及进水量、输注的液体量、呕吐物及大小便均应正确记录，严格控制入量。并注意观察尿液的颜色、比重，注意有无血尿。

（二）对症护理

1. 呼吸功能障碍　患者应卧床休息，烦躁者应予四肢保护性约束，慎用镇静安定药，禁用吗啡类药物；对呼吸骤停者，应立即行人工呼吸或气管插管辅助呼吸，清醒患者应鼓励排痰或体位引流，同时配合胸背叩击促进排痰。

2. 心功能障碍　患者应绝对卧床，根据病情可取半卧位或坐位，两腿下垂可减少回心血量，连续心电监护，必要时行血流动力学监测。监测血电解质，尤其是血钾，以防高血钾引起心律失常或心脏停搏，做好心肺脑复苏的准备。

3. 肾功能障碍　观察尿液颜色及比重，出现少尿或无尿时应及时通知医生处理。需透析治疗者应做好透析护理。

4. 肝功能障碍　限制蛋白摄入量，保持大便通畅，观察患者意识改变及黄疸情况，以判断病情的变化，避免使用损害肝脏的药物，定时监测血氨等变化，以防肝昏迷发生。

5. 脑功能障碍　昏迷者应加床栏防止坠床，取下义齿，如意识障碍加重，两侧瞳孔不等大，呼吸浅慢或暂停，提示发生脑疝，应及时行脱水治疗，并酌情用冰帽以保护脑细胞。

6. 胃肠功能障碍　待患者肠鸣音恢复后进流质或无渣、无刺激性半流质饮食，出现食物反流或腹泻时应暂时禁食，并留取标本化验，注意观察有无头晕、心悸、冷汗、脉率加快及血压下降等急性消化道大出血征象。

7. 凝血功能障碍　少量鼻出血时可行填塞鼻腔止血，牙龈出血时可用过氧化氢漱口。

第五节　急性肝衰竭

【学习目标】

1. 掌握急性肝衰竭的护理要点。
2. 熟悉急性肝衰竭的临床表现。

【重点难点】

急性肝衰竭的护理要点。

急性肝衰竭（ALF）是指原来不存在肝硬化的患者在一种或多种较强的致病因素作用下，引起的急性、大量肝细胞坏死，或肝细胞内细胞器严重功能障碍，在疾病发生的26周内出现肝功能迅速恶化，并导致精神异常及凝血障碍的一种临床综合征，具有较高的病死率。

【常见病因】

可以导致急性肝衰竭的原因较多。常见有：①病毒感染；②药物、毒物及化学物质；③代谢异常；④缺血性肝衰竭；⑤乙醇中毒；⑥严重感染、创伤；⑦自身免疫性疾病（自身免疫性肝炎）；⑧血管因素；⑨恶性肿瘤浸润；⑩其他。

在这些原因中，既可以是一种因素致病，也可以是多种原因共同作用导致急性肝衰竭，在我国病毒性肝炎以及药物因素为最常见引起急性肝衰竭的致病因素。有15%的急性肝衰竭的原因不清楚。

【临床表现】

1. 黄疸　急性期血清总胆红素可高达 17μmol/L 以上，出现典型的乏力及食欲不振等黄疸型肝炎表现。

2. 腹胀　由于腹水及内毒素导致的肠麻痹使腹胀明显。

3. 皮下出血倾向　由于肝脏衰竭影响凝血因子的补给，血小板的消耗，导致皮下出血点多，瘀斑、鼻出血、黏膜出血等现象发生。

4. 神经系统症状　肝性脑病的缘故，患者行为改变，躁动、谵妄、不安、嗜睡等情况均可能出现。

5. 肝肾综合征　由于急性肝脏衰竭时可能合并肾脏功能受损，少尿或无尿可能出现氮质血症、肌酐与尿素升高等现象。

【处理原则】

急性肝功能衰竭的治疗应在生命支持治疗基础上进行对因治疗、处理及预防以消化道功能衰竭为主的多脏器功能障碍。终止肝损伤、促进肝细胞再生、恢复生命功能为主要的治疗原则。

【护理要点】

1. 休息与体位　绝对卧床休息，注意安全防护，防止坠床等意外发生，昏迷患者应采取平卧位，头偏向一侧以防舌后坠；脑水肿的患者可取头高足低位；腹水的患者可取半卧位；定时翻身防止压疮。

2. 饮食护理　给予低盐低脂、高热量、清淡新鲜易消化的食物，戒烟酒、辛辣刺激性食物，可进流质和半流质饮食，少量多餐。有腹水和肾功能不全患者应控制钠盐摄入量（<2g/d），避免进食高蛋白饮食，有肝性脑病先兆者，忌食蛋白，防止血氨增高而致昏迷。有消化道出血者应禁食。

3. 病情观察

（1）密切观察患者有无性格行为、思维及认知的改变：尽早发现肝性脑病的早期症状，判断其意识障碍的程度，密切监测并记录生命体征及瞳孔变化。

（2）观察患者皮肤巩膜黄染程度和尿色深浅的变化，腹水者每日测腹围、每周测体重，准确记录 24 小时出入量，以便动态观察腹水消长情况，做好腹腔穿刺前后的护理，如出现少尿、无尿症状应防治肝肾综合征的发生。

（3）患者如有皮肤瘀斑、牙龈出血、鼻出血等，提示凝血机制差，密切观察粪便及呕吐物的颜色、性状及量。

（4）若患者出现胃部灼热感、恶心等症状：则提示有上消化道出血的可能，应尽早做好抢救准备工作。

4. 药物治疗护理　应用利尿剂者，需观察效果及不良反应，监测血电解质，防止出现水电解质紊乱，以每日体重减轻不超过 0.5kg 为宜；有食管胃底静脉曲张者药物应磨成粉末服用，以防止损伤曲张的静脉导致出血；避免使用催眠镇静、麻醉药物；应用乳果糖时注意患者腹痛、腹胀、恶心、呕吐等情况；精氨酸不宜与碱性溶液配伍使用，应用时滴注速度不宜过快。

第六节　急性肾损伤

【学习目标】

1. 掌握急性肾损伤的护理要点。
2. 掌握急性肾损伤的临床表现、常见病因。

【重点难点】

急性肾损伤的护理要点。

肾损伤按受伤机制可分为开放性肾损伤、闭合性肾损伤。按损伤所致的病理改变可分为轻度肾损伤、重度肾损伤和肾蒂损伤。

【常见病因】

当人体受到枪伤、刀刺伤、车祸或外界直接暴力间接暴力而导致的肾组织结构的异常改变称为肾损伤。

1. 开放性损伤　枪伤、利刃器扎伤、交通事故等造成的腹部肾区皮肤及肾组织的贯通伤，常伴有多脏器的损伤；伴有血液和尿液的流出。

2. 闭合性损伤　多由直接或间接暴力造成的肾脏软组织的损伤，如自高处坠落、跌落、拳击伤、挤压伤、硬物碰伤等，特点是：外观皮肤完整无破损、无渗出，但有皮下淤血、肿胀。

3. 肾脏的保护机制　肾脏是实质性器官，结构脆弱、血流丰富，正常情况下它深藏于肾窝，受到周围结构较好的保护不易受到伤害，肾前面有腹壁和腹腔内容物，后面外侧有肋骨，上面有膈肌；内侧和后面有脊椎和背部的肌肉的保护，肾脂肪囊对肾脏有一定的保护，正常肾脏有 1~3cm 活动度，使肾脏在一定程度上避开致伤的全部暴力，从而减少或避免损伤。

【临床表现】

主要症状：休克、血尿、疼痛、痛性包块等。

【处理原则】

1. 原则上尽量保留肾脏，实行非手术治疗　不能轻率行肾脏切除术。对于经非手术治疗效果不好的尽快改为手术治疗。

2. 对休克患者紧急抢救　纠正休克；及时检查处理其他脏器的损伤。

【护理要点】

（一）单侧闭合性肾损伤病情较轻者

1. 休息与体位　绝对卧床休息 2~4 周，可适度床上活动，预防压疮及下肢静脉血栓的形成。

2. 饮食护理　卧床期间给予清淡半流质饮食。

3. 病情观察

（1）生命体征的观察：每小时测量血压脉搏1次，如血压下降，伴血尿加重，则表示有活动性出血，应及时通知医生进行处理。

（2）观察伤侧肾区及腹部体征：有无腰痛、局部肿胀、腹肌紧张等症状。

（3）酌情留置导尿管：观察尿液颜色、量及性质变化，并做好记录。

（4）药物治疗：遵医嘱给予止痛止血、预防感染等药物治疗。

（二）严重肾损伤者

需行肾探查，严重的肾周围感染应行肾周脓肿切开引流术。

1. 术前护理

（1）做好术前准备：禁食，备皮，备血。

（2）严密监测生命体征变化：出现休克者按休克护理常规处理。

（3）给予留置导尿管：观察尿液颜色、性质变化。

2. 术后护理

（1）休息与体位：全麻患者术后去枕平卧6小时，病情稳定后酌情取半卧位，以利引流。肾修补术及肾部分切除术的患者，术后需卧床休息2~4周，方可下床活动。肾全切术的患者术后鼓励早期下床活动。

（2）饮食护理：术后肠通气后可进高热量高维生素、半流质饮食，增进营养，以利康复。

3. 病情观察

（1）严密监测生命体征变化：做好护理记录。

（2）观察切口敷料有无渗血、渗液：如有浸湿及时更换。

（3）引流管的护理：保持引流管的通畅，妥善固定，避免扭曲，每日更换无菌引流袋1次。

（4）药物治疗：按医嘱给予抗感染、止血等药物治疗，输液滴速不宜过快。

（5）健康指导：告知患者进高蛋白高热量高维生素饮食，并适量饮水，3个月内避免剧烈活动和过度劳累。

第二章　专科常见诊疗技术及护理要点

第一节　血流动力学监测

【学习目标】

1. 掌握血流动力学监测的护理要点；
2. 熟悉血流动力学监测的注意事项。

【重点难点】

血流动力学监测的护理要点。

血流动力学监测可分为无创和有创两大类。前者是应用对机体组织器官没有机械损伤的设备和方法，经皮肤或黏膜等途径，间接取得有关心血管功能的各项参数，如自动无创动脉压监测（NIBP）、心电图等。无创血流动力学监测已成为重症监护的重要监测方法。后者是指经体表插入各种导管或监测探头，到达心脏和（或）血管腔内，利用各种监测仪或监测装置直接测定各项参数，如CVP、漂浮导管等。主要用于危重患者、严重创伤、休克、呼吸衰竭、心血管疾病以及外科复杂大手术的监测。

【目的】

（一）提供可靠的血流动力学改变程度的指标

从而使患者得到及时、准确而合理的治疗。

（二）分类

1. 有创监测　需使用仪器穿过皮肤、黏膜，与体内血管或器官直接接触。

（1）动脉压。

（2）中心静脉压。

（3）肺动脉压。

2. 无创监测　不需进入体内。

（1）心电图及心率。

（2）血压间接测定。

（3）呼吸功能。

（4）氧饱和度。

（5）尿量。

（6）体温。

（7）超声心动描记及多普勒超声血流测定。

【注意事项】

（一）有创血压监测

将测血压装置直接插入动脉血管内，可较精确地测定血压。

1. 适应证

（1）临床上需要连续性的血压监测

1）高血压危象患者：正使用静脉血管扩张剂。

2）心源性休克患者：正使用静脉强心剂。

3）感染性休克患者：正使用加压素。

（2）需要频繁抽血。

2. 禁忌证　没有绝对的禁忌证，但相对禁忌证包括易出血患者、曾接受抗凝血剂治疗的患者，或刚接受溶栓剂患者。

3. 插管部位　桡动脉、臂动脉、股动脉。

4. 并发症

（1）失血。

（2）空气栓塞。

（3）血肿。

（4）局部性阻塞引致局部缺血。

（5）败血症及全身性感染。

（6）不正确的显示。

（二）中心静脉压监测

中心静脉压是反应右心室充盈压的变化也可以反应右心功能改变，测量值会受血容量、静脉张力、静脉回流量、胸腔内压力等影响。正常值为5~12cmH_2O，监测数值改变的意义大于单一数值改变。

1. 中心静脉压升高

（1）补液量过多或过快。

（2）右心衰竭。

（3）血管收缩。

（4）心包填塞。

（5）急性或慢性肺动脉高压。

（6）呼吸机和高呼气末正压。

2. 中心静脉压降低

（1）血容量不足：失血、缺水。

（2）血管扩张。

（3）血管收缩扩张功能失常：败血症。

3. 并发症

（1）疼痛和炎症。

（2）出血。

（3）空气栓塞。

（4）插管部位出现血肿。

（5）气胸。

（6）心律失常。

（7）局部的感染。

【护理要点】

1. 保持测压导管通畅。

2. 注意穿刺点皮肤的护理　定时换药。

3. 防止感染　①监测体温；②当有感染的症状，应立即拔除；③抽血时，应采用无菌技术。

4. 穿刺若误入动脉　应局部压迫止血，防止发生出血和血肿。

5. 穿刺置管时间不宜过长　定时用肝素稀释液脉冲式正压冲管与封管。

6. 监测动脉插管部位远端的循环状态。

（1）评估插管部位周围的皮肤颜色、温度和感觉。

（2）触诊和比较两肢的脉搏，以作评估。

7. 防止空气栓塞。

第二节　呼吸功能监测

【学习目标】

熟悉呼吸功能监测的方法。

【重点难点】

呼吸功能监测的注意事项。

呼吸和循环支持着一个人的生命，因此呼吸功能的支持和治疗是ICU的主要工作，有的ICU甚至配备专门的呼吸道治疗物理师。在ICU内接受呼吸支持治疗的有两类患者：一类是初期复苏成功的患者，另一类是危重患者，由于原发或继发的肺部损害而表现出呼吸功能不全。对于这两类患者，只有努力改善肺的通气和氧合能力，才能使病情好转。因此，ICU的呼吸护理以临床观察，呼吸功能监测，保持呼吸道通畅，及机械呼吸的护理为重点。其中，根据病情观察、血气分析结果及呼吸功能监测指标，来调节呼吸机参数，保持呼吸道通畅，保证 PaO_2 和 $PaCO_2$ 在正常范围，是ICU呼吸监测的重点工作内容。

【目的】

用呼吸功能监测指标，来调节呼吸机参数，保持呼吸道通畅，保证 PaO_2 和 $PaCO_2$ 在正常范围。

【注意事项】

（一）呼吸功能监测的意义

1. 早期检出气道病变。

2. 鉴别阻塞性、限制性通气功能障碍或血管性疾病。

3. 评价药物疗效。

4. 评估胸腹部手术的耐受力。

5. 劳动强度和耐受力的评估。

6. 危重患者的监护。

（二）呼吸运动监测

1. 呼吸频率　成人平静时的呼吸频率约为每分钟16~18次；儿童约为每分钟20次；一般女性比男性快1~2次，如成人RR<6次/min或>35次/min均提示呼吸功能障碍。

2. 呼吸幅度、节律及呼吸周期的呼吸比率。

3. 肺容积和肺容量监测　在呼吸运动过程中，由于呼吸肌运动，引起肺内容纳气量的变化。

4. 肺通气量监测

（1）每分通气量。

（2）最大自主通气量。

（3）肺泡通气量。

5. 呼气末二氧化碳监测　主要测定呼气末CO_2。

第三节　气 道 管 理

【学习目标】

1. 掌握气道管理的护理要点；

2. 熟悉人工气道的分类。

【重点难点】

气道管理的护理要点。

机械通气常用于危重患者的呼吸支持，是抢救严重呼吸衰竭的重要措施，可显著改善气体交换功能。随着机械通气临床研究的深入，人们发现严格、有效、细致地管理人工气道是机械通气治疗重症呼吸衰竭成功的关键之一。在临床实践中，如果对人工气道管理不当，不但影响气道的使用效果，还会招致并发症，甚至导致死亡。

【目的】

人工气道是经口、鼻或直接经气管导管而形成的呼吸道，以辅助患者通气及进行肺部疾病的治疗。

【注意事项】

复苏和生命支持的第一步是确保气道的通畅，这是肺进行气体交换的基础。在危重病的救治中，对气道的评估和管理极为重要。

1. 人工气道 人工气道是指一根通过上呼吸道和喉部结构插入气道的管子，它是整个气道的一部分。

2. 人工气道的种类 包括鼻插管、口插管、气管切开插管。

【护理要点】

（一）预防、发现气管导管内痰痂

1. 气管导管内痰痂的形成 常见于痰液黏稠、量多的患者，而气管导管弯曲度大、管径较细时更易形成痰痂，若患者的气道有出血，则由于血液的凝固性，更易在气管导管壁上形成血性痰痂。

2. 必须保证吸入人体气体的充分加温加湿 对于痰液黏稠的患者，可通过间歇地给予雾化达到稀释痰液的目的。

3. 如患者已出现缺氧紫绀等严重情况时 必须立即更换气管导管，同时以纯氧皮囊辅助通气。

（二）气管导管的固定

1. 在气管切开后的几天内，导管的固定和防止滑脱更为重要 因为此时窦道还未形成，导管的滑出造成再次插入的困难。

2. 鼻插管和口插管时，应注意头部的位置和活动 过度的前曲和后仰都可使气管导管位置不当。头部扭向一侧，容易引起因插管的扭曲而增加气道阻力。

3. 应每班护士交接班时检查插管距门齿的距离 并做好记录。

4. 气管切开者 应注意保证接呼吸机端套管与气管的垂直，否则容易引起气管导管气囊骑跨于窦道而引起难以纠正的漏气。

5. 为了增加患者颈部的受力面积，以减少压迫 可在固定气管导管的绑带外面套以纱布。

（三）吸入气体的湿化

1. 湿化的重要性 使吸入气体的温度达到37℃，相对湿度达到100%。

2. 温度过低则湿化不足，过高则可能引起气道灼伤 现在许多湿化器是通过一个温度探头来反馈加温情况。

3. 所用湿化水必须是灭菌的蒸馏水 而不是雾化时使用的生理盐水。

（四）气管插管气囊的管理

1. 气囊压力 建议气囊压力应介于2.0~3.5kPa（20~35cmH_2O或15~27mmHg）之间。

2. 气囊充气程度。

（1）以不漏气为标准。

（2）较为安全的方法是通过气囊测压表进行气囊充气，每天3次。

3. 选用合适的气管插管和插管位置，妥善固定插管，并经常检查有无松动，防止滑脱。

（五）气道分泌物的清除

1. 咳嗽 咳嗽的机制是由五个独立的机械部分完成的。包括：①深吸气；②吸气暂停；③声门关闭；④胸内压增加；⑤声门开放。

2. 气管内吸引 由于人工气道的存在，患者咳嗽时声门不能有效地关闭，因此不能形成高的肺内压，导致最大呼气流速下降，所以咳嗽的效率大大降低，分泌物必须通过气管内吸引才能从气道排出。但气管内吸引是一种有创操作，如果操作不当，会引起一些并发症甚至危及生命。

（1）气道内吸引的并发症：包括低氧血症、心律失常和肺泡萎陷。

1）低氧血症：许多有人工气道的患者都要吸入一定浓度的氧气。对于这些患者，较高吸入氧浓度对保证充分的氧合是必要的。当吸痰管放入气道内进行负压吸引时，气道内高氧浓度的气体被负压吸除而代之以空气。一些患者可由此引起严重的低氧血症。在吸引过程中出现的低氧血症主要表现为心率的改变。首先是在缺氧初期出现心率增快，缺氧严重时可引起心率减慢，甚至心跳骤停。所以在气道内吸引时，患者若出现心率和心律的改变，应考虑低氧可能性。此时，必须立即停止吸引并重建通气和供氧。在吸引前预先给予高的吸入氧浓度，可以防止吸引时的低氧血症。另外，在气道内吸引时须连续进行经皮血氧饱和度监测，可以增加吸引的安全性。

2）心律失常：气道内吸引引起心律失常的原因有动脉低氧血症引起的心肌缺氧；支气管受刺激引起的迷走神经反射。

3）气道内吸引的上述并发症可以通过以下适当的操作来避免：①吸引前给予 3 分钟纯氧；②限制吸引时间，一般不超过 15s；③加强血流动力学监测和连续的经皮血氧饱和度监测；④封闭式吸痰可以减少低氧血症发生的概率。

4）肺泡萎陷：当吸痰管较粗而人工气道直径偏小时，外周空气不能进入气道内，而肺泡内气体被吸出，从而引起肺泡萎陷。所以，应使用比人工气道直径更小的吸痰管。一般来说，吸痰管的直径应小于人工气道内径的一半。

（2）气道内吸引对气道黏膜的损伤：

1）吸痰管：理想的吸痰管应该有下述特性：①材质对气道黏膜的创伤小；②通过人工气道时的摩擦阻力小；③管的末端光滑并有多个侧孔，能防止气道黏膜损伤；④无菌，临床上应使用一次性吸痰管。

2）在吸痰管的近端开一个孔，可以使操作者通过它控制吸引的进行和中断。当用拇指将孔堵住时，负压传递至吸痰管的末端；拇指松开时，气体从吸痰管近端的开孔进入，负压不能传递至管的末端，吸痰中止。显然，吸痰管近端开口的直径应大于吸痰管的内径，这样才能确保当吸痰管的近端开孔被堵塞后再开始吸引。

3）气道黏膜水肿和出血：当负压超过 -16kPa（-120mmHg）时，容易出现这类损伤。即使合适的负压水平也不能完全避免这种损伤。吸痰管侧孔的存在能很好地避免这种损伤，因为它使过高的负压得以分散，但侧孔有时被黏痰阻塞而降低了安全性。实际操作中，吸痰的技术、频率和负压的高低，比吸痰管的类型更为重要。

第四节 机械通气

【学习目标】

1. 掌握机械通气的护理要点；
2. 熟悉机械通气的适应证。

【重点难点】

机械通气的护理要点。

机械通气是利用呼吸机把气体送入及排出肺部的一种技术。

【目的】

1. 增进通气效果。
2. 增进供氧效果。
3. 减低“呼吸功”。

【注意事项】

1. 适应证

（1）急性呼吸衰竭，自主呼吸消失或微弱需抢救的患者：如电击、窒息、颅脑外伤等。

（2）慢性呼吸衰竭出现严重缺氧和二氧化碳潴留或急性发作发生肺性脑病者。

（3）胸部和心脏外科手术后或严重胸廓创伤。

2. 禁忌证 气胸、纵隔气肿、胸腔积液、肺大疱、大咯血、休克及心肌梗死等。

【护理要点】

1. 生命体征监测 观察患者机械通气后生命体征的变化情况，包括中枢神经功能、循环功能、胃肠功能、肾功能等。

2. 呼吸功能监测 观察气道压力、呼出潮气量、血氧饱和度等指标，进行动脉血气分析，综合评估通气氧合和酸碱状态，同时通过听诊肺部呼吸音，判断气道通畅情况，适时清除气道分泌物，并观察分泌物量、色、性状和味。进行合理胸部物理治疗，促进排痰和呼吸功能恢复。

3. 呼吸机的监测 观察呼吸机能否正常工作，各种设置有无异常变动；保持管道连接紧密，各种导线、传感线无松脱；保持湿化器内湿化液在正常刻度范围内，并观察管道内积水避免其阻塞通路或反流入患者气道；观察机械通气中的报警并作相应处理，观察有无机械通气相关并发症发生，观察撤机过程中患者有无不耐受指征。

4. 其他 维持水和营养平衡；采取合理体位促进呼吸；合理安排鼻饲与吸痰，防止反流与误吸；做好患者的口腔卫生护理；与患者建立良好的沟通交流方式，促进交流；做好健康指导工作，向患者及家属解释机械通气的目的、过程，取得配合。

第五节　镇 静 镇 痛

【学习目标】

1. 掌握镇静镇痛的护理要点；
2. 熟悉镇静镇痛的注意事项。

【重点难点】

镇静镇痛的护理要点。

疼痛是受到伤害性刺激时产生的感受性反应，人类健康受到威胁的一种讯号，是一种防御和保护的生理机制。患者在很多时候会经历疼痛，外科手术、创伤、各种器官疾病、各种治疗需要的插管，都会引起不适和痛楚。手术后神志未恢复或神志不清的患者，无法有效沟通，疼痛的情况通常被低估，常令患者得不到足够的止痛药或照顾。

【目的】

1. 消除或减轻患者的疼痛及躯体不适感，减少不良刺激及交感神经系统的过度兴奋。
2. 帮助和改善患者睡眠，诱导遗忘，减少或消除患者在治疗期间的痛苦记忆。
3. 减轻或消除患者焦虑、激惹甚至谵妄　防止患者的无意识行为干扰治疗，保护患者的生命安全。
4. 降低患者的代谢速率　减少其氧需氧耗。
5. 对危重的患者，诱导并维持一种低代谢的“休眠”状态，尽可能地减少各种炎性介质的产生和释放，减轻细胞与器官损伤。
6. 镇痛镇静治疗中，镇痛是基础，镇静是在镇痛基础上帮助患者克服焦虑，增加睡眠和遗忘的进一步治疗　治疗之前应尽量明确患者产生疼痛及焦虑、激惹等症状的原因，尽可能采用各种非药物手段，祛除或减轻一切可能的影响因素。

【注意事项】

1. 患者特别容易感觉疼痛的原因

（1）焦虑：患者面对严重的疾病，对未来的未知，甚至面对死亡。

（2）失去控制能力：隐私被侵犯，因为疾病，角色功能丧失，肢体受约束，不能照顾自己。

（3）不能沟通：无法言语，与家人分离，因为知识，误解，不能与医护人员沟通。

（4）对病房环境恐惧：病区充满监测仪，呼吸机，各种各样仪器。

（5）对陌生环境感受扭曲：意识混乱，失去定向感，甚至出现幻想、妄想。

2. 疼痛引起的不良反应

（1）紧张失眠、焦虑、内分泌失调，钠、水潴留。

（2）呈压力状态：血糖升高，肾上腺分泌增加。

（3）脉搏、血压、周围血管阻力升高，耗氧量增加，二氧化碳增加。

（4）潮气量，肺功能性残余气量减少。

（5）影响咳嗽：导致痰积聚，肺不张和肺炎。

（6）运动减少：引起四肢深层静脉血栓形成。

（7）胃肠道蠕动减少：导致胃肠胀气。

（8）后遗症：产生幻觉、妄想、现实扭曲。

（9）延长创伤后压力后遗症。

（10）免疫功能减弱。

【护理要点】

（一）准确评估疼痛程度

1. 患者的主诉是黄金标准。

2. 选择合适的疼痛评估量表。

3. 避免评估的偏差性。

（二）选用恰当的镇痛镇静措施

1. 祛除或减轻导致疼痛焦虑和躁动的诱因　①精神因素；②环境因素；③身体因素。

2. 遵医嘱予镇痛镇静治疗　冷敷、热敷、按摩、改变卧位、活动肢体、呼吸调整、分散注意力等。

3. 根据镇痛镇静效果不断调整用药剂量　在采取了镇痛镇静措施后应及时观察；评估镇痛镇静的效果，并根据疗效制订下一步的治疗护理措施，以达到满意的治疗目的。

4. 镇静过程中　实施每日唤醒计划。

（三）观察及处理不良反应及并发症

1. 呼吸抑制　患者可能表现为呼吸频率减慢、幅度减小、缺氧和（或）二氧化碳蓄积等。加强呼吸道护理，缩短翻身拍背的间隔时间，酌情给予背部叩击治疗和肺部理疗，结合体位引流，促进呼吸道分泌物排出。

2. 过度镇静　选用 RASS 评分表进行镇静评分，维持 RASS 评分 0~2 分，避免过度镇静。

3. 尿潴留　尽量避免镇痛药物和镇静药物同时使用，给患者安排合理的排尿时间和良好的空间。诱导自行排尿可采用流水诱导法、热水冲会阴部法、膀胱区按摩法。诱导失败时可采用导尿，对于难以缓解的持续尿潴留患者可考虑更换镇痛药物。

4. 恶心呕吐　轻度恶心者选用甲氧氯普胺、氯丙嗪。重度恶心呕吐应按时给予止吐药。对呕吐的患者应注意是否伴有便秘并及时解除持续性重度恶心。

5. 便秘　病情允许的情况下应建议患者多饮水进食富含纤维素的食物，必要时适量使用缓泻剂，重度便秘时可选择强效泻药或予灌肠。

6. 低血压　在镇痛镇静治疗期间应严密监测血压、中心静脉压、心率、心律，尤其给予负荷剂量时，应根据患者的血流动力学变化调整给药速度，并适当进行液体复苏治疗，力求维持血流动力学平稳，必要时应给予血管活性药物，一旦出现低血压应查明原因，进行针对性处理。

7. 皮肤瘙痒　出现皮肤瘙痒，应注意皮肤卫生，避免搔抓摩擦、强刺激性外用药强碱性肥皂等不良刺激，选择松软的棉质内衣，对于轻度瘙痒，给予适当皮肤护理。

第六节　营 养 支 持

【学习目标】

1. 掌握营养支持的目的及适应证。

2. 熟悉营养支持的适应证。

【重点难点】

营养支持的护理要点。

机体在严重应激状态下的代谢主要表现为高分解代谢，以尿素氮排泄增加为特征，其程度与感染及创伤的严重程度密切相关。ICU中重症患者常处于高分解代谢状态，患者热量、蛋白质和其他营养物质需要通过临床营养来补充。临床营养包括胃肠外营养和胃肠内营养，两者互为补充，纠正已存在的营养不良，改善患者代谢状态，为治疗创造有利条件。

【目的】

1. 胃肠外营养（PN）　系指通过静脉途径提供完全和充足的营养素，以维持机体正氮平衡，预防和纠正热量及蛋白质缺乏所致的营养不良，增强患者对严重创伤的耐受力，加速伤口愈合，促进患者康复。如果患者所需的全部营养物质均经静脉途径提供，则称之为完全胃肠外营养。

2. 肠内营养（EN）　是经胃肠道用口服或管饲来提供、补充代谢需要的营养基质及其他各种营养素的营养支持方法。营养供给途径的选择通常是根据疾病的性质、患者的状态由医生决定。如果患者胃肠道功能良好，一般优先考虑给予肠内营养。肠内营养是一种比较符合生理性的喂养途径，避免了中心静脉插管及其可能带来的并发症，并且相对比胃肠外营养便宜、安全、经济、高效、符合生理功能。另外，理论上肠内营养还可在一定程度上减低系统性炎症反应，防止肠道黏膜的萎缩，减少细菌移位的发生。

【注意事项】

（一）胃肠外营养

1. 适应证

（1）术后至少5天不能经口或鼻胃管进食者。

（2）短肠综合征、消化道瘘、炎性肠道疾病和重症急性胰腺炎等消化道疾病患者。

（3）多发性内脏损伤、严重创伤和烧伤等患者。

（4）骨髓移植者。

（5）妊娠剧吐或神经性厌食者。

（6）接受强烈化疗或放疗者。

（7）围手术期者。

2. 禁忌证

（1）患者的消化道功能正常，并可以充分利用。

（2）严重水、电解质、酸碱平衡失常或并发休克者。

（二）肠内营养

1. 适应证

（1）胃肠道疾病：包括短肠综合征、胃肠道瘘、炎性肠道疾病、胰腺疾病、结肠手术与诊断准备等。

（2）不能或不宜经口摄食时：不能经口摄食的情况包括手术、肿瘤、创伤后或口腔、咽喉、食道炎症时；经口摄食不足的情况包括大面积烧伤、创伤、甲状腺功能亢进、癌症及化疗或放疗、脓毒血症，厌食、抑郁、蛋白质和热量营养不良、恶心、呕吐等；禁忌经口摄食的情况包括中枢神经系统紊乱、脑血管意外、昏迷、颅内肿瘤以及咽反射丧失等。

2. 禁忌证

（1）年龄小于3个月的婴儿。

（2）肠梗阻、上消化道出血、顽固性呕吐、腹泻急性期、腹膜炎及其他严重腹腔内感染。

（3）小肠广泛切除后。

（4）空肠瘘。

（5）严重吸收不良综合征。

（6）症状明显的糖尿病或接受高剂量类固醇药物治疗的患者。

【护理要点】

（一）胃肠外营养

1. 导管护理

（1）严格无菌操作：用安尔碘消毒导管入口处、导管及穿刺点周围皮肤，清除穿刺点周围皮肤上的血迹。

（2）置管口处的消毒透明贴膜每周更换1次，贴膜必须紧贴皮肤铺平，导管入口处最好在薄膜中部，如果潮湿或密闭不严，应及时更换。

（3）观察穿刺点周围皮肤有无红肿、脓点、破溃及分泌物。

（4）调整好导管位置，保持导管不打折，若导管滑出，不可将导管直接送入体内。

（5）每天更换输液导管1次，应采用密闭式输液系统，忌用开放式输液吊瓶，防止液体污染；更换输液管道时，用导管上的管夹将管夹紧，严防空气进入；静脉导管与输液管道连接处用安尔碘消毒，接口处注意拧紧，防止松脱、漏液。

（6）导管一般不作抽血、输血和测中心静脉压等他用：以防导管堵塞与污染。

（7）当胃肠外营养结束或导管堵塞，或怀疑导管感染时，应及时拔除导管：拔管时应先消毒局部皮肤，拆除缝线，拔出的导管用无菌剪刀剪下尖端（长1~2cm）送细菌和真菌培养。拔管后，穿刺口局部用安尔碘消毒，同时按压5min，防止空气沿导管入口进入，产生气栓，然后局部用无菌敷料压24h。

2. 输液时的护理　根据营养液的量，计算出每小时用量，有条件的最好用装有报警系统的输液泵控制输液速度。输液时应检查接口有无松脱或破裂。输注过程中，应观察患者反应，包括有无口渴、多尿、昏迷等，由于葡萄糖输注过多或过快而引起的高血糖临床表现[葡萄糖的输入速度一般为0.5/(kg·h)],有无面色潮红、恶心、呕吐、氨基酸过敏、关节痛、头痛等症状。应注意观察患者生命体征,如发现原因不明的发热,应及时排除导管感染的可能。每天结束输注时,应用生理盐水肝素钠溶液5ml封管(250ml生理盐水加25mg肝素钠)。

3. 临床监测　准确记录患者24h的出入液量;定时监测血糖、电解质,胃肠外营养开始后3d内每天1次,以后每3d一次;定时测定肝肾功能,评定营养状况。

4. 并发症护理　中心静脉插管常见的并发症有气胸、血胸、血栓、颈部皮下气肿等,因此应严密观察患者病情变化与置管局部情况,及时发现处理。与中心静脉输液有关的常见并发症有败血症、血栓性静脉炎、代谢性并发症及肝胆系统损害等。

(二)肠内营养

1. 喂养管的护理

(1)妥善固定导管:注意观察导管出鼻孔或皮肤处的标记变化,防止导管移位、脱出,每天更换固定用胶布1次。

(2)保持喂养管的通畅:每次输注前后均用温开水30ml冲洗管道,连续输注营养液时,应每隔4~6h用无菌水冲洗喂养管1次,防止营养液或研碎的药物堵塞管腔。

(3)胃造口及空肠造口处的敷料:应每隔2~3d更换1次,换药时注意缝线有无松动、皮肤有无感染及渗液等不良情况。

(4)每天更换输注管道1次:管道接头处应保持无菌。

(5)应用聚氨酯材料的喂养管:患者耐受性好,可每个月更换1次,但如果堵塞不通,应及时更换。

(6)注意保持喂养管外端的清洁,并经常轻轻移动,避免因长时间压迫食管而导致溃疡。

2. 营养液配制和输注护理

(1)配制营养液:应按照医嘱严格执行。

(2)配制营养液时应严格无菌操作:应在专门的配制室进行,有条件的可在层流房间,定期用物理或化学方法消毒。配制人员操作前洗手,并更换无菌工作服,戴口罩帽子。

(3)营养液最好现配现用:配好的营养液如果暂时不用应放入4℃冰箱保存,时间不超过24h。

(4)营养液输入体内时的温度应保持在40℃左右:加温点是在营养液进入营养管的接头处,可用加热器加温。

(5)严格控制输注速度:开始行肠内营养时宜慢,40~60ml/h,以后可每天增加25ml/h,最大速度为125ml/h。输注时应观察患者有无腹痛、恶心、呕吐、腹胀等症状。如果患者不能耐受,应及时减慢速度或遵医嘱停止输注。

(6)滴注前检查营养液是否变质:连续滴注时每次用量的悬挂时间不超过8h。

3. 患者的护理

(1)在进行管饲前,评定患者的营养状况。

(2)胃内输注时,对于年老体弱、卧床或意识改变的患者应取头高30°卧位,减少误吸和反流的发生率。

(3)对于年老体弱及儿童患者,特别要注意有无胃潴留。

（4）保持口腔卫生，每天进行2次口腔护理，观察有无并发腮腺炎、口腔溃疡等，如果发生，应及时处理。

（5）准确记录出入液量，检查液体和电解质的平衡状况。

（6）对建立人工气道的患者行管饲时，应将气囊充气，以预防食物反流，造成误吸，观察痰液中有无营养液成分。

（7）观察输注过程中有无恶心、呕吐、腹痛、腹胀等胃肠道症状，如有异常及时报告医生处理。

4. 并发症及防治　肠内营养的成效取决于膳食、投给途径与方式的选择是否恰当，如不恰当，可影响患者的耐受性，并产生不良的并发症。肠内营养的并发症有几方面，即机械性并发症、胃肠性并发症、代谢性并发症。

第七节　血 气 分 析

【学习目标】

1. 掌握血气分析的护理要点；
2. 熟悉血气分析的正常值。

【重点难点】

血气分析的护理要点。

人体细胞生活在一个稳定和受控制的内在环境，一切体内的生化物质都要维持在特定的水平内，身体的各种功能才能正常地运转。体内的生化物质可包括H^+、O_2、CO_2、HCO_3^-。如果这些物质的水平改变，身体各种功能就会失衡。

【目的】

血气分析既动脉血气，是一种测量动脉血液内化学物质的检验项目。

【注意事项】

（一）适应证

1. 急性呼吸困难，气喘，心跳过速。
2. 不明原因的急性神志不清。
3. 急性呼吸窘迫、呼吸衰竭。
4. 患者正接受机械通气。
5. 作为手术前评估。
6. 作为心肺复苏后评估。

（二）血气正常值酸碱值

1. 人体酸碱正常值7.35~7.45；pH<7.35为酸中毒；pH>7.45为碱中毒。
2. 二氧化碳分压（CO_2分压）正常值：35~45mmHg（4.7~6kPa）。

3. 碳酸氢根（HCO_3^-）　实际碳酸氢盐为直接测得的血样本的实际 HCO_3 的含量、范围：22~28mmol/L。

4. 剩余碱（BE）正常值　0+/~2。

5. 动脉氧分压（PaO_2）正常值　75~100mmHg。

6. 动脉血氧饱和度（SaO_2）正常值　>95%。

【护理要点】

（一）留取动脉血气分析护理要点

1. 消毒面积应较静脉穿刺范围大，严格执行无菌操作预防感染。

2. 穿刺部位　应当按压至不出血为止。

3. 若患者饮热水、洗澡、运动　需休息 30min 后再取血，避免影响检查结果。

4. 标本内不得混有空气。

5. 标本立即送检，以免影响结果。

6. 如患者凝血功能异常或正在服用抗凝剂　压迫止血的时间要延长 15min，压迫至不出血为止。有出血倾向者慎用。

（二）并发症的护理

1. 出血或血肿

（1）注意观察血肿的肿胀范围，有无扩展：若压迫止血无效时可采用加压包扎，局部加压止血 5~10min；或用小沙袋压迫止血至少 20min，直至不再出血。

（2）严重凝血机制障碍者：应尽量避免动脉穿刺，发生血肿后可采用局部湿、热敷，24h 内采用冷敷使局部血管收缩利于止血；24h 后采用热敷促进局部血液循环利于血肿吸收；如发生穿刺口大出血，应立即让患者平躺于床上，戴无菌手套，用无菌纱布或棉垫按压穿刺口，直至不再继续出血；出血量大的患者可遵医嘱输注血制品；叮嘱患者和家属，动脉采血后勿过早下床活动。

（3）如采血部位为股动脉：咳嗽动作会增加腹内压导致出血，应压迫穿刺局部后再咳嗽，并勿用力过猛。

2. 筋膜间隔综合征及桡神经损伤

（1）一旦发生后：应尽快止痛，以减轻患者的痛苦。

（2）可应用利多卡因行臂丛神经阻滞麻醉，效果较好：必要时可以反复给药；也可以给予止痛药，如曲马多等。

（3）注意对比观察双侧肢体血运、感觉、运动情况：如肢体双侧温差在 3℃以上，皮肤颜色苍白，感觉异常，运动障碍，及时请骨科医生作相应处理。

（4）如果上述保守治疗无效时：可行筋膜间室压力测定（正常值为 0~8mmHg），当筋膜间室压力大于 30mmHg 时，应通知医生，可采取筋膜间室切开减张术，以免造成不可逆的损伤。

3. 假性动脉瘤形成　若动脉穿刺未成功，则拔针暂停穿刺，热敷局部血管，待痉挛解除后再行动脉穿刺。

4. 血栓形成　减少同一穿刺点的穿刺次数；拔针后，压迫穿刺点的力度要适中，应做到伤口既不渗血，动脉血流又保持通畅；压迫时指腹仍有动脉搏动为宜。必要时遵医嘱行溶栓治疗。

5. 穿刺困难

（1）采用垂直固定法固定血管：以增加动脉穿刺的成功率。

（2）对于脆性增加的血管，在穿刺操作时，动作要轻柔而仔细：找血管不宜过快、过猛、宜缓慢进行，更不能在同一位置上反复多次穿刺，以防内出血。

（3）对于血液高凝的患者：注意使注射器及针头有效抗凝，确认穿刺成功后迅速回抽血液，以防血液凝固而阻塞针头，造成采血失败。

第七篇　肿瘤科护理专业理论

肿瘤科专科护理思维导图

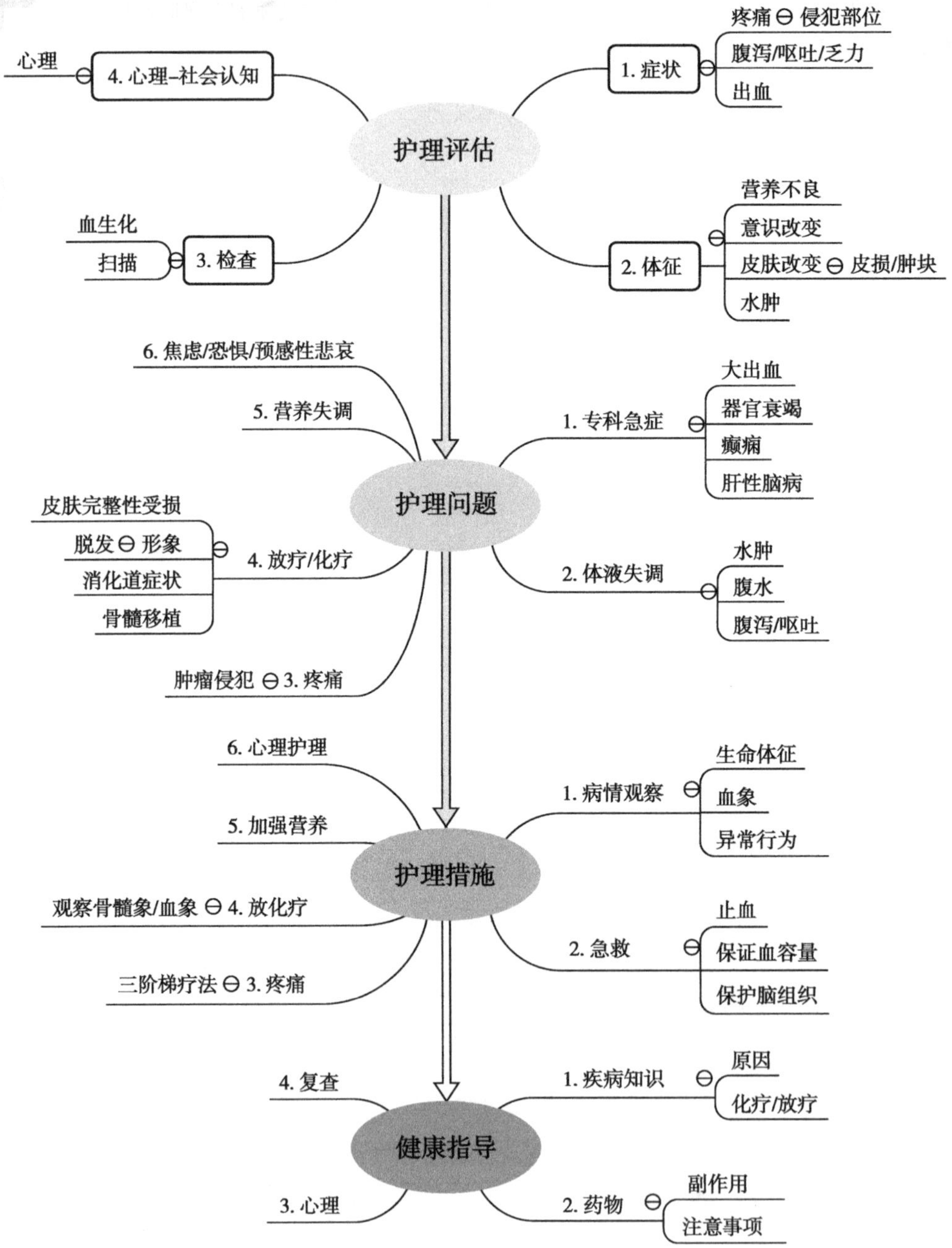

第一章　鼻　咽　癌

【学习目标】

1. 掌握鼻咽癌患者的护理评估、处理原则、护理措施及健康教育。
2. 掌握鼻咽癌的发病原因、症状、体征。
3. 熟悉鼻咽癌的相关实验室检查。

【重点难点】

鼻咽癌患者的护理措施。

【案例介绍】

患者，女，61岁。门诊以“鼻咽恶性肿瘤”收入我院。查鼻咽+腮腺MR示鼻咽右侧壁异常改变，鼻咽癌。双侧颈动脉鞘旁一稍肿大淋巴结。完善检查后拟行放化疗。患者精神、食欲、睡眠一般，大小便如常，体力下降，体重无变化。

鼻咽癌是指发生于鼻咽腔顶部和侧壁的恶性肿瘤。是我国高发恶性肿瘤之一，发病率为耳鼻咽喉恶性肿瘤之首。发病有明显种族、地区和家族聚集现象，广东是世界最高发的地区。

【发病原因】

鼻咽癌目前较为确定的因素为EB（epstein barr）病毒感染、遗传因素、接触化学致癌物质等。

【临床表现】

1. 症状

（1）涕血和鼻出血：最常发生在早晨起床吸鼻后痰中带血或擤鼻后涕中带血。大出血是晚期鼻咽癌患者死亡的主要原因。

（2）鼻塞：同侧后鼻孔与鼻腔后的堵塞。大多数呈单侧，日益加重。

（3）耳部症状：单侧性耳鸣或听力减退、耳内闭塞感是早期鼻咽恶性肿瘤症状之一。

（4）头痛：为常见初发症状，多表现为单侧持续性疼痛，部位多在额部、颞部或枕部。

（5）眼部症状：主要表现为视力障碍、视野缺损，复视，眼球突出及活动受限，神经麻痹性角膜炎。

（6）脑神经症状：面部皮肤麻木感，检查为痛觉和触觉减退或消失；舌肌萎缩和伸舌偏斜；迷走神经、舌咽神经受损，表现为声音嘶哑和吞咽困难。

（7）颈部肿块：颈部肿大之淋巴结无痛、质硬，早期可活动，晚期与皮肤或深层组织粘连而固定。

2. 体征

（1）鼻咽部肿物：分为结节型、浸润型、菜花型、黏膜下型和溃疡型。

（2）颈部淋巴结肿大：多为颈深上淋巴结肿大，为单侧或双侧。

（3）脑神经损害：常见为三叉、外展、舌下、舌咽、动眼神经受损。

【实验室及相关检查】

1. 鼻咽镜检查　对诊断极为重要。鼻咽纤维镜或电子鼻咽纤维镜检查是检查鼻咽部最有效的现代工具。

2. 病理检查　细胞学检查对转移性鼻咽癌的诊断是非常有价值的。

3. CT 扫描及磁共振（MRI）检查。

4. EB 病毒壳抗原 -IgA 抗体检测　鼻咽癌患者血清中以 EB 病毒壳抗原 -IgA 抗体（VCA-IgA 抗体）升高最为显著。

【处理原则】

1. 处理原则　鼻咽癌的首选治疗手段是放射治疗。早期病例可单纯体外放疗或以体外放疗为主，辅以近距离腔内后装放疗。晚期患者可放疗加化疗。其他辅助治疗有中药、免疫增强剂和生物调节剂。

2. 方法

（1）放射治疗：分外照射治疗和近距离放射治疗。

1）外照射治疗

常规放疗：采用直线加速器的高能 X 线或 ^{60}Co 做外照射。一般情况下宜行连续性照射，每周 5 次，每次 200cGY，总量 TD6000~7000cGY/6~7 周。

调强适形放疗（IMRT）：IMRT 技术保证肿瘤靶区得到足量照射，同时可有效地保护周围正常组织，因此鼻咽癌比较适合采用调强适形放疗。

2）近距离放射治疗：是目前鼻咽癌残留病灶最常见的治疗方法，具有不良反应小、疗效较好、操作简单的特点，适合外照射的补充治疗。

（2）化学疗法：对复发或转移性鼻咽癌，化学治疗是重要的手段。常用的联合化疗有 PF 方案（顺铂 + 氟尿嘧啶）方案，局部晚期鼻咽癌诱导化疗为 DCF 方案（多西他赛 + 顺铂 + 氟尿嘧啶）方案。

（3）手术：对于部分放疗后鼻咽或颈部残留或复发的病灶是一种有效的补救措施。

【护理评估】

1. 评估患者既往基础疾病的情况　发病前有无明显的诱因，有无遗传史、家族类似病例及 EB 病毒感染。

2. 评估患者生命体征、意识状态、营养状况、判断有无鼻部出血及头痛、听力、视力改变。

3. 评估头痛程度、次数　观察头部疼痛的性质具体部位，有无远处转移。

4. 评估患者的心理状况　有无紧张、焦虑、烦躁不安等。

【护理诊断】

1. 焦虑　与健康状况和日常生活改变有关。
2. 口干　与头颈部接受放射治疗有关。
3. 口腔黏膜障碍　与头颈部接受放化疗有关。
4. 皮肤完整性受损　与放射治疗照射局部皮肤有关。
5. 潜在并发症　鼻出血与肿瘤浸润有关。

【护理措施】

1. 一般护理

（1）注意保持生活环境卫生：室内空气应保持清洁干燥。头颈部不要受日晒和寒风的刺激。

（2）注意养成良好的生活习惯：患者必须戒烟戒酒，不吃过冷、过硬和过热的食物。

（3）进食温凉、低盐、清淡、高蛋白、低脂肪、富含维生素的无刺激性软食，如肉泥、菜泥、果泥，忌烟酒，忌食煎、炸、辛辣、过硬、过热、过酸、过甜的刺激性食物，以保护口咽部黏膜。

（4）可根据体质恢复情况，参加适宜的活动：如练气功、散步以增强体质，使身体保持最佳状态。但要循序渐进，量力而行，同时注意多休息，不宜过度劳累。

（5）心理护理：让患者做好与疾病打持久战的准备，减少恐惧和紧张的情绪，配合治疗。

2. 病情观察及处理

（1）密切观察患者有无恶心、呕吐：轻者可根据医嘱给予健胃、镇静药，症状重者要及时与医生联系，必要时根据医嘱给予补液治疗。

（2）密切监测患者的血象：白细胞计数 $<3\times10^9$/L 时，应暂停放化疗；$<1\times10^9$/L 时，予保护性隔离。免疫力低下患者，指导患者避免去公共场所，避免接触感冒或病毒感染者，以免并发严重的感染。

（3）观察患者有无发生鼻咽出血：少量出血时，指导患者勿用手抠鼻，以免加重出血。大出血者应施行后鼻孔填塞压迫止血，并遵医嘱给予止血剂，必要时请耳鼻喉科医师会诊，行外科治疗。出血时，头侧向一边，防止窒息。

3. 化疗的护理　详见第八章第三节化疗护理。

4. 放疗的护理　详见第八章第一节放疗的护理。

【健康指导】

注意气候变化，预防感冒，保持鼻及咽喉卫生，避免病毒感染。尽量避免有害烟雾吸入，如煤油灯气，杀虫气雾剂等，并积极戒烟、戒酒。放疗前要常规拔除深度龋齿和残根，待伤口愈合 10~14 天方可行放疗。放疗后 3 年内禁止拔牙，如确需拔牙应加强抗感染治疗，以防放射性骨髓炎的发生。坚持终身行鼻腔冲洗。在放疗期间和放疗结束后 3~6 个月，仍应坚持做颈部旋转运动和张口运动训练，防止颞颌关节功能障碍。嘱多饮水，保持口腔湿润。加强口腔卫生，每日漱口 4~5 次，推荐使用含氟牙膏，建议每年清洁牙齿 1 次。

第二章 肺　　癌

【学习目标】

1. 掌握肺癌的病因、临床表现、处理原则、护理评估、护理措施。

2. 熟悉肺癌常用化疗药物、靶向药物的相关知识。

【重点难点】

肺癌患者的护理措施。

【案例介绍】

患者，男，55 岁。因“咳嗽伴胸闷 1 个月余”入院。患者入院后行胸部 CT 示右肺占位，完善检查后拟行化疗。

原发性支气管肺癌简称肺癌（lung cancer），是指原发于支气管黏膜和肺泡的恶性肿瘤。肺癌是当今世界最常见的恶性肿瘤之一，也是对人类健康与生命危害最大的恶性肿瘤。

【病因】

1. 吸烟　烟草的烟雾中包含有多环芳香烃、亚硝酸、芳香胺等致癌源。长期吸烟可导致支气管黏膜上皮细胞增生，诱发鳞状上皮癌或未分化小细胞肺癌。

2. 职业致癌因子　从事接触石棉、无机砷化合物、二氯甲醚、氯乙烯、煤烟、焦油、石油及电离辐射者，其肺癌发病率高。

3. 空气污染　包括室内小环境（被动吸烟、煤焦油、烹调产生的致癌物质）和室外大环境（汽车废气、工业废气、公路沥青）污染。

4. 营养与饮食　维生素 A 为抗氧化剂，可直接干扰癌变过程。

5. 其他　结核病、病毒感染、真菌霉素（黄曲霉素）、机体免疫功能下降、内分泌失调以及家族遗传等因素对肺癌的发病也可能起到一定的作用。

【临床表现】

1. 早期临床表现

（1）咳嗽：通常为肺癌的首发症状。

（2）咯血：多见中央型肺癌。常表现为痰中带血或少量咯血。

（3）胸痛：表现为持续性、不规则的胸部钝痛或隐痛。

（4）胸闷气短：多出肿瘤阻塞气道或并发肺炎、肺扩张以及胸腔积液导致。

（5）体重下降：与肿瘤毒素、感染、疼痛、侵性消耗等因素引起患者食欲下降、进食减少有关。

（6）发热：以低热多见，偶有高热。

2. 晚期临床表现

（1）上腔静脉综合征（superior vena caval syndrome，SVCS）：是由于肿瘤本身或其转移的淋巴结病灶压迫上腔静脉，甚至在上腔静脉内部形成血栓，使上腔静脉回流受阻引起的阻塞综合征。患者表现为颜面部（特别是眼睛）、颈部、双上肢水肿以及胸前部淤血和静脉曲张，同时伴有面部潮红、咳嗽、头痛、流泪、呼吸困难等症状。

（2）Horner 综合征：见于肺尖部的肿瘤，压迫位于胸廓上口的器官或组织而引起的患侧上眼睑下垂、瞳孔缩小、眼球内陷组成的三联症。

（3）中枢神经系统转移：表现为头痛、呕吐、眩晕、共济失调、偏瘫、颅内压增高。

（4）骨转移：常见肋骨、脊柱、骨盆转移，表现为局部的疼痛及压痛。

（5）肝转移：表现为肝肿大、腹水、黄疸、肝区疼痛。

【实验室及其他检查】

1. 细胞学检查　非小细胞肺癌痰脱落细胞学检查阳性率达 70%~80%。

2. 影像学检查　X 线、CT 能检查肺癌的部位、大小，磁共振（MRI）能明确肿瘤大血管的关系，但不易发现小病灶。

3. 纤维支气管镜　有助于确定病变范围。

【处理原则】

1. 肺癌综合治疗的原则

（1）小细胞肺癌：局限期放化疗结合为标准治疗，广泛期则以化疗为标准治疗。

（2）非小细胞肺癌：早期非小细胞肺癌以手术治疗为主，但对于不愿手术或因其他内科疾病无法耐受手术者，采取放化疗结合也可取得较好疗效。晚期患者以放化疗综合治疗为主。

2. 治疗方法

（1）手术治疗

（2）化学治疗：小细胞肺癌临床常用的方案有

1）FP：依托泊苷（VP-16）+ 顺铂（DDP）。

2）CE：依托泊苷（VP-16）+ 卡铂（CBP）。

3）CAV：环磷酰胺（CTX）+ 多柔比星（ADM）+ 长春新碱（VCR）。

4）盐酸伊立替康（CPT-11）+ 顺铂（DDP）。

（3）放射治疗：对小细胞肺癌效果较好，其次为鳞癌及腺癌。放疗对控制骨转移性疼痛、脊髓压迫、上腔静脉阻塞综合征、支气管阻塞及脑转移引起的症状有较好的疗效。

（4）生物反应调节剂（BRM）：为辅助治疗方法，能增加机体对放、化疗的耐受性，提高疗效。如干扰素、转移因子等。

（5）靶向治疗药物：如表皮生长因子受体酪氨酸激酶抑制剂（EGFR-TKI），包括吉非替尼（gefitinib）或厄洛替尼（erlotinib）等。

【护理评估】

1. 评估患者既往基础疾病的情况　发病前有无明显的诱因，有无吸烟史、家族类似病例。

2. 评估患者生命体征、意识状态、营养状况、皮肤和黏膜情况，判断呼吸型态和脱水程度。

3. 评估咳嗽、咳痰、气促的程度，观察痰的量及性状。

4. 评估患者的心理状况　有无紧张、焦虑、烦躁不安等。

【护理诊断】

1. 低效性呼吸性形态　与肿瘤阻塞支气管、呼吸道分泌物滞留、肺换气功能降低有关。

2. 胸痛　与肿瘤侵犯胸膜层，肿瘤生长侵犯神经、肿瘤压迫有关。

3. 腹泻　由化疗药物对胃肠道刺激引起。

4. 潜在并发症：出血、上腔静脉压迫综合征　与癌肿破溃、癌肿压迫微血管引起破裂、癌肿压迫上腔静脉有关。

【护理措施】

1. 一般护理　指导患者有效咳嗽，鼓励自行排痰，并为其叩背排痰，指导其进易消化、高蛋白的饮食，多吃新鲜的蔬菜和水果。遵医嘱行雾化吸入，指导其多饮水。

2. 病情观察及处理　①严格观察生命体征。②观察患者呼吸道症状，包括咳嗽、咳痰，及痰液的颜色、量及性状；有无咯血的早期症状、如喉痒、胸闷、咳嗽等，及时通知医生处理。咯血过程中如患者突然出现窒息的表现，应立即取头低脚高位，头偏向一侧，或取患侧卧位，轻拍患者背部，迅速用吸引器吸出血痰，必要时做气管插管或气管切开或支气管镜下吸出积血。③高浓度吸氧时观察用氧效果，防止氧中毒的发生。④对于出现上腔静脉压迫综合征的患者，表现为颜面部、颈部、双上肢水肿者，禁止选用上肢静脉输液，应选用下肢静脉输液，以免增加上肢静脉血容量而加重压迫症状。

3. 专科用药护理

（1）使用化疗药物时的护理：措施详见第八章第三节化疗的护理。

（2）使用靶向药物时：指导患者保持皮肤的清洁。勿搔抓，用温水清洗皮肤，勿使用刺激性的清洁剂，注意防晒，严重者酌情减量或暂停治疗。

4. 胸痛的护理　指导患者咳嗽、深呼吸及变换体位时用手或枕头护住胸部。疼痛明显时可遵循三阶梯止痛治疗原则使用止痛剂。

5. 心理护理　消除患者顾虑，减轻悲观绝望心理，多与其沟通，了解其内心的想法，动员家属多关心患者。消除敏感多疑心理，在需要让患者了解其病情以配合治疗和护理的情况下，谈话要注意语言措辞的谨慎和婉转，避免或减轻给患者心理造成的不良刺激。

【健康指导】

指导患者严格戒烟，避免被动吸烟。保持室内空气新鲜，定时开窗通风，避免接触煤烟、油烟污染，避免易产生致癌因素的环境及食物。教会患者用手按压术侧胸壁，吸气时两手放松，咳出时再紧按胸部，以减少术侧胸部的震动。若胸部有引流管，咳嗽前应注意先夹住引流管。坚持治疗，定期复查。若出现疲乏、体重减轻、咳嗽加重或咯血时应随时就诊。

第三章 胃 癌

【学习目标】

1. 掌握胃癌患者的病因、临床表现、处理原则。
2. 掌握胃癌的护理评估、护理措施、健康指导。
3. 熟悉胃癌化疗药物的不良反应。

【重点难点】

胃癌患者的护理措施。

【案例介绍】

患者，男，64岁，2个月前无明显诱因下出现上腹部不适，无哽咽感，伴恶心呕吐，大便隐血(++)，我院门诊行胃镜检查并取病理示高分化腺癌。患者为求进一步治疗入院。门诊拟"胃癌"收治入院。患者精神、食欲差，大小便尚正常。既往有吸烟史。

胃癌(carcinoma of stomach)，是指起源于胃上皮的恶性肿瘤。是当今世界常见的恶性肿瘤之一，占全球癌症死亡原因的第二位。

【病因】

1. 饮食因素

(1)盐腌食品：高盐、熏制、腌制食物中含有的硝酸盐及高盐，可破坏胃黏膜完整性，硝酸盐在胃中可还原成致癌的亚硝基化合物。

(2)饮食结构中缺乏蔬菜与水果。

2. 幽门螺杆菌　幽门螺杆菌感染可引起萎缩性胃炎等癌前病变。

3. 遗传因素　胃癌在少数家族显示有聚集性。与A血型有一定关系。

4. 癌前病变　慢性萎缩性胃炎、胃息肉、良性胃溃疡等都具有较强的恶变倾向。

5. 其他因素　吸烟为胃癌的危险因素，吸烟量越大，患胃癌的危险性越高。

【临床表现】

1. 症状

(1)上腹疼痛：开始较轻微，起初可能仅为饱胀不适，胀痛或隐痛，逐渐加重。与进食无明显关系。部分患者与消化性溃疡相似，进食或抗酸剂可有一定程度缓解。

(2)食欲减退：消瘦、乏力。

(3)出血和黑便：1/3胃癌患者经常有少量出血，多为粪便隐血试验阳性伴不同程度贫血，部分可出现呕血、黑便。

（4）胃癌位于贲门附近可侵犯食管，引起打嗝、吞咽困难，位于幽门附近可引起幽门梗阻，呕吐有腐败气味的隔夜饮食。

（5）癌肿扩散转移引起的症状：如腹水、肝肿大、黄疸。胃癌血行转移多发生于晚期，以转移至肝、肺最为多见。

2. 体征　一般胃癌尤其是早期胃癌常无明显体征，中晚期体征以上腹压痛最为常见。1/3 患者可扪及上腹部肿块，质坚而不规则。可有压痛。上腹部肿块、直肠前触及肿物、脐部肿块、锁骨上淋巴结肿大等均是胃癌晚期或已出现转移的体征。

【实验室及其他检查】

1. X 线钡餐检查　主要用于观察胃腔在钡剂充盈下的自然伸展状态，是胃癌的首选检查方法，对肿瘤的定性具有优越性，但不能判断与周围组织的关系及有无转移。

2. 内镜检查　内镜直视下可观察原发肿瘤部位、大小、有无累及周围组织及梗阻，内镜 + 活检是目前最可靠的诊断手段。

3. 超声诊断　可显示肿瘤的大小、形态、内部结构、生长方式、癌变范围。

4. 实验室检查　大便隐血试验，血常规，血清肿瘤标志物。

【处理原则】

1. 手术治疗　胃癌的根治性切除术（包括胃癌的原发灶、周围受侵的组织及淋巴结），胃癌的姑息性切除术（包括仅切除原发灶的姑息手术和不能切除原发灶的减状手术）。

2. 化学治疗　化疗在胃癌的治疗占有重要地位，分为以下三种

（1）术后辅助化疗：由于单纯的手术治疗疗效欠佳，联合化疗方案对胃癌的有效率常可达 40% 以上，因此术后辅助化疗可达到防止复发、提高疗效的目的。有效的化疗药物仍以 5-FU（或卡培他滨）+ 甲酰四氢叶酸（LV）为主。

（2）术前新辅助化疗：一般用于局部分期较晚的病例，术前化疗的目的是降低期别，便于切除及减少术后复发。常用的联合化疗方案有 FUP 方案（顺铂 +5-Fu），紫杉醇 + 顺铂 +5-FU 方案，FOLFOX4 方案（奥沙利铂 + 顺铂 + 亚叶酸钙）。

（3）晚期或转移性胃癌的化疗：晚期胃癌不可治愈，但是化疗可减轻晚期胃癌患者的症状。

3. 放射治疗　术后局部及区域淋巴结复发是治疗失败的主要原因，因此术后对吻合口及区域淋巴结进行放射治疗可减少复发。

【护理评估】

1. 评估患者的饮食习惯，营养状况，有无家族遗传史。
2. 评估患者生命体征、意识状态、及胃肠道症状，有无呕血、黑便。
3. 评估患者疼痛发生的部位、性质、持续时间等。
4. 评估患者化疗后的反应，有无腹泻、过敏、神经毒性反应。
5. 评估患者的心理状况，有无紧张、焦虑、烦躁不安等。

【护理诊断】

1. 疼痛　与恶性肿瘤高代谢及胃肠道功能低下、进食不足有关。

2. 营养失调：低于机体需要量　与癌性细胞浸润有关。

3. 预感性悲哀　与恶性疾病诊断预后不佳有关。

4. 知识缺乏　与疾病知识不了解有关。

【护理措施】

1. 一般护理　给予高热量、高蛋白、高维生素、清淡、易消化、营养丰富的饮食。因患者食欲不佳，尽量使用患者感兴趣的食物。对于进食困难的患者可酌情给予肠外营养。

2. 病情观察及处理　指导患者出现疼痛时及时向医务人员反应，疼痛明显时可遵循三阶梯止痛治疗原则使用止痛剂。

3. 化疗的护理　详见第八章第三节化疗的护理。

【健康指导】

注意饮食习惯，养成定时定量、细嚼慢咽的饮食习惯，避免进食生硬、过冷、过烫、过辣及油腻食物。避免高盐饮食，食盐中的氯离子能损伤胃黏膜细胞，破坏胃黏膜和黏膜保护层，使胃黏膜易受到致癌物质攻击、要减少食物中盐的摄入量。多食牛奶、奶制品和富含蛋白质的食物，经常食用富含维生素的新鲜蔬菜和水果。告知患者慎用阿司匹林、保泰松、肾上腺皮质激素类药物，因可引起胃黏膜损伤。如出现下列情况随时就诊：上腹部不适、疼痛、恶心、呕吐、呕血、黑便、体重减轻、疲乏无力、食欲减退等。

第四章　大　肠　癌

【学习目标】

1. 掌握大肠癌的病因、临床表现、处理原则、护理评估、护理措施。

2. 熟悉大肠癌常用化疗药物、靶向药物的相关知识。

【重点难点】

大肠癌患者的护理措施。

【案例介绍】

患者，男，65岁。因无明显诱因出现大便带血1个月余，为暗红色血便，无腹痛、腹胀，无恶心、呕吐，无里急后重，肛门指诊距离肛门8cm可触及一肿块。既往史无。患者精神、食欲、睡眠一般，大小便如常，体力下降，体重下降。

大肠癌（colorectal carcinoma）包括直肠癌（colon carcinoma）和结肠癌（rectal carcinoma），是我国常见的恶性肿瘤。

【病因】

1. 饮食因素　高脂、高蛋白、低纤维素饮食使患大肠癌的概率升高。油煎炸食品中可能含有作用于结肠的致癌物；腌渍食品在制作过程中产生的致癌物使患大肠癌的危险性增高。

2. 遗传因素　遗传性家族性息肉病和大肠癌的发病密切相关。

3. 疾病因素　大肠腺瘤属癌前病变，溃疡性结肠炎癌变时常见多原发大肠癌。

【临床表现】

1. 便血　肿瘤的位置越靠近直肠，出血的颜色越接近于鲜血的颜色。当长期的失血超过机体造血的代偿功能时，可出现贫血。

2. 大便形状改变　表现为大便变细，变形。

3. 大便习惯改变　排便次数的改变，包括腹泻、便秘、排便不尽、排便困难等。

4. 腹痛和腹部肿块

5. 急、慢性肠梗阻症状　当肿瘤生长至相当体积阻塞肠腔或浸润肠壁引起肠管狭窄时可以引起完全或不完全肠梗阻症状，特点是梗阻症状常呈进行性加重。

6. 肿瘤转移引起的症状　直肠癌盆腔有广泛浸润时，可引起腰骶部坠胀感、坐骨神经痛、阴道出血或血尿等症状。

【实验室及其他检查】

1. 直肠指诊　简单易行,可发现距肛门 7~8cm 之内的直肠肿物。

2. 内镜检查　乙状结肠镜检查可以检查距肛缘 25cm 以内的全部直肠及部分乙状结肠。距离肛缘 25cm 以上的结肠癌,纤维结肠镜为最可靠的检查方法。

3. 大便隐血试验　高危人群的初筛方法及普查手段。

4. 癌胚抗原测定

5. CT 诊断　CT 对诊断结肠癌的分期有重要意义。

【处理原则】

手术治疗是治疗大肠癌的主要方法,同时辅以化疗、放疗等综合治疗。

1. 手术治疗

(1) 根治性手术:结肠癌根治术包括右半结肠切除术、横结肠切除术、左半结肠切除术、乙状结肠切除术。直肠癌根治术包括腹会阴联合直肠癌根治术(Miles 手术)、经腹直肠癌切除术(Dixon 手术),主要适用于癌肿下缘距齿状线 5cm 以上的直肠癌,是保肛术。

(2) 姑息性手术:结肠癌并发急性闭袢性肠梗阻时,需在积极术前准备后行紧急手术。

2. 非手术治疗

(1) 放射治疗:主要用于直肠癌的综合治疗,按进行的先后顺序可分为术前、术中、术后放疗。

(2) 化学治疗:化疗是大肠癌综合治疗的重要手段之一。可分为晚期大肠癌的化疗、新辅助化疗和术后辅助化疗。

1) 晚期大肠癌化疗

单一用药:①卡培他滨(capecitabine);②持续静脉输注 5-FU;③5~FU 与亚叶酸钙(calcium folinate, CF);④伊立替康、奥沙利铂也是晚期大肠癌常用的单用化疗药物。

2) 联合化疗:5-FU+CF+ 伊立替康(CPT-11),此方案已被用于晚期大肠癌的一线治疗;其他常用方案还有卡培他滨 +CPT-11, 5-FU+CF+ 奥沙利铂(L-OHP)。

3) 化疗药物与单克降抗体联合应用:①阿伐他汀即贝伐单抗,是一种重组的人类单克隆抗体 IgG1 抗体,通过抑制人类血管内皮生长因子的生物学活性而起作用;②西妥昔单抗是针对 EGFR 的单克隆抗体,与其具有高度的亲和力。上述两种靶向治疗药物主要与化疗联合应用治疗晚期大肠癌,可明显提高化疗的效果。

【护理评估】

1. 评估患者日常排便的次数、颜色、量及性状,排便时有无疼痛不适。

2. 评估患者有无肠道造瘘,造瘘口的颜色是否红润,肠黏膜有无充血、水。

3. 评估患者饮食、营养状况,有无消瘦、营养不良。

4. 评估患者有无出现皮疹。

【护理诊断】

1. 自我形象紊乱　与人工肛门患者对自己身体结构和功能的改变不能接受有关。

2. 营养失调:低于机体需要量 与肿瘤消耗或化疗反应有关。

3. 皮肤完整性受损 与使用靶向药物出现皮疹有关。

4. 潜在并发症:瘘口周围皮肤糜烂、瘘口肠黏膜水肿、缺血坏死等 与粪便污染刺激及瘘口肠管血运不良等因素有关。

【护理措施】

1. 一般护理 为患者提供色、香、味俱全的高蛋白、高维生素、营养丰富的饮食,并注意少食多餐。鼓励患者自行选择饮食,尽量使患者随时能够得到想要的食品。

2. 病情观察及处理 放射性黏膜炎,表现为大便次数增加、腹痛、腹泻,严重者可有血便。遵医嘱给予止泻剂,指导患者进食无刺激性、易消化饮食。后期可有肠纤维化、肠粘连、肠营养吸收不良,较严重的会出现肠穿孔。

3. 化疗的护理 详见第八章第三节化疗的护理。

4. 造口袋的护理 及时清洁造口分泌物、渗液和保护造口周围皮肤,敷料避免感染。观察造口周围皮肤有无湿疹、充血、水疱、破溃等。当造口袋内充满 1/3 的排泄物时,需及时更换清洗,涂氧化锌软膏保护局部皮肤,防止糜烂。更换时防止排泄物污染伤口。造口底盘与造口黏膜之间保持适当缝隙,缝隙过大粪便刺激皮肤引起发炎,缝隙过小底盘边缘与黏膜摩擦将会导致不适甚至出血。

5. 心理护理 与患者和家属建立融洽的关系,倾听并鼓励患者表达悲哀。经常与患者交谈,鼓励和引导患者以恰当的方式发泄悲痛情绪,理解并尊重患者的宗教信仰。鼓励患者参与疾病的治疗和护理计划的决策制订过程。

【健康指导】

指导患者学会结肠造口自我护理方法,让患者观看护理全过程 1~2 次,之后让患者逐步参与到造口护理中,直至患者能够完全自我护理。治疗结束后每 3 个月体检 1 次,共 2 年;然后每 6 个月 1 次,总共 5 年。监测癌胚抗原(CEA),每 3~6 个月 1 次,共 2 年;然后每 6 个月 1 次,总共 5 年。3 年内每年行腹、盆腔 CT 检查。术后 1 年内行肠镜检查,以后根据需要进行。

第五章 食 管 癌

【学习目标】

1. 掌握食管癌的症状、体征、处理原则。
2. 掌握食管癌的护理评估、护理措施、健康教育。
3. 熟悉食管癌相关实验室检查。

【重点难点】

食管癌的护理评估、护理措施。

【病例介绍】

患者,男,62岁。因"进行性吞咽困难6个月余"入院。患者入院后行食管纤维内镜检查示食管结节状改变并局部狭窄。病理检查显示食管鳞状细胞癌。完善检查后拟行放疗。既往史否认有高血压、糖尿病、心脏病等病史。患者精神、食欲、睡眠一般,大小便如常,体力下降,体重无变化。

食管癌(esophageal carcinoma)是指原发于食管黏膜上皮的恶性肿瘤,少数发生于食管中胚层组织的被称为肉瘤。在我国,食管癌也属于高发和导致癌性死亡常见恶性肿瘤之一。

【发病病因】

病因至今尚未明确,可能与下列因素有关。

1. 亚硝胺及真菌　亚硝胺是公认的化学致癌物,在高发区的粮食和饮水中发现。食管癌的发病常表现家族聚集现象。

2. 不良生活习惯　嗜好吸烟、长期饮烈性酒者会明显提升食管癌发生率。进食粗糙食物,进食过热、过快等因素易致食管上皮损伤,增加了对致癌物的敏感性。

3. 其他因素　食管慢性炎症、黏膜损伤及慢性刺激亦与食管癌发病有关。

【临床表现】

1. 食管癌早期临床表现

常无明显症状,在吞咽粗硬食物时可能有不同程度的不舒适感,包括吞咽哽噎感,胸骨后烧灼样、针刺样或牵拉摩擦样疼痛。

2. 食管癌中晚期临床表现

(1)症状:主要是进行性吞咽困难。若出现持续而严重的胸背疼痛为肿瘤转移的表现。癌肿侵入气管、支气管,可形成食管气管瘘或食管支气管瘘,出现吞咽水或食物时剧烈呛咳,并引发呼吸系统感染;侵犯喉咙可出现声音嘶哑,穿透大血管易出现致死性大呕血。

（2）体征：患者体重逐渐减轻、贫血及营养不良。中晚期患者可锁骨上淋巴结肿大，严重者有腹水征。晚期患者出现恶病质。

【实验室及其他检查】

1. 食管吞钡造影　早期表现为食管皱襞紊乱、粗糙或有中断现象；中、晚期有明显的不规则充盈缺损或龛影，病变段管壁僵硬。严重狭窄者近端食管扩张。

2. 内镜或超声内镜检查　食管纤维内镜检查可直视肿块部位、形态，并可钳取或组织作病理学检查。超声内镜检查可用于判断肿瘤侵犯慎独、食管周围组织及结构有无受累以及局部淋巴结转移情况。

3. 放射性核素检查　利用杀肿瘤的核素，如 32 磷、131 碘、67 镓等检查，对早期食管癌病变的发展有帮助。

4. 气管镜检查　可注意腹腔脏器及淋巴结有无肿瘤转移。

5. CT　胸、腹部 CT 检查能显示食管癌向管腔外扩展的范围及淋巴结转移情况，辅助判断能否手术切除。

【处理原则】

主要治疗方法有内镜治疗、手术、放疗、化疗、免疫及中医中药治疗等。

1. 内镜治疗　食管原位癌可在内镜下行黏膜切除，术后 5 年生存率可达 86%~100%。

2. 手术治疗　治疗食管癌的首选方法。若全身情况各功能良好、无明显远处转移征象，可考虑手术治疗。对切除可能性小的较大鳞癌而全身情况良好的患者，术前可先做放疗，待瘤体缩小后再手术。

3. 放射治疗

（1）与手术联合治疗：术前放疗后，间隔 2~3 周再做手术较为合适。一般在术后 3~6 周开始放疗。

（2）单纯放疗：多用于颈段、胸上段食管癌；也可以用于有手术禁忌证而病变不长、尚可耐受放疗的患者。

4. 化疗治疗　食管癌对化疗药物敏感性差，与其他方法联合应用，有时可提高疗效。食管癌常用的化疗药物有顺铂（DDP）、博来霉素（bleomycin）、紫杉醇等。

5. 其他　免疫治疗及中药治疗等亦有一定疗效。

【护理评估】

1. 评估患者发病前有无明显的诱因，有无进行性吞咽困难等表现；
2. 评估患者有无胸骨后疼痛、吞咽困难，食管气管瘘等；
3. 评估有无贫血、消瘦、营养不良，恶病质，观察有无腹水、黄疸等；
4. 评估患者的心理状况　有无紧张、焦虑、烦躁不安。

【护理诊断】

1. 营养失调：低于机体需要量　与进食量减少或不能进食、消耗增加等有关。
2. 体液不足　与吞咽困难、化疗后副作用、水分摄入不足有关。

3. 疼痛　与肿瘤侵犯食管组织有关。

4. 焦虑　与对癌症的恐惧和担心疾病预后等有关。

5. 潜在并发症　放射性皮炎、放射性肺炎、放射性食管炎、食管－气管瘘等。

【护理措施】

1. 一般护理　创造安静、舒适的病室环境，夜间尽量减少不良刺激，保障充足的睡眠。指导患者多进食高蛋白、高维生素、低脂肪、易消化的食物，定时定量进餐，食物的温度在40℃左右，餐后不宜平卧，以免引起食物反流，加重食管黏膜的炎症。

2. 病情观察及处理　密切观察患者胸骨后疼痛的症状及变化，监测生命体征，在放疗期间发生持续性胸骨剧痛、体温升高、脉搏加快，应警惕食管－气管瘘的发生。一旦发生食管－气管瘘，应立即告知医生处理。

3. 放疗的护理　详见第八章第一节放疗的护理。

4. 心理护理　指导患者可听音乐、打太极拳、做感兴趣的事情来分散注意力，保持情绪稳定。鼓励患者多与情绪乐观的病友聊天，时时保持心情舒畅。

【健康教育】

做好健康宣教，注意休息，戒烟戒酒，保持心情舒畅，避免疲劳，保护照射部位的皮肤，加强口腔卫生，进食半小时内取半卧位，避免平卧位。保证充足睡眠，劳逸结合，逐渐增加活动量。出院后定期复查，以评估放疗效果，坚持后续治疗，再次出现吞咽困难，可能为吻合口狭窄，应及时就诊。

第六章 乳 腺 癌

【学习目标】

1. 掌握乳腺癌的病因、临床表现、处理原则；
2. 掌握乳腺癌的护理评估、相关实验室检查、护理措施、健康教育；
3. 熟悉乳腺癌相关实验室检查。

【重点难点】

1. 乳腺癌患者的护理措施。
2. 乳腺癌患者的处理原则。

【案例介绍】

患者，女，55 岁。因发现右乳外上象限肿块 4 个月余，行细胞学穿刺，诊断为乳腺癌，门诊以“乳腺癌”收治入院，入院后行右乳癌根治术，术后病理示右乳腺浸润性导管癌，完善检查后，拟行化疗。既往史否认有高血压、糖尿病、心脏病等病史。患者精神、食欲、睡眠一般，大小便如常，体力下降，体重无变化。

乳腺癌是由皮肤、纤维组织、乳腺腺体和脂肪组成的，乳腺癌是发生在乳腺上皮组织的恶性肿瘤。乳腺癌中 99% 发生在女性，男性仅占 1%。

【发病原因】

1. 雌激素　与乳腺癌的发生密切相关。
2. 乳腺癌家族史　乳腺癌家族史是诱发乳腺癌的危险因素之一。
3. 生殖因素　月经初潮过早（早于 12 岁）或者绝经过晚（晚于 55 岁）。从未生过孩子或者是 35 岁以后生的孩子，其患乳腺癌的危险性增高 3 倍。
4. 曾患一侧乳腺癌者　另一侧发生乳腺癌的概率危险性增加。
5. 长期服用外源性激素及避孕药　会增加乳腺癌的发生率。
6. 饮食因素　长期过量的饮酒，并食用高脂肪、高热量的饮食者。
7. 胸部长期接受过多次及高剂量的放射治疗。
8. 绝经后的肥胖　患者绝经后体重明显增加并伴有糖尿病者。

【临床表现】

1. 乳腺癌的早期临床表现

（1）乳房肿块：单发、质硬，边缘不规则，表面欠光滑。

（2）乳房疼痛：一般乳腺癌早期很少会出现疼痛，极少数会有隐约的刺痛和胀痛。

（3）皮肤改变：肿瘤细胞侵及了乳腺悬韧带（Cooper 韧带），使其缩短并失去弹性，牵拉相应部位的皮肤，出现“酒窝征”。如果癌细胞阻塞了淋巴管，还会引起皮肤橘皮样改变。晚期乳腺癌者，癌细胞会沿着淋巴管、腺管及纤维组织在皮内生长，周围皮肤会出现硬结，即所谓“皮肤卫星结节”。

（4）乳头和乳晕异常：癌细胞位于乳头的深部，引起乳头的回缩、扁平及凹陷。

（5）腋窝淋巴结肿大：乳腺癌患者早期的转移部位是同侧腋窝淋巴结转移，淋巴结质硬、散在、可以推动，晚期会转移至对侧腋窝出现淋巴结肿大。

2. 乳腺癌的晚期临床表现

（1）骨转移：主要转移到患者的肋骨、胸骨及腰椎，早期无任何症状、晚期会出现病理性骨折同时伴有疼痛，严重时肿瘤细胞会突入到髓腔位置，引起截瘫。

（2）中枢神经系统转移：表现为头痛、呕吐、眩晕、共济失调等。

（3）肝转移：主要表现为肝功能严重受损。

（4）肺转移：表现为胸部不适如胸闷、呼吸不畅，乏力等。

【实验室及其他检查】

1. 影像学检查　乳腺 X 线摄影（乳腺钼靶照相）、乳腺彩超等。

2. 实验室检查　癌胚抗原（CEA）检查、单克隆抗体、激素受体测定、HER-2 检测（原癌基因检测）。

3. 细胞病理学和组织病理学诊断　有助于确定病变范围。

4. 其他检查　乳腺导管内视镜检查、液晶热图检查等。

【处理原则】

1. 乳腺癌早期　根据临床分期及部位以手术治疗为主，手术后可以采用的治疗有化疗、放疗、内分泌治疗及生物靶向治疗等。

2. 治疗方法

（1）手术治疗：手术治疗是早期根治乳腺癌的方法之一。

（2）化学治疗：常用的化学治疗方案有

1）AC：多柔比星 + 环磷酰胺。

2）TC：多西他赛 + 环磷酰胺。

3）FAC：氟尿嘧啶 + 多柔比星 + 环磷酰胺。

（3）放射治疗：适应于单纯的乳房切除术、或者是病理检查报告中提示肿瘤细胞有腋窝下群淋巴结转移者。

（4）内分泌治疗：凡是 ER 阳性的患者，不论年龄、肿瘤大小、有无淋巴结转移都可以采用内分泌治疗。目前临床上用的较多的是三苯氧胺（他莫昔芬）绝经前及绝经后都可以使用。

（5）生物靶向治疗：适用于 HER-2 阳性过度表达的患者。靶向药物有曲妥珠单抗（赫赛丁）、拉帕替尼、贝伐单抗等。

【护理评估】

1. 评估患者既往身体状况　如有无高血压、糖尿病、心脏病等，有无乳腺癌家族史、遗传史及雌激素水平的情况。

2. 评估患者的生命体征、意识、瞳孔及身体营养状况，观察患者乳腺周围皮肤有无“橘皮样改变”及“酒窝征”。

3. 评估患者的心理状况 发现不良的情绪及时给予正确的心理护理。

【护理诊断】

1. 焦虑 与患者目前的疾病状况、和自我形象紊乱有关。
2. 疼痛 与肿瘤发生远处转移有关。
3. 活动无耐力 与个体生理能力降低有关。
4. 营养失调 与个体营养素摄入不足有关。
5. 皮肤完整性受损 与放射治疗照射局部皮肤有关。
6. 潜在并发症 恶病质。

【护理措施】

1. 心理护理

（1）主动关心体贴患者，耐心倾听患者的诉说：使患者在精神上有所依托，帮助患者树立乐观情绪，克服恐惧紧张心理。

（2）告知患者一侧乳腺切除完全愈合后，可以佩戴义乳：义乳的弹性可起到保护胸部的作用，可以缓冲外力，防止外力对胸部的伤害。

（3）患者因化疗会引起头发的脱落：为了预防脱发给患者带来的心理影响，在化疗前需耐心与患者沟通，了解患者的真实感受，有针对性的进行心理护理。

2. 疼痛的护理

（1）根据患者的疼痛原因、程度、及个体差异，运用三阶梯止痛方法来选择适当的止痛剂，按时给药，以减轻患者的疼痛，提高患者生活质量。

根据疼痛的轻、中、重不同程度，给予不同阶梯的药物

1）第一阶梯：属于轻度疼痛，给予非阿片类（非甾体抗炎药），常用药物有扑乙酰氨基酚、阿司匹林、布洛芬、芬必得等。

2）第二阶梯：属于中度疼痛给予弱阿片类加减非甾体抗炎药，常用药物有曲马多、可待因、布桂嗪等。

3）第三阶梯：重度疼痛给予阿片类加减非甾体抗炎药，常用药物有吗啡片、美施康定等。

（2）了解患者疼痛的部位、时间及强度，运用疼痛评估量表对患者进行疼痛评分。观察疼痛药物的不良反应如恶心呕吐、便秘等，指导患者多饮水多食粗纤维食物预防便秘发生。向患者说明疼痛治疗的原则，服用药物及服用时间，密切观察疼痛的治疗效果及不良反应。

3. 饮食护理

（1）饮食要多样化：保证患者营养的均衡，调节患者的食欲。

（2）乳腺癌患者放化疗后会引起白细胞红细胞减少：告知患者日常生活中多食升白、红细胞食物如泥鳅、动物内脏、蛋黄、瘦肉、鱼、黄鳝、红枣等。

（3）多食抗癌的饮食：如大蒜、蘑菇、海带等。

4. 化疗的护理 详见第八章第三节化疗的护理。

5. 放疗的护理 详见第八章第一节放疗的护理。

6. 靶向药物不良反应的护理

（1）高热、寒战：治疗前一定要使用消炎镇痛药或者苯海拉明，可以预防发热和寒战。体温超过38.5℃，给予物理降温或者双氯芬酸钠栓塞肛降温。

（2）腹泻：每天观察大便颜色、量、性质，保持患者皮肤的完整性，便后用温水清洗肛门，并涂润肤油防止肛门周围皮肤红肿破溃，穿柔软棉质内裤。

（3）皮疹：皮疹包括皮肤干燥和指甲异常，指导患者洗澡时用温水清洗，禁用肥皂水涂抹患处。

【健康指导】

乳腺癌的患者术后应进行有效的功能锻炼如爬墙法，患侧肢体一定要每天进行力所能及的爬墙运动，每天1cm。健侧乳房的自查，月经后的5~7天是乳腺检查的最佳时间，因为这个时间雌激素对乳腺影响最小，容易发现病变。

第七章 肝 癌

【学习目标】

1. 掌握肝癌的病因、症状、体征、处理原则。
2. 掌握肝癌的护理评估、护理诊断、护理措施。
3. 熟悉实验室检查甲胎蛋白 AFP 临床意义。

【重点难点】

肝性脑病的观察。

【案例介绍】

患者，男，42 岁。因“右上腹不适半年余”诊断原发性肝癌 4 个月余，头晕、纳差、乏力，门诊以“肝癌”入院，患者神志尚清，食欲、睡眠一般，大小便如常，体力下降，体重下降。患者既往史无。入院查体慢性面容，皮肤巩膜轻度黄染，肝右肋 8cm ，左下肋下 6cm，腹水征阳性。

原发性肝癌（简称肝癌）是指发生于肝细胞和肝内胆管上皮细胞的癌。我国是肝癌的高发区，与低发区相比，其发病年龄较轻且进展较快。

【病因】

本病病因尚不完全肯定，可能与下列原因有关。

1. 病毒性肝炎　肝炎的垂直传播是肝癌高发的重要原因，HBsAg 阳性者发生肝癌的机会比阴性者高出 10 倍，西方的报告提示 HCV 感染者发生肝癌的机会远高于 HBV 感染者。

2. 肝硬化　原发性肝癌合并肝硬化者占 50%~90%。

3. 黄曲霉素　花生、玉米受黄曲霉素污染产生的黄曲霉素（主要是黄曲霉素 B_1，AFBI）。

4. 其他因素　包括水污染、酗酒、长期服用避孕药、遗传因素等有关。

【临床表现】

亚临床期肝癌无症状和体征，在此仅描述临床期肝癌。

1. 症状　肝癌的常见症状包括肝痛、消瘦、乏力、纳差、腹胀、发热等。

（1）肝区疼痛：为最常见和最主要的症状，约半数以上患者以此为首发症状。一般会有持续性或间歇性疼痛，有时可因体位变动而加重，这是因为肝区疼痛部位与病变部位有密切关系的原因。这种肝癌早期的疼痛多为持续性隐痛、钝痛、胀痛或刺痛，以夜间或劳累后明显。

（2）消化道和全身症状：纳差为肝功能损害、肿瘤压迫、腹水引起。常表现消化不良、食欲下落、恶心、腹胀等多种症状，易被误以为慢性肠炎，易被忽视。

（3）消瘦、乏力：由于癌的高代谢和进食减少引起，严重者为恶病质表现。

（4）其他：持续低热或不规则发热由肿瘤坏死、合并感染、肿瘤代谢产物所导致。其他症状有出血倾向等。

2. 体征　包括肝肿大、上腹部包块、黄疸腹水、脾肿大、下肢水肿及肝硬化的其他表现。右上肝癌可引起肝上界上移，肋下可扪及肝脏，但无结节；右下肝癌可直接扪及肿瘤；左叶肝癌表现为剑突下肿块。

3. 并发症　上消化道出血、肝性脑病、肝癌结节破裂出血、继发感染。

【实验室及其他检查】

1. 实验室检查　包括肝癌标记物、肝功能检测、病毒性肝炎指标、免疫指标等。其中甲胎蛋白（AFP）可在出现症状前数月检出，故可用于早期诊断。

（1）肝癌血清标记：AFP 是最好的肝细胞癌的血清标记，可测出亚临床肝癌，对肝癌的普查、诊断、判断疗效有重要作用，其准确率达 98% 左右。AFP 诊断肝癌的指标是：① AFP ≥500μg/L 持续 4 周；②由低浓度逐渐升高不降；③在 200μg/L 以上的中等水平持续 8 周。

（2）酶学检查：γ- 谷氨酰转肽酶同工酶Ⅱ（GGT- Ⅱ）在肝癌时可明显升高，GGT- Ⅱ阳性率可达 90%。

2. 影像学检查

（1）超声显像：超声检查可显示直径为 1~2cm 以上的肿瘤，对早期定位诊断有较大价值。

（2）CT：对 1cm 以下的肿瘤检出率为 80% 以上，是目前诊断小肝癌和微小肝癌的最佳方法。

（3）磁共振成像（MRI）：与 CT 相比有以下优点，可获横断面、冠状面与矢状面 3 种图像；对软组织的分辨优于 CT；无放射损害；对血管瘤检出率较佳。检出下限为 1~1.5cm。

（4）肝动脉造影：肝动脉造影为侵入性操作，指征为临床疑有肝癌而其他显像阴性，如不伴有肝病活动证据的 AFP 增高；各种显像结果不同，占位病变性质不能肯定；需同时做肝动脉栓塞治疗者。

（5）放射性核素显像：能显示 3~5cm 以上的肿瘤，有助于肝癌与肝脓肿、血管瘤等鉴别。

3. 肝穿刺活检　在超声、CT、放射性核素、腹腔镜等技术引导下用特制活检针穿刺癌结节，吸取癌组织检查可做病理诊断。具有确诊意义，但有出血、肿瘤破裂和肿瘤沿针道转移的危险。

【处理原则】

早期治疗、综合治疗与积极治疗是肝癌治疗的三个重要原则。

1. 手术治疗　肝癌的治疗方案以手术切除为首选，对诊断明确并有手术指征者应尽快手术。由于手术切除仍然有很高的复发率，术后宜加强综合治疗与随访。

2. 经导管肝动脉化疗栓塞术（TACD）　TACD是非手术治疗的首选方法，可明显提高患者的3年的生存率。

3. 无水酒精注射疗法　在B超引导下经皮穿刺至肿瘤内，注射适量的无水酒精，导致肿瘤坏死。适用于肿瘤直径在3cm以内，结节数在3个以内伴有肝硬化而不能手术者。

4. 放射治疗　肝癌对放疗不敏感的观念正在改变，越来越多的资料显示恰当的放疗可提高不能手术或局部晚期肿瘤患者的生存率。

5. 化学治疗　全身化疗对肝癌的疗效尚不理想，疗效与肝动脉内化疗相当。

6. 对症治疗和并发症处理　肝癌结节破裂时，应行肝动脉结扎、紧急肝动脉结扎。

【护理评估】

1. 健康史　询问患者有无饮酒史，有无病毒性肝炎，有无食用霉变食物；

2. 身体评估　评估患者全身营养状况，是否黄疸、肝大的程度、质地、表面与边缘情况、有无压痛等，有无肺外转移征象。有无胸水、腹水等；

3. 实验室及其他检查　甲胚蛋白、血清转氨酶及γ-谷氨酰转肽酶是否增高，超声检查、X线肝血管造影、CT和MRI检查等结果如何；

4. 心理与社会评估　患者一般多经历否认、愤怒、忧伤、接受这几个心理阶段，心态复杂，要注意评估患者是否出现过激或悲伤或绝望的心理反应，并注意评估家属对患者的态度。

【护理诊断】

1. 疼痛　肝区痛与肿瘤侵犯肝组织、肝包膜被牵拉或肝动脉栓塞术后产生栓塞后综合征有关。

2. 营养失调：低于机体需要量　与肿瘤慢性消耗、化疗所致摄入减少有关。

3. 潜在并发症：感染　与长期消耗及化疗、放疗而致白细胞减少、抵抗力下降有关。

4. 潜在并发症　上消化道出血、肝性脑病、癌结节破裂出血。

【护理措施】

1. 疼痛护理　给患者创造舒适、安静环境。观察疼痛部位、性质、持续时间。指导患者减轻疼痛方法如听音乐等。遵医嘱给予止痛药物并记录效果及不良反应，给予相应措施，以减轻患者疼痛。

2. 肝性脑病的护理　半肝以上切除的患者间歇吸氧3~4天；避免肝性脑病的诱因；禁用肥皂水灌肠；使用降血氨的药物；给予支链氨基酸；肝性脑病者限制蛋白质摄入。

3. 腹水的护理　腹胀并伴有腹水者，应取半卧位。准确记录24小时出入量，观察并记录体重及腹围变化。积极预防压疮，卧床患者每2小时变换1次体位。

4. 心理护理

（1）了解患者基本情况，减轻悲观绝望心理，多与其沟通，对于饮食、生活、治疗及护理的需求尽可能协助解决，动员患者的家属多关心患者，消除患者顾虑。

（2）消除敏感多疑心理：在需要让患者了解其病情以配合治疗和护理的情况下，谈话要注意语言措辞的谨慎和婉转，避免或减轻给患者心理造成的不良刺激。

【健康指导】

注意防治肝炎，注意饮食和饮水卫生，有肝炎肝硬化和肝癌高发区人群应定期体格检查；加强营养，多食含热量、优质蛋白质和维生素丰富的食物遵医嘱用药，了解药物不良反应，忌服有肝损药物，若发现水肿、体重减轻、出血倾向、黄疸和疲倦等表现，及时就诊。

第八章　专科诊疗技术及护理要点

第一节　放射治疗

【学习目标】

1. 掌握放疗的适应症及护理要点。

2. 了解放疗的禁忌证。

【重点难点】

放疗患者的皮肤护理。

放疗为放射治疗的简称，是治疗肿瘤主要手段之一，它利用放射线杀死癌细胞使肿瘤缩小或消失来治疗肿瘤。放射线破坏照射区（靶区）的细胞，使这些细胞停止分裂直至死亡。

【目的】

尽最大限度的杀死肿瘤细胞，同时保护正常组织。

【适应证】

临床上适合放疗的肿瘤主要有鼻咽癌、喉癌、扁桃体癌、舌癌、恶性淋巴瘤、宫颈癌、皮肤癌、脑瘤、食管癌、乳腺癌、肺癌、直肠癌、骨肿瘤、肝癌、软组织肉瘤等。

【禁忌证】

晚期肿瘤患者处于恶病质的情况下，是放射治疗的绝对禁忌证。食管癌穿孔、肺癌合并大量胸腔积液也列为绝对禁忌证。凡属于放射不敏感的肿瘤，应做为相对禁忌证，如皮肤黑色素瘤、胃癌、小肠癌、软组织肉瘤、骨软骨肉瘤等。急性炎症、心力衰竭，应在控制病情后再做放疗。肺癌需做较大面积照射而肺功能又严重不全时不宜作放疗。

【护理要点】

1. 照射野皮肤的护理　照射前应向患者说明保护照射野皮肤对于预防皮肤反应的重要作用。保持照射野皮肤清洁、干燥、防止感染，局部皮肤避免刺激，做到“五勿四禁一忌一不”。勿用手抓搓，勿穿硬质高领衣服（颈部照射者），勿在强烈阳光下暴晒，勿做红外线等各种理疗；禁贴胶布或胶膏，禁注射，禁热敷，禁自行用药；忌用肥皂或护肤霜洗擦；不擦刺激性或含重金属的药物，如碘酒、红汞、万花油等；对需要刮胡须或刮毛发的反应区域，使用电动刮刀。

2. 饮食护理　鼓励多吃富含维生素 A 的蔬菜、多食牛奶、鱼肝油、鸡蛋和其他高蛋白易消化饮食，以利于机体修复损伤的组织。放疗期有些患者还伴有嗅觉和味觉的改变，如口发苦、吃糖不甜，受不住烹调的气味等，所以在食物的调配上，注意色、香、味，少量多餐。同时应禁烟酒，避免辣煎炸等刺激性食物和过硬食物，鼓励患者多饮汤水，加速体内毒素的排泄。

3. 头颈部护理　放疗前洁齿，拔除龋齿，注意口腔清洁卫生，饭后用软毛牙刷刷牙或生理盐水漱口。保持鼻腔清洁，每天用生理盐水冲洗鼻腔 2~3 次，鼻腔干燥者可用无菌石蜡油湿润，鼻塞可用麻黄素。耳部勿进脏水脏物，避免外来感染，适当使用抗生素滴耳剂。

4. 其他护理

（1）密切观察、定期检查血象变化：白细胞过低者可使用细胞生长刺激因子，禁用对血象有影响的药物，并谨防感染。

（2）腹腔、盆腔照射前应排空小便：减少膀胱反应。

（3）进入放射治疗室不能带金属物品：如手表、钢笔、项链、耳环、假牙、钥匙等，以免增加射线吸收，加重皮肤损伤。

（4）注意观察患者情况：如有全身或局部反应及时处理，并报告医师。

（5）放疗期间鼓励患者多饮水：每日饮水量在 3000ml 左右，以增加尿量，使因放疗所致大量肿瘤细胞破裂、死亡而释放的有害物质排出体外以减轻全身放疗反应。

第二节　介入治疗

【学习目标】

1. 掌握介入治疗的适应症及护理要点。
2. 了解介入治疗的禁忌证。

【重点难点】

介入治疗的并发症及护理。

【目的】

介入治疗是介入放射学（interventional radiology）的治疗部分，是指在 X 线、CT、B 超引导下将特制的导管经皮穿刺由导丝引导，将其选择性的插入病变器官进行灌注药物、扩张腔道、引流、放置支架、注射栓塞或经穿刺针直接注射药物达到治疗目的，应用范围目前正不断扩大。

【适应证】

1. 血管内药物灌注　适用于肺癌、胃癌、胰腺癌、直结肠癌、膀胱癌、宫颈癌、卵巢癌、前列腺癌等。

2. 血管栓塞　适用于肝癌、肝转移癌、肾癌、肺癌、胃癌、直结肠癌、膀胱癌、宫颈癌、卵巢癌、前列腺癌等恶性肿瘤。及肝血管瘤、肢体血管瘤、子宫肌瘤等良性肿瘤。

3. 内支架置入成形　适用于气管、食管、胆管、十二指肠、直肠、输尿管狭窄或阻塞等。

【禁忌证】

全身衰竭，病情危重的患者；全身脏器及骨转移的患者；不能耐受动脉化疗副作用的患者；有凝血功能障碍的插管禁忌证的患者；对造影剂过敏的患者。

【护理要点】

1. 评估

（1）术前评估

1）心理评估：护理人员利用沟通交流技巧，维持患者情绪稳定，从而提高患者心理应对能力和承受能力。

2）术前准备：告知患者术前需完善各项检查，术前12小时禁食，术前4小时禁饮，指导患者练习床上咳嗽、咳痰及大小便。

（2）术后评估

1）一般评估：生命体征、氧饱和度、静脉穿刺情况。

2）特殊评估：伤口敷料有无出血，穿刺侧肢体伸直制动24小时。

3）重点评估：疼痛、双肺呼吸音、皮肤完整性。

4）营养状况：进食情况，有无恶心呕吐。

2. 术前护理　向患者详细介绍治疗的方法，说明介入治疗的效果，帮助患者消除焦虑、恐惧心理，协助患者完成术前各项检查，评估患者全身情况及测量生命体征并记录，指导患者加强营养，预防感冒，保证充足睡眠，必要时术前给予镇静药。

3. 术后护理

（1）发热：测量生命体征并记录，体温在38℃左右，鼓励患者多饮水，体温>39℃，给予患者物理降温，必要时遵医嘱静脉注射退烧药物。

（2）休息：绝大多数患者术后需静卧24h，避免大幅度的翻身，可每2小时活动1次肢体，预防下肢深静脉血栓的发生。并注意观察穿刺部位敷料有无渗血、渗液情况。

（3）病情观察：观察足背动脉情况，连续6次正常者可改每4h 1次，术后2~3h，患者可能出现感觉障碍、偏瘫，甚至截瘫、尿潴留等情况，应注意观察记录，发现异常通知主管医师。

（4）动脉灌注化疗后：部分患者可出现恶心、呕吐症状，鼓励患者少量多餐，进食高热量、高维生素易消化的食物，严重时，应通知医师，遵医嘱给予对症处理。

（5）疼痛：患者可出现不同程度的疼痛，应注意分散患者的注意力，避免其精神紧张，如听音乐、按摩等，疼痛严重影响休息时，应遵医嘱给予镇痛药治疗。

4. 饮食护理　介入治疗后，24小时内禁食有渣、油腻的食物，并指导多饮水，以利于毒素排出，多进清热解毒、利尿的食物，有提高机体免疫功能的作用。食物应低盐、低脂、高蛋白、富含维生素的易消化饮食，同时忌硬、粗糙、生冷刺激性食物，以防止有门静脉高压的患者因静脉曲张而造成出血。

5. 术后心理护理　护士需主动观察患者，了解患者的心理动态，减轻和缓解患者的痛苦,给予心理上的支持,使患者有安全感和信任感,保持稳定的情绪,配合治疗,顺利度过术后反应期,达到治疗目的,促进早日康复。

6. 介入治疗的并发症及护理

(1)穿刺部位出血及血肿形成:最常见的并发症,发生率约8%~9%,常见于术后压迫方法不当、术后患者下床活动太早、有循环系统疾病患者。预防方法:手术后绝对卧床12~24小时,穿刺患肢保持伸直位,不能弯曲;患者咳嗽、大小便时一定要按压穿刺点部位。

(2)与灌注化疗药物有关的并发症

1)穿刺皮肤受损:轻度表现为局部皮肤红、肿、痛,严重者出现大片紫色瘀斑、水疱甚至皮肤坏死。预防方法:提高一次性穿刺成功率;推注化疗药物前,确保连接处无药液漏出。

2)栓塞综合征:可见于动脉介入化疗栓塞患者,表现为动脉栓塞区域疼痛、呕吐、发热等,原因为栓塞后器官缺血、水肿和肿瘤坏死所致,轻者不需要处理。发热者可给予退热治疗。腹痛明显者可给予止痛治疗,严重并伴有手术指征者,给予手术治疗。呕吐明显者给予止吐治疗。腹胀明显者给予胃动力药物治疗。

第三节　化　　疗

【学习目标】

1. 掌握抗肿瘤药物常见不良反应的观察及注意事项、化疗药物外渗的预防及护理。
2. 熟悉抗癌药物的分类、特点及主要毒副作用、化疗的并发症及护理要点。
3. 了解化学治疗的概念、基本形式。

【重点难点】

1. 抗肿瘤药物常见不良反应的预防和护理。
2. 常见化疗药物外渗预防和护理。

化疗是应用化学药物治疗肿瘤的方法,称为化学治疗(简称化疗)。

【化疗形式及作用】

肿瘤化疗的基本形式:根据肿瘤化疗的目的,将肿瘤化疗分为根治性化疗、辅助化疗、新辅助化疗、姑息性化疗。

1. 根治性化疗　用于化疗可能根治的肿瘤,如绒毛膜上皮癌、急性淋巴细胞白血病、恶性淋巴瘤、睾丸癌等。

2. 辅助化疗　是指部分肿瘤在采取有效的局部治疗后(手术或放疗)使用的化疗。主要是针对可能存在的微转移病灶,以防止复发和转移。

3. 新辅助化疗　指临床表现为局限性肿瘤,可用局部治疗手段者(手术或放疗),在手术或放疗前先使用化疗,使局部肿瘤缩小,减少手术或放疗造成的损伤;或使部分局部晚期难以手术的患者获得手术机会。

4. 姑息性化疗　对临床晚期病例，已失去手术的价值，实行姑息化疗可减轻患者的痛苦，提高生活质量，延长寿命。

【护理评估及准备】

（一）评估患者化疗的必要性和可行性

1. 明确诊断和分期　病理学诊断是肿瘤最为可靠的诊断方法。美国恶性肿瘤协会（AJCC）与国际抗癌协会（UICC）提出的TNM分期系统是实体瘤使用最广的分期方法，根据病理学诊断和疾病分期来确认患者是否需要接受化疗。

2. 机体功能状态正常（Karnofsky评分，即卡氏百分法，简称KPS，在60分以上），无其他并发症。

3. 无化疗禁忌证　化疗禁忌证包括白细胞总数低于4×10^9/L；血小板总数低于100×10^9/L；血红蛋白总数低于110g/L；肝肾功能不全或严重损伤者；感染发热，体温在38℃以上；出现并发症如胃肠出血或穿孔、肺纤维化、大咯血等。

（二）患者及家属的准备

1. 患者及家属的健康宣教　首先了解患者的心理状态和对疾病的知晓程度，针对性的给予心理护理及健康宣教。告知患者及家属治疗的目的及预期效果，化疗可能出现的不良反应及预防、处理的方法，以取得配合。告知家属如何照顾患者的饮食及起居，保证化疗顺利进行，并签署化疗知情同意书。

2. 对患者血管状况评估　根据化疗药物的性质和患者的血管状况，选择合适的静脉和穿刺工具。首选PICC置管。

（三）了解化疗疗程及疗效评估

1. 周期　从用化疗药物的第一天算起，一般以21或28天为一个周期。

2. 疗程　一般连续化疗2~3个周期后进行疗效评价。多数肿瘤化疗疗程为4~6周期。

3. 实体瘤疗效评价标准（response evaluation criteria in solid tumors，RECIST）通过肿瘤缩小量来评价其抗肿瘤作用。

（1）完全缓解（complete response，CR）：指所有靶病变完全消失维持4周以上。

（2）部分缓解（partial response，PR）：靶病变最大直径之和缩小≥30%维持4周。

（3）进展（progressive disease，SD）：靶病变最大直径之和增大≥20%或出现新病灶。

（4）稳定（stable disease，SD）：靶病变变化处于部分缓解和进展之间。

实体瘤化疗后达到CR或PR，是病变有效控制的指标。但有很多患者，化疗后病变大小无明显变化，但肿瘤相关症状如疼痛、发热等明显减轻或消失，患者全身症状好转，生活质量提高，也是控制肿瘤的表现。

【给药途径及方法】

（一）静脉给药

静脉给药为最常用的给药方法，先用无菌生理盐水建立静脉通道，确保针头在血管内，给药前、中、后注意评估血管及局部情况，倾听患者主诉，如局部有无刺痛、烧灼感等。如疑有化疗药物外漏，应按药物外漏程序处理。

1. 静脉推注　刺激性较小的药物可经过溶解后直接推入静脉内。如ADM、CTX、VCR。药液稀释后，更换针头，不再排气。注射时速度宜慢，确保针头在血管内，定时检查回血情况。注射前后用生理盐水冲洗静脉通道。

2. 中心静脉置管给药　对刺激性较大的药物如长春瑞滨等，采用PICC置管或植入式静脉输液港。每次输液前后用10ml以上的注射器抽吸生理盐水以脉冲方式进行冲管，正压封管。

3. 静脉冲入法　静脉冲入的药液均为刺激性较强的抗肿瘤药，如氮芥。操作时待输液滴注通畅后将稀释备用的化疗药液，由莫菲滴管侧孔冲入，随即冲入生理盐水或葡萄糖液2~3分钟，再恢复至原滴数。采用联合给药时，一般间隔20~30分钟，以防止两种药物发生反应。

4. 静脉滴注法　指药物稀释后加入液体行静脉滴注，操作中必须按医嘱准确掌握滴注的速度。

5. 电子化疗泵持续静脉给药　电子化疗泵是一种轻便的可随身携带的输注装置，可用于持续输注化疗药物。由于药物剂量大、浓度高，对外周静脉的刺激大，一般选用CVC或PICC。

（二）肌内注射给药

对组织无刺激的药物如博来霉素（BLM），可采用深部肌内注射，以利药物吸收。油类制剂如丙酸睾酮吸收差，应注意深部肌内注射及轮流更换注射部位。

（三）口服给药

口服药物相对毒副作用少，口服药物需装入胶囊或制成肠溶制剂，以减轻药物对胃黏膜的刺激。常用口服化疗药物有卡培他滨。

（四）腔内化疗

腔内化疗是指胸腔内化疗、腹腔内化疗和心包腔内化疗。药物特性为可重复使用、局部刺激小、抗瘤活性好的药物，如高聚生、顺铂（DDP）。每次注药前抽尽积液，注药后2小时内每15分钟协助患者更换体位，使药液充分与胸腹腔接触，最大限度发挥作用。

（五）鞘内化疗药物给药

鞘内化疗的药物可通过腰椎穿刺给药。其特点为药物分布均匀、有效浓度高、复发率低。注药后患者平卧一段时间，可明显改善药物分布。

（六）动脉内化疗给药

1. 直接动脉注射　恶性肿瘤脑转移，直接颈动脉穿刺注入抗癌药物；下肢恶性软组织肿瘤经股动脉穿刺给药；对手术中不能切除的恶性肿瘤如肝癌，可经暴露的肝动脉直接注入抗癌药物。

2. 通过导管动脉注射　指在X线监视下将导管置于肿瘤供血动脉内，如肝癌介入疗法。

【注意事项】

1. 化疗药物给药前认真阅读药品说明书，遵守药物给药原则，尽量能让患者经外周中心静脉置管给药。

2. 严格按药品说明书要求进行药品的储存和保管。

3. 化疗药物的配制应在生物安全柜内进行，准确抽取药品剂量，现配先用。

4. 注意配伍禁忌，如某些化疗药物只能用葡萄糖稀释，禁止用生理盐水稀释。

5. 按要求使用专用的输液器和振荡器，若需避光则按要求执行。

6. 严格执行化疗前用药，按药物特性严格控制给药滴速，予心电监护。

7. 及时发现并处理输液反应及并发症。毒副作用为肾毒性、胃肠道反应、骨髓抑制。

【护理措施】

1. 熟悉常用化疗药物的作用、给药途径和毒副作用。了解化疗方案、给药的顺序和时间及患者情况，准确执行医嘱。

2. 主动关心患者，讲解化疗相关知识，取得合作。

3. 化疗患者首次做好 PICC 置管宣教。经外周静脉化疗者应选择粗直的静脉，在输注过程中避免渗漏发生。

4. 化疗期间营造舒适的进食环境，避免不良刺激。鼓励患者进食。消化道反应严重时进干的食物如面包、馒头。

5. 化疗药物如不慎溢出皮下，按化疗药物外渗的护理常规处理。

6. 严密观察患者用药后的反应 . 如恶心、呕吐、腹痛、腹泻、血尿、便血、发热等情况。化疗期间注意观察患者生命体征，蒽环类药物最常引起心脏毒性反应，护士应观察患者心率、心律的变化，以及早发现心脏损伤，注意观察尿量，鼓励患者多饮水，24 小时尿量应大于3000ml。

7. 做好骨髓抑制的护理。

8. 做好口腔黏膜反应的预防和护理。

9. 配制及注射化疗药物时，工作人员应做好自身防护。

【常见不良反应】

1. 疲乏

（1）要正确认识疲乏，促使患者更好地应对疲乏。

（2）心理社会支持。

（3）合理的营养摄入。

（4）提高睡眠质量。

（5）鼓励适当的有氧运动。

2. 胃肠道反应　近年来由于止吐药物的运用，使呕吐的控制取得明显效果。如昂丹司琼为 5-HT 受体对抗剂，对强致吐药物如顺铂、多柔比星和放疗引起的呕吐效果显著。

（1）防治原则：预防性给药。对呕吐发生的相关因素进行综合考虑，选择恰当的抗呕吐药物，如化疗药物的致吐性、剂量，患者的一般状况、年龄、经济承受能力等。选择不同作用机制的抗呕吐药物联合应用，使疗效相加而非毒性叠加。了解抗呕吐药物的毒副作用，以便及时处理。对抗呕吐方案的应用进行科学、严密的观察研究，以获得最佳治疗效果。

（2）心理和行为治疗

1）护理人员对恶心呕吐患者应给予安慰和帮助，指导其保持乐观情绪：如果出现焦虑抑郁等精神症状则应及时调整，因为不良情绪可使血中 5-HT 增高，加重恶心呕吐。

2）除暗示、松弛和转移注意力的方法外，还可加用小剂量抗焦虑药，如地西泮每次 2mg，每日 2~3 次，以促进情绪尽快改善。国内外还有用音乐来转移患者不良情绪的疗法，安排患者听节奏平稳、音调恒定的音乐有助于情绪的转移，但要避免听伤感的音乐。

（3）呕吐时的护理：患者呕吐时护理人员应在旁守护，给予帮助，并侧卧防窒息，轻拍背部有利于呕吐物排出。指导患者进行缓慢深呼吸，餐后、睡前要漱口，以去除异味增进患者舒适感。观察呕吐物的性质、量并记录。

1）降低颅内压：对因颅内压增高引起的呕吐，遵医嘱予 20% 甘露醇等脱水剂治疗，按规定快速静脉点滴，以达到最好效果。

2）止吐药物的应用：临床上常在化疗前 15~30 分钟给予止吐药，严重呕吐者分别在化疗后 4 小时、8 小时再次给药，如蒽丹西酮 8mg 加生理盐水 20m1 静脉注射。盐酸格拉司琼、昂丹司琼、盐酸托烷司琼，其止吐作用强而持久。主要通过阻断小肠末梢神经发挥止吐作用。甲氧氯普胺通过阻断中枢化学敏感区和胃肠迷走神经末梢的多巴胺受体而发挥止吐作用，可出现锥体外系反应。苯海拉明和地西泮；两者都是通过抑制呕吐中枢，镇静减轻焦虑而发挥止吐作用，但效力较低。中药常采用中药贴敷法，将王不留行籽贴于选好的耳穴上，逐穴按压，有报道中药贴敷双侧涌泉穴也有效。

3. 泌尿系统反应

（1）肾毒性。

（2）出血性膀胱炎

1）常见药物：如喜树碱、环磷酰胺、异环磷酰胺等。

2）主要临床表现：尿频、尿急、尿痛及血尿、其程度与药物剂量大小有关。

3）护理：遵医嘱水化和碱化尿液，每日入量维持在 3000m1 以上，尿量 3000ml 以上（不少于 100ml/h）；给于美司钠，美司钠可与异环磷酰胺的代谢产物丙烯醛结合，减轻对膀胱黏膜的损伤。教会患者观察尿液性状，准确记录 24 小时出入量，如入量已足尿量仍少者，给予利尿剂以加速体内潴留药物的排出。

4. 肝毒性

（1）常见肝毒性药物：如甲氨蝶呤、环磷酰胺、L－门冬酰胺酶、氮芥、苯丁酸氮芥、柔红霉素、放线菌素 D 等。

（2）临床表现乏力、食欲减退、恶心、呕吐、肝大，血清转氨酶及胆红素升高，严重者出现黄疸甚至急性重型肝炎。

（3）护理化疗前后检查肝功能：观察病情变化，了解患者主诉，发现异常及时处理，给予护肝药物。指导患者饮食清淡，适当增加蛋白质和维生素的摄入。做好心理护理，保持情绪稳定，注意休息。

5. 心血管系统反应

（1）常见引起心血管系统反应的药物：如多柔比星、柔红霉素、米托蒽醌、喜树碱、顺铂、氟尿嘧啶等。

（2）临床表现：轻者可以没有症状，仅心电图为心动过速，非特异性 ST-T 段改变，

QRS 电压降低。重症表现为心悸、气促、心前区疼痛、呼吸困难，如心绞痛、心肌炎、心肌病、心包炎，甚至心力衰竭、心肌梗死。窦性心动过速通常是心脏毒性作用的最早信号。心电图可表现为各类心律失常，如室上性心动过速、室性房性期前收缩、心房颤动等。

（3）护理：化疗前了解有无心脏病史，行心电图检查。限制蒽环类药物蓄积量，必要时检查血药浓度。遵医嘱给予保护心脏药物如 1，6- 二磷酸果糖、维生素 E、三磷腺苷等。严密观察病情变化，倾听患者主诉，给予心电监护。发现心功能异常，及时处理。

6. 肺毒性

（1）常见引起肺毒性的药物：如博来霉素、白消安、丝裂霉素等。

（2）临床表现：肺纤维化或间质性肺炎，表现为干咳、乏力、胸痛、发热，偶见咯血等。

（3）护理：防止感冒受凉。发现肺毒性反应时立即停药，遵医嘱应用皮质类固醇药物。

7. 神经系统毒性　主要包括末梢神经炎和脑功能障碍。

（1）常见引起神经系统毒性的药物：如长春新碱、氟尿嘧啶、顺铂、奥沙利铂等。

（2）临床表现：长春新碱最易引起外周神经变性，表现为肢体远端麻木，对称性，也可出现深腱反射抑制，停药后恢复较慢。若影响自主神经系统，可引起便秘、腹胀甚至麻痹性肠梗阻、膀胱无力。氟尿嘧啶及其衍生物大量冲击时也可发生可逆性小脑共济失调、发声困难、无力。顺铂可引起耳鸣、听力减退，特别是高频听力损失。

（3）护理联合用药时：注意有无毒副作用累加；密切观察毒性反应，一旦出现毒副作立即停药或换药，并给予神经营养药物治疗。依托泊苷、替尼泊苷等能引起体位性低血压，故在用药时或用药后应卧床休息，活动应缓慢。若患者出现肢体活动或感觉障碍，可给予按摩、针灸、被动活动等。使用奥沙利铂的患者禁止饮用冷水，禁止接触冰冷物品，防止遇冷引发急性神经毒性反应。从化疗开始指导患者戴毛绒手套，避免接触床栏、输液架等金属物，以免遇冷加重肢端麻木感；指导患者用热水洗漱，水果用热水浸泡加温后食用，避免低温刺激诱发喉肌痉挛；加强保暖，防止受凉，药物外渗时不能常规冰敷。肢端麻木较重者，可采用按摩、热敷等措施来减轻四肢的麻木刺痛感。

8. 变态反应　多数抗肿瘤药物可引起变态反应，但发生率大于 5% 的仅占少数。

（1）常见引起变态反应的药物：*L*- 门冬酰胺酶和紫杉醇类药物。

（2）临床表现：多数 I 型变态反应，表现为支气管痉挛性呼吸困难、荨麻疹和低血压。紫杉醇多发生在用药后最初 10 分钟内，严重反应发生在用药后 2~3 分钟内。*L*- 门冬酰胺酶的变态反应多发生于治疗最初期。

（3）护理：给药前做好预防措施，准备好抢救物品。*L*- 门冬酰胺酶用药前予地塞米松 5mg 静脉注射。用紫杉醇前 12 小时和 6 小时给予地塞米松 20mg 口服，用紫杉醇前半小时给予苯海拉明 50mg、雷尼替丁 50mg 静脉注射。用专用输液器输注紫杉醇。

9. 皮肤毒性反应　表现为皮炎、色素沉着、脱发。

（1）常见引起皮肤毒性反应的药物：如卡培他滨、白消安、环磷酰胺、多柔比星等。

（2）临床表现：皮肤反应主要为皮疹、皮肤干燥、指甲变脆、手足综合征、局部或全身皮肤色素沉着、甲床色素沉着、皮肤角化和增厚等。

（3）护理：保持皮肤清洁，勿搔抓，皮肤避免冷热刺激，避免进食辛辣刺激性食物。皮疹用氢化可的松软膏和维生素 E 霜外涂，皮损处外涂消炎软膏。对明显引起脱发药物如多柔比星，可指导患者剃光毛发，告知患者在疗程结束后约 1 个月毛发可重新生长并且更柔软、更黑亮。

10. 局部毒性反应　外周静脉给药可引起静脉炎，若化疗药物外漏，处理不及时可引起局部组织坏死。

（1）根据化疗药物的刺激程度：化疗药物分为腐蚀性化疗药物如多柔比星、表柔比星、柔红霉素以及长春新碱、长春瑞滨等，刺激性化疗药物如依托泊苷、紫杉醇、博来霉素、大剂量顺铂和氟尿嘧啶等。

（2）临床表现：化学性静脉炎主要表现为局部静脉路径的疼痛、肿胀，或可触到条索状静脉或有硬结、有压痛，周围皮肤充血、红肿，一般持续1~2周左右后逐渐消退，疼痛缓解，色素沉着，树枝状或条索状改变，严重时可发生静脉闭塞。化疗药物外渗性损伤程度因药物种类不同、渗出量的多少而异。腐蚀性化疗药物外渗后，局部皮肤立即出现大小不等的红斑、肿胀、硬结甚至水疱，伴有疼痛，有时为剧烈的烧灼样疼痛。严重者局部皮肤可发生坏死，形成慢性溃疡，可持续数周或数个月，病灶可不断扩大累及筋膜、肌肉、韧带、神经，导致局部组织剧烈疼痛。

11. 其他化疗反应　除上述毒性反应外，化疗药物还可能发生其他不良反应，如生殖系统毒性和影响免疫系统功能，若干年后还可能继发第二肿瘤。

【常见化疗药物外渗预防和护理】

1. 化疗药物外渗的临床表现

（1）化疗药物在静脉给药过程中如渗漏至静脉外，可导致局部皮肤及软组织的非特异性炎症：轻度表现为红斑、局部疼痛、肿胀、水疱甚至组织坏死，严重者可深及肌腱及关节，形成经久难愈的溃疡。

（2）药液外渗发生组织损伤的时间也有差异：蒽环类、氮芥和长春碱类药物引起的损伤呈慢性过程。蒽环类药物外渗7~10天后出现红斑、发热和疼痛，可发展成溃疡，2~3个月溃疡增大，不能痊愈。

2. 化疗药物外渗预防

（1）由经过专业培训的护士执行静脉化疗：选择给药途径时，必须了解各类药物的局部刺激性，对于强刺激性药物切忌漏于皮下。

（2）选择最佳穿刺部位

1）选择前臂大静脉：切勿在靠近肌腱及关节处穿刺，以防造成局部功能损伤。

2）避免在放射治疗的肢体、有动静脉瘘的肢体、乳腺手术后患侧、淋巴水肿等部位穿刺；避免在24小时内被穿刺过的静脉给药。

3）穿刺过程中避免针头在组织中探找静脉。穿刺成功后保证针固定稳妥，避免脱出。手背和腕部富于细小的肌腱和韧带，药液一旦外渗损伤极难处理，因此输注强刺激性药物宜用前臂较粗的静脉。选用静脉留置针可减少外渗的发生，但是应注意此时静脉留置针不能常规留置3天，只能留置一天，以免反复在同一静脉输入化疗药物。

（3）建议选用PICC或深静脉置管给药。

（4）输注前告知患者，输注过程中有疼痛、局部隆起、肿胀应当立即告诉护士，如怀疑药物外渗，应立即停止药物输入，按化疗药外渗处理。

（5）输注化疗药物前，检查是否有回血，如果无回血，或不确定针头完全在静脉内，则另外选择静脉重新穿刺，避免使用同一静脉远端。如果同时输入多种药物，应先注入非刺激性药物。

（6）强刺激性药物输注过程中，护士必须在床边监护直至药物全部输入体内；输注完毕后应继续输入生理盐水充分冲洗管道后再拔针。输入奥沙利铂后应以5%葡萄糖冲洗管道后再拔针，保证化疗药物充分进入体内，并减少药物对血管壁的刺激。输入长春瑞滨前后给予生理盐水100ml+地塞米松10mg静脉快速滴入，可以减轻静脉炎及局部发疱性反应的发生。

3. 化疗药物外渗的处理

（1）如果患者诉输注部位不适、疼痛、烧灼感、输液速度发生变化：即使没有发现肉眼可见的渗漏，也立即停止输液。

（2）外周静脉输注者根据需要原位保留针头，中心静脉导管者必要时拍胸片，确认渗漏的原因及影响范围。

（3）用针头尽量抽出局部外渗的液体。

（4）使用相应的解毒剂，注意避免局部组织压力过大，皮下注射解毒剂时先拔出针头（表7-8-1）。

表7-8-1　化疗药物特殊解毒剂

药物	局部解毒剂	处理方法
顺铂 氮芥	硫代硫酸钠	用4~8ml硫代硫酸钠和6ml注射用水配制，外渗1mg氮芥或100ml顺铂局部注射2ml配制液
丝裂霉素	50%~99%二甲基亚砜	局部注射1.5ml，每6小时一次，连用14天，避免覆盖，自然晾干
多柔比星 柔红霉素	冷敷	立刻冷敷30~60分钟，然后每隔15分钟冷敷15分钟，连用一天
长春新碱 长春碱	热敷 透明质酸酶	立刻热敷30~60分钟，然后每隔15分钟热敷15分钟，连用一天或局部注射透明质酸酶150U

（5）抬高患肢48小时；局部间断冷敷或冰敷6~12小时，冰敷时防止冻伤发生。

（6）及时报告医师并详细记录外渗情况。可给予1%普鲁卡因+地塞米松做环形封闭。

4. 化疗药物外渗后溃疡阶段的护理

（1）伤口评估：按WHO抗肿瘤药不良反应分级，临床皮肤损伤分为一度为皮肤红斑、疼痛；二度为水疱、瘙痒；三度为湿性脱皮溃疡。

（2）伤口处理：使用生理盐水清洁伤口后，溃疡面涂以湿润烧伤膏、芦荟或冰硼散外敷，或采用氦－氖激光照射理疗等。氦－氖激光照射理疗能加速创面愈合，具有抗感染、镇痛、收敛、促进细胞再生及增强机体免疫的效用，并改善供血和营养。湿润烧伤膏、芦荟或冰硼散等中药有消炎解毒、除腐生肌止血的作用。

（3）对广泛组织坏死：可手术清除，皮瓣移植，植皮等。

第四节　PICC 置管术

【学习目标】

1. 掌握经外周静脉置入中心静脉导管的目的、适应症和护理要点。
2. 熟悉经外周静脉置入中心静脉导管的禁忌证。

【重点难点】

经外周静脉置入中心静脉导管的护理要点。

经外周静脉置入中心静脉导管(peripherally inserted central catheters, PICC)是指经外周静脉穿刺,将一条放射显影、硅胶材料制成的导管沿静脉送入,使导管尖端位于上腔静脉内。

【目的】

PICC 导管具有光滑、柔软等特点,大多数接受 PICC 插管的患者感觉良好,无特殊不适。避免了传统中心静脉置管可能发生的气胸、血气胸、空气栓塞等并发症,减少静脉穿刺的次数,可以输注强刺激性药物,有效保护上肢浅静脉,减少局部渗漏和静脉炎的发生率。

【适应证】

1. 需要长期静脉输液。
2. 缺乏外周静脉通路倾向。
3. 有锁骨下或颈内静脉置管禁忌证。
4. 输注刺激性药物如化疗药。

【禁忌证】

患者肘部血管条件太差;预定插管的部位有感染、皮炎或外伤;患者确诊或疑似对导管材料过敏;凝血功能障碍;预插管途径有放射治疗史、静脉血栓形成史、血管外科手术史、乳腺癌根治术后患侧。

【PICC 置管后常见问题及处理】

1. 穿刺点出血　置管后给予弹力绷带加压包扎;穿刺点使用云南白药外敷;穿刺点使用明胶海绵压迫止血。

2. 导管堵塞　血液堵塞导管时可使用尿激酶负压方式溶栓;脂质物堵塞可用 75% 酒精 1ml 推注保留 1 小时;碱性溶液沉积堵塞时,可用 5% 碳酸氢钠溶液再通导管。

3. 机械性静脉炎　局部温热湿敷或神灯照射;抬高患肢;局部外用多磺酸粘多糖乳膏;水胶体敷料粘贴在静脉炎部位;如意黄金散外敷;活血通络膏外敷。

4. 血栓形成

(1)血栓的预防

1)置管前血液黏滞度增高:血小板 >300×10^9/L,纤维蛋白原(FIB)升高1倍以上者,遵医嘱使用抗凝剂,如低分子肝素、华法林钠等;置管前嘱患者放松,避免送管时血管痉挛;穿刺尽量一次成功,避免反复穿刺损伤血管内膜。

2)指导患者置管侧肢体适度活动(避免过度活动和不活动):避免置管侧肢体做提重物、过度外展、上举、旋转及屈肘运动,导致导管随肢体运动增加对血管内壁的机械刺激。可进行手部及手腕部的运动(握拳、旋腕、手指运动)及抬臂运动,以促进穿刺侧上肢的血液循环。长期卧床、偏瘫者协助患者做被动运动。

3)输液和睡眠时抬高患肢以促进血液回流:尽量避免压迫置管侧肢体,以防血液缓慢。

4)指导患者感觉置管侧肢体不适时及时告知医护人员:如静脉走向有红肿、疼痛;置管侧肢体肿胀;置管侧肩臂部酸胀疼痛;如有不适,立即行血管B超排查,对症处理3天后无效,需再次复查B超,确认是否有血栓形成。

(2)静脉血栓的护理:血栓一旦形成,立即停止经PICC导管输注液体并封管,通知管床医生及护士长,并请血管外科医师会诊,遵医嘱及时给予抗凝及溶栓治疗,按血管外科意见决定是否拔出PICC导管。

1)向患者讲解血栓形成的过程及溶栓治疗的必要性、安全性及注意事项,减轻患者紧张的心理,同时配合治疗。

2)急性期:患者绝对卧床休息7~14天,抬高患肢,注意保暖。

3)患肢制动,不得按摩:以免造成栓子脱落,引起肺栓塞。

4)每天测量患肢、健肢同一水平臂围,观察对比患肢消肿情况,并观察患肢皮肤颜色、温度、感觉及桡动脉搏动,做好记录,及时判断效果。

5)严禁冷热敷。

6)监测出血倾向及观察出血情况:监测患者凝血功能情况,观察患者有无皮肤及黏膜、牙龈、鼻腔出血;肉眼血尿,粪便是否带血;有无咯血等。

7)肺栓塞的预防:护士应严密观察患者有无突然出血、剧烈胸痛、呼吸困难、咳嗽、咯血、发绀,甚至休克,应考虑肺栓塞发生,立即报告医师及时处理。

5. PICC导管相关感染

(1)PICC穿刺点感染:穿刺点用纱布覆盖,避免使用透明贴膜以保持穿刺点干燥透气,每日更换纱布,局部穿刺点有脓性分泌物时,先将分泌物清除干净,避免穿刺点残留,局部使用庆大霉素、地塞米松湿敷,遵医嘱给予抗感染治疗。

(2)PICC导管相关血源性感染:患者不明原因的发热、寒战,伴或不伴有白细胞升高,血液和导管尖端培养出同一种细菌,或外周静脉血和中心静脉血及导管头端培养出同一种细菌,即可判定为导管相关血源性感染。

1)护士在进行PICC置管、PICC维护、静脉输液、生命体征测量等护理操作时严格执行手卫生:防止医源性感染的发生。

2)维护方法:置管后24小时内更换敷料1次,以后每隔5~7天更换穿刺点敷料1次;纱布敷料每天更换1次,透明敷料5~7天更换;但当敷料松脱、潮湿、粘贴不牢固或明显污染时应立即更换。

3）保持肝素帽和正压接头处无菌。

4）导管留置时间：根据导管说明书留置导管。在治疗结束时，或出现导管相关感染症状时，患者留置导管的局部出现红肿、化脓等征象，立即拔管；血培养结果阳性，定量或半定量培养细菌定植，应拔除导管。

6. 穿刺点周围皮肤过敏　穿刺点使用庆大霉素、地塞米松湿敷；采用水胶体敷料固定导管。

【护理要点】

1. 置管术后24小时内更换敷料并观察出血情况，以后酌情每周更换1~2次，有渗液、渗血及时更换。

2. 更换贴膜时严格执行无菌技术。

3. 每次输液后，用10ml及以上的注射器抽吸生理盐水10~20ml以脉冲方式进行冲管，并正压封管。

4. 定期检查导管位置、导管头端定位、导管功能及固定情况。

5. 密切观察患者状况，发生感染时应及时处理或拔管。

6. 治疗间歇期每周对PICC导管进行冲洗，更换贴膜、正压接头或肝素帽。

第八篇　手术室护理

第一章　手术室基本理论

【学习目标】

1. 掌握手术室布局与流程，各洁净级别手术间适用手术范围及管理要求；
2. 掌握常见手术患者的术前准备、手术方式、切口位置、麻醉方式及器械配备；
3. 掌握各种常见手术体位的安置原则、常见并发症及注意事项；
4. 掌握手术室常用药物（如麻醉药物、解痉止痛药物、扩容升压药物、急救药物等）的相关知识；
5. 掌握无菌概念及各种灭菌方法；
6. 掌握特殊感染手术的处理流程；
7. 掌握手术室接送患者流程、急诊手术接待与抢救流程；
8. 掌握中、小手术的器械护士工作，熟悉基础外科手术开腹手术配合；
9. 熟悉各类一次性用物，掌握术后敷料器械的回收、清洗、处理流程。

第一节　洁净手术室建筑布局与管理

洁净手术部（室）是一个多学科、多用途、多功能的救治中心，是由洁净手术室、洁净辅助用房和非洁净辅助用房组成的相对独立的功能区域。其功能和性质要求建筑的设计须符合《医院洁净手术部建筑技术规范》的要求。布局应体现流线简明、快捷、高效的原则，所有人流、物流工作环节都能体现及时、合理、方便。其目的是尽可能降低交叉感染的风险，实行全过程的感染控制。

（一）洁净手术部分区

洁净手术部可分为三区四通道，即洁净区、准洁净区、非洁净区；医务人员通道、手术患者通道、无菌物品通道、污染物品通道。

1. 洁净手术部三区

（1）洁净区：包括手术间、洗手间、手术间内走廊、无菌物品间等。

（2）准清洁区：包括器械室、敷料室、消毒室、护士站、恢复室、手术间外走廊等。

（3）非清洁区：包括办公室、标本间、值班室、更衣室、更鞋室、医护人员休息室、手术患者等待室等。

2. 洁净手术部四通道

（1）医务人员通道：供参与手术的医务人员使用，与手术部洁净走廊相连。

（2）手术患者通道：供手术患者使用，与手术部清洁区相连。

（3）无菌物品通道：无菌物品专用通道，与手术部无菌室相连。

（4）污染物品通道：术后污物存放通道，与非洁净区相连。

（二）洁净手术部建筑布局的基本类型

1. 单通道型　手术部中间是一条洁净通道，两侧布置手术间和辅助用房。

无菌物品、工作人员和手术患者在同一条通道上通过，手术后的污物装入污物袋，密闭后也经过此通道运出。

2. 洁污双通道型　手术部中间是一条洁净通道，所有手术间的大门都朝向洁净通道，所有小门朝向污染通道，医务人员、手术患者及无菌物品都经过洁净通道，手术后的污物经污物通道运出。

3. 中心岛型　一个无菌物品的供应通道，由专门的护士将无菌物品分配、存放在通道内的各储物柜，其一侧通向手术部，另一侧通向无菌物品供应区。中心岛被洁净手术间包围，洁净手术区外是环廊。

4. 单元型　每手术室一般带三个前室，形成一个单元，是一个独立的控制体。前室分别是刷手间、麻醉诱导间和污物处理间。

（三）洁净手术部基本设施

1. 净化空调系统　净化空调系统主要由空气处理器，初、中、亚高效及高效空气过滤器，加压风机，空气加温器，回风口，送风口等组成，要求整个手术部始终处于受控状态。

2. 接地系统　精确度高的漏电保护装置，防止手术仪器漏电伤及手术人员和患者。

3. 独立冷、热源　设置过渡季节冷、热源，可根据手术人员和患者的要求、手术要求灵活调控。

4. 供气　手术间有氧气、二氧化碳气体、氮气、麻醉废气排放管道和负压吸引终端，分别安装在吊塔或墙面上。

5. 供电　每手术间至少设置 3~4 组供电插座，每组插座上有 4 个多用接口，插座的位置要与手术床位置平齐，便于仪器的连接和使用。

6. 通信　每个手术间内部有电话、医用数据通信系统，并设置对讲、群呼功能。

7. 摄像　建立手术图像传输系统，减少进入手术间的参观人员。

8. 壁柜　根据手术间需求设计面积合适的嵌入式药品柜、器械柜及麻醉柜。

9. 地面　洁净部地面要求平整，采用耐磨、防滑、耐腐蚀、易清洗、不易起尘与不开裂的材料制作，有特殊要求的可采用特殊性能的涂料地面。

（四）环境管理

1. 洁污流程　严格区分设立无菌物品通道、医务人员通道、手术患者通道和污物通道。分道通行，互不干扰。

2. 严格划分无菌、急诊、感染手术间　急诊手术间在手术室的最外面，感染手术间应靠近污物通道，有侧门、缓冲间和双重隔离门，以便于隔离和消毒。手术安排原则是先安排无菌手术，再安排感染手术，特殊感染手术须在感染手术间或负压手术间内进行。

3. 严格控制各类人员进出　有专职管理人员控制人员进出，手术人员按“手术通知单”上的名单核对进入手术室。有参观、进修人员时需在手术通知单上备注且每台不超过 2 人。

4. 严格着装管理　要求按规定穿戴手术室专用的衣裤、鞋帽、口罩等，确保头发和自己的衣服不外露。手术室衣裤每天进行高压灭菌，手术患者须穿干净的病员服，佩戴隔离帽。

（五）运行管理

1. 手术前1h开启净化空调系统，洁净手术室的一切清洁工作必须采用湿式打扫，手术间物表及地表应每天于手术前、后用清水和含氯消毒制剂各擦拭1次。

2. 净化空调系统运行时保持各门关闭，进出手术间使用自动门。

3. 每天对手术部（室）温、湿度进行3次监测（8am，2pm，8pm），每半年监测一次送风量、噪音和静压差，记录并保留监测报告。

4. 定期对净化系统设备、设施进行维护和保养。初、中效过滤器每半年更换1次，高效过滤器每半年监测阻力1次，每周对回风滤网清洗1次，每半年对净化空调箱内部清扫1次。发现故障及时维修。

（六）清洁管理

1. 手术人员严格遵守无菌技术操作规程和手术室内的相关规定　手术台上的废弃物，一律不得随意丢弃，手术后的布类敷料一律弃入相应的黄色垃圾袋内，尽可能减少地面的污染。

2. 每天手术后进行手术间的清洁工作　连台手术时，对患者体液、血液污染的地方用2000mg/L的含氯制剂擦拭。

3. 清洁工作在净化空调系统运行中进行　清洁完成后净化系统应继续进行直至恢复规定的洁净度级别。

4. 不宜选用掉纤维组织材质的清洁工具　采用湿式清洁，防止交叉感染。不同级别手术部的清洁用具应严格区分，用颜色标注，清洁用具和消毒处置设施也应分开。

5. 每周对手术部进行大清扫1次　对所有物体表面，包括吊顶、墙壁、地面等进行擦拭。

6. 有外包装的物品搬进手术部时　应先在一般环境中将外包装拆除，在准清洁区做进一步擦拭消毒后方可搬入。

7. 清洁区不得开窗作自然通风。

第二节　洁净手术室分级

洁净手术部（室）是由洁净手术间和各类辅助用房组成的自成体系的功能区域，采用一定的空气洁净措施，使空气菌落数和尘埃粒子数等指标达到相应洁净度等级标准。

空气洁净度：表示空气洁净的程度，以含有的微粒（无生命微粒和有生命微粒）浓度来衡量。浓度高，洁净度低；反之洁净度高。

空气洁净度级别：以数字表示的空气洁净度等级。数字越小，级别越高，洁净度越高；反之洁净度越低。

洁净度100级：≥0.5μm的尘埃数，>350粒/m^3（0.35粒/L），且≤3500粒/m^3（3.5粒/L）。

洁净度1000级：≥0.5μm的尘埃数，>3500粒/m^3（3.5粒/L），且≤35 000粒/m^3（35粒/L）。

洁净度 10 000 级：≥0.5μm 的尘埃数，>35 000 粒 /m^3（35 粒 /L），且≤350 000 粒 /m^3（350 粒 /L）。

洁净度 100 000 级：≥0.5μm 的尘埃数，>350 000 粒 /m^3（350 粒 /L），且≤35 000 000 粒 /m^3（3500 粒 /L）。

单向流洁净室：由流线平行、方向单一、速度均匀的气流流过房间工作区整个截面的洁净室。

乱流洁净室：气流不平行、方向不单一、流速不均匀，且有交叉回旋气流流过房间工作区整个截面的洁净室，又称为非单向流洁净室。

局部 100 级洁净区：以单向流方式，在室内局部地区建立的洁净度级别为 100 级的区域。

浮游菌浓度：对采样培养基培养得出的单位体积空气中的浮游菌数（cfu/m^3）。

沉降菌浓度：将直径 90mm 的培养皿静置于室内 30min，培养得出的每一培养皿的沉降菌落数（个 / 皿）。

表面染菌密度：用特定方法擦拭物体表面，并按要求培养后得出的菌落数（cfu/m^3）。

限制区：为维持手术区域较高的卫生洁净程度，对人流、物流的进入进行严格限制的区域，包括手术间、刷手间、无菌物品存放库房、大型仪器设备间等。

半限制区：为维持手术区域较高的卫生洁净程度，对人流、物流的进入进行严格限制的区域，包括术前准备间、器械间、麻醉恢复室等。

非限制区：一般指无特殊洁净度要求的工作区域，包括办公区、休息区、男女更衣室等。

（一）洁净手术间分类及用途（表 8-1-1）

表 8-1-1　洁净手术间分级及用途

洁净等级	手术室名称	适用手术类别
Ⅰ级	特别洁净	器官移植、关节置换、心脏、脑及眼科无菌手术
Ⅱ级	标准洁净	胸科、整形外科、泌尿外科、骨外及普外Ⅰ类无菌手术
Ⅲ级	一般洁净	普外科（除Ⅰ类手术）、妇产科等Ⅱ类手术
Ⅳ级	准洁净	肛肠外科及污染类手术

（二）洁净手术室辅助用房分类及用途（表 8-1-2）

表 8-1-2　洁净手术室辅助用房分类与用途

洁净等级	适用洁净辅助用房名称
Ⅰ级	需要无菌操作的特殊实验室，如生殖实验室等
Ⅱ级	适用于体外循环灌注准备室
Ⅲ级	刷手间、无菌敷料室、精密仪器存放间、护士站、洁净走廊等
Ⅳ级	恢复室、洁净走廊等
非洁净	值班室、办公室、更衣室、浴室等

第三节　手术室常用器械

手术能否顺利地进行,齐全且功能良好的器械将起到至关重要的作用。手术器械是手术医师实施手术的重要工具,科学的管理手术器械,清洗、包装、灭菌、监测、转运与储存等关键环节的管控,不仅可以保证手术的安全、顺利,还可以延长手术器械的使用寿命,从而有效地控制手术成本。手术缝针、缝线与切口敷料的正确选择和使用一定程度上也有助于切口的良好愈合。

根据各种基础手术器械的主要功能,将其分为切割类、抓取类、夹持类、牵引类、吸引类等。

一、切割类器械

切割类器械主要包括手术刀和手术剪。

1. 手术刀

手术刀由刀柄、刀片构成。常用的刀柄有 3 号、4 号、7 号三种型号,其中 3 号、4 号均包括长刀柄和短刀柄两种亚类。常用刀片有 10 号小圆刀片、11 号尖刀片、12 号镰刀刀片、15 号乳头刀片、20 号圆刀片等型号。20 号圆刀片只能安装在 4 号刀柄上;其余刀片可安装在 3 号、7 号刀柄上。

2. 手术剪

手术剪根据其剪切对象的不同可分为精细剪、组织剪、线剪、绷带剪、骨剪和钢丝剪六大类,每种类手术剪又有长、短、直、弯、尖、钝、薄刃、厚刃之分。

二、抓取类器械

抓取类器械在手术过程中起抓取、牵拉、阻断、固定的作用。主要包括各型手术镊、血管钳和其他钳类。

1. 手术镊

主要是用于手术中局部组织的提拉、暴露,以及协助分离与缝合操作。手术镊可分为有损伤、无损伤两大类,可根据形状、用途细分为有齿镊、无齿镊、眼科镊、整形镊、血管镊、枪状镊、显微镊等。

2. 血管钳

又称为止血钳,多用于术中止血和分离组织,也可用于协助缝合、夹持敷料等。

3. 其他钳类

(1)直角钳:用于血管、胆管等组织的游离,以及牵引物的引导。

(2)有齿血管钳:在血管钳的尖端增加鼠齿设计,增加把持力,多用于钳夹较厚组织及易滑组织内的血管出血。

(3)组织钳:根据其前端齿的深浅分为有损伤和无损伤两种。齿深有损伤的用于钳夹组织和皮瓣,齿浅无损伤的可钳夹闭合血管。

(4)卵圆钳:又称环钳,分为有齿、无齿两种。有齿的多用于钳夹敷料;无齿的可用于提拉食道、肠道等。

（5）巾钳：在建立无菌屏障时，用于固定无菌巾单。

（6）肺叶钳：用于提拉、牵引肺叶，协助暴露手术野。

（7）肠钳：用于夹闭肠道断端。

（8）取石钳：用于取出胆囊、胆道以及输尿管中的结石。

（9）脾蒂钳：在脾脏切除手术中，用于阻断脾蒂血流。

（10）肾蒂钳：在肾脏切除手术中，用于阻断肾蒂血流。

（11）无损伤血管钳：用于阻断或部分阻断较大的血管，对血管壁的损伤较小。根据其阻断血管的种类、部位和阻断程度，可分为不同的型号。

三、持针器

又称针持，用于夹持缝针。头部有纵横交错的纹路或突出的细小颗粒形成粗糙面，以增加摩擦力。持针器的前端有粗细之分，粗头持力大，在夹持较大缝针时固定牢靠，便于手术者操作；细头持力小，对缝针的损伤小，多用于夹持细小的缝针。

四、牵开器

又称拉钩，用于牵拉组织、暴露手术野。拉钩的种类繁多，大小形状不一，根据手术需要选择使用。

1. 甲状腺拉钩　用于浅部切口的牵拉暴露。
2. 腹部拉钩　分为单头和双头两种，用于牵拉腹壁。
3. “S”拉钩　又称骶尾拉钩，用于深部组织的牵拉和暴露。
4. 乳突牵开器　用于撑开显露乳突等浅表的小切口。
5. 自动开腹拉钩　用于牵拉腹腔或盆腔，牵开固定后可自动维持牵开效果，节省人力。
6. 静脉拉钩　又称肾盂拉钩，用于牵开血管、肾盂或心室。
7. 后颅凹牵开器　用于后颅凹和脊柱椎板的牵开与显露。
8. 脑压板　表面光滑且具有很好的可塑性，用于牵开脆弱的脑组织。
9. 头皮拉钩　将游离的头皮牵开固定，暴露颅骨。
10. 神经拉钩　用于游离、牵开神经等条索状组织。
11. 神经根拉钩　在脊柱、脊髓手术中用于牵拉保护神经根。
12. 开口器　用于撑开上下颌，暴露口腔。
13. 胸部撑开器　用于撑开胸骨或肋间隙，暴露纵隔或胸腔。
14. 胸腔闭合器　又称肋骨合拢器，用于合拢切口上下的肋骨，闭合肋间隙。
15. 窥阴器　用于撑开阴道，分为检查用和手术用窥阴器两种。
16. 骨钩　用于提拉长骨的断端。
17. 开睑器　用于撑开眼睑。

五、探针

探针又称探条或探子。用来探查窦道、瘘管或组织内异物，并借助引导作窦道切开及瘘管切除。还有特殊用途的探针，如尿道探子、胆道探子等。

六、刮匙

分为直、弯两型及锐、钝两种，用于刮除坏死组织及肉芽组织。重要组织或器官的处理优先选择钝匙。

七、吸引器

手术部(室)内的吸引器主要用于清理呼吸道和吸出手术区域的血液、渗液及冲洗液。由中心负压吸引系统或电动负压吸引系统通过抽吸空气产生负压，通过一次性无菌负压吸引管与吸引头相连。吸引头有不同的长度及口径区分，分为普通吸引头、侧孔单管吸引头、套管吸引头等。

1. 侧孔单管吸引器头 多用于神经外科、脊柱外科手术。管壁一侧中上段有一小孔，手术者可通过封闭此孔调节负压吸力的大小。

2. 套管吸引器头 多用于腹腔手术，其结构是在单孔吸引器管的基础上套一多侧孔外套管，防止器官、组织被吸附堵塞吸引口。

第四节 手术室常用药品

一、药品管理

1. 手术室设立药品间、药品柜及急救车，药品间必须有空气消毒设备或者具有空气净化设备，并且保持清洁干燥，温度为22°~26°，避免高温，符合放置无菌物品的要求。

2. 指定一名护士专门负责药品管理工作，负责每日的清点、整理及每周的请领工作。

3. 所有药品归类放置并贴好标签，标签用颜色做区别并注明药品名称、浓度和剂量。

4. 生物制剂及一些需要低温储存的药品放置冰箱内保存，保持药品包装的干燥、整洁，每周对冰箱进行整洁整理工作。

5. 若发现过期、变质、浑浊或标签不清的药品，一律不得使用。

6. 根据用量设定每周药品的基数，药品不宜过多，避免过期。放置时按照有限期限的远近依次摆放，优先使用有效期较短的药品。

7. 麻醉用药由麻醉护士统一管理，麻醉药品柜必须上锁，并建立严格的取用和交接班制度，专人每天进行清点、补充、整理，发现数目不符应立即上报并查找原因。

二、药品使用制度

1. 给药时严格执行查对制度。

2. 三查 备药时查、给药时查、给药后查。

3. 七对 药名、剂量、浓度、用法、有效期、质量及时间。

4. 患者手术带入的特殊药品应有严格的交接制度。

5. 术中给药多为口头医嘱，护士须复述医嘱2次，与医生核对后方可给药，并督促医生及时补开医嘱签字。

6. 在术前和术中给予抗生素时，必须检查3天内是否有该药皮试阴性的结果或患者前一天使用该药的记录。

7. 在静脉输液里添加药品时，须贴上醒目的标签，注明药物名称、剂量、输液速度并双人签字。

8. 对于糖尿病患者必须遵医嘱给予胰岛素，在静脉输液时避免使用葡萄糖，术中定时监测血糖，如有异常及时上报医师。

9. 输入血液制品，两人核对，完成记录。如发生输血、输液反应，立即停止输注并更换输液全套，保留并送检，以便查找原因。

10. 在使用加压输液泵时，密切观察液体量，避免空气栓塞发生。

11. 护士应熟悉常用药品的药理作用、用途、剂量、用法、不良反应及配伍禁忌，以便迅速配合抢救工作。

12. 节假日所需药品准备充足、齐全，建立单独的交接本，认真清点，仔细核对。

三、常用药品名称、剂量及作用

1. 抗休克血管活性药

（1）硫酸阿托品（atropine sulfate）0.5mg/支

（2）麻黄碱（ephedrine）30mg/支

（3）盐酸多巴胺（dopamine hydrochloride）20mg/支

（4）盐酸肾上腺素（adrenaline hydrochloride）1mg/支

（5）盐酸异丙肾上腺素（isoprenaline hydrochloride）1mg/支

（6）重酒石酸去甲肾上腺素（noradrenaline bitartrate）1mg/支

2. 强心药及抗心律失常药

（1）去乙酰毛花苷（deslanoside）0.4mg/支

（2）溴苄胺（bretylium）250mg（2ml）/支

（3）盐酸普罗帕酮注射液（propafenone hydrochloride）35mg（10ml）/支

（4）盐酸利多卡因（lidocaine hydrochloride）200mg/支

3. 呼吸兴奋剂

（1）氨茶碱（aminophylline）0.25g（10ml）/支

（2）尼可刹米（可拉明）（nikethamide）0.375mg/支

（3）盐酸山梗菜碱（洛贝林）（lobeline）3mg/支

4. 利尿药及脱水药

（1）呋塞米（furosemide）20mg/支

（2）甘露醇（mannitol）20%，50g（250ml）/瓶

（3）山梨醇（sorbitol）62.5g（250ml）/瓶

5. 降压药

（1）酚妥拉明（phentolamine）5mg/支或10mg/支

（2）硝普钠（sodium nitroprusside）50mg/支

（3）硝酸甘油（nitroglycerol）1mg/支

6. 止血药及抗凝血药

（1）肝素钠（heparin sodium）12 500U/ 支

（2）枸橼酸钠（Sodium Citrate）（0.235~0.265）g/10ml

（3）维生素 K_1（vitamin K_1）2mg/ml 或 10mg/ml

（4）维生素 K_3（vitamin K_3）2mg/ml 或 4mg/ml

（5）鱼精蛋白（protamine）50mg/5ml 或 100mg/10ml

7. 调节水、电解质酸碱平衡药和血浆代用品

（1）氯化钠（sodium chloride）

（2）氯化钙（calcium chloride）1g（10ml）/ 支或 1g（20ml）/ 支

（3）氯化钾（potassium chloride）10%，10ml/ 支

（4）葡萄糖注射液（gluconate injection）

（5）羟乙基淀粉（hydroxyethyl starch）6%，250ml/ 瓶或 500ml/ 瓶

（6）乳酸钠林格注射液（sodium lactate ringer）500ml/ 瓶

（7）人血白蛋白（human seram albumin）25%，20ml 或 25%，50ml

（8）碳酸氢钠注射液（sodium bicarbonate injection）4%，250ml/ 瓶

8. 镇静、镇痛、催眠药

（1）苯巴比妥（phenobarbital）0.1g/ml

（2）地西泮（diazepam）10mg/2ml

（3）吗啡（morphine）10mg/ml

（4）哌替啶（pethidine）50mg/ml

（5）曲马多（tramadol）50mg/2ml 或 100mg/2ml

（6）异丙嗪（promethazine）50mg/2ml

9. 子宫兴奋剂

（1）垂体后叶素（pituitrin）5U/ml 或 10U/ml

（2）麦角新碱（ergometrine）0.2mg/ml 或 0.5mg/ml

（3）缩宫素（oxytocin）5U/ml 或 10U/ml

10. 激素类及其他类药

（1）地塞米松（dexamethasone）1mg/ml

（2）链霉素（streptomycin）0.75g/ 支或 1.0g/ 支

（3）硫酸镁（magnesium sulfate）1g/10ml 或 2.5g/10ml

（4）青霉素（PG）400 000U/ 支或 800 000U/ 支

（5）庆大霉素（gentamicin）80 000U/ml

（6）四环素眼膏（tetracycline eye ointment）0.5%，2.5g/ 支

（7）头孢拉定（cefradine）0.5g/ 支或 1.0g/ 支

（8）胰岛素（insulin）400U/10ml 或 800U/10ml

第五节　术 前 准 备

一、术前访视

1. 访视的目的

（1）缓解患者紧张、恐惧心理通过介绍手术、麻醉的相关信息，提高病人对手术的应激能力，增强对手术的信心。

（2）通过访视，护士可了解患者的既往史、现病史和特殊需求，制订围手术期护理计划。

（3）通过访视，激励护士对护理工作的研究、思考和探索，提高护理人员的业务水平。

2. 访视的时间

术前一天下午。

3. 术前访视的内容

（1）全身情况；

（2）既往病史；

（3）现病史；

（4）温馨提示：

1）请您根据手术需要，做好术前禁饮、禁食，具体时间请遵医嘱。

2）术前请精神放松，请将贵重物品（如假牙、首饰、金钱、手机等）交给家人保管，事先更换病员服，请勿化妆（包括唇膏、指甲油等）。

3）手术床较窄，请您听从医护人员指导，手扶床的两边，仰卧在床的中间，不要随意移动及变换体位以免坠床。为确保您的安全，我们将采取一定的约束。如需帮助，请告知手术室护士。

4）我们会根据手术需要安置各种体位，因时间、年龄、体位特殊、个人身体差异等可能会导致受压部位皮肤出现红肿、压痕、水疱、甚至破溃。我们会采取各种防护措施。

5）我们将尽力为您服务，术前如果您有特殊需求，请与责任护士沟通。

（5）健康宣教。

二、患者接入手术室

接待患者的流程

1. 术前再次核查内容

（1）基本信息：病区、患者姓名、性别、年龄、住院号、手术方式确认、麻醉方式确认。

（2）患者是否有过敏史、皮肤是否完整、术野皮肤准备正确、手术部位与标识正确。

（3）文件类：手术知情同意、麻醉知情同意、抗菌药物皮试结果、术前是否备血、输血同意书。

（4）设备类：设备安全检查完成。

（5）其他：假体、体内植入物、影像学资料等。

2. 核查人员　手术医师、麻醉医师、巡回护士、器械护士。

3. 静脉输液通道护理

（1）检查和选择液体：常规选择乳酸钠林格注射液，肾功能不全者或年幼患者选择0.9%生理盐水，同时注意输注液体量及输液速度。

（2）选择合适的穿刺部位：穿刺完毕后固定牢靠、标示规范清晰。

（3）控制液体输注速度。

三、术前注意事项

（1）个人卫生：穿戴规范、取下义齿、严格备皮。防止手术术后的并发症，减少影响伤口愈合的因素。发热、鼻饲、口腔手术的患者还应遵医嘱进行口腔清洁。

（2）手术前禁饮食：防止在麻醉时发生呕吐、误吸或窒息，术前遵医嘱留置胃管和尿管。不需留置尿管的患者入手术室前排空大小便。

（3）术前练习深呼吸：利于肺扩张和有效咳嗽。

（4）保证充足的睡眠：必要时遵医嘱使用镇静、催眠药。

第六节　手术体位安置及并发症

手术室常见的手术体位包括仰卧位、膀胱截石位、侧卧位、俯卧位、坐位等。手术体位由患者的姿势、体位垫的使用、手术床的操作等组成。良好的体位安置在保证患者功能位、舒适的同时，也能更好的暴露手术术野，方便医师的操作，促进手术的顺利进行。

一、体位摆放的原则

1. 患者舒适安全　保证患者的关节、肢体处于合理功能位范围内的同时，有效的使用体位垫，预防压疮，尤其在骨隆突处。

2. 充分暴露术野　手术体位安置后，有效的约束。手术术野的充分暴露，能促进手术进行、减少损伤，更能降低护理并发症的发生率。

3. 不影响患者呼吸　俯卧位安置时，在胸、腹部下放置枕垫并留有适当空间，确保患者的呼吸道通畅，呼吸不受限制。

4. 不影响患者血液循环　体位安置时应保持静脉血流良好，尤其患者处于侧卧或俯卧位时，避免外周血管和血液回流受阻，外露肢体固定时要加以衬垫并适度保暖。

5. 不压迫患者外周神经　避免上肢过度外展，不得超过90°，以免损伤臂丛神经；俯卧位安置时注意足尖的保护。

6. 避免过度牵拉　保持患者肢体的功能位，不可过度牵引，以防脱位或骨折。

7. 防止发生体位性并发症　安置好的体位调整时与医师、麻醉做好沟通，动作轻缓，防止体位性血压大幅度波动、颈椎脱位等意外发生。

8. 分散压力，保护患者皮肤完整性　防止局部皮肤组织长时间受压。

二、常见手术体位安置方法

（一）患者仰卧位　适用于头、颌面、颈部、胸、腹、四肢等部位手术，患者仰卧于手术床上，调节手术床，形如人体的自然生理弯曲，尽可能扩大患者与手术床的接触面积。上肢外展不超过 90°，若不需外展，则以中单包绕固定于体侧。下肢约束带固定于患者膝关节上 3~5cm，松紧度以能顺利通过成人手指为宜，具体步骤见表 8–1–3。

表 8–1–3 仰卧位手术体位的安置步骤

项目	项目内容
目的	平卧手术使用，充分暴露术野，保护患者皮肤，患者安全舒适。
操作步骤	一、评估 操作环境符合操作要求。 二、实施要点 1. 仪表 （1）着装整洁规范。 （2）指甲修剪、清洁、不涂指甲油。 （3）不佩戴耳环、戒指、手镯等配饰。 （4）口罩、帽子佩戴规范。 2. 用物　搁手板 2 个、手腕约束带 2 个、膝约束带 1 个。 3. 操作步骤 （1）洗手、戴口罩。 （2）将准备好的用物放于器械台上，置于床尾方便拿取的位置。 （3）检查床单位，功能完好，中单整洁、铺置平整。 （4）将核对好的患者安置在手术床上。 （5）为患者进行保暖。 （6）根据手术需要为患者脱衣裤并做好解释，注意保护隐私。 （7）膝约束带有效约束患者并做好解释，检查、询问患者舒适度。 （8）双手放置搁手板上，双手有效约束。 （9）询问患者舒适度，整理床单位。
注意事项	1. 患者身体不能接触手术床金属部位。 2. 保证患者的肢体处于舒适的功能位。 3. 双下肢避免接触。 4. 长时间受压部位实施合理的防压疮保护措施。

仰卧位适用手术类别及注意事项

1. 头部手术

（1）颅脑手术：常规仰卧位安置。麻醉实施后，安装神经外科头架，灭菌头钉固定头部，若头部侧偏角度大于 45° 时须在健侧肩部下垫一软垫。

（2）眼科手术：枕部垫软枕或海绵垫。婴幼儿须在肩下垫软垫，颈部放软枕适度支撑，不可悬空且保持呼吸道通畅。

（3）乳突手术：枕部垫软枕或海绵垫，头部偏向一侧，患耳在上，肩胛部下方垫软枕，颈部放软枕适度支撑，不可悬空。

2. 颈部手术

（1）枕部垫软枕或头圈，肩部垫一软枕，软枕上缘与肩部平行。

（2）调节手术床：将手术床背板抬高 45°，再整体将手术床头低脚高，然后将腿板、头板降低，使颈部伸直、头后仰。

（3）手术托盘置于头端下颌上 5cm 处。

3. 胸部手术

（1）纵劈胸骨手术：常规仰卧位安置。背部纵向垫软枕，两侧平行手臂垫软质短棒，双手内收。

（2）乳房手术：患侧肩部下方垫软枕，上臂外展放置在搁手板上，健侧上肢内收。

4. 腹部手术　常规仰卧位安置。肝部手术、分流术可在背部肋下相应区域垫一软枕，使患侧抬高约 15°。脾切除术、脾肾静脉分流术时，可在左背肋下垫一软枕。

5. 四肢手术

（1）上肢手术：常规仰卧位安置。健侧肢体置于搁手板上或内收，患侧上肢外展置于手术台上。

（2）下肢牵引复位手术：常规仰卧位安置。静脉输液通道建立在健侧上肢，麻醉后卸下手术腿板，安装牵引装置，患者下移，注意保护患者隐私及会阴部受压，妥善安置尿管，将患侧脚固定于牵引装置鞋套内，注意足跟皮肤保护。健侧上肢外展，患侧上肢内屈固定在头架上。

（二）膀胱截石位

1. 患者仰卧，两腿分开，穿上裤套，臀部下移至手术床的腿板下折处。

2. 两腿妥善安置在腿架上，重力支撑位于小腿腓肠肌，约束固定，防止压伤、拉伤腓总神经。两腿适度外展，以防损伤内收肌。

3. 将手术床调至头低脚高位约 15°，具体步骤见表 8-1-4。

表 8-1-4　膀胱截石位的安置步骤

项目	项目内容
目的	会阴部手术使用，充分暴露术野，保护患者皮肤，患者安全舒适。
操作步骤	一、评估 操作环境符合操作要求。备清洁干燥的治疗车。 二、实施要点 1. 仪表 （1）着装整洁规范。 （2）指甲修剪、清洁、不涂指甲油。 （3）不佩戴耳环、戒指、手镯等配饰。 （4）口罩、帽子佩戴规范。 2. 用物　搁腿架 2 套、裤套 2 个、手腕约束带 2 个、膝约束带 1 个。 3. 操作步骤 （1）洗手、戴口罩。 （2）将准备好的用物放于推车上，置于床尾。 （3）检查床单位，功能完好，中单整洁、铺置平整。 （4）将核对好的患者安置在手术床上，指导患者睡至指定位置，为患者进行保暖。

续表

项目	项目内容
操作步骤	（5）根据手术需要为患者脱衣裤并做好解释，穿裤套、注意保护隐私。 （6）膝带有效约束患者并做好解释，检查、询问患者舒适度。 （7）放置截石位腿架于适宜高度，固定器牢靠固定。 （8）将患者小腿及膝盖置于腿架上，两腿夹角小于 135°、保护患者隐私。 （9）双手放置搁手板上，双手有效约束。 （10）调搁腿架高度，询问患者舒适度，有效约束，整理床单位。
注意事项	1. 患者身体不能接触手术床金属部位。 2. 搁腿架拖住小腿或膝部。 3. 两腿之间的角度不能超过 135°。 4. 手术中防止重力压迫膝部。

（三）侧卧位

标准侧卧位：头、颈、胸部下方放置侧卧位体垫或翻身枕，双上肢置于垫有软垫的托手架上，外展不超过 90°，双手臂呈拥抱的姿势，双下肢屈髋屈膝，呈跑步状。骨盆处前后用盆托，内衬软枕固定，于患者髂前上棘处用约束带牢靠约束（表 8-1-5）。

表 8-1-5　侧卧位的安置步骤

项目	项目内容
目的	为胸部、背部、腰部手术使用，充分暴露术野，保护患者皮肤，患者安全舒适。
操作步骤	一、评估 操作环境符合操作要求。备清洁干燥的治疗车。 二、实施要点 1. 仪表 （1）着装整洁规范。 （2）指甲修剪、清洁、不涂指甲油。 （3）不佩戴耳环、戒指、手镯等配饰。 （4）口罩、帽子佩戴规范。 2. 用物　高低枕、大软枕、小软枕 2 个、搁手架及其固定装置 1 套、盆托及其固定装置 2 套、膝约束带 1 个、手腕约束带 2 个。 3. 操作步骤 （1）洗手、戴口罩。 （2）将准备好的用物放于推车上，推至患者健侧床头。 （3）检查床单位，功能完好，中单整洁、铺置平整。 （4）将核对好的患者安置在手术床上，为患者进行保暖。 （5）根据手术需要为患者脱衣裤并做好解释，注意保护隐私。 （6）根据患者的体型，放置搁手架于适当高度，上固定器。

续表

项目	项目内容
操作步骤	（7）麻醉后安置患者体位，巡回护士站在患者患侧，两侧医生抬患者身下的布中单，一医生在患者脚侧，麻醉医师手托患者颈部将患者抬起，向患者患侧移动至手术床边缘，巡回护士由患者背侧将高低枕垫于患者身下。 （8）站在患者患侧的医生，一手手扶患者患侧手臂，一手扶着患者健侧肩部；站在患者健侧的医生手扶患者双侧髋部；麻醉医师一手托着患者颈部，一手扶气管插管；巡回护士手扶患者双腿，将患者向健侧翻身。 （9）在患者骶尾部、前侧髂前上棘处分别垫软枕，用盆托固定，患侧的手臂放置在搁手架上，肩与手臂在同一水平线，手腕部略高。健侧的手臂平放在搁手板上，有效固定；两腿间放置大软枕，上腿弯曲，下腿伸直，电刀负极板贴在患者大腿肌肉丰富、毛发少、无损伤、无内置物处，用约束带有效约束患者的身体。为患者盖被进行保暖。 （10）检查患者的耳廓有无受压；健侧手臂及肩部是否腾空；头部高度与脊柱是否在同一水平。
注意事项	1. 患者身体不能接触手术床金属部位。 2. 手臂、肩膀腾空，避免臂丛神经受压。 3. 保持患者头与脊柱在同一水平线。 4. 搁手架前端与患者腋窝距离适中。

侧卧位适用的手术类别

1. 胸部手术

（1）患侧上肢建立静脉输液通路；或根据患者情况与麻醉医师沟通协调建立于健侧、下肢。

（2）评估患者，合理准备用物。麻醉前安装搁手板及托手架支架。

（3）患者取侧卧位，患侧在上。下肢手臂向前伸固定于搁手板上，检查患者胸部、腋下皮肤，防止手臂、腋神经、血管受压，上肢置于托手架上，两侧用盆托内衬软枕固定。

（4）下腿伸直、上腿屈膝，两膝间垫一个大软枕。

（5）约束带固定于患者髂前上棘处，注意电刀负极片的接触完好，给患者保暖。

2. 肾脏手术

（1）在健侧上肢建立静脉输液通路。

（2）评估患者，合理准备用物。麻醉前调整好肾桥位置，安装搁手板及托收架支架。

（3）患者取侧卧位，患侧在上。腰部对准肾桥，腋窝下垫一个圆形软枕，两侧用盆托内衬软垫固定，升高肾桥。

（4）下肢手臂向前伸固定于搁手板上，检查患者胸部、腋下皮肤，防止手臂、腋神经、血管受压，上肢置于托手架上。

（5）下腿屈膝、上腿伸直，两膝间垫一大软枕，约束带固定于患者髂前上棘，注意电刀负极片接触完好，给患者保暖。

（四）俯卧位

标准俯卧位　头部置于有槽的凝胶头垫上，胸腹部用模块式俯卧位垫或2条与手术床平行放置的长软枕支撑，双手臂置于有软垫的可调节的搁手板上，远端关节高于近端关节。男性患者注意悬空会阴部，防止阴囊部受压。双髋双膝关节屈曲20°，膝关节及脚背处垫软枕，足趾悬空，双下肢远端关节低于近端关节，具体步骤见表8-1-6。

表8-1-6　俯卧位的安置步骤

项目	项目内容
目的	供背部手术使用，充分暴露术野，保护患者皮肤，患者安全舒适。
操作步骤	一、评估 操作环境符合操作要求。备清洁干燥的治疗车。 二、实施要点 1. 仪表 （1）着装整洁规范。 （2）指甲修剪、清洁、不涂指甲油。 （3）不佩戴耳环、戒指、手镯等配饰。 （4）口罩、帽子佩戴规范。 2. 用物　搁手板2个、软黑色头圈、H形胸部啫喱垫、小软枕2个、坡形枕1个、手腕约束带2个、膝约束带1个、一次性皮肤保护性材料。 3. 操作步骤 （1）洗手、戴口罩。 （2）将准备好的用物放置在推车上，推至手术床尾。 （3）检查床单位，功能完好，中单整洁、铺置平整。 （4）将核对好的患者妥善安置在手术室内进床上，进入手术间与手术床对齐，向患者做好术前的宣教和解释工作，协助患者脱去衣裤，注意患者的保暖和隐私保护，有效约束。 （5）根据手术需要建立静脉通道，术前留置导尿管，协助麻醉医师完成插管。 （6）用一次性皮肤保护材料完成患者眼部、面部、胸前区保护，一次性贴膜完善患者口腔密闭，防止分泌物流出，将软黑色头圈固定于面部对应位置。 （7）一个拖住患者头颈部，两人分别站在患者两侧，一人在脚侧，轴向翻身。站立手术床一侧的医护人员双手接住患者，头脚两侧的医护人员保护患者不发生坠床，待内进床撤出后，四人再将患者妥善安置于手术床。双手前趴放置于搁手板上，双膝盖下垫小软枕，脚背处垫坡形枕保证双脚尖不接触手术床。 （8）整理患者管道，检查气管插管、输液通道、尿管有无脱落，是否通畅。 （9）检查患者眼部、脚尖是否受压。（女性患者注意双乳腺有无受压，男性患者检查阴囊及会阴部有无受压。）有效约束双手、膝约束带于患者大腿上段处形有效约束，电刀负极片贴于患者肌肉丰富、毛发少、皮肤色素无沉着、无金属内置物处。 （10）注意患者保暖。
注意事项	1. 患者身体不能接触手术床金属部位。 2. 双手的远端关节高于近端关节。 3. 梳理各管道通畅，头部保护，避免压迫眶上动脉和神经。 4. 腹部腾空，避免压迫腹腔动脉和静脉，以手伸放自如为标准。

1. 神经外科俯卧位　头部置于专用的头架上，双上肢固定于体侧。

2. 骨外科俯卧位　头部置于有槽的凝胶垫上，双上肢自然弯曲放于头前或固定于体侧。

（五）坐位

具体步骤见表 8-1-7。

表 8-1-7　坐位的安置步骤

项目	项目内容
目的	供头部手术使用，充分暴露术野，保护患者皮肤，患者安全舒适。
操作步骤	一、评估 操作环境符合操作要求。备清洁干燥的治疗车。 二、实施要点 1. 仪表 （1）着装整洁规范。 （2）指甲修剪、清洁、不涂指甲油。 （3）不佩戴耳环、戒指、手镯等配饰。 （4）口罩、帽子佩戴规范。 2. 用物　啫喱垫 1 个、单利绷带 2 卷、手腕约束带 2 个、胸部约束带 1 个、膝约束带 1 个、小枕头 2 个、脑外头架 1 套。 3. 操作步骤 （1）洗手、戴口罩。 （2）将准备好的用物放于推车上，推至手术床尾。 （3）检查床单位，功能完好，中单整洁、铺置平整。 （4）将核对好的患者安全转移至手术床上，患者肩部位于手术床头板与背板之间。 （5）为患者进行保暖。 （6）根据手术需要为患者脱衣裤并做好解释，注意保护隐私。 （7）双手放置搁手板上，双手有效约束。 （8）患者双下肢用弹力绷带缠绕至大腿中上段，两小腿处置软枕，抬高足跟，固定膝部，松紧适宜。 （9）撤去手术床中断关节处窄软垫，臀下垫啫喱垫，用胸部约束带有效约束患者上身，平放一手为宜。 （10）协助医生上脑外头架及连接杆。 （11）缓慢调节手术床，实时观察患者的生命体征变化。 （12）检查患者的输液管道、尿管是否通畅，约束带约束适当张力。 （13）为患者保暖。
注意事项	1. 患者身体不能接触手术床金属部位。 2. 做好患者的保暖和解释工作。 3. 调节床单位时，注意患者生命体征的变化。 4. 注意观察患者下肢颜色的变化。

其他注意事项

1. 麻醉前，患者抬高下肢，用弹力绷带从远端至近端环形缠绕双下肢，以加快下肢静脉血液流速，防止下肢静脉血栓形成。

2. 麻醉后，抬高手术床背板，同时调节整个手术床处于头低脚高位，使患者坐立在手术床上。头部前倾，枕、颈伸直，前额、颞部用头架固定。

3. 患者大腿下垫一大软枕，维持患者的体位并保证肢体功能位。

4. 上肢固定在身体两侧的固定架上。

5. 需要时，后背和胸前可用大软枕保护、约束带固定，托盘置于头侧。

三、常见的体位并发症及预防

1. 常见的体位并发症　常见的体位并发症有压疮和意外伤害。

2. 预防　体位并发症的预防主要从术前的合理评估及防坠床、防压疮、防意外烧伤和防结膜炎等几个方面着手。

（1）手术前认真评估患者的全身情况：做到及时观察、及时处理、及时汇报和及时记录。

（2）提前干预：对于患者骨隆突处、摩擦较大的部位，可以衬垫棉垫、压疮贴以减小剪切力，预防手术中压疮的形成，特别是年纪较大、昏迷、营养不良、皮肤异常的患者。

（3）摆放各种体位前与麻醉医师及时沟通：以保护患者头部及梳理各管道，防止管道的滑脱、颈椎等部位的意外伤害。

（4）体位安置平稳后再次检查确认：患者的体位是否处于正常的肢体功能位；床单是否平整、清洁、干燥；患者的身体与床的接触面是否合理等，防止患者局部受压导致压疮的发生。

（5）体位安置后检查确认患者的肢体与手术床、身体与金属物品间有无接触，防止意外的烧伤。

（6）手术中应注意患者的皮肤保持清洁干燥：防止消毒液、冲洗液等浸湿床单，导致患者的压疮或意外烧伤。

（7）手术中头低脚高位的摆放：应将头部适当垫高，防止长时间的头低位导致患者眼部受损。

（8）手术过程中更换体位时：注意幅度的变化适当，防止身体下滑，避免剪切力增加后患者皮肤局部受压。

（9）粘贴及揭掉电刀负极板、电极片时，体位摆放、搬动患者时应注意动作轻柔，防止人为因素给患者带来的意外伤害。

（10）手术结束后应检查、评估患者的皮肤，若有异常，则应与病区护士在床旁仔细交接，使患者的护理得到延续。

第七节　手术室常用灭菌方法

手术器械和物品的灭菌是有效预防手术感染的重要的环节，术中使用的任何物品均属于高危险物品，必须达到严格的无菌状态才能使用。根据所灭菌物品的性质、特点来选择适当的灭菌方式，使物品在灭菌的过程中既不受损，又能达到很好的灭菌效果。耐高温、耐湿的物品和器材首选高压蒸汽灭菌；不耐热、贵重和忌潮湿的物品，首选环氧乙烷气体或过氧化氢等离子体灭菌；耐湿、不耐高温的器械可选择低温灭菌方式或化学剂浸泡灭菌。

一、名词术语

1. 消毒 杀灭或清除医院环境中和媒介物上污染的病原微生物的过程。

2. 终末消毒 传染源离开疫源地后进行的彻底消毒。例如医院内的感染症患者出院、转院和死亡后对其住过的病室及污染物品进行的消毒。

3. 灭菌 杀灭和去除外环境中媒介物携带的一切微生物的过程。

4. 消毒作用水平 是指消毒灭菌方法杀灭微生物的种类和作用的大小。

（1）灭菌法：杀灭外环境一切微生物的物理和化学方法。包括：热力灭菌、电离辐射灭菌、等离子灭菌、甲醛、戊二醛、环氧乙烷、过氧乙酸、过氧化氢。

（2）高效消毒方法：可以杀灭一切病源微生物的消毒方法，包括杀灭细菌繁殖体，包括结核分枝杆菌、病毒、真菌，对细菌芽孢液有一定的杀灭作用。方法有紫外线、含氯消毒剂等。

（3）中效消毒方法：可以杀灭和去除细菌芽孢以外的各种致病微生物的消毒方法，包括碘类消毒剂、醇类、酚类。

（4）低效消毒方法：只能杀灭细菌繁殖体的化学消毒剂和通风换气、冲洗的机械除菌法。

二、消毒和灭菌常用方法

1. 压力蒸汽灭菌 压力蒸汽灭菌是利用高温、高压杀死器械或物品上的一切微生物。它的特点是杀菌可靠、经济、快速、灭菌效果好。适用耐高温、高湿的医用器械和物品的灭菌。分下排汽式蒸汽灭菌器和预真空压力蒸汽灭菌器两大类。

（1）下排汽式蒸汽灭菌器灭菌原理：利用重力置换原理，使热蒸汽在灭菌器中从上而下，将冷空气由下排气孔排出，全部由饱和蒸汽取代，利用蒸汽释放的潜热使物品达到灭菌。如卡式锅和台式锅。

（2）预真空压力蒸汽灭菌器灭菌原理：利用机械抽真空的方法，使灭菌柜内形成负压，蒸汽得以迅速穿透到物品内部进行灭菌。如樱花灭菌器。

2. 低温灭菌技术

（1）环氧乙烷气体灭菌：环氧乙烷是第二代低温灭菌剂，气体穿透力强，杀菌力强，杀菌谱广。可穿透玻璃纸、聚乙烯或氯乙烯薄膜等，可杀灭各种微生物，杀菌效果可靠，对灭菌物品损害较小。环氧乙烷具有一定的毒性，器械灭菌后须通风处理，消除滞留的毒性物质后方可使用。

（2）等离子体灭菌：等离子体灭菌技术是近年来新出现的一种低温物理灭菌技术。等离子体是低密度的电离气体云，等离子由某些中性气体分子或其他气体物质在强电磁场作用下形成其他电晕放电、电离而产生。特点是作用迅速、杀菌可靠、作用温度低、清洁而无毒性残留。适用于内镜、不耐热器材、各种金属器械、玻璃等物品的灭菌。但能吸收水分和气体、管腔小于 3mm 的器械及物品不适用等离子体灭菌。

3. 干热灭菌　耐高温的诊疗物品如油脂、粉末等。方法：在特定的干烤箱内进行灭菌，灭菌条件：160℃，2 小时；170℃，1 小时；180℃，半小时。

4. 紫外线消毒　适用于室内空气、物表和水及其他液体的消毒。

紫外线是 C 波紫外线，其波长范围 200~275nm，杀菌作用最强的波段是 250~270nm。使用中的灯管强度不得低于 70uW/cm^2，时间超过 1000 小时。每周灯管用 95% 酒精擦拭。

5. 液体化学消毒剂

（1）戊二醛：属灭菌剂，广谱、高效。灭菌浓度为 2% 以上。适用于不耐热的医疗器械和精密仪器等消毒与灭菌。

使用方法：浸泡法加盖。物品完全浸泡于液体中，一般细菌繁殖体浸泡 10min，肝炎病毒浸泡 30min，芽孢 10 小时，取出后物品用无菌水冲洗干净并擦干。

戊二醛对手术刀片等碳钢制品有腐蚀性，使用前应先加入 0.5% 亚硝酸钠防锈。戊二醛杀菌效果受 pH 影响大，用碳酸氢钠调节 pH 至 7.5~8.3。戊二醛对皮肤黏膜有刺激性，接触浓液体时应戴橡胶手套，防止溅入眼内或吸入体内。

（2）含氯消毒剂：属高效消毒剂，具有广谱、速效、低毒，对金属有腐蚀性，受有机物影响很大。

使用方法：浸泡法 2000mg/L，30 分钟（血液污染）。

擦拭法：对大件物品或其他不能用浸泡法消毒的物品用。

各类物品在消毒前必须清洗干净，用化学消毒剂消毒时，必须将全部物品淹没在有效的消毒剂中，关节轴打开，使用前用无菌水冲洗干净，方可使用。

三、监测

1. 压力蒸汽灭菌监测

（1）物理监测法：每次灭菌应连续监测并记录灭菌的温度、压力和时间等灭菌参数（走纸）。

（2）化学监测法：应进行包内、外化学指示剂监测，如果通过包装材料可直接观察包内化学指示物的变化时，则不必放包外化学指示物。采用快速压力蒸汽灭菌程序灭菌时直接将一片包内化学指示物置于待灭菌物品旁边进行化学监测。

（3）生物监测法：应每周监测一次（方法：标准包，16 条 41cm × 66cm 的全棉手术巾，将每条手术巾的长边先折成 3 层，短边折成 2 层叠放成 23cm × 23cm × 15cm 的测试包，生物指示剂置于包的中心部位，将包放于灭菌器排汽口的上方或厂家建议的灭菌器内最难灭菌的部位）。

紧急情况灭菌植入型器械加入 5 类化学指示物（爬行卡），5 类化学指示物合格可作提前放行标志。

采用新的包装材料和方法进行灭菌时应进行生物监测。

小型压力灭菌器因一般无标准生物监测包，则可选择灭菌器常用的灭菌包，且灭菌器应处于满载状态。生物测试包应侧放。卡式灭菌器所灭菌的物品无有效期，应现消现用。

快速压力蒸汽灭菌程序灭菌时直接将一支生物指示物，置于空载的灭菌器内进行一个灭菌周期后观察。

B–D 试验　预真空蒸汽灭菌器应每日开始灭菌运行前进行 B–D 测试，B–D 测试合格后

（B-D 试纸颜色变化均匀，说明排除冷空气性能良好），灭菌器方可使用，B-D 测试失败，应及时查找原因进行改进，监测合格后，灭菌器方可使用。

B-D 测试包：100% 全棉手术巾折叠成长（30±2）cm，宽（25±2）cm，高 25~28cm 大小的布包；将专用 B-D 测试纸，放入上述的布包的中间；制成的 B-D 测试包的重量要求为（4±0.2）kg，或采用一次性使用的 B-D 测试包。

灭菌器新安装、移位和大修后的监测，应进行物理、化学、生物监测。物理、化学监测通过后，生物监测应空载连续三次，合格后灭菌器方可使用；小型压力蒸汽灭菌器，生物监测应满载连续监测三次合格后方可使用，预真空压力蒸汽灭菌器应进行 B-D 测试并重复三次，连续监测合格后，灭菌器方可使用。

2. 低温灭菌监测　包括环氧乙烷、过氧化氢等离子、低温甲醛蒸汽灭菌监测。

一次灭菌过程包含若干个循环周期，每个循环周期包括抽真空、过氧化氢注入、扩散、等离子化、通风五个步骤。

过氧化氢低温等离子灭菌器：应每天进行生物监测。对于吸水性材料如纸类、纱布类等、油剂、水剂；以及重复使用的器械类（管腔直径≤1mm，长度≥0.5m）；塑料管、软式内镜类（管腔直径≤1mm，长度≥2m），以上均不能采用低温等离子灭菌。

凡灭菌器新安装、移位和大修后，应进行物理、化学、生物监测重复三次合格后，灭菌器方可使用。灭菌质量监测资料和记录的保存期应≥3 年。

3. 空气消毒效果监测

（1）Ⅰ类手术室：洁净手术部符合 GB50333 要求；其他洁净场所≤4cfu/（30min，9cm 平皿）。

（2）Ⅱ类手术室：空气中菌落计数≤4cfu/（15min，9cm 平皿）。

4. 物表监测　菌落计数≤5cfu/cm^2，使用中灭菌用消毒液；无菌生长；使用中皮肤黏膜消毒液染菌量≤10CFU/ml，其他使用中消毒液染菌量≤100CFU/ml。

5. 质量控制过程的记录与可追溯要求

（1）应建立清洗、消毒、灭菌操作的过程记录，内容包括：应留存清洗消毒器和灭菌器运行参数打印资料或记录。

应记录灭菌器每次运行情况，包括灭菌日期、灭菌器编号、批次号、装载的主要物品、灭菌程序号、主要运行参数、操作员签名或代号，及灭菌质量的监测结果等，并存档。

（2）应对清洗、消毒、灭菌质量的日常监测和定期监测进行记录。

（3）记录应具有可追溯性，清洗、消毒监测资料和记录的保存期应≥6 个月，灭菌质量监测资料和记录的保存期应≥3 年。纸塑袋、纸袋等密封包装其密封宽度应≥6mm，包内器械距包装袋封口处≥2.5mm。

（4）预真空式灭菌器温度为：132~134℃，所需最短时间为 4min，灭菌器柜内装载量不超过容积的 90%；不小于柜内容积的 5%~10%，手术器械包应平放；玻璃瓶等底部无孔器皿应倒立斜放或盆、碗斜放。

四、灭菌前准备

1. 灭菌前按以下要求进行准备　每天设备运行前应进行安全检查，包括灭菌器压力表处于“零”的位置；记录打印装置处于备用状态；灭菌器柜门密封圈平整无损坏，柜门安全锁扣灵活、安全有效；灭菌柜内冷凝水排出口通畅，柜内壁清洁；电源、水源、蒸汽、压缩空气等运行符合设备要求。

（1）进行灭菌器的预热。

（2）预真空灭菌器应在每天进行灭菌前空载进行 B-D 试验。

2. 灭菌物品按照如下要求装载。

（1）使用专用灭菌架或篓筐装载灭菌物品。灭菌架之间留有空隙，利于灭菌介质的穿透。

（2）宜将同类材质的器械、器具和物品，置于同一批次进行灭菌。

（3）所灭菌物品材质不同时，纺织物品应放置在上层，金属器械类放置在下层。

（4）下排气压力蒸汽灭菌器使用过程中，大包宜放在上层，小包摆放在下层。

（5）下排气压力蒸汽灭菌器的装载量不宜超过总容积的 80%，预真空压力蒸汽灭菌器的装载量不宜超过总容积的 90%，同时不应小于相应容积的 10%。

3. 按以下要求进行灭菌

（1）应监测并记录灭菌时的温度、压力和时间等灭菌参数及设备的运行状况。

（2）灭菌过程规范，符合灭菌要求。

4. 灭菌物品按以下要求进行卸载

（1）从灭菌器卸载灭菌后的物品时，应待温度降至室温时方可移动，冷却时间 >30min。

（2）每批次的灭菌物品应严格确认合格，检查外包装指示卡是否符合灭菌要求，有无破损、潮湿现象。

第八节　器械和物品终末处理

器械在不损坏的前提下，是重复使用的器材。为了防止感染，使用后的器械要经过清洗、消毒、保养、检查、包装、灭菌等一系列流程处理后才能再次使用。器械处理中的每个环节不仅关系到器械的使用寿命，更直接影响着医院感染的控制。

一、器械的清洗

使用后的器械均附着着血迹、组织、脂肪等，这些物质不及时清洗，将给器械的寿命及灭菌带来很大程度的影响。目前，器械的清洗方法主要包括超声波清洗和手工清洗。两者相互补充能达到更好的清洗效果。

1. 手工清洗　适用于精细、贵重、锐利的器械和一些可拆除的特殊器械。手工清洗的器械必须经过浸泡、冲洗、手工刷洗、漂洗、烘干等处理流程后才能进行检测、包装、保养。

（1）回收：使用后的器械，应核对名称、数量及完整性后装入到相应开包前容器中，对于使用后有明显血迹的器械先用清水冲洗、软布擦拭。感染手术（艾滋病、肝炎等）器械应注明感染类型并密闭式转运；特殊感染（坏疽、不明原因感染）器械双层包裹、密闭式转运，并告知相关人员经高压灭菌后再按一般器械的处理流程处理。

（2）浸泡：术后的器械一律完全浸泡在多酶清洗剂中，对于可拆卸的器械应将其拆卸到最小单位体。感染手术器械须先浸泡在 2000mg/L 的含氯消毒制剂中 30min，取出冲洗后再按一般器械进行清洗。

（3）冲洗：浸泡后的器械一律在流动清水中冲洗 1~2min，以去除器械表面软化、松脱的污染物及消毒剂。

（4）刷洗：在清洗槽中配制适当浓度的清洗剂（按照相应说明书配制浓度），用软毛刷将冲洗后的器械进行刷洗。管腔、齿槽及轴节的位置应重点刷洗；毛刷刷不到的位置应采用高压水枪冲洗。

（5）漂洗：刷洗后的器械应用软化水或蒸馏水再次漂洗，彻底去除残留的清洗剂。漂洗后的器械上如有明显锈迹，应用除锈剂浸泡除锈后再次漂洗，禁止使用工业除锈剂处理手术器械。

（6）干燥：为防止器械的腐蚀，清洗后的器械需保持干燥。管腔器械用高压气枪吹干，一般器械使用烘干机烘干或不含纤维的棉布擦拭。

2. 超声清洗机清洗　超声清洗机可以清洗毛刷刷不到的位置，配合手工清洗可以达到更好的保护器械的作用。主要原理是将自来水经过过滤网处理，将过滤水软化，用软化水做清洗液将高频声波转化为机械震动，去除器械上的组织，不仅能清洗污渍，还可以将器械加热到 93℃以上，达到初步消毒的效果，是感染手术较为理想的处理方法之一。

一般的处理流程如下：

（1）打开水阀、蒸汽、电源的开关。

（2）将需清洗的器械放入到清洗箱内。器械在摆放时应注意器械的轴节打开、倒放，器械的摆放高度须能保证转臂的正常运行、可拆卸的器械应拆开至最小单位体，避免清洗盲区的存在。

（3）根据清洗器械的种类选择清洗的程序。

（4）密闭清洗机。

（5）按“开始键”运行程序：清洗→消毒→润滑→干燥。有效隔离洁污两区，减少器械的再次污染。

（6）器械清洗结束后应尽快取出，以防冷凝水形成。

二、器械的检查

手术器械在重复使用的过程中，会因为磨损而变钝、破裂、变形甚至丧失功能等，不但影响着手术的进展，还一定程度上影响着患者的安全。在器械完成清洗、消毒后，包装前要仔细检查其洁净度、功能性，必要时给予维修和更换。

三、器械的维护与保养

1. 器械按专科手术分类有序摆放，存放间应通风，避免强光直射，温湿度适宜。

2. 器械应设有专人管理，合理组合手术包，按需分配使用。常用器械在包装前上油保护，备用的器械每月保养一次，特殊器械专科按需进行维护。

3. 器械在使用时，轻拿轻放，不得随意投掷、搬动。

4. 精细、贵重的器械应与其他一般器械分开放置，避免受压、碰撞，并注意保护利刃部分，使用后单独处理，采用专用油保养。

5. 器械在使用的过程中实时去除表面的血迹、污渍，保持器械的清洁。为防止器械的腐蚀，避免将其长时间浸泡在水中。

6. 特殊感染手术后的器械应使用全自动清洗机加酶清洗，温度 93℃，时间为 1 小时。或者采用先消毒后清洗的方式处理，但避免延长器械在消毒液中的浸泡时间。

7. 使用者应熟练掌握器械的性能、特点、正确的使用方法及保养方式，以减少因不良使用带来的损坏。

8. 器械在每次清洗、检查后，包装前应使用抗微生物、水溶剂的润滑剂进行保养。方法为：器械清洗、干燥后，立即放入润滑剂中浸泡 30 秒取出，让多余的液体流出、晾干，而不必冲洗或擦拭，使润滑剂在器械灭菌、储存期间存留在器械表面，防止器械生锈及腐蚀。

四、器械的包装

1. 包装材料

（1）包装材料要求：清洁、干燥、完整，利于灭菌过程中蒸汽穿透和空气的排除，对灭菌物品不黏着，无毒副作用，不发生反应，能有效的阻隔微生物，保证包内物品的无菌状态。

（2）不同的包装材料能维持的灭菌包的无菌状态期限不同：常用的包装材料有全棉布、一次性无纺布、一次性复合材料（纸塑包装）、有孔的金属容器等。

（3）新的棉布在包装器械前：先洗涤去浆后再使用，且包装层数不低于 2 层，并保持完整，外观整洁、干燥；新使用的包装材料使用前须验证灭菌效果达标后方可使用。

（4）对于一些特殊、备用的器械也可以采用小包装、纸塑包装等，延长保存期，减少布纤维污染。

2. 包装规格　器械应置于有孔的硬质容器内，外面附以布包，以便促进空气的排出和蒸汽的渗透，确保灭菌效果，避免损坏。各类器械包体积不宜超过 30cm × 30cm × 50cm，重量不超过 7kg；辅料包重量不宜超过 5kg。

3. 包装要求

（1）器械包装应在洁净区内进行，控制人员的进入，保证一定的洁净度级别。

（2）工作人员穿着专门的工作服，必要时佩戴手套，防止器械在包装的过程中受到微生物的污染。

（3）器械的包装须经专业人员审核检查，保证器械的功能性，无锈、无血迹、无杂物等。

（4）可以拆卸的器械在包装前必须拆卸，防止在受热或冷却时关节处发生压力性爆裂，可闭合的器械须打开全部关节。

（5）包装后的器械应在 1~2 小时内进行灭菌，长时间的放置可能引起器械的污染或热源质的发生。

五、器械的灭菌

1. 压力蒸汽灭菌

2. 低温灭菌技术

六、器械的转运

1. 器械灭菌前的转运　使用后、清洗前的器械应及时密封放在专用的容器内，通过污物通道送至清洗区域，装载容器及运输工具也应及时清洗、消毒，保持干燥。

2. 未灭菌的器械应标注清楚，不与已灭菌器械混放。运输和灭菌时，分类放置，较重的、体积大的器械放在下层，特殊器械、贵重的、不能受压的器械放在装载篮的上层，以免损坏。

3. 灭菌后的器械转运　灭菌后的器械应得到充分的冷却干燥后才能转运，尽量减少直接用手触碰器械包，必要时佩戴口罩、无菌手套搬运。

4. 运输工具实时保证整洁、干燥，疑似污染时立即清洗消毒。

5. 已经灭菌的器械不慎掉落或者误放在非清洁区时，或者表面潮湿、包装松散，均视为污染，须重新包装、灭菌方可使用。

七、器械的储存

1. 灭菌器械的储存环境

灭菌后的器械储存环境应设空气净化装置，室内空气保证正压，温度保持在18~22℃，相对湿度≤50%。房间地面平整、无裂缝，易于清洗和消毒，远离餐厅、卫生间等。无菌区的环境质量，还应建立定期监测的制度（每个月至少一次），监测内容主要分为空气细菌数≤200cfu/cm^2、物体表面细菌数≤5cfu/cm^2、进出无菌室工作人员手上的细菌数≤5cfu/cm^2，灭菌后的器械不得检出任何种类的微生物及致热源。

2. 灭菌器械的管理

（1）无菌储存区：专供储存无菌物品，设有专人负责管理，严格限制人员的进出，以降低对无菌器械的污染概率。进出无菌室的人员严格进行手卫生、洗手，更换鞋帽、手套及口罩。

（2）灭菌后的器械由专人负责管理，统一安排、调配、发放：使用时先分发有效期短的物品，对于超过有效期的未使用的器械，重新包装、灭菌。

（3）灭菌后的器械摆放合理，按手术专科、分类放置：物品按灭菌的时间顺序有序存放，存放架距地面20cm、距天花板不少于50cm、距墙壁不少于5cm，注明有限期及使用的先后顺序，布类及纸塑包装的器械应避免潮湿。器械的摆放与发放应按左进右出的顺序，先期先用、保证供应、避免浪费。

（4）每日检查无菌物品有无过期，若存在破损、撕裂或表面潮湿现象，一律视为污染，应重新灭菌后使用。储物架定期擦拭消毒，室内的空气定期消毒并做监测。已开启的无菌包或储存的无菌物品容器有限期为24小时，首次使用的人员应在外指示标签上注明开启日期、时间、责任人。

第九节　特殊感染的处理流程

医院感染主要是通过细菌培养的方法进行感染监测，观察医院内各环境、灭菌物品、消毒灭菌溶液、医务人员手卫生等的细菌总数、细菌种类及其动态变化，以便采取针对性措施，控制和降低医院感染的发病率。

一、感染手术的概念

1. 感染手术　主要是指手术部位已受到病原微生物感染或直接暴露于感染区中的手术。

2. 常见的感染手术　各部位脓肿切开或切除（皮肤、阑尾、膈下、胰及各体腔等），胃、肠、阑尾穿孔，皮肤蜂窝织炎，感染性创伤，烧伤感染等。

3. 特殊感染手术　炭疽、气性坏疽、破伤风、朊毒体污染及突发原因不明的传染病。

4. 梅毒、艾滋病、SARS、各型病毒性肝炎患者无论进行何种手术，由于其血液、分泌物、排泄物均具有极强的传染性，所以其手术过程也必须参照感染手术的要求进行严格隔离管理，应采取一系列的消毒隔离措施。

二、感染手术护理

1. 术前护理要求　感染手术应在感染手术间进行，特殊情况下不能在感染手术间进行手术时应将感染手术安排在非感染手术之后进行。特殊感染手术进行时应将手术间内暂不用的物品，器械搬到室外，不能移动的物品器械用一次性无纺布大单覆盖，以减少污染范围。准备好术中需要的各种器械物品及术后工作人员泡手和擦拭物品的消毒液。备物应尽量齐全，以尽最大可能减少手术过程中与外室的接触、交流；手术结束后，未经消毒处理人员不能外出，以免造成周围环境的污染。接患者的平车上铺一次性大单一条，交接后应尽快送回隔离病房。

2. 术中护理注意事项　严格限制手术间人数，感染手术一般不安排人员参观。特殊感染性手术，护理人员分手术间内外两组进行工作，手术过程中需要添加物品时，应由室外人员向室内人员传送。室内工作人员要戴手套，穿隔离衣。如有可能发生血液、体液飞溅时，应戴具有防渗透性能的隔离衣、口罩及眼罩。

3. 术后处置　在进行消毒处置时，工作人员一定要有自我保护的意识和采取自我保护措施，并完善相关记录。

（1）工作人员的处理：一般化脓性感染手术，手术人员于手术结束后，脱去手术衣，手套后即可外出。特殊感染手术后，手术人员脱去手术衣，手套和隔离衣后，必须用碘伏或含氯消毒液浸泡双手，在手术间门口更换清洁鞋后方能外出。

（2）物品的处理

1）敷料：感染手术应使用一次性布类物品，手术结束后装入双层黄色垃圾袋密闭封装，标识感染手术敷料，送焚烧。

2）器械：梅毒、艾滋病、SARS、各型病毒性肝炎患者的手术器械处理：器械应在感染器械清洗池中处理。初洗后，用2000mg/1000ml含氯制剂浸泡30min后常规处理。结核患者的手术器械：台上初步清洗，一层包布包裹，放入干热灭菌器内132℃，5min后常规处理。朊毒体污染的器械处理：可重复使用的污染器械、器具和物品，应先浸泡于1mol/L氢氧化钠溶液内60min，再按照《医院消毒供应中心清洗消毒及灭菌技术操作规范》要求进行处理，压力蒸汽灭菌应选用134~138℃，18min。注意：使用的清洁剂、消毒剂应每次更换。每次处理工作结束后，应立即消毒清洗用具，更换个人防护用品，进行洗手和手消毒。气性坏疽污染的器械处理：应先采用含氯制剂2000mg/L浸泡60min后，再按照《医院消毒供应中心清洗消毒及灭菌技术操作规范》要求进行处理。

3）手术间的处理：

①一般感染手术后处理：一般感染手术结束后，手术间常规处理。如后有接台手术，应密闭空气消毒30min后，再接下一台手术。

②特殊感染手术后处理

a. 接送患者的大单应与手术敷料一并装袋送焚烧。

b. 吸引器瓶内吸入2000mg/L含氯制剂500ml，使引流液与含氯制剂充分混合，静置30min后，倒入污水处理处。（包括梅毒、艾滋病、SARS、各型病毒性肝炎患者的手术）。

c. 手术间门封闭，用5%过氧乙酸溶液2.5ml/m^{3}喷雾，温度在20~40℃，密闭24h以上。遇气性坏疽感染开封后房间做空气培养三次，培养均阴性后启用。

d. 手术间所有墙面、物表、地面用2000mg/L含氯制剂擦拭再用清水擦拭。

器械物品处理流程：回收（封闭式回收）→分类→清洗（冲洗、洗涤、漂洗、终末漂洗）→消毒（器械热力消毒）→干燥（金属干燥温度70~90℃塑料类干燥温度65~75℃）→检查与保养→包装（灭菌包体积不超过30cm×30cm×50cm）→灭菌→储存→发放。

e. 管腔器械干燥处理的基本方法：可用75%~95%乙醇进行干燥处理，保证腔内彻底干燥。穿刺针、手术吸引头等管腔类器械操作，烘干机处理。之后再用压力气枪进行干燥处理。可使用专用棉条进行干燥，软式内窥镜等器材干燥，应根据厂商说明书和指导手册。

三、特殊感染手术护理

被朊毒体、及突发不明原因的传染病病原体污染的诊疗器械、器具和物品的处理流程。

1. 朊毒体污染的处理流程

（1）朊毒体或确诊朊毒体感染的患者：首选一次性诊疗器械和物品，使用后立即进行双层密闭封装，标记清晰送焚烧处理。

（2）可重复使用的污染器械及物品，使用后先浸泡在1mol/L氢氧化钠溶液内1小时。再按照清洗、消毒、灭菌等流程进行处理，压力蒸汽灭菌选用134~138℃，18min，或132℃，30min，或121℃，60min。

注意事项：①使用后的清洁剂、消毒剂每次更换。②每次处理特殊感染性医疗用品工作后，应立即消毒清洗器具，更换个人防护用品，进行洗手和手消毒处理。

2. 突然原因不明的传染病病原体污染的处理　应符合国家当时发布的规定要求。

第十节　手术室患者转运和交接

一、患者转运者和转运车的要求

根据手术通知单，手术室助理护士通过手术推车或轮椅的方式，前往病房接手术患者，外出接患者时，必须严格按要求穿外出衣、穿鞋套，检查转运工具性能及安全性，并保持棉被清洁、整齐无破损。

二、交接内容

到达病房后先核对手术患者的姓名、床号、住院号，准确无误后，协助手术患者移动至患者推车上，具体如下：

1. 根据病历资料及患者手腕带信息核对手术患者姓名、床号、住院号、拟行手术名称、药物过敏史和血型。

2. 手术标识是否准确无误。

3. 确认禁食情况、肠道准备等术前准备均已完成，患服准备情况，是否去除义齿和饰品等。

4. 评估患者神志、皮肤情况、管道情况。

5. 核对带入手术室的抗生素及其皮试结果、血制品、特殊药品、器械用具、眼镜等特殊物品。交接核对无误后，病区护士与手术室护士共同填写《手术患者转运交接记录单》，双方签名。

三、特殊患者的交接

无名氏、婴幼儿、老年痴呆、昏迷、精神病等不能正确表达身份信息的患者，必须有家属及其负责医生在场陪同下进行身份的核对、物品的交接和手术部位的确认。

四、无名患者的身份识别方法及流程

1. 身份确认前

（1）首诊护士接诊身份不明的患者时首先确立无名氏，给患者戴上腕带并注明：姓名（无名氏 + 日期）、性别（男 / 女）、年龄（不详）、病历号。

（2）如需急诊检查、手术、住院、各类申请单均应填写无名氏、性别、诊断等，并报告医院医务科、总值班、保卫科。由二线班或总值班医生确认患者收治科室、下达治疗医嘱，经双人核对两次后方可执行，并督促下达医嘱医生 4 小时内完善医嘱信息。

（3）医院保卫科根据患者携带的身份相关信息、物品、证件等及时联系患者家属，或联系政府相关部门协助确认身份。

2. 身份确认后

（1）联系患者家属后，确认患者身份，并换上标有患者正确姓名、性别、年龄等信息的手腕带。

（2）未住院的无名氏患者如在离开急诊室时其身份得到确认，急诊室护士应在急诊病例上记录，并通知医生更改患者的正确信息。

（3）如患者已住院其身份得到确认，经主管医生确认后在住院证更改并签字，凭身份证去医务科、住院处完成更名相关信息。

五、转运注意事项

转运途中，护士应注意保证手术患者安全，医务人员需站于患者头部，注意观察生命体征及患者意识。注意患者保暖及隐私部位保护。

第二章　常见手术配合

【学习目标】

1. 掌握子宫下段剖宫产术、乳腺癌改良根治术、甲状腺次全切除术、腹腔镜胆囊切除术的护理评估、手术步骤与配合；

2. 熟悉子宫下段剖宫产术、乳腺癌改良根治术、甲状腺次全切除术、腹腔镜胆囊切除术的麻醉方式、术前准备；

3. 了解子宫下段剖宫产术、乳腺癌改良根治术、甲状腺次全切除术、腹腔镜胆囊切除术的相关解剖、注意事项。

第一节　子宫下段剖宫产术

【相关解剖】

子宫为一空腔器官，位于骨盆腔中央，呈倒置的梨形，前面扁平，后面稍显凸出。子宫上部较宽，称子宫体，其上端隆突部分，称为子宫底，子宫底两侧为子宫角，与输卵管相通。子宫的下部较窄，呈圆柱状，称为子宫颈。剖宫产手术的方式有子宫下段剖宫产、子宫体剖宫产和腹膜外剖宫产三种，其中以子宫下段剖宫产最为多见。

【适应证】

1. 绝对适应证　骨盆狭窄，横位，中央型前置胎盘，胎盘早期剥离，脐带脱垂等。

2. 相对适应证　胎儿窘迫，部分性前置胎盘或低置胎盘，过期妊娠，早产，臀围，妊娠高血压综合征，心脏病等。

【手术体位】

平卧位。为防止“仰卧位低血压综合征”，应向左侧倾斜 10°~15°。

【麻醉方式】

首选硬膜外麻醉；对于胎儿急需娩出或无麻醉条件时也可采用局麻。

【术前准备】

1. 患者准备　术前 6 小时禁食水、留置导尿管。

2. 物品准备

（1）手术器械：剖宫产器械包。

（2）敷料：体腹包 1 个、手术衣 4 件。

（3）一次性物品：吸引器管 1 根、吸痰管 1 根、20 号刀片 2 个、纱布垫 3 包、纱条 2 包、一次性消毒弯盘、5ml 注射器 2 个、一次性中单 1 包、一次性包头巾 1 包、中号敷贴 1 个、1–0、4–0 线团各 1 个，1–0、2–0、4–0 可吸收线数根。

（4）药物：平衡液、生理盐水、缩宫素。

（5）仪器：吸引器、婴儿吸氧装置。

【护理评估】

1. 评估患者既往基础疾病情况、有无特殊传染性疾病及病史。
2. 评估患者生命体征、意识状态、营养状况、皮肤及黏膜情况。
3. 评估患者的心理状况、有无紧张焦虑和烦躁不安等。
4. 舒适度　注意保护隐私部位。
5. 患者健侧上肢输液、血管的情况。
6. 对宫缩频繁且忍耐较差的患者，适度行约束，做好患者的解释和宣教工作，麻醉期间妥善保护患者以免发生坠床。

【手术切口】

子宫下段，下腹部横切口。

【手术步骤与配合】

见表 8–2–1。

表 8–2–1　剖宫产手术配合与步骤

手术步骤	手术配合
1. 切口	下腹部横切口
2. 消毒、铺巾	1% 活力碘常规 3 次消毒，上至剑突，下至耻骨联合，两侧至腋中线。铺巾，两个纱布垫护皮，巾钳固定
3. 开腹、探查	20 号刀片切开皮肤，纱布垫拭血，组织剪剪开腱膜，沿肌肉走向分离腹直肌及腹横机，打开腹腔，更换湿纱布垫。术者探查腹腔，估计子宫切口的位置及大小
4. 显露、切开子宫下段	腹腔拉钩牵开下侧腹壁，显露术野。术者钳起子宫膀胱腹膜反折做一小切口，用组织剪向两侧弧形延长，手指分离并下推膀胱。用新的 20 号刀片在子宫下段正中做一 2~3cm 切口，术者用两示指横行撕开切口
5. 娩出胎儿	胎儿娩出前，清理术野区域硬物，避免误伤胎儿；胎儿娩出后，立即将 2 把血管钳分别给术者和助手，再将组织剪给术者剪断脐带，将抽有 20U 缩宫素的注射器递给术者宫体注射，并回收。胎盘娩出后，放入弯盘。术者清理、检查宫腔，检查完胎盘后打包保存

续表

手术步骤	手术配合
6. 缝合子宫	清点用物无误后，1–0可吸收线连续缝合和间断缝合2次。用干净盐水冲洗、检查，清理腹腔
7. 关腹	关腔前、关腔后清点器械、敷料等数目。2~0可吸收线连续缝合腹膜，间断缝合肌层、浆膜层、皮下脂肪组织，4–0可吸收线缝合。包扎伤口，协助过床

【注意事项】

1. 麻醉穿刺过程中　巡回护士站在患者面侧，协助固定体位，与产妇交流，缓解其紧张情绪。

2. 手术开始前　巡回护士协助麻醉医师将婴儿抢救物品准备好，如为多胞胎，备沙袋。

3. 团队协作，胎儿娩出前，清理手术区，防止器械在胎儿娩出时对其损伤；胎儿娩出后，巡回护士协助助产师给胎儿供氧，必要时协助抢救。

4. 严格的清污分区原则　防止腹壁切口子宫内膜异位症及肿瘤转移可能。

5. 胎儿娩出前后　严密观察产妇各项生命体征，防止“仰卧位低血压综合征”；如有症状应立即处理。

6. 术前产妇签署胎盘处理方式　术后胎盘用含氯制剂喷洒毁形，按病理性垃圾处理，做好交接与记录。

第二节　乳腺癌改良根治术

【相关解剖】

乳腺位于胸前第二或第三至第六肋骨水平、胸骨旁线和腋中线之间的浅筋膜浅、深层之间；在乳房的外上方，腺体向腋窝呈角状伸延，形成一尾部；乳头在乳房前方中央突起，周围的色素沉着区称为乳晕。

【适应证】

1. Ⅰ、Ⅱ期乳房癌的患者。
2. 胸肌未受侵犯者。

【症状】

1. 乳腺肿块。
2. 乳头溢液。
3. 皮肤改变。

4. 酒窝征。
5. 橘皮征。
6. 乳头回缩。
7. 淋巴结转移。

【手术体位】

仰卧位，患侧上肢外展 90° 并固定在手术台的肢架上，注意不要过伸，防止臂丛神经麻痹，并以软枕将胸部垫高 5cm 左右。

【麻醉方式】

气管插管联合静脉复合麻醉。

【术前准备】

1. 患者准备　术前 6 小时禁食水。
2. 物品准备
（1）器械：阑尾包 1 个、乳癌零件 1 个。
（2）敷料：十字孔敷料包 1 个、手术衣 4 件。
（3）一次性物品：一次性中单 ×1、止血垫 ×1、钡纱 ×2、纱条 ×1、20 号刀片 ×1、11 号刀片 ×1、彭氏组织解剖器、1 号丝线、敷贴、导尿包、6×9 号橡胶引流管 ×2、一次性负压引流盒 ×2、吸引器管、白色绷带、弹力绷带、凡士林纱布（备）。
（4）高耗耗材：4-0 可吸收线、手术防粘连生物胶体液、组织医用胶、皮肤缝合器、超声刀。
（5）仪器设备：电刀、超声刀主机。
（6）消毒及冲洗液：1% 活力碘、0.9% 无菌生理盐水、止血酶（病房自带）、盐酸肾上腺素。

【护理评估】

1. 评估患者既往基础疾病情况。
2. 评估患者生命体征、意识状态、营养状况、皮肤及黏膜情况。
3. 评估患者的心理状况、有无紧张焦虑和烦躁不安等。
4. 舒适度　注意保护隐私部位。
5. 患者健侧上肢输液、血管的情况。

【手术切口】

距离肿瘤 2cm 以上做横行梭形切口。

【手术步骤与配合】

具体见表 8-2-2。

表 8-2-2　乳腺癌改良根治术配合与步骤

手术步骤	手术配合
1. 切口	距离肿瘤 2cm 以上边缘做横行梭形切口
2. 消毒、铺巾	1% 活力碘常规 3 次消毒，上至肩峰，下至肚脐水平，健侧至腋中线，患侧过腋中线及整个上臂。先将患侧手臂包裹，常规铺巾
3. 切皮	根据手术需要选择、连接仪器设备，调节功率。取一大纱布垫垫于患侧腋窝下缘防血液渗漏。20 号刀片切开皮肤，纱布垫拭血，每间隔 3cm 用一把直钳提起皮缘，电刀沿皮缘分离皮瓣并止血，将乳腺从胸大肌浅面分离
4. 切除患侧乳腺	保留胸大肌、胸小肌、胸前神经分支、胸长神经，将乳腺、胸肌间淋巴结、腋淋巴结整块切除
5. 清扫淋巴结	方钩沿皮缘轻轻提拉，暴露术野。用长镊、胸腔止血钳分离腋窝淋巴结，保护神经，遇到粗血管时，弯钳夹闭，组织剪离断，1–0 或 2–0 丝线结扎或圆针缝扎
6. 冲洗伤口	用温的生理盐水冲洗伤口腔，手术防粘连生物胶体液冲洗，电刀止血，止血酶冲洗后使用组织医用胶喷洒。放置并固定引流管
7. 关闭体腔	清点用物无误后开始关闭体腔，4–0 可吸收线缝合皮下组织，皮肤缝合器缝皮，连接一次性负压引流盒
8. 包扎伤口	无菌纱布覆盖伤口处，白绷带、弹力绷带依次缠绕加压捆绑伤口

【注意事项】

1. 认真查对患者及手术部位切口标记，静脉输液建立在健侧肢体。
2. 摆放体位时注意尽量使患者肢体舒适，避免上肢过度外展，同时要充分暴露手术野。
3. 无瘤操作，在切皮前预留缝皮的血管钳与敷料，切下肿瘤组织后，应使用干净器械。
4. 清扫下的组织标本要妥善保管。
5. 术后搬运患者时要轻抬轻放，注意引流管，防止脱出。
6. 全身麻醉者术中严密观察输液通路及尿管引流情况确保通畅。
7. 切除的乳腺要按照快切的流程及时送检并做好登记。
8. 术中遵医嘱使用化疗药品时，巡回护士配制药品时应佩戴手套，做好防护。
9. 手术中使用的高值耗材，必须由手术室提供，如医生私自带高值耗材使用须向护士长报告。

第三节　甲状腺次全切除术

【相关解剖】

甲状腺是人体重要的内分泌腺体之一，呈薄薄的一层，位于甲状软骨下紧贴在气管第

三、四软骨环前面，由两侧叶和峡部组成，平均重量成人约20~25g，女性略大略重。上甲状旁腺在甲状腺侧叶后缘上、中1/3交界处。下甲状旁腺（变异较大），多位于甲状腺侧叶后缘近下端的甲状腺下动脉附近，上、下两对。甲状腺后面有甲状旁腺4枚及喉返神经。血液供应主要有四条动脉，即甲状腺上下动脉，所以甲状腺血供较丰富，腺体受颈交感神经节的交感神经和迷走神经支配。甲状旁腺功能：调节钙磷代谢、维持血钙平衡。

【适应证】

1. 甲状腺腺瘤。
2. 多发性甲状腺腺瘤。
3. 结节性甲状腺肿。
4. 微小癌。
5. 单纯性甲状腺肿和结节性甲状腺肿　肿块较大有压迫症状者。
6. 巨大甲状腺肿　影响患者日常工作和生活。

【手术体位】

头高足低仰卧位：头部垫软枕，在肩下垫软枕使颈根部抬高，头部降低，使颈伸直，头后仰。双上肢固定于横单下。

【麻醉方式】

气管插管联合静脉复合麻醉。

【术前准备】

1. 患者准备　术前6小时禁食水。
2. 物品准备

（1）器械：甲状腺包1个。

（2）敷料：辅料包1个、手术衣4件。

（3）一次性物品：一次性中单、包头巾 ×3、彭氏组织解剖器、超声刀头、20# 刀片、7×17三角针、纱条、钡纱、纱布垫、14#T型橡胶引流管、吸引器管、小美敷、1# 线、7# 丝线。

（4）高值耗材：4-0可吸收线、5-0普瑞林、手术防粘连生物胶体液、组织医用胶。

（5）仪器准备：电刀、吸引装置超声刀、吸引器。

【护理】

1. 心理护理　做好患者及家属的安慰、解释工作，关心、体贴患者，满足其合理需求，使患者以良好的心理状态迎接手术。

2. 出现气管压迫症状的患者　应采取半卧位，安静休息，保持呼吸道通畅。床旁备好气管切开包、气管内插管、吸引器、氧气等急救物品。

3. 出现局部突然肿胀、呼吸极度困难、脉搏增快等症状时　应考虑癌肿坏死出血压迫气管，需及时通知医生，并立即做好救治准备。

4. 术前需放疗或化疗者　按放、化疗护理常规进行。

【手术切口】

在胸骨切迹上二横指沿颈部皮肤横纹处做弧形切口。

【手术步骤及配合】

具体见表 8-2-3。

表 8-2-3　甲状腺次全切除术配合与步骤

手术步骤	手术配合
1. 切口	在胸骨切迹上二横指沿颈部皮肤横纹处做弧形切口
2. 消毒、铺巾	使用 1% 活力碘消毒皮肤，上至颌下，下至两乳头连线水平，两侧过斜方肌前缘，常规消毒 3 次，甲状腺台下缘与患者下颌平齐放置。两个小白单对折塞于患者两颈侧，防止头部移位。常规铺单
3. 切皮	根据手术需要选择、连接仪器设备，调节功率。在胸骨切迹上二横指沿颈部皮肤横纹处做切口标志；递手术刀在切口标志处做弧形切口，依次切开皮肤、皮下组织及颈阔肌，用干血垫拭血，电凝止血
4. 游离皮瓣	上至甲状软骨，下至胸骨颈静脉切迹，两侧达胸锁骨突肌缘，3-0 丝线结扎或电凝止血，用 7×17 三角针，1-0 丝线悬吊起于头侧布类上以充分暴露术野
5. 游离甲状腺	用小弯钳两把提起正中线两侧筋膜，电刀切开颈白线，用弯血管钳 2 把提夹甲状腺前肌，切开颈前肌，3-0 丝线结扎。递甲状腺拉钩拉开甲状腺前肌显露甲状腺前部腺体，超声刀分离其外侧、上极和下极，显露甲状腺，用弯钳夹住腺体作牵引，显露甲状腺上动脉及静脉分支用 3-0 丝线结扎后剪断
6. 切除甲状腺	用弯钳、薄剪逐步分离甲状腺组织。递弯钳贴近气管壁前分离甲状腺峡部，用 3-0 丝线结扎后用超声刀或剪刀剪断。直到切下甲状腺腺体。若有残余甲状腺腺体，用 4-0 可吸收缝合线间断缝合。高频电刀止血。（处理甲状腺上血管最为重要，操作应紧贴甲状腺腺体，以免损伤喉返神经。处理甲状腺下极血管时，应稍离开甲状腺或在包膜内分别结扎进入腺体的大小分支
7. 冲洗、止血	用温生理盐水冲洗伤口，电凝止血。无出血后使用手术防粘连生物胶体液再次冲洗，再用组织医用胶进行创面喷洒
8. 放置引流管	消毒，用穿刺针皮下穿刺，放置 14 号橡胶引流管并有效固定
9. 关闭体腔	清点手术用物无误后方可关闭体腔。4-0 可吸收线关闭肌层，5-0 普瑞林线缝合皮下。再次消毒，小敷贴保护伤口，连接引流袋

【术中快切处理】

1. 填写快切标本袋（按住院志首页填写基本信息）。

2. 装袋前与手术医生和洗手护士核对标本的左右边及标本名称。

3. 送检前标本给患者家属（最好是授权委托人）过目，并要求其在手术交接单首页空白处签字，标本 x 份、时间。

4. 护士站填写快切登记本，将快切登记本与标本放入同一标本送检盒内，由专人送往病理科（一人标本使用一个标本盒）。

【恶性肿瘤处理】

切除的范围由下而上由浅至深，切除包括胸锁乳突肌、副神经、颈内静脉、颈外静脉，肩胛舌骨肌、二腹肌、茎突舌骨肌，颌下腺，腮腺下极，以及自斜方肌前缘至颈前正中线，下颌骨下缘至锁骨上缘、颈阔肌深面至椎前筋膜浅层，清除这一范围内的全部淋巴结、淋巴管、筋膜、脂肪组织，蜂窝组织，舌下神经降支、颈浅神经分支等。

【注意事项】

1. 甲状腺手术对体位的要求较高　安置体位时须注意充分显露手术部位，同时保证患者的安全。头部不可过度后仰，颈部须有适当的衬垫。

2. 手术开始前检查手术床是否锁定，头部的托盘及头板需固定，以免术中掉落。

3. 缝合结束后用钡纱覆盖由手术医生压伤口，减少切口渗血（钡纱的钡丝抽走，但需保留，出手术间前清点完毕后丢黄色垃圾桶内）。

4. 快切送病理科送检前需给其家属看，并嘱其在交接班表空白处签字（标本份数，×××，签名）。

5. 手术过程中注意不能将手压在甲状腺台上，防止螺丝滑脱压在患者脸上。

6. 在等待病理结果的过程中，所有器械、超声刀、剩余高值耗材勿下手术台或被污染。关闭无影灯，保护切口避免感染。

7. 手术中使用的高值耗材，必须由手术室提供，如医生私自带高值耗材使用须向护士长报告。

8. 甲状腺手术患者，巡回护士手术中要密切观察，及时发现有无甲状腺危象的发生（高热 39℃以上、大汗淋漓、面部潮红、心率加快、烦躁不安、昏迷等）。

9. 出手术间前，严密观察患者切口引流量，颜色，若呈鲜红色、暗红色，大于 100ml，立即报告医生。

第四节　腹腔镜胆囊切除术

【相关解剖】

胆囊为外观呈梨形的囊状器官，位于肝脏面胆囊窝内，长 7~10cm，宽 3~5cm，容量为 30~60ml，可储存和浓缩胆汁，分为胆囊底、胆囊体、胆囊颈三部分。胆囊颈部弯曲且细，位置较深，胆囊结石多滞留于其起始部的 Hartmann 囊，从而引起梗阻和急性胆囊炎。

【适应证】

1. 急性化脓性、坏疽性、穿孔性胆囊炎。
2. 有症状的胆囊结石、反复发作的慢性胆囊炎。
3. 胆囊息肉、胆囊肿瘤、胆囊癌。
4. 有胆源性胰腺炎发作史。

【手术体位】

平卧位，建立气腹空间后，头高足底，左倾 15°。

【麻醉方式】

气管内插管全身麻醉。

【术前准备】

1. 患者准备　术前禁食水，清洁肚脐。
2. 物品准备
（1）手术器械：腹腔镜胆囊包 1 个，腹腔镜基础包 1 个。
（2）敷料：一次性无菌 A 包 1 个，一次性中单 1 包，手术衣 3 件。
（3）一次性物品：吸引管 1 根，11 号刀片，钡纱 1 包，纱条 1 包，一次性腔镜保护套 2 个，3M 小敷贴 3 个，1-0 可吸收线、4-0 可吸收线各 1 根，一次性电刀负极片一块。
（4）药品：平衡液。
（5）仪器：腹腔镜仪器 1 套，吸引器，30° 目镜 1 个。

【护理】

1. 心理护理　做好患者及家属的安慰、解释工作，关心、体贴患者，满足其合理需求，使患者以良好的心理状态迎接手术。
2. 疼痛护理　如若遇到患者出现疼痛时，做好患者的情绪安抚，有效约束并解释，防止患者出现坠床风险。
3. 术前评估患者的各项检查指标　血常规、凝血功能及心电图、B 超等。
4. 评估患者的皮肤情况及营养状况　术前术后做好沟通。
5. 评估输血前检查指标　了解有无输血史及传染性疾病。
6. 评估患者的年龄及身体状况及时做好保暖工作。
7. 评估患者的既往史及过敏史手术。

【手术切口】

常规采取三个微创切口，分别是脐下 1cm，剑突下 7cm 稍左侧，右锁骨中线肋缘下 3cm。

【手术步骤与配合】

具体见表 8-2-4。

表 8-2-4　腹腔镜胆囊切除术手术步骤与配合

手术步骤	手术配合
1. 消毒、铺巾	1% 活力碘消毒皮肤 3 次，上至乳头，下至大腿上端，两侧至腋中线。常规铺巾
2. 连接固定腹腔镜	固定气腹管、吸引器管、电凝线、摄像镜头、冷光源线
3. 建立人工气腹	术者两把巾钳提其患者脐部皮肤，11 号刀片切开皮肤，穿刺气腹针，连接气腹管，充入 CO_2 气体至气腹压力 12~13mmHg
4. 探查腹腔、建立操作孔	10mm 操作孔进腹，接气腹管，探查胆囊与周围组织的解剖关系。镜头用 1% 活力碘擦拭，防止镜头模糊。11 号刀片，于剑突下 7cm 稍左侧、右锁骨中线肋缘下 3cm 分别切开皮肤，依次置入 10mm、5mm 操作孔
5. 解剖胆囊三角、游离胆囊	用电凝钩、分离钳游离胆囊三角。塑料夹夹闭胆囊管、胆囊动脉、可用吸收夹夹闭胆总管上 0.5~1cm 处。剪刀离断胆总管和胆囊管间，确认有无胆汁流出
6. 游离胆囊、止血创面	用电凝钩沿着胆囊与肝脏的交接游离分离胆囊，再用电凝棒喷洒模式下进行胆囊床创面止血
7. 探查止血、取出标本	干净纱条探查创伤口有无渗血，电凝止血用抓钳、标本袋小心取出标本
8. 缝合	清点敷料、器械。1–0 可吸收线缝合伤口，4–0 可吸收线皮下缝合。消毒、敷贴覆盖伤口

【注意事项】

1. 手术前进行物品清点时，注意腔镜器械的完整性，包括小的配件、螺丝等。

2. 使用的器械在递给主刀医生前检查其功能性，收回时注意其完整性。

3. 进行器械传递时跟上医生的思维并重复确认。

4. 若胆囊出现张力大影响医生操作时，可进行减压。用吸引器吸出胆囊部分胆汁，再行胆囊切除。

5. 腔镜器械种类繁多，器械护士在配合时应提前完成器械台铺置、物品清点；微创手术要求较高且存在中转可能，器械护士要有较好心理素质和敏锐的反应能力。

第九篇　五官科疾病

五官科专科护理思维导图

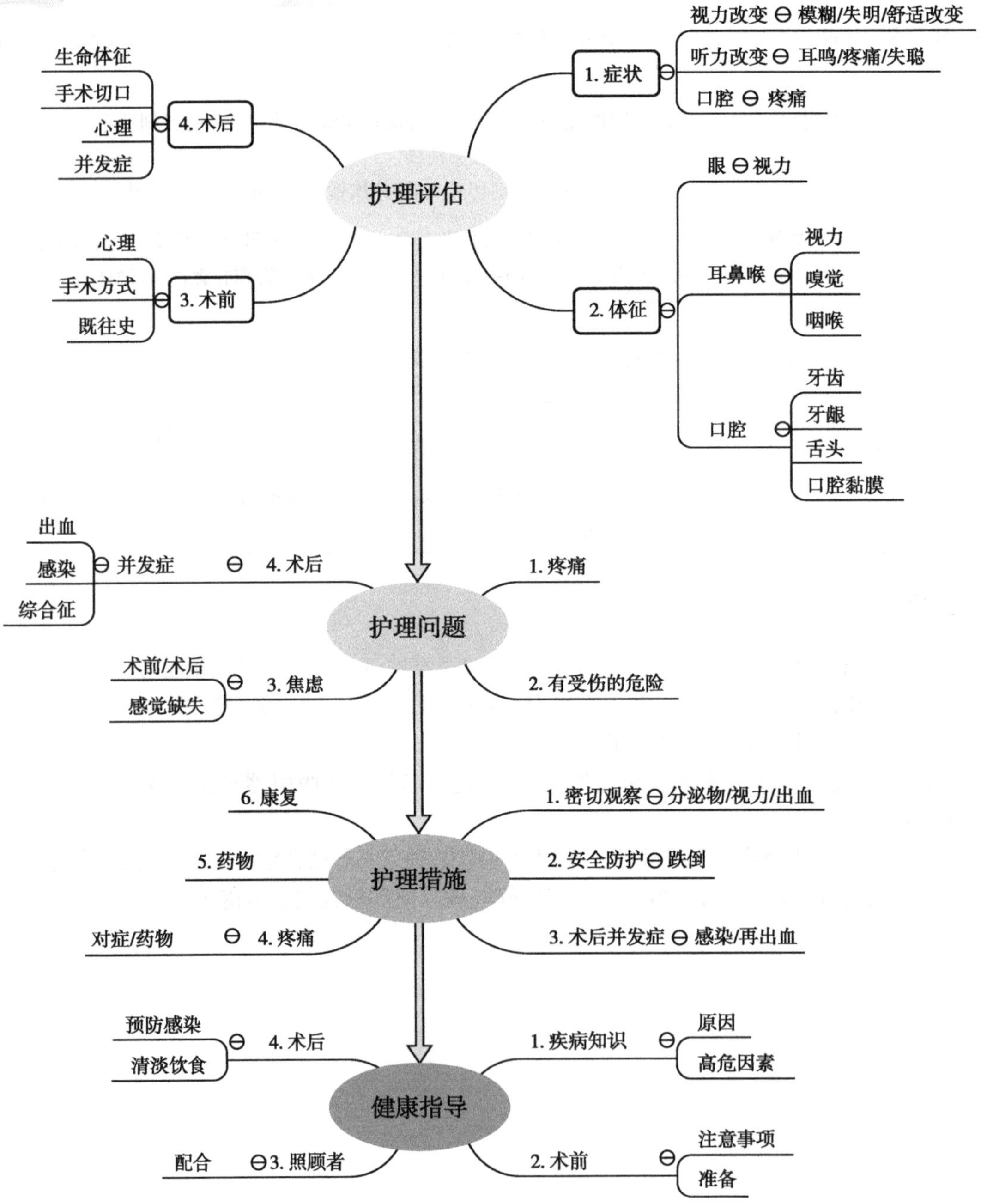

第一章　眼科常见疾病

第一节　青　光　眼

【学习目标】

1. 掌握青光眼形成的病因、临床表现、处理原则；
2. 掌握青光眼患者的护理评估、护理诊断、护理措施；
3. 熟悉青光眼患者的健康指导。

【重点难点】

青光眼患者的护理评估。

青光眼是指眼内压升高而导致视功能受损的一类疾病。眼压正常范围是 10~21mmHg，眼压 >24mmHg 为病理性高眼压。青光眼是三大致盲性眼病之一。根据前房角形态，可分为闭角型青光眼和开角型青光眼。

一、急性闭角型青光眼

【案例介绍】

患者，女性，68 岁，因“右眼红痛 1 个月”以“右眼青光眼”经门诊入院。患者于 1 个月前出现右眼红痛，眼胀，伴视物不清，伴畏光，右侧头痛，无眼部分泌物增多，无视物变形，无单眼复视，无眼前黑影固定，今门诊以右眼青光眼收住院，手术治疗。病程中否认其他眼疾，无畏寒发热，伴恶心呕吐，纳食欠佳，睡眠欠佳。

【发病原因】

急性闭角型青光眼病因尚不明确，但其病因与相对性瞳孔阻滞和虹膜结构异常造成房角拥挤有关。

【临床表现】

根据疾病发展进程分为 6 期

1. 临床前期　眼轴较短、有浅前房、房角窄的眼部解剖，常与家族史有关，暗室激发试验呈阳性。一眼曾有急性发作，另一眼无发作史。

2. 前驱期　一过性房角关闭，症状为轻度眼痛，视力减退，虹视，并伴有鼻根和眼眶部酸痛。

3. 急性发作期　当急性房角完全关闭，眼压迅速升高，测眼压多在 50mmHg 以上。混合充血，角膜上皮水肿，角膜内皮色素性沉着。前房极浅，房角关闭，瞳孔半开大，固定。

4. 间歇期　急性发作期经药物治疗后症状缓解，房角部分开放，眼压降低或恢复正常，眼部症状缓解。此期病程长短不一，反复发作形成局部房角粘连，此粘连范围逐渐发展到一定程度，眼压逐渐升高，进入慢性期。

5. 慢性期　急性期症状未得到及时准确地诊治，则转为慢性，导致房角永久性大面积粘连。眼压呈现升高。可见视盘动脉搏动、视神经及视野改变。

6. 绝对期　由于急性发作期治疗延误或慢性期治疗不合理导致视力完全丧失。

【实验室及其他检查】

1. 前房角镜检查　可以观察和评价前房角的结构。

2. 眼压检查　可通过眼压机测量确认眼压值。

3. 视野检查　视野情况反应病变的严重程度。

4. 暗室实验　在暗室内患者意识清楚，静坐 1~2 小时，复测眼压，如测得的眼压超过实验前 8mmHg，即为暗室实验（+）。

5. 眼底检查　主要检查 C/D（杯 / 盘）比值。

【处理原则】

1. 临床前期　可首选 YAG 激光周边虹膜切开（除）术。

2. 急性发作期　需进行及时有效的联合用药，迅速降低眼压，减少眼部组织损害。首先 1% 毛果芸香碱眼液滴眼，每 5~15 分钟频繁滴眼。用药时采取仰卧位，适度按摩眼球。若眼压下降或恢复正常时，可降低用药频率改为 3 次 / 天。缩瞳药能增加虹膜张力，降低周边虹膜对小梁网的阻塞，开放房角。抑制房水的生成降低眼压可用 β 肾上腺素受体阻滞剂，其中有 5% 噻吗洛尔、0.25% 倍他洛尔滴眼液；还可选用碳酸酐酶抑制剂，其中包括口服乙酰唑胺或醋甲唑胺，1% 布林唑胺眼液、2% 多唑胺眼液滴眼。可选用其中一种，2 次 / 天，能明显协助控制高眼压的症状。对于眼压高不可控制时，常用 20% 甘露醇溶液 250~500ml/ 天，快速静脉滴注。用药时应注意观察高龄患者，特别是心、肾功能不全，以及电解质紊乱患者的全身情况，防止意外发生。为减轻充血及虹膜炎症反应可局部滴用糖皮质激素。

经联合用药治疗，眼压下降后，应考虑及时手术，根据眼压和前房角的情况，选择不同手术方式，初期可考虑激光虹膜切开术或虹膜周边切除术，使前后房压力保持平衡，防止虹膜周边部再与小梁网粘连。如房角广泛粘连，小梁功能已遭受永久性损害，应选择小梁切除术等滤过性手术。

【护理评估】

1. 了解患者的健康史，有无青光眼家族史，有无促发因素存在。

2. 患者的发病症状与体征。

3. 患者疾病的病程及临床分期。

【护理诊断】

1. 疼痛　头痛、眼痛与眼压升高有关。
2. 自理缺陷　与视力障碍导致活动受限有关。
3. 潜在并发症：创口裂开或出血　与手术或术后活动不当有关。
4. 感知改变　视力障碍与高眼压导致视神经损害及手术后双眼包扎有关。
5. 睡眠型态紊乱　与头痛、眼痛有关。
6. 有受伤的危险　与视力障碍有关。

【护理措施】

1. 一般护理　热情接待患者，及时准确地给予治疗，保持周围环境安静，保证患者合理休息。

2. 生活护理　患者应饮食清淡、易消化，多吃水果及蔬菜，保持大便通畅，勿食辛辣刺激性食物，忌咖啡、烟酒、浓茶，必要时限制水的摄入。

3. 病情观察　密切观察患者眼压、视力、视野、瞳孔的变化，并做好相应记录，如有异常，及时报告医生。

4. 用药护理

（1）滴缩瞳药后：主要以观察角膜水肿及瞳孔的大小情况，每次滴完眼药后压迫泪囊区 1~2 分钟。该药偶可出现胃肠道反应、头晕、头痛；多汗、流涎等全身中毒症状。

（2）使用β肾上腺素受体阻滞剂后：应注意观察脉率、心率，发现异常及时停药并通知医生。有支气管哮喘、心功能不全、房室传导阻滞、心动过缓的患者禁用。

（3）碳酸酐酶抑制剂：宜在饭后半小时服用，防止对胃肠道的刺激，与碳酸氢钠同服碱化尿液。该药的副作用有四肢发麻、口唇、血尿或尿路结石，如有以上现象应及时通知医生处理。

（4）静脉输液高渗脱水剂时：应快速滴注，250ml 甘露醇宜在 30 分钟内输注完毕。注意观察尿量、心率及有无电解质紊乱，尤其是血钾值；注意观察穿刺部位，防止液体渗漏，一旦发生渗漏局部予以硫酸镁溶液湿敷。

（5）其他药物：使用镇静药后，做好患者的安全宣教，防止跌倒或坠床。

5. 手术护理　采取上述措施后，将眼压控制在正常范围以内，防止诱发因素；积极完善术前准备。手术后，注意观察伤口敷料有无渗液渗血，保持敷料的干燥与清洁；观察前房的深度和形态，如果前房形成不好，滴眼药后应加压包扎；行青光眼滤过手术的患者应注意保护滤过泡，防止滤过泡破裂；观察患者的眼部症状，如眼痛伴同侧头痛，感到呕吐、恶心，应考虑眼压升高，应及时通知医生进行处理；掌握正确的眼球按摩方法，促进房水滤过和建立有效的人工隧道。

【健康指导】

嘱咐患者不要大量饮用水，一次性饮水不超过 300ml；保证充足的睡眠，避免情绪激动；饮食宜清淡，忌浓茶、咖啡等；嘱患者不要长时间阅读、看电视或在暗处长时间停留；尽量仰卧位或侧卧休息、禁止俯卧位休息；因俯卧位休息可使晶状体虹膜膈向前移位，前房变浅，诱发青光眼急性发作；领带、领口、腰带不要系得太紧。

二、开角型青光眼

【案例介绍】

患者，男性，73岁，因“2年前无明显诱因出现双眼周边视物缺损，伴眼胀，伴眼前黑影飘动”，无眼干，无流泪，无眼痒、无异物感，无复视及视物变形，无眼红等不适，无明显头痛头昏、恶心呕吐，未经任何治疗，患者为求诊治今来我院就诊，门诊以“开角型青光眼（双）”收治入院。患者既往史患高度近视、双眼青光眼，无循环系统症状，无血液系统症状。眼科检查VAcc od0.1，os0.1，右26.0mmHg，左22.0mmHg。双眼球结膜无充血，双眼角膜透明，双眼前房深度可，房水清，双眼瞳孔圆，直径3.0mm，直接对光反射存在，双眼晶状体混浊，双眼眼底视盘颞侧萎缩弧，C/D=0.8，豹纹状眼底，视网膜平伏。

【发病原因】

开角型青光眼的病因不明确，可能与遗传因素有关。一般是眼压升高，房角开放，即房水外流受阻于小梁网Schlemm管系统。

【临床表现】

1. 症状　发病隐匿，除极少数患者眼压升高出现眼胀、虹视和雾视，大多数患者无任何自觉症状。到了晚期，视功能严重受损才有发觉。

2. 眼压　眼压早期不稳定，有时可能在正常范围，测量24h眼压有利于发现眼压的高峰值和较大的波动值。

3. 眼底　眼底视盘生理凹陷在眼压持续升高下扩大，晚期形成青光眼杯。视盘色淡，血管屈膝状，杯盘比值大于0.6。

【实验室及其他检查】

1. 测量24小时眼压　在24小时内，每隔2~4小时测量一次眼压，并做好记录。若24小时眼压波动≥8mmHg，眼压>24mmHg，双眼眼压差≥5mmHg，均视为病理性高眼压。

2. 视野、光学相干断层成像（OCT）　检查出视神经伤害程度，反映病变的严重程度。

3. 前房角、眼前段超声生物显微镜检查　可观察前房角结构，帮助明确诊断及协助诊治。

【处理原则】

1. 药物治疗　若局部滴用1~2种药物即可使眼压控制在正常水平，患者能配合治疗并定期复查，则可首选药物治疗。

（1）缩瞳剂：1%毛果芸香碱眼液最常用。开角型青光眼眼压升高的主要原因是小梁网渗透压降低，增加小梁网房水外流的药物如缩瞳剂，可针对病因进行治疗，但缩瞳剂的副作用限制了其在该病的应用。

（2）β 肾上腺素受体阻滞剂：是最常用的降眼压滴眼液，常用 0.5% 噻吗洛尔、0.25% 倍他洛尔滴眼液，通过抑制房水生成而降低眼压。

（3）α 肾上腺素受体激动剂：常用酒石酸溴莫尼定滴眼液，可通过抑制房水生成和增加房水经葡萄膜巩膜途径外流而降低眼压。

（4）碳酸酐酶抑制剂：通过抑制房水的生成降低眼压。常用 2% 布林佐胺眼液滴眼、1% 布林佐胺眼液，口服乙酰唑胺。

（5）β 肾上腺素受体激动剂：常用地匹福林滴眼液，使小梁网房水流出阻力降低，以及增加葡萄膜巩膜途径外流而降低眼压。

（6）前列腺素衍生物：常用 0.005% 拉坦前列素、0.004% 曲伏前列素滴眼液，主要是增加葡萄膜巩膜途径房水引流的药物。

2. 激光治疗　如药物治疗不理想，可选用激光治疗。

3. 手术治疗　最常用的手术方式是小梁切除术。

4. 视神经保护治疗　抗氧化剂、钙离子通道阻滞剂具有一定保护视神经的作用。

【护理评估】

1. 评估患者视力、视野改变情况，有无青光眼家族史，有无其他促发因素存在。
2. 评估患者有无眼压升高，视功能是否遭到严重损害的发病症状与体征。
3. 评估患者心理状态，了解患者及家属对疾病的认识程度。

【护理诊断】

1. 感知改变　与视神经损害有关。
2. 有受伤的危险　与视野缺损有关。
3. 自理缺陷　与视野缺损导致活动受限有关。
4. 知识缺乏　与缺乏防治知识有关。

【护理措施】

1. 用药护理　加强用药指导，介绍用药疗效及作用机制，按医嘱用药，保证用药疗效。注意观察药物的不良反应和疗效。

2. 安全管理　评估患者的安全状况和自理能力；做好安全指导，预防跌倒、坠床；睡觉时使用床栏架，夜间休息时打开夜灯；规范病室环境，拿开障碍物。

3. 心理护理　了解患者的心理状况，减少焦虑情绪，增强患者战胜疾病的信心。

【健康指导】

1. 告知患者围巾、领带系得宽松一点，不要扣上过紧的领口，以免影响颈静脉回流，导致眼压升高。

2. 告知患者不宜吹奏喇叭、小号等高阻力的乐器，以免在吹奏乐器时颈静脉血液回流阻力增加，眼压上升。

3. 吸烟有害视神经，应告诫患者戒烟。

4. 中、晚期青光眼患者，由于视野缺损，视野范围变小，嘱咐患者忌开车。适当的体育锻炼可降低眼压，患者可以进行适度的运动，如做操、散步、太极等。

5. 建立青光眼患者健康档案，要求其定期随访。

第二节　白　内　障

【学习目标】

1. 掌握白内障形成的病因、临床表现、处理原则；
2. 掌握白内障患者的护理评估、护理诊断、护理措施；
3. 熟悉白内障患者的健康指导。

【重点难点】

白内障患者的护理评估。

白内障指透明晶状体出现混浊。白内障目前已成为首要致盲性眼病之一。根据发病原因，可分为代谢性、年龄相关性、并发性、外伤性白内障等。临床上以年龄相关性白内障最常见。

白内障患者的发病机制较为复杂，与营养、代谢、环境和遗传等多种因素有关，是机体内外各种因素对晶状体长期综合作用的结果。

一、年龄相关性白内障

【案例介绍】

患者，女，77岁，主诉“右眼视力下降1年余”。患者于1年前无明显诱因出现双眼渐进性视力下降，呈逐渐性下降，表现为眼前遮挡，不伴眼红、眼痛、畏光、流泪，一直未予诊治。近3个月来，视力下降明显，看不清眼前物体，T 36.8.℃，P 72次/分，R 20次/分，BP 120/70mmHg. 专科查体：vod 4.1，vos 4.4，双眼瞳孔直径3.0mm，光反射灵敏，双眼晶状体棕褐色混浊+++，眼底看不清。诊断为“右眼老年性白内障”。

【发病原因】

与年龄相关的白内障，其病因较为复杂，可能是多种因素的综合结果。主要的病因为：

1. 生理性老化　硬化脱水、代谢衰退和长期调节紧张等。
2. 营养不良　局部和全身血管硬化、营养不良等。
3. 辐射损伤　紫外线、X线及其他电磁波等。
4. 全身代谢及内分泌紊乱　相关研究指出，吸烟、饮酒过量、妇女生育多等都与年龄相关性白内障的发生相关。此外，其他因素如遗传基因、衰老等因素也是一个重要方面。

【临床表现】

常为双眼患病，发病有先后顺序，但疾病严重程度不一致。主要症状患者自觉眼前有阴影，呈无痛性、渐进性视力下降，直至眼前手动或仅有光感。按混浊形成部位的不同，年龄相关性白内障分为皮质性、核性和后囊膜下 3 种类型，以皮质性白内障最常见。

1. 皮质性白内障　为最常见的类型，按发展过程分为 4 期。

（1）初发期：晶状体皮质出现楔形混浊、水裂和空泡，瞳孔区为透明。

（2）膨胀期：晶状体出现混浊、水肿加重，前房变浅，皮质上形成新月形阴影，虹膜投影阳性。

（3）成熟期：晶状体全部混浊呈均匀乳白色，虹膜投影阴性。

（4）过熟期：持续数年的成熟期晶状体久未手术，晶状体内水分丢失，体积缩小，囊膜皱缩，晶状体核下沉，前房变深，虹膜失去支撑，出现虹膜震颤。晶状体皮质分解液化呈乳状物，液化的皮质渗漏到囊外膜时，可引起晶状体过敏性葡萄膜炎和晶状体溶解性青光眼。

2. 核性白内障　透明晶状体核混浊，早期晶状体核呈黄色，病情加重时其颜色呈棕黄色或棕黑色。

3. 囊膜下性白内障　晶状体后囊膜下的皮质浅层出现混浊，其间夹杂着小空泡和结晶样颗粒，外观似锅巴状。由于混浊位于视轴区，早期就会出现视力障碍。后囊膜下白内障进展缓慢，后期合并晶状体皮质和核的混浊，最后发展为成熟期白内障。

【实验室及其他检查】

1. 视功能检查　对于成熟区白内障，检查光定位、光感和色觉。对于未成熟区白内障，检查远、近裸眼和矫正视力。

2. 角膜曲率及眼轴长度检查　可测量手术植入的人工晶状体的度数。

3. 眼压　了解是否合并青光眼。

4. 光定位检查及眼电生理　尽可能地了解眼后段的情况，以便判断术后恢复情况。

【处理原则】

目前以手术治疗为主，主要方法如下。

1. 超声乳化白内障吸出术（phacoemulsification）　目前多为首选手术方式，通过超声乳化手柄高频振荡，使晶状体核呈乳糜状，通过小切口将之吸除，保留后囊膜。手术切口小、时间短而不用缝线、视力恢复快，角膜散光小，可同时进行人工晶状体（LOL）植入。

2. 白内障囊外摘除术（ECCE）　手术中摘除混浊晶状体，保留完整的后囊膜，可同时联合 LOL 植入。

3. 飞秒白内障吸除术　飞秒激光白内障手术系统可以通过散大的瞳孔直视整个眼前节结构，进行精确、居中的环形前囊膜切开，并在直视后囊的基础上碎核，将晶状体吸除，提高手术的安全性，可同时进行 LOL 植入。

【护理评估】

1. 了解糖尿病、心血管等全身情况，了解紫外线、饮酒、吸烟等生活习惯。

2. 评估患者眼部症状与体征。

3. 评估患者疾病的病程及临床分期。

【护理诊断】

1. 感知改变 与晶状体混浊、术后双眼包扎有关。

2. 自理缺陷 与晶状体混浊导致视力减退有关。

3. 潜在并发症 过敏性葡萄膜炎、继发性青光眼、伤口出血、晶状体脱位等。

4. 有感染的危险 与手术创伤增加感染机会有关。

5. 有外伤的危险 与视力障碍有关。

【护理措施】

1. 用药护理 白内障早期用法可林眼液、吡诺克辛眼液、口服维生素 E、维生素 C 等药物,以缓解白内障进展。

2. 手术前护理

(1)向患者介绍病区环境:使其熟悉并适应住院环境。保持病区环境整洁安静,生活用品放于患者易拿取的位置。

(2)协助患者完成眼部、心电图、及血生化等检查。

(3)做好眼科围手术期护理常规:术前患眼常规滴抗生素眼药水 3 天,术日早晨行泪道冲洗、结膜囊冲洗、滴抗生素眼药水、散瞳等。

(4)对于听力差、语言不通的患者:应做好手术配合训练。

3. 手术后护理

(1)注意生命体征等变化,观察术后敷料有无出血;患者有无头痛、眼部胀痛等不适。如出现上述症状应及时通知医生进行处理。

(2)按眼科手术后护理常规,换药、滴眼药时,要严格执行无菌操作,保持创口干燥。

【健康指导】

嘱患者按时复诊,一般出院后 1 周、2 周、1 个月各复诊 1 次;人工晶状体植入术后 1 个月内每周到医院复查 1 次,术后 3 个月复查并验光配镜。植入人工晶状体者 3~6 个月避免重体力劳动、剧烈运动,低头作业等,不能用力揉眼或碰撞。一旦出现眼痛、虹视、恶心、头痛、呕吐等症状,应及时到医院就诊。

二、糖尿病性白内障

【案例介绍】

患者,男,38 岁,主诉右眼视力下降 1 年余。患者于 1 年前无明显诱因出现双眼渐进性视力下降,呈逐渐性下降,表现为眼前遮挡,不伴眼红、眼痛、畏光、流泪,一直未予诊治。近 2 个月来,视力下降明显,看不清眼前物体,既往有糖尿病 7 年,T 36.8℃,P 72 次 / 分,R 20 次 / 分,BP 120/70mmHg。专科查体:vod 4.1,vos 4.4,双眼瞳孔直径 3.0mm,光反射灵敏,双眼晶状体棕褐色混浊 +++,眼底看不清。诊断为“糖尿病性白内障”。

【发病原因】

血糖增高导致晶状体代谢紊乱，引起的晶状体混浊，为糖尿病的并发症。

【临床表现】

1. 老年患者居多　与老年性白内障相似，只是发生较早，发病率较高，进展较快，成熟快，此型多见。

2. 多为双眼发病，发展快　甚至数天、数周或数月内发展为混浊，完全混浊；开始时在前后囊下出现典型的雪片状或白点状混浊，迅速发展为完全性白内障，以后囊下极部多见；常伴有屈光变化，血糖升高时，表现近视；血糖降低时，表现远视。

【实验室及其他检查】

1. 常规检查　检验血糖、尿糖、糖化血红蛋白，心电图等。

2. 检眼镜　眼科专科检查。

3. 光定位检查及眼电生理　了解视神经、视网膜的情况，以预测术后视力恢复情况。

4. 眼轴长度检查及角膜曲率　可测量术中植入人工晶状体的度数。

【处理原则】

1. 在病情早期　积极控制血糖，视力可能有一定程度的改善。

2. 当白内障严重影响患者视力时　将血糖控制在正常范围内再行白内障摘除术和人工晶状体植入术。

【护理评估】

1. 了解患者的糖尿病病史、全身情况及生活习惯等。

2. 了解患者的眼部症状与体征。

3. 评估患者疾病的病程。

【护理诊断】

1. 感知改变　双眼视力障碍，与晶状体混浊有关。

2. 自理缺陷　与视力下降有关。

3. 知识缺乏　缺乏糖尿病及糖尿病性白内障的预防知识。

4. 潜在并发症　术后感染、出血、其他与糖尿病有关的眼部微血管病变。

5. 焦虑　与原发病有关。

【护理措施】

1. 密切观察血糖变化　待血糖控制正常后方可手术。

2. 严格无菌操作　保持伤口干燥，如有较多渗液、渗血、分泌物，应及时联系医生处理。

3. 向患者及家属做好糖尿病相关宣教，并指导糖尿病的饮食、药物、运动治疗　根据血糖变化，遵医嘱规范使用降糖药。密切观察药物的副作用，如低血糖反应；饮食方面应控制总热量为原则，实行低糖、低脂（以不饱和脂肪酸为主）、适当蛋白质、高纤维素（可延缓血糖吸收）、高维生素饮食。饮食治疗应特别强调定时定量；强调因人而异、循序渐进、相对定时定量、适可而止。

4. 手术相关护理　参照本章第一节。

【健康指导】

给患者讲解糖尿病有关知识，提高其自我护理的能力，学会低血糖反应的应急处理，严格按照糖尿病食谱进食。

第三节　结　膜　炎

【学习目标】

1. 掌握结膜炎形成的病因、临床表现、处理原则；
2. 掌握结膜炎患者的护理评估、护理诊断、护理措施；
3. 熟悉结膜炎患者的健康指导。

【重点难点】

结膜炎患者的护理评估。

结膜炎是结膜组织在外界和机体自身因素的作用而发生的炎性反应的统称。结膜炎本身对视力影响不大，但是当其炎症波及角膜或引起并发症时，可导致视力的损害。根据结膜炎的病情及病程，可分为急性、亚急性和慢性三类；根据病因又可分为细菌性、病毒性、衣原体性、真菌性和变态反应性等。

一、急性细菌性结膜炎

【案例介绍】

患者，男，74岁。主诉“右眼异物感、痒、脓性分泌物、视物模糊伴眼痛4天”。既往史：患前列腺炎，多次复发双眼角膜炎。眼科检查：VA od 手动/眼前，os 0.3，右16.0mmHg，左16.0mmHg。右眼球结膜充血水肿，伴脓性分泌物，角膜上皮点片状缺损，FL（+），角膜透明；前房深度正常，房水清，虹膜纹理清晰，瞳孔圆，直径3.0mm，晶状体混浊，玻璃体及眼底窥视不清。左眼球结膜无充血，角膜透明；前房深度正常，清，瞳孔圆，直径3.0mm，直接对光反射存在，晶状体混浊，玻璃体及眼底窥视不清。

【发病原因】

结膜囊内存有细菌，通过释放代谢产物和抗生素样物质，减少其他致病菌的侵袭。当致病菌的毒力强于宿主或宿主自身防御能力减弱时，即可发生感染。常见致病菌为金黄色葡萄球菌和表皮葡萄球菌，还有阳性球菌和革兰阴性、流感嗜血杆菌等。急性细菌性结膜炎秋季较为常见，俗名"红眼病"，急性期具有很强的传染性，可以暴发流行或散发。

【临床表现】

1. 患眼有异物感、烧灼感、流泪。
2. 严重病例有眼睑水肿、球结膜水肿和结膜下出血。
3. 结膜充血，黏液性或脓性分泌物。

【实验室及其他检查】

1. 结膜囊分泌物涂片或结膜刮片　细菌学检查可协助诊断。
2. 裂隙灯显微镜检查　主要检查眼部充血情况，明确充血部位；仔细观察角膜上皮有无浸润，病变是否累及角膜；观察结膜有无滤泡或乳头增生。

【处理原则】

1. 轻度的细菌性结膜炎　具有自限性，一般不需要用药。
2. 治疗　以局部治疗为主，主要选择广谱抗生素眼液滴眼，如氧氟沙星眼液、妥布霉素眼液，疗程 5~7 天。根据病情轻重，每隔 2~3 小时或 1 小时一次，甚至 30 分钟一次；夜间涂抗生素眼膏，防止眼睑黏附在一起，同时使药物在结膜囊内保留较长时间。如并发角膜炎时，应按角膜炎处理。
3. 淋球菌性结膜炎　应尽早采取积极有效的治疗方法，局部和全身抗感染，预防角膜穿孔的发生。常选用青霉素、头孢曲松和头孢噻肟。

【护理评估】

1. 了解有无传染性眼病接触史，观察患者的结膜充血和分泌物的性状，视力有无下降。
2. 了解患者对外观的担心程度，是否有心理状态的改变，产生焦虑、孤独、自卑的心理（尤其是淋球菌性结膜炎的患者）。了解患者和家属的接受能力和文化水平，对疾病和治疗方案的了解和接受程度。
3. 评估患者疾病的病程。

【护理诊断】

1. 疼痛：眼痛　与病变累及角膜有关。
2. 潜在并发症　角膜炎、角膜溃疡等。
3. 有传播感染的危险　与其传染性有关。

【护理措施】

1. 病情观察　注意眼部分泌物性质，角膜溃疡症状或角膜刺激征。
2. 用药护理　根据医嘱用药，急性期 15~30 分钟滴眼一次，夜间涂抗生素眼膏。根据病情轻重调整用药间隔时间和疗程。分泌物多时先用消毒棉签清除后再滴药。
3. 结膜囊冲洗　当有脓性分泌物时，可用生理盐水或 3% 硼酸溶液冲洗结膜囊，既可以清除结膜囊的致病菌也可以减轻患者的不适。淋球菌性结膜炎选用 1∶5000 的青霉素溶液。

清洗时头偏向患侧，以免冲洗液流入对侧眼。为淋球菌患者进行冲洗时，操作者应注意自身防护，避免冲洗液溅入眼睛。

4. 严禁患眼包扎　敷料遮盖后不利于眼部分泌物的引流，因局部温度升高可致细菌滋生繁殖而加重病情。

【健康指导】

外出时可戴太阳镜，避免光线的刺激。夜间分泌物多时，取患侧卧位休息，以免患眼分泌物流入健眼引起交叉感染。

二、病毒性结膜炎

【案例介绍】

患者，女，26岁，因"1个月前呼吸道感染，5天前出现结膜充血、水样分泌物、睡醒时上下眼睑粘住"入院，患者既往身体健康。眼科检查：VAod 0.15，os 0.3，右13.0mmHg，左14.0mmHg。右眼球结膜充血水肿，角膜上皮钱币状缺损，FL（+），角膜透明；前房深度正常，房水清，虹膜纹理清晰，瞳孔圆，直径3.0mm，晶状体混浊，玻璃体及眼底窥视不清。

【发病原因】

病毒性结膜炎约经5~12天的潜伏期后出现症状，包括眼部刺激，水样分泌物，结膜充血和睡醒时上下眼睑粘住。常发生双眼，而通常一只眼先开始。许多患者曾接触结膜炎者和（或）最近患上呼吸道感染者。睑结膜充血和球结膜，睑结膜出现结膜滤泡，耳前淋巴结肿大和疼痛。

【临床表现】

严重的病毒性结膜炎患者可诉有明显异物感和畏光，患者的结膜表面可有纤维蛋白的假膜和炎性细胞和（或）病灶性角膜炎症，甚至结膜炎消退后，用裂隙灯检查可见残留的角膜瘢痕形成（0.5~1.0mm）达2年或2年以上。

【实验室及其他检查】

1. 结膜囊分泌物涂片　细胞学检查单核细胞增多；病毒分离或聚合酶链反应（PCR）检测，以及血清学检查可协助病毒分型。

2. 裂隙灯显微镜检查　除了结膜充血、水肿和结膜下出血以外，检查有无滤泡、真膜/假膜形成、角膜浸润等表现。

【处理原则】

1. 本病具有自限性，以局部治疗为主。

（1）眼部给药：如局部抗组胺药物、人工泪液或冷敷可以减轻症状。

（2）如有假膜形成：可以轻轻剥除，有利于增强药物疗效，改善症状。

（3）抗病毒治疗：使用阿昔洛韦眼液、更昔洛韦眼液滴眼、0.1%利巴韦林眼液，夜间涂更昔洛韦凝胶。

（4）局部糖皮质激素：当结膜炎严重时，可考虑局部滴激素眼液，可减轻局部症状。应注意使用激素可使病毒消失的时间延长。

2. 全身治疗　口服阿昔洛韦直到病情缓解，通常不超过1周。

【护理评估】

1. 了解有无传染性眼病接触史，评估结膜充血、水肿情况；结膜下出血的程度；分泌物的性质及性状。

2. 了解患者有无眼痛、畏光、流泪及视力下降；是否有耳前淋巴结肿大或发热及全身酸痛等表现。

3. 评估患者疾病的病程。

【护理诊断】

1. 疼痛　与炎症刺激有关；

2. 知识缺乏　缺乏有关病毒性结膜炎的防治知识。

【护理措施】

1. 疼痛护理　向患者解释疼痛的原因及疾病发展过程，解除患者焦虑心理；局部冷敷减轻疼痛，嘱患者不要揉眼，避免角膜上皮损伤范围扩大。

2. 用药护理　指导患者使用正确的滴眼方法，滴多种眼液时注意应间隔3~5分钟，以保证用药效果；滴激素眼液时注意观察角膜上皮的愈合情况以及局部炎症反应是否减轻；分泌物较多时，应先清理分泌物再给药。

3. 心理护理　因结膜充血或结膜出血，持续时间较长，容易导致患者出现紧张及恐惧心理，应及时解释，缓解患者的紧张情绪。

【健康指导】

提醒患者严格注意个人卫生，勤洗手，尽量不要触摸公共设施或到公共场所。滴眼液时先滴健眼再滴患眼，眼液前端不要触及眼睑和睫毛，以免逆行污染眼液。急性期患者应自我隔离，避免传染，防止流行。如系住院患者的检查可放在其他患者检查结束后进行，凡是接触过患者的器具要进行消毒处理，防止交叉感染。医护人员应提高手卫生依从性，接触患者后必须洗手，不能用速干手消毒液擦拭代替洗手。

第二章 耳鼻喉常见疾病

第一节 鼻中隔偏曲

【学习目标】

1. 掌握鼻中隔偏曲的病因、临床表现、处理原则；
2. 掌握鼻中隔偏曲的护理评估、护理诊断、护理措施；
3. 熟悉鼻中隔偏曲的健康指导。

【重点难点】

鼻中隔偏曲术后病情观察及处理。

【案例介绍】

患者，男，29 岁，因“双侧渐进性鼻塞 5 年”入院。患者 5 年前无明显诱因出现双侧间断、交替性鼻塞，偶伴头痛，未行正规检查及治疗，口服抗炎药，效果欠佳，后鼻塞逐渐加重，头痛加剧，并伴鼻出血及涕中带血。

鼻中隔偏曲是指鼻中隔偏向一侧或两侧，或局部形成突起，并引起鼻腔功能障碍和临床症状者。

【发病原因】

主要是组成鼻中隔的诸骨发育不平衡，诸骨间连接异常所致；伴有腺样体肥大的儿童、硬腭高拱限制鼻中隔发育可引起偏曲，鼻部外伤也可引起。

【临床表现】

1. 症状

（1）鼻塞：持续性鼻塞为主要症状。

（2）头痛：如偏曲部位压迫下鼻甲或中鼻甲，可引起同侧反射性头痛。

（3）鼻出血：部位多见于偏曲的凸面或棘、嵴处，因该处黏膜张力较大、且薄，常直接受气流及粉尘刺激，黏膜干燥结痂，易发生糜烂，加之鼻中隔软组织血供丰富，故较容易出血。

（4）邻近器官受累症状：如高位鼻中隔偏曲妨碍鼻窦引流，可诱发化脓性鼻窦炎或真菌感染。如影响咽鼓管通气引流，则可引起耳鸣、耳闷。长期鼻塞、张口呼吸，易发生感冒和上呼吸道感染。

2. 体征 鼻中隔偏向一侧，呈“C”形、“S”形偏曲，或呈尖锥样突起，两侧鼻腔大小不等。

【实验室及其他检查】

1. 前鼻镜检查　显示鼻中隔偏向一侧，两侧鼻腔大小不等。鼻中隔凸面可见利特尔区充血、糜烂，对侧下鼻甲代偿性肥大。

2. 鼻内镜检查　可清晰查看偏曲情况。

3. 影像学检查　磁共振或CT。在了解鼻中隔偏曲形态的同时，可清晰观察鼻中隔与相邻结构的解剖关系，并了解鼻中隔形态异常与鼻窦疾病的相关性。

【处理原则】

手术矫正是唯一治疗方法。若伴有鼻息肉或鼻甲肿大，同时行鼻息肉和鼻甲手术。

【护理评估】

（一）术前评估

1. 评估患者鼻塞的程度及伴随症状　如嗅觉减退，头痛的部位、持续时间、性质及鼻出血的量。

2. 评估患者所做的相关检查及结果　包括生化检查、鼻内镜检查、磁共振、CT等。

3. 评估患者有无手术禁忌证或需暂缓手术　①有发热症状，如鼻部急性感染者；②未经治疗的鼻窦炎；③某些全身性疾病如严重高血压、糖尿病、心功能不全、肺结核、血液病等；④女患者月经期；⑤18岁以下者。

（二）术后评估

1. 评估患者生命体征变化　重点评估患者呼吸、心率、血压和血氧情况。

2. 评估患者鼻塞程度，切口渗血、渗液情况，切口疼痛的部位、性质、持续时间，必要时给予镇痛药。

3. 评估患者术后有无胃肠功能紊乱和面部肿胀，及术后患者饮水、进食、输液量的情况，以保证充足的营养，促进切口愈合。

【护理诊断】

1. 舒适的改变　与头痛、鼻腔填塞、手术创伤有关。

2. 潜在并发症　鼻出血、脑脊液漏等。

3. 知识缺乏　缺乏有关的治疗和自我保健知识。

【护理措施】

1. 术前护理

（1）向患者解释手术目的、意义、手术前后的注意事项，以减轻患者的紧张心理，争取配合。主动关心患者，听取患者主诉，为患者创建舒适的休息环境，减轻患者焦虑。

（2）协助医生完善术前检查，排除手术禁忌证。

（3）遵医嘱给予滴鼻剂滴鼻及含漱剂漱口，术前1天剪鼻毛，男患者剃胡须。

（4）术日晨禁食，并遵医嘱术前给药。

2. 术后护理

（1）一般护理：嘱患者卧床休息，全麻未清醒者取平卧位，头偏向一侧。全麻清醒后及局麻者取半卧位；如无出血，局麻患者术后两小时、全麻清醒后6小时可进清淡、温冷半流质饮食，逐步过渡到软食，禁烟酒及辛辣食物。因鼻腔填塞所致的溢泪、眼部不适等，给予眼药水滴眼。面部肿胀者，24小时内冷敷，24小时后热敷。

（2）病情观察及护理：注意伤口渗血、渗液情况，嘱患者轻轻吐出口腔分泌物，不要咽下，给予鼻、额部冷敷；观察有无剧烈头痛、恶心、呕吐等脑膜刺激征。注意观察眼球活动及视力的变化，以及有无复视、脑脊液鼻漏等并发症。观察有无纱条掉至咽部，如有应沿软腭缘剪断，切忌随意拉出。密切观察生命体征、神志、面色及口腔中分泌物的色、质、量，注意全麻未苏醒者有无频繁吞咽动作，如有活动性出血应立即报告医生并协助止血。

（3）用药观察：指导患者按医嘱正确用药，并注意观察药物的疗效及副作用。如盐酸赛洛唑啉鼻用喷雾剂要求严格按照推荐用量使用，连续使用不得超过7天，观察有无反跳性鼻充血和药物性鼻炎。对于闭角性青光眼、高血压、甲亢等禁用。

【健康指导】

手术恢复期禁食辛辣食物、禁烟酒。勿用力擤鼻、拔鼻毛、抠鼻子。注意锻炼身体，增强体质，预防感冒。

第二节　慢性扁桃体炎

【学习目标】

1. 掌握慢性扁桃体炎的病因、临床表现、处理原则；
2. 掌握慢性扁桃体炎的护理评估、护理诊断、护理措施；
3. 熟悉慢性扁桃体炎的健康指导。

【重点难点】

慢性扁桃体炎术后病情观察及饮食护理。

【案例介绍】

患者，女，45岁。因“咽部异物感1个月，咽部疼痛3天”入院。患者1个月来咽部异物感伴刺激性咳嗽，近3日咽部疼痛加剧，头痛、四肢乏力。入院后测体温37.8℃，间接喉镜下见扁桃体和腭弓呈暗红色慢性充血，扁桃体表面瘢痕收缩，凸凹不平，咽隐窝内有黄白色脓性物质，挤压时干酪样分泌物外溢。下颌淋巴结肿大。

慢性扁桃体炎多由急性扁桃体炎反复发作或因扁桃体隐窝引流不畅，窝内细菌、病毒滋生感染而演变为慢性炎症。

【发病原因】

病原菌以链球菌及葡萄球菌等最常见。反复发作的急性扁桃体炎使咽隐窝内上皮坏死，细菌及炎性渗出物聚集，隐窝引流不畅，导致本病的发生和发展。也可继发于急性传染病如猩红热、麻疹、流感、白喉、鼻腔鼻窦感染。

【临床表现】

1. 症状　发作时咽痛明显，间歇期有咽部发干、发痒、异物感、刺激性咳嗽等轻微症状。如扁桃体内细菌的繁殖生长及残留于扁桃体内的脓性栓塞物，常可致口臭。儿童扁桃体过度肥大可使吞咽困难，说话含糊不清，呼吸不畅或睡眠时打鼾。扁桃体内的细菌，脓栓常随吞咽进入消化道，从而引起消化不良。如细菌毒素进入体内，可有头痛、四肢乏力、容易疲劳或低热等表现。

2. 体征　扁桃体和腭弓呈暗红色慢性充血，扁桃体表面瘢痕收缩，凸凹不平，隐窝内常有碎屑或脓性物质，挤压时干酪样分泌物外溢。下颌淋巴结肿大。

【实验室及其他检查】

1. 生化检查　血沉、抗链球菌溶血素“O”、血清黏蛋白、尿液检查。

2. 咽部检查　可见扁桃体慢性充血，扁桃体表面不平，瘢痕，与周围组织有粘连，有时可见隐窝口封闭，呈黄白色小点，其上盖有菲薄黏膜或粘连物。隐窝开口处可有脓性分泌物或干酪样分泌物，挤压时分泌物外溢。舌腭弓及咽腭弓充血。下颌淋巴结肿大。

3. 心电生理检查　常规心电图、动态心电图等。

4. 专科检查　肥胖或伴打鼾患者，遵医嘱给予多导睡眠呼吸监测或指脉氧监测。

【处理原则】

1. 非手术疗法

（1）使用链球菌变应原和疫苗进行脱敏治疗。

（2）咽部隐窝灌洗、局部涂药、激光疗法等，但远期疗效不理想。

（3）加强体育锻炼，增加机体抵抗力。注射增强免疫力的药物，如胎盘球蛋白。

2. 手术疗法　施行扁桃体切除术。

手术适应证：

（1）患者多次并发扁桃体周围脓肿，慢性扁桃体炎反复发作。

（2）扁桃体过度肥大、影响吞咽、发声和呼吸功能。

（3）邻近器官的病变与慢性扁桃体炎有关联。

（4）经保守治疗无效的白喉带菌者。

（5）各种扁桃体良性肿瘤。

【护理评估】

（一）术前评估

1. 评估患者的既往史　有无上呼吸道炎症反复发作史、急性扁桃体炎、急性肾炎以及风湿热等全身性疾病。

2. 评估患者所做的相关检查及结果 包括生化检查、多导睡眠呼吸监测等。

3. 评估患者的扁桃体炎反复发作的次数，有无咽部不适等；评估患者睡眠时打鼾憋气程度。

4. 评估患者的自理能力，儿童患者需家属留陪。

（二）术后评估

1. 评估患者生命体征变化，指导勿将血液咽下，观察有无呕血及黑便。

2. 评估患者疼痛程度、疼痛性质、部位、持续时间，必要时给予镇痛药。

3. 评估患者术后进食、饮水、输液量的情况，以免患者因切口疼痛拒绝进食，影响切口愈合。

【护理诊断】

1. 疼痛 与手术创伤、慢性扁桃体炎急性发作有关。

2. 潜在并发症 创面出血、风湿热、急性肾炎等。

3. 知识缺乏 缺乏有关的自我保健知识。

4. 焦虑 与担心手术并发症或手术预后等有关。

【护理措施】

1. 术前护理

（1）向患者解释手术目的、意义及注意事项，以减轻患者的紧张心理，使患者以良好的心态接受手术。

（2）协助医生进行术前检查，避免手术禁忌证。密切观察有无发热、关节疼痛、尿液变化等，警惕风湿热、急性肾炎等并发症的发生。

（3）遵医嘱给予漱口液含漱，保持口腔清洁。病灶性扁桃体炎术前3天使用抗生素治疗。

（4）男患者剃胡须。如联合做鼻内窥镜腺样体切除术者需剪鼻毛。

（5）术前按照手术要求禁食，并遵医嘱术前给药。

2. 术后护理

（1）一般护理：嘱患者卧床休息，全麻未清醒者取平卧位，头偏向一侧。清醒后给予半卧位，做好安全防护工作。手术当日前尽量少说话，避免咳嗽，轻轻吐出口腔分泌物，不要咽下。

（2）饮食指导：术后6小时可进冷流质饮食，1~3天可进流质饮食，3~7天可进半流质饮食，7~14天可进软食，根据病情，逐步过渡。禁辛辣刺激、生硬、过热及粗糙食物。患者因创面疼痛常进食较少，应加强宣教，鼓励进食。

（3）病情观察：密切观察生命体征、神志、面色及口腔中分泌物的颜色、性质和量，注意全麻未清醒者或者儿童如出现频繁吞咽动作，面色苍白、脉搏增快等出血征兆应立即报告医生并协助止血。

（4）疼痛护理：给予颌下或颈部冰敷，可适当吃冰激凌或者饮冰水，必要时遵医嘱给予镇痛剂。指导患者听音乐、看电视等分散注意力以减轻疼痛。

（5）预防感染：注意保持口腔清洁，特别是进食后要及时漱口。向患者解释术后次日创面会形成一层具有保护作用的白膜，白膜于术后 10 天逐渐脱落，禁止人为剥脱，白膜脱落期间做好健康宣教，以免出血或感染。遵医嘱应用抗生素。

（6）用药指导：扁桃体患者一般不使用水杨酸类止痛药，因可抑制凝血酶原的产生而致切口出血。

【健康指导】

术后第 1 天开始鼓励患者多说话、多做吞咽动作，防止创面瘢痕挛缩、粘连引起出血。介绍创面形成白膜的原因、作用、脱落时间，切忌人为剥落。指导正确使用含漱液，术后 1 个月内禁止进食坚硬、粗糙的食物。

第三节　慢性化脓性中耳炎

【学习目标】

1. 掌握慢性化脓性中耳炎的病因、临床表现、处理原则；
2. 掌握慢性化脓性中耳炎的护理评估、护理诊断、护理措施；
3. 熟悉慢性化脓性中耳炎的健康指导。

【重点难点】

慢性化脓性中耳炎术后并发症的观察及护理。

【案例介绍】

患者，女，56 岁。因“反复左耳流脓十年”患者自述十年前无明显诱因出现左耳反复流脓，有异味，伴耳痛、听力轻度下降，偶尔有耳鸣，无眩晕、恶心，抗炎治疗后缓解，后反复发作 3 次，半个月前上述症状加重，入院后电耳镜下可见鼓膜穿孔，外耳道脓性分泌物，鼓室可见充血、肿胀。

慢性化脓性中耳炎（chronic suppurative otitis media）指中耳黏膜、骨膜或深达骨质的慢性化脓性炎症。

【发病原因】

急性化脓性中耳炎如未获得彻底的治疗，或细菌毒力强，患者的抵抗力低下，病变易迁延至慢性。某些鼻部或咽部的慢性病变，如慢性鼻窦炎、慢性扁桃体炎、腺样体肥大等反复发作导致中耳炎症的反复发作。常见致病菌为变形杆菌、大肠杆菌、金黄葡萄球菌等。

【临床表现】

1. 症状　耳部流脓，呈间歇性或持续性，急性感染时流脓发作或脓液增多。脓液性质为黏液性或黏脓性，长期不清理可有臭味。炎症急性发作期或肉芽、息肉等受到外伤时可有血性分泌物。患耳可有不同程度的传导性或混合性听力损失。少数患者当慢性中耳炎急性发作，出现迷路破坏时，患者可出现剧烈眩晕。

2. 体征　通过耳镜可见鼓膜穿孔大小不等，从穿孔处可见鼓室内壁黏膜充血、肿胀、增厚或有肉芽，鼓室内或肉芽周围及外耳道内有脓性分泌物。

【实验室及其他检查】

1. 生化检查、血液常规、凝血常规等。
2. 影像学检查　颞骨 CT、胸片。
3. 常规心电图。
4. 专科检查　硬耳镜检查、听力学检查。

【处理原则】

1. 非手术疗法　治疗原则为消除病因，清除病灶，控制感染，通畅引流，以早日恢复听力。

（1）积极治疗引起中耳炎的上呼吸道的病灶性疾病。

（2）根据脓液做细菌培养及药敏试验，选择合适的抗菌药物。

（3）耳道局部用药，可用氧氟沙星滴耳液滴耳，成人一次 6~10 滴，一天 2~3 次，保留 10 分钟以上。

2. 手术疗法　施行乳突根治术。

【护理评估】

（一）术前评估

1. 评估患者既往史，用药史，有无听力下降、耳鸣、耳部疼痛、流脓等症状。
2. 评估患者的意识及生命体征，营养状况、皮肤和黏膜情况。
3. 评估患者有无焦虑、紧张、烦躁不安等心理状况。

（二）术后评估

1. 评估患者生命体征变化，内耳手术观察瞳孔有无变化，植入人工听骨后听力恢复情况。
2. 评估患者切口渗血、渗液情况，观察有无头晕、恶心、呕吐等发生。
3. 评估患者术后不适症状，如耳部疼痛性质、持续时间，必要时给予镇痛剂。
4. 评估患者术后进食、饮水、输液量的情况。
5. 评估患者生活自理能力，鼓励早期下床活动。

【护理诊断】

1. 语言沟通障碍　与听力下降或丧失有关。
2. 自我形象紊乱　与术前备皮、剃除耳周部分的头发致外貌改变有关。
3. 舒适改变　与耳流脓和手术创伤有关。
4. 潜在并发症　面瘫、颅内、颅外感染等有关。

5. 自理缺陷　与眩晕，手术后需绝对卧床有关；

6. 焦虑　与慢性化脓性中耳炎反复发作及对手术不了解有关。

7. 知识缺乏　与缺乏疾病相关的自我保健知识有关。

【护理措施】

1. 术前准备

（1）术前检查：完善各项检查，排除手术禁忌证，保证手术安全。

（2）根据药敏试验选择合适的抗炎药物。

（3）对于慢性化脓性中耳炎内有脓的患者，遵医嘱给予滴耳液滴耳，每天2~3次，初步清洁耳道。

（4）术前剃除患耳周6cm内的毛发，注意美观，遮盖缺损部分，保护患者形象。需植皮者，应根据医嘱备皮，备皮部位多为大腿内侧。

（5）患者禁烟酒及浓茶、咖啡等刺激性饮料。

（6）做好个人卫生工作，术前1日沐浴、剪指（趾）甲，不涂口红和指（趾）甲油。不戴隐形眼镜。

（7）做好患者心理护理：解释手术的目的和意义，手术前后的注意事项，使患者有战胜疾病的信心。必要时遵医嘱应用镇静剂，保障患者充足睡眠。术前晚10点后禁食禁水。

（8）执行术前消炎、止血药物及抑制腺体分泌药物后，携带所需药品、物品及CT片护送患者前往手术室。

2. 术后护理

（1）卧位护理：嘱患者卧床休息，全麻未清醒者取平卧位。全麻清醒后，可选择平卧或半卧位，术耳向上。如无发热、头痛、眩晕等症状，次日可起床轻微活动。人工听骨手术需头部制动48~72小时。观察敷料的渗透情况及是否松脱，渗血少时更换外层敷料重新加压包扎，如渗血较多，及时通知医生处理。

（2）饮食护理：如术后无恶心、呕吐，全麻清醒后6小时可进半流质或软食，3~5天视病情逐步改为普食，以高蛋白、高热量、高维生素，清淡为宜。禁止食用辛辣刺激性食物和坚硬食物。餐后漱口，保持口腔清洁。

（3）病情观察：监测患者生命体征变化，注意观察有无面瘫、恶心呕吐、眩晕、平衡失调等并发症，进颅手术注意患者有无高热、嗜睡、神志不清、瞳孔异常变化、脑脊液耳漏等并发症发生。根据医嘱使用抗生素，预防感染，促进伤口愈合。术后6~7天拆线，2周内逐步抽出耳内纱条，拆线后外耳道内应放置挤干的酒精棉球，保持耳内清洁并吸收耳内渗出液。嘱患者洗头洗澡时污水勿进入外耳道。

（4）用药指导：禁止使用具有耳毒性的药物，如氨基苷类药物。尽量避免滴用有色药物，以免妨碍局部观察。

（5）健康宣教：保持耳周清洁干燥，勿使水入耳。告知患者防止感冒，教会其正常擤鼻方法，即单侧轻轻擤，勿用力擤。耳部手术患者因听力都有不同程度的损害，所以要注意与患者交流的方式，如说话音量稍大、语速减慢，必要时用图片、写字或用简单的手语。避免患者烦躁不安，情绪不稳。

【健康指导】

劳逸结合，生活规律，增强机体抵抗力。术后1个月避免重体力劳动，注意休息和适当锻炼，避免接触噪音，无法避免时使用护耳或耳塞。戒烟戒酒，避免损伤内耳。合理饮食，注意营养搭配，避免辛辣刺激油炸类食物。

第四节　专科诊疗技术及护理要点

【学习目标】
掌握皮肤点刺实验、多导睡眠呼吸监测检查护理要点。

一、皮肤点刺实验

【目的】

IgE介导的变应性疾病的诊断，结合患者病史，可以做出致敏原的确诊。

【适应症】

主要用于测试速发型变态反应，适应于荨麻疹、丘疹性荨麻疹、特应性皮炎、药疹、过敏性鼻炎、哮喘等。

【禁忌证】

1. 72小时内服用过抗组胺药物者。
2. 皮肤划痕症者。
3. 孕妇。
4. 既往有过敏性休克的患者。
5. 既往有严重过敏反应住院治疗的患者。

【护理要点】

完成点刺准备前，询问患者有无过敏史、近期用药史等，检查局部皮肤情况，如有无皮炎、破损、瘢痕等。

（1）向患者介绍操作基本过程，交代注意事项；告知患者可能发生的不良反应，征得患者同意，获得患者良好的配合。

（2）严格执行无菌操作，避免交叉感染：选择点刺部位一般在前臂内侧，3岁以下幼儿可选择背部皮肤。点刺部位皮肤必须干燥、清洁，没有涂抹化妆品，避开红肿和湿疹区域。

（3）操作期间严密观察患者情况，准备好抢救室设备及仪器：患者发生过敏性休克时，应立即配合医生进行抢救，并记录。操作结束后等待15~20分钟观察结果，告知患者等待期间不得随意离开治疗室，利于病情观察。

二、多导睡眠呼吸监测检查

【目的】

1. 诊断睡眠呼吸暂停低通气综合征的金标准，并可以判断其类型及分度。

2. 测定患者睡眠结构及睡眠紊乱指数。

3. 判断是否有睡眠相关疾病，如发作性睡病、睡眠行为异常、睡眠期癫痫、不安腿综合征和睡眠周期性肢体运动、伴有失眠症状的抑郁症等。

【适应证】

夜间打鼾伴憋气、白天嗜睡等症状的患者；可疑有睡眠相关疾病的患者。

【禁忌证】

严重的呼吸衰竭、心力衰竭、心律失常及急性心肌梗死患者。

【护理要点】

1. 检查前须洗头、洗澡、剪指甲，检查当晚穿宽松睡衣裤。

2. 为确保顺利完成检查及保证结果有效性，检查当天不午睡，不饮酒、浓茶和咖啡，不要服用镇静安眠药物。

3. 检查当天减少饮水量，便于减少检查时夜尿次数，提高检查效率。

4. 检查过程中，告知患者不得私自拆下导线，以免影响检查结果的判断。

5. 监测过程中应注意患者的睡眠情况，避免发生坠床等意外事件，可增加床档或利用监视系统观察。

第三章　口腔科常见疾病

第一节　龋　　病

【学习目标】

1. 掌握龋病的病因、临床表现、处理原则；
2. 掌握龋病患者的护理评估、护理诊断、护理措施；
3. 熟悉龋病患者的健康指导。

【重点难点】

1. 龋病的发病原因；
2. 深龋术后并发症及护理。

龋病是在以细菌为主的多种因素影响下，牙体硬组织发生慢性进行性破坏的一种疾病。龋病的临床特征是牙体硬组织在颜色、形态和质地等方面均发生变化。初期表现为牙体硬组织脱矿，釉质呈白垩色。继之病变部位色素沉着，局部呈黄褐色或棕褐色。随着无机成分脱矿和有机成分分解的不断进行，牙体组织疏松软化，最终发生缺损，形成龋洞。一旦形成龋洞则不能自行恢复。

龋病是人类广泛流行的一种慢性疾病，已被 WHO 列为三大重点防治疾病之一。由于病程进展缓慢，一般情况下不危及患者生命，因此，不易引起人们的重视。实际上，龋病给人类造成的危害非常大，特别是病变向牙体深部发展后，可引起牙髓病、根尖周病等一系列并发症，严重影响全身健康。此外，龋病及其并发症还可作为病灶引起远隔脏器疾病。

【案例介绍】

患者，女，48 岁，因右下后牙食物嵌塞半年就诊。既往无特殊。口腔检查：46 远中邻颌面龋坏，冷刺激敏感，叩（－），牙龈无红肿。

【发病原因】

龋病是一种多因素疾病，有四种相互作用的因素在疾病发生过程中起主要作用，即龋病病因的四联因素理论。

1. 细菌　口腔中细菌的存在是龋病发生的先决条件。主要致龋菌是变异链球菌，其次为某些乳杆菌和放线菌。

2. 食物　食物逐渐精细化和含糖量增加是致龋的重要原因。

3. 宿主　宿主对龋病的易感程度主要受牙和唾液的影响。

4. 时间　龋病发病的每个过程均需一定的时间才能完成。

【临床表现】

根据龋病患者的临床损害模式，可按其进展速度、解剖部位及病变深度进行分类。临床上最常用的是根据病变深度分为浅龋、中龋和深龋。

1. 浅龋　龋坏达牙釉质。龋损部位色泽变黑，或呈白垩色，黄褐色或褐色斑点。患者一般无自觉症状，对冷、热、酸、甜刺激无明显反应。

2. 中龋　龋坏达牙本质浅层。龋损部位呈黄褐或深褐色。患者对酸甜刺激敏感，过冷过热饮食也能产生酸痛感觉，冷刺激尤为显著，但刺激去除后症状立即消失。颈部牙本质龋的症状较为明显。

3. 深龋　龋坏达牙本质深层。龋洞深大，位于邻面的深龋外观略有色泽改变，口小底大，无自发痛，但当食物嵌入洞中或患牙遇到冷、热、化学刺激时，可出现疼痛，去除刺激后症状立即消失。

【其他检查】

X线片检查有利于发现隐蔽部位的龋损。

【处理原则】

1. 预防性树脂充填　适用于窝沟内微小浅龋及可疑龋。

2. 修复性治疗　用手术方法去除龋坏组织，制成一定洞型，选用适宜的修复材料修复缺损部分，恢复患牙的形态和功能。

【护理评估】

1. 健康史

（1）患者就医时的口腔卫生状况及卫生习惯。

（2）患者的症状及患病的诊治情况。

（3）评估患者的全身情况，有无其他并发症。

2. 身体状况

（1）浅龋：龋蚀只限于牙釉质或牙骨质，患者无自觉症状。

（2）中龋：龋蚀进展到牙本质浅层，形成龋洞，外界刺激去除后，症状消失。

（3）深龋：龋蚀发展到牙本质深层，形成较深的龋洞，冷刺激明显，无自发痛。

3. 心理-社会状况　龋病早期无自觉症状，形成龋洞疼痛才就医。患者往往对钻牙存在恐惧心理，也是影响就诊原因之一。

4. 辅助检查　X线检查，透照检查，温度刺激试验可协助诊断。

【护理诊断】

1. 组织完整性受损　由龋坏造成牙体组织缺损所致。

2. 疼痛　与龋病的程度有关。

3. 焦虑　与担心疾病预后不良有关。

4. 知识缺乏　与患者对龋病的预防及早期治疗的重要性认识不足，卫生宣教不够有关。

【护理措施】

1. 龋病治疗　最常用的方法是充填修复。即用牙体手术的方法去除龋坏的组织，制成一定洞形，根据患牙部位和龋损类型，选择不同的修复材料和修复方法。

2. 病情观察　患者疼痛症状是否消失或缓解。

3. 心理护理　做好解释工作，消除患者恐惧焦虑心理。

【健康指导】

告知患者治疗后2小时内禁食，24小时内进软食并用健侧咀嚼，避免用患牙咬硬物。避免进食过冷过热的刺激性食物。向患者解释牙齿治疗后可能出现轻度不适，一般在治疗后1~2天消失，如果出现明显不适应及时复诊。注意养成良好的口腔卫生习惯，保持口腔清洁，每半年或一年定期口腔检查，早发现早治疗。

第二节　慢性牙髓炎

【学习目标】

1. 掌握慢性牙髓炎的病因，临床表现，处理原则；
2. 掌握慢性牙髓炎的护理评估，护理诊断，护理措施；
3. 熟悉慢性牙髓炎的健康指导。

【重点难点】

1. 慢性牙髓炎术后并发症及护理；
2. 慢性牙髓炎的预防。

慢性牙髓炎是临床上较为常见的一类牙髓病，病变可发生于牙髓的某一局部，也可涉及全部牙髓，几乎没有恢复正常的可能，病理变化的终点均为全部牙髓坏死。临床治疗只有摘除牙髓以去除病变。

【案例介绍】

患者，男，32岁，因上颌后牙进食疼痛半个月，疼痛难忍影响睡眠就诊。既往无特殊。口腔检查：16远中邻颌面大面积龋坏及髓，冷刺激敏感，叩(+)，牙龈无红肿。X线片示：16远中邻颌面龋坏及髓，根尖区未见明显异常。

【发病原因】

1. 细菌　是牙髓病的主要致病因素。当深龋、重度磨耗、创伤或医源性因素等破坏釉质或牙骨质的完整性时，细菌可通过暴露的牙本质小管、牙髓、牙周袋途径或血源性感染引起牙髓炎。

2. 急性牙外伤和慢性创伤，过高的温度刺激，异种金属修复体等物理因素。

3. 充填材料等化学因素。

4. 免疫因素　进入牙髓的抗原物质可诱发机体特异性免疫反应，导致牙髓损伤。

【临床表现】

慢性牙髓炎是临床上最为常见的一类牙髓炎，有时临床症状很不典型，容易误诊而延误治疗。一般无剧烈的自发性疼痛，有时可出现阵发性隐痛或钝痛。慢性牙髓炎的病程较长，患者可诉有长期的冷、热刺激痛病史。患牙常伴有咬合不适或轻度叩痛。

【处理原则】

1. 开髓引流　用于急性炎症期的处理。

2. 牙髓切断术　用于根尖未发育完成的年轻恒牙。

3. 根尖诱导成形术　用于根尖未发育完成而发生牙髓严重病变的年轻恒牙。

4. 根管治疗术　是慢性牙髓炎的首选治疗方法。

【护理评估】

1. 健康史　细菌感染，牙周组织疾病逆行感染，外伤或物理化学因素。

2. 症状与体征

（1）急性牙髓炎：为自发痛，阵发性剧烈疼痛，夜间加重。冷热刺激加剧疼痛。化脓对热敏感而遇冷刺激缓解疼痛。有时呈放射性疼痛。

（2）慢性牙髓炎：疼痛较轻，为隐痛，钝痛或胀痛。呈间歇发作，时常反复。温度刺激或食物嵌塞可产生剧痛。

3. 社会及心理因素　牙髓炎多由深龋引起，疼痛症状不明显时不为患者重视。急性牙髓炎发作，疼痛难以忍受时才认识到其严重性，迫切要求医生解除其痛苦又伴有怕钻牙的恐惧心理。

【护理诊断】

1. 疼痛　牙痛由炎症引起血管扩张，渗出物增加，压迫神经所致。

2. 焦虑　与担心疾病预后有关。

3. 睡眠形态紊乱　疼痛使患者无法获得充足睡眠时间。

4. 潜在并发症：感染　与患者抵抗力下降，细菌入侵，根管治疗有关。

5. 知识缺乏　与患者对牙病早期治疗的重要性认识不足有关。

【护理措施】

1. 对症护理

（1）开髓减压：是止痛最有效的方法。用牙钻或探针迅速刺穿牙髓腔，使牙髓内渗出物得以引流，以减小压力。开髓前向患者说明钻牙的目的，消除恐惧心理，以取得合作。

（2）药物止痛：丁香油或樟脑酚棉球。

2. 保存牙髓治疗的护理　以冠髓切断术为例。

术前准备,消毒牙面及窝洞,切除冠髓,协助冲洗髓腔,止血,盖髓,封洞(全程无菌操作)。

3. 保存患牙治疗的护理　以根管治疗为例。

(1)术前准备

(2)术中配合

1)根管预备:局麻,拔除牙髓,冲洗根管,消毒吹干,根管充填。

2)根管消毒:氧化锌丁香油糊剂,复诊无异味可进行根管充填。

3)根管充填:氧化锌丁香油糊剂(全程无菌操作)。

4. 病情观察　观察患者开髓及根管治疗后疼痛变化。

5. 心理护理　做好解释工作,消除恐惧紧张心理。

【健康指导】

告知患者封药的目的和药物的副作用。封药后2小时内禁食,24小时内禁咬硬物,避免用患侧咀嚼,防止暂封药物脱落影响治疗效果。告知患者如果有自发痛、夜间痛等不适症状,随时复诊。根管充填后约1周复诊进行牙体修复。如果不做牙体修复,暂封药物松动或脱落会影响治疗效果。必要时做冠修复。加强营养,进食高蛋白的软食,增强机体抵抗力,促进疾病早愈。养成良好的口腔卫生习惯,定期检查牙齿。

第三节　慢性牙周炎

【学习目标】

1. 掌握慢性牙周炎的病因,临床表现,处理原则;
2. 掌握慢性牙周炎的护理评估,护理诊断,护理措施;
3. 掌握慢性牙周炎的健康指导。

【重点难点】

1. 慢性牙周炎术后并发症及护理。
2. 慢性牙周炎的预防。

慢性牙周炎是由牙菌斑生物膜引起的牙周组织的慢性感染性疾病,导致牙支持组织(牙龈、牙周膜、牙槽骨和牙骨质)的炎症、牙周袋形成、进行性附着丧失和牙槽骨吸收,最后可导致牙齿松动丧失。它是我国成人失牙的首位原因。

【案例介绍】

患者,男,56岁,因下前牙松动1年就诊。既往史:吸烟10年。口腔检查:31松动3度,牙结石3度,牙菌斑3度,牙龈探诊易出血。X线片示:全口牙牙槽骨呈水平吸收。

【发病原因】

主要为牙菌斑。牙石,食物嵌塞,不良修复体等均为加重菌斑滞留的局部刺激因素。当微生物数量及毒性增强，或机体防御能力下降时，龈下菌斑中毒力较强的牙周致病菌大量滋生，导致胶原破坏、牙周袋形成和牙槽骨吸收，形成牙周炎。

【临床表现】

早期主要表现为牙龈的慢性炎症。一般侵犯全口多数牙，少数患者仅发生于一组牙或个别牙，且呈一定的对称性。病程长达十余年甚至数十年。牙面常有大量牙石，牙龈呈现不同程度的慢性炎症，颜色呈鲜红或暗红色，质地松软，点彩消失，牙龈水肿。探诊出血甚至溢脓。早期已有牙周袋和牙槽骨吸收，程度较轻，牙尚不松动。晚期深牙周袋形成后，牙松动，咀嚼无力或疼痛，甚至发生急性牙周脓肿。

【处理原则】

1. 控制菌斑　龈上洁治术和龈下刮治术清除结石，根面平整术刮除病变牙骨质。

2. 牙周基础治疗后 1~2 个月复查疗效　若经完善的基础治疗仍残留 >5mm 的牙周袋，且探诊仍有出血或某些部位牙石难以彻底清除，可考虑手术治疗。

3. 松动牙结扎固定，调合等建立平衡的颌关系　使患牙消除咬合创伤而变得稳固，改善咀嚼功能。

4. 尽早拔除无保留价值的牙。

5. 患有系统疾病的慢性牙周炎患者，应积极治疗并控制全身疾病，以利于牙周组织愈合。

6. 牙周支持治疗　定期的复查和维护期支持治疗，是牙周炎疗效长期保持的关键条件之一。

【护理评估】

1. 了解患者全身健康状况　有无慢性疾病史、家族史、过敏史，有无牙龈炎、牙解剖形态异常等病史。

2. 身体状况　牙龈肿胀出血、牙周袋形成、牙周袋溢脓及牙周脓肿、牙齿松动。

3. 口腔卫生状况及卫生习惯。

4. 牙周疾病史　患者是否有因口臭、牙龈红肿出血而产生的自卑焦虑心理。

【护理诊断】

1. 口腔黏膜改变　与牙菌斑，牙结石有关。

2. 急性疼痛　与牙龈肿胀出血、牙周脓肿有关。

3. 知识缺乏　与患者对牙菌斑、牙结石对牙齿的危害性认识不足有关。

【护理措施】

1. 药物治疗的护理　菌斑是牙周病的主要致病原因，临床上常用头孢类、奥硝唑等抗生素来杀灭细菌，控制感染。

（1）嘱患者按医嘱服药。

（2）局部常用 3% 过氧化氢溶液冲洗牙周袋，试干后用探针或镊子夹取少许复方碘液置于袋内。

（3）0.1% 氯己定漱口或 1% 过氧化氢液棉签擦拭，也可减少菌斑形成。

2. 龈上洁治术或龈下刮治术　是清除牙结石，减缓牙周袋形成的重要手段。

3. 消除牙周袋　经局部治疗，牙周袋仍不能消除者，可行牙周袋清除术。

4. 健康指导。

【健康指导】

向患者强调牙周炎的治疗与患者口腔卫生习惯密切相关，尤其是在牙周治疗后更应经常保持口腔卫生，除早晚刷牙外，午饭后应增加一次，每次不得少于 3 分钟。告知患者洁牙后的注意事项，短期内可能出现冷热敏感等不适，逐渐会好转。如果症状加重随时就诊。经常进行牙龈按摩，定期接受医生的检查和指导，才能巩固疗效，阻止疾病发展。指导患者掌握牙线的正确使用方法。指导患者加强营养，提高机体的修复能力，以利于牙周组织的愈合。告知患者定期复查，预防复发。

参考书籍

1. 林惠凤. 实用血液净化护理. 第2版. 上海:上海科学技术出版社,2016
2. 黎磊石,刘志红. 中国肾脏病学. 北京:人民军医出版社,2008
3. 万学红,卢雪峰. 诊断学. 第8版. 北京:人民卫生出版社,2013
4. 尤黎明,吴瑛. 内科护理学. 第5版. 北京:人民卫生出版社,2012
5. 李小寒,尚少梅. 基础护理学. 第5版. 北京:人民卫生出版社,2014
6. 朱霞明. 血液科临床护理思维与实践. 北京:人民卫生出版社,2014
7. 赵风军. 血液科临床护理. 北京:军事医学科学出版社,2016
8. 冷亚美,刘霆,王颖莉. 血液科护理手册. 北京:科学出版社,2015
9. 崔巍,韩冰. 血液系统疾病. 北京:北京科学技术出版社,2014
10. 方云,徐玉兰. 血液系统急危重症患者护理及管理. 武汉:华中科技大学出版社,2014
11. 葛均波,徐永健. 内科学. 第8版. 北京:人民卫生出版社,2013
12. 北京协和医院. 临床护理常规. 北京:人民卫生出版社,2012
13. 于爱霞,严艳艳,于海英. 护用药理学. 上海:第二军医大学出版社,2015
14. 中华医学会. 诊疗指南. 北京:人民卫生出版社,2007
15. 罗灿辉. 患者标准护理计划. 长沙:湖南科学技术出版社,2002
16. 罗伟香. 护理技术操作并发症预防及处理. 北京:人民卫生出版社,2014
17. 李乐之,路潜. 外科护理学. 第5版. 北京,人民卫生出版社,2012
18. 刘中民. 实用心脏外科学. 北京:人民卫生出版社,2010
19. 魏丽丽. 临床实用护理常规. 北京:人民军医出版社,2015
20. 尹安春,史铁英. 外科护理健康指导路径. 北京:人民卫生出版社,2014
21. 陈孝平,汪建平. 外科学. 第8版. 北京:人民卫生出版社,2013
22. 黎介寿,吴孟超. 胸外科手术学. 北京:人民军医出版社,2009
23. 闻曲,刘义花,喻姣花. 新编肿瘤护理学. 北京:人民卫生出版社,2011
24. 张蕙兰. 肿瘤护理学. 天津:天津科学技术出版社,2000
25. 殷蔚伯. 肿瘤放射治疗学. 第4版. 北京:中国协和医科大学出版社,2008
26. 谌永毅,马双莲. 实用专科护士丛书肿瘤科分册. 长沙:湖南科学技术出版社. 2008
27. 徐波. 肿瘤护理学. 北京:人民卫生出版社,2008
28. 张天泽,徐光炜. 肿瘤学. 第2版. 天津:天津科学技术出版社,2005
29. 周际昌. 实用肿瘤内科治疗. 北京:北京科学技术出版社,2010
30. 中华医学会. 临床诊疗指南肿瘤分册. 北京:人民卫生出版社,2005.

31. 张波，桂莉. 急危重症护理学. 第3版. 北京：人民卫生出版社，2015
32. 丁炎明，张大双. 临床专科护理技术操作规范. 北京：人民卫生出版社，2015
33. 胡雁. 实用肿瘤护理. 上海：上海科学技术出版社，2013
34. 许兰芬，江荷叶，江莉. 宫颈癌. 北京：中国医药科技出版社，2016
35. 杨辉. 妇产科责任制整体护理常规. 第1版. 北京：人民卫生出版社，2014
36. 谢章. 妇产科学. 第8版. 北京：人民卫生出版社，2013
37. 郑修霞. 妇产科护理学. 第5版. 北京：人民卫生出版社，2012
38. 北京协和医院. 妇产科护理工作指南. 第1版. 北京：人民卫生出版社，2016
39. 谭红莲，罗煜. 妇产科护理查房手册. 北京：化学工业出版社，2014
40. 崔炎. 儿科护理学. 第5版. 北京：人民卫生出版社，2012
41. 郑惠，黄华. 儿科学. 第7版. 北京：人民卫生出版社，2012
42. 吴欣娟. 妇科、产科护理工作标准流程图标. 长沙：湖南科学技术出版社，2015
43. 华克勤. 实用妇产科学. 第3版. 北京：人民卫生出版社，2013
44. 张方林. 产科速查. 第3版. 北京：人民卫生出版社，2015
45. 焦卫红. 儿科护理教学查房. 第2版. 北京：人民卫生出版社，2015
46. 孟庆义. 急诊护理学. 第1版. 北京：人民卫生出版，2009
47. 北京协和医院. 急诊科诊疗常规. 第2版. 北京：人民卫生出版社，2007
48. 杨海新，郝伟伟. 神经内科实用护理. 北京：军事医学科学出版社，2015
49. 陈燕燕. 眼耳鼻喉口腔科护理学. 第2版. 北京：人民卫生出版社，2007
50. 田勇泉. 耳鼻咽喉头颈外科学. 第8版. 北京：人民卫生出版社，2013
51. 韩杰. 耳鼻咽喉头颈外科护理工作指南. 第1版. 北京：人民卫生出版社，2014
52. 韩杰. 耳鼻咽喉头颈外科临床护理思维与实践. 北京：人民卫生出版社，2012
53. 张志愿. 口腔科学. 第8版. 北京：人民卫生出版社，2013
54. 孟焕新. 牙周病学. 第4版. 北京：人民卫生出版社，2013
55. 樊明文. 牙体牙髓病学. 第4版. 北京：人民卫生出版社，2012
56. 赵佛容. 口腔护理学. 第3版. 上海：复旦大学出版社，2017